Guía de actuación en Urgencias

6ª edición

Obra considerada
de interés científico por SEMES:

SEMES
Sociedad Española de
Medicina de Urgencias
y Emergencias

Guía de actuación en Urgencias

6ª edición

Directores

Manuel José Vázquez Lima
Coordinador de Urgencias. Hospital do Salnés de Vilagarcía.
Doctor en Medicina.
Jefe de Estudios Hospital Do Salnés (2007-2014).
Especialista en Medicina Familiar y Comunitaria.
Especialista Universitario en Medicina de Urgencias y Emergencias.
Diplomado Universitario en Medicina Subacuática e Hiperbárica.
Instructor ERC y AHA de Soporte Vital Básico y Avanzado.
Instructor ATLS (Advanced Trauma Life Support).
Presidente de Honor de SEMES Galicia.

José Ramón Casal Codesido
Jefe Servicio de Urgencias. Hospital El Bierzo de Ponferrada.
Jefe de Estudios Hospital El Bierzo (2003-2012).
Especialista en Medicina Familiar y Comunitaria.
Especialista Universitario en Medicina de Urgencias y Emergencias.
Instructor ERC y AHA de Soporte Vital Básico y Avanzado.
Instructor en Triaje y Catástrofes.
Instructor ATLS (Advanced Trauma Life Support).
Certificado de Medicina de Urgencias y Emergencias (CME).
Presidente de Honor de SEMES Castilla y León.
Secretario de Formación de SEMES.

70 AÑOS | EDITORIAL MEDICA panamericana

Desde 1953 formando Profesionales de la Salud

Buenos Aires - Bogotá - Madrid - México
www.medicapanamericana.com

COORDINADORAS

Rebeca Cuadra San Miguel
Médico de Urgencias.
Hospital El Bierzo. Ponferrada. León.

Sara de Castro Valentín
Médico de Urgencias.
Hospital El Bierzo. Ponferrada. León.

Maria José González Estévez
Médico de Urgencias.
Hospital Do Salnés. Vilagarcía de Arousa. Pontevedra.

Natalia Lafuente Acuña
Médico de Urgencias.
Hospital Do Salnés. Vilagarcía de Arousa. Pontevedra.

Beatriz Lopez Prada
Médico de Urgencias.
Hospital El Bierzo. Ponferrada. León.

A nuestros padres

A nuestras familias

A nuestros pacientes

A los actuales y futuros urgenciólogos

5ª. Edición, febrero de 2018.
6ª. Edición, diciembre de 2022.
1ª. Reimpresión de la 6ª Ed., agosto de 2023.

EDITORIAL MEDICA panamericana

Visite nuestra página web:
http://www.medicapanamericana.com

ARGENTINA
Maipú 1300, Piso 3 (C 1006 ACT)
Ciudad Autónoma de Buenos Aires, Argentina
Tel.:(54-11) 5031-6919
e-mail: cinfo@medicapanamericana.com

COLOMBIA
Carrera 7a A Nº 69-19 - Bogotá DC- Colombia.
Tel.: (57-1) 235-4068
e-mail: infomp@medicapanamericana.com.co

ESPAÑA
Sauceda 10, 5ª planta - 28050 Madrid, España
Tel.: (34-91) 131-78-00
e-mail: info@medicapanamericana.es

MÉXICO
Av. Miguel de Cervantes y Saavedra, n.º 233, piso 8
oficina 801 Col. Granada, Alcaldía Miguel Hidalgo
CP. 11520 Ciudad de México, México
Tel.: (5255) 5250 0664
e-mail: infomp@medicapanamericana.com.mx

ISBN: 978-84-1106-090-5 (versión impresa + versión digital)
ISBN: 978-84-1106-091-2 (versión digital)

C/ Sauceda 10, 5.ª planta - 28050 Madrid, España
Depósito Legal: M-22.291-2022
Impreso en España

Índice de autores

Abad González, Raquel. Residente. Servicio Medicina Intensiva. Hospital Universitario El Bierzo. Ponferrada. León.

Abadín Carcedo, Helena. Residente. Servicio de Medicina Familiar y Comunitaria. Hospital Do Salnés. Vilagarcía de Arousa. Pontevedra.

Abellás Álvarez, María Concepción. Supervisora de Enfermería. Servicio de Urgencias. Hospital do Salnés. Vilagarcía de Arousa. Pontevedra.

Alejo Ramos, Miriam. Facultativa Especialista de Área. Servicio Endocrinología y Nutrición. Hospital Universitario El Bierzo. Ponferrada. León.

Alende Castro, Vanesa. Facultativa Especialista de Área. Servicio Medicina Interna. Hospital Do Salnés. Vilagarcía de Arousa. Pontevedra.

Alonso Blas, Carlos. Facultativo Especialista de Área. Unidad UVI. SUMMA 112. Madrid.

Alonso Fernández, María Aránzazu. Facultativo Especialista de Área. Servicio de Medicina Interna. Hospital Universitario El Bierzo. Ponferrada. León.

Alonso Mozo, María. Residente. Servicio de Urgencias. Hospital Do Salnés. Vilagarcía de Arousa. Pontevedra.

Altamirano Cava, Benjamín. Facultativo Especialista de Área. Servicio de Urgencias. Hospital Universitario El Bierzo. Ponferrada. León.

Álvarez Martínez, Braulio. Jefe de Sección. Unidad de Cuidados Intensivos. Hospital Universitario El Bierzo. Ponferrada. León.

Álvarez Moital, Isabel. Facultativo Especialista de Área. Servicio de Urgencias. Hospital Do Salnés. Vilagarcía de Arousa. Pontevedra.

Álvarez Pérez, Joaquín. Facultativo Especialista de Área. Servicio de Endocrinología y Nutrición. Hospital Universitario El Bierzo. Ponferrada. León.

Andretta Juárez, Guido Eduardo. Facultativo Especialista de Área. Servicio de Neumología. Hospital Universitario El Bierzo. Ponferrada. León.

Antequera Fernández, María Josefa. Facultativo Especialista de Área. Servicio de Urgencias. Hospital Universitario El Bierzo. Ponferrada. León.

Arenillas Navas, Juan Francisco. Facultativo Especialista de Área. Servicio de Neurología. Hospital Clínico Universitario. Valladolid. Profesor Titular. Facultad de Medicina. Universidad de Valladolid.

Ares Furelos, Nerea. Residente. Servicio de Medicina Familiar y Comunitaria. Hospital Do Salnés. Vilagarcía de Arousa. Pontevedra.

Arias Consuegra, Miguel Ángel. Jefe de Servicio de Pediatría. Hospital Universitario El Bierzo. Ponferrada. León.

Artíguez Terrazas, Raúl. Técnico Sanitario. Emergencias Sanitarias Castilla y León. UME. Miranda de Ebro. Burgos.

Astorgano de la Puente, Carmen. Facultativo Especialista de Área. Servicio de Urgencias. Hospital Universitario El Bierzo. Ponferrada. León.

Avendaño Correal, Harrison. Facultativo Especialista de Área. Servicio de Urgencias. Hospital Universitario El Bierzo. Ponferrada. León.

Baílez Fidalgo, Celestino. Facultativo Especialista de Área. Servicio de Oftalmología. Hospital Universitario El Bierzo. Ponferrada. León.

Barraza García, Gabriel Antonio. Residente. Servicio de Medicina Intensiva. Hospital Universitario El Bierzo. Ponferrada. León.

Barreiro López, Diego. Residente. Servicio de Urgencias. Hospital Universitario El Bierzo. Ponferrada. León.

Barreiro Paz, Ramón. Facultativo Especialista de Área. Servicio de Urgencias. Hospital Do Salnés. Vilagarcía de Arousa. Pontevedra.

Bartolomé Astorgano, María Jesús. Facultativo Especialista de Área. Servicio de Oftalmología. Hospital Universitario El Bierzo. Ponferrada. León.

Bayón González, Ana. Facultativo Especialista de Área. Servicio de Ginecología y Obstetricia. Hospital Universitario El Bierzo. Ponferrada. León.

Berdeal Díaz, María. Cirujana. Servicio Cirugía General y del Aparato digestivo. Hospital Universitario El Bierzo. Ponferrada. León.

Bermúdez Alcalde, Viviana. Residente. Servicio de Medicina Familiar y Comunitaria. Hospital Do Salnés. Vilagarcía de Arousa. Pontevedra.

Blanco Morilla, Verónica. Residente. Hospital Universitario El Bierzo. Ponferrada. León.
Brage Allegue, Elena. Facultativo Especialista de Área. Servicio de Medicina Interna. Hospital Universitario El Bierzo. Ponferrada. León.
Brea Aparicio, Ruth. Facultativo Especialista de Área. Servicio de Medicina Interna. Hospital Do Salnés. Vilagarcía de Arousa. Pontevedra.
Burgos Jareño, Jaime. Residente. Servicio de Urgencias. Hospital Central de la Defensa Gómez-Ulla. Madrid.
Caballero Aguirre, Ana Silvia. Facultativo Especialista de Área. Servicio de Ginecología y Obstetricia. Hospital Universitario El Bierzo. Ponferrada. León.
Caballero del Castillo, Aurora. Residente. Servicio de Urgencias. Hospital Santa Bárbara. Soria.
Caballero García, Alberto. Gerente. Fundación Instituto de Estudios de Ciencias de la Salud de Castilla y León. Soria. Profesor Titular Facultad de Ciencias de la Salud Soria. Universidad de Valladolid.
Camacho Leis, Carmen. Director Médico. SAMUR Protección Civil. Madrid
Camba Matos, Sandra. Médica de Familia. Servicio de Medicina Familiar y Comunitaria. Centro de Salud de Boiro. A Coruña.
Campo Sánchez, Sara María. Residente. Servicio de Urgencias. Hospital Universitario El Bierzo. Ponferrada. León.
Canetti Heredia, Beatrice. Facultativo Especialista de Área. Servicio de Neurología. Complejo Hospitalario Pontevedra.
Carral Freire, María Luisa. Facultativo Especialista de Área. Servicio de Cirugía General y del Aparato Digestivo. EOXI Pontevedra-Salnés. Pontevedra.
Casal Codesido, Cristina. Pedagoga y Terapeuta Familiar. Consejería de Cultura, Educación y Universidad. Santiago de Compostela.
Casal Codesido, José Ramón. Jefe de Servicio de Urgencias. Hospital Universitario El Bierzo. Ponferrada. León.
Casal Codesido, Victor Javier. Técnico Sanitario. Emergencias Sanitarias 061 Galicia. Boiro. A Coruña.
Castanedo Álvarez, Diego. Facultativo Especialista de Área. Servicio de Urología. Hospital Universitario El Bierzo. Ponferrada. León.
Castrillo Quiñones, Francisco Javier. Facultativo Especialista de Área. Servicio La Bañeza II. Centro de Salud La Bañeza. León.
Castro Castro, Paula. Residente. Servicio Medicina Familiar y Comunitaria. Hospital Do Salnés. Vilagarcía de Arousa. Pontevedra.
Castro Otero, Ángeles. Facultativo Especialista de Área. Servicio de Urgencias. Hospital Do Salnés. Vilagarcía de Arousa. Pontevedra.
Castro Rodríguez, Elena. Facultativo Especialista de Área. Servicio de Neumología. Hospital Universitario El Bierzo. Ponferrada. León.
Cebada Ramos, Carlos. Facultativo Especialista de Área. Urgencias 112. U. M. E. Ponferrada.
Cenoz Osinaga, José Ignacio. Facultativo Especialista de Área. Servicio de Medicina Intensiva. Complexo Hospitalario de Pontevedra.
Cobelo López, Manuel Carmelo. Facultativo Especialista de Área. Servicio de Urgencias. Hospital Do Salnés. Vilagarcía de Arousa. Pontevedra.
Cobos García, Iria. Residente. Servicio Medicina Familiar y Comunitaria. Hospital Universitario El Bierzo. Ponferrada. León.
Contreras, George. Paramedico de la ciudad de Nueva York. Catedrático. Universidad SUNY Westchester. Valhalla. Nueva York.
Corullón Fernández, Maria Jesús. Facultativo Especialista de Área. Servicio de Pediatría. Centro de Salud Ponferrada III. Ponferrada. León.
Cuadra San Miguel, Rebeca. Facultativo Especialista de Área. Servicio de Urgencias. Hospital Universitario El Bierzo. Ponferrada. León.
Cubelos Fernández, Naiara. Facultativo Especialista de Área. Servicio de Atención Primaria. Centro de Salud José Aguado I. León.
Cuenca Aprell, Carlos. Facultativo Especialista de Área. Servicio de Hematología y Hemoterapia. Hospital Universitario El Bierzo. Ponferrada. León.
Cuetos Suárez, David. Residente. Servicio de Urgencias y Emergencias. Hospital Central de la Defensa Gómez-Ulla. Madrid.

De Cabo López, Erik. Facultativo Especialista de Área. Servicio de Hematología. Hospital Universitario El Bierzo. Ponferrada. León.

De Castro Valentín, Sara. Facultativo Especialista de Área. Servicio de Urgencias. Hospital Universitario El Bierzo. Ponferrada. León.

De la Rosa Rodríguez, Gloria. Facultativo Especialista de Área. Organización Nacional de Trasplantes. Ministerio de Sanidad. Madrid.

De Paz Monteagudo, María de los Ángeles. Facultativo Especialista de Área. Servicio de Cirugía General y del Aparato Digestivo. Hospital Universitario El Bierzo. Ponferrada. León.

De Urrutia Nadal, Blanca Amada. Facultativo Especialista de Área. Servicio de Cirugía General y del Aparato Digestivo. Hospital Universitario El Bierzo. Ponferrada. León.

Del Castillo Sanz, Teodosia Jesús. Facultativo Especialista de Área. Servicio UME Soria. Gerencia de Emergencias Castilla y León. Soria.

Díaz Pérez, David Esteban. Facultativo Especialista de Área. Servicio de Urología. Hospital Universitario El Bierzo. Ponferrada. León.

Diez Morrondo, María Carolina. Facultativo Especialista de Área. Servicio de Reumatología. Hospital Universitario El Bierzo. Ponferrada. León.

Diz Tomé, Isabel. Facultativo Especialista de Área. Servicio de Urgencias. Hospital Do Salnés. Vilagarcía de Arousa. Pontevedra.

Docampo Gacio, Elisa. Residente. Medicina Familiar y Comunitaria. Centro de Salud Ponferrada II. Ponferrada.

Doval Oubiña, Liliana. Facultativo Especialista de Área. Servicio de Urgencias. Hospital Do Salnés. Vilagarcía de Arousa. Pontevedra.

Durán Borrella, Óscar. Facultativo Especialista de Área. Servicio de Neurología. Hospital Universitario El Bierzo. Ponferrada. León.

Durán Rosende, Ana Belén. Facultativo Especialista de Área. Centro de Salud de Carballiño. Servicio P. A. C. Ourense.

Escudero Arias, Elena. Facultativo Especialista de Área. Servicio de Alergología. Hospital Provincial. Pontevedra.

Expósito de Mena, Haydee. Facultativo Especialista de Área. Servicio de Pediatría. Hospital Universitario El Bierzo. Ponferrada. León.

Fandiño Orgueira, José Manuel. Jefe de Servicio de Urgencias. Complejo Hospitalario Universitario. A Coruña.

Faúndez Fernández, Antonio. Residente. Servicio de Nefrología. Hospital Universitario Virgen de as Nieves. Granada.

Faúndez Fernández, José Javier. Residente. Servicio de Urgencias. Hospital Universitario El Bierzo. Ponferrada. León.

Fernández Berardi, Gabriela Carolina. Residente. Servicio de Medicina Familiar y Comunitaria. Hospital Do Salnés. Vilagarcía de Arousa. Pontevedra.

Fernández Borregán, María Camino. Facultativo Especialista de Área. Servicio de Psiquiatría. Hospital Universitario El Bierzo. Ponferrada. León.

Fernández Crespo, Silvia. Residente. Servicio de Medicina Interna. Hospital Universitario El Bierzo. Ponferrada. León.

Fernández de Valderrama Benavides, Joaquin. Facultativo Especialista de Área. Servicio de Urgencias. Hospital Santiago Apóstol. Miranda de Ebro. Burgos.

Fernández Díaz, Ángel. Servicio de Neurología. Hospital Universitario El Bierzo. Ponferrada. León.

Fernández Fernández, Laura. Facultativo Especialista de Área. Servicio de Obstetricia y Ginecología. Hospital Universitario El Bierzo. Ponferrada. León.

Fernández Martín, Vanesa. Facultativo Especialista de Área. Servicio de Obstetricia y Ginecología. Hospital Universitario El Bierzo. Ponferrada. León.

Fernández Rivas, María Teresa. Facultativo Especialista de Área. Servicio de Urgencias. Hospital Virgen de la Concha. Zamora.

Fernández Testa, Anselma. Facultativo Especialista de Área. Servicio de Urgencias. Complejo Asistencial de Zamora. Zamora.

Fernández Villar, Jesús. Facultativo Especialista de Área. Servicio de Medicina Interna. Hospital Do Salnés. Vilagarcía de Arousa. Pontevedra.

Ferreiro Gómez, Guiomar Luz. Residente. Servicio Medicina Familiar y Comunitaria. Centro de Salud Bembibre. León.

Ferreiro Gómez, Manuel. Facultativo Especialista de Área. Servicio de Urgencias. Hospital Universitario. A Coruña

Fiel Ozores, Antía. Facultativo Especialista de Área. Servicio de Pediatría. Hospital Do Salnés. Vilagarcía de Arousa. Pontevedra.

Galende del Canto, Josefina. Facultativo Especialista de Área. Servicio de Hematología y Hemoterapia. Hospital Universitario El Bierzo. Ponferrada. León.

García Álvarez, Rosario. Facultativo Especialista de Área. Emergencias Sanitarias SACYL. Ciudad Rodrigo. Salamanca.

García Arias, Miriam. Facultativo Especialista de Área. Servicio de Reumatología. Hospital Universitario El Bierzo. Ponferrada. León.

García Arias, Sara. Facultativo Especialista de Área. Servicio de endocrinología y Nutrición. Hospital Universitario El Bierzo. Ponferrada. León.

García-Bango Sosa, Ariel. Facultativo Especialista de Área. Servicio de Urgencias. Hospital Do Salnés. Vilagarcía de Arousa. Pontevedra.

García Berlanga, María. Facultativo Especialista de Área. Servicio de Ginecología y Obstetricia. Hospital Universitario El Bierzo. Ponferrada. León.

García Fernández, Beatriz. Residente. Servicio de Urgencias. Hospital Universitario El Bierzo. Ponferrada. León.

García Ferreiro, Tania. Residente. Servicio de Urgencias Hospitalarias. Hospital Universitario El Bierzo. Ponferrada. León.

García García, Francisco Javier. Facultativo Especialista de Área. Servicio de Urgencias. Hospital Universitario El Bierzo. Ponferrada. León.

García Llamas, María Estrella. Residente. Servicio de Psiquiatría. Hospital Universitario El Bierzo. Ponferrada. León.

García-Mayor Fernández, Lucas. Facultativo Especialista de Área. Servicio de Cirugía General y del Aparato Digestivo. Hospital Do Salnés. Vilagarcía de Arousa. Pontevedra.

García Menéndez, Delaira Malía. Residente. Hospital Universitario El Bierzo. Ponferrada. León.

García Menéndez, Luis Manuel. Jefe de Servicio de Análisis Clínicos. Hospital Universitario El Bierzo. Ponferrada. León.

García Noeda, Eva. Facultativo Especialista de Área. Servicio de Urgencias. Hospital Universitario El Bierzo. Ponferrada. León.

García-Paíno Rollón, Luis. Jefe de Servicio de Traumatología. Hospital Universitario El Bierzo. Ponferrada. León.

García Riera, Eloy. Facultativo Especialista de Área. Servicio de Urgencias. Hospital Universitario El Bierzo. Ponferrada. León.

García Sanz, María Teresa. Servicio de Atención Primaria Eoxi Pontevedra-Salnés. Centro de Salud de Ribadumia. Pontevedra.

Gautreaux Minaya, Sandra Isabel. Facultativo Especialista de Área. Servicio de Pediatría. Hospital Universitario El Bierzo. Ponferrada. León.

Giménez Mediavilla, Juan José. Enfermero. Servicio de Operaciones. SAMUR Protección Civil. Madrid.

Gómez González, María Nieves. Facultativo Especialista de Área. Servicio de Geriatría. Hospital Universitario El Bierzo. Ponferrada. León.

Gómez Rodríguez, Mónica. Facultativo Especialista de Área. Servicio de Urgencias. Hospital Universitario El Bierzo. Ponferrada. León.

González Acero, Ana. Facultativo Especialista de Área. Servicio de Pediatría. Hospital Universitario El Bierzo. Ponferrada. León.

González-Cotorruelo Gozález, Almudena. Facultativo Especialista de Área. Servicio de Aparato Digestivo. Hospital Universitario El Bierzo. Ponferrada. León.

Gónzalez de Oliveira, Fabiola José. Residente. Servicio de Medicina Familiar y Comunitaria. Hospital Do Salnés. Vilagarcía de Arousa. Pontevedra.

González del Castillo, Juan. Facultativo Especialista de Área. Servicio de Urgencias. Hospital Clínico San Carlos. Madrid.Profesor Asociado. Facultad de Medicina. Universidad Complutense. Madrid.

González Estévez, María José. Facultativo Especialista de Área. Servicio de Urgencias. Hospital Do Salnés. Vilagarcía de Arousa. Pontevedra.

González Fernández, María Elena. Facultativo Especialista de Área. Servicio de Cirugía General y de Aparato Digestivo. Hospital Universitario El Bierzo. Ponferrada. León.
González Fernández, Tamara. Facultativo Especialista de Área. Servicio de Neurología. Hospital Universitario El Bierzo. Ponferrada. León.
González González, Celia. Residente. Servicio de Traumatología y Cirugía Ortopédica. Hospital Universitario El Bierzo. Ponferrada. León.
González González, Laura. Facultativo Especialista de Área. Servicio de Urgencias. Hospital Do Salnés. Vilagarcía de Arousa. Pontevedra.
González Iglesias, Nair. Residente. Servicio Medicina Familiar y Comunitaria. Hospital Do Salnés. Vilagarcía de Arousa. Pontevedra.
González López, Olga. Jefa de Servicio de Ginecología y Obstetricia. Hospital Universitario El Bierzo. Ponferrada. León.
González Merayo, Marta. Facultativo Especialista de Área. Servicio de Urgencias. Hospital Universitario El Bierzo. Ponferrada. León.
Gónzalez Piñeiro, Yolanda. Facultativo Especialista de Área. Servicio de Pediatría. Hospital Do Salnés. Vilagarcía de Arousa. Pontevedra.
Granda Rosales, Mónica. Facultativo Especialista de Área. Servicio de Otorrinolaringología. Hospital Universitario El Bierzo. Ponferrada. León.
Grande Freire, Jaime. Facultativo Especialista de Área. Servicio de Urgencias. Hospital Do Salnés. Vilagarcía de Arousa. Pontevedra.
Guerra Calleja, Gloria. Facultativo Especialista de Área. Servicio de Oftalmología. Hospital Universitario El Bierzo. Ponferrada. León.
Hernández Blanco, Fernando José. Facultativo Especialista de Área. Servicio de Medicina Interna. Hospital Universitario El Bierzo. Ponferrada. León.
Hernández Martín, Ester. Residente. Servicio de Medicina Interna. Hospital Universitario El Bierzo. Ponferrada. León.
Iban Ochoa, Rosa. Facultativo Especialista de Área. Servicio de Urgencia. Hospital Universitario Rio Hortega. Valladolid.
Ibáñez Gallego, Gonzalo. Jefe de Servicio de Urgencias. Hospital Rio Carrión. Palencia.
Iglesias Paraco, Miguel. Facultativo Especialista de Área. Servicio de Urgencias. Hospital Do Salnés. Vilagarcía de Arousa. Pontevedra.
Insua Vilas, Cristina. Facultativo Especialista de Área. Servicio de Hematología y Hemoterapia. Hospital Povisa. Vigo.
Izquierdo Cuervo, Shaila. Facultativo Especialista de Área. Servicio de Neumología. Hospital Universitario Marqués de Valdecilla. Santander.
Jañez Álvarez, María Antonia. Enfermera. Servicio de Urgencias. Hospital Universitario El Bierzo. Ponferrada. León.
Jiménez Hernández, Sonia. Médico Consultor. Servicio de Urgencias. Hospital Clinic de Barcelona. Profesora Clínica. Facultad de Medicina. Universidad de Barcelona.
Jiménez Romero, Ana. Facultativo Especialista de Área. Servicio de Neumología. Hospital Universitario El Bierzo. Ponferrada. León.
Juárez Moreno, Emilio. Facultativo Especialista de Área. Servicio de Neumología. Hospital Universitario El Bierzo. Ponferrada. León.
Julián Jiménez, Agustín. Jefe de Servicio de Urgencias. Complejo Hospitalario Universitario de Toledo. Profesor Asociado. Facultad de Medicina. Universidad de Toledo.
Lacambra Escobedo, Joaquin. Residente. Servicio de Urgencias. Hospital Central de la Defensa Gómez-Ulla. Madrid.
Lafuente Acuña, Natalia. Facultativo Especialista de Área. Servicio de Urgencias. Hospital Do Salnés. Vilagarcía de Arousa. Pontevedra.
Lago Fernández, María del Rosario. Residente. Servicio Medicina Familiar y Comunitaria. Hospital Do Salnés. Vilagarcía de Arousa. Pontevedra.
Lamas Touza, Juan Manuel. Facultativo Especialista de Área. Servicio de Cardiología. Hospital de Montecelo. Pontevedra
Lázaro González, José. Facultativo Especialista de Área. Servicio de Urgencias. Hospital Virgen de la Concha. Zamora.
Lombardo Gundín, Gaspar. Residente. Servicio de Urgencias. Complejo Hospitalario Universitario. A Coruña.

López Córdoba, Ana. Residente. Servicio de Medicina Familiar y Comunitaria. Hospital Do Salnés. Vilagarcía de Arousa. Pontevedra.
López López, Borja. Facultativo Especialista de Área. Servicio de Urología. Complexo Hospitalario Universitario de Pontevedra.
López Monteagudo, María Teresa. Facultativo Especialista de Área. Servicio de Medicina Interna. Hospital Do Salnés. Vilagarcía de Arousa. Pontevedra.
López Pacios, José Carlos. Facultativo Especialista de Área. Servicio de Urgencias. Hospital Universitario El Bierzo. Ponferrada. León.
López Prada, Beatriz. Facultativo Especialista de Área. Servicio de Urgencias. Hospital Universitario El Bierzo. Ponferrada. León.
Lourido Piedrahita, Diana Lysbeth. Facultativo Especialista de Área. Servicio de Otorrinolaringología. Hospital Universitario El Bierzo. Ponferrada. León.
Louzao Abellás, Lara. Facultativo Especialista de Área. Servicio de Urgencias. Hospital Do Salnés. Vilagarcía de Arousa. Pontevedra.
Macías García, Soraya. Facultativo Especialista de Área. Servicio de Urgencias. Hospital Universitario El Bierzo. Ponferrada. León.
Mariño Díaz, Elisa. Facultativo Especialista de Área. Servicio de Psiquiatría. Hospital Provincial. CHUP. Área Sanitaria. Pontevedra.
Martín Martínez, Alfonso. Facultativo Especialista de Área. Servicio de Urgencias. Hospital Universitario de Móstoles. Madrid.
Martínez Alpuente, Itziar. Enfermera Supervisora. Organización Nacional de Trasplantes. Ministerio de Sanidad. Madrid.
Martínez Gestoso, Sandra. Facultativo Especialista de Área. Servicio de Urgencias. Hospital Do Salnés. Vilagarcía de Arousa. Pontevedra.
Martínez Jiménez, Maria Chanel. Facultativo Especialista de Área. Unidad de Cuidados Intensivos. Hospital Universitario El Bierzo. Ponferrada. León.
Martínez López, Cristina. Residente. Servicio de Urgencias. Hospital Universitario El Bierzo. Ponferrada. León.
Martínez Paz, Emilse. Facultativo Especialista de Área. Servicio de Cardiología. Hospital Universitario El Bierzo. Ponferrada. León.
Martínez Soba, Fernando. Jefe de Sección. Unidad de Coordinación de Trasplantes. Hospital San Pedro. Logroño.
Martínez Vidal, Ana Isabel. Facultativo Especialista de Área. Servicio de Medicina Interna. Hospital Universitario El Bierzo. Ponferrada. León.
Mateos Benito, Álvaro Fernando. Facultativo Especialista de Área. Servicio de Pediatría. Hospital Universitario El Bierzo. Ponferrada. León.
Mayo Pampín, María Eugenia. Facultativo Especialista de Área. Servicio de Dermatología. Hospital Do Salnés. Vilagarcía de Arousa. Pontevedra.
Mayorga Bajo, Alfonso. Jefe de Sección de Cardiología. Hospital Universitario El Bierzo. Ponferrada. León.
Maza Vera, María Teresa. Jefa de Servicio de Urgencias Adultos. Complejo Hospitalario de Vigo. Hospital Álvaro Cunqueiro. Vigo.
Meabe Santos, Ainara. Residente. Servicio de Atención Primaria. Hospital Universitario El Bierzo. Ponferrada. León.
Menéndez Colunga, María Jesús. Facultativo Especialista de Área. Servicio de Hospitalización a Domicilio. Hospital Universitario El Bierzo. Ponferrada. León.
Miguélez Llamera, Zaida. Facultativo Especialista de Área. Servicio de Oftalmología. Hospital Universitario El Bierzo. Ponferrada. León.
Míguez Campos, María. Pediatra. Servicio de Pediatría. Hospital Do Salnés. Vilagarcía de Arousa. Pontevedra.
Mimoso Bartolomé, Patricia. Facultativo Especialista de Área. Servicio de Medicina Interna. Hospital Universitario El Bierzo. Ponferrada. León.
Miranda Aranzubía, Óscar. Facultativo Especialista de Área. Servicio de Urología. Hospital Universitario El Bierzo. Ponferrada. León.
Morán Arias, Patricia. Facultativo Especialista de Área. Servicio de Urgencias. Hospital Universitario El Bierzo. Ponferrada. León.

Moreno Martín, Álvaro. Residente. Servicio de Medicina Familiar y Comunitaria. Hospital Universitario El Bierzo. Ponferrada. León.
Mota Rojas, Xenia Iraisa. Facultativo Especialista de Área. Servicio de Otorrinolaringología. Hospital Universitario El Bierzo. Ponferrada. León.
Munayco Sánchez, Armando José. Director Médico. Servicio Ejército del Aire y del Espacio. UMAAD. Torrejón de Ardoz. Madrid.
Muñumer Blázquez, Rebeca. Facultativo Especialista de Área. Servicio de Medicina Interna. Hospital Universitario El Bierzo. Ponferrada. León.
Nodar Ron, Carlos. Enfermero. Centro de Salud Anafans. Poio. Pontevedra.
Ortiz del Olmo, Daniel. Residente. Servicio de Medicina Intensiva. Hospital Universitario El Bierzo. Ponferrada. León.
Otero Alvarín, Efrén. Facultativo Especialista de Área. Servicio Medicina Intensiva. Hospital Universitario El Bierzo. Ponferrada. León.
Otero Freiría, Álvaro. Facultativo Especialista de Área. Servicio de Urgencias. Hospital Do Salnés. Vilagarcía de Arousa. Pontevedra.
Palomo de los Reyes, María José. Facultativo Especialista de Área. Servicio de Urgencias. Complejo Hospitalario de Toledo.
Panedas Redondo, María Esther. Residente. Servicio Medicina Interna. Hospital Universitario El Bierzo. Ponferrada. León.
Pastenes Zhilin, Eduardo Manuel. Residente. Servicio de Oftalmología. Hospital Universitario El Bierzo. Ponferrada. León.
Patallo Diéguez, Daniel. Facultativo Especialista de Área. Unidad de Cuidados Intensivos. Hospital Universitario El Bierzo. Ponferrada. León.
Peláez Buján, María del Carmen. Jefa de Servicio de Cirugía General y del Aparato Digestivo. Hospital Universitario El Bierzo. Ponferrada. León.
Pelayo Terán, José María. Jefe de Sección de Psiquiatría y Salud Mental. Hospital Universitario El Bierzo. Ponferrada. León. Profesor Asociado. Facultad de Ciencias de la Salud. Universidad de León.
Peleteiro Cobo, Beatriz. Facultativo Especialista de Área. Servicio de Urgencias. Hospital Universitario El Bierzo. Ponferrada. León.
Pereira da Costa Carvalho, Marta. Residente. Servicio de Medicina Familiar y Comunitaria. Hospital Do Salnés. Vilagarcía de Arousa. Pontevedra.
Pérez Álvarez, Enrique. Facultativo Especialista de Área. Servicio de Endocrinología y Nutrición. Hospital Universitario El Bierzo. Ponferrada. León.
Pérez Fernández, Rubén. Facultativo Especialista de Área. Servicio de Aparato Digestivo. Hospital Universitario El Bierzo. Ponferrada. León.
Pérez García, Cristina. Facultativo Especialista de Área. Servicio de Medicina Interna. Hospital Do Salnés. Vilagarcía de Arousa. Pontevedra.
Pérez Ruiz, Domingo. Jefe de Sección de Neurología. Hospital Universitario El Bierzo. Ponferrada. León.
Pérez Sagredo, Jesús. Facultativo Especialista de Área. Servicio de Neumología. Hospital Universitario El Bierzo. Ponferrada. León.
Pérez-Jara Carrera, Javier. Facultativo Especialista de Área. Servicio de Geriatría. Hospital Universitario El Bierzo. Ponferrada. León.
Pernas Pardavila, Hadrián. Facultativo Especialista de Área. Servicio de Medicina Interna. Hospital Do Salnés. Vilagarcía de Arousa. Pontevedra.
Pineda Munguía, Álvaro. Facultativo Especialista de Área. Servicio de Urología. Hospital Universitario El Bierzo. Ponferrada. León.
Piñeiro Fernández, Carmen. Facultativo Especialista de Área. Servicio de Urgencias. Hospital Universitario El Bierzo. Ponferrada. León.
Piñón García, María. Facultativo Especialista de Área. Servicio de Urgencias. Hospital Universitario El Bierzo. Ponferrada. León.
Pol Balado, Carlos. Enfermero. Servicio de Urgencias. Hospital Do Salnés. Vilagarcía de Arousa. Pontevedra.
Pons Revuelta, Alba. Residente. Servicio de Medicina Familiar y Comunitaria. Hospital do Salnés. Vilagarcía de Arousa. Pontevedra.
Pordomingo Rodríguez, María Dolores. Enfermera. Servicio de Urgencias. Complejo Asistencial de Zamora. Hospital Virgen de la Concha. Zamora.

Porto Fernández, Emilio. Facultativo Especialista de Área. Servicio de Urgencias. Hospital Do Salnés. Vilagarcía de Arousa. Pontevedra.
Poses Sobral, Eugenio. Enfermero. Servicio de Urgencias. Hospital Do Salnés. Vilagarcía de Arousa. Pontevedra.
Povar Marco, Javier. Facultativo Especialista de Área. Servicio de Urgencias. Hospital Universitario Miguel Servet. Zaragoza.
Prada Pereira, María Teresa. Facultativo Especialista de Área. Servicio de Pediatría. Hospital Universitario El Bierzo. Ponferrada. León.
Prados Roa, Fernando. Director General de Coordinación de la Atención al Ciudadano y Humanización de la Asistencia Sanitaria de la Comunidad de Madrid.
Prieto de la Rosa, José Luis. Residente. Unidad de Cuidados Intensivos. Hospital Universitario El Bierzo. Ponferrada. León.
Quintas Miranda, Elena. Residente. Servicio de Urgencias. Hospital Universitario El Bierzo. Ponferrada. León.
Quintela Martínez, José. Facultativo Especialista de Área. Servicio de Urgencias. Hospital Do Salnés. Vilagarcía de Arousa. Pontevedra.
Ramos González, Natalia. Facultativo Especialista de Área. Servicio de Urgencias. Hospital Do Salnés. Vilagarcía de Arousa. Pontevedra.
Riega Martín, Amílcar Williams. Facultativo Especialista de Área. Servicio de Urología. Hospital Universitario El Bierzo. Ponferrada. León.
Roca de Togores Cela, Tiegang. Residente. Servicio de Medicina Familiar y Comunitaria. Hospital Do Salnés. Vilagarcía de Arousa. Pontevedra.
Rocha Sánchez, Jonathan Fernando. Residente. Servicio de Urgencias. Hospital Universitario El Bierzo. Ponferrada. León.
Rodríguez Alonso, Roberto. Facultativo Especialista de Área. Servicio de Urgencias. Hospital Universitario El Bierzo. Ponferrada. León.
Rodríguez Álvarez, Daniel. Facultativo Especialista de Área. Servicio de Urgencias. Hospital Universitario El Bierzo. Ponferrada. León.
Rodríguez Andrés, Marina. Residente. Servicio de Oftalmología. Hospital Universitario El Bierzo. Ponferrada. León.
Rodríguez Arroyo, Luis Alberto. Jefe de Estudios. Unidad de Formación, Docencia e Investigación. Gerencia Asistencial Sanitaria del Bierzo. Ponferrada. León.
Rodríguez Bouzada, Natividad. Facultativo Especialista de Área. Servicio de Urgencias. Médico de Urgencias. Hospital do Salnés. Vilagarcía de Arousa. Pontevedra.
Rodríguez Díez, Lucía. Facultativo Especialista de Área. Servicio de Pediatría. Hospital Universitario Son Espases. Palma de Mallorca.
Rodríguez Gallego, Yolanda. Facultativo Especialista de Área. Servicio de Medicina Familiar y Comunitaria. Centro de Salud Palma Palmira. Málaga.
Rodríguez Gómez, Jorge. Residente. Servicio de Cirugía General y del Aparato Digestivo. Hospital Universitario El Bierzo. Ponferrada. León.
Rodríguez Pérez, Emma María. Residente. Servicio Atención primaria. Hospital Universitario El Bierzo. Ponferrada. León.
Rojas Fernández, Nerea. Residente. Servicio de Medicina Interna. Hospital Universitario El Bierzo. Ponferrada. León.
Romero Fernández, Marta. Facultativo Especialista de Área. Servicio de Análisis Clínicos. Hospital Universitario El Bierzo. Ponferrada. León.
Sánchez Ferreiro, Ana Vanesa. Facultativo Especialista de Área. Servicio de Oftalmología. Hospital Universitario El Bierzo. Ponferrada. León.
Sánchez Guerrero, Clara. Facultativo Especialista de Área. Servicio de Urología. Hospital Universitario El Bierzo. Ponferrada. León.
Sánchez Jaén, Mónica Raquel. Residente. Servicio de Medicina Familiar y Comunitaria. Centro de Salud de Bembibre. León.
Sánchez Otero, Paula. Facultativo Especialista de Área. Servicio de cirugía General. Hospital do Salnés. Vilagarcía de Arousa. Pontevedra.
Sánchez Sindín, María Goretti. Facultativo Especialista de Área. Servicio de Urgencias. Hospital Do Salnés. Vilagarcía de Arousa. Pontevedra.
Sandomingo Freire, Silvia. Facultativo Especialista de Área. Servicio de Medicina Interna. Hospital Universitario El Bierzo. Ponferrada. León.

Sandoval Pacheco, Vilma Estela. Facultativo Especialista de Área. Servicio de Otorrinolaringología. Hospital Universitario El Bierzo. Ponferrada. León.
Santos Novas, Carmen. Residente. Servicio de Medicina Familiar y Comunitaria. Hospital Do Salnés. Vilagarcía de Arousa. Pontevedra.
Sarmentero González, Nuria. Residente. Servicio de Medicina Familiar y Comunitaria. Hospital do Salnés. Vilagarcía de Arousa. Pontevedra.
Segovia Gómez, Lucía Carmen. Enfermera. Coordinadora de Trasplantes ONT. Madrid.
Seoane Suárez, Carlos. Facultativo Especialista de Área. Servicio de Urgencias. Hospital Do Salnés. Vilagarcía de Arousa. Pontevedra.
Serrano González, Mar. Residente. Servicio de Medicina Familiar y Comunitaria. Hospital Do Salnés. Vilagarcía de Arousa. Pontevedra.
Servia Dopazo, Miguel. Facultativo Especialista de Área: Servicio de Medicina Preventiva y Salud pública. Hospital Do Salnés. Vilagarcía de Arousa. Pontevedra.
Simbaña García, Jhonny. Facultativo Especialista de Área. Servicio de Urología. Hospital Universitario El Bierzo. Ponferrada. León.
Soler Bartrina, Pablo. Facultativo Especialista de Área. Servicio de Oftalmología. Hospital Universitario El Bierzo. Ponferrada. León.
Suarez Casal, Ana. Enfermera Residente. Servicio de Pediatría. Complejo Hospitalario Universitario. Santiago de Compostela.
Suárez Valor, María. Facultativo Especialista de Área. Servicio de Neumología. Hospital Universitario El Bierzo. Ponferrada. León.
Surco López, Dayana Caroline. Residente. Servicio de Medicina Familiar y Comunitaria. Hospital Do Salnés. Vilagarcía de Arousa. Pontevedra.
Tanboura López, Sara. Facultativo Especialista de Área. Servicio de Otorrinolaringología. Hospital Universitario El Bierzo. Ponferrada. León.
Tejeda Batista, José Miguel. Facultativo Especialista de Área. Servicio Otorrinolaringología. Hospital Universitario El Bierzo. Ponferrada. León.
Terrón Marín, Francisco Javier. Facultativo Especialista de Área. Servicio GES. Emergencias Sanitarias Sacyl. Ponferrada. León.
Tierra Rodríguez, Ana María. Facultativo Especialista de Área. Servicio de Medicina Interna. Hospital Universitario El Bierzo. Ponferrada. León.
Toranzo Nieto, Inés. Facultativo Especialista de Área. Servicio de Cardiología. Complejo Asistencial Universitario de Salamanca.
Toranzo Nieto, Santiago. Residente. Servicio Medicina Familiar y Comunitaria. Hospital Universitario El Bierzo. Ponferrada. León.
Trigo Millán, Pablo. Residente. Servicio de Urgencias. Hospital Central de la Defensa Gómez-Ulla. Madrid.
Uruñuela Olloqui, David. Enfermero. Unidad de Trasplantes. Hospital Universitario Puerta de Hierro Majadahonda. Madrid.
Uta, Simona. Facultativo Especialista de Área. Servicio de Nefrología. Hospital Universitario El Bierzo. Ponferrada. León.
Valero Fernández, Clara Eugenia. Residente. Servicio de Urgencias. Hospital Central de la Defensa Gómez-Ulla. Madrid.
Valle Feijoo, María Begoña. Facultativo Especialista de Área. Servicio de Medicina Interna. Hospital Do Salnés. Vilagarcía de Arousa. Pontevedra.
Vaquerizo García, David. Facultativo Especialista de Área. Servicio de Pediatría. Complejo Hospitalario Pontevedra.
Vara Martínez, María Luisa. Residente. Unidad de Cuidados Intensivos. Hospital Universitario El Bierzo. Ponferrada. León.
Vázquez Lima, Ana. Jefa de Servicio de Anestesiología y Reanimación. Hospital Ribera Povisa. Vigo.
Vázquez Lima, Ignacio. Facultativo Especialista de Área. Servicio de Radiología. Hospital Montecelo. Pontevedra.
Vázquez Lima, Manuel José. Jefe de Servicio de Urgencias. Hospital do Salnés. Vilagarcía de Arousa. Pontevedra.
Vega Fernández, Flora María. Facultativo Especialista de Área. Servicio de Psiquiatría. Hospital Universitario El Bierzo. Ponferrada. León.

Vega García, Sara. Residente. Área de Psiquiatría. Hospital Universitario El Bierzo. Ponferrada. León.

Vega Martin, Patricia. Facultativo Especialista de Área. Servicio de Obstetricia y Ginecología. Hospital Universitario El Bierzo. Ponferrada. León.

Velasco García, Rosario. Neonatóloga. Servicio de Pediatría. Hospital Universitario El Bierzo. Ponferrada. León.

Velásquez González, Erik Manrique. Residente. Servicio de Medicina de Familia y Comunitaria. Centro de Salud Ponferrada II. Ponferrada.

Vélez Silva, Ricardo. Facultativo Especialista de Área. Servicio de Urgencias. Hospital Universitario El Bierzo. Ponferrada. León.

Viaño Nogueira, Pedro. Facultativo Especialista de Área. Servicio de Pediatría. Hospital Do Salnés. Vilagarcía de Arousa. Pontevedra.

Vicente Alba, Francisco Javier. Facultativo Especialista de Área. Servicio de Psiquiatría. Hospital Do Salnés. Vilagarcía de Arousa. Pontevedra.

Vicioso Benítez, Salvador. Residente. Servicio de Urgencias. Hospital Central de la Defensa Gómez-Ulla. Madrid.

Viejo Rodríguez, Miguel Ángel. Facultativo Especialista de Área. Servicio de Medicina Interna. Hospital Do Salnés. Vilagarcía de Arousa. Pontevedra.

Viguera Sarabia, Marta. Enfermera. Coordinadora de Trasplantes. Hospital San Pedro. Logroño.

Vilas Vázquez, Concepción Olga. Facultativo Especialista de Área. Servicio de Pediatría. Hospital Do Salnés. Vilagarcía de Arousa. Pontevedra.

Villota Ferreiro, Laura. Facultativo Especialista de Área. Servicio de Atención Primaria. Centro de Salud Severo Ochoa. Gijón.

Voces Vega, Mónica. Residente. Servicio de Atención Primaria. Hospital Universitario El Bierzo. Ponferrada. León.

Yagüe Zapatero, María Esther. Jefa de Servicio de Radiodiagnóstico. Hospital Universitario El Bierzo. Ponferrada. León.

Zapico Merayo, Yolanda. Jefe de servicio de Psiquiatría y Salud Mental. Hospital Universitario El Bierzo. Ponferrada. León.

PRÓLOGO

El papel clave de los Servicios de Urgencias en el funcionamiento de los hospitales, y en la resolución de los problemas de salud de los ciudadanos está fuera de toda duda.

Estos servicios, esenciales en nuestro Sistema de Salud, ofrecen una respuesta ágil a la demanda asistencial urgente de la población. Contribuyen decididamente a disminuir la mortalidad de los procesos críticos más frecuentes, a reducir la discapacidad y a mitigar el sufrimiento de los pacientes, así como permiten optimizar y adecuar los recursos sanitarios e incrementar la confianza del ciudadano en el sistema sanitario.

Hoy en día, la asistencia a las urgencias se entiende dentro de un concepto de sistema integral, complejo y ordenado, que garantiza la continuidad en la asistencia a los pacientes y se caracteriza por ser áreas de alta complejidad asistencial, no sólo en cuanto a la atención de pacientes con enfermedades de alta complejidad médica o con múltiples morbilidades, sino también por el proceso de atención "per se", en el que participan diferentes profesionales que entran en un complejo sistema de interacciones con el paciente y su familia.

Los profesionales que prestan la atención en este ámbito, con clara vocación de servicio a los demás, necesitan una actualización permanente de conocimientos y esta Guía responde a todas esas necesidades, puesto que la atención a la urgencia y emergencia está en constante adaptación a la evidencia científica, a la innovación, a los cambios tecnológicos y a las necesidades de la población.

Por tanto, la formación, el adiestramiento y la experiencia del personal sanitario constituyen un pilar fundamental en este proceso de mejora que redunda en el aumento de la calidad asistencial y en la humanización que debe presidir siempre nuestra relación con los ciudadanos.

Desde la publicación de la anterior edición de esta guía, los Servicios de Urgencias han tenido que adaptarse a las necesidades asistenciales de cada momento, especialmente en la situación de pandemia por COVID-19 en la que llevamos inmersos desde los primeros meses de 2020. En todo momento, estos servicios han actualizado y adecuado sus procedimientos de actuación y objetivado e implantado las áreas y oportunidades de mejora, según la evidencia científica y la experiencia acumulada.

El contenido de la guía se presenta estructurado por especialidades, establece y define una actualización para la prevención, diagnóstico y gestión de las enfermedades y lesiones agudas y urgentes, en todas las etapas de la vida, utilizándose para ello una revisión de la literatura de estos últimos años.

Estoy convencido que esta 6ª Edición, actualizada y diseñada en el marco de un esforzado y cuidadoso trabajo, realizado por profesionales expertos en la materia, será un referente para la atención sanitaria en los próximos años, como lo ha sido hasta ahora, contribuyendo a la mejora de la calidad asistencial y dando respuesta a problemas asistenciales presentes y futuros, muchos de las cuáles entran por la puerta de los Servicios de Urgencias.

Alejandro Vázquez Ramos
Consejero de Sanidad. Junta de Castilla y León

PREFACIO

Después de varios años, 5 ediciones y más de 80.000 lectores, no podemos más que dar las gracias a todos aquellos que han creído en nuestro proyecto. Os presentamos la *6ª edición de la Guía de Actuación en Urgencias,* una guía que nació con la idea de facilitar el trabajo de los urgenciólogos, ofreciéndoles una herramienta que les ayudara a tomar decisiones de manera clara y rápida, *aquí y ahora,* como se hace en nuestra especialidad. Este *lema* nos define perfectamente ya que en los Servicios de Urgencias y Emergencias debemos de tomar esas decisiones de manera inmediata y en el lugar en el que se encuentra el enfermo; no podemos esperar para actuar cuando su integridad corre peligro.

Nos dirigimos a vosotros lectores con gran respeto, el que se merece todo médico al que le guste una de las especialidades médicas más apasionantes del mundo. Muchos de vosotros habéis sido protagonistas en la reciente pandemia del SARS-CoV2. Hemos estado ahí, sin condiciones y poniendo lo mejor de cada uno de nosotros. Lo hemos hecho por nuestros pacientes, que se merecían nuestro mayor compromiso; nosotros formamos parte, junto a otras especialidades, de esa "mejor opción" de la que disponía nuestra sociedad para luchar frente a la mayor emergencia sanitaria en tiempos de paz del último siglo.

Sobre este manual de referencia (útil para los Urgenciólogos, y también para residentes y adjuntos de otras especialidades) os presentamos una nueva edición, apostando, como siempre, por una consulta rápida y sencilla. Revisamos de manera actualizada el diagnóstico y manejo de las patologías más urgentes, sobre todo, las tiempo-dependientes, base fundamental de nuestra cartera de servicios. Hemos intentado mejorar la comprensión lectora, apostamos por más esquemas sin olvidarnos de nuestro famoso "OJO", que en esta ocasión lo cambiamos por un icono que hace reconocer de manera rápida aquello a lo que debemos de prestar más atención. Los *puntos clave* del inicio y los *recuerde* del final ayudan a retener lo imprescindible de cada tema. En la versión digital, como no podría ser de otra manera y avanzando con los tiempos y la tecnología, incluiremos las e-Figuras y enlaces a vídeos que iremos actualizando y subiendo para que el lector disponga de herramientas adecuadas a la hora de practicar una técnica o ver de manera más precisa una exploración.

Como en ocasiones anteriores, los profesionales del hospital El Bierzo en Ponferrada, donde se inició este proyecto hace 25 años con el posterior hermanamiento con el del Salnés en Vilagarcía de Arousa, sin olvidarnos de todos aquellos compañeros de otros centros en muchos lugares de España que han colaborado con nosotros, nos hemos puesto manos a la obra para sacar adelante el sexto proyecto que siempre nos ha unido, esta guía que esperamos os guste.

Agradecer una vez más a todos aquellos que apuestan por nosotros, a los actuales y anteriores autores de cada uno de los capítulos, al Sr. Consejero de Sanidad de Castilla y León, el Dr. Alejandro Vázquez, por su prólogo y, por supuesto, a Natalia Lafuente Acuña, María José González Estévez, Beatriz López Prada, Sara de Castro Valentín y Rebeca Cuadra San Miguel, Coordinadoras, Compañeras y auténticos pilares de esta Guía de Actuación en Urgencias.

Finalmente, un deseo que esperamos que pronto se haga realidad, poder recibir a los futuros residentes de "Urgencias y Emergencias". Esta especialidad es reconocida en la práctica totalidad de los países europeos, pero no en España. Tenemos la confianza de que se impondrá la cordura, ya que nuestros pacientes son merecedores de que les atienda un médico de Urgencias con formación homogénea, uniforme y estructurada.

Tato y José Ramón

Índice

4 NEUMOLOGÍA (NM)

5 NEUROLOGÍA (N)

6 DIGESTIVO (D)

9 ENDOCRINOLOGÍA (E)

10 REUMATOLOGÍA (R)

11 HEMATOLOGÍA (H)

12 PATOLOGÍA INFECCIOSA (PI)

13 PSIQUIATRÍA (P)

14 PEDIATRÍA Y NEONATOLOGÍA (P-N)

15 OFTALMOLOGÍA (OF)

19 GERIATRÍA (G)

20 TRAUMATOLOGÍA (T)

21 INTOXICACIONES (I)

26 TÉCNICAS DE URGENCIAS (TU)

27 OTROS TEMAS CLAVES EN URGENCIAS (TCU)

28 VALORES DE REFERENCIA (VR)

ABREVIATURAS

ÍNDICE ANALITICO

HISTORIA CLÍNICA (HC) 1

1. Historia clínica en el adulto

E. Docampo Gacio, C. Piñeiro Fernández

PUNTOS CLAVE

- La historia clínica es un documento médico-legal; sólo se tendrá en cuenta lo que se escriba y cómo se escriba.
- Es fundamental intentar preservar la confidencialidad con el paciente y su familia.
- Nunca debe olvidarse firmar la historia clínica y el tratamiento.

DATOS DE FILIACIÓN

Etiqueta de admisión y nivel de triaje.

MOTIVO DE CONSULTA

Señalar el signo o síntoma principal que motiva la asistencia médica. Sirve para precisar un problema clínico concreto.

ANAMNESIS

Intentar dirigir la entrevista:

- **Antecedentes familiares:** enfermedades cardiovasculares, metabólicas y neoplasias.
- **Antecedentes personales:**
  - Alergias a medicamentos u otros alergenos.
  - Patológicos: enfermedades previas, intervenciones quirúrgicas.
  - Enfermedades crónicas: estado basal. En ancianos: situación social, cognitiva y funcional (índice de Katz).
  - Tratamiento domiciliario.
  - Hábitos tóxicos (tabaco, alcohol y drogas). Señalar la cantidad y desde cuándo.
  - Profesión, si procede.
  - Si es mujer: FUR, posibilidad de embarazo, gestaciones-abortos-cesáreas, método anticonceptivo.
  - Vacunas: vacunación antitetánica, estado de vacunación frente a SARS-Cov2.
  - **Enfermedad actual:** descripción completa, clara y cronológica de los problemas que llevaron al paciente a la consulta. Permitir al paciente que responda a las preguntas: ¿Qué le pasa? ¿Desde cuándo? ¿A qué lo atribuye?. Es importante dirigir el interrogatorio.

Dirección del interrogatorio

- Características de la sintomatología que refiere (generalmente, DOLOR: "qué tipo de dolor nota?, ¿sordo, urente, constrictivo?"): localización, irradiación, inicio, duración, intensidad, factores desencadenantes, agravantes y atenuantes; y síntomas asociados.
- Anamnesis por aparatos:
  - Neurológico: cefaleas, mareos, pérdida de conocimiento, TCE, convulsiones, pérdida de fuerza y sensibilidad, movimientos involuntarios (temblor, tics).
  - Ojos: enrojecimiento, lagrimeo, fotofobia, pérdida de visión, dolor.
  - ORL:
    - Oídos: pérdida de audición, acúfenos, otalgia, secreción, vértigos.
    - Nariz: congestión, rinorrea, epistaxis.
    - Boca: problemas dentales, cambios en el sentido del gusto.
    - Garganta: odinofagia, ronquera.
  - Respiratorio: tos, expectoración y características, disnea, dolor torácico.
  - Cardiovascular: dolor precordial (interrogatorio muy cuidadoso), palpitaciones, alteraciones del ritmo cardiaco (taquicardia, bradicardia, arritmias), síntomas de claudicación, DPN, síncope.
  - Digestivo: náuseas, vómitos (hematemesis), pirosis, dolor, alteración del ritmo intestinal (diarrea, estreñimiento), características de las deposiciones (rectorragia, melenas).
  - Endocrino: polidipsia, poliuria, polifagia, alteraciones del peso, intolerancia al frío/calor, pérdida de pelo.
  - Genitourinario: poliuria, oliguria, disuria, polaquiuria, tenesmo vesical, dolor suprapúbico, coloración de la orina (hematúrica, colúrica), dolor en fosa lumbar, fuerza y calibre de la micción, inflamación y dolor testicular.
  - Ginecológico: menarquia, características de la menstruación (duración, cantidad, dolor), amenorrea, metrorragias, embarazos, partos, abortos, cesáreas, uso de anticonceptivos. Dolor, secreción, hinchazón, nódulo o zona hipersensible en las mamas.
  - Locomotor: dolor, edema, enrojecimiento, calor en articulaciones, incapacidad funcional, rigidez.
  - General: astenia, anorexia, pérdida de peso, fiebre.
  - Psíquico: cambios en el carácter, alteraciones emocionales, alteraciones del sueño, pérdidas de memoria.
  - Dermatológico: lesiones cutáneas, prurito, alopecia.

EXPLORACIÓN FÍSICA

- **Aspecto general:** buen/mal estado general, estado de hidratación, estado de perfusión, estado de nutrición, coloración de piel y mucosas (cianosis, palidez, ictericia).
- **Constantes:** T^{a}, TA, FC, FR, glucemia, saturación de oxígeno, valoración del dolor.

- **Neurológica** (si es necesario): grado de consciencia (véase Coma). Funciones mentales (atención, orientación, memoria, lenguaje). Pares craneales. Sistema motor (tono, fuerza, reflejos). Sensibilidades (táctil, dolorosa, térmica). Coordinación (dismetría, disdiadococinesia). Estática y marcha. Signos meníngeos.
- **Cervical:** adenopatías, bocio, ingurgitación yugular, pulsos y soplos carotídeos.
- **ORL:** faringe, amígdalas, úvula, fosas nasales, oídos (conducto auditivo externo, tímpano, otorrea).
- **Auscultación cardiaca:** ritmo, soplos, tonos.
- **Auscultación pulmonar:** ventilación (normal, disminuida), ruidos respiratorios (roncus, sibilancias, crepitantes). Por la inspección podemos valorar la existencia de tiraje intercostal, respiración abdominal y posibles defectos en la anatomía del tórax.
- **Abdomen:** Inspección: forma, circulación colateral, cicatrices. Auscultación: ruidos intestinales, soplos vasculares. Palpación: masas, visceromegalias, hernias, defensa, dolor, ascitis, Blumberg, Murphy. Percusión: matidez, timpanismo, oleada ascítica, puño-percusión renal. Tacto rectal: si procede.
- **Extremidades:** edemas con/sin fóvea, alteraciones tróficas, signos de trombosis venosa profunda, varices, pulsos periféricos.
- **Locomotor:** articulaciones (edemas, limitación funcional, deformidad), puntos dolorosos, signos inflamatorios.

PRUEBAS COMPLEMENTARIAS

Según la patología (hemograma, bioquímica, coagulación, gasometría arterial, ECG, concentraciones séricas de medicamentos, Rx, ecografía, eco-doppler, TC, urianálisis, hemocultivos).

IMPRESIÓN DIAGNÓSTICA

No tiene por qué darse un diagnóstico exacto si no es posible, ya que puede enmarcarse al paciente en un conjunto sindrómico o en una serie de diagnósticos diferenciales.

TRATAMIENTO

- Medidas generales: por ejemplo, reposo con la cabecera a 45°.
- Medidas específicas: oxígeno, sonda vesical, sonda nasogástrica.
- Dieta, fluidoterapia (tipo, cantidad y ritmo de administración).
- Fármacos: vía, dosis e intervalo.
- Vigilar síntomas, signos indicadores y actitud a adoptar.

INTERCONSULTAS

Interconsulta con otros especialistas de guardia (si procede).

EVOLUCIÓN

Cambios en el curso clínico durante la observación.

DESTINO

Ingreso, cita en consulta externa, traslado, domicilio (recomendaciones de tratamiento y seguimiento por su médico), exitus.

RECUERDE

- Siempre debe firmar la historia clínica y el tratamiento.
- La historia clínica es un documento médico-legal; solo se tendrá en cuenta lo que se escriba y cómo se escriba.
- Es importante intentar preservar la confidencialidad con el paciente y su familia.
- Codificación del diagnóstico.
- Debe constar el nivel del triaje realizado previamente.

BIBLIOGRAFÍA

- Bickley LS. Bates Guía de exploración física e historia clínica. Wolters Kluwer Health, 2021.
- Julián-Jiménez A. Manual de Protocolos y Actuación en Urgencias. Hospital Universitario de Toledo, 2021.
- Kraytman M. El diagnóstico a través de la historia clínica (2ª edición).
- Vázquez Lima MJ, Casal Codesido JR. Guía de Actuación en Urgencias (5ª edición). Madrid: Editorial Médica Panamericana, 2016.

2. Historia clínica pediátrica

D. M. García Menéndez, C. Piñeiro Fernández, M. Á. Arias Consuegra

PUNTOS CLAVE

- La anamnesis es la base de una buena historia clínica, ya que permite definir el caso y ayudar a la toma de decisiones.
- El triángulo de evaluación pediátrica es una evaluación sin necesidad de constantes que informa del estado fisiológico.

DATOS DE FILIACIÓN

Pegatina con datos de admisión.

MOTIVO DE CONSULTA

Indicar el signo o síntoma principal.

ANAMNESIS

Triángulo de evaluación pediátrica

Se basa en tres parámetros: apariencia, trabajo respiratorio y circulación cutánea (**Fig. 2-1**).

- **Apariencia:** el más importante. Evalúa el Sistema Nervioso Central. Se basa en el tono (se mueve o está inerte o postrado); reactividad (interés por el medio, responde a estímulos); consuelo (calma en contacto con el familiar); mirada (fija o perdida y vidriosa); lenguaje/ llanto (habla acorde a su edad o emite un llanto débil).

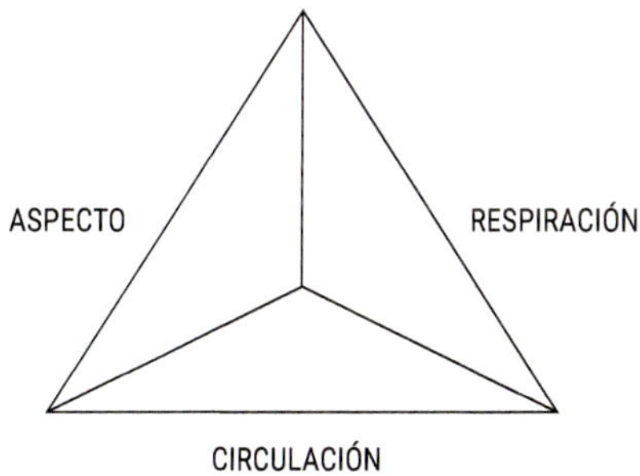

Figura 2-1. Triángulo de Evaluación Pediátrica.

- **Trabajo respiratorio:** evalúa la patología respiratoria. Se basa en signos visuales (tiraje, taquipnea, aleteo nasal) o ruidos (estridor o ronquera en la obstrucción de vías altas y sibilancias o quejidos espiratorios en vías bajas).
- **Circulación cutánea:** permite evaluar el gasto cardiaco. La piel pálida puede ser signo de hipoperfusión o anemia. La cianosis indica hipotensión arterial. La piel parcheada se produce por vasoconstricción periférica.

Enfermedad actual

Mediante lenguaje sencillo que permita la participación del niño, se busca responder a una serie de preguntas: ¿Qué le pasa y desde cuándo? ¿A qué lo atribuye? ¿Experimenta mejoría con algún tratamiento?

Aspecto	Respiratorio	Circulatorio	
X			Disfunción del SNC
	X		Dificultad respiratoria
X	X		Insuficiencia respiratoria
		X	Shock compensado
X		X	Shock descompensado
X	X	X	Fallo cardiorrespiratorio

- Procesos gastroentéricos (cantidad y tipo de vómito o diarrea, última deposición diarreica o vómito, inicio de nuevos alimentos, tolerancia por vía oral, peso previo al inicio del cuadro).
- Procesos febriles (cuantía y control antitérmico).

Antecedentes familiares

Identificar el estado de salud del núcleo familiar y entorno no familiar (guardería o colegio, ambiente epidémico). En lactantes hay que valorar el estado de salud de los hermanos mayores (sepsis neonatal, tratamientos antibióticos).

Antecedentes personales

Abortos, embarazo y parto (tipo de parto y edad gestacional); periodo perinatal y neonatal; peso al nacimiento; tipo de lactancia, duración de la misma y alimentación complementaria (vitaminas); vacunas y fecha de administración; enfermedades previas; intervenciones quirúrgicas; tratamientos (dosis y duración). Indicar si acude a guardería o escuela.

EXPLORACIÓN

En un ambiente tranquilo, tumbado y acompañado de un adulto, se explorará al niño de manera completa y sistemática. Si solo tiene consuelo en brazos del familiar, se puede auscultar y palpar el abdomen para facilitar la exploración; también pueden usarse juguetes.

- Constantes: Tª (siempre); pulso, FR, FC y TA (según patología); peso en procesos con potencial de deshidratación; glucemia capilar y cuerpos cetónicos en GEA; saturación de O_2 en procesos respiratorios; valorar siempre la respuesta al tratamiento.
- Cabeza: las fontanelas deben ser normotensas.
- Ojos: pupilas, motilidad ocular, *nistagmus*.
- Cuello: clavículas y asimetrías.
- Sistema ganglionar: palpación de adenopatías.
- ORL: fosas nasales, cavidad bucal, faringe, amígdalas y oídos.
- Tórax: inspección y auscultación cardiopulmonar.
- Pulsos: braquiales y femorales en neonatos y lactantes.
- Abdomen: inspección, auscultación, palpación y percusión. Tacto rectal si procede.
- Aspecto de cordón y olor: búsqueda de hernias.
- Genitales: testes en bolsa, desarrollo puberal de Tanner.
- Locomotor: exploración de caderas (maniobras de Ortolani y Barlow). Asimetría de pliegues.
- Dermatología: turgencia (hidratación, edema); petequias; exantema o manchas.
- Neurología: Glasgow modificado para la infancia, postura de miembros (flexión, extensión), tono, fuerza, reflejos y sensibilidad. Dismetrías y marcha. Signos meníngeos: rigidez de nuca, Kernig y Brudzinski.

PRUEBAS COMPLEMENTARIAS

Limitarse solo a las imprescindibles, dependiendo de la patología.

- En niños ≤ 3 años con síndrome febril ≥ 6 horas de evolución sin foco aparente: análisis de orina (sistemático y sedimento), ya que suele ser la principal causa de infección.
- En patología gastrointestinal se realiza glucemia capilar (normal 70–100 g/dL) y cetonemia capilar (normal ≤ 0,5).

IMPRESIÓN DIAGNÓSTICA

TRATAMIENTO

Es necesario indicar la dosis exacta y la vía de administración de los fármacos.

INTERCONSULTA A PEDIATRÍA

EVOLUCIÓN

Se indicarán los cambios (mejoría tras el tratamiento, tolerancia de la vía oral, etc.) que sucedan durante la estancia en el servicio de Urgencias.

DESTINO

Ingreso, traslado, alta domiciliaria o cita en consulta externa de pediatría.

> RECUERDE
> - Siempre se debe firmar la historia clínica y el tratamiento.
> - La historia clínica es un documento médico-legal; solo se tendrá en cuenta lo que se escriba y cómo se escriba.
> - Es importante intentar preservar la confidencialidad del paciente y de su familia.

BIBLIOGRAFÍA

- Casal Codesido JR, Vázquez Lima MJ. Guía de Actuación en Urgencias (5ª edición). Buenos Aires, Madrid: Editorial Médica Panamericana, 2016.
- Fernández Arribas JL. Protocolos Diagnósticos y Terapéuticos en Urgencias de Pediatría. Sociedad Española de Urgencias Pediátricas (3ª edición). Aproximación y estabilización inicial del niño enfermo o accidentado. Triángulo de Evaluación Pediátrica. ABCDE. Octubre, 2019.
- Marín Ferrer M, Ordóñez Sáez O, Palacios Cuesta A. Manual de Urgencias de Pediatría. Hospital 12 de Octubre (4ª edición). Madrid: Ergón, 2011.
- Velasco Zúñiga R. Triángulo de Evaluación Pediátrica. Pediatría Integral. 2014; Volumen XVIII(5): 320-3.

3. Registros y controles de enfermería en urgencias

C. Abellás Álvarez, A. Suárez Casal, Mª A. Jañez Álvarez

"La observación indica cómo está el paciente; la reflexión indica qué hay que hacer; la destreza práctica indica cómo hay que hacerlo. La formación y la experiencia son necesarias para saber cómo observar y qué observar, cómo pensar y qué pensar".

Florence Nightingale

PUNTOS CLAVE

- Los registros de enfermería son el soporte documental donde queda recogida toda la información sobre la actividad de enfermería referente a una persona concreta, valoración, tratamiento recibido y evolución.
- El art.15, punto 2 de la Ley Básica 41/2002 de 14 de Noviembre ("Ley Básica de la autonomía del paciente y derechos y obligaciones en materia de información y documentación clínica) obliga al profesional de enfermería a registrar, al menos: evolución y planificación cuidados de enfermería, aplicación terapéutica de enfermería y el gráfico de constantes (y el informe clínico de alta). Se puede hacer en forma de documentos escritos o en el soporte técnico adecuado, que, con la correspondiente identificación de la persona que lo realiza, constará en la HC. El concepto obligación implica responsabilidad jurídica, por lo que tiene que generar un cambio cultural en nuestro trabajo y garantizar el cumplimiento de la ley.
- Los registros de enfermería son documentos relativos a los procesos asistenciales de los pacientes, por lo que deben formar parte de la historia clínica. La custodia de la HC de los pacientes, que cada profesional de enfermería tiene a su cargo, son de su responsabilidad.
- Los registros de enfermería son fundamentales para el desarrollo de la enfermería:
  - Facilitan la comunicación entre miembros del equipo, proporcionando una continuidad de los cuidados y evitan errores de duplicidad.
  - Poseen una finalidad jurídico-legal. La historia es el documento legal y testimonial dentro del marco judicial. Debemos registrar, en primer lugar, por responsabilidad jurídica, por responsabilidad moral, respeto a los derechos de los pacientes y a la contribucion del desarrollo de la enfermería y su responsabilidad profesional. Sin olvidar que, por razones

asistenciales, imprescindible el registro para asegurar la continuidad de los cuidados, pilar básico en la calidad de los mismos.

- Sirven como elemento de gestión para determinar cargas asistenciales y para la gestión de recursos tanto materiales como humanos.
- Son precursores de la docencia, la investigación y la gestión, ya que van a ser una fuente de información para todos los profesionales sanitarios, donde a través de la mejor evidencia científica nos permite la mejora continua de los cuidados. También son fuente de información para los alumnos de enfermería (proporcionan una visión completa del paciente). Además, su desarrollo permitirá a los gestores determinar cargas de trabajo y necesidades derivadas de éstas y la adecuación de los recursos asistenciales.

LO QUE NO ESTÁ ESCRITO, NO ESTÁ HECHO ¿CÓMO HAY QUE REGISTRAR?

Recomendaciones básicas:

- Registrar de forma objetiva, sin juicios de valor u opiniones personales.
- Hacerlo de forma precisa, completa, rápida, clara y concisa.
- Utilizar una metodología común (NANDA/NOC/NIC...).
- Usar soporte de papel y/o informatizado, legible, ordenado y con abreviaturas consensuadas.
- Realizar registros de forma simultánea a la asistencia, evitando, así, errores u omisiones. NUNCA se debe registrar el procedimiento antes de su realización.
- Usar tinta y escribir con letra clara de imprenta.
- Si se comete un error, NUNCA borrar o usar líquido corrector. Corregirlo sin tapar las palabras originales y señalarlo como ERROR.
- No dejar líneas en blanco y nunca escribir entre líneas o en los márgenes.
- Disponer de hojas de registro específico en cada zona de los servicios de urgencias: triaje, boxes multifuncionales y zona de observación.
- Anotar la fecha y hora de cualquier registro.
- Firmar todos los registros para que sea fácil identificar quién lo ha realizado.
- Usar hojas de administración de tratamientos.
- Registrar fecha, hora e iniciales de la enfermera responsable de su administración.
- Si hay órdenes no claras o ilegibles, solicitar al facultativo su aclaración.
- No administrar ningún fármaco prescrito oral o telefónicamente, a excepción de situaciones de riesgo vital, donde el facultativo líder dará

órdenes claras verbales, que deberá escribir en cuanto situación lo permita. Se recomienda que el personal sanitario las anote en la pizarra para evitar omisiones de algún fármaco administrado.

RECUERDE

- Debemos registrar todo lo que debemos comunicar.
- Si no registramos nuestra actividad, es imposible constatar lo específico que aporta la disciplina enfermería: EL CUIDADO.

BIBLIOGRAFÍA

- Álvarez Cienfuegos Suárez JM. Confidencialidad del dato sanitario, derechos de los pacientes e información clínica. Ponencia al II Congreso Nacional de Derecho Sanitario. Madrid, 1995.
- Beneitez Merino l. La confidencialidad de los datos informáticos sanitarios y el nuevo Código Penal. Ponencia al III Congreso Nacional de Derecho Sanitario. Madrid, 1996.
- Cantero Rivas R. Cuestiones relativas a la historia clínica. La Ley 1996-4. Revista jurídica española de doctrina, jurisprudencia y bibliografía. ISSN 0211-2744, Nº 5, 1996 , pags. 1421-1428.
- Criado del Rio T. Aspectos Médico legales de la Historia Clínica. Colex. 1.999. COLEX. Editorial constitucion y leyes, S.A. Isbn 8478795081.
- González J. Confidencialidad de datos y gestión asistencial en el sector público. Ponencia al II Congreso Nacional de Derecho Sanitario. Madrid, 1995.

SOPORTE VITAL (SV) 2

4. Manejo inicial del box de críticos

M. L. Vara Martínez, B. Altamirano Cava, E. Otero Alvarín

PUNTOS CLAVE

- Realizar el ABCD de todo paciente inestable.
- Detectar de manera precoz las patologías tiempo-dependientes.

DEFINICIÓN DE CRÍTICOS "BOX CERO O BOX VITAL"

Es una Unidad de acceso inmediato localizada en las salas de Urgencias. Se caracteriza por contar con recursos y soportes avanzados, y donde el personal está preparado para el reconocimiento precoz y la atención de pacientes con riesgo vital.

Es imprescindible a la hora de reconocer a un paciente inestable realizar el ABCDE (se explica en el capítulo dedicado a SVA) y una rápida monitorización básica inicial que incluya: electrocardiograma, pulsioximetría (SpO_2), tensión arterial no invasiva, frecuencia cardiaca, frecuencia respiratoria, diuresis, temperatura y estado neurológico. Tras la monitorización procederemos a canalizar 2 vías venosas periféricas y a realizar analítica sanguínea, que incluya: hemograma, coagulación, bioquímica general, gasometría arterial y parámetros específicos que la patología vital requiera.

Siempre deben tenerse en cuenta los antecedentes personales, la calidad de vida y los tratamientos previos, ya que estos factores pueden orientarnos sobre el cuadro clínico actual. En pacientes críticos es muy importante informarnos sobre sus últimas voluntades si las tuviera.

PATOLOGÍAS ATENDIDAS SEGÚN FRECUENCIA

Patología que por su frecuencia se describen en este capítulo (**Tabla 4-1**). Las dosis se refieren a un *paciente adulto de 70 kg de peso.*

PATOLOGÍA CARDIACA

Síndrome coronario agudo (tiempo-dependiente si se observa elevación del segmento ST)

Pruebas complementarias

ECG de 12 derivaciones, analítica completa (hemograma, bioquímica, coagulación, gasometría, troponinas Tnc-as, CK) y radiografía de tórax portátil.

Tabla 4-1. Patologías descritas en el capítulo

PATOLOGÍA CARDIACA	PATOLOGÍA RESPIRATORIA	PATOLOGÍA NEUROLÓGICA	PATOLOGÍA TRAUMÁTICA
• SCA • TAQUICARDIA REGULAR DE QRS ESTRECHO • TV CON PULSO • FV/TV SIN PULSO • ASISTOLIA • BRADICARDIAS • SHOCK	• INSUFICIENCIA RESPIRATORIA AGUDA	• ACV • COMA • CRISIS COMICIAL/ ESTATUS ESPILÉPTICO	• PACIENTE POLITRAUMATIZADO

Manejo

- Doble antiagregación: AAS 300 mg VO (1/2 aspirina de adulto) (alternativa: *Inyesprin®* 900 mg IV: 1 vial diluido en 5 mL de SF a pasar 2,5 cc/450 mg en bolo IV) + clopidogrel 300 mg VO o ticagrelor 180 mg VO (consultar indicaciones para elegir doble antiagregante).
- Analgesia: cloruro mórfico 10 mg: 1 vial diluido en 9 mL de SF; bolos de 3 mL IV c/5 minutos según el dolor (alternativa: meperidina 100 mg: pasar 1/3 de vial diluido en 50 mL de SF en 10 minutos IV).
- Control TA/Dolor: nitroglicerina (*Solinitrina®*) 50 mg: 1 vial diluido en 500 mL de SG al 5 %; iniciar a 5 mL/h y aumentar 5 mL c/hora hasta el control del dolor o PAS < 100 mmHg.
- Fibrinolisis: tenecteplasa (*Metalyse®*): bolo único IV según peso (60 kg: 30 mg o 6.000 U, 60-70 kg: 35 mg o 7.000 U, 70-80 kg: 40 mg o 8.000 U, 80-90 kg: 45 mg o 9.000, > 90 kg: 50 mg o 10.000 U). En caso de fibrinolisis, siempre debe hacerse doble antiagregación con clopidogrel + AAS + HBPM (enoxaparina) 30 mg IV, seguidos de 1mg/kg SC a los 15 minutos.

Taquicardia regular/irregular de QRS estrecho

Manejo

Inestable: cardioversión eléctrica "modo **sincrónico**" 70 a 120 J (bifásico) o 300 a 360 J (monofásico).

Taquicardia ventricular (TV) con pulso

Manejo

Inestable: cardioversión eléctrica "modo **sincrónico**": 120 a 150 J (bifásico) o 300 a 360 J (monofásico).

Fibrilación ventricular (FV)/TV sin pulso

Manejo

Iniciar masaje cardiaco y ventilaciones con ambú (30:2) mientras se prepara el desfibrilador. "La RCP nunca debe retrasar la desfibrilación".

Desfibrilación inmediata: 200 J (bifásico) o 360 (monofásico); verificar ritmo y pulso. Si mantiene FV, reiniciar masaje y ventilación mientras se prepara una segunda desfibrilación; repetir en ciclos de 2 minutos en función de ritmo obtenido (consultar apartado correspondiente).

Adrenalina 1 mg: pasar 1 vial en bolo cada 3 minutos (se podría administrar cada 2 minutos para facilitar el manejo).

Amiodarona 150 mg: pasar 2 viales (300 mg) en bolo después del 3er ciclo de desfibrilación; a partir de la 5ª desfibrilación, administrar otros 150 mg en bolo.

Sulfato de magnesio 1,5 g: pasar 2 g diluidos en 100 mL de SF en 2 minutos. Este fármaco se utiliza para FV refractaria al tratamiento anterior o *torsade de pointes*.

Asistolia

Manejo

Inicio inmediato de *RCP básica* (masaje cardiaco y ventilación con ambú) e inicio sin demora de la RCP avanzada.

Adrenalina 1 mg: 1 vial en bolo cada 3 minutos.

Bradicardias

Pruebas complementarias

Analítica sanguínea (hemograma, bioquímica, coagulación); incluir gasometría arterial si hay signos de hipoxemia; ECG y radiografía de tórax portátil.

Manejo

Marcapasos transcutáneo (su colocación se hará de forma inmediata en situaciones de colapso hemodinámico o bradicardia extrema; la aplicación de los parches conductores será anteroposterior o en ápex y 2º-3º espacio intercostal paraesternal derecho. La frecuencia habitual es 60 lpm y la energía en J se irá incrementando desde 0 hasta que el artefacto de estimulación vaya seguido de un complejo QRS y onda T que levante el pulso, habitualmente, 45-60 J. En situación de colapso hemodinámico se recomienda programar marcapasos en modo **continuo**/FIJO y en bradicardias estables, a **demanda**).

Sedoanalgesia: Fentanilo 150 µg: pasar ½ vial (75 µg) en bolo IV + midazolam 1-2 mg IV (valorar repetir dosis) antes de iniciar el marcapasos. Atropina 1 mg: ½ vial (0,5 mg) en bolo IV, repitiendo cada 2 minutos hasta un máximo de 3 mg. Isoproterenol (*Aleudrina*®) 0,2 mg: 2 viales (0,4 mg) en 100 mL de SF; iniciar con 5 mL/h. Adrenalina en perfusión: iniciar a 0.014 µg/kg/ minuto.

Shock

Es fundamental un diagnóstico rápido de los diversos tipos de shock e iniciar un tratamiento inmediato según el origen.

Pruebas complementarias

Analítica sanguínea (hemograma, bioquímica, coagulación, procalcitonina), GAB, lactato, análisis de orina y hemocultivos x 2 si sospechamos shock séptico; ECG, radiografía de tórax portátil y pruebas cruzadas, si se sospecha shock hipovolémico.

Manejo:

Oxigenoterapia (gafas nasales, mascarilla reservorio, VM).

Fluidoterapia intensiva (sueros cristaloides balanceados [Isofundín, Ringer lactato]) a razón de 30 mL/kg; mantener hasta la estabilización.

Aminas vasoactivas: Noradrenalina 8 mg: diluir 1 vial (8 mg) en 250 mL de SG al 5 % e iniciar a 4 mL/h (2 µg/min) hasta una dosis máxima de 45 mL/h (24 µg/min 42 mL/h).

Transfusión de sangre: se recomienda siempre cruzar antes de transfundir (2 a 4 concentrados); si el estado es crítico, se transfundirá sangre del grupo 0 negativo.

PATOLOGÍA RESPIRATORIA

Insuficiencia respiratoria aguda

Pruebas complementarias

Analítica sanguínea (hemograma, bioquímica, coagulación), GAB, lactato y dímero D si se sospecha TEP; radiografía de tórax portátil y ECG.

Manejo

Oxigenoterapia (gafas nasales [2 a 6 L/min – FIO_2 44 %], mascarilla simple [5 a 8 L/min – FIO_2 40-60 %], mascarilla con reservorio [6 a 15 L/min – FIO_2 60-99 %], ventimask [8 a 15 L – FIO_2 35-50 %], VMNI [CPAP], VMI [IPPV]).

Broncodilatadores: Salbutamol para nebulizar (10 mg o 2 mL) + Bromuro de ipratropio (250 a 500 µg o 1 a 2 mL): nebulizar en 3 minutos.

Corticoides: Hidrocortisona 100 mg: pasar 2 viales/200 mg en bolo (alternativa: Metilprednisolona 40 mg: pasar 1 vial en bolo).

Disnea sintomática: cloruro mórfico: 10 mg IV; administrar 3 mg c/5 minutos hasta un máximo de 15 mg.

Anticoagulación (si se sospecha o confirma TEP estable): Enoxaparina 1 mg/kg cada 12 horas. *Fibrinólisis:* si hay TEP inestable, administrar rTPA 0,6 mg/kg (máximo 50 mg) a pasar en 15 minutos o 10 % en bolo y el 90 % en 2 horas (reducir un 30 % de la dosis en pacientes < 65 kg).

PATOLOGÍA NEUROLÓGICA

Accidente cerebrovascular (el ACV isquémico es tiempo-dependiente)

Pruebas complementarias

Analítica sanguínea (hemograma, bioquímica, coagulación) y glucemia capilar de inicio, ECG, TC craneal sin contraste si no cumple los criterios de CÓDIGO ICTUS o alta sospecha de ictus hemorrágico y angio-TC craneal si cumple los criterios de CÓDIGO ICTUS.

Manejo

Control de TA: Labetalol 100 mg/20 mL: pasar 20 mg/4 mL diluido en 6 mL de SF IV en 1 minuto; repetir cada 5 minutos hasta un máximo de 100 mg (alternativa: Urapidilo 50 mg: 1 vial diluido en 10 mL de SF; pasar 25 mg/10 mL IV en 30 segundos y repetir la dosis hasta 3 ciclos según la necesidad).

Analgesia: Paracetamol 1 g IV, Metamizol 2 g IV. Evitar analgésicos opiáceos que alteren el nivel de consciencia (Morfina, Fentanilo, Tramadol, Dolantina).

Agitación:

- Haloperidol 5 mg: pasar 1 vial en bolo IV (alternativas: Olanzapina 10 mg: pasar 2,5 a 10 mg por vía IV).
- Midazolam 15 mg: pasar 3 mg IV en bolo; se pueden dar 2 ciclos, vigilando siempre nivel de conciencia y la defensa de la vía aérea.

Fibrinólisis. Si cumple criterios de código ICTUS: mantener TA < 185/105, rTPA 0,9 mg/kg (máximo, 90 mg). Pasar el 10 % del total en bolo y el 90 % restante en 60 minutos.

Coma

Pruebas complementarias

Analítica sanguínea (hemograma, bioquímica, coagulación), GAB, calcio, magnesio, tóxicos, sistemático de orina con cuerpos cetónicos y glucemia capilar de inicio, ECG, radiografía de tórax portátil, TC craneal, angio-TC si se sospecha ACV isquémico, y punción lumbar con estudio de líquido cefalorraquídeo si la TC craneal es normal.

Manejo

Priorizar el *ABCDE,* realizando al mismo tiempo un cálculo del Glasgow; nunca se deben demorar las maniobras de protección de la vía aérea.

Alcoholismo: Tiamina 100 mg: 1 vial IV, seguido de SG al 50 % de 50 mL (alternativa al SG 50 %).

Hipoglucemia: Glucocemín al 50 %: 20 mL, 10 g.

Si se sospecha sobredosis de opiáceos, Naloxona 0,4 mg: 1 a 2 viales IV en bolo y repetir según la respuesta hasta 3 ciclos.

Si se sospecha sobredosis de benzodiacepinas: *Anexate®* 0,5 mg: 1 vial IV en bolo y repetir según la respuesta hasta 6 ciclos. Continuar con perfusión a ritmo de 1 mg/h.

Hipertensión intracraneal: Manitol 20 g al 20 % (100 mL): pasar 70 g (350 mL) IV en 15 minutos (alternativa: Suero salino hipertónico al 7 %; diluir 80 mL de NaCl al 20 % en 170 cc de SF y pasar 100 cc en 15 minutos).

Crisis comicial/estatus epiléptico

Pruebas complementarias

Analítica sanguínea (hemograma, bioquímica, coagulación), calcio, ECG, radiografía de tórax portátil y TC craneal.

Manejo

Crisis: Diazepam 10 mg: diluir 1 vial en 10 cc de SF; pasar 5 mg en bolo IV; repetir a los 2 minutos hasta el control de la crisis (alternativa: Midazolam 15 mg: pasar 5 mg en bolo IV).

Anticonvulsivos: Levetiracetam 500 mg: 60 mg/kg (hasta 4500 mg) en 100 cc de SF; pasar en 15 minutos IV.

PATOLOGÍA TRAUMÁTICA

Paciente politraumatizado

El abordaje del paciente será siguiendo el esquema ABCDE, seguido de una cuantificación en la escala Glasgow, ningún procedimiento debe retrasar la RCP avanzada. En todo paciente politraumatizado se tendrán en cuenta las lesiones de dos o más órganos y se inmovilizará de forma reglada según los protocolos.

Pruebas complementarias

Analítica sanguínea (hemograma, bioquímica, coagulación), GAB, pruebas cruzadas, test de embarazo en mujeres en edad fértil, ECG, radiografía portátil de tórax y pelvis, extremidades y columna, TC según se valore la gravedad de la lesión, TC BODY en politraumatismos graves (incluir columna cervical SIEMPRE).

Manejo

Asegurar vía aérea y ventilación: gafas nasales, mascarilla con reservorio, IOT, VM.

Fluidoterapia intensiva: soluciones cristaloides balanceadas (Ringer Lactato, por ejemplo) a razón de 30 mL/kg, mantener hasta estabilización; si no se consigue la estabilización hemodinámica con soluciones cristaloides, iniciar tratamiento farmacológico de SHOCK, transfusión de hemoderivados si se sospecha hemorragia o no se consigue remontar.

Analgesia: Fentanilo 150 µg: pasar ½ vial/75 µg en bolo IV.

Agitación: Midazolam 15 mg: pasar 3 mg en bolo IV. Si presenta convulsiones, iniciar tratamiento para CRISIS COMICIAL.

Antifibrinolíticos: Ácido tranexámico 500 mg: 2 viales/1.000 mg diluidos en 100 mL de SF; pasar en 10 minutos.

Secuencia rápida de intubación

Es un procedimiento que requiere una rápida actuación, el personal que procederá a la intubación deberá estar familiarizado con el material necesario, controlar la premedicación y su secuencia de administración (RELAJACIÓN–SEDACIÓN–ANALGESIA–ANTAGONISTAS EN CASO DE REVERTIR), controlar la técnica de preoxigenación y, por último, controlar la técnica de intubación con laringoscopio (Macintosh/McCoy), teniendo en cuenta las alternativas en caso de que la IOT SEA DIFÍCIL (Airtrack, videolaringoscopio, frova, Fastrach/tubo anillado, mascarilla laríngea).

Manejo

Sedación: Midazolam 15 mg/3 mL: pasar 10 mg/2 mL en bolo IV + 5 mg/1 mL si la sedación es insuficiente a los 2 minutos (alternativa: Etomidato 20 mg/10 mL: pasar 1 vial/20 mg en bolo IV. *Analgesia*: Fentanilo 150 µg/3 mL; pasar ½ vial/75 µg en bolo.

Relajantes musculares: Succinilcolina 100 mg/2 mL: pasar 75 mg/1,5 mL en bolo (alternativas Rocuronio 50 mg: pasar 1 vial en bolo IV.

Antagonistas: para benzodiazepinas (**véase el apartado de COMA**) antagonistas de rocuronio: Sugamadex 100 mg/mL: pasar 4 mL/400 mg diluido en 6 mL de SF en bolo IV; antagonistas de succinilcolina: Neostigmina 0,5 mg/mL: pasar 1 a 5 mg en bolo IV.

Preoxigenación.

Intubación orotraqueal.

Conexión a respirador mecánico.

PARÁMETROS DEL RESPIRADOR

La programación del respirador mecánico en los pacientes intubados se realizará en modo **CMV/IPPV** (Ventilación Mecánica Controlada/*Intermittent Positive Pressure Ventilation*), manejando los siguientes parámetros:

VOLUMEN TIDAL (VT)	PEEP	FiO2	Pmax	Frecuencia respiratoria	I:E
6-8 mL/kg de peso ideal	Inicialmente 5 mbar	Inicialmente 100 %.	35 mbar	12 – 16/min	1:2

RECUERDE

- Es importante tener los conceptos claros a la hora de valorar el paciente en el box cero.
- No se debe olvidar ser sistemáticos y metódicos en el box vital, valorando al paciente en su integridad.

BIBLIOGRAFÍA

- American College of Surgeons. Surgeons ATLS of the AC of Advanced trauma life support (10th edition). TRAUMA CO, editor. Chicago (Illinois): Committee on trauma.
- Callaway CW, Donninomw, Fink EL, Geocadin E, Kern KB. Post-Cardiac Arrest Care: 2015 American Heart Association Guidelines Update for Cardiopulmonary Resuscitation and Emergency Cardiovascular Care.
- Guerra Manzano JC. Institut d`Assistencia Sanitaria. Fármacos en las Urgencias Cardiológicas.
- Programa avanzado de apoyo vital en Trauma para médicos. ATLS. 2018.
- Servicios Médicos de Emergencias de California (EMSA). Guía del sistema de comandos de incidentes hospitalarios. https://emsa.ca.gov/wp-con-tent/upload/sites.

5. Soporte vital básico y DEA

V. J. Casal Codesido, R. Artíguez Terrazas, C. Alonso Blas

PUNTOS CLAVE

- Activar cuanto antes la cadena de supervivencia.
- Realizar RCP básica de alta calidad.
- Conseguir un DEA de manera inmediata.

DEFINICIONES

La parada cardiorrespiratoria (PCR) es una detención súbita de la circulación y respiración espontáneas, potencialmente reversible. La causa más frecuente en el adulto es la cardiopatía isquémica y en el niño, su origen es respiratorio.

La reanimación cardiopulmonar (RCP) consiste en una serie de maniobras encaminadas a revertir el estado de PCR e intentar conseguir que la circulación y la respiración espontáneas se restablezcan.

CADENAS DE SUPERVIVENCIA

La cadena de supervivencia es una serie de 4 acciones encadenadas, encaminadas a valorar, controlar y sustituir funciones vitales en el tiempo adecuado y que, así aplicadas, aumenta la supervivencia de las víctimas (**Figs. 5-1** y **Fig. 5-2**).

Cadena de supervivencia

1. Identificación precoz del paro, pedir ayuda, activar al Servicio de Emergencias (112). Solicitar un DEA.
2. Iniciar RCP básica de ALTA CALIDAD.
3. Desfibrilación precoz.
4. Soporte vital avanzado y cuidados post-parada.

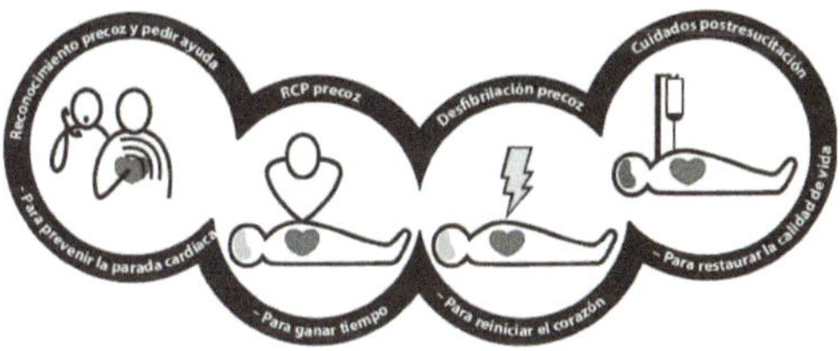
Reconocimiento precoz y pedir ayuda
- Para prevenir la parada cardiaca
RCP precoz
- Para ganar tiempo
Desfibrilación precoz
- Para reiniciar el corazón
Cuidados postresucitación
- Para restaurar la calidad de vida

Figura 5-1. Cadena de supervivencia.

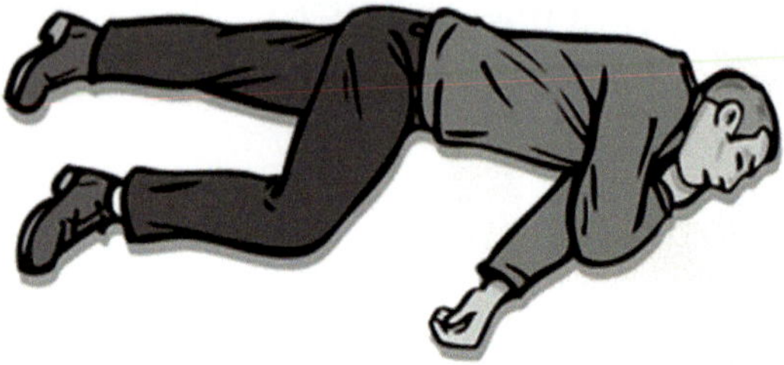

Figura 5-2. Posición de recuperación (lateral de seguridad).

PROTOCOLO DE ACTUACIÓN EN SOPORTE VITAL BÁSICO EN EL ADULTO

- Comprobar que la zona donde se encuentra la víctima es segura para el rescatador.
- Identificar la situación: estimular enérgicamente a la víctima, abrir vía aérea (maniobra frente mentón) y comprobar la respiración. Si NO respira o realiza respiraciones agónicas (ineficaces), comprobar la presencia de pulso carotídeo, en total esta comprobación no debe demorarse más de 10 segundos.
- Pedir ayuda, activar el Servicio de Emergencias 112 y solicitar un DEA.
  - Si respira y tiene pulso: llamar al 112 y seguir revaluando a la víctima. Colocar en posición lateral de recuperación.
  - Si no respira y tiene pulso: realizar insuflaciones de aire (boca a boca, con o sin dispositivo de barrera, o bien mediante bolsa-mascarilla) a ritmo de 10-12 ventilaciones por minuto.
  - Si no respira y no tiene pulso: iniciar maniobras de RCP, comenzando por compresiones torácicas. Realizar 30 compresiones/2 ventilaciones.
- Continuar con la RCP básica a ritmo de 30/2 hasta la llegada del Soporte Vital Avanzado, llegada del DEA o que la víctima se mueva.

Si el reanimador se encuentra solo y sin teléfono, debe dejar a la víctima para pedir ayuda y activar al Servicio de Emergencias 112.

- Colocar las manos en el tercio inferior del esternón (**Fig. 5-3**).
- Realizar compresiones enérgicas, haciendo que el pecho de la víctima descienda, **al menos, 5 centímetros, pero no más de 6 centímetros.**
- Realizar **100-120 compresiones/minuto.**
- Tras cada compresión, dejar que el tórax se reexpanda completamente.
- **Minimizar las interrupciones de las compresiones**: sólo para comprobar el pulso, realizar una desfibrilación o realizar las ventilaciones.

TÉCNICA DE LAS COMPRESIONES TORÁCICAS

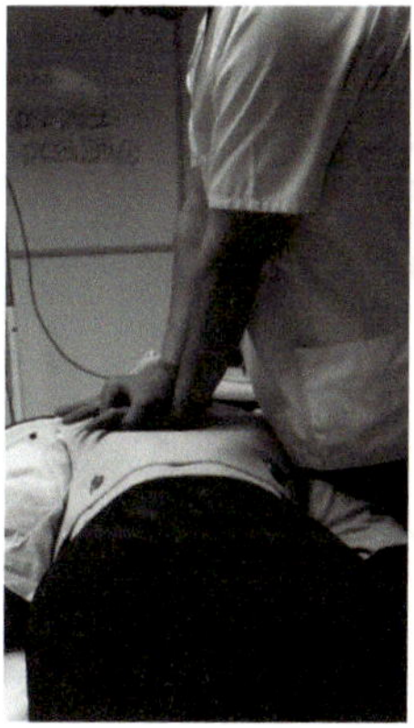

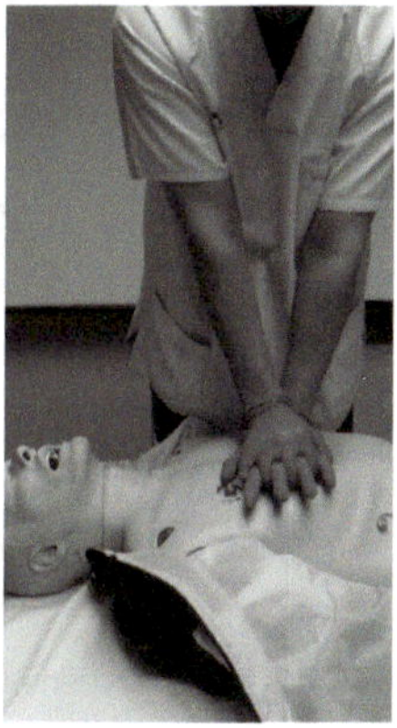

Figura 5-3. Técnica de compresiones torácicas.

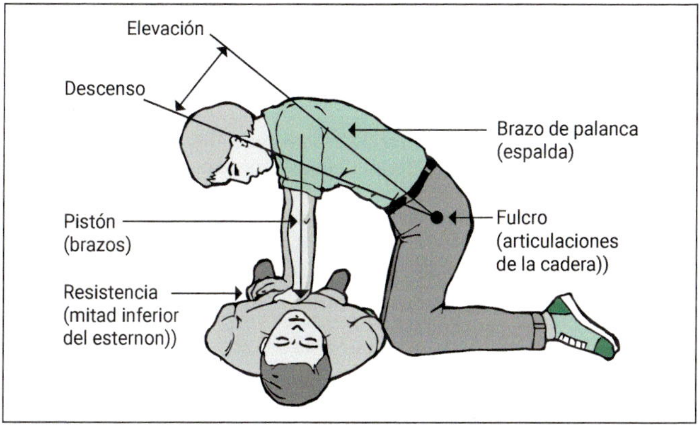

Figura 5-4. Posición correcta del cuerpo para dar compresiones torácicas.

- **Si es posible, realizar las compresiones sobre una superficie firme** (Fig. 5-4).
- Mantener la cabeza en la posición frente-mentón, pinzando la nariz.
- Se coge aire realizando una inspiración normal. Sellamos nuestra boca con la boca de la víctima e insuflamos aire durante **1 segundo**, a la vez que comprobamos que se expande el pecho de la víctima (Fig. 5-5).
- Si el pecho no se eleva, se vuelve a realizar la maniobra frente-mentón antes de realizar la 2ª respiración artificial. Si la 2ª es inefectiva, se continúa con las compresiones.

TÉCNICA DE LAS VENTILACIONES

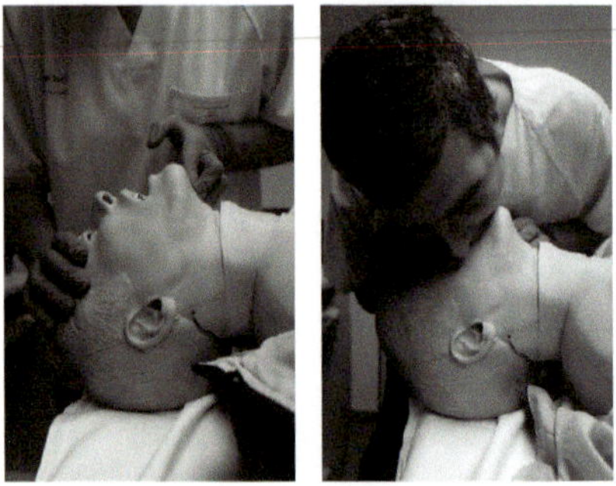

Figura 5-5. Maniobra frente mentón y ventilaciones boca a boca.

DESFIBRILADOR EXTERNO AUTOMATIZADO (DEA):

Estos dispositivos son un ejemplo muy importante de la nueva tecnología, que está contribuyendo al aumento sustancial de la supervivencia después de un paro cardiaco súbito. Son sencillos, fiables, económicos y fáciles de usar, lo que permite que la población, en general, pueda realizar una desfibrilación precoz con seguridad, aumentando las posibilidades de supervivencia de la víctima (**Fig. 5-6**).

Están diseñados para identificar una **arritmia desfibrilable** y aplicar una descarga. Una vez encendido, mediante órdenes verbales y lumínicas, indica al reanimador todos los pasos a seguir. Está equipado con un sistema que analiza la señal ECG y sólo indicará la descarga si se trata de una fibrilación ventricular (FV) o taquicardia ventricular sin pulso (TVSP). Tanto la sensibilidad como la especificidad del DEA son prácticamente del 100 %.

Los DEA más habitualmente empleados son **semiautomáticos** (*habitualmente denominados DESA, aunque dicha terminología está en desuso*) porque la mayoría de los que existen en el mercado "**indican**" al rescatador que se recomienda una descarga, pero no la administrará hasta que el botón de DESCARGA sea presionado. De esta forma se asegura su utilización en un entorno seguro que garantiza el rescatador que administra la descarga.

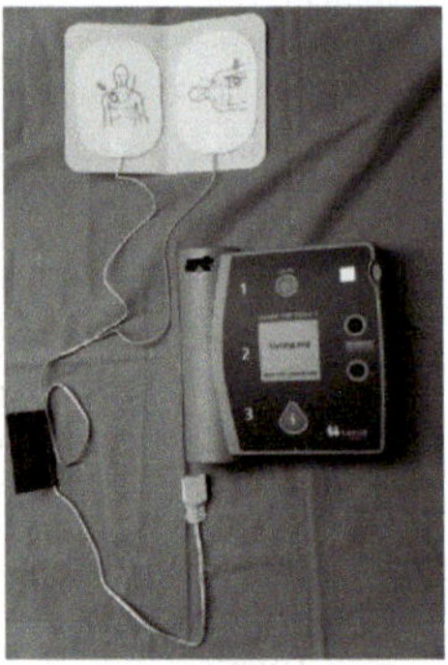

Figura 5-6. Desfibrilador externo automatizado (DEA).

COMPONENTES DEL DEA

Al abrir el maletín del desfibrilador podemos encontrarnos:

- DEA.
- Electrodos para adultos (y habitualmente, también pediátricos) precintados. En algunos dispositivos, los parches ya están conectados al desfibrilador.
- Rasuradoras.
- Toallitas y gasas.
- Tijeras.
- Una mascarilla de resucitación o dispositivo de barrera.
- Algoritmo del protocolo de actuación.
- Guantes.

MODO DE ACTUACIÓN

Tras la llegada del DEA a un escenario en el que se está realizando una RCP básica, se deben realizar los 4 pasos universales para su utilización:

Encender-Conectar-Analizar-Desfibrilar

- **ENCENDER** el DEA, seguir atentamente sus indicaciones (algunos equipos se encienden automáticamente al abrir la tapa). La primera indicación que dará es colocar los parches en posición antero-lateral sobre el pecho desnudo de la víctima: uno se coloca en la región paraesternal derecha, debajo de la clavícula, el otro en la línea media axilar izquierda (en los parches se indica mediante una figura su correcta colocación).
- **CONECTAR.** Conectar los cables de los parches al DEA.
- **ANALIZAR.** Inmediatamente, el DEA comienza a analizar el ritmo cardiaco e indicará que no debe tocarse a la víctima (en este momento dejamos de realizar RCP). Si se detecta un ritmo desfibrilable (FV/TVSP), el DEA nos indicará mediante señales luminosas y auditivas que debe realizar una descarga en ese momento.
- **DESFIBRILAR.** Nos deberemos asegurar que nadie está tocando a la víctima y administrar una descarga presionando el botón que se ilumina. Tras administrar la descarga, se debe iniciar RCP a ritmo de 30/2. En caso de que el ritmo detectado no fuera desfibrilable, el DEA nos indicará que no está indicada la desfibrilación, y continuaremos la RCP.

En ese momento, el DEA se pone en espera 2 minutos. Habitualmente, incopora un metrónomo para guiar la frecuencia de las compresiones. Transcurrido este tiempo, nos indicará que detengamos la RCP para analizar de nuevo el ritmo cardiaco de la víctima.

CONSIDERACIONES ESPECIALES

- Si la víctima tiene mucho pelo, debe rasurarse la zona donde se colocarán los electrodos.
- Si la víctima tiene un parche de medicación, debe quitarse y limpiar la zona, y colocar posteriormente los parches.

- Si el paciente es portador de marcapasos, el electrodo debe colocarse al menos a 3 cm de la zona del marcapasos.
- Si la víctima está mojada, deber retirarse de la zona y secarlo antes de colocar los electrodos.
- **Lactante menor de 1 año.** Se aconseja usar desfibriladores manuales o, en su defecto, DEA con sistema de atenuación pediátrica (palas pediátricas). No se debe emplear un DEA de adultos en lactantes.
- **Niños de 1 a 8 años.** DEA con atenuación pediátrica o, en su defecto, DEA con parches de adulto. Cuando, por el tamaño del niño, la colocación de los parches no pudiese ser antero-lateral, su colocación será antero-posterior.
- En personas muy obesas o muy delgadas se vigilará que bajo el parche no queden burbujas de aire. Las personas obesas son malas conductoras de la electricidad por el aumento de la impedancia transtorácica. Se adaptará la forma de los parches a los pliegues de la piel del pecho del paciente.

ACCESORIOS BÁSICOS PARA LA VÍA AÉREA

Cánula orofaríngea (tubo de Guedel)

Tamaño. Tubo de Guedel cuyo tamaño más se aproxime a la distancia entre el ángulo mandibular y la comisura bucal del paciente (**Tabla 5-1** y **Fig. 5-7**).

Tabla 5-1. Tamaño de los tubos de Guedel

COLOR	Azul	Negro	Blanco	Verde	Naranja	Rojo	Amarillo
Nº	00	0	1	2	3	4	5
Cm	5	6	7	8,5	9,5	10	12

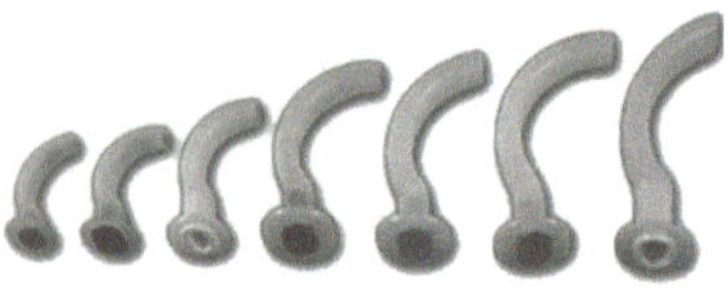

Figura 5-7. Distintos tamaños de los tubos de Guedel.

Cánula nasofaríngea

Alternativa a la cánula nasofaríngea, que consiste en un tubo flexible que se coloca por las fosas nasales en pacientes conscientes (se necesita de su colaboración para colocarlo). Poco frecuente en nuestro medio.

Resucitador manual: bolsa-mascarilla

Bolsa autoinflable conectado a una válvula unidireccional y a una mascarilla, que se ajusta a la boca y nariz del paciente y administra aire a presión positiva. Se utiliza en pacientes que no respiran.

Mascarilla I-GEL (**Figura 5-8**)

I-GEL está hecho de polímero elastomérico termoplástico de grado médico, diseñado para crear un sello anatómico para las estructuras de la faringe, laringe y perilaringe sin un globo inflable, lo que minimiza el trauma por compresión del tejido.

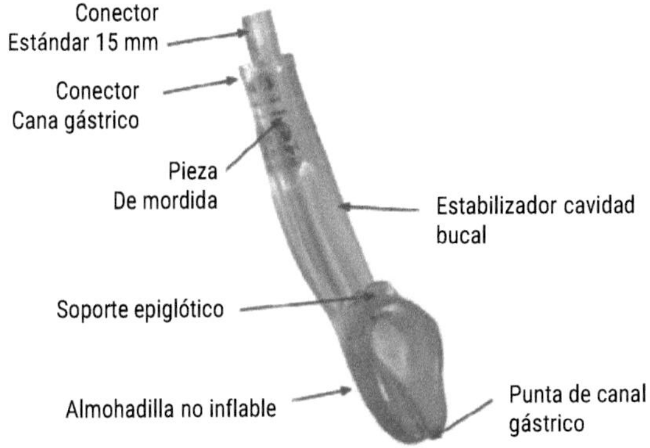

Figura 5-8. Mascarilla I-GEL.

¿Cómo colocar IGEL? (**Figura 5-9**)

- Sostenga firmemente el iGel lubricado con el bloque de mordida integrado.
- Coloque el dispositivo de modo que el extremo de la almohadilla iGel mire hacia la barbilla del paciente.
- El paciente debe estar en posición de olfateo, con la cabeza extendida y el cuello flexionado.
- La barbilla debe presionarse suavemente antes de proceder a la inserción de la iGel.
- Introducir la punta suave en la boca del paciente, en dirección hacia el paladar duro.

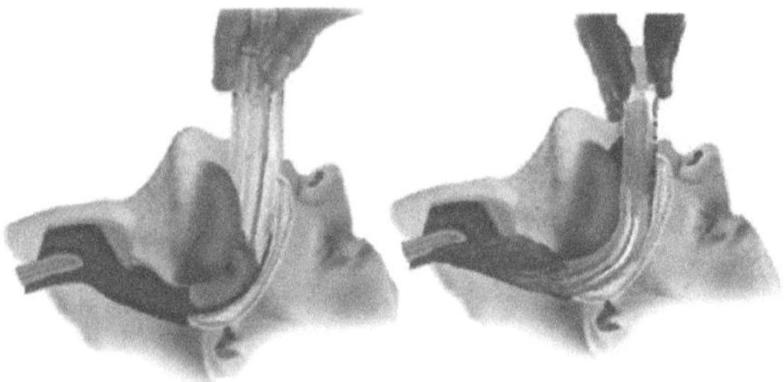

Figura 5-9. ¿Cómo colocar IGEL?

- Deslizar el dispositivo hacia abajo y hacia atrás a lo largo del paladar duro empujando de forma suave pero continua hasta percibir una resistencia firme.
- No ejercer una fuerza excesiva sobre el dispositivo durante la inserción.
- No es necesario introducir los dedos en la boca del paciente durante el proceso de inserción.
- En este punto del proceso, la punta de la cánula debe estar situada en la abertura esofágica superior, y la almohadilla debe encontrarse frente a la estructura laríngea.
- Los incisivos deben descansar sobre la pieza de mordida integrada.

*Bolsa mascarilla (**Fig. 5-10**)*

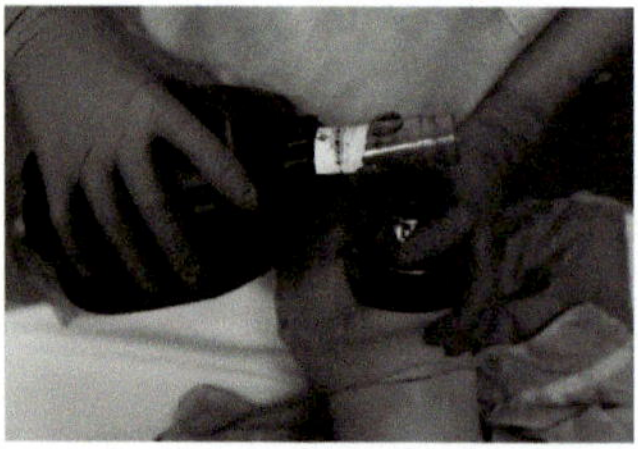

Figura 5-10. Técnica de ventilación con bolsa-mascarilla.

RECUERDE

- 30 compresiones/2 ventilaciones.
- 100-120 compresiones por minuto.
- Minimizar las interrupciones en las compresiones.
- Masaje de calidad.

BIBLIOGRAFÍA

- Vázquez Lima MJ, Casal Codesido JR. Guía de actuación en Urgencias (5ª edición). Ed. Medica Panamericana, 2017.
- T.M. Olasveengen, Semeraro F.,Ristagno G, Castren M, Handley A. et al., European Resuscitation Council Guidelines 2021: Basic Life Support, Resuscitation (2021), https://www.resuscitationjournal.com/article/S0300-9572(21)00062-9/fulltext.
- Panchal AR, Bartos JA, Cabañas JG, Donnino MW, Drennan IR, Et al. 2020 American Heart Association Guidelines for Cardiopulmonary Resuscitation and Emergency Cardiovascular Care. Part 3: Adult Basic and Advanced Life Support: Circulation. 2020; https://doi.org/10.1161/CIR.0000000000000916

Algoritmo 5-1. Algoritmo de actuación en soporte vital básico

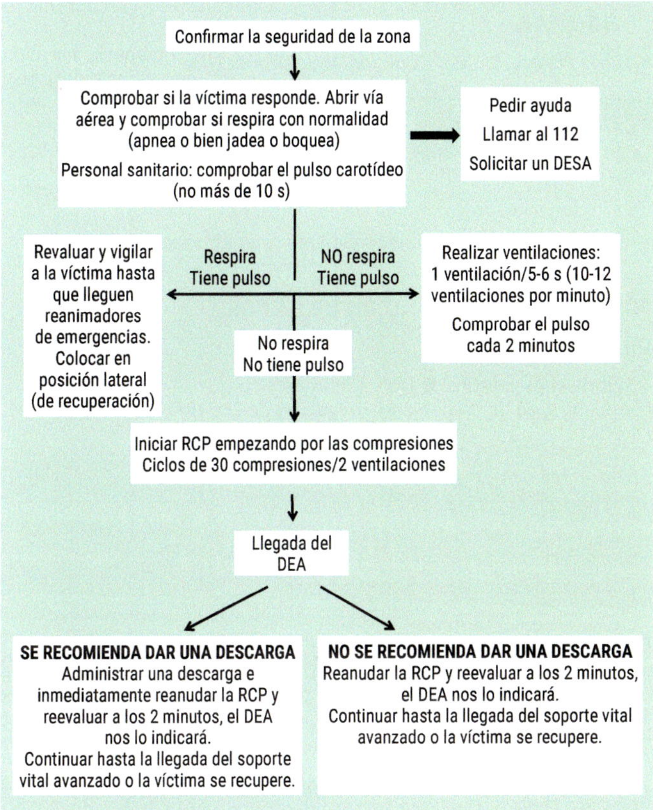

6. Soporte vital cardiopulmonar avanzado en adultos

B. López Prada, J. R. Casal Codesido, M. J. Vázquez Lima

PUNTOS CLAVE

- Identificar rápidamente la PCR.
- Iniciar inmediatamente RCP DE ALTA CALIDAD. Realizar desfibrilación precoz en los casos indicados.
- Detectar causas potencialmente reversibles de la PCR.

FORMAS DE PRESENTACIÓN DE LA PCR

Ritmos desfibrilables

Fibrilación ventricular (FV). Ritmo caótico que se observa en el ECG como una serie de oscilaciones irregulares de 200-500 l/min (**Figura 6-1**).

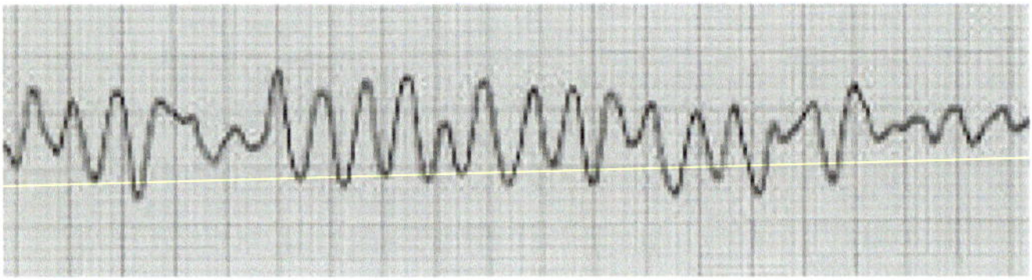

Figura 6-1. Fibrilación ventricular.

Taquicardia ventricular sin pulso (TVSP). Ritmo cardiaco regular de 100-200 l/min con ausencia de pulso central. QRS ancho y ondas P no visibles (**Fig. 6-2**).

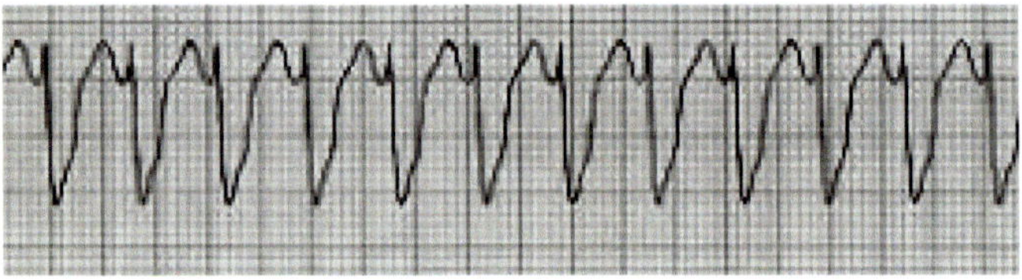

Figura 6-2. Taquicardia ventricular sin pulso.

Ritmos no desfibrilables

Asistolia (A). Ausencia de actividad eléctrica o presencia sólo de ondas P sin QRS en ECG con línea isoeléctrica (**Fig. 6-3**).

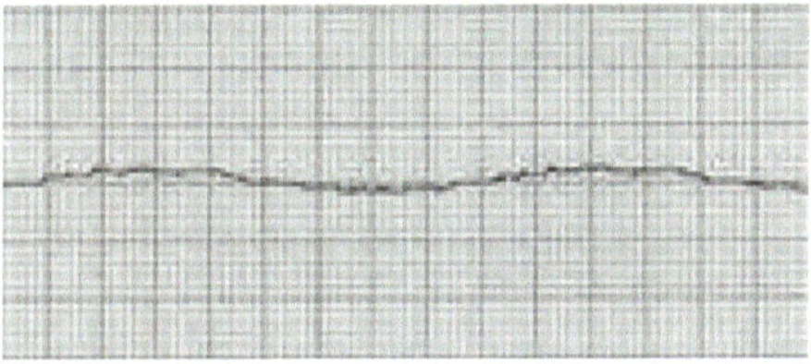

Figura 6-3. Asistolia.

Actividad eléctrica sin pulso (AESP). Actividad eléctrica cardiaca sin actividad mecánica (ausencia de pulso arterial central) (**Fig. 6-4**).

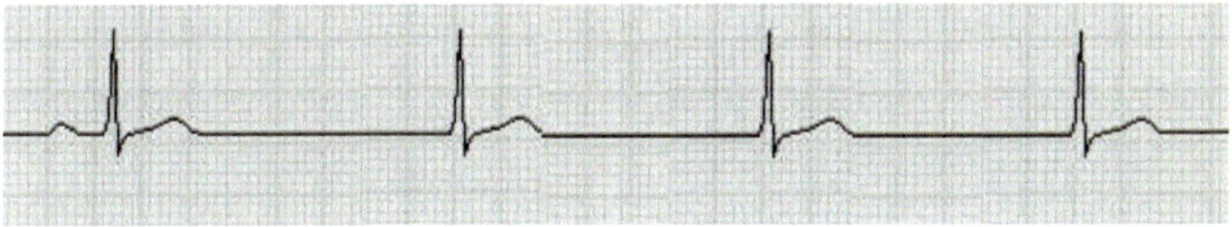

Figura 6-4. Actividad eléctrica sin pulso.

ACTITUD EN URGENCIAS

Confirmar el diagnóstico de PCR. La víctima ***no responde*** a estímulos, ***no respira*** o presenta respiración agónica y ***no tiene pulso*** carotídeo.

Iniciar maniobras de SVB (Fig. 6-5)

- Iniciar RCP de ALTA CALIDAD, comenzando por las compresiones torácicas. Apertura de la vía aérea. Retirar objetos en la cavidad oral (dentadura postiza etc.), aspirar secreciones.
- Colocar cánula orofaríngea.
- Comenzar ventilación con bolsa-mascarilla y reservorio conectado a O_2 a un flujo de 15 L/min.
- Una vez aislada la vía aérea, la frecuencia de las ventilaciones será de 10 ventilaciones/min (1 ventilación cada 6 segundos).
- Valorar el ritmo. La monitorización rápida con palas permite actuar inmediatamente ante un ritmo desfibrilable (FV/TVSP).
- FV/TVSP. Desfibrilación inmediata entre 150-200 J bifásicos seguida de RCP.
- Si hay asistolia/AESP, continuar con la RCP.
- Canalizar una vía venosa periférica.
- Administración de fármacos.

RCP DE ALTA CALIDAD

- Realizar compresiones torácicas con una frecuencia de 100-120 cpm.
- Comprimir con una profundidad mínima de 5 cm y máxima de 6 cm.
- Permitir que el tórax se reexpanda tras cada compresión torácica.

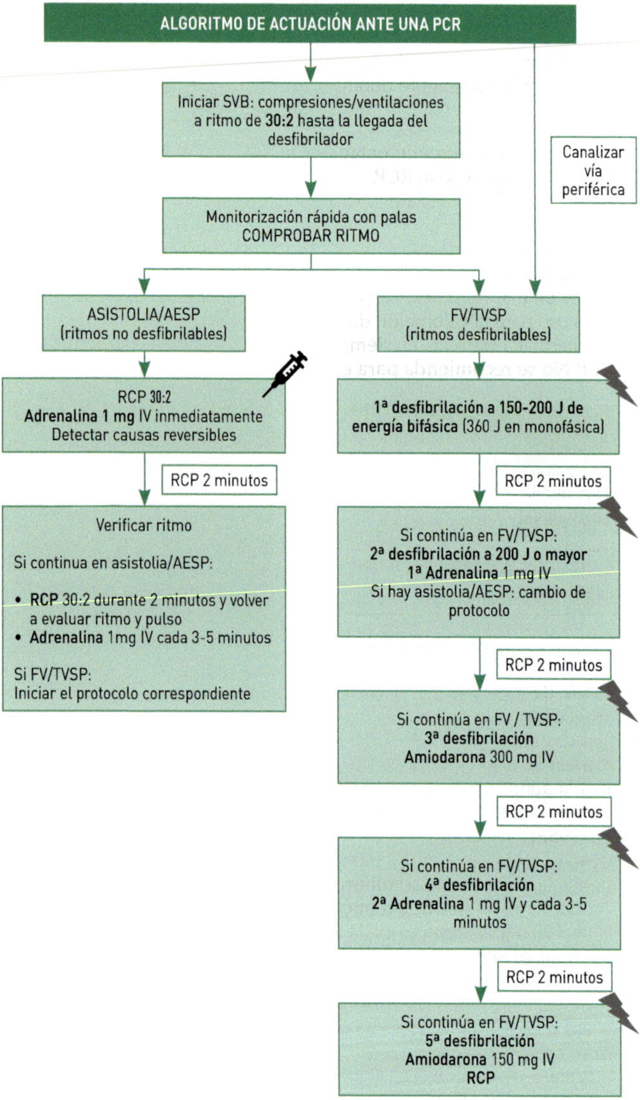

Figura 6-5. Algoritmo de actuación ante una PCR.

- Reducir al mínimo las interrupciones de las compresiones: para dar ventilaciones si no tenemos aislada la vía aérea, comprobar el ritmo y para administrar la desfibrilación.
- Ventilar adecuadamente durante 1 segundo y comprobar que se eleva el tórax.

Se recomienda retroalimentación audiovisual (algoritmos, etc.) para optimizar la calidad de la RCP.

Monitorizar la calidad de la RCP mediante la medición continua de la $ETCO_2$ (> 10 mmHg) y la presión arterial.

Se debe considerar la posibilidad de usar dispositivos supraglóticos para el manejo inicial avanzado de pacientes con vía aérea difícil.

Si hay un miembro del equipo entrenado en ecografía, se puede considerar su uso para la valoración de las causas potencialmente reversibles de parada cardiaca (Tabla 6-1), **siempre que no interfiera con las maniobras de RCP. No se recomienda para el pronóstico de la víctima.**

Tabla 6-1. Causas reversibles de PCR

CAUSAS REVERSIBLES: 5H-5T	
• Hipotermia	• Tóxicos
• Hipovolemia	• Taponamiento cardiaco
• Hipoxia	• Neumotórax a tensión
• Hidrogeniones (acidosis)	• Trombosis coronaria
• Hiper/hipocalcemia	• Trombosis pulmonar

ADMINISTRACIÓN DE FÁRMACOS EN SVA

- La vía de administración ideal es la INTRAVENOSA seguida de la INTRAÓSEA.
- Se administrarán durante las maniobras de RCP o justo después de realizar la desfibrilación.
- Tras la administración del fármaco se pondrá un bolo de 20 mL de SSF y se elevará el brazo durante 10-20 segundos.
- FV/TVSP:
  - **ADRENALINA:** 1 mg IV tras la 2ª descarga y luego cada 3-5 minutos.
  - Tras la 3ª descarga, administrar fármacos antiarrítmicos: **amiodarona** 300 mg IV. Si la FV es refractaria, se administrará una segunda dosis de 150 mg IV después de la 5ª descarga.
- Asistolia/AESP:
  - **ADRENALINA:** 1 mg IV en bolo cada 3-5 minutos en cuanto se disponga de acceso IV.
- No se recomienda el uso rutinario de bicarbonato, magnesio ni calcio, salvo en situaciones especiales:
  - **Sulfato de magnesio.** En casos de FV/TVSP refractarios asociados a *torsades de pointes,* si se sospecha hipomagnesemia (desnutrición, alcoholismo etc.). Dosis: 1-2 g IV/IO en 5-15 min.

- **Bicarbonato sódico.** Ante sospecha de hiperpotasemia grave o acidosis metabólica.

CONSIDERACIONES ESPECIALES

Paciente con sospecha de intoxicación por opiáceos: considerar la posibilidad de administrar naloxona siempre que no retrase las manobras de RCP.

- Mujeres embarazadas:
  - Reanimación conjunta con un equipo de obstetricia y neonatología.
  - Desplazamiento uterino a la izquierda para disminuir la compresión aortocava.
  - Optimizar la oxigenación y la ventilación, ya que son mas propensas a la hipoxia.
  - No realizar monitorización fetal durante la RCP.
  - Tras 5 minutos de RCP materna, prepararse para cesarea *perimortem*.

CUIDADOS POSTREANIMACIÓN

Tras la restauración de la circulación espontánea debe optimizarse la función cardiopulmonar:

- VÍA AÉREA: intubación orotraqueal y conexión a capnografía.
- OPTIMIZACIÓN DE LA OXIGENACIÓN Y RESPIRACIÓN:
  - Iniciar a 10 ventilaciones por minuto.
  - Mantener la $SatO_2$ entre 92 y 98%.
  - $PaCO_2$ entre 35 y 45 mmHg
- OPTIMIZAR HEMODINÁMICA: Mantener las PAS > 90 mm Hg y la PAM > 65 mm Hg.
- ECG de 12 derivaciones.
- Angiografía coronaria en pacientes que presentaron SCACEST, shock cardiogénico inestable o que precisen asistencia circulatoria mecánica.
- En los pacientes en coma: control específico de la temperatura de 32-36° durante 24 horas. Debe evitarse la fiebre en pacientes comatosos después del control específico de la Tª.
- Control metabólico: tratar la hiperglucemia/hipoglucemia.
- Monitorización mediante electroencefalograma (EEG) continuo o intermitente.
- Tratar complicaciones: convulsiones, arritmias, etc.
- NEUROPRONÓSTICO MULTIMODAL (**Fig. 6-6**) tras la parada cardiaca: combinación de tratamiento clínico, diagnóstico por imagen, electrofisiología, exploración clínica y biomarcadores séricos.
  Debe realizarse cuando se pueda garantizar que ha pasado tiempo suficiente para no interferir con los fármacos administrados y al menos 72 h después de la normalización de la temperatura.
- Importancia de la rehabilitación cardiaca multidisciplinar al alta hospitalaria, apoyando sus necesidades físicas, cognitivas y psicosociales.

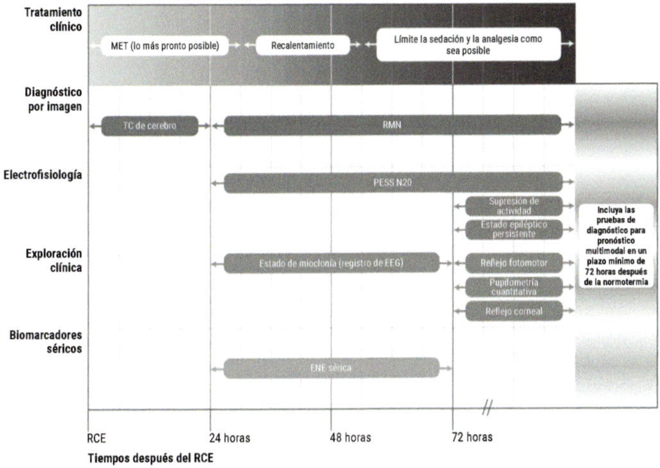

Figura 6-6. Neuropronóstico multimodal.
Imagen extraida de *American Heart Association Guidelines for Cardiopulmonary Resuscitaction and Emergency Cardiovascular Care*.

- Todo paciente reanimado que fallece debe evaluarse como potencial donante de órganos, así como aquellos en los que no se consigue la recuperación de la circulación espontánea en entornos donde existen programas específicos.

Se recomienda realizar un *debriefing* tras una parada cardiaca entre todos los miembros del equipo de reanimación (legos, emergencias, hospital) para el apoyo emocional y bienestar de los reanimadores.

CRITERIOS DE NO INICIACIÓN O SUSPENSIÓN DE LA RCP

- No se puede garantizar la seguridad del reanimador.
- Lesión mortal evidente o muerte irreversible.
- Se dispone de una voluntad anticipada válida.
- En el paro cardiaco prehospitalario: víctimas de una parada cardiaca no presenciada, que no hayan recibido RCP básica por reanimadores legos, que no presenten recuperación de la circulación espontánea tras 20 minutos de RCP y que no se haya administrado una descarga, se debe considerar finalizar las maniobras de resucitación.
- En pacientes intubados, los valores de $ETCO_2$ < 10 mmHg mediante capnografía tras 20 minutos de RCP presentan mal pronóstico y puede considerarse como un elemento para decidir cuándo finalizar la reanimación.Tras interrumpir la RCP, debería considerarse la posibilidad de continuar con maniobras de soporte de la circulación y traslado con la perspectiva de la donación de órganos.

RECUERDE

- Ante una parada cardiaca se debe iniciar RCP de ALTA CALIDAD y desfibrilación precoz.
- Es importante el apoyo audiovisual durante la RCP así como el debriefing posterior.
- Una víctima que no responda a maniobras de RCP puede ser un potencial donante.

BIBLIOGRAFÍA

- Vázquez Lima MJ, Casal Codesido JR. Guía de actuación en Urgencias (5ª edición). Panamericana, 2017.
- Ashish R. Panchal, Jason A. Bartos, José G. Cabañas, Michael W. Donnino, IAN R. Drennan, Karen G. Hirsch et al. Part 3: Adult basic an advanced life Support: 2020 American Heart Association Guidelines for Cardiopulmonary Resuscitaction and Emergency Cardiovascular Care. Circulation 2020;142:S366-S468. Disponible en: https://www.ahajournals.org/toc/circ/142/16_suppl_2.

7. Soporte vital cardiopulmonar avanzado pediátrico

A. F. Mateos Benito, B. López Prada, M. J. Vázquez Lima

PUNTOS CLAVE

- Realizar RCP de alta calidad. Formación y entrenamiento del personal sanitario y de la población general.
- Uso del DEA en cuanto esté disponible.

ETAPAS PEDIÁTRICAS

- **Recién nacido.** De 0 a 28 días.
- **Lactante.** De 28 días a 1 año.
- **Niño.** De 1 a 13 años.

La PCR es poco frecuente en la edad pediátrica, aunque sigue siendo una causa importante de mortalidad y secuelas, sobre todo, neurológicas. Sin embargo, estas se han reducido en las últimas décadas debido a la mejoría de la reanimación cardiopulmonar.

ACTITUD INICIAL

- Comprobar que la escena es segura para el rescatador (extrahospitalaria).
- Siempre hay que basarse en secuencia ABC de evaluación y estabilización inicial.
- Identificar la situación. Estimular enérgicamente al niño para comprobar si **responde (grita, habla, se mueve, llora)**. Si no responde, pediremos ayuda (véase particularidades) y activaremos al Servicio de Emergencias si disponemos de teléfono móvil. Comprobar respiración en función de movimientos torácicos y técnica ver-sentir-oír tras realización de maniobras de apertura de vía aérea (frente mentón o tracción mandibular). En total no debemos tardar más de 10 segundos.
- Pediremos ayuda, activaremos el Servicio de Emergencias 112 y solicitaremos un DESA si no lo hemos hecho previamente:
  - **Si respira y tiene pulso:** nos quedamos revaluando a la víctima hasta la llegada del Servicio de Emergencias, manteniéndole en posición lateral de seguridad.
  - **Si no respira:** realizaremos 5 insuflaciones de rescate, tras lo cual valoraremos signos vitales como es la presencia de pulso (FC > 60, carotídeo en niños mayores de 1 año o de pulso braquial o femoral en lactantes).
  - **Si no respira y no tiene pulso:** iniciaremos maniobras de RCP, comenzando por 15 compresiones torácicas **con ciclos posteriores de 15 compresiones con 2 insuflaciones.**

- A la llegada del DEA, si se detecta ritmo desfibrilable, se administrará una descarga. Posteriormente, realizaremos 2 minutos de RCP y nueva comprobación. Siempre revalorar cada 2 minutos.
- Continuaremos con la RCP básica hasta la llegada del soporte vital avanzado o hasta que el niño comience a moverse.

PARTICULARIDADES EN LOS NUEVOS PROTOCOLOS CON UNO O MÁS REANIMADORES

- Si tras la realización de 5 insuflaciones de rescate, persiste la PCR, se actuará de forma diferente según los escenarios:
  - Si solo hay un reanimador y tiene teléfono móvil, llamará al servicio de emergencias (SEM) en altavoz mientras continua la RCP.
  - Si el reanimador no posee telefónico móvil o no puede activar la aplicación de manos libres, realizar un minuto de RCP previo a llamada al SEM.
  - Si hay sospecha elevada de PCR de origen cardiaco (pérdida súbita de conciencia), se debe llamar primero a SEM y luego continuar la reanimación (por si fuera preciso un DEA).
  - Si hay dos reanimadores, uno inicia las maniobras de RCP mientras el otro se comunica con el SEM.
- Siempre aportar información al SEM: persona y número de teléfono del reanimador, lugar preciso de la PCR y causa sospechada, número, edad y estado de las víctimas unido a ayuda que se está prestando.

TÉCNICA DE LAS COMPRESIONES (FIG. 7-1)

- **Características de las compresiones.** Las compresiones deben ser enérgicas, haciendo que el pecho de la víctima descienda **al menos 1/3 del diámetro anteroposterior del tórax** (en niños > 1 año corresponde aproximadamente a 5 cm y en lactantes, 4 cm). En adolescentes, la profundidad será como en adultos, al menos, 5 cm y no más de 6 cm.

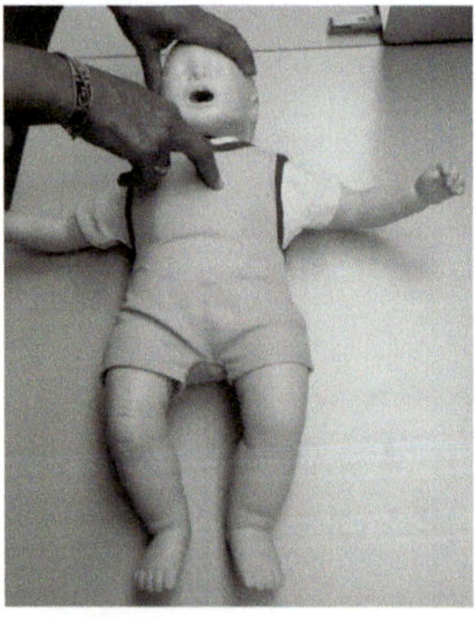

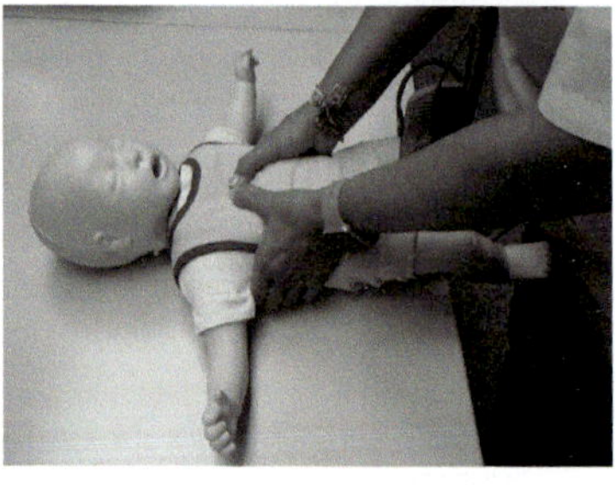

Figura 7-1. Técnica de las compresiones.

- **Número de compresiones.** Deben realizarse **100-120 compresiones/minuto.** Tras cada compresión, dejar que el tórax se re expanda completamente. En personal sanitario, la secuencia se basa en 15 compresiones con 2 ventilaciones posteriores y en personal no sanitario, cambia hasta 30 compresiones con las dos ventilaciones consiguientes.
- **Interrupciones de las compresiones.** Solo se deben interrumpir para comprobar pulso, realizar una desfibrilación o realizar las ventilaciones.
- **Pauta en lactantes.** Colocaremos 2 dedos justo por debajo de la línea intermamilar o los 2 pulgares en el mismo punto de masaje con las manos rodeando el tórax del lactante (si hay dos o más reanimadores), evitando comprimir costillas o el apéndice xifoides.
- **Pauta en niños mayores de 1 año.** El masaje se dará en el centro del pecho, en la línea intermamilar, con la base de la palma de la mano. Dependiendo de la edad y de la estructura del niño, se puede dar masaje cardiaco con la misma técnica que para el adulto.

TECNICA DE LAS VENTILACIONES

- La cabeza se mantiene en la posición frente-mentón en niños mayores de 1 año y en posición neutra, en lactantes.
- Deben retirarse los objetos que puedan hallarse en la cavidad oral, aspirando las secreciones, si es preciso. En los niños, **la presión máxima de aspiración debe ser inferior a 100 mmHg, y en tiempos inferiores a 10 segundos, por el importante estímulo vagal que produce.**
- Se toma aire realizando una inspiración normal y se sella la boca del niño con nuestra boca, pinzando la nariz. En lactantes se sella la boca y nariz del niño con nuestra boca. Insuflamos aire durante **1 segundo,** comprobando que se expande el pecho.
- Si hay accesorios básicos para la vía aérea, se coloca una cánula orofaríngea (Guedel pediátrico), sin demorar la ventilación por su colocación. Se inicia la ventilación con bolsa-mascarilla pediátrica con reservorio conectado al O_2 con FiO_2 del 100 %. Si está intubado, se realizan ventilaciones por minuto en función de la frecuencia respiratoria según el grupo de edad, si no está intubado, ritmo básico de 2 ventilaciones por cada 15 compresiones:
  < 1 año: 25 rpm, 1-8 años: 20 rpm, 8-12 años: 15 rpm, > 12 años: 10-12 rpm.
- Si el pecho no se eleva, se vuelve a realizar la maniobra frente-mentón antes de realizar la 2ª respiración artificial/ventilación. Si es inefectiva, se continúan las compresiones.

USO DEL DEA

Utilizaremos el DEA en cuanto esté disponible de la misma forma que en adultos, con las siguientes premisas:

Colocación: pegatina derecha en región infraclavicular derecha y pegatina izquierda en línea media axilar. Cuando, por el tamaño del niño, la colocación de los parches no pudiese ser anterolateral, su colocación será anteroposterior:

- **Lactante menor de 1 año.** Se aconseja usar desfibriladores manuales. En su defecto, DEA con sistema de atenuación pediátrica (palas pediátricas) y, en su defecto, DEA con palas de adulto.
- **Niños de 1 a 8 años.** DEA con palas pediátricas. En su defecto, DESA con palas de adulto.

ACTITUD INICIAL

- Confirmar el diagnóstico de PCR. Iniciar SVB (**Fig. 7-2**).
- Continuar con secuencia ABC (valoración de respiración, apertura de vía aérea manual etc.).
- Valorar ritmo: inicialmente, monitorización rápida con palas pediátricas, que nos permitirá una inmediata actuación ante un ritmo desfibrilable (FV/TVSP).
  - FV/TVSP: Desfibrilación inmediata seguida de RCP.
  - Asistolia/AESP: RCP.
- Canalizar una vía periférica.
- Identificar causas reversibles (**Tabla 7-1**).
- Preparar material de IOT.
- MINIMIZAR INTERRUPCIONES.

Tabla 7-1. Causas reversibles de PCR en niños

CAUSAS REVERSIBLES: 5H-5T	
• Hipotermia- Hipertermia • Hipovolemia • Hipoxia • Hidrogeniones (acidosis) • Hiper-hipocalcemia, Hiper-hipopotasemia, hipoglucemia	• Tóxicos • Taponamiento cardiaco • Neumotórax a tensión • Trombosis (coronaria, pulmonar) • Traumatismo

DESFIBRILACIÓN

- Se utilizan desfibriladores manuales desde lactantes.
- La técnica es igual a la descrita para los adultos; se realizará con palas pediátricas (en su defecto se usarán palas de adulto) a las energías descritas:
  - 1ª descarga: 2-4 J/kg tanto en monofásico como en bifásico.
  - 2ª descarga y sucesivas: al menos a 4 J/kg, máximo 8 J/kg (en caso de refractariedad tras 5° choque y máximo 360 J).

ALGORITMO DE ACTUACIÓN ANTE UNA PCR EN NIÑOS

- Confirmar PCR
- Iniciar SVB hasta la llegada del desfibrilador
- Canalizar vía venosa periférica
- Conexión del desfibrilador

NO DESFIBRILABLE: ASISTOLIA/AESP

- **RCP**
- **Adrenalina 0,01 mg/kg** cada 3-5 minutos en cuanto dispongamos de vía (cuanto antes)
- Comprobar ritmo y pulso a los 2 minutos
- Valorar causas reversibles de PCR

Si continua en A/AESP:

- RCP durante 2 min
- Valorar expansión a 20 mL/kg de SSF
- Valorar bicarbonato si persiste
- Si hay FV/ TVSP: iniciar protocolo correspondiente

DESFIBRILABLE: FV/TVSP

- **1ª desfibrilación a 4 J/kg** e inmediatamente realizar RCP

RCP 2 minutos

Si continúa en FV/TVSP:

- 2ª desfibrilación a 4 J/kg

RCP 2 minutos

Si continúa en FV/TVSP:

- 3ª desfibrilación a 4 J/kg
- 1ª dosis de amiodarona: 5 mg/kg IV (máx. 300 mg) o lidocaína: 1 mg/kg IV
- Adrenalina 0,01 mg/kg IV cada 3-5 minutos

RCP 2 minutos

Si continúa en FV/TVSP:

- 4ª desfibrilación a 4 J/kg

RCP 2 minutos

Si continúa en FV/TVSP:

- 5ª desfibrilación a 4 J/kg IV
- 2ª dosis de amiodarona: 5 mg/kg IV (máx. 150 mg) o lidocaína: 1mg/kg IV

RCP 2 minutos

Si persiste ritmo desfibrilable trás 5 descargas:

- Subir dosis a 8 J/kg (máx. 360 J)
- RCP y reevaluación cada 2 min

Si hay asistolia/AESP

- Iniciar protocolo correspondiente.

Figura 7-2. Actitud ante una PCR en niños.

DISPOSITIVOS AVANZADOS PARA LA VÍA AÉREA: IOT

El material y la técnica para la IOT son iguales a las descritas para los adultos, con las siguientes diferencias:

- Cánula orofaríngea: el tamaño lo marca la distancia entre el ángulo de la mandíbula y los incisivos centrales o desde el lóbulo de la oreja hasta la comisura bucal si no ha aparecido dentición. Colocación:
  - Lactantes: concavidad hacia abajo.
  - Niños > 1 año: concavidad hacia arriba, girándolo 180°, al llegar al paladar blanco.
- Se realizará con tubos endotraqueales (TET) con/sin balón de neumotaponamiento. La presión de inflado del balón debe ser inferior a 20-25 cmH_2O.

Cálculo del TET sin balón: [(edad en años)/4] + 4; con balón, sumar 3-3,5

El cálculo es aproximado. Siempre se debe disponer de tubos inferiores y superiores.

- Se utilizarán diferentes palas según la edad del niño:
  - Lactantes: la cabeza se coloca en posición neutra; se utiliza pala recta y con ella se calza la glotis.
  - En niños > 1 año: se realiza ligera extensión del cuello y se utiliza pala curva.
  - Comprobar la correcta posición del TET mediante técnicas de **capnografía** (no es útil para valorar las compresiones torácicas).

ADMINISTRACIÓN DE FÁRMACOS

- La vía de administración ideal es la INTRAVENOSA, seguida de la INTRAÓSEA (no retrasar la administración de fármacos por no obtener vía venosa más de 30 segundos).
- Comenzar el uso de fármacos en cuanto tengamos una vía. Se administrarán durante las maniobras de RCP o justo después de realizar la desfibrilación (**Tabla 7-2**).
- FV/TVSP:
  - **Adrenalina.** Dosis 0,01 mg/Kg IV en bolo cada 3 -5 minutos tras la tercera descarga.
  - Tras la 3ª descarga: **amiodarona** a dosis 5 mg/kg IV (dos dosis de máximo 300 y 150 mg respectivamente) o **lidocaína** 1 mg/kg.
- ASISTOLIA/AESP:
  - **Adrenalina**: 0,01 mg/kg IV cada 3-5 minutos.
  - **Lavar vía con SSF** 5-10 mL tras cada administración de fármacos.

CUIDADOS POSTPARADA CARDIACA

- Seguir la secuencia ABCDE.
- Se recomienda la normotermia (menor de 37,5 °C) tras la recuperación de la PCR en niños en coma o hipotermia inicial los 2 primeros días (32-34 °C) seguidos de 3 días de normotermia.

- Evitar y tratar enérgicamente la fiebre (38 °C).
- Oxigenoterapia para mantener una $SatO_2$ > 94 %. Si están intubados, FiO_2 inicial 100 %; posteriormente, según $SatO_2$ o PaO_2. Normocapnia.

Tabla 7-2. Fármacos en SVA pediátrico

FÁRMACOS EN SVA PEDIÁTRICO	
FÁRMACO	**DOSIS**
Adrenalina 1 amp =1 mL = 1 mg (1/1.000) Preparar puro o 1 mL adrenalina + 9 mL SSF: 0,1 mL/kg	0,01 mg/kg IV cada 3-5 min en PCR Max. 1 mg
Atropina (sulfato de atropina) 1 amp = 1 mL = 1mg (1/1.000)	0,02 mg/kg IV Máx 1 mg
Bicarbonato sódico 1 Molar 1 amp = 10 mL= 10 mEq	Se diluye al 50 % con suero fisiológico Dosis inicial: 1 mEq/kg Máx. 50 mEq Dosis posteriores: 0,5 mEq/kg
Calcio 1 amp = 10 mL = 100 mg de sal cálcica Gluconato cálcico al 10 %: 0,4 mL/kg Cloruro cálcico al 10 %: 0,2 mL/ kg diluir al medio	Solo está indicado si la PCR se asocia a hipocalcemia o hiperpotasemia grave 0,2 mEq /kg IV. Máx 10 mEq
Amiodarona 1 amp = 150 mg	5 mg/kg Repetir cada 5 min Dosis máxima: primer choque 300 mg; segundo choque 150 mg
Lidocaína 1 % 1 mL = 10 mg 2 % 1 mL = 20 mg 5 % 1 mL = 50 mg	Bolo: 1 mg/kg Máx. 100 mg
Adenosina 1 vial = 2 mL 1 mL = 3 mg	0,2 mg/kg Max = 6 mg Repetir 0,4 mg/kg Máx = 12 mg
Glucosa 0,2-0,4 g/kg	**Glucosa 10 %: 2-4 mL/kg**
Líquidos	**20 mL/kg SSF**
Magnesio	**50 mg/kg sin diluir**

- Monitorizar invasivamente para mantener la PAS > percentil 50 para su edad. Usar sueros y fármacos vasoactivos, si fuera necesario, y administración mínima para mantener el objetivo.
- Normoglucemia.

RECUERDE

- En niños graves debe haber una estricta vigilancia para evitar la PCR.
- Debe reconocerse rápidamente en caso de que aparezca.

BIBLIOGRAFÍA

- Atkins DL, Berger S, Duff JP, Gonzales JC, Hunt EA, Joyner BL et al. Pediatric Basic Life Support and Cardiopulmonary Resuscitation Quality: 2015 American Heart Association Guidelines Update for Cardiopulmonary Resuscitation and Emergency Cardiovascular Care. Circulation. 2015;132:S519-S525. Disponible en: http://circ.ahajournals.org/content/132/18_suppl_2.toc
- Kellet S, Orzechowska I, Thomas K, Fortune PM. The landscape of paediatric in-hospital cardiac arrest in the United Kingdom National Cardial Arrest Audit Resuscitation (IF5.262). 2020-10-01. DOI: 10.1016/j.resuscitation.2020.07.0262020
- López-Herce J, Manrique I, Custodio C, Rodriguez A, Carrillo A, Sebastián V, et al. Novedades en las recomendaciones de reanimación cardiopulmonar pediátrica y líneas de desarrollo. Anales de Pediatría. 2022;96:146.e1-146.e11.
- Lopez-Herce J, Rodriguez Núñez A, Maconochie I, Van de Voorde P. Grupo pediátrico del consejo ERC. Grupo español de RCP pediátrica y neonatal. Actualización de recomendaciones internacionales de RCP pediátrica europeas, 2017
- Vázquez Lima MJ, Casal Codesido JR. Guía de actuación en Urgencias (5ª edición). Panamericana, 2017.

8. Soporte vital avanzado en trauma grave. Traumatismo craneoencefálico

N. Lafuente Acuña, J. R. Casal Codesido, M. J. Vázquez Lima

PUNTOS CLAVE

- Siguiendo los protocolos de actuación del ABCDE en el manejo del paciente politraumatizado garantizamos que la atención sea adecuada.
- Es necesaria la revaluación constante del estado del paciente politraumatizado.

INTRODUCCIÓN

El paciente politraumatizado es el lesionado en el contexto de un traumatismo que presenta lesiones en dos o más órganos o en más de un sistema (incluyendo la esfera psíquica en el niño). En este texto se muestran las principales recomendaciones del Comité de Trauma del *American College of Surgeons*, recogidas en *ATLS®. Soporte Vital Avanzado en Trauma®*.

"La asistencia a los pacientes politraumatizados debe realizarse sistemática y protocolizadamente y así detectar y solucionar de forma inmediata problemas que comprometan la vida del paciente y evitar que alguna lesión pueda pasar desapercibida" (**Fig. 8-1**).

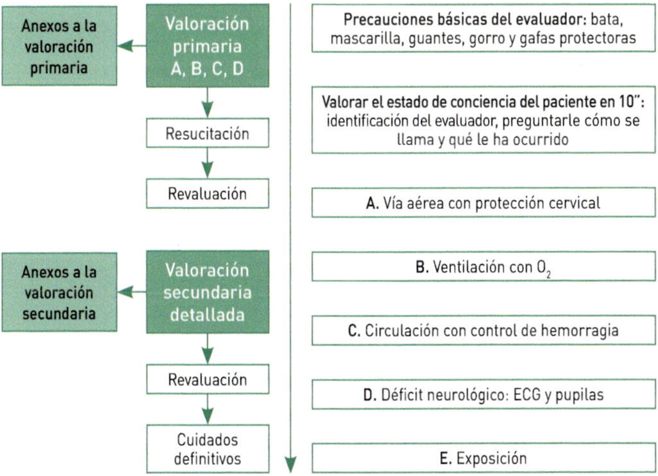

Figura 8-1. Esquema de valoración del paciente politraumatizado.

VALORACIÓN PRIMARIA Y RESUCITACIÓN

Cada uno de los pasos de la valoración debe completarse antes de pasar al siguiente.

A. Vía aérea permeable con control de la columna cervical

- Comprobar la permeabilidad de la vía aérea: valorar si el paciente habla con voz normal.
- Si no responde, elevar la barbilla o traccionar la mandíbula hasta subluxarla para abrir la vía aérea con control cervical.
- Retirar cuerpos extraños y aspirar secreciones, sangre o vómitos.
- Colocar uma cánula orofaríngea (*Guedel®*) o nasofaríngea.
- Ventilación con bolsa-mascarilla y oxígeno (O_2) a alto flujo.
- Indicaciones de intubación orotraqueal (vía aérea definitiva):
  - Apnea.
  - Imposibilidad para mantener la vía abierta de otra manera.
  - Proteger la vía aérea de aspiración de sangre o vómitos.
  - Evitar compromiso posterior de la vía aérea en caso de inhalación de humos, quemaduras en vía aérea superior, fracturas maxilofaciales, lesiones en cuello (lesiones traqueales y laríngeas o hematoma retrofaríngeo) y estatus convulsivo.
  - Traumatismo craneal con Glasgow ≤ 8.
  - Imposibilidad para mantener una oxigenación adecuada con mascarilla facial.
- Secuencia de intubación rápida (**Tabla 8-1**).

Tabla 8-1. Secuencia de intubación rápida
Material de vía aérea quirúrgica disponible y accesible
Comprobar el funcionamiento de los dispositivos de aspiración y ventilador
Preoxigenar al paciente con oxígeno al 100 %
Administrar fármacos de inducción, como etomidato 0,3 mg/kg (20 mg IV aproximadamente)
Relajante muscular: succinilcolina 1-2 mg/kg (100 mg IV)
Aplicar presión sobre el cartílago cricoides
Proceder a intubación orotraqueal
Inflar el balón, comprobar la posición del tubo mediante auscultación y detección de CO_2 en el aire exhalado
Ventilar al paciente

El manejo de la vía aérea debe realizarse, manteniendo manualmente la columna cervical en posición neutra. Se debe considerar que todos los pacientes que presentan múltiples traumatismos sufren lesiones vertebrales, sobre todo, aquellos con traumatismo cerrado por encima de la clavícula o con disminución de nivel de conciencia: debe aplicarse protección cervical con dispositivos de inmovilización cervical, como el collarín rígido tipo Philadelphia.

B. Respiración y ventilación

- Valorar la ventilación y la presencia de lesiones secundarias a traumatismo (asimetría torácica, desviación traqueal, tórax inestable, heridas abiertas, etc.), mediante la inspección y palpación torácica y la auscultación pulmonar.
- Detectar de manera precoz neumotórax a tensión, tórax inestable, hemotórax masivo y neumotórax abierto, lesiones que comprometen la vida.
- Asegurar la correcta oxigenación del paciente.
- Administrar O_2 a altas concentraciones, mascarilla facial con reservorio.
- Monitorización mediante pulsioximetría y capnografía.

C. Circulación. Control de la hemorragia

- La causa principal de muerte evitable en estos pacientes es la hemorragia.
- El estado circulatorio puede evaluarse inicialmente de forma rápida, teniendo en cuenta el nivel de conciencia del paciente (si el paciente está consciente hay adecuada perfusión cerebral), estado de la piel (la palidez y frialdad pueden ser síntomas de hipovolemia) y los pulsos centrales y periféricos (rapidez, calidad y regularidad). Todo paciente frío y taquicárdico está en shock mientras no se demuestre lo contrario.
- Obtener información de la perfusión tisular: pulso, color y temperatura de la piel, relleno capilar y presión arterial.
- La valoración del estado circulatorio en ancianos (sin mecanismos compensadores, terapia anticoagulante), niños (mecanismos compensadores activos), atletas (tendencia a la bradicardia) y pacientes con medicación crónica o con marcapasos, reviste mayor dificultad.
- Controlar la hemorragia externa: compresión en zona de sangrado mediante presión directa, torniquete, alineamiento de fracturas, disminución del volumen pélvico y cirugía, si es necesaria.
- Canalizar dos vías venosas de grueso calibre en la región antecubital, evitando las extremidades fracturadas. En caso de dificultad, utilizar la vía intraósea, sobre todo en niños.
- Extracción de muestras de sangre para hemograma, bioquímica, coagulación, gasometría, test de embarazo en mujeres en edad fértil y pruebas cruzadas.
- Administrar cristaloides tibios lo más pronto posible: bolo inicial de suero fisiológico al 0,9 % o Ringer lactato (en 10-15 minutos), con un máximo de 1.000 mL en adultos y 20 mL/kg en niños.

Puntos principales de sangrado interno	Tórax, pelvis, abdomen, retroperitoneo y extremidades

D. Daño neurológico

Realizar un cribado de focalidad neurológica, edema cerebral o urgencia neuroquirúrgica, valorando el nivel de conciencia (Escala de Coma de Glasgow), el tamaño y la reactividad pupilar, los signos de lateralización y el nivel del daño medular.

Si se produce deterioro neurológico es necesario reiniciar la valoración primaria para asegurar que la vía aérea, la ventilación y la perfusión cerebral son las adecuadas.

E. Exposición del paciente

Desnudar al paciente, valorar y cubrir con mantas para evitar la hipotermia, manteniendo una temperatura ambiente templada y administrando los fluidos calientes.

Anexos a la valoración primaria

- Monitorización electrocardiográfica y control de la frecuencia cardiaca, tensión arterial, temperatura, diuresis, oximetría y capnografía lo más pronto posible, mientras se completa la valoración primaria.
- Sondaje nasogástrico para disminuir la distensión del estómago y el riesgo de aspiración; evitar sonda nasogástrica en pacientes con traumatismo facial grave o con sospecha afectación de la base del cráneo y de la lámina cribosa; optar por la vía orogástrica.
- La sonda vesical permite conocer la diuresis y así estimar el estado circulatorio del paciente. Está contraindicada si se sospecha lesión uretral (aparición de sangre en meato o escroto y equimosis perineal).
- Estudios radiológicos: las Rx de tórax y pelvis portátiles aportan información sobre patología torácica y pélvica que pueda requerir tratamiento inmediato. Durante la valoración secundaria se solicitarán otras proyecciones radiológicas y TC, si son necesarias.

VALORACIÓN SECUNDARIA

La valoración secundaria se debe iniciar una vez terminada la primaria, cuando el paciente se ha estabilizado *y se han diagnosticado y tratado las lesiones que comprometen la vida del enfermo*. Durante esta fase se debe realizar una exploración física completa, incluyendo examen neurológico exhaustivo e historia clínica, con revaluación continua de signos vitales. Se solicitarán las pertinentes pruebas complementarias.

Historia clínica

- Es fundamental investigar el mecanismo de lesión, obteniendo información de testigos, familiares o personal de emergencias y así poder sospechar el tipo de patología traumática que presenta el paciente asociado al tipo de accidente que ha sufrido.
- La historia clínica debe reflejar: alergias, medicación habitual, enfermedades previas y hora de última ingesta.

- Comprobar el estado de vacunación antitetánica.
- Registrar cronológicamente todas las acciones llevadas a cabo y el tratamiento administrado durante la reanimación.

Exploración física

Cabeza

- Explorar la presencia de *scalp*, laceraciones y fracturas craneales.
- Exploración ocular temprana (se puede ver interferida por el edema periorbital de rápida instauración): agudeza visual, tamaño, simetría y reactividad pupilar, lesiones penetrantes. Extracción de lentes de contacto y exploración de movilidad ocular extrínseca e intrínseca.
- Exploración de ambos conductos auditivos externos.

Estructuras maxilofaciales

- Buscar crepitación ósea, deformidad y maloclusión bucal. Si las lesiones no comprometen la vía aérea ni existe sangrado incoercible, pueden ser tratadas *a posteriori* por el cirujano.

Columna cervical y cuello

- Los pacientes que presenten traumatismo craneal o maxilofacial deben tratarse como si sufrieran una lesión cervical, por lo que se debe inmovilizar el cuello con un collarín cervical hasta que no se haya descartado esta, mediante la realización de una Rx de columna cervical y/o una TC en caso de duda.
- Se debe realizar inspección, palpación y auscultación de cuello, en busca de estigmas secundarios de traumatismo abierto o cerrado; presencia de desviación traqueal, enfisema subcutáneo, tumefacción, simetría de pulsos carotídeos y presencia de soplos.

Tórax

- Inspección torácica anterior y posterior en busca de neumotórax abierto o tórax inestable, hematomas o deformidades. Palpación de todas las estructuras óseas del tórax y búsqueda de crepitación, enfisema subcutáneo y dolor. Auscultar ambos campos pulmonares y focos de ruidos cardiacos. Percusión buscando aumento de timpanismo o matidez.
- La abolición de los ruidos respiratorios junto con el hipertimpanismo y el shock pueden ser indicativos de un neumotórax a tensión que requiere una rápida descompresión. El taponamiento cardiaco debe ser sospechado por el mecanismo de lesión (herida penetrante en tórax) o ante unos ruidos cardiacos muy disminuidos acompañados de shock. Puede precisar ecografía e-FAST (*Extended Focussed Assessement with Sonography in Trauma*) para su diagnóstico y pericardiocentesis urgente.

Abdomen y pelvis

- Inspección de abdomen, buscando signos de trauma abierto o cerrado con hemorragia interna. Auscultación de ruidos intestinales. Percusión y palpación en busca de dolor, defensa abdominal involuntaria y datos de irritación peritoneal. Buscar dolor a la palpación de anillo pélvico, evitando la excesiva manipulación por el riesgo de resangrado. Aplicar un dispositivo de compresión pélvica (faja) o una sábana en su defecto, para reducir el volumen y el sangrado pélvico en caso de fractura a ese nivel.

- Realización de punción lavado peritoneal (menos utilizada) o ecografía FAST en la sala de urgencias si existe inestabilidad hemodinámica, disminución del nivel de conciencia o si existen hallazgos contradictorios. Se recomienda TC abdominal si el paciente está estable desde el punto de vista hemodinámico.

Periné, recto, vagina

- Búsqueda de contusiones, hematomas, laceraciones en periné y sangre en uretra. Se debe realizar un tacto rectal en determinados pacientes para valorar tono del esfínter anal, posición de próstata, sangre o fragmentos óseos en recto. El tacto vaginal determina presencia de sangre o laceraciones en pacientes con lesiones en la zona perineal. Solicitar test de gestación a mujeres en edad fértil.

Sistema musculoesquelético

- Examen y palpación de las extremidades, buscando contusiones, deformidades, dolor, movimientos anormales, crepitación ósea y estado neurovascular distal a la lesión. Atención a lesiones ligamentosas o de tejidos blandos.
- Inspección y palpación de la columna vertebral dorsolumbar, con inmovilización de esta, si el mecanismo de lesión o la exploración son sospechosos.
- Inmovilización adecuada de las fracturas de extremidades.
- Solicitar las Rx pertinentes en función de los hallazgos (**Tabla 8-2**).

Tabla 8-2. Anexos a la valoración secundaria

Realización de pruebas diagnósticas	Rx de extremidades y columna. TC craneal, cervical, torácica, abdominal o de segmentos vertebrales. Urografía. Arteriografía. El paciente debe ser trasladado a la Sala de Radiología con el equipo y personal dedicado a su cuidado y revaluación continua.
Monitorización	Frecuencia cardiaca, tensión arterial, pulsioximetría, capnografía, diuresis (mayor de 0,5 mL/kg/h).
Tratamiento del dolor	Administrar analgesia IV, evitando dosis elevadas de fármacos que disminuyan el grado de conciencia o depriman la respiración.

Sistema neurológico

- Revaluación continua del grado de conciencia y del tamaño y respuesta pupilar.

- Aplicar la Escala de Coma Glasgow (ECG), que permite monitorizar el estado neurológico.
- Valoración de sensibilidad y motilidad de extremidades.
- Búsqueda de signos de lateralización.
- Optimizar oxigenación, ventilación y perfusión cerebral en caso de deterioro neurológico.
- Consulta temprana con neurocirugía ante sospecha de lesión medular o intracraneal susceptible de evacuación quirúrgica.

SHOCK EN POLITRAUMATIZADOS

Se define como una alteración del sistema circulatorio que disminuye la perfusión de órganos y la oxigenación tisular. A continuación, se muestran los tipos.

Shock hemorrágico

Etiología

La hipovolemia es la causa más importante de shock en estos pacientes. La estimación de la cuantía del sangrado junto con los hallazgos clínicos permite realizar una clasificación de este (**Tabla 8-3**).

El tratamiento de estos pacientes requiere control inmediato de la hemorragia y reposición de líquidos y sangre. El objetivo es una "hipotensión permisiva" o reanimación controlada, que permite mantener la perfusión de órganos, evitando el resangrado:

- Aislar dos vías periféricas de grueso calibre en región antecubital o antebrazos, extraer muestras para hemograma, bioquímica, coagulación, gasometría y pruebas cruzadas si no se ha hecho ya.
- Administrar 1.000 mL de cirstaloides tibios en adultos y 20 mL/kg en niños (< 40 kg) y evaluar la respuesta obtenida (diuresis 0,5 mL/kg/hora en adultos y 1 mL/kg/hora en niños).
- Si no se obtiene respuesta, buscar punto de hemorragia y causas no hemorrágicas de shock.
- Si la respuesta es transitoria o nula, continuar con cristaloides e iniciar transfusión sanguínea.
- Valorar administración de ácido tranexámico en las 3 h inmediatamente posteriores a la lesión (bolo inicial, 1 g IV en 10 minutos y posteriormente perfusión IV, 1 g en 8 horas).
- El control de una hemorragia pasa por el tratamiento quirúrgico. Se debe consultar de forma precoz con el cirujano.

Shock no hemorrágico

- **Shock cardiogénico:** los traumatismos torácicos cerrados dan lugar a disfunciones miocárdicas graves.
- **Taponamiento cardiaco y neumotórax a tensión.**

- **Shock neurogénico:** las lesiones cerebrales aisladas no producen shock, excepto que haya afectación bulbar.
- **Shock séptico:** es infrecuente. Aparece en pacientes con heridas penetrantes abdominales o en adultos que acuden al Servicio de Urgencias tiempo después de producirse la lesión.

Tabla 8-3. Clasificación del shock hemorrágico

	Clase I	Clase II	Clase III	Clase IV
Pérdida de sangre	< 750	750-1.000	1.500-2.000	> 2.000
Pérdida de volumen sanguíneo	< 15%	15-30%	30-40 %	> 40 %
FC	<100	100-120	120-140	> 140
TA	Normal	Normal	Descendida	Descendida
TA media	Normal o aumentada	Descendida	Descendida	Descendida
FR	14-20	20-30	30-40	>35
Diuresis mL/h	>30	20-30	5-15	Inapreciable
Estado mental	Ligeramente ansioso	Moderadamente ansioso	Ansioso, confuso	Confuso, letárgico
Reposición de líquidos	Cristaloides	Cristaloides	Cristaloides y sangre	Cristaloides y sangre. Cirugía

TRAUMATISMO TORÁCICO

Lesiones que amenazan la vida del Paciente

Deben detectarse y resolverse durante la valoración primaria.

Neumotórax a tensión

- El paciente presenta dolor torácico, disnea, dificultad respiratoria, taquicardia, hipotensión, desviación de la tráquea, ausencia de ruidos respiratorios en el hemitórax afecto y distensión de las venas del cuello.
- Puede cursar con inestabilidad hemodinámica, ya que el mediastino se desplaza al lado opuesto, produce disminución de retorno venoso y se reduce el gasto cardiaco.
- Diagnóstico diferencial con taponamiento cardiaco, que no presenta hipertimpanismo ni disminución de ventilación en un hemitórax.
- Requiere tratamiento inmediato con descompresión por punción con catéter intravascular grueso (nº 14) en localización medial a la línea media axilar, en el quinto espacio intercostal.
- El tratamiento definitivo es la colocación de un tubo de tórax.

- El diagnóstico de neumotórax a tensión debe ser clínico y no radiológico.

Neumotórax abierto (herida aspirativa torácica)

Lesión en la pared torácica que se debe tratar con un vendaje oclusivo que cubra la herida y con sello en tres de los lados, dejando el cuarto libre, funcionando como una válvula unidireccional.

Hemotórax masivo

Acumulación de unos 1.500 mL o un tercio del volumen sanguíneo del paciente en la cavidad pleural. Destaca la disminución de la ventilación en el hemitórax afecto acompañado de matidez a la percusión. Debe tratarse con toracocentesis seguida de toracotomía si el sangrado no cesa (200 mL/hora, durante 2-4 h), ya que puede comprometer la estabilidad hemodinámica del paciente.

Taponamiento cardiaco

Habitualmente, es secundario a lesiones torácicas penetrantes. El diagnóstico es difícil y está basado en la clínica (tonos cardiacos apagados, ingurgitación venosa yugular e hipotensión) y ecocardiograma e-FAST. La pericardiocentesis es un procedimiento transitorio, mientras no se pueda realizar el tratamiento quirúrgico definitivo.

Lesiones potencialmente Mortales

Deben ser diagnosticadas y tratadas durante la valoración secundaria.

Neumotórax simple

Entrada de aire en el espacio virtual existente entre la pleura parietal y la visceral. Destacan la disminución de ruidos y la hiperresonancia en el hemitórax afecto. Se trata colocando un tubo de tórax en el 5° espacio intercostal anterior a la línea media axilar. No se debe administrar ventilación a presión positiva hasta que sea colocado el tubo de tórax.

Hemotórax

Secundario a laceración pulmonar, de vasos intercostales y de arterias mamarias o a fracturas vertebras dorsales. Es autolimitado, se diagnostica por Rx o TC torácica y se trata con drenaje mediante tubo de tórax.

Tórax inestable (volet costal) y contusión pulmonar

El volet costal se produce cuando existen dos o más costillas fracturadas al menos en dos puntos o una disrupción de la unión condrocostal. Habitualmente, se asocia a contusión pulmonar por el traumatismo torácico (en niños y jóvenes se puede producir contusión pulmonar sin fracturas costales asociadas). El diagnóstico se realiza mediante Rx de tórax o TC torácica. El tratamiento se basa en resucitación con líquidos y control del dolor con analgesia intravenosa e infiltración de anestésicos locales. En ocasiones, precisa ventilación mecánica por la insuficiencia respiratoria que se produce.

Lesiones de árbol traqueobronquial

Se asocian a enfisema subcutáneo, hemoptisis y neumotórax a tensión y dificultan el manejo de la vía aérea. Debe realizarse una broncoscopia para el diagnóstico y se necesita reparación quirúrgica.

Contusión cardiaca

Se produce daño del músculo miocárdico, lesiones valvulares, lesiones de arterias coronarias o incluso rotura cardiaca. Se diagnostica por hipotensión y arritmias, que se tratan según los protocolos habituales y precisan monitorización electrocardiográfica las primeras 24 h después del trauma.

Disección aórtica traumática

Se debe sospechar en pacientes que, tras un traumatismo de alta energía, presenten hipotensión rebelde o recurrente. En la radiografía de tórax aparece un ensanchamiento mediastínico, desviación de la tráquea y esófago (sonda nasogástrica) hacia la derecha, hemotórax izquierdo y fractura de la 1ª y 2ª costilla o escápula, entre otros hallazgos. El diagnóstico definitivo se realiza mediante TC o aortografía y precisan reparación quirúrgica muy urgente.

Lesión traumática diafragmática

Se suelen diagnosticar las rupturas del hemidiafragma izquierdo, pues el derecho está protegido por el hígado. Aparece una elevación del hemidiafragma izquierdo, con desplazamiento de vísceras hacia el tórax en la Rx de tórax. Necesita laparotomía urgente para evitar el sufrimiento de las estructuras herniadas.

Rotura esofágica traumática

Es secundaria a traumatismo penetrante y menos frecuentemente a traumatismo cerrado de alta energía en la porción superior del abdomen. El paciente tiene un dolor muy intenso con hemoneumotórax izquierdo sin lesiones costales. Precisa reparación quirúrgica urgente.

Otras lesiones torácicas

- El enfisema subcutáneo indica lesión en la vía aérea o en el pulmón y no precisa tratamiento en sí mismo.
- En lesiones por aplastamiento puede aparecer plétora facial, en torso y brazos, asociada a petequias secundarias a compresión de vena cava superior y edema cerebral.
- Las lesiones en la 1ª y 2ª costilla, escápula y esternón suelen deberse a traumatismos de alta energía, por lo que pueden asociarse a lesiones cardiopulmonares, craneales y de columna.

TRAUMATISMO ABDOMINAL Y PÉLVICO

Manejo de traumatismos abiertos y cerrados de abdomen y pelvis:

- Evaluación primaria, siguiendo el esquema ABCDE del paciente politraumatizado.
- Rápido reconocimiento del lugar de sangrado e inmediato control de la hemorragia.
- Investigar el mecanismo de lesión.
- Examen físico inicial meticuloso, repetido a intervalos regulares.
- Las pruebas diagnósticas deben realizarse sin pérdida de tiempo. En un paciente inestable con traumatismo abdominal cerrado se debe solicitar Rx de pelvis y ecografía e-FAST o punción-lavado en la Sala de Urgencias. Si el paciente está estable solicitar TC. Los traumatismos abiertos en pacientes inestables pueden necesitar cirugía sin pruebas diagnósticas.
- Sospechar presencia de lesiones vasculares ocultas o lesiones retroperitoneales.
- Reconocimiento temprano de la necesidad de cirugía (**Tabla 8-4**).

Tabla 8-4. Indicaciones de laparotomía urgente en traumatismo abdominal
Traumatismo abdominal cerrado con hipotensión y datos ecográficos de sangrado
Traumatismo abdominal cerrado con punción-lavado peritoneal positiva
Hipotensión con herida abdominal penetrante
Herida por arma de fuego en la cavidad peritoneal o en el espacio retroperitoneal
Evisceración
Hemorragia gástrica, rectal o de tracto genitourinario por traumatismo penetrante
Peritonitis
Neumoperitoneo, aire en retroperitoneo, rotura de diafragma por traumatismo cerrado
Rotura de tracto gastrointestinal, lesión de vejiga intraperitoneal, lesión de pedículo renal Lesión de parénquima visceral (TC)

Lesiones duodenales

Afectación típica de conductores en choque frontal o de traumatismos directos sobre el abdomen (manillar de la bicicleta). Se debe sospechar si hay un aspirado gástrico sanguinolento y aparición de aire retroperitoneal en Rx de abdomen o TC abdominal.

Lesiones pancreáticas

Producto del aplastamiento del páncreas por la columna en traumatismos epigástricos cerrados. Las concentraciones de amilasa no son concluyentes (inicialmente son normales; la amilasemia elevada es de origen no pancreático). Solicitar TC abdominal; en ocasiones se precisan hasta 8 horas para visualizar las lesiones.

Lesiones genitourinarias

La presencia de hematomas y equimosis en flancos, la presencia de micro y macro hematuria en pacientes traumatizados con episodio de hipotensión o la macrohematuria tras traumatismo, exigen la realización de una TC abdominal con contraste o una pielografía IV. Existen lesiones como la afectación de pedículo o la trombosis de la arteria renal, que cursan sin hematuria, pero con dolor abdominal intenso.

Lesiones de colon

En pacientes que presentan estigmas cutáneos transversales en la pared abdominal por el cinturón de seguridad o lesiones vertebrales lumbares (fractura de Chance), sospechar lesión en intestino grueso.

Lesiones de órganos sólidos

Las lesiones de hígado, riñón o bazo que dan lugar a shock, inestabilidad hemodinámica o presentan sangrado activo en la TC tienen indicación de laparotomía urgente. En caso contrario, se debe mantener una actitud conservadora bajo vigilancia hospitalaria.

Fracturas de pelvis

Las fracturas pélvicas asociadas a hipotensión tienen una elevada mortalidad. La inestabilidad de la pelvis puede ser rápidamente detectada en el examen físico: se observa una diferencia en la longitud de las piernas (sin fracturas en las extremidades), que puede asociarse a sangre en meato, laceraciones en periné, vagina, recto o nalgas. Solicitar Rx de pelvis para confirmar el diagnóstico. Se deben evitar las maniobras de palpación pélvica agresivas y reiteradas que incrementan el sangrado. Se necesita reanimación con líquidos y control de hemorragia mediante estabilización mecánica, aplicando un dispositivo de compresión pélvica o, en su defecto, realizar una inmovilización pélvica con una sábana a nivel de los trocánteres mayores. Se debe establecer contacto con traumatología para el tratamiento definitivo.

TRAUMATISMO DE COLUMNA Y MÉDULA ESPINAL

Los pacientes con sospecha de lesiones vertebrales y medulares deben ser protegidos de lesiones secundarias mediante la utilización de collarín cervical y de tableros espinales, con restricción de la movilidad espontánea y con movilización pasiva del paciente en bloque.

En la valoración inicial se debe sospechar el origen neurogénico del shock (lesión medular cervical o torácica hasta D6, que produce pérdida del tono vasomotor y de la inervación simpática del corazón, con hipotensión y bradicardia). Necesitará administración de líquidos y tratamiento con fármacos inotropos (dopamina, fenilefrina y norepinefrina). No se recomienda la administración de corticoides a altas dosis, por no existir suficiente evidencia científica de su efectividad.

En la valoración secundaria se debe palpar la columna, buscar dolor, parálisis o parestesias y determinar el nivel de la lesión medular. Se solicitarán las Rx de columna cervical AP y lateral, proyección de odontoides y de columna toracolumbar, en función de los hallazgos. Si las Rx muestran imágenes sospechosas de fractura, el estudio deberá completarse con la realización de una TC (**ver Capítulo 125. Lesiones vertebrales**).

TRAUMATISMO CRANEOENCEFÁLICO

Los traumatismos craneoencefálicos son unas de las lesiones traumáticas más frecuentes de los Servicios de Urgencias. **Se pueden dividir en abiertos, debidos habitualmente a lesiones por arma de fuego o arma blanca, y cerrados, secundarios a accidentes de circulación, caídas o lesiones con objetos contundentes.**

La Escala de Coma de Glasgow (**Tablas 8-5** y **8-6**) permite medir la gravedad de la lesión cerebral de forma objetiva y valorar la evolución en el tiempo. Si existe asimetría a la exploración entre ambos hemicuerpos, se debe utilizar siempre la mejor respuesta motora para poder realizar la predicción más fiable.

Tabla 8-5. Escala de Coma de Glasgow

Apertura ocular		Respuesta verbal		Respuesta motora	
Espontánea	4	Orientada	5	Órdenes	6
Órdenes	3	Confusa	4	Localiza el dolor	5
Estímulo doloroso	2	Inapropiada	3	Retira con el dolor	4
Ninguna	1	Incomprensible	2	Flexión con el dolor	3
		Ninguna	1	Extensión con el dolor	2
				Ninguna	1

Morfología

Fracturas craneales

Se dividen en fracturas de la base y de la bóveda craneal. Pueden ser abiertas o cerradas, lineales o estrelladas. Existen una serie de signos clínicos de fractura de base de cráneo, como equimosis periorbitaria (ojos de mapache), hematoma retroorbitario (signo de Battle), presencia de otolicuorrea o nasolicuorrea, disfunción de VII y VIII pares craneales (parálisis facial, hipoacusia) y lesiones de las arterias carótidas (disección, aneurisma o trombosis de la carótida).

Tabla 8-6. Interpretación de la Escala de Coma de Glasgow	
Glasgow ≥ 8	TCE grave en coma y con daño cerebral grave
Glasgow 9-12	TCE con daño cerebral moderado
Glasgow 13-15	TCE con daño cerebral leve

Lesiones intracraneales

Lesiones cerebrales difusas

Puede haber un amplio rango de lesiones, desde concusión o conmoción cerebral (pérdida de conocimiento) con TC normal hasta lesiones isquémicas graves. La TC puede ser normal, aparecer edema cerebral o incluso pérdida de límites entre sustancia blanca y gris. En traumatismos por impactos a alta velocidad o lesiones por deceleración brusca pueden aparecer múltiples hemorragias puntiformes entre sustancia gris y blanca, lo que se conoce como lesión axonal difusa.

Hematoma epidural

Es una lesión poco común, de forma biconvexa o lenticular, que está situada entre la duramadre y la calota. Habitualmente su localización es temporal o temporoparietal y es secundaria a lesión de la arteria meníngea media por fracturas craneales.

Hematoma subdural

Son más comunes que los epidurales, secundarios a sangrado por cizallamiento de pequeños vasos superficiales. Aparecen cubriendo la superficie cerebral y pueden llegar a tapizar todo el hemisferio. Se asocian a daño cerebral importante.

Contusiones y hematomas intracraneales

Son lesiones frecuentes, que suelen localizarse en los lóbulos frontales y temporales. El 20 % de las contusiones hemorrágicas pueden evolucionar en cuestión de horas hacia hematomas con efecto masa que requieren evacuación quirúrgica urgente.

MANEJO DEL PACIENTE CON TCE GRAVE: ECG (3-8)

Valoración primaria

La hipoxia y la hipotensión en pacientes con lesiones graves producen lesiones cerebrales secundarias y se asocian a mayor mortalidad.

Vía aérea y ventilación

- La parada respiratoria transitoria y la hipoxia pueden causar daño cerebral secundario, por lo que en los pacientes con ECG < 9 debe procederse a intubación orotraqueal.
- Iniciar ventilación con O_2 al 100 % hasta realizar los ajustes en función de la gasometría.
- No hiperventilar por sistema (produce vasoconstricción e isquemia cerebral secundaria), pCO_2 35 ± 3 mm Hg.

Circulación

- La hipotensión no se debe a lesiones cerebrales, excepto en caso de afectación del bulbo raquídeo o shock neurogénico. Se debe iniciar tratamiento con fluidos lo más pronto posible para mantener una TAS > 100. Se debe determinar y tratar la causa del shock antes de realizar el diagnóstico desde el punto de vista neuroquirúrgico.
- Administrar suero fisiológico al 0,9 % o Ringer lactato. Evitar suero glucosado.

Exploración neurológica

- Debe realizarse cuando el paciente esté estable desde el punto de vista cardiopulmonar. Se basa en determinar la puntuación en la ECG, la repuesta pupilar a la luz y la presencia de un déficit neurológico focal.
- Valorar la presencia de factores que enmascaran las lesiones cerebrales, como las intoxicaciones por alcohol o drogas. Se debe realizar la exploración antes de la administración de drogas sedantes, analgésicos opioides o relajantes.
- Solicitar TC craneal, pruebas de imagen según las lesiones que presente el paciente y analítica de sangre completa, incluidas pruebas cruzadas y análisis toxicológico, según sospecha.

Valoración secundaria

- Se basa en la revaluación continua con ECG, respuesta pupilar y signos de lateralización para detectar el deterioro neurológico precoz.
- Se debe realizar una completa exploración física que incluya:
  - Palpación de cabeza y cara.
  - Inspección de scalp buscando tejido cerebral, fracturas-hundimientos, cuerpos extraños o pérdida de LCR.
  - Examinar la columna cervical: exploración de columna buscando puntos dolorosos, colocar un collarín cervical y solicitar Rx columna cervical si es necesaria.

- Si se produce deterioro neurológico agudo (dilatación pupilar, hemiparesia o pérdida de conocimiento) mientras está en Urgencias:
  - Administrar manitol al 20 %, 1 g/kg en bolo IV en 5 minutos (no se debe administrar a pacientes hipovolémicos).

- Hiperventilación por corto espacio de tiempo, manteniendo una pCO_2 25-30 mmHg, evitando valores inferiores a 25.

- La incidencia de epilepsia es muy elevada si hay convulsiones inmediatas, ECG ≤ 10, herida penetrante craneal, ≥ 65 años, alcoholismo crónico, amnesia mayor de 30 minutos, contusión cortical, hematoma intracraneal o fractura-hundimiento craneal. Está indicada la profilaxis de epilepsia temprana durante los 7 primeros días con fenitoína, tras valorar el riesgo/beneficio:
  - Fenitoína 15 mg/kg diluidos en 100 mL suero fisiológico a pasar en 20-30 minutos.

- Revertir la anticoagulación.
- Valoración urgente por Neurocirugía.

MANEJO DEL PACIENTE CON TCE MODERADO: ECG (9-12)

Estos pacientes suelen presentar confusión y somnolencia asociados a algún déficit neurológico focal. Existe alto riesgo de evolución a coma, por lo que es necesaria la revaluación neurológica continua. Valorar ingreso en UCI. Repetir TC a las 12-18 horas o si se produce un empeoramiento neurológico.

MANEJO DEL PACIENTE CON TCE LEVE: ECG (13-15)

En un TCE leve, el paciente presenta desorientación, amnesia o pérdida transitoria del conocimiento cuando previamente estaba consciente y orientado. La valoración del paciente se basa en:

Historia clínica

Antecedentes médico-quirúrgicos de interés, alergias y tratamiento actual. Información sobre mecanismo de lesión, pérdida de conocimiento, duración, amnesia anterógrada o retrógrada, convulsiones, vómitos, cefalea secundaria e intensidad de esta.

Exploración física

Completa para descartar otras lesiones asociadas. Exploración neurológica.

Pruebas complementarias

Rx de la columna cervical en dos proyecciones. Rx en función de los hallazgos de la exploración física. Solicitud de TC si procede (Tabla 8-7). Valorar individualmente solicitud de alcoholemia y/o tóxicos en orina.

Destino del paciente (Tabla 8-8)

Realizar un manejo individualizado, teniendo en cuenta otras lesiones extracraneales asociadas, antecedentes personales y comorbilidades, y características propias de la lesión intracraneal.

Tabla 8-7. Criterios de solicitud de TC en pacientes con TCE
ECG < 15 a las 2 horas del traumatismo
Pérdida de conocimiento (más de 5 minutos)
Sospecha de fractura craneal abierta o fractura hundimiento
Signos de fractura de base de cráneo
Crisis convulsiva postraumática
Déficit neurológico focal
Cefalea persistente generalizada
Vómitos (mínimo 2 episodios)
Evidencia de traumatismo por encima de la clavícula
Amnesia anterógrada durante 30 minutos
Tratamiento anticoagulante, antiagregante o trastornos de la coagulación
Mecanismo de alta energía: atropello, despedido de vehículo, caída de altura mayor de 1 m o 5 escalones, con traumatismo directo sobre el cráneo
Edad ⩾ 65 años

Tabla 8-8. Destino del paciente con TCE leve	
Observación o ingreso	Alta
• TC no disponible • TC patológico • Pérdida de conocimiento prolongada • Cefalea moderada-grave • Intoxicación por alcohol y/o drogas • Fractura craneal • Nasolicuorrea • Otolicuorrea • Lesiones asociadas importantes • Ausencia de apoyo familiar • Tratamiento con anticoagulantes • Glasgow < 15 • Lesiones focales asociadas • Deterioro del grado de conciencia	• Si no cumple los criterios anteriores • Hoja de recomendaciones

En lesiones con bajo riesgo de progresión y de necesidad de intervención quirúrgica, se debe valorar el ingreso en área no neuroquirúrgica:

- Mínima hemorragia subaracnoidea de la convexidad.
- Hematoma intraparenquimatoso o contusión hemorrágica en una sola localización.
- Hematoma subdural o epidural ≤ 4 mm.

La repetición de la TC tras el periodo de observación en urgencias es un tema controvertido, aunque existen algunas indicaciones claras al respecto (**Tabla 8-9**).

Tabla 8-9. Criterios para control radiológico (TC) tras observación
Cambios clínicos y en la exploración neurológica
Hemorragia subaracnoidea de la convexidad
Hematomas subdurales laminares o hematomas de escaso volumen (< 4-7 mm)
Pequeñas contusiones únicas de la convexidad
Pacientes anticoagulados: • Si el mecanismo fue de alta energía • Si hay tratamiento con antiagregantes asociado • Si INR >3

Puede darse el alta a domicilio bajo la vigilancia de algún familiar responsable y mantener reposo durante 24-48 horas en domicilio.

Pautar analgesia: paracetamol 650-1.000 mg/8 h VO, metamizol 575 mg/6-8 h VO.

Se deben adjuntar las recomendaciones por escrito, asegurándose de que son comprendidas tanto por el paciente como por la familia (**Anexo 8-1**).

MANEJO DEL TCE EN PACIENTES ANTICOAGULADOS

TCE leve

Antagonistas de la vitamina K, acenocumarol (Sintrom®)

Si no existe sangrado (si TC es normal)

- INR en rango: no se recomienda reversión de la anticoagulación.
- INR < 5: suspender 1-2 días.
- INR > 5: suspender 1-2 días. Considerar Vitamina K (5 mg) IV (en especial, a partir de INR ≥ 6; evitar en pacientes con prótesis valvulares).

En caso de sangrado (se recomienda INR < 1,5)

- INR < 1,5: vigilancia activa.
- INR > 1,5: suspender anticoagulación, Vitamina K (5-10 mg) IV. Valorar concentrado de complejo protrombínico CCP*. Contacto con el Servicio de Hematología.

Anticoagulantes de acción directa (ACOD)

Si no existe sangrado (si TC es normal)

- No revertir anticoagulación.

En hemorragias leves

- Suspender o retrasar la siguiente dosis de ACOD.

- Valorar carbón activado 2-4 horas después de la ingesta del fármaco.
- Excepción: hematoma subdural crónico unilateral con síntomas mínimos o ausentes. No se debe revertir la anticoagulación.

TCE grave y moderado

Suspender la anticoagulación y revertir el efecto si es posible:

Antagonistas de la vitamina K, acenocumarol (Sintrom®)

- Suspender la anticoagulación. Administrar Vitamina K (10 mg) IV, concentrado de complejo protrombínico y/o plasma fresco congelado. Contacto con el Servicio de Hematología.

Anticoagulantes de acción directa (ACOD)

- Dabigatrán (*Pradaxa®*). Está indicada la administración de Idarucizumab 5 g (*Praxbind®*) en 2 infusiones de 2,5 g.
- Otros nuevos anticoagulantes: valorar concentrado de complejo protrombínico. Contacto con Servicio de Hematología.

CCP*: *Beriplex®* 500-1.000 UI/vial, *Prothromplex®* 600 UI/vial, *Octaplex®* 500 UI/vial. Dosis recomendada: 25-50 UI/kg (no sobrepasar 3.000 UI). En pacientes con alto riesgo trombótico se recomienda el uso de dosis menores. Monitorización del INR a los 15 minutos.

RECUERDE

- Seguir el esquema ABCDE de valoración del paciente politraumatizado.
- Manejar inicialmente la vía aérea con control de la columna cervical.
- Puntos de sangrado posibles: tórax, pelvis, abdomen, retroperitoneo, extremidades, sangrado externo.
- Detectar precozmente las lesiones que amenazan la vida del paciente.
- No se debe manipular reiteradamente la pelvis ante la posibilidad de resangrado por fracturas.
- No debe realizarse una reanimación con líquidos excesiva.

BIBLIOGRAFÍA

- American College of Surgeons. ATLS® Soporte Vital Avanzado en Trauma. Manual del Curso para Estudiantes (10ª edición), 2018.
- Freire Aragón MD, Rodríguez Rodríguez A, Egea Guerrero JJ. Actualización en el traumatismo craneal leve. Med Clin (Barc). 2017;149(3):122-7.
- Haydel M. Management of Mild Traumatic Brain Injury in the Emergency Department. Emergency Medical Practice. September 2012;14(9).
- Wiegle M, Schöchl H, Haushofer A, Ortler M, Leitgeb J, Kwasny O, et al. Diagnostic and therapeutic approach in adult patients with traumatic brain injury receiving oral anticoagulant therapy: an Austrian interdisciplinary consensus statement. Critical Care. 2019;23:62.

9. Insuficiencia respiratoria aguda. Oxigenación. SDRA

R. Abad González, C. Astorgano de la Puente, A. Jiménez Romero

PUNTOS CLAVE

- La presencia de disnea es el síntoma más frecuente, pero no podemos olvidar valorar otros síntomas/signos clínicos (ansiedad, alteración del nivel de consciencia y diaforesis).
- Es importante la vigilancia estrecha, sobre todo, de signos de fallo respiratorio inminente.
- Se debe tener cuidado con los pacientes crónicos agudizados (EPOC y asma) por el riesgo de hipercapnia.

INTRODUCCIÓN

La insuficiencia respiratoria aguda (IRA) se define como el fracaso agudo de la función pulmonar (intercambio de gases), a nivel del mar, en aire ambiente, reposo y vigilia.

TIPOS DE IRA (TABLA 9-1)

- **IRA parcial o hipoxémica (tipo I)**: $PaO_2 < 60$ mmHg, sin alteración de la $PaCO_2$.
- **IRA global o hipercápnica (tipo II)**: $PaO_2 < 60$ mmHg y $PaCO_2 > 45$ mmHg.

Además, podemos clasificarla según el *tiempo de instauración*:

- **IR aguda**: se produce en un período estrecho (minutos, horas o días).
- **IR crónica**: se define por el desarrollo de mecanismos de compensación frente a la hipoxemia (semanas, meses).
- **IR crónica agudizada**: empeoramiento agudo con cambios gasométricos respecto a su situación basal de más de 5 mmHg en la PaO_2 o $PaCO_2$. Ejemplo: exacerbación de la EPOC.

Etiopatogenia (Anexo 9-1)

La D (A-a) O_2 es la diferencia entre la PAO_2 en el alvéolo y su relación con los valores de la PaO_2 en arteria. Se puede calcular mediante la siguiente **fórmula:**

$$D\,(A\text{-}a) = PAO_2 - PaO_2$$
$$PAO_2 = FiO_2 \times (Patm\,[760] - PH_2O\,[45]) - (PaCO_2/0{,}8)$$

Valores normales: 10-15 mmHg

Tabla 9-1. Grados de hipoxemia/hipercapnia

	HIPOXEMIA	HIPERCAPNIA
Leve	70-79 mmHg	45-49 mmHg
Moderada	60-69 mmHg	50-55 mmHg
Grave	< 60 mmHg	> 55 mmHg

Clínica

Síntomas secundarios a la causa subyacente. La historia clínica orientada nos ayudará a determinar la etiología: inicio súbito, patología respiratoria, dolor torácico, factores de riesgo cardiovascular, traumatismo previo (capítulo dedicado a la Disnea).

Síntomas secundarios a la hipoxemia:

- **Disnea y taquipnea:** se producen como compensación para mantener la V/min. La frecuencia respiratoria aumenta con la respiración superficial y reclutamiento de la musculatura accesoria respiratoria.
- **Hipoxemia moderada:** se objetiva taquicardia e incremento de la tensión arterial.
- **Hipoxemia grave:** cursa con cianosis, taquicardia, hipotensión y bradicardia. Síntomas del SNC: confusión y deterioro del grado de conciencia. En casos graves puede provocar convulsiones y daño cerebral permanente.

Síntomas secundarios a la hipercapnia:

- **Afectación neurológica:** cefalea, temblor, somnolencia, disminución del estado de alerta, obnubilación, flapping como consecuencia de un aumento del flujo sanguíneo cerebral.

Diagnóstico

En la **figura 9-1.** se puede observar el proceso diagnóstico.

Medidas generales

- Control de constantes: FR, FC, TA, Tª. Monitorización con pulsioximetría.
- Gasometría arterial (incluir lactato).

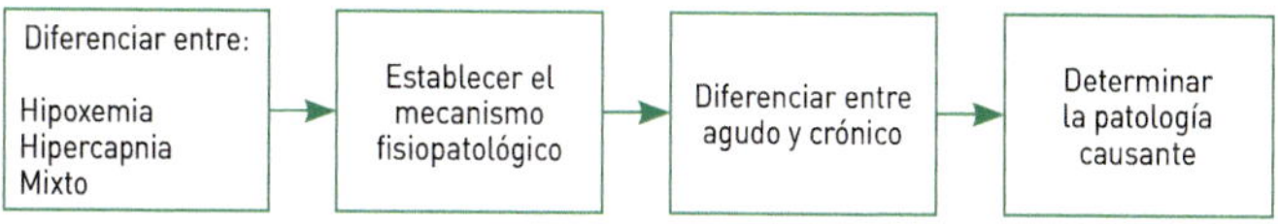

Figura 9-1. Algoritmo para el proceso diagnóstico.

- Canalización de vía periférica; según la situación clínica, valorar 2 vías.
- ECG de 12 derivaciones.
- Radiografía de tórax en 2 proyecciones, si es posible.
- Analítica (hemograma, coagulación y bioquímica).
- Solicitar otras pruebas en función de la causa sospechada (dímero D, angio-TC).

Tratamiento (Fig. 9-2)

Objetivo: PaO_2 > 60 mmHg y/o una $SatO_2$ > 90 %. Tratamiento de la causa subyacente.

Situaciones especiales:

- Pacientes con EPOC/asma no superar $SatO_2$ >90-92% por riesgo de hipercapnia.
- De manera excepcional habrá que mantener cifras de $SatO_2$ en torno al 100 % en la Intoxicación por monóxido de carbono o en el Neumotórax.
- No está indicada la administración de O_2 de forma sistemática en determinadas situaciones clínicas, como en el síndrome coronario agudo.

OXIGENOTERAPIA

Disponemos de diferentes sistemas de administración de O_2. Los dividiremos en dos grupos (**Tabla 9-2**):

Bajo flujo (< 40 L/min): el paciente precisa aire atmosférico además del gas aportado durante la inspiración. La **FiO_2 es variable en función del flujo, del dispositivo y del trabajo respiratorio del paciente: esto es lo más importante:**

- Gafas nasales: se utilizan con flujos de 1 a 5 L/min; aportan una FiO_2 del 24-40 %. Se usan en enfermos estables con pocas necesidades de O_2. Permiten hablar y alimentarse.
- Mascarilla simple.
- Máscara con reservorio: aporta FiO_2 elevadas (60-80 %) con flujos de 6-15 L/min. Se utilizan en pacientes con altas necesidades de O_2.

Alto flujo (> 40 L/min): el paciente solo inspira el gas aportado por el sistema. Por ello, con estos sistemas de alto flujo, la FiO_2 siempre va a ser exacta y a estar regulada por nosotros:

- Dispositivos Venturi (*Ventimask*®). Es importante el funcionamiento de un sistema Venturi.
- Cánulas nasales de alto flujo (6-50 L/min). Es un sistema a través del cual aportamos un flujo inspiratorio superior al del paciente, mediante una cánula nasal similar a las gafas nasales convencionales. Permite el calentamiento y humidificación del aire, además de generar presión positiva en la vía aérea.

Tabla 9-2. Dispositivos de suministro de oxígeno		
Sistemas	Flujo (L/min)	FiO_2
SISTEMAS DE BAJO FLUJO		
Gafas nasales	1	24 %
	2	28 %
	3	32 %
	4	36 %
	5	40 %
Mascarilla simple	5-6	40 %
	6-7	50 %
	7-8	60 %
Mascarilla reservorio	Reventilación	60-80 %
	Sin reventilación	>80 %
SISTEMAS DE ALTO FLUJO		
Mascarilla Venturi (Ventimask)	3	25 %
	4	26 %
	5	28 %
	7	30 %
	10	35 %
	12	40 %
	15	50 %
Gafas nasales de alto flujo	20-60	21-100 %

IRA no hipercápnica: administrar O_2 con flujos altos y FiO_2 elevadas, con el objetivo de mantener una $SatO_2$ del 92-96 %. Se puede iniciar la oxigenoterapia por mascarilla Venturi al 35 % y ajustar según los valores de $SatO_2$. La mascarilla reservorio es una alternativa si se precisan FiO_2 por encima del 50 %.

IRA hipercápnica: en pacientes con fallo respiratorio hipercápnico (EPOC, síndrome de hipoventilación-obesidad, SHA y enfermedades neuromusculares) o riesgo de desarrollar hipercapnia, la administración de O_2 perseguirá conseguir cifras de $SatO_2$ del 88-92 %, pero siempre manteniendo la $PaCO_2$ bajo control.

Se debe recordar que el centro respiratorio en pacientes con EPOC está regulado por la hipoxemia.

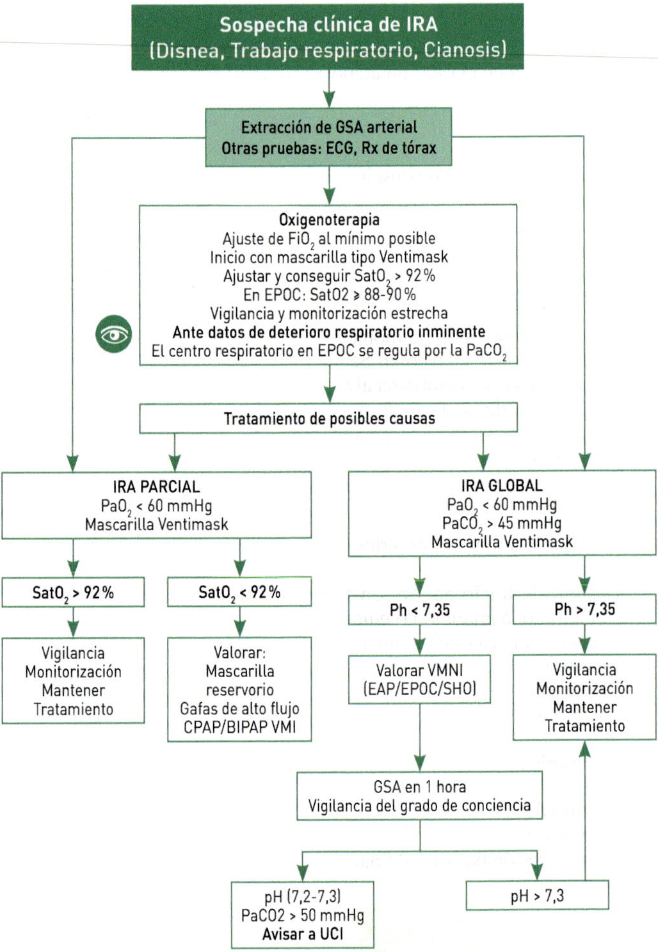

Figura 9-2. Algoritmo para el manejo clínico.

INTUBACIÓN OROTRAQUEAL Y VENTILACIÓN MECÁNICA (VM)

Cuando las medidas previamente descritas fracasen puede ser preciso el apoyo ventilatorio del paciente mediante ventilación mecánica no invasiva (VMNI) o ventilación mecánica invasiva (VMI).

Indicaciones de VMNI

- Edema agudo de pulmón.
- Agudización de EPOC con acidosis respiratoria.

Indicaciones de IOT y VMI

- Apnea.
- Deterioro del nivel de consciencia Glasgow < 8.
- Fatiga muscular y/o taquipnea.
- Hipoxemia grave a pesar de FiO_2 > 50 %.
- Acidosis respiratoria grave.

SINDROME DE DISTRÉS RESPIRATORIO AGUDO (SDRA)

Se trata de una lesión pulmonar inflamatoria difusa que cursa con daño del epitelio capilar y alveolar. Secundariamente, hay un aumento de la permeabilidad de la membrana alvéolo-capilar con edema alveolar secundario y pérdida del surfactante pulmonar, lo que lleva a la atelectasia de los alvéolos y deterioro de la función respiratoria. Alta mortalidad, requiere sospecha y diagnóstico precoz.

Definición

Se deben cumplir tres criterios:

- **Tiempo de inicio agudo**: en la semana posterior a ocurrir un daño conocido o la aparición o empeoramiento de síntomas respiratorios.
- **Imagen torácica** (radiografía o TC): con opacidades bilaterales no justificables por la existencia de derrame, atelectasias o nódulos.
- **Origen pulmonar del edema:** no explicable por insuficiencia cardiaca o sobrecarga hídrica. Si no hay una causa probable desencadenante se precisaría una prueba objetiva (ecocardiograma) para excluir el edema hidrostático.

El **grado de gravedad** vendrá definido por el grado de hipoxemia medido por la relación entre la PaO_2 y la FiO_2 con un nivel mínimo de PEEP de 5 cmH_2O (presión positiva al final de la espiración) (**Tabla 9-3**).

Tabla 9-3. Gravedad del SDRA

GRAVEDAD	PaO_2/FiO_2
Leve	200-300
Moderado	100-200
Grave	< 100

Causas

Lesión pulmonar directa: neumonitis aspirativa, infección pulmonar. Otros: traumatismo torácico grave, Inhalación de humo o tóxicos, cirugía torácica y embolia pulmonar.

Lesión pulmonar indirecta: sepsis, pancreatitis. Otros: politransfusión y enfermedad traumática grave, trasplante de médula ósea, fármacos y tóxicos.

Manejo inicial

- Asegurar la vía aérea y la vigilancia respiratoria estrecha.
- Monitorización con pulsioximetría continua.
- Oxigenoterapia para $SatO_2 \geq 90$ %.

Tratamiento

- **Avisar a la UCI** para valoración.
- Oxigenoterapia alto flujo.
- Tratamiento de la causa desencadenante.
- VMI en la mayoría de los casos. Plantear VMNI en casos leves como terapia inicial.

RECUERDE

- Iniciar oxigenoterapia tras confirmar la sospecha de IRA mediante $SatO_2$ o PaO_2 en la gasometría arterial. Siempre que sea posible realizar una gasometría arterial.
- Se iniciará oxigenoterapia en todos los casos, ajustando el aporte al mínimo necesario. No se debe olvidar que el oxígeno también tiene efectos perjudiciales. Atención al desarrollo de hipercapnia en EPOC/asma.
- Vigilar los signos clínicos de fracaso respiratorio inminente.
- No olvidarse nunca de tratar la causa subyacente.

BIBLIOGRAFÍA

- Alfageme Michavila I, Álvarez-Sala Walther J, Freixinet Gilart J. Manual de neumología y cirugía torácica (4th edition). Available from: https://manual.separ.es/Manual de neumología y cirugía torácica.
- Montejo González J, García de Lorenzo y Mateos A, Marco Garde P y Ortiz Leyba C (n. d.). Manual de Medicina Intensiva (5th edition).
- Ranieri VM, Rubenfeld GD, Thompson BT, Ferguson ND, Caldwell E, Fan E et al. Acute respiratory distress syndrome: The Berlin definition. JAMA - J Am Med Assoc, 2012.
- Vázquez Lima M, Casal Codesido JR. Guía de Actuación en Urgencias (5ª edición). Madrid: Editorial Médica Panamericana, 2017.

10. Ventilación mecánica no invasiva

A. Fernández Testa, F. J. Castrillo Quiñones, D. Pordomingo Rodríguez

PUNTOS CLAVE

- La ventilación mecánica no invasiva (VMNI) es una modalidad que, manteniendo el estímulo espontáneo del paciente, le proporciona un **soporte respiratorio** que permite aumentar la ventilación alveolar **sin invasión artificial** de la vía aérea.
- Cuando iniciamos una ventilación mecánica, buscamos un equilibrio fundamental entre tolerancia y eficacia, alcanzándose esta al conseguir un doble objetivo:
  - Mecánico. Incrementar el volumen pulmonar y reducir el trabajo respiratorio.
  - Químico. Corregir el intercambio gaseoso.

MODOS DE VENTILACIÓN

Existen varios tipos de ventilación, pero los más usados y conocidos son:

- **CPAP**. Modo de presión constante a lo largo de todo el ciclo respiratorio, programándose únicamente el nivel de esta y la FiO_2 del gas con la que se suministra.
- **Ventilación no invasiva con presión de soporte (NIPSV)**. Frecuentemente, se usa el término **BIPAP** como sinónimo. Son sistemas de doble presión positiva inspiratoria y espiratoria. Se programan en términos de **IPAP y EPAP**, siendo la diferencia la **presión de soporte (PS)** o bien en términos equivalentes a los anteriores, como nivel de **presión de soporte sobre PEEP.**

ELEMENTOS DE VENTILACIÓN

La VMNI ha avanzado en los últimos años a la velocidad de la innovación tecnológica, tanto en ventiladores como en interfases. Esta gran variedad tecnológica hace recomendable la consulta a un experto antes de diseñar el "**carro de VMNI**" de cada Servicio de Urgencias. Tipos:

- **Ventiladores**. Son aparatos constituidos por un pistón o por una turbina interna, que genera un flujo de gas, que es administrado al paciente a través de las interfases.
- **Interfase**. Es el conjunto de elementos que permiten aplicar sobre el paciente la presurización administrada por el ventilador. Es el elemento diferenciador con la ventilación mecánica invasiva (VMI). Consta fundamentalmente de:

- **Tubuladura:**
  - Doble (inspiratoria y espiratoria): típica de los ventiladores clásicos de intensivos.
  - Única: característica de los equipos de VMNI. En este caso es imprescindible la presencia de un orificio denominado **puerto exhalatorio**, que reduce el riesgo de reinhalación de CO_2 (*rebreathing*). Puede estar en la propia tubuladura o en la interfase. Existen además conexiones específicas diseñadas para disminuir la reinhalación, denominadas **válvulas Plateau.**

- **Mascarillas**. Las más usadas son:
  - Nasales: nasales, olivas.
  - Orales.
  - Oronasales.
  - *Total face* o facial total.
  - Sistema Helmet.

La elección de una u otra mascarilla depende de los siguientes elementos:

- Características anatómico-faciales.
- Tipo de patología:
  - En **procesos agudos** se utilizan fundamentalmente mascarillas oronasales o total face.
  - En procesos crónicos se usan nasales u orales.
- Compatibilidad con las tubuladuras y ventiladores.

Siempre debe tenerse en cuenta que es un **proceso dinámico**, pudiendo cambiar de mascarilla según la evolución. De hecho, es mejor usar distintos tipos de mascarillas en los diversos estadios de la reagudización, disminuyendo el riesgo de lesiones cutáneas.

No existe la mascarilla o interfase ideal, pero si existen unos **criterios de elección**: debe ser hermética, ligera y transparente para evitar claustrofobia y para permitir un rápido control de las secreciones y los vómitos, confortable y estable, fácil de colocar y de retirar, de bajo coste y lo más pequeña posible para evitar fugas, *rebreathing* y disminuir el espacio muerto.

CRITERIOS DE VMNI EN IRA/IRCA

- **Criterios clínicos:**
  - Disnea moderada a grave, con signos de fatiga muscular o aumento del trabajo respiratorio.
  - Frecuencia respiratoria > de 24 rpm en IRCA y > de 30 en IRA.
- **Criterios gasométricos:** $pO_2/FiO_2 < 200$, $pH < 7{,}35$, $pCO_2 > 45$.

Es aconsejable **priorizar** los datos clínicos sobre los gasométricos.

INDICACIONES DE VMNI EN URGENCIAS

- **EPOC agudizado.**
- **EAP cardiogénico.**
- Fallo respiratorio en **pacientes inmunodeprimidos.**
- VMNI en medicina paliativa, bien como limitación del esfuerzo terapéutico en pacientes no intubables que sufren un fallo respiratorio agudo por EPOC o insuficiencia respiratoria, o como tratamiento sintomático de la disnea en pacientes oncológicos o con enfermedades terminales.
- Otras indicaciones con menor nivel de evidencia con mayor riesgo de fracaso de la técnica (recomendada en centros con mayor experiencia):
  - Asma bronquial exacerbada.
  - Neumonía.
  - Síndrome de obesidad-hipoventilación.
  - VMNI durante la broncoscopia u otras técnicas.
  - Traumatismo torácico.
  - Preoxigenación en la intubación de secuencia rápida (si no existen contraindicación).

TRATAMIENTO ASOCIADO A VMNI

La VMNI es una medida de apoyo ventilatorio, que debe ir siempre unida a la **administración del tratamiento farmacológico adecuado en cada caso** (furosemida, nitroglicerina, antibióticos, corticoides, etc.). Es de especial relevancia el empleo de **nebulizadores,** que debe realizarse sin interrumpir la VMNI.

- **Sistemas de aerosolterapia:** los más usados son:
  - Cartuchos presurizados + cámara espaciadora.
  - Nebulizador tipo jet.
  - Nebulizador de malla.
- **Recomendaciones prácticas:**
  - Minimizar las fugas perimascarilla o en el circuito.
  - Ubicar el sistema entre la mascarilla y el puerto exhalatorio.
  - Seleccionar los niveles de CPAP de 5 cm de H_2O o 10-15 de presión de soporte.
  - Retirar el sistema de nebulización al finalizar.
  - No desconectar el humidificador durante la nebulización.
  - En el caso de cartucho presurizado + cámara espaciadora, hay que sincronizarse con el paciente, accionando el cartucho al principio de la inspiración. Se administran varias dosis con un intervalo de unos 15 segundos.
  - En los nebulizadores tipo *jet* se debe llenar la cámara de nebulización con un volumen total (fármaco + solvente) entre 4 y 6 mL.
  - En el nebulizador tipo malla, llenar la cámara de nebulización con un máximo de 3 mL del fármaco, sin solvente.

CONTRAINDICACIONES DE VMNI

- Indicación de IOT o VMI. Parada cardiaca o respiratoria.
- Necesidad de proteger la vía aérea (vómitos no controlables, hemoptisis o hematemesis graves).
- Inestabilidad cardiovascular.
- Neumotórax no controlado.*
- Falta de cooperación o agitación intensa.*
- Obstrucción fija de la vía aérea superior.*
- Imposibilidad de ajustar la máscara.*
- Traumatismo facial.
- Cirugía esofágica o gástrica reciente.*

(*) Son contraindicaciones relativas según la situación del paciente y la posibilidad de corregirlas y, sobre todo, teniendo en cuenta si el paciente es candidato a IOT, ya que, si no lo es, la VMNI sería el techo terapéutico que se le podría ofrecer.

PROTOCOLO DE INICIACIÓN DE VMNI

- Monitorización adecuada (FR, TA, $SatO_2$).
- Colocar al paciente semisentado con la cama incorporada a 45° y explicarle la técnica.
- Selección del tipo de mascarilla e interfase.
- Selección del tipo de ventilador.
- Conectar la interfase al ventilador con un filtro.
- Comprobar la integridad del circuito y el puerto exhalatorio.
- Seleccionar el modo ventilatorio, BIPAP o CPAP, según el tipo y origen sospechado de la insuficiencia respiratoria.
- Programar presiones de inicio. Comenzar con IPAP 8-12 cm de H_2O y EPAP 3-5 cm de H_2O.
- Programar FiO_2 por encima de la previa, ajustando de forma precoz hasta **conseguir el nivel mínimo posible** que mantenga la saturación. Si el ventilador no dispone de mezclador de O_2, se puede suplementar (aunque en ese caso no conoceremos la FiO_2 exacta).
- Programar la frecuencia respiratoria de seguridad, siempre inferior a la frecuencia respiratoria espontánea del paciente.
- Si es necesario, y es posible, ajustar el *trigger*. Conectar las alarmas del monitor y del ventilador.
- Si el enfermo puede colaborar, permitir que sea él quien sujete inicialmente la mascarilla. Si no es posible, seremos nosotros quienes sujetemos la mascarilla sobre la cara del paciente y, posteriormente, se ajustará con bandas elásticas, permitiendo pequeñas fugas si el Vt es adecuado. Proteger (almohadillar) el puente nasal.
- Aumentar gradualmente las presiones (hasta 20 cm de H_2O la IPAP y 10-12 de EPAP), aumentando de 2 en 2 cm de H_2O y valorando los resultados clínicos con sincronización paciente-ventilador y tolerancia. Si el modo elegido es CPAP, iniciar en 5 cm de H_2O hasta 10-12. En

función de la gravedad y de la tolerancia se puede atacar desde el inicio con valores altos.
- Valorar las fugas. Reajustar la interfase si es preciso.
- Conectar humidificador.
- Necesidad de sedación en casos seleccionados.
- Mantener dieta absoluta en la fase aguda.
- **Revaluar** de forma continua las primeras horas. Monitorización clínica.
- Gasometría **basal** y a la 1ª o 2ª hora y, después, según la evolución; puede ser suficiente la gasometría venosa para ver la evolución de la acidosis y del CO_2. También pueden usarse, si se dispone de ellos, medidores transcutáneos.

EVOLUCIÓN DE LA VMNI

- **Ajustes:**
  - **Si hay hipoxemia.** Aumentar la EPAP hasta $SatO_2 > 90$ %. Si persiste, incrementar FiO_2.
  - **Si hay hipercapnia.** Subir la presión de soporte según la tolerancia del paciente, el nivel de fugas y el volumen tidal espirado que proporciona el ventilador.
- **Retirada de la VMNI:**
  - **Por fracaso.** Estabilidad o empeoramiento del estado mental, estabilidad de la disnea o de los parámetros analíticos, intolerancia a la mascarilla, inestabilidad hemodinámica o necesidad de IOT. Estos factores deben identificarse de forma precoz (en la 1ª o 2ª hora), principalmente, si el paciente es subsidiario de IOT.
  - **Por mejoría del cuadro.** Aunque no existe un consenso claro sobre la duración del tratamiento, es recomendable que la ventilación se mantenga de forma continua durante las primeras 24 horas hasta que el estado clínico del paciente mejore y, fundamentalmente, **hasta corregir la acidosis respiratoria.** Por tanto, en pocos casos procederemos a la retirada de la VMNI en el Servicio de Urgencias, con la excepción de los pacientes en EAP, en los que la evolución suele ser más rápida.
- **Criterios para proceder a la retirada:**
  - Control del factor desencadenante.
  - Mejoría importante o desaparición de la disnea.
  - Parámetros clínicos: FR < 25 rpm, FC < 100 lpm, $SatO_2 > 92$ % con una $FiO_2 < 0{,}50$.
  - Parámetros gasométricos: pH > 7,35, $PO_2/FiO_2 > 200$.

Cómo se debe retirar la VMNI

- Reducir progresivamente la FiO_2 hasta los valores mínimos, manteniendo $SatO_2 > 90$-93 %.
- Reducir la presión de soporte según la tolerancia, minimizando el diferencial entre IPAP y EPAP en la EPOC y hasta mantener una CPAP de 5 cm de H_2O en el EAP.

- Realizar períodos de descanso de VMNI de forma progresiva hasta su retirada definitiva (EPOC: 18 horas el 2° día, 12 horas el 3er día, etc.) y aprovechar los períodos desconexión a partir del 2° día para la ingesta y los cuidados complementarios.
- Es aconsejable mantener la **VMNI nocturna** de apoyo antes de la retirada definitiva y revaluar la necesidad de reinstauración o de VMNI domiciliaria antes del alta.

COMPLICACIONES

La incidencia de complicaciones es baja y casi siempre en relación con el uso inadecuado de la mascarilla, y, por tanto, **evitables**. La evolución en el diseño y materiales de las mascarillas han conseguido disminuir su incidencia:

- Lesiones en la piel, incluso necrosis, en la pirámide nasal.
- Distensión gástrica.
- Dificultad de drenaje de las secreciones.
- Sequedad de la mucosa nasal y oral (uso de humidificadores).
- Conjuntivitis.
- Claustrofobia.
- Complicaciones graves (< 5 %):
  - Neumotórax.
  - Neumonías nosocomiales.
  - Alteraciones hemodinámicas: arritmias, hipotensión.

OTRAS TECNICAS DE VMNI

- **CPAP DE BOUSSIGNAC:**
  - Dispositivo de VMNI capaz de generar presión continua positiva en la vía aérea (CPAP) sin necesidad de usar componentes electrónicos.
  - Sistema abierto, **sin válvula mecánica.** Su funcionamiento se basa en la creación de una **válvula virtual,** donde la presión de esta varía en función del flujo de gas suministrado al dispositivo. Con mayor flujo se genera mayor presión gracias al denominado "efecto jet".
  - Se emplea una máscara buconasal ajustada mediante un arnés, constituyendo un sistema ligero y transportable, que permite su **uso extrahospitalario** con facilidad:
    - Su diseño facilita la comunicación del paciente y evita la reinhalación de CO_2.
    - El nivel de presión alcanzado puede medirse mediante un manómetro diseñado al efecto y permite, además, regular la FiO_2 y asociar un dispositivo para aplicar aerosolterapia.
- **OXIGENOTERAPIA NASAL DE ALTO FLUJO (ONAF):**
  - De uso común en la población pediátrica neonatal, los avances técnicos han permitido su adaptación para su empleo en adultos.
  - Se considera una alternativa o complemento a la VMNI, si bien no ha demostrado ser superior a esta. Presenta a su favor que es una técnica bien tolerada y de fácil uso.

- Consiste en aplicar un flujo de oxígeno, solo o mezclado con aire por encima del pico flujo inspiratorio del paciente a través de una cánula nasal. El gas se **humidifica** (humedad absoluta de 38 mg/litro y humedad relativa del 100 %) y se calienta hasta un valor cercano a la temperatura corporal (temperatura de 37°C).
- **Equipamiento:**
  - **Interfase:** cánulas nasales de silicona blanda, de diferentes tamaños para que se ajusten a las narinas del paciente.
  - **Controlador de flujo y FiO2:** sistema que permite administrar gas a alto flujo (0-60 L/min) y controlar la FiO_2 administrada. Actualmente, se emplean dispositivos mediante turbina que mezclan O_2 con aire ambiente.
  - **Humidificador-calefactor:** permite la administración de gas calentado a temperatura corporal, 37°C y con una humedad relativa del 100 %.
  - **Tubuladuras no condensantes:** la condensación en su interior puede favorecer la aparición de complicaciones e infecciones.
- **Beneficios clínicos del empleo de ONAF:**
  - Mayor **comodidad** del paciente con el empleo de puntas nasales flexibles.
  - Reducción del consumo metabólico empleado en acondicionar el aire inspirado. El **calentamiento** adecuado y la humidificación de las vías aéreas están asociados con una mejor compliancia y elasticidad pulmonar en comparación con el gas frío y seco. Además, mejora la cantidad de agua en la mucosa, facilitando la eliminación de secreciones, lo que evita la sequedad en las vías respiratorias que podría provocar lesión epitelial.
  - **Disminución del espacio muerto:** el flujo suministrado directamente a la nasofaringe lava el CO_2 del espacio anatómico, evitando la reinhalación. Reduce el espacio muerto anatómico e incrementa la ventilación alveolar reduciendo la disnea y mejorando la oxigenación.
  - **Efecto CPAP:** su empleo proporciona un aumento de la presión en las vías respiratorias con su punto máximo al final de la espiración (efecto PEEP). Esto puede ayudar a disminuir el trabajo respiratorio y mejorar la oxigenación en pacientes con enfermedades de llenado alveolar, como insuficiencia cardiaca congestiva o síndrome de dificultad respiratoria aguda. El efecto CPAP es mayor con la boca cerrada y disminuye, aproximadamente a la mitad, cuando la boca del paciente está abierta.
  - Disminución del esfuerzo inspiratorio.
  - Mejoría del patrón respiratorio: su uso da lugar a un aumento de la impedancia pulmonar, un incremento del volumen corriente y una disminución de la frecuencia respiratoria y la asincronía toracoabdominal.
  - Menor dilución: la posibilidad de suministrar un flujo suficiente para satisfacer el pico de demanda inspiratoria del paciente per-

mite que la FiO_2 suministrada se aproxime a la real que recibe el enfermo, ya que el flujo de gas suministrado no se diluiría con aire ambiente.
  - Efecto hemodinámico: produce una disminución de la precarga del ventrículo derecho, proporcional al flujo suministrado.
- **Modo de aplicación:**
  - Monitorización continua.
  - El aire oxigenado fluye desde la fuente, se humidifica y calienta para entregarlo al paciente a través de las cánulas nasales. Estas se encajan en las narinas del paciente y se sujetan en su lugar mediante una correa para la cabeza.
  - Configuración de parámetros. Se deben configurar la temperatura, el flujo y la FiO_2:
    - La **temperatura** se establece en 37ºC, que es la temperatura corporal normal.
    - El **flujo** presenta un rango entre 5 y 60 lpm. Inicialmente, se seleccionan flujos de 20-35 lpm, pudiendo incrementarlos en 5-10 lpm de manera progresiva si la dificultad respiratoria se mantiene, la frecuencia respiratoria y/o la oxigenación no mejoran adecuadamente.
    - La **FiO_2** aumenta en función del aporte de oxígeno proporcionado por un caudalímetro asociado al dispositivo de ONAF. **Inicialmente, es preferible mantener una FiO_2 menor del 60 % y aumentar, si se precisa, el flujo.** No obstante, puede ser precisa mayor FiO_2 para lograr una oxigenación adecuada.
  - Generalmente, la ONAF se tolera bien y puede ser aplicada durante largos periodos de tiempo.
- **Retirada de la ONAF**
  - Se realizará de manera progresiva con la sustitución por un sistema de bajo flujo, gafas nasales, a partir del descenso de los parámetros de flujo por debajo de 20 lpm y FiO_2 menor del 50 %. Parece razonable **primero disminuir la FiO_2 y después el flujo** hasta que el paciente mantenga una $SatO_2$ de 94-98 % con una FiO_2 de 0,4 y un flujo de 20-30 litros/minuto, sin signos de trabajo respiratorio.
- **Indicaciones:**
  - La oxigenoterapia nasal de alto flujo (ONAF) se ha empleado con éxito en varios entornos en **pacientes con insuficiencia respiratoria hipoxémica grave:**
    - Insuficiencia respiratoria aguda.
    - Poscirugía cardiaca.
    - Pre y posintubación intratraqueal.
    - Insuficiencia cardiaca.
    - Exacerbación de la Enfermedad Pulmonar Obstructiva Crónica (EPOC).
    - Cuidados paliativos.

  - Las indicaciones no son absolutas y gran parte del beneficio comprobado es subjetivo y fisiológico.
- **Contraindicaciones:**
  - No se han descrito efectos adversos importantes en relación con la utilización de ONAF

RECUERDE

- Es importante repasar las indicaciones y contraindicaciones de la VMNI antes de iniciar la técnica.
- Nunca se debe olvidar que se trata de un sistema abierto y con fugas.
- La VMNI es una medida de apoyo ventilatorio, que debe ir siempre unida a la **administración del tratamiento farmacológico adecuado en cada caso.**

BIBLIOGRAFÍA

- Hyzy R. Heated and humidified high-flow nasal oxygen in adults: Practical considerations and potential applications - UpToDate. UpToDate [Internet]. 2018;(picture 1):1–17. Available from: https://www.uptodate.com/contents/heated-and-humidified-high-flow-nasal-oxygen-in-adults-practical-considerations-and-potential-applications
- Hyzy R, McSparron J. Ventilación no invasiva en adultos con insuficiencia respiratoria aguda: beneficios y contraindicaciones. 2020;1–27. Available from: https://www-uptodate-com.bibliotecavirtual.udla.edu.ec/contents/noninvasive-ventilation-in-adults-with-acute-respiratory-failure-benefits-and-contraindications?search=INSUFICIENCIA RESPIRATORIA AGUDA&source=search_result&selectedTitle=2~150&usage_type=def
- Lewis SR, Baker PE, Parker R, Smith AF. High-flow nasal cannulae for respiratory support in adult intensive care patients. Cochrane Database Syst Rev [Internet]. 2021 [cited 2022 Mar 24];(3). Available from: https://www.cochranelibrary.com/cdsr/doi/10.1002/14651858.CD010172.pub3/full#.YjyRaAgmazo.mendeley
- Lora Martínez J, Minaya García J. Manual de Ventilación Mecánica no invasiva en medicina de urgencias y emergencias (2ª edición). Madrid: Aula Médica, 2015.
- Masclans JR, Pérez-Terán P, Roca O. Papel de la oxigenoterapia de alto flujo en la insuficiencia respiratoria aguda. Med Intensiva. 2015;39(8):505–15.
- Sociedad Española de Medicina de Urgencias y Emergencias. Recomendaciones del Grupo de Trabajo de VMNI de la Sociedad Española de Urgencias y Emergencias respecto al soporte respiratorio no invasivo en el paciente adulto con insuficiencia respiratoria aguda secundaria a infección por SARS-CoV-2. Emergencias [Internet]. 2020;32(3). Available from: https://www.semes.org/recomendaciones-del-grupo-de-trabajo-de-vmni-de-la-sociedad-espanola-de-urgencias-y-emergencias-respecto-al-soporte-respiratorio-no-invasivo-en-el-paciente-adulto-con-insuficiencia-respiratoria-aguda/

11. Shock

S. Toranzo Nieto, P. Morán Arias, I. Toranzo Nieto

PUNTOS CLAVE

- Identificar precozmente al paciente con riesgo de progresión a shock (frialdad cutánea – alteración del estado mental – oliguria) e iniciar soporte hemodinámico.
- El diagnóstico y el tratamiento deben ser casi simultáneos.
- Identificar las causas reversibles inmediatamente (taponamiento cardiaco, neumotórax a tensión).
- En shock séptico: iniciar antibióticos de amplio espectro en la primera hora.
- Pueden coexistir diferentes tipos de shock.

DEFINICIÓN

El shock es un síndrome caracterizado por un fallo circulatorio que produce una distribución inadecuada del oxígeno a los tejidos; si es mantenido, producirá disfunción orgánica. Es una emergencia médica. El diagnóstico es clínico. El paciente suele presentar:

- **Hipotensión** (tensión arterial media (TAM) < 60 mmHg, taquicardia).
- **Hipoperfusión tisular** (frialdad de extremidades, relleno capilar lento).
- Signos de **disfunción orgánica** (oliguria, isquemia cardiaca, encefalopatía, alteración del estado mental).

El shock es dinámico. Inicialmente es reversible, pero puede progresar a fallo multiorgánico, terminando con el fallecimiento del paciente. Así pues, el manejo inicial condiciona el pronóstico del paciente, por lo que es imprescindible un **diagnóstico temprano y un manejo correcto.**

CLASIFICACIÓN

Hay cuatro tipos de mecanismos, según el patrón hemodinámico, no excluyentes entre ellos, que pueden causar shock y que sirven para clasificarlo (**Tabla 11-1**):

- **Hipovolémico:** disminución del gasto cardiaco por hipovolemia (deshidratación, quemaduras, hemorragia, secuestro en tercer espacio).
- **Cardiogénico:** disminución del gasto cardiaco por fallo de bomba (infarto, arritmias).
- **Obstructivo:** disminución del gasto cardiaco por obstrucción a la circulación: TEP, neumotórax a tensión, obstrucción del tracto de salida del ventrículo izquierdo (TSVI), derrame pericárdico. Hay aumento de la presión venosa central (PVC).

Tabla 11-1. Tipo de Shock				
	Hipovolémico	Cardiogénico	Obstructivo	Distributivo
GC	⇓	⇓	⇓	N/⇑
RVP	⇓	⇑	⇑	⇓
PVC	⇓	⇑	⇑	N/⇑
SatV O_2	⇓	⇓	⇓	N/⇑
Hallazgos ECO	VCI < 2,5 cm, colapsable en inspiración	Alteraciones de la contractibilidad cardiaca/disfunción valvular	VCI > 2,5 cm TEP: dilatación de cavidades derechas Taponamiento pericárdico: colapso de cavidades derechas	Corazón normal/ hiperdinámico
Signos	Frialdad acral, livideces	Frialdad acral, livideces	Frialdad acral, livideces, ingurgitación yugular	Extremidades calientes
Ejemplos	Hemorragias intensas, deshidratación, tercer espacio	Infarto, arritmias	TEP, neumotórax a tensión, taponamiento pericárdico	Sepsis, lesión medular, tóxicos, anafilaxia, endocrinológico

GC: gasto cardiaco. RVP: resistencia venosa periférica. SatVO_2: saturación venosa de oxígeno.
TEP: tromboembolismo pulmonar. VCI: vena cava inferior.

- **Distributivo:** disminución de la resistencia venosa periférica que condiciona gran vasodilatación, generando una mala distribución del GC. Puede ser por infecciones (séptico), daño medular, por alérgenos (anafiláctico), por tóxicos o secundario a problemas endocrinos.

La **ecografía clínica a pie de cama es esencial** para aclarar o confirmar la etiología del shock, identificar causas rápidamente tratables (taponamiento cardiaco o neumotórax a tensión) y buscar pistas sobre la respuesta a fluidos. El 66 % de los shocks son distributivos, el 18 % cardiogénicos y el 16 % hipovolémicos.

HERRAMIENTAS DIAGNÓSTICAS

El **diagnóstico es clínico**: historia clínica exhaustiva, si es posible, y exploración física completa. Las pruebas complementarias sirven para identificar el tipo de shock, su gravedad y monitorizar la evolución:

- Constantes: TA (invasiva si es posible), FC, frecuencia respiratoria, $SatO_2$, temperatura y glucemia. Presión venosa central (PVC) si tenemos disponible una vía central. *En el paciente hipoperfundido, la pulsioximetría puede estar falseada.*
- ECG, telemetría continua.
- Laboratorio: gasometría arterial/venosa con lactato, bioquímica básica con procalcitonina y PCR, hemograma básico y coagulación. Hemocultivos (en shock séptico) antes de administrar antibióticos.
- Control de la diuresis.
- Ecografía clínica a pie de cama. Protocolo RUSH (*Rapid Ultrasound in Shock*).

MANEJO Y TRATAMIENTO

Lo más importante es **identificar de forma temprana al paciente hipoperfundido para evitar la progresión a shock.**

¿Cómo identificar al paciente en riesgo?

- **Constantes:** Índice de shock (FC/TAS) > 1,10 e Índice de Shock Modificado (FC/TAM) > 1,45.
- Exploración: **frialdad cutánea, alteración del estado mental.**
- **Escala NEWS, MEWS o criterios de SIRS junto con qSOFA.**

El **tratamiento del shock debe comenzar inmediatamente,** mientras identificamos la causa:

- Identificar y tratar las causas reversibles: neumotórax a tensión, taponamiento cardiaco (*tríada de Beck*), arritmias malignas, SCA.
- Restaurar el volumen intravascular.
- Administrar drogas vasoactivas.
- Soporte mecánico (ventilación, ECMO, balón de contrapulsación...).

MEDIDAS GENERALES

- ABCDE del paciente crítico.
- Evitar el frío. Tª objetivo > 35ºC: calentar fluidos a administrar, usar mantas térmicas y calentadores.
- Canalizar dos vías intravenosas periféricas gruesas (16 G), valorar intraósea de forma inicial si dificultad para intravenosa (3 intentos fallidos en 90 segundos).
- Sueroterapia (Ringer lactato). Hasta 500 mL en 20 minutos. Reanimación guiada con parámetros dinámicos: relleno capilar, valoración VCI con eco, variación presión sistólica (si tenemos tensión arterial central). *Evitar la administración excesiva de fluidos.*
- Vasopresores e inotrópicos (idealmente, por vía central, pero se puede por periférica). Están indicados si no logramos la TAM deseada con la restauración del volumen intravascular (1 mg = 1.000 µg):
  - **Noradrenalina** (ampolla 1 mg/mL) 0,5 µg/kg/min e ir titulando para lograr la TAM deseada.
  - **Dobutamina** (ampolla 250 mg/20 mL) 2,5 µg/kg/min e ir titulando (máx 20 µg/kg/min) para lograr la TAM deseada. Monitorización ECG continua, riesgo de arritmias.
- Valorar vía venosa central.

Objetivos

- Diuresis: 150 mL/hora en las dos primeras horas.
- TAM > 65 mmHg.
- Disminución del nivel de lactato.

MEDIDAS ESPECÍFICAS

Shock hipovolémico

Ringer lactato 1.000 mL a pasar "a chorro" y valorar respuesta. Pruebas cruzadas. **Control de hemorragias**, cruzar sangre, transfusión de hemoderivados (2 bolsas de hematíes y 1 bolsa de plasma fresco) y ácido tranexámico (1 g en bolo).

*Objetivos (**Tabla 11-2**)*

- TAS 80-90 "Hipotensión permisiva".
- Hemoglobina 7-9 g/dL.
- Plaquetas > 50.000 o > 100.000 si hay sangrado activo.

Tabla 11-2. Clasificación ATLS de las hemorragias

	Clase I	Clase II	Clase III	Clase IV
Pérdida de sangre (%)	< 15 %	15-30 %	30-40 %	> 40 %
Frecuencia cardiaca	< 100	100-120	120-140	> 140
Tensión arterial	Normal	Normal	Disminuida	Disminuida
Presión de pulso	Normal o disminuida	Disminuida	Disminuida	Disminuida
Frecuencia respiratoria	14-20	20-30	30-40	> 35
Estado mental	Ligeramente ansioso	Levemente ansioso	Ansioso, confuso	Confuso, letárgico
Diuresis (mL/h)	> 30	30-20	20-5	Nula
Fluidos	Cristaloides	Cristaloides	Cristaloides y sangre	Cristaloides y sangre

Respuesta rápida: normalización de constantes con el bolo inicial de fluido que se mantienen con la disminución del ritmo de infusión (hemorragia I).

Respuesta transitoria: normalización de constantes con bolo inicial, pero deterioro al disminuir el ritmo de infusión (hemorragias II y III). Valorar la transfusión de hemoderivados y control de la hemorragia.

Respuesta mínima/nula: no respuesta al bolo inicial (hemorragia IV). Cirugía urgente y activación del protocolo de transfusión masiva.

En **shock hemorrágico por atonía uterina:** administrar oxitocina 20 UI en 250 mL de Ringer Lactato y pasar en 30 minutos.

En **shock hipovolémico por quemaduras:** usar fórmula de Parkland para calcular la cantidad de fluidos. Tapar al paciente para evitar más pérdidas.

CARDIOGÉNICO (FIG. 11-1)

Tratar la causa reversible (IAM: angioplastia/fibrinólisis, arritmia: cardioversión eléctrica/desfibrilación, bloqueo: marcapasos transitorio) e iniciar soporte:

- Oxígeno: objetivo $SatO_2$ > 90 %. Iniciar VMNI si $SatO_2$ < 90 % y > 25 respiraciones/minuto, VMI si fracasa VMNI/necesidad de protección de la vía aérea y/o inestabilidad hemodinámica persistente.
- Dobutamina 2,5 µg/kg/min (inotrópico): ampolla de 250 mg en 250 mL de suero glucosado al 5 % e iniciar a 21 mL/h y noradrenalina 0,5 µg/kg/min (vasopresor): ampolla de 10 mg en 250 mL de suero glucosado al 5 % e iniciar a 6 mL/h.
- Valorar soporte mecánico (ECMO, Impella-CP, balón de contrapulsación).
- Trasladar a UCI-Coronaria/UCI-Médica.

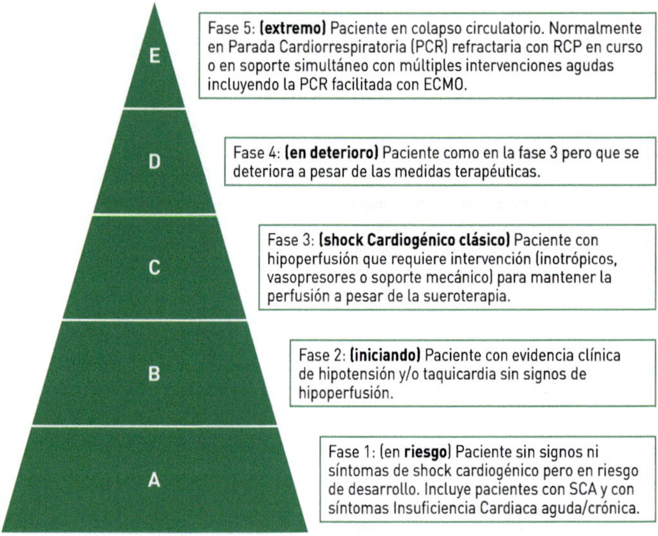

Figura 11-1. Pirámide de clasificación del shock cardiogénico.

Shock obstructivo

Líquidos (para mantener precarga y perfusión periférica) y vasopresores; simultáneamente, tratar la causa precipitante:

- Neumotórax a tensión: descompresión con aguja 14 G/16 G de 5 u 8 cm en 2° espacio intercostal, línea medioclavicular. Insertar la aguja por debajo del reborde costal y en dirección cefálica.

- TEP: en caso de inestabilidad realizar fibrinólisis (FBL), en caso de contraindicación para FBL o no respuesta, valorar trombectomía y/o soporte mecánico tipo ECMO.
- Taponamiento pericárdico: realizar pericardiocentesis (idealmente, ecoguiada) por alguien experimentado. Solo realizar sin experiencia como ÚLTIMA OPCIÓN.

Shock distributivo

Séptico

Usar las escalas NEWS, MEWS o criterios de SIRS como herramienta de ***screening*** junto a la escala qSOFA. Si hay ***sospecha*****: iniciar tratamiento antibiótico de amplio espectro en la primera hora** desde el diagnóstico. La mortalidad aumenta un 8% por cada hora de retraso.

Objetivo: TAM > 65 mmHg. Administrar 30 mL/kg de Ringer Lactato durante 3 horas.

Si no conseguimos los objetivos de TAM, iniciar noradrenalina.

Para elegir tratamiento antibiótico, pensar en foco infeccioso, antibióticos previos e ingresos recientes (**Tabla 11-3**).

Tabla 11-3. Foco infeccioso

Foco	Tratamiento
Desconocido	• Meropenem 1-2 g/8 h o imipinem 1 g/6 h + daptomicina 6-10 mg/kg/24 h o vancomicina 15-20 mg/kg/8-12 h • ± aminoglucósido si antibiótico previo • Alérgicos a β-lactámicos: tigecilina 100 mg/12 h + amikacina 15-20 mg/kg/24 h ± fluoroquinolona
Respiratorio	• Ceftriaxona 2 g/24 h o cefotaxima 2 g/6-8 h o amoxicilina-clavulánico 2 g/8 h o ceftarolina 600 mg/12 h • Azitromicina 500 mg/24 h o moxifloxacino 400 mg/24 h o levofloxacino 500 mg/12 h • Linezolid 600 mg/12 h (1) • Oseltamivir 75 mg/12 h (2)
Urológico	• Imipenem 1 g/6 h o meropenem 1 g /8 h o cefepime 2 g /12 h + ampicilina 15-20 mg/kg/24 h
Abdominal	• Piperacilina-tazobactam o ceftolozano-tazobactam + metronidazol o meropenem/ imipenem ± vancomicina/daptomicina ± fluconazol (3) o equinocandina (4) • Tigeciclina + amikacina
Fascitis necrotizante	• Piperacilina-tazobactam 4/0,5 g/6-8 h o meropenem 1 o 2 g/8 h + daptomicina 6-10 mg/kg/24 h + clindamicina 600 mg/6 h o • Piperacilina-tazobactam 4/0,5 g/6-8 h o meropenem 1 g/8 h + linezolid 600 mg/12 h IV o • Piperacilina-tazobactam 4/0,5 g/6-8 h o meropenem 1 g/8 h + vancomicina 15-20 mg/kg/8-12 h + clindamicina 600 mg/6 h

1. Si hay factores de riesgo de S. *aureus*.
2. Valorar en caso de epidemia gripal en la comunidad.
3. En reintervenciones abdominales o perforaciones altas.
4. En sospecha de peritonitis por *Candida* y shock: equinocandina en vez de fluconazol.

Anafiláctico

Adrenalina intramuscular (1/1.000) 0,5 mL en la cara lateral del muslo. Se puede repetir a los 15 minutos.

Si es refractario:

- Glucagón: 1 mg IM (si toma betabloqueantes).
- Adrenalina IV: 1 mg en 100 mL SSF (Dosis de inicio: 0,5-1 mL/kg/h).
- Atropina 0,5-1 mg IV (si hay bradicardia).
- Salbutamol: 5 mg nebulizados en 2 cc de SSF para broncoespasmo.

Para prevenir recurrencias: metilprednisolona (*Urbason*®) 1 mg/kg IV (profilaxis de reacción bifásica) y dexclorfeniramina (*Polaramine*®) 5 mg IV cada 8 horas.

MEDIR LA RESPUESTA DEL PACIENTE

Recuperación de constantes (FC, TA y presión de pulso): la perfusión está mejorando.

Mejora en parámetros analíticos (normalización de lactato, corrección de la acidosis metabólica), ritmo diurético (objetivo 0,5 mL/kg/hora): está mejorando la oxigenación tisular.

RECUERDE

- Identifique precozmente al paciente con riesgo.
- Use cristaloides balanceados, no suero salino fisiológico.
- El diagnóstico y el tratamiento deben ser simultáneos.
- Identifique las causas tratables inmediatamente. Administre antibioterapia en la primera hora ante la sospecha de shock séptico.
- Revalúe al paciente.

BIBLIOGRAFÍA

- Baran DA, Grines CL, Bailey S, Burkhoff D, Hall SA, Henry TD, et al. SCAI clinical expert consensus statement on the classification of cardiogenic shock. Catheter Cardiovasc Interv. 2019 May 19;ccd.28329. Available from: https://onlinelibrary.wiley.com/doi/10.1002/ccd.28329
- De Backer D, Biston P, Devriendt J, Madl C, Cochrad D, Aldecoa C, et al. Comparison of dopamine and norepinephrine in the treatment of shock. N Engl J Med. 2010;362:779-89.
- Doerschug KC, Schmidt GA. Shock: Diagnosis and Management. In: Oropello JM, Pastores SM, Kvetan V (editors). Critical Care. McGraw Hill. Accessed December 27, 2021. https://accessmedicine.mhmedical.com/content.aspx?bookid=1944&sectionid=143516997
- Evans L, Rhodes A, Alhazzani W, Antonelli M, Coopersmith CM, French C, et al. Surviving Sepsis Campaign: International Guidelines for Management of Sepsis and Septic Shock

2021. Crit Care Med. 2021 Nov 1;49(11):e1063-e1143.
- INFURG-SEMES. Guía Clínica para la prescripción de antibioterapia empírica de infecciones prevalentes en urgencias (2021).
- McDonagh TA, Metra M, Gardner RS, Baumbach A, Böhm M, et al. 2021 ESC Guidelines for the diagnosis and treatment of acute and chronic heart failure: Developed by the Task Force for the diagnosis and treatment of acute and chronic heart failure of the European Society of Cardiology (ESC) With the special contribution of the Heart Failure Association (HFA) of the ESC. Rev Esp Cardiol (Engl Ed). 2022 Jun;75(6):523.

12. Guía rápida de fármacos de uso en urgencias

M. J. Vázquez Lima, A. Vázquez Lima, M. Maza Vera, J. M. Fandiño Orgueira

TRATAMIENTO DE LAS ALTERACIONES DEL RITMO

Taquiarritmias

NOMBRE DEL FÁRMACO	NOMBRE COMERCIAL PRESENTACIÓN	VÍA	DOSIS	PERFUSIÓN	NOTAS
Adenosina	*Adenocor®* 6 mg/2 mL	IV	6 mg → 12 mg → 12 mg	No	Bolo de SF después de la dosis No utilizar en OCFA
Amiodarona	*Trangorex®* 150 mg/3 mL	IV	1 ampolla en 10´ (TV)	2 ampollas en 30-60´ (TSV, FA)	Útil en arritmias con complejo ancho y estrecho Precaución si el paciente toma betabloqueantes
Atenolol	*Tenormin®* 5 mg	IV	1 ampolla lenta en 1´		Betabloqueante cardioselectivo eficaz en arritmias supraventriculares y en SCA Contraindicado en ICC, broncoespasmo y bloqueos Vigilar la TA
Digoxina	*Digoxina Kern®* 0,25 mg/5 mL	IV	1-2 ampollas en bolo seguido de 0,25 mg/4-6 h hasta completar la impregnación (0,75-1,5 mg)	No	Control de frecuencia cardiaca en FA (especialmente, en pacientes con ICC descompensada)
Esmolol	*Brevibloc®* Ampollas de 100 mg/10 mL	IV	0,5 mg/kg en 1´	0,05-0,2 mg/kg/min	Similar al atenolol Ventaja: vida media muy corta
Diltiazem	Ampollas 25 mg/4 mL	IV	20 mg en bolo de 1-2´	5-15 mg/h	Control de la FC en TSV
Flecainida	*Apocard®* 150 mg/15 mL	IV	1,5-2 mg/kg en 20-30´	No	Cardioversión farmacológica de FA en ausencia de cardiopatía estructural
Lidocaína	*Lidocaína Normon®* Ampollas al 2 y 5 % 20 y 50 mg/mL	IV	1 mg/kg en 1-2´ En personas de 70 kg: 3 mL al 2 %	1-5 mg/min	Segunda elección en TV Contraindicado en bloqueos
Sulfato magnésico	*Sulmetín®* Ampollas de 1,5 g/10 mL	IV	1-2 g en 100 mL en 1´-2´		FV refractaria Torsade de pointes Nunca en bloqueos
Verapamilo	*Manidon®* 5 mg/2 mL	IV	0,075-0,15 mg/kg en 5´	2-4 mg/h (50 mg en 500 mL a 20-40 mL/h)	Control de FC en TSV
Vernakalant	*Brinavess®* Viales de 200 mg/10 mL 500 mg/25 mL	IV	3 mg/kg en 10 min	A los 15 min, segunda infusión de 2 mg/kg	Cardioversión farmacológica rápida en FA. Se puede utilizar en IC leve Vigilar la TA y la FC durante la administración

Bradiarritmias

NOMBRE DEL FÁRMACO	NOMBRE COMERCIAL PRESENTACIÓN	VÍA	DOSIS	PERFUSIÓN	NOTAS
Atropina	*Atropina®* Ampollas de 1 mg/mL	IV	0,5-1 mg cada 5 min Dosis máxima 3 mg		Dosis menores de 0,5 pueden producir bradicardia Aumenta la frecuencia sinusal y la velocidad de conducción AV
Isoproterenol	*Aleudrina®* 0,2 mg/mL	IV	2 µg/min	2-10 µg/min (1 mg en 250 mL; iniciar a 30 mL/h)	Estimulante betaadrenérgico no selectivo

SEDACIÓN Y ANALGESIA

Opiáceos

NOMBRE DEL FÁRMACO	NOMBRE COMERCIAL PRESENTACIÓN	VÍA	DOSIS	PERFUSIÓN	NOTAS
Etomidato	*Hypnomidate®* Ampollas de 20 mg/10 mL	IV	0,3 mg/kg 1 ampolla (en personas de 70 kg)	No utilizar en perfusión	Hipnótico sin efecto analgésico. Perfecto en pacientes con IOT inestables hemodinámicamente No modifica la TA
Fentanilo	*Fentanest®* Ampollas de 0,15 mg/3 mL	IV	1-3 microg/kg (media a 1 ampolla en personas de 70 kg)	1-4 microg/kg/h 2 ampollas en 100 mL de SF en 60´	Analgésico opiáceo de gran potencia Prestar especial atención en pacientes con enfermedades respiratorias
Clorazepato dipotásico	*Tranxilium®* 20 mg/2 mL	IV/IM	20 mg en bolo		Benzodiazepina con efecto ansiolítico, sedante e hipnótico
Diazepam	*Valium®* 10 mg/2 mL	IV/IM	5-20 mg en bolo		Benzodiazepina con efecto sedante, anticonvulsivante y relajante muscular
Haloperidol	*Haloperidol Esteve®* 5 mg/mL	IV/IM	2,5-10 mg en bolo. Se puede repetir la dosis Máx: 20 mg	1-5 mg/h	Neuroléptico y antipsicótico Antiemético Indicado en agitación psicomotriz y síndrome confusional agudo
Ketamina	*Ketolar®* 50 mg/mL Ampollas de 10 mL	IV/IM	0,2-0,4 mg/kg en bolo Se pueden repetir las dosis	0,7-3 mg/kg/h	Produce amnesia disociativa (reflejos de tronco conservados con amnesia y analgesia) Aumenta la FC y la TA Tiene efecto broncodilatador Es recomendable premedicar con benzodiazepinas

NOMBRE DEL FÁRMACO	NOMBRE COMERCIAL PRESENTACIÓN	VÍA	DOSIS	PERFUSIÓN	NOTAS
Midazolam	*Dormicum®* Ampollas de 15 mg/3 mL Ampollas de 5 mg/3 mL	IV	0,1 a 0,2 mg/kg (media o 1 ampolla en personas de 70 kg)	0,1-0,2 mg/kg/h 2 ampollas de 15 mg en 100 mL de SF en 2-4 horas (25-50 mL/h)	Probablemente, es el mejor fármaco para la sedación en urgencias Se revierte con flumacenilo
Morfina	*Morfina®* Ampollas al 1 y 2 % 10-20 mg/mL	SC IV	3-10 mg (administrar lentamente) Media a 1 ampolla al 1 %		Vigilar la ventilación del paciente Se revierte con naloxona
Propofol	*Diprivan®* Ampolla de 200 mg/20 mL Viales de 50 mL con 1 g	IV	Sedación superficial: 0,5-1 mg/kg IOT: 3-4 mg/kg (1 ampolla en personas de 70 kg)	0,3-3 mg/kg/h Vial de 50 mL: entre 1 y 10 mL/h (en personas de 70 kg)	Precaución en cardiópatas Perfecto en procesos terapéuticos/diagnósticos cortos

Relajantes musculares

NOMBRE DEL FÁRMACO	NOMBRE COMERCIAL PRESENTACIÓN	VÍA	DOSIS	NOTAS
Cisatracurio	*Nimbex®* Ampollas de 10 mg/5 mL	IV	0,15 mg/kg (1 ampolla en personas de 70 kg)	Relajante muscular no despolarizante Duración del efecto 30-40´
Succinilcolina	*Anectine®* Ampollas de 100 mg/2 mL	IV	1 mg/kg (media a 1 ampolla en personas de 70 kg)	Efecto muy rápido como relajante muscular Duración del efecto 2-6´ Prestar atención en caso de hiperpotasemia
Rocuronio	*Esmerón®* Ampollas de 50 mg/5 mL	IV	0,45-0,9 mg/kg (1 ampolla en personas de 80 kg)	Relajante muscular no despolarizante Duración del efecto 30´-40´ Útil en situaciones de estómago lleno e HT intraocular

FÁRMACOS VASOACTIVOS

NOMBRE DEL FÁRMACO	NOMBRE COMERCIAL PRESENTACIÓN	VÍA	DOSIS BOLO	PERFUSIÓN	NOTAS
Adrenalina	*Adrenalina®* Ampollas 1 mg/mL	IV SC	1 mg/3-5´(PCR) 0,1 a 1 mg (anafilaxia)	0,05-3 µg/kg/min 1 amp en 50 mL de suero glucosado al 5 %: 1-10 mL/h (ajustar en función del efecto deseado)	Indicada en PCR, shock anafiláctico y broncoespasmo refractario
Dopamina	*Dopamina®* Ampollas de 200 mg/10 mL y 200 mg/5 mL	IV	No	2 ampollas en 100 mL de SF 1 mL/h = 1 microg/kg/min (en personas de 70 kg) Vasodilatación renal: 2-4 microg/kg/min (2-4 mL/h) ↑ contractibilidad miocárdica: 4-10 microg/kg/min (4-10 mL/h)	Shock refractario a volumen, hipotensión e ICC
Dobutamina	*Dobutamina hospira®* 200 mg/20 mL	IV	No	2 ampollas en 250 SF 1 mL/h = 1 microg/kg/min (en personas de 70 kg) Dosis inicial: 4 mL/h Rango dosis 2-10 microg/kg/min (4-10 mL/h)	Soporte inotrópico en Insuficiencia Cardiaca, shock cardiogénico, séptico
Efedrina	*Efedrina Kabi®* 30 mg/mL	IV	3-7,5 mg Puede repetirse cada 5 min	No	Hipotensión Aumenta la FC
Noradrenalina	*Noradrenalina Braun®* Ampollas de 10 mg/10cc	IV	No	1 ampolla (10 mg) en 100 mL de SF Dosis de 0,05 a 0,5 microg/kg/min (5 a 50 mL/h en personas de 70 kg)	Hipotensión Shock séptico
Nitroglicerina	*Solinitrina®* Ampollas de 5, 10 y 50 mg	IV		50 mg en 500 mL SG al 5 % en frasco de cristal Empezar por 6 mL/h Ajustar dosis IV: Aumentar cada 10´ hasta ↓ PAS < 10 % en normotensos o 30 % en hipertensos. Proteger de la luz	Infarto miocardio Edema de pulmón
Labetalol	*Trandate®* 100 mg/20 mL	IV	10-20 mg. Repetir la dosis cada 5-10 min. Máximo 300 mg	250 mg/250 mL de SG al 5 %. 2-10 mg/min	HTA, urgencias hipertensivas
Urapidilo	*Elgadil®* 50 mg/10cc	IV	10-25 mg. Se puede repetir la dosis cada 5 min hasta 3 dosis	250 mg/250 mL de SG al 5 % o SSF al 0,9 % a pasar en 10-30 mL/h	HTA, crisis de HTA, urgencias hipertensivas

OTROS

NOMBRE DEL FÁRMACO	NOMBRE COMERCIAL PRESENTACIÓN	VÍA	DOSIS	PERFUSIÓN	NOTAS
Bicarbonato	*Bicarbonato sódico 1 M®* Ampollas de 10 mL	IV	1 mL/kg inicial (7 ampollas en personas de 70 kg)	Posterior 0,5 mL/kg cada 20´	Acidosis metabólica, solo si pH < 7,1
Cloruro cálcico	*Cloruro cálcico®* Ampollas de 1 g/10 mL	IV	5-10 mL cada 10´		Básico en hiperpotasemia Protección de toxicidad cardiaca
Gluconato cálcico	*Suplecal®* 940 mg/10 mL	IV	5-10 mL en 10´		Hiperpotasemia Hipocalcemia

HEMORRAGIA DIGESTIVA

NOMBRE DEL FÁRMACO	NOMBRE COMERCIAL PRESENTACIÓN	VÍA	DOSIS	PERFUSIÓN	NOTAS
Somatostatina	*Somatostatina Normon®* Ampollas de 0,25 mg y 3 mg	IV	1 ampolla de 0,25 mg IV en bolo lento de 3´	1 ampolla de 3 mg diluida en 500 mL de SF en 12 horas	Monitorizar la TA
Terlipresina	*Glypressin®* Ampollas de 1 mg	IV	2 mg/cada 4 h Si el peso es < 50 kg, 1 mg		Monitorizar la TA
Omeprazol	40 mg en polvo para suspensión	IV	40-80 mg en bolo Se pueden administrar bolos cada 12 h o iniciar perfusión	Diluir 100 mg (2,5 ampollas) en 250 mL a pasar cada 12 h Es recomendable mantener la perfusión 72 h o administrar bolos cada 12 h	
Eritromicina	Pantomicina 1 g (polvo para suspensión)	IV	250 mg IV en 15-20´ administrado en 30-90´ antes de la endoscopia		HDA con restos alimentarios/ hemáticos gástricos antes de la endoscopia

HEMORRAGIA SUBARACNOIDEA

NOMBRE DEL FÁRMACO	NOMBRE COMERCIAL PRESENTACIÓN	VÍA	DOSIS	PERFUSIÓN	NOTAS
Nimodipino	*Nimotop®* (frasco de 50 mL/10 mg)	IV		Comenzar con 5 mL/h (1 mg/h) Si se tolera bien, a las 2 h pasar a 10 mL/h	Vigilar estrechamente la TA Siempre que sea posible, administrar preferiblemente por VIA ORAL 60 mg (2 comprimidos)/4 h

HIPERTENSIÓN ENDOCRANEAL

NOMBRE DEL FÁRMACO	NOMBRE COMERCIAL PRESENTACIÓN	VÍA	DOSIS	PERFUSIÓN	NOTAS
Manitol	*Manitol®* al 20 % Frascos de 100 y 500 mL (20 g y 100 g)	IV	1 g/kg en 30´ 350 mL (en personas de 70 kg)	1 g/kg en 6 h	Paciente siempre con sondaje vesical
Suero salino hipertónico al 7 %	En 170 mL de suero fisiológico al 0,9 %; añadir 80 mL de NaCl al 20 %	IV	1,5 mL/kg en 15´ Repetir la dosis si es necesario		No administrar si Na < 130 o > 155 mEq/L

FIBRINOLÍTICOS

NOMBRE DEL FÁRMACO	NOMBRE COMERCIAL PRESENTACIÓN	VÍA	DOSIS	CONTRAINDICACIONES	NOTAS
TNK Tecneplasa	*Metalyse®* Viales de 8.000 (8 mL) Viales de 10.000 (10 mL)	IV	Bolo único en 10´´ Personas < 60 kg: 6.000 U (6 mL) Personas de 60-70 kg: 7.000 U (7 mL) Personas de 70-80 kg: 8.000 U (8 mL) Personas de 80-90 kg: 9.000 U (9 mL) Personas > 90 kg: 10.000 U (10 mL)	Hemorragia activa Sospecha de rotura cardiaca Disección aórtica Antecedentes de ictus hemorrágico Cirugía o traumatismo craneal < 2 meses Neoplasia intracraneal, fístula o aneurisma Ictus no hemorrágico < 6 meses Traumatismo importante < 14 días Cirugía mayor o litotricia < 14 días Embarazo Hemorragia digestiva o urinaria < 14 días	Indicaciones claras: IAM con ↑ ST (SCACEST) No aplicar si existen contraindicaciones Siempre tratamiento coadyudante Obligado monitorizar ECG y TA Nunca mezclar con dextrosa
rTPA	*Actylise®* Amp 1 mg/mL (50 mL)	IV	ICTUS: 0,9 mg/kg. El 10 % de la dosis en 1'; el 90 % restante, perfundir en 1 h TEP masivo con inestabilidad hemodinámica: 100 mg en 2 h PCR con sospecha de TEP: 50 mg en 2'. Se puede repetir a los 15' si no presenta ROSC 8,1 mL	Similar a TNK	Tiempo máximo de clínica para ictus (4,5 h)

ANTICOMICIALES

NOMBRE DEL FÁRMACO	NOMBRE COMERCIAL PRESENTACIÓN	VÍA	DOSIS	PERFUSIÓN	NOTAS
Clonazepam	*Rivotril®* 1 mg (1 mg/2 mL una vez reconstituido)	IV	1 mg repetible cada 10 minutos	Dosis máxima 10 mg	Los pacientes que ya toman clonazepam pueden necesitar una dosis mayor Bolo lento (máximo, 1 mg/min) No usar sistemas con PVC (se absorbe)
Diazepam	*Valium®* 10 mg/2 mL	IV	5 a 10 mg repetibles cada 3-5 min	Máximo 3 mg/kg/24 h	
Fenitoína	*Fenitoína Rubio®* Ampollas de 250 mg		15-18 mg/kg de peso	4 ampollas en 250 SF (en personas de 70 kg) entre 20´ y 2 h	Se puede perfundir en 20 minutos si es necesario Debe realizarse una estricta monitorización ECG del paciente Control de la TA
Lancosamida	*Vimpat®* 200 mg/20 mL	IV	Crisis epiléptica (parcial o generalizada): 50-100 mg STATUS: 200 mg	50 a 100 mg/12 h Máximo 200 mg/12h	
Levetiracetam	*Keppra®* Viales 500 mg	IV	500-1.000 mg en 10´ Dosis máxima 3 g	500-1.500 mg/12 h	Crisis comiciales
Valproato	*Depakine®* Viales 400 mg	IV	15-20 mg/kg en 5´	1 mg/kg/h en 24 h	Crisis comiciales Vigilar la función hepática/pancreática

CARDIOLOGÍA (C) 3

13. Lectura e interpretación del ECG

D. Ortiz del Olmo, R. Rodríguez Alonso, E. Martínez Paz

PUNTOS CLAVE

- Los tres correctos: paciente correcto, derivaciones correctas, parámetros del ECG correctos.
- Se debe ser sistemático a la hora de interpretar el ECG.
- Siempre se debe correlacionar el ECG con la clínica y el estado del paciente.
- Comparar con ECG previos del paciente.
- Si hay dolor torácico, debe realizarse e interpretarse el ECG en menos de 10 minutos.

INTRODUCCIÓN

- El electrocardiograma (ECG) es el registro de la actividad eléctrica del corazón durante el ciclo cardiaco.

ANTES DE LEER EL ECG

- Paciente correcto (todo ECG que se realiza debe llevar la pegatina del paciente al que pertenece).
- Las derivaciones deben estar bien colocadas (**Tabla 13-1**).

Tabla 13-1. Ubicación de electrodos	
Ubicación de electrodos de derivaciones precordiales	
V1	Línea paraesternal derecha (4º espacio intercostal)
V2	Línea paraesternal izquierda (4º espacio intercostal)
V3	Entre V2 y V4
V4	Línea medioclavicular izquierda (5º espacio intercostal)
V5	Línea axilar anterior, misma línea horizontal que V4
V6	Línea axilar media, misma línea horizontal que V4
Ubicación de electrodos de derivaciones bipolares	
Rojo	Extremidad superior derecha
Amarillo	Extremidad superior izquierda
Verde	Extremidad inferior izquierda
Negro	Extremidad inferior derecha

- Velocidad de registro adecuada (velocidad = 25 mm/s, 1 mm = 0,004 s, 5 mm = 0,20 s).
- Amplitud adecuada (10 mm = 1 mV).

SISTEMÁTICA PARA LA INTERPRETACIÓN

- **RITMO** (Tabla 13-2)
  - Sinusal.
  - Arritmia: cualquier ritmo que no sea sinusal.
- **FRECUENCIA**
  - Normal para el paciente adulto: 60-100 lpm.
  - Bradicardia < 60 lpm.
  - Taquicardia > 100 lpm.

Tabla 13-2. Frecuencia cardiaca para ECG rítmico			
RR 200 ms (5 mm)	300 lpm	RR 800 ms (20 mm)	75 lpm
RR 400 ms (10 mm)	150 lpm	RR 1000 ms (25 mm)	60 lpm
RR 600 ms (15 mm)	100 lpm	RR 1200 ms (30 mm)	50 lpm

Para ECG arrítmico: media de latidos en un periodo. Por ejemplo, en 6 seg (30 cuadrados grandes) y multiplicar por 10, 10 seg y multiplicar por 6, 15 seg y multiplicar por 4…

- **EJE DEL QRS** (Tabla 13-3)
  - Normal 0-90º.
  - Desviado a la derecha > 90º.
  - Desviado a la izquierda < 0º.

Tabla 13-3. Eje cardiaco		
DI Positiva	AVF Positiva	Normal
DI Positiva	AVF Negativa	Desviación Izquierda
DI Negativa	AVF Positiva	Desviación Derecha
DI Negativa	AVF Negativa	Desviación Extrema

- **ONDAS**
  - **Onda P.** Corresponde a la despolarización auricular. Altura < 2,5 mm y duración < 120 ms.
  - **Complejo QRS.** Corresponde a la despolarización ventricular. Duración entre 60 y 120 ms. Predominantemente en V1 se ven complejos negativos y en V6, positivos, con transición en V3 y V4:
    - **Onda Q.** Primera onda negativa.
    - **Onda R.** Primera onda positiva, vaya o no precedida de onda Q.
    - **Onda S.** Onda negativa después de una onda positiva.

- **Onda T.** Corresponde a la repolarización ventricular. Es asimétrica, con rama ascendente lenta y descendente rápida. Negativa en aVR. Puede ser negativa en V1, V2 y V3 en niños, jóvenes y mujeres.

- **INTERVALOS**
  - **PR.** Desde el inicio de la onda P hasta el inicio del QRS. Representa el tiempo de conducción sinoventricular.
  - **ST.** Desde el final del complejo QRS hasta el inicio de la onda T.
  - **QT.** Desde la onda Q hasta el final de la T. Duración < 430 ms. Debe ajustarse a la frecuencia cardiaca: QTc = QT/RR (calculadoras en la red).

ECG normal - ritmo sinusal (Fig. 13-1)

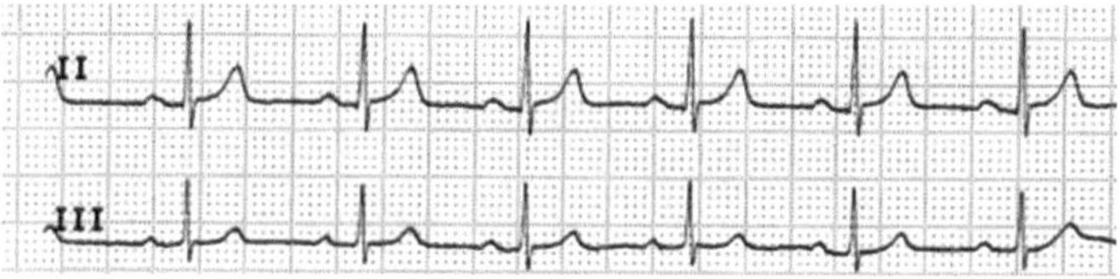

Figura 13.1. Ritmo sinusal.

Se denomina ritmo sinusal a aquel que cumple las siguientes características:

- Onda P positiva en II, III y aVF, y negativa en aVR.
- Toda onda P va seguida de complejo QRS y todo QRS va precedido de onda P.
- RR constante en un rango entre 60 y 100 lpm.
- PR igual en todos los complejos, con un tiempo entre 120-200 ms.

ECG anormal - bloqueo auriculoventricular (AV)

- **BLOQUEO AV PRIMER GRADO** (Fig. 13-2)
  - PR > 200 ms. Todas las ondas P van seguidas de un complejo QRS.

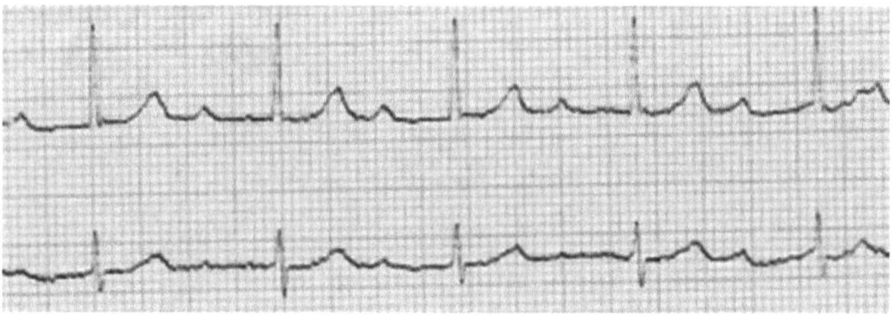

Figura 13-2. Bloqueo AV primer grado.

- **BLOQUEO AV SEGUNDO GRADO TIPO** 1/Wenckebach/Mobitz I
  - Alargamiento progresivo del segmento PR hasta que una onda P no va seguida de complejo QRS.

- **BLOQUE AV SEGUNDO GRADO TIPO 2** / Mobitz II (**Fig. 13-3**)
  - No todas las ondas P van seguidas de un complejo QRS. PR constante. Siguen un patrón (Ejemplo: bloqueo AV Mobitz 2 con conducción 2:1).

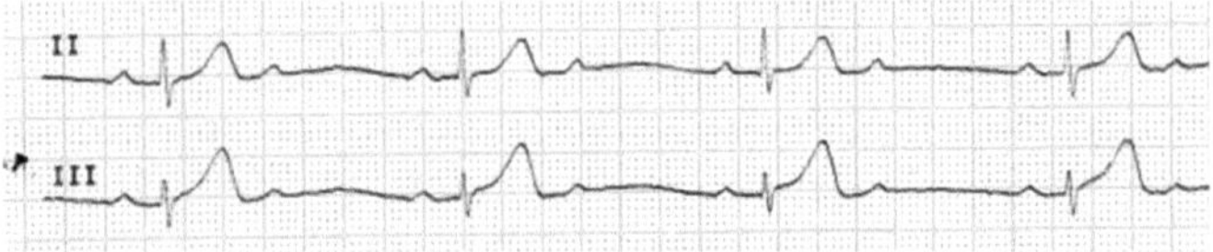

Figura 13-3. Bloqueo AV segundo grado tipo II.

- **BLOQUEO AV ALTO GRADO**
  - Varias ondas P seguidas no conducen.
- **BLOQUEO AV TERCER GRADO** (**Fig. 13-4**)
  - Ninguna onda P conduce. Disociación AV (ritmo auricular y ventricular totalmente independientes).

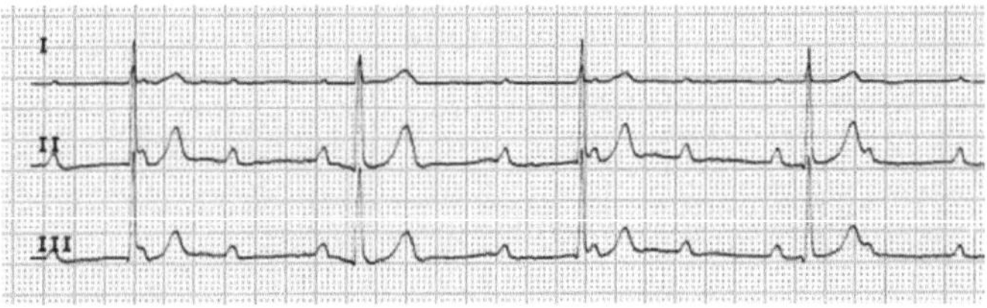

Figura 13-4. Bloqueo AV tercer grado.

ECG anormal - bloqueo de ramas

- **BLOQUEO DE RAMA DERECHA** (**Fig. 13-5**)
  - QRS > 120 ms.
  - Morfología típica en V1: rSR'.
  - Onda T invertida en derivaciones precordiales septales (V1 y V2).

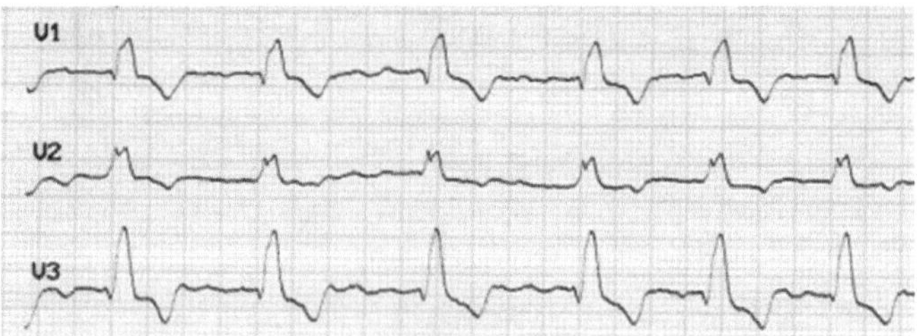

Figura 13-5. Bloqueo de rama derecha.

- **BLOQUEO DE RAMA IZQUIERDA** (Fig. 13-6)
  - QRS > 120 ms (En forma de M en derivaciones izquierdas I, V5 y V6).
  - Morfología típica en V1: rS o QS.
  - Onda T invertida en derivaciones izquierdas (I, V5 y V6).

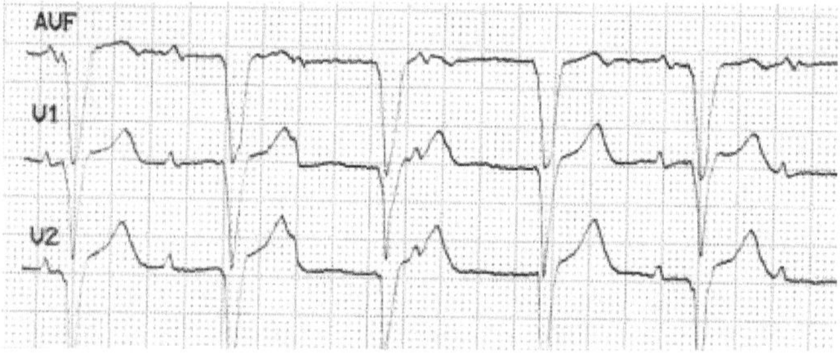

Figura 13-6. Bloqueo de rama izquierda.

ECG anormal - cardiopatía isquémica

- Un ECG normal no la descarta (SCASEST) (Tabla 13-4).
- Se debe correlacionar el ECG con el estado clínico del paciente.
- Se debe leer en los 10 primeros minutos desde que el paciente ingresa en el SUH.
- Es importante realizar ECG seriados con y sin dolor.
- Se deben diferenciar tres estadios dentro de la cardiopatía isquémica: isquemia (Onda T), lesión (Segmento ST) y necrosis (Onda Q). Dentro de cada uno de ellos es importante diferenciar si es a nivel subendocárdico (temprano) o subepicárdico (tardío).
- **ISQUEMIA**
  - Subendocárdica: T picuda y de ramas simétricas.
  - Subepicárdica: T invertida y de ramas simétricas.
- **LESIÓN**
  - Subendocárdica: descenso del ST.
  - Subepicárdica: elevación convexa del ST (diagnóstico diferencial con la pericarditis, que cursa con elevación cóncava del ST difusa sin onda Q,):
    - Elevación cóncava del ST difusa sin onda Q) (Fig. 13-7 y Fig. 13-8).

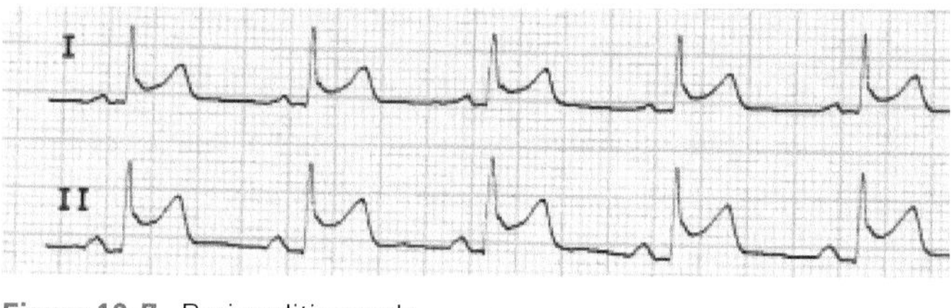

Figura 13-7. Pericarditis aguda.

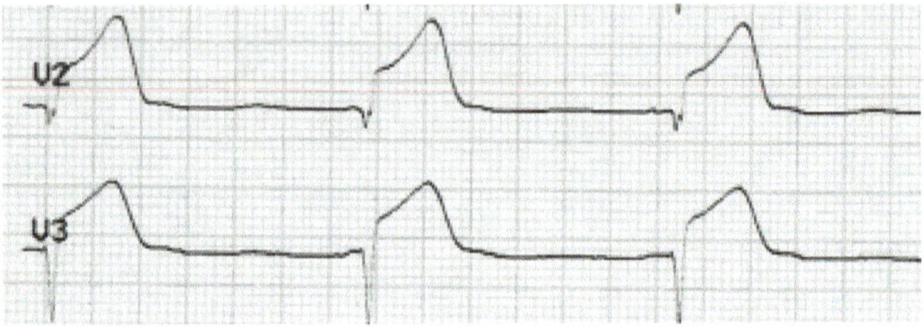

Figura 13-8. SCACEST anteroseptal.

No esperar al resultado de biomarcadores cardiacos si hay:

- Elevación de ST > 0,1 mV en al menos dos derivaciones contiguas diferentes a V2, V3.
- Elevación de ST > 0,15 en mujeres, > 0,2 mV en varones > 40 años o > 0,25 mV en varones < 40 años.

- **NECROSIS**
  - Onda Q patológica (> 0,04 s, profundidad superior a 1/3 de la amplitud de R o en derivaciones no habituales (precordiales anteroseptales V1, V2, V3) o complejo QS.

Tabla 13-4. Localización SCACEST	
Elevación II, III, aVF	SCACEST inferior (solicitar V3R y V4R)
Elevación V1, V2	SCACEST septal
Elevación V3, V4	SCACEST anterior
Elevación V5, V6	SCACEST lateral
Elevación I, aVL	SCACEST lateral alto

ARRITMIAS

- **EXTRASÍSTOLES**
  - Auriculares: QRS estrecho, precedido de onda P prematura, con pausa compensadora (**Fig. 13-9**).
  - Ventriculares: QRS ancho, no precedido de onda P, sin pausa compensadora (**Fig. 13-10**).

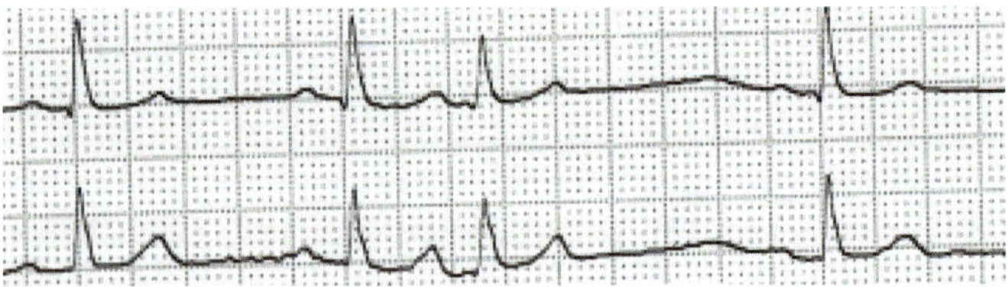

Figura 13-9. Extrasístoles auriculares.

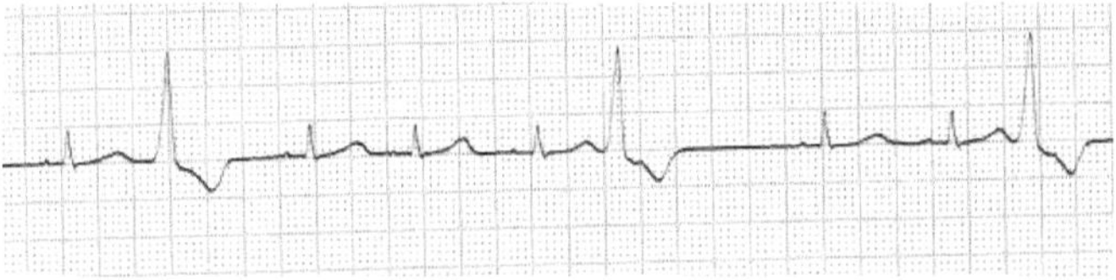

Figura 13-10. Extrasístoles ventriculares.

- **TAQUICARDIA AURICULAR** (QRS estrecho)
  - Frecuente en EPOC.
  - Ondas P diferentes a las sinusales.
  - Atendiendo al número de P diferentes que presente podemos diferenciar:
    - Taquicardia auricular unifocal: morfología de la onda P siempre igual.
    - Taquicardia auricular multifocal: > 3 morfologías diferentes de onda P.
- **TAQUICARDIA SUPRAVENTRICULAR** (QRS estrecho) (**Fig. 13-11**)
  - Ritmo regular con una frecuencia de 150-200 lpm.
  - Ondas P no visibles.
  - Comienzo y final brusco.

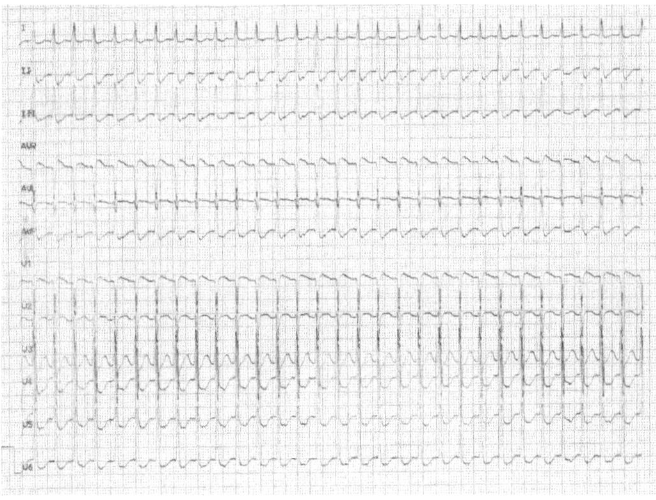

Figura 13-11. Taquicardia supraventricular.

- **TAQUICARDIA VENTRICULAR** (QRS ancho) (**Fig. 13-12**)
  - Más de tres extrasístoles ventriculares consecutivas.
  - Atendiendo a su duración pueden ser:
    - No sostenidas (duración < 30 segundos).
    - Sostenidas (> 30 segundos).
  - Atendiendo a su morfología diferenciamos:
    - Monomorfas: todos los complejos QRS tienen la misma morfología.
    - Polimorfas: los complejos QRS tienen diferentes morfologías (Ejemplo: Torsade de Pointes).
  - Puede haber pulso o no (taquicardia ventricular sin pulso: TVSP).

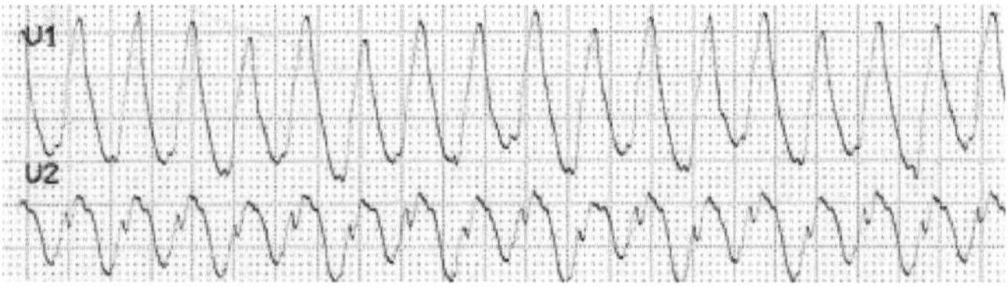

Figura 13-12. Taquicardia ventricular.

- **FIBRILACIÓN VENTRICULAR**
  - Ritmo caótico caracterizado por la presencia de ondas irregulares y de alta frecuencia.
  - Ritmo de parada cardiaca, sin pulso.
- **RITMO DE LA UNIÓN AV**
  - Frecuencia < 40 lpm.
  - Ondas P no visibles o P negativa en II, III y aVF.
- **FIBRILACIÓN AURICULAR** (**Fig. 13-13**)
  - Ausencia de onda P.
  - QRS estrecho (salvo presencia de bloqueo de rama).
  - Distancia RR irregular.

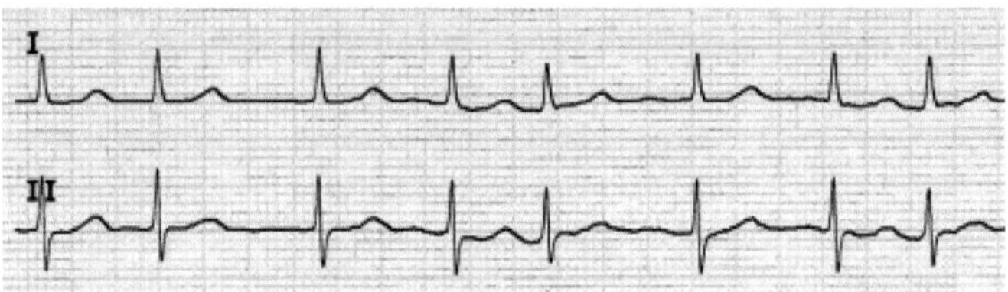

Figura 13-13. Fibrilación auricular con respuesta ventricular rápida.

- ***FLUTTER* AURICULAR** (**Fig. 13-14**)
  - "Dientes de sierra" (Ondas F) en D2 hacia abajo (flutter auricular típico antihorario) o hacía arriba (flutter auricular típico horario).
  - QRS estrecho.

- Distancia RR regular o irregular (flutter de conducción variable).
- Conducción ventricular regular (2:1 FC 150 lpm / 3:1 FC 100 lpm / 4:1 FC 75 lpm).

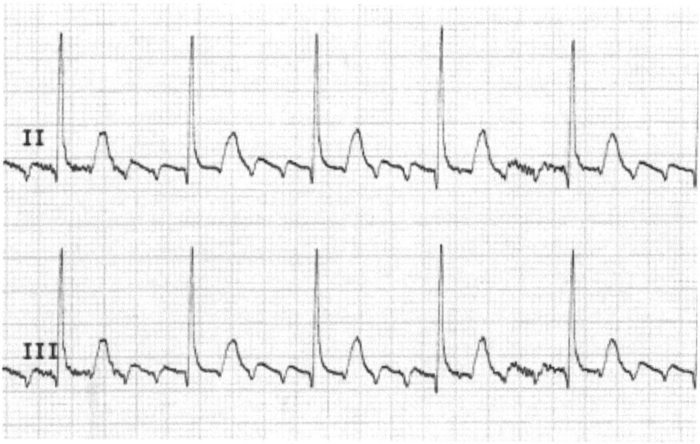

Figura 13-14. *Flutter* auricular antihorario típico.

- **HIPERPOTASEMIA** (Fig. 13-15)
  - Alargamiento del segmento PR.
  - QRS ancho.
  - Onda T picudas.

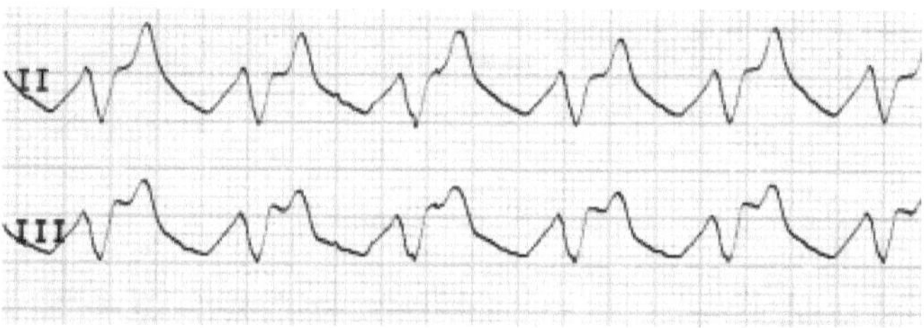

Figura 13-15. Hiperpotasemia grave.

- **HIPOPOTASEMIA**
  - Depresión del segmento ST.
  - Aplanamiento de ondas T + onda U prominente.
- **HIPERCALCEMIA**
  - Acortamiento del QT.
- **HIPOCALCEMIA**
  - Alargamiento del QT.

- **SINDROMES DE PREEXCITACIÓN**
  - Existe una vía de conducción anormal entre las aurículas y los ventrículos. Ejemplo: síndrome de Wolf-Parkinson-White. Cursa con:
    - PR corto (duración < 120 ms)
    - QRS ancho (onda delta)
- **SÍNDROME DE BRUGADA**
  - Elevación de ST en V1-V3 en tienda de campaña.
  - Patrón de bloqueo de rama derecha.
  - Ondas T invertidas.

Check-list (lectura ECG) (Tabla 13-5)

Tabla 13-5. Check-list (lectura ECG)		
ASPECTOS TÉCNICOS		
El ECG corresponde al paciente	SI	NO
Los electrodos están bien colocados. ECG sin artefactos	SI	NO
La velocidad y amplitud en el papel es la adecuada	SI	NO
FRECUENCIA CARDIACA (Taquicardia/Bradicardia)		
RITMO SINUSAL (para considerar ritmo sinusal todos los apartados deben tener respuesta afirmativa)		
Onda P positiva en II, III y aVF y negativa en aVR	SI	NO
Toda onda P va seguida de complejo QRS y todo QRS precedido de P	SI	NO
RR constante en un rango entre 60 y 100 lpm	SI	NO
PR igual en todos los complejos, con un tiempo de 120-200 ms	SI	NO
OTROS ASPECTOS		
Ritmo	Regular	Irregular
Complejo QRS	Ancho	Estrecho
Ondas P	SI	NO
Onda P va seguida de complejo QRS (siempre/algunas veces/nunca)	SI	NO
Elevación de ST	SI	NO
Infradesnivelación de ST	SI	NO
Onda T picuda (asimétrica/simétrica)	SI	NO
Onda T invertida	SI	NO

BIBLIOGRAFÍA

- Dubin D. Interpretación de ECG. Método Clásico del Dr. Dubin para entender los mensajes eléctricos del corazón (1ª edición). España: Editorial Cover Publishing, 2007.
- Vazquez Lima MJ, Casal Codesido JR. Guía de Actuación en Urgencias (5ª edición). Madrid: Editorial Médica Panamericana, 2015.

14. Manejo de las arritmias más frecuentes

M. R. Sánchez Jaén, R. Rodríguez Alonso, A. Mayorga Bajo

PUNTOS CLAVE

- Valoración inicial del estado hemodinámico.
- Conocer las comorbilidades asociadas y si existe cardiopatía estructural previa.

DEFINICIÓN

Arritmia es todo ritmo que no es sinusal.

CLASIFICACIÓN (TABLA 14-1)

<table>
<tr><th colspan="2">Tabla 14-1. Clasificación de las arritmias</th></tr>
<tr><th>Taquiarritmias supraventriculares</th><th>Taquiarritmias ventriculares</th></tr>
<tr><td rowspan="3">• Arritmia sinusal respiratoria.
• Taquicardia sinusal.
• Extrasístoles auriculares.
• Taquicardia supraventricular:
– Taquicardia auricular.
– Fibrilación auricular (FA).
– Flutter auricular (FlA).
– Taquicardia paroxística supraventricular (TPSV):
▪ Reentrada en el nodo auriculoventricular (taquicardia intranodal, TIN).
▪ Reentrada por vía accesoria (Wolf-Parkinson-White): conducción ortodrómica o antidrómica.</td><td>• Extrasístoles ventriculares.
• Taquicardia ventricular no sostenida (< 30").
• Taquicardia ventricular sostenida: monomórficas (TVMS) o polimórficas
– Torsade de Pointes.
• Fibrilación ventricular (FV).</td></tr>
<tr><th>Bradiarritmias</th></tr>
<tr><td>• Bradicardia sinusal.
• Enfermedad del nodo sinusal.
• Bloqueos sinoauriculares.
• Bloqueos auriculoventriculares (BAV).
– BAV de 1er grado.
– BAV de 2º grado:
▪ Tipo I o Wenckebach
▪ Tipo II
▪ Tipo 2:1
– BAV de alto grado o avanzado.
– BAV de 3º grado (disociación AV).
• La FA o el FlA también pueden tener una frecuencia baja o normal.</td></tr>
</table>

CLÍNICA

Las arritmias suelen ser asintomáticas, pero los síntomas más habituales son:

- **Taquiarritmias:** palpitaciones (lo más frecuente), dolor torácico, disnea, sudoración, mareos e incluso síncopes.
- **Bradiarritmias:** mareos, debilidad, disnea, síncopes.

MANEJO INICIAL

- Asegurar el ABC. Constantes vitales (TA, FC, diuresis, $SatO_2$).
- Historia clínica y exploración física: inicio, fin y duración de síntomas. Factores desencadenantes. Episodios previos. Existencia de cardiopatía estructural u otras enfermedades. Tratamiento farmacológico habitual. Consumo de tóxicos.
- Monitorización cardiaca (ECG de 12 derivaciones con tira de ritmo).
- Vía venosa periférica.
- Monitorización continua de ritmo, frecuencia cardiaca, tensión y diuresis.
- Valorar el estado hemodinámico (**Tabla 14-2**):
    - En caso de mala perfusión periférica:
        - Si hay parada cardiorrespiratoria (PCR): soporte vital avanzado.
        - Si el paciente tiene mala tolerancia hemodinámica: cardioversión eléctrica (CVE).
        - Si hay bradiarritmia con inestabilidad hemodinámica: **fármacos** (atropina, isoproterenol), marcapasos transcutáneo, marcapasos temporal.
- Analítica: bioquímica, hemograma, coagulación y gasometrías si hay hipoxemia; troponinas en pacientes con factores de riesgo.
- Radiografía de tórax.

Tabla 14-2. Criterios de inestabilidad hemodinámica
• Hipotensión grave (< 90/50 mmHg). • Alteración de consciencia. • Insuficiencia cardiaca, shock cardiogénico, edema agudo de pulmón. • Dolor torácico. • Signos de mala perfusión/bajo gasto cardiaco: palidez cutánea, frialdad, etc. • Acidosis láctica (incremento de los niveles de ácido láctico con o sin acidosis metabólica).

TAQUICARDIAS

Taquicardias de QRS estrecho

La adenosina y las maniobras vagales pueden finalizar la taquicardia y ayudarnos en el diagnóstico diferencial del tipo de arritmia.

Taquicardia sinusal

ECG

Ritmo sinusal, ondas P presentes e iguales a las sinusales, FC > 100 lpm. Generalmente, inicio y terminación graduales. Suelen tener algún desencadenante (ejercicio, fiebre, nerviosismo, anemia, hipertiroidismo, tóxicos...), cuya corrección es la base del tratamiento.

Tratamiento

Para conseguir el alivio sintomático: betabloqueantes como propranolol (*Sumial*®) 10 mg/8 h VO. Se podría añadir ivabradina (*Corlentor*®, *Procoralan*®) en dosis inicial de 5 mg/12 h VO.

Taquicardias paroxísticas supraventriculares

ECG

Frecuencia ventricular regular con FC > 100 lpm. Comienzo y terminación súbitos. Rítmicas y con QRS estrechos excepto:

- En presencia de bloqueo de rama izquierda.
- En presencia de conducción aberrante, bloqueo funcional o bloqueo frecuencia-dependiente (se produce bloqueo de rama con frecuencias altas).
- En presencia de vía accesoria y taquicardia con conducción antidrómica*.

Tratamiento inicial general

Inestable: cardioversión eléctrica sincronizada (CVE).
Estable:

- Maniobras vagales: valsalva o masaje del seno carotídeo (realizar de forma unilateral; está *contraindicado* si hay antecedentes de AIT, ACV o aterosclerosis carotídea o si se encuentra soplo carotídeo en la exploración). Durante las maniobras vagales, registrar el ECG para establecer el diagnóstico diferencial del tipo de taquicardia.
- Si no es efectivo: adenosina (*Adenocor*® amp 6 mg/2 mL). Bolos IV rápidos de manera escalonada, espaciados 1-2 minutos, pasando 6 mg seguidos de 12 mg. Precaución en asma, EPOC avanzado y WPW conocido. ES UNA MANIOBRA DIAGNÓSTICA que ocasionalmente puede revertir la taquicardia.
- Alternativas:
  - Bloqueantes de los canales del calcio no dihidropiridínicos: verapamilo 5 mg IV o diltiazem 30 mg IV a pasar en 2 min. *Contraindicados* en niños, en personas con antecedentes de FEVI deprimida, IC aguda, hipotensión grave, FA preexcitada o TV.
  - Betabloqueantes: esmolol (bolo de 0,5 mg/kg) o metoprolol (2,5-15 mg administrado en bolos IV de 2,5 mg). Enlentecen. *Contraindicados* en pacientes con IC descompensada.

Si revierte: ECG postaquicardia (buscar signos de preexitación: onda delta, PR corto). Remitir al paciente a consulta de cardiología para su estudio.

En el caso de taquicardias auriculares focales, multifocales o por macrorreentradas es frecuente que no sea posible revertir a ritmo sinusal, debiendo intentar controlar la FC.

*Taquicardias mediadas por vía accesoria

- **Regular, con QRS estrecho (< 120 ms):** probablemente sea una taquicardia ortodrómica. Tratamiento similar a otras TPSV (maniobras vagales, adenosina, betabloqueantes, etc.).
- **Regular, con QRS ancho (> 120 ms):** taquicardia antidrómica; pueden emplearse maniobras vagales y adenosina.
- **Irregular, QRS ancho (> 120 ms) y de morfología variable**: pensar en una FA preexcitada. En caso de inestabilidad hemodinámica CVE ; en caso de estabilidad hemodinámica pueden emplearse fármacos antiarrítmicos (procainamida es la primera elección, flecainida, la segunda). *Contraindicados* **fármacos que enlentezcan la conducción eléctrica por el NAV** (digoxina, betabloqueantes, verapamilo, diltiazem, amiodarona, etc.) por el riesgo de acelerar la conducción a través de la vía accesoria y acabar desencadenando FV.

Fibrilación auricular (arritmia más frecuente)

ECG

ECG sin ondas P, pudiéndose identificar ondas f, con RR irregular y frecuencia variable.

Clasificación de la FA

- FA diagnosticada por primera vez.
- FA paroxística: < 7 días.
- FA persistente: > 7 días.
- FA persistente de larga duración: > 1 año.
- FA permanente: se asume la FA.

Tratamiento

Profilaxis antitrombótica (PTE)

Establecer el riesgo de sufrir ictus con la escala CHA2DS2-VASc (**Tabla 14-3**).

Valorar el riesgo hemorrágico con el score HAS-BLED (**Tabla 14-4**).

Contraindicaciones absolutas para la anticoagulación oral: hemorragia activa grave, < 50.000 plaquetas/mL, anemia grave en estudio, acontecimiento reciente con riesgo hemorrágico (**Tabla 14-5**).

Control de la frecuencia

De elección en pacientes con FA de origen *incierto o más de 48 horas* de evolución y estables:

- Objetivos: FC < 110 lpm.
  - *Sin IC y FEVI conservada*:
    - Betabloqueantes: atenolol (*Tenormin*®) 25 mg VO si la TA es normal, o metoprolol (*Beloken*®): 100 mg/12 h VO o 2,5-5 mg/kg IV en 2 min: máximo 3 dosis. Alternativa oral de mantenimiento, bisoprolol 1,25 mg/día y aumentar según respuesta.

Tabla 14-3. Score CHA_2DS_2-VAS_c

C	Descompensación de IC reciente con independencia de la FEVI o disminución de la FEVI aunque sea asintomática	1 punto
H	HTA	1 punto
A_2	Edad ≥ 75 años	2 puntos
D	Diabetes	1 punto
S_2	*Stroke*: ictus, embolia sistémica o AIT. Tromboembolia	2 puntos
V	Enfermedad vascular periférica, cardiopatía isquémica Placa compleja en aorta descendente	1 punto
A	Edad 65-74	1 punto
S	Sexo femenino*	1 punto
Puntuación	≥ 2 en hombres 3 en mujeres	Anticoagulación oral (ACO), preferentemente, anticoagulantes de acción directa (ACOD)
	1 en hombres 2 en mujeres	Indicación IIa de anticoagulación
	0 - 1 en mujeres	No ACO **

* El sexo femenino sólo suma si hay otro punto previo. Es un modificador de riesgo más que factor de riesgo.

** Recordar que la antiagregación no tiene ninguna indicación en la prevención del ictus en la FA y aumenta el riesgo hemorrágico.

Tabla 14-4. Score HASBLED

H	HTA	1 punto
A	Función renal o hepática alterada. Diálisis, trasplante, creatinina > 2,20 mg/dL, bilirrubina > 2 veces, GOT/GPT > 3 veces valor normal	1 -2 puntos (1 punto cada una)
S	*Stroke*: ictus isquémico o hemorrágico	1 punto
B	Sangrado o predisposición: diátesis, anemia, trombocitopenia grave	1 punto
L	INR lábil, tiempo en rango terapéutico < 60 %, en tratamiento con acenocumarol	1 punto
E	> 65 años o fragilidad extrema	1 punto
D	Fármacos: AAS, AINE, alcohol	1-2 puntos (1 punto cada una)

Si > 3: riesgo hemorrágico elevado. Implica control estricto, no contraindica ACO. Actuar sobre factores modificables de riesgo hemorrágico: HTA, evitar AINE y alcohol, vigilar adherencia, control de INR y tiempo en rango terapéutico.

Tabla 14-5. Tratamiento antitrombótico	
ANTAGONISTAS DE LA VITAMINA K	
En prótesis valvular mecánica y estenosis mitral reumática moderada o grave. Establecidos por hematólogo.	
ANTICOAGULANTES DE ACCIÓN DIRECTA (ACOD)	
Dabigatrán (*Pradaxa®*)	150 mg/12 h. • Ajuste a 110/12h para pacientes en tratamiento con verapamilo o con edad > 80 años. Además, puede considerarse la dosis de 110 mg/12 h en caso de alto riesgo hemorrágico en pacientes con edad entre 75 y 80 años o con insuficiencia renal. *Contraindicado en caso de ClCr < 30 mL/min.*
Rivaroxabán (*Xarelto®*)	20 mg/24 h. • Ajuste a 15 mg/24 horas si ClCr 50-15 mL/min *(< 15: contraindicado).*
Apixabán (*Eliquis®*)	5 mg/12 h. • Ajuste a 2,5 mg/12 h en: ClCr 30-15 mL/min *(< 15: contraindicado)* o dos condiciones de tres: > 80 años, < 60 kg, creatinina > 1,5 mg/dL.
Edoxabán (*Lixiana®*)	60 mg/24 h. • Ajuste a 30 mg/24 horas si: ClCr 15-50 ml/min *(< 15: contraindicado)*, < 60 kg, dronedarona, ciclosporina, eritromicina o ketoconazol.

- Calcioantagonistas no dihidropiridínicos: verapamilo (*Manidon®*) 0,075-0,15 mg/kg en 2 min o diltiazem (*Masdil®*) 0,25 mg/ kg en 2 min si no indicados los betabloqueantes. Pueden repetirse cada 20 min. *No asociar* con betabloqueantes.
- Digoxina: puede usarse combinada con betabloqueantes o calcioantagonistas (cuando con ellos no controlamos la FC) o sin ellos (cuando están contraindicados).
- Amiodarona (*Trangorex®*): únicamente indicada si con el resto de fármacos no logramos control de frecuencia.

- *Con IC y FEVI deprimida*:
  - Digoxina: Primero "impregnar" al paciente, con dosis de 0.5 – 1.5 mg en las primeras 24 h; posteriormente, dosis de mantenimiento (0.125 – 0.25 mg/24h). Estrecho margen terapéutico: precaución en ancianos, bajo peso y pacientes con insuficiencia renal.
  - Betabloqueantes: precaución y dosis bajas en caso de IC aguda. No utilizar atenolol (único betabloqueante sin evidencia de beneficio en IC con FEVI deprimida).
- Es importante ser pacientes para lograr el control de FC, especialmente, si se trata de un flutter auricular: es habitual precisar al menos 24 h para dicho objetivo:
  - Si logramos FC < 110 lpm y el paciente se encuentra clínica/ hemodinámicamente estable: control ambulatorio por MAP y

Cardiología/Geriatría/MI (en función de las características del paciente).
    - Si FC < 60 lpm (FA lenta): manejo como bradiarritmia.
  - Amiodarona sólo en fase aguda.

Control del ritmo

- *Inestabilidad hemodinámica*: CVE (200 Julios) independientemente de la duración de la FA o de la anticoagulación previa.
- Sólo si *estable y < 48 horas* de evolución o anticoagulación previa:
  - Sin cardiopatía:
    - Fármacos Ic: propafenona (*Rytmonorm*®) 150 – 300 mg/8 h o flecainida (*Apocard*®) 50-100 mg/12 h. *Contraindicados* si hay antecedentes de cardiopatía isquémica, IC o hipertrofia ventricular. Asociar betabloqueantes o calcioantagonistas no dihidropiridínicos por riesgo de fármacos Ic de desencadenar un flutter con AV 1:1.
    - Vernakalant (3 mg/kg IV en 10 min). Puede usarse en a partir del mes del evento agudo de cardiopatía isquémica.
  - Con cardiopatía estructural:
    - Amiodarona: 5-7 mg/kg en 1-2 h, seguido de 50 mg/h hasta un máximo de 1,2 g en 24 h. Ampollas de 150 mg.

Después del tratamiento

- Si hay ritmo sinusal: consulta externa de Cardiología. Podrían pautarse fármacos para el control del ritmo (si no hay cardiopatía estructural: fármacos Ic asociados a betabloqueantes/calcioantagonistas no dihidropiridínicos, y en caso de cardiopatía estructural: amiodarona).
- Si no hay ritmo sinusal: HBPM SC con posterior CVE en las primeras 48 h del inicio. Si > 48 h o inicio indeterminado: control de FC, anticoagulación y cardioversión en 3 semanas, si se ha usado un ACOD.

Flutter auricular

ECG

Ondas F en forma de dientes de sierra.

Tratamiento

- Control de FC con betabloqueantes o calcioantagonistas no dihidropiridínicos, pudiendo añadir digoxina. En general, es más complicado el control de FC.
- En caso de inestabilidad: CVE (generalmente podemos utilizar menos energía que en la FA, pudiendo ser eficaz un choque a 50 Julios, inicialmente).

Taquicardias de QRS ancho

Diagnóstico y tratamiento

En pacientes hemodinámicamente estables puede ser útil emplear adenosina IV. Si es ventricular, no se modificará, pero si es supraventricular con conducción aberrada, puede revertirse. Así pues, la adenosina puede frenar momentáneamente la taquicardia (utilidad diagnóstica) e incluso terminar con ella (utilidad diagnóstica y terapéutica).

Taquicardia ventricular

ECG

≥ 3 latidos ventriculares consecutivos a una frecuencia ≥ 120 latidos/minuto.

Puede ser monomorfa o polimorfa (torsade de pointes).

Tratamiento

- *Inestable:* con pulso, CVE sincronizada. Sin pulso, desfibrilación y RCP.
- *Estable:* procainamida (*Biocoryl*®) 1g IV en 30 min (100 mg en bolo de 3 min), resto en SSF 0,9 % o 100-200 mg en bolo IV hasta interrumpir o llegar a 1 g o amiodarona 1 amp IV en 10 min. Repetir si es necesario (dosis máxima: 2,2 g/24 h). Si no cede: CVE. Si IAM: lidocaína 100 mg IV en 2 min, con posterior perfusión de 1g en 500 cc de SG al 5 % (60 mL/h).

En la TV polimorfa con QT largo: sulfato de magnesio. Actuar siempre sobre factores causales, como alteraciones iónicas. Puede ser útil el implante de marcapasos temporal.

Fibrilación ventricular

Protocolo de RCP.

BRADICARDIAS

Tratamiento

Según el estado hemodinámico:

- *Inestable*. Además de las medidas generales, control de la frecuencia ventricular:
  - Atropina (0,5 mg IV; puede repetirse cada 5 min, máximo 3 mg en 24 h): *contraindicada* en BAV de segundo grado tipo II y en BAV de tercer grado con ritmo de escape ventricular.
  - Isoproterenol (*Aleudrina*®) 2 ampollas en 100 cc de SSF a 5 mL/h. Si no se estabiliza: sedoanalgesia y marcapasos transcutáneo.
- *Estable*: observar y corregir factores desencadenantes. Pensar en intoxicación farmacológica con digoxina, betabloqueantes, antagonistas de calcio o amiodorona. Si se tolera la bradiarritmia, esperar a "lavar" el fármaco.

BRADIARRITMIAS PATOLÓGICAS

Disfunción del nodo sinusal

Tratamiento si hay alteraciones hemodinámicas.

Bloqueos sinoauriculares

Tratamiento según medidas generales.

Bloqueos auriculoventriculares

- **BAV de primer grado:** PR > 0,21 s de forma constante. No necesita tratamiento urgente. Si el paciente está asintomático y ha sido un hallazgo casual en el ECG: consulta programada con Cardiología (riesgo de síncopes).
- **BAV de segundo grado**
  - Tipo 1 o Mobitz I (Wenckebach): alargamiento progresivo de PR hasta que una onda P no conduce. Tratamiento si hay síntomas. Consulta con Cardiología.
  - Tipo 2 o Mobitz II: ondas P que no conducen sin alargamiento de PR previo. Indicación de marcapasos (independiente de la presencia de síntomas).
- **BAV 2:1:** para diferenciar entre BAV Mobitz I y II, a veces puede estar indicado el estudio electrofisiológico para decidir marcapasos definitivo.
- **BAV de tercer grado o completo:** disociación auriculoventricular. Ondas P no conducidas, con ritmo de escape independiente de la actividad sinusal. Indicado marcapasos.

DESFIBRILADOR AUTOMÁTICO IMPLANTABLE (DAI)

- Está indicado como prevención primaria (ante cardiopatías que predisponen a arritmias ventriculares y muerte súbita) o como prevención secundaria (en pacientes con arritmias ventriculares previas, con inestabilidad hemodinámica y sin causas desencadenantes).
- El portador de DAI con clínica de disfunción del mismo debe ser valorado de manera urgente: realizar ECG de 12 derivaciones, Rx de tórax y analítica con creatinina e iones. Posibilidades:
  - Descargas apropiadas por TV/FV.
  - Descargas inapropiadas por fallo del dispositivo.
- Monitorizar al paciente y avisar a la unidad correspondiente.

MARCAPASOS

Un mismo dispositivo se puede programar para que actúe de diferentes modos (**Tabla 14-6**).

Si se sospecha disfunción en un paciente portador de marcapasos es importante explorar "la bolsa" del generador, buscando signos de infección y realizar ECG (sin/con imán), analítica sanguínea para descartar alteraciones electrolíticas y Rx de tórax para comprobar la posición de los electrodos.

Tabla 14-6. Modalidades de marcapasos				
Cámara estimulada	Cámara detectada	Respuesta a la detección	Ejemplos más frecuentes	
0 Ninguna	0 Ninguna	0 Ninguna	**V00**	Estimula el ventrículo sin sensar: marcapasos con imán
A Aurícula	A Aurícula	T Provocado	**AAI**	Sensa y estimula la aurícula con inhibición
V Ventrículo	V Ventrículo	I Inhibido	**VVI**	Sensa y estimula el ventrículo con inhibición
D Ambas	D Ambas	D Doble	**DDD**	Sensa y estimula ambas. DDDR responde en ejercicio

En el ECG podemos encontrar:

- **Ritmo propio del paciente**, en cuyo caso, el marcapasos se inhibe y no veremos espigas.
- **Ritmo de marcapasos normofuncionante:** la espiga auricular precede la onda P y la espiga ventricular precede al QRS.
- **Fallo de captura:** hay espigas no seguidas de actividad auricular (en caso de disfunción del electrodo auricular) o no seguidas de QRS (en caso de disfunción del electrodo ventricular).
- **Fallo de sensado:** la espiga auricular aparece "dentro" de la propia onda P o después de la misma (disfunción de electrodo auricular) o la espiga ventricular aparece inmersa o después del QRS (en caso de disfunción del electrodo ventricular).
- **Taquicardia** mediada por el marcapasos.
- **Sospecha de fallo del marcapasos:** contactar con unidad de arritmias mientras se encuentra el paciente monitorizado.

RECUERDE

- Lo más importante es valorar el estado hemodinámico del paciente antes de pautar ningún tipo de tratamiento y, periódicamente, durante el mismo.

BIBLIOGRAFÍA

- Brugada J, Katritsis DG, Demosthenes G, Arbelo E, Arribas F, Bax JJ, et al. Guía ESC 2019 sobre el tratamiento de pacientes con taquicardia supraventricular. Revista Española de Cardiología. 2020;73(6):496.e1-496.e60.
- Hindricks G, Potpara T, Dagres N, Arbelo E, Bax JJ, Blomström-Lundqvist C, et al. Guía ESC 2020 sobre el diagnóstico y tratamiento de la fibrilación auricular, desarrollada en colaboración de la European Association for Cardio-Thoracic Surgery (EACTS). Revista Española de Cardiología. 2021;74(5):471.e1-437e1.

- Kusumoto MH, Schoenfeld MH, Barrett C, Edgerton JR, Ellenbogen KA, Gold MR, et al. 2018 ACC/AHA/HRS Guideline on the Evaluation and Management of Patients With Bradycardia and Cardiac Conduction Delay: A Report of the American College of Cardiology/American Heart Association Task Force on Clinical Practice Guidelines and the Heart Rhythm Society. Circulation. 2019;140 (8):e382-e482. ISSN 0009-7322.
- Steffel J, Collins R, Antz M, Cornu P, Desteghe L, Haeusler KG, et al. 2021 European Heart Rhythm Association Practical Guide on the Use of Non-Vitamin K Antagonist Oral Anticoagulants in Patients with Atrial Fibrillation. Europace. 2021 Oct 9;23(10):1612-1676. doi: 10.1093/europace/euab065.

15. Dolor torácico

S. Toranzo Nieto, J. Lázaro González, I. Toranzo Nieto

PUNTOS CLAVE

- Excluir causas que presupongan riesgo vital inminente para la vida del paciente: isquemia miocárdica, TEP, aneurisma disecante de aorta, rotura esofágica, neumotórax agudo y pericarditis aguda con derrame pericárdico grave.
- La intensidad, localización, duración, irradiación y comienzo junto con una correcta lectura del ECG orientan el diagnóstico.

CONCEPTO

Dolor localizado entre horquilla esternal y diafragma. Es un síntoma muy frecuente en urgencias (5-20 %). Es muy importante diferenciar procesos leves de graves (SCA: alta morbimortalidad). Puede ir acompañado de inestabilidad hemodinámica.

El dolor torácico se considera agudo cuando es de nueva aparición o implica un cambio en el patrón, la intensidad o la duración respecto a episodios anteriores.

ETIOLOGÍA (TABLA 15-1)

Tabla 15.1. Etiología del dolor torácico	
Cardiovascular isquémica	Síndrome Coronario Agudo, angina estable Taquiarritmias, bradiarritmias Miocardiopatía hipertrófica Hipertensión pulmonar Anemia grave
Cardiovascular no isquémica	Pericarditis, miocarditis Síndrome aórtico agudo Estenosis aórtica
Pulmonar	TEP, infarto pulmonar, neumotórax Neumonía, pleuritis pleurodinia Traqueobronquitis Tumores Mediastinitis , enfisema mediastínico
Digestiva	Gastritis, distensión gástrica, ulcera péptica, RGE, hernia de hiato Espasmo esofágico, desgarro esofágico Perforación esofágica, colecistitis, pancreatitis

Osteomuscular	Patología costocondral (síndrome de Tietze) Hombro doloroso, discopatía cervical Contracturas musculares, fracturas costales
Neurológica-emocional	Neuralgias por compresión, herpes zóster, hiperventilación Depresión, ansiedad
Otros	Tumores de pared, mastodinia

ANAMNESIS

Dolor

Características: intensidad, tipo (opresivo, urente, punzante), localización (retroesternal, paraesternal, costal), comienzo (brusco, progresivo), duración e irradiación (**Tabla 15-2**).

Tabla 15.2. Exploración física en pacientes con dolor torácico

Síndrome clínico	Hallazgos
Síndrome coronario agudo	Diaforesis, taquicardia, hipotensión, crepitaciones, S3, soplo de regurgitación mitral; la exploración puede ser normal en casos no complicados
TEP	Taquicardia y desnea en el 90 % de los pacientes; dolor con la inspiración
Disección aórtica	Trastornos del tejido conectivo (por ejemplo, síndrome de Marfan), pulso diferencial en las extremidades (30 % de los pacientes, tipo A>B). Dolor intenso, aparición brusca + pulso diferencial + mediastino ensanchado en la radiografía de tórax >80 % de probabilidad de disección. Frecuencia de síncope >10 %, regurgitación aórtica 40 %-75° % (tipo A)
Rotura esofágica	Emesis, enfisema subcutáneo, neumotórax (20 % de los pacientes), disminución unilateral o ausencia de ruidos respiratorios
Estenosis aórtica **Insuficiencia aórtica** **Miocardiopatía hipertrófica**	EA: Soplo sistólico característico, pulso carotídeo tardío o parcial IA: Soplo diastólico a la derecha del esternón, ascenso rápido de la carótida MCH: Impulso ventricular izquierdo aumentado o desplazado, onda a prominente en la presión venosa yugular, soplo sistólico
Pericarditis	Fiebre, dolor torácico pleurítico, aumento en posición supina, roce por fricción

Síndrome clínico	Hallazgos
Miocarditis	Fiebre, dolor en el pecho, insificiencia cardiaca, S3
Esofagitis, úlcera péptica, vesícula biliar	Dolor epigástrico. Sensibilidad en el cuadrante superior derecho, signo de Murphy
Neumonía	Fiebre, dolor torácico localizado, puede ser pleurítico, puede haber roce, matidez a la percusión, egofonía
Neumotórax	Disnea y dolor en la inspiración, ausencia unilateral de ruidos respiratorios
Costocondritis, Síndrome de Tietze	Sensibilidad de las articulaciones costocondrales
Herpes zoster	Dolor de distribución dermatológica, desencadenado por el tacto; erupción característica (unilateral y de distribución dermatológica)

Traducido por Elena Moreno - Urgencias y emergencias. 2021 Guideline for the Evaluation and Disgnosis of Chest Pain. https://www.jacc.org/doi/10.1016/j.jacc.2021.07.053

Relacionado con: Movimientos respiratorios y/o osteomusculares. Alimentación. Estrés. Frío. Esfuerzo físico. Estrés emocional. Reposo.

Síntomas asociados: Fiebre (pericarditis, neumonía, embolia pulmonar, tuberculosis), tos. Expectoración (neumonía, tumores, tuberculosis). Síntomas vagales (IAM). Disnea/taquipnea (neumonía, embolia pulmonar, IAM con ICC). Síncope (disección aórtica, embolia pulmonar, SCA, Estenosis Aórtica). Alivio o aumento con: nitritos, antiácidos, analgésicos, reposo, inclinación hacia delante.

Factores de riesgo: Cardiovasculares (edad, sexo, HTA, tabaco, hiperlipemia, diabetes, obesidad). Hábitos tóxicos (cocaína). TEP (fracturas de huesos largos y pelvis). Cirugía reciente. Inmovilizaciones prolongadas. Tabaquismo. Neoplasias. Anticonceptivos.

TIPOS DE DOLOR (SEGÚN LA ANAMNESIS)

Dolor isquémico

Características. Opresivo. Intensidad variable. Muy relacionado con FRCV.

Localización. Paraesternal o retroesternal. Signo de Levine.

Irradiación. Mandíbula, epigastrio, brazos.

Duración: 2-15 minutos (más en el infarto).

Síntomas acompañantes. Vegetativos y/o disnea.

Desencadenantes. Esfuerzo, ingesta copiosa, estrés.

Mejora con nitritos en pocos minutos (también el dolor esofágico) y con reposo.

En pacientes diabéticos y en pacientes trasplantados el dolor isquémico puede no aparecer. Hay que mantener una alta sospecha ante la aparición de signos atípicos (malestar general, dolor abdominal, sudoración...)

Dolor pleurítico (neumotórax y neumonía)

Características. Punzante. Intensidad variable aumentando con la inspiración y la tos.
Localización. Hemitórax o ambos, retroesternal, costal.
Irradiación. Cuello.
Duración. Mayor que el isquémico.
Desencadenantes. Movimientos respiratorios, postura, tos.
Síntomas acompañantes. Fiebre, disnea, taquipnea, tos, expectoración.
No se modifica con la palpación costal.
Debe valorarse la hipoxemia.

Dolor pericárdico (pericarditis)

Características. Opresivo o punzante.
Localización. Retroesternal o precordial.
Irradiación. Cuello, espalda.
Aumenta con tos, movimientos respiratorios, deglución, rotación del tronco, decúbito.
Mejora con antiinflamatorios, flexión anterior del tronco, respiración superficial.
Antecedentes. Fiebre, infección respiratoria, enfermedad del tejido conectivo, cirugía cardiaca previa.
Exploración física. Roce pericárdico.

Dolor por tromboembolismo pulmonar (TEP)

Características. Variable: isquémico (TEP masivos o centrales), pleurítico o mecánico (< cuantía). A veces indoloro. La disnea es más marcada que el dolor por lo que se debe hacer el diagnóstico diferencial con la insuficiencia cardiaca. La gasometría, el ECG y el dímero D son importantes para el diagnóstico.
Síntomas acompañantes. Disnea brusca (el más frecuente), tos, hemoptisis, ansiedad, palpitaciones, síncope, dolor en EEII, shock y muerte súbita.
Antecedentes. Inmovilización, neoplasia, cirugía ortopédica, uso de anticonceptivos orales y trombofília.

Dolor por disección aórtica

Características. Dolor brusco, intenso y transfixante. Empeora por la noche.
Localización. Región torácica anterior (proximal a arteria subclavia) e interescapular (distal). A veces, la localización coincide con el lugar de la disección.

Irradiación. Cuello, espalda y flancos (sigue curso de la disección).
Duración. Desde unos minutos a varias horas.
Antecedentes. HTA, síndrome de Marfan.
Signos acompañantes. Insuficiencia aórtica aguda (soplo diastólico), asimetría de pulsos radiales y/o pedios, derrame pericárdico (tonos apagados), taponamiento cardiaco (pulso paradójico, alta PVC). Puede causar IAM (oclusión del ostium coronario).
No se modifica con movimientos ni cambios posturales.
Destacar asimetría, debilidad o ausencia de pulsos periféricos.
Focalidad neurológica si afecta a arterias carótidas

Dolor esofágico (RGE, rotura esofágica)

Características. Urente u opresivo.
Localización. Retroesternal, epigástrico.
Irradiación. Cuello, espalda, brazo izquierdo.
Duración. Desde unos minutos a varias horas.
Está relacionado con ingesta de alimentos, aspirina, alcohol, bebidas frías y estrés psíquico.
Mejora con antiácidos y nitritos, pero más lentamente que en el dolor isquémico.
Tipos:
- **RGE.** Dolor, pirosis, disfagia, odinofagia y empeoramiento con decúbito y después de las comidas.
- **Rotura esofágica.** Dolor intenso, antecedentes de técnicas invasivas o perforación por cuerpos extraños.

Dolor "psicógeno"

Características. Molestias mal definidas o dolor.
Duración. Desde unos minutos a varias horas.
Síntomas acompañantes. Palpitaciones, sudoración, hiperventilación, parestesias, temblor extremidades, "nudo" impide la respiración (bolo histérico).
Antecedentes. Trastorno ansioso-depresivo.
Mejora con ansiolíticos o placebo.

Dolor músculo-esquelético (traumatismos, esfuerzos)

Características. Dolor mecánico, sordo y punzante.
Localización. Variable.
Duración. Segundos, prolongado o intermitente.
Aumenta con movimientos.
Se reproduce a la palpación.
No suele cursar con cortejo vegetativo.
Se alivia con reposo y analgesia.

Dolor por causas digestivas

- Úlcera péptica: relacionada con el alimento.
- Colecistitis: dolor epigástrico irradiado al hipocondrio derecho.
- Pancreatitis aguda: epigastralgia irradiada a flancos.

Dolor neuropático

Neuralgias. Herpes zóster: eritema y/o vesículas siguiendo dermatoma. En la fase preeruptiva puede provocar dolor en uno o varios dermatomas.

Dolor torácico en la mujer

Las mujeres tienen menos probabilidades de recibir una atención adecuada por dolor torácico debido a que son más propensas a presentar síntomas prodrómicos y síntomas acompañantes que los hombres lo que dificulta el diagnóstico.

Debemos tener especial cuidado a la valoración del dolor torácico en este género.

EXPLORACIÓN

Constantes. Tª, TA, FC, FR, Sat.O2.

General. Coloración de piel y mucosas (cianosis), hidratación, grado de consciencia.

Inspección torácica (taquipnea, aleteo nasal, vesículas, contusiones).

Palpación osteomuscular, articulaciones condroesternales y toracoabdominal (presencia de masas pulsátiles), pulsos periféricos y centrales, simetría, frecuencia y características (dolor, latido aórtico, defensa, Murphy +). Enfisema subcutáneo (asociado a neumomediastino).

Auscultación. Cardiaca: Soplos sistólicos/diastólicos. Tonos apagados. Pulmonar: estertores secos/húmedos, soplo tubárico, hipoventilación.

Exploración neurológica (buscar posible disección aórtica). EEII (signos de TVP en TEP).

PRUEBAS COMPLEMENTARIAS

En función de la anamnesis, EF y sospecha inicial:

Pruebas de laboratorio

Hemograma, bioquímica, amilasa, dímero D (si la sospecha de TEP es baja, si la sospecha es alta (Wells >2) hay que pedir prueba de imagen), enzimas cardiacas: serán negativas si existe angina estable o inestable, y positivas, en caso de IAM con o sin ondas Q.

Gasometría arterial

Seriación de enzimas

Ante sospecha de dolor torácico de origen isquémico. Recordar: Si hay SCA con elevación del segmento ST > Activar código infarto.

Rx de tórax (Tabla 15-3)

Tabla 15.3. Radiografía de tórax	
Patología pulmonar	Neumotórax (línea de neumotórax) Derrame pleural (senos costodiafragmáticos) Neumonía (infiltrado) TEP (oligohemia)
Patología vascular/linfática	Ensanchamiento mediastínico
Patología osteomuscular	Fracturas

Ecografía: Cardiaca y pulmonar (ver capítulo específico)

ECG (prueba más útil y barata)

Debe realizarse durante el dolor y compararlo con ECG previos. Un ECG normal no excluye procesos graves (**Tabla 15-4**). Alta sensibilidad (75 %) que ↑ con ECG seriados (85 %).

Tabla 15.4. Cambios en el ECG	
Cardiopatía isquémica	Isquemia (cambios T) Lesiones (cambios ST) Distinguir: ascenso (SCACEST) y descenso (SCASEST) Descenso generalizado del ST con elevación en aVR: OCLUSIÓN DE TRONCO CORONARIO. Necrosis (Q)
TEP	Sobrecarga VD (ver capítulo específico) Patrón SI,QIII,TIII Taquicardia sinusal
Pericarditis	ST elevado y cóncavo en varias derivaciones Descenso del PR

Resumen (Fig. 15-1)

- Observar la presencia de elevación o descenso del ST.
- Ondas T negativas simétricas.
- Arritmias ventriculares.
- Taquiarritmias auriculares.
- Presencia de ondas Q.
- Aparición de bloqueos A-V o de Rama.
- Comparar con ECGs previos y realizar seriación de ECG

Otras. TC (TEP, patología aórtica aguda), ecografía abdominal (origen digestivo).

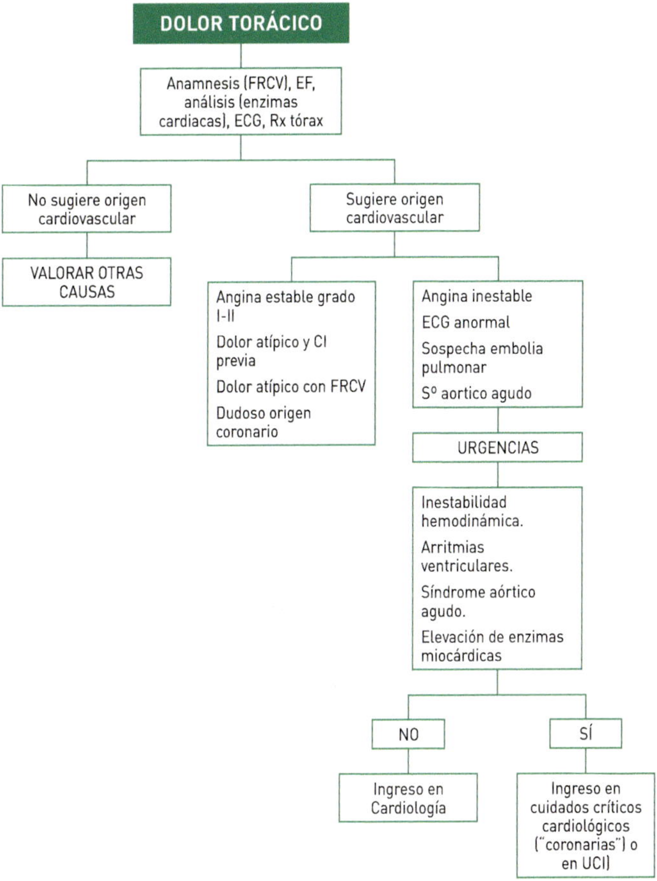

Figura 15.1. Esquema para la valoración del dolor torácico.

TRATAMIENTO

Medidas generales. Vía heparinizada, oxigenoterapia si la $SatO_2 < 90\%$ en SCA. Cuidado con oxígeno en pacientes con EPOC, monitorización y medidas posturales.

Descartar causas graves (morbimortalidad elevada). SCA, disección aórtica, TEP, pericarditis aguda, derrame pericárdico, neumotórax, rotura esofágica y fracturas costales.

Nitroglicerina. La respuesta a nitroglicerina no responde sólo a una causa cardiológica (IAM). Debe tenerse en cuenta que un dolor esofágico (el espasmo esofágico) también se puede aliviar con esa medicación.

Según etiología. Consultar el capítulo correspondiente.

RECUERDE

- Si hay SCA con elevación del ST, no esperar al resultado de las enzimas cardiacas. Activar código infarto.

BIBLIOGRAFÍA

- Brown, James E. Evaluation of chest pain. BMJ Best Practice [Internet]. London: BMJ Publishing Group; 2021 [cited 2022 Jan 28]. Available from: https://bestpractice.bmj.com/topics/en-us/301
- 2021 AHA/ACC/ASE/CHEST/SAEM/SCCT/SCMR Guideline for the Evaluation and Diagnosis of Chest Pain: A Report of the American College of Cardiology/American Heart Association Joint Committee on Clinical Practice Guidelines. JACC. 28 Oct 2021.
- Rutherford JD, Braunwald E. Diagnóstico diferencial del dolor precordial. En: Braunwald E: Tratado de Cardiología (4ª edición). Madrid: Interamericana McGraw-Hill.
- Peleterico Cobo B, Lázaro González J, Toranzo Nieto I. Dolor Torácico. En: Vázquez Lima MJ, Casal Codesido JR. Guía de Actuación en Urgencias (5ª edición), 2016.
- Plaza Moreno E. Dolor torácico: guías 2021 para la evaluación y el diagnóstico [Internet]. Urgencias y Emergencias. 2021 [citado el 8 de marzo de 2022]. Disponible en: https://www.urgenciasyemergen.com/dolor-toracico-guias-2021/

16. Síndrome coronario agudo

M. Pereira da Costa Carvalho, L. Doval Oubiña, J. M. Lamas Touza

PUNTOS CLAVE

- Ante sospecha de síndrome coronario agudo (SCA) se debe realizar un ECG de 12 derivaciones en los primeros 10 minutos.
- La base de tratamiento del SCACEST es la reperfusión inmediata y la del SCASEST, antiagregación, anticoagulación y tratamiento de la angina.

INTRODUCCIÓN

El término SCA se aplica a los pacientes con sospecha o confirmación de isquemia miocárdica aguda. Las tres entidades que habitualmente se incluyen dentro de este concepto son:

- **SCA con elevación del ST (SCACEST):**

Elevación de ST > 20 minutos. Sospecha de oclusión y cese de flujo coronario. Reperfusión precoz.

- **SCA sin elevación del ST (SCASEST):**

Sospecha de oclusión transitoria u obstrucción incompleta del flujo. Necrosis de cardiomiocitos con elevación de troponinas.

Tratamiento: antiagregación y anticoagulación. Está contraindicada la fibrinólisis.

- **Angina inestable (AI):**
  - Isquemia miocárdica en reposo o mínimo esfuerzo con ausencia de necrosis de cardiomiocitos, por lo que no se elevan las troponinas (dato diferencial con SCASEST).

El diagnóstico de infarto agudo de miocardio requiere elevación de troponina por encima del percentil 99 del límite superior de la normalidad (depende del laboratorio de referencia) y, al menos, uno de los siguientes:

- Síntoma de isquemia miocárdica.
- Nuevos cambios indicativos de isquemia en el ECG.
- Aparición de ondas Q patológicas (> 1 mm de anchura y del 33 % de amplitud de la onda r siguiente en derivaciones inferiores y laterales. En aVR y V1-V2 son patológicas todas las Q, salvo BRIHH).
- Evidencia por imagen de pérdida de miocardio viable o nueva anomalía regional en la motilidad compatible con isquemia miocárdica.
- Detección de un trombo mediante angiografía o autopsia.

DIAGNÓSTICO

Anamnesis

Antecedentes: valorar factores de riesgo cardiovascular, hábitos tóxicos y antecedentes de enfermedad coronaria personal o en familiares de primer grado < 55 años si son varones o < 65 años si son mujeres.

Clínica

Presentación típica:

Dolor torácico. El inicio es gradual y, generalmente, está provocado por actividad o ejercicio, aunque puede aparecer en reposo. Presenta localización retroesternal. El paciente suele describir molestias opresivas, como un gran peso, que puede señalar con el puño cerrado contra el esternón (signo de Levine); con menos frecuencia puede haber dolor penetrante, punzante o urente. Irradiación: abdomen (epigastrio), brazos (predominio izquierdo), cuello, mandíbula, hombros, muñeca, dedos y región interescapular.

Síntomas asociados: disnea, ansiedad y cortejo vegetativo con diaforesis fría, palidez y náuseas.

Duración: la angina suele tener una duración breve (2-5 minutos) y mejora con reposo o nitroglicerina (en el IAM no se recomienda utilizar la nitroglicerina con fines diagnósticos, debido a su escaso valor predictivo). En el IAM, generalmente, tiene una duración > 30 minutos.

Presentación atípica:

En ancianos, diabéticos y mujeres y en pacientes con enfermedad renal o demencia se puede presentar en forma de fatiga, debilidad, náuseas, vómitos, palpitaciones o síncope sin dolor torácico.

Exploración física

Puede ser normal. Está enfocada a descartar signos de inestabilidad hemodinámica, insuficiencia cardiaca (FC > 100, TAS < 100, crepitantes, soplos, etc.), desencadenantes e identificación de posibles causas no cardiogénicas del dolor.

Factores precipitantes: aumento de necesidades miocárdicas (taquicardia, fiebre, enfermedad tiroidea) o disminución de aporte de O_2 (anemia, hipoxemia).

Pruebas complementarias

Electrocardiograma (**Tabla 16-1**): ¡se debe realizar un ECG de 12 derivaciones en los primeros 10 minutos!

El ECG inicial no siempre es diagnóstico. Debe repetirse a los 15-30 minutos y utilizar derivaciones adicionales si se sospecha isquemia y las derivaciones estándar no son concluyentes: V3R- V4R (IAM derecho) y V7-V9 (IAM posterior).

Tabla 16-1. Alteraciones electrocardiográficas y correlación con la región cardiaca afectada

Alteración del ECG	Región cardiaca	Localización de la lesión
V1-V2	Septal	DAI
V2-V3	Anterior (anterolateral si I, aVL)	DAI
V1-V6, I, aVL	Anterior extenso	DAI
V5-V6 con I y aVL	Lateral (lateral alto si solo I y aVL)	CxI
II, III, aVF	Inferior	ACD (III > II), CxI
Depresión de V3R-V6R y elevación de V1-V2	Ventrículo derecho (asociado a IAM inferior)	ACD
Depresión de V1-V3 y elevación de V7-V9	Posterior	CxI

ACD: arteria coronaria derecha. CxI: arteria circunfleja izquierda. DAI: descendente anterior izquierda.

SCACEST: se observa una nueva elevación del segmento ST en el punto J > 1 mm en dos derivaciones contiguas, excepto en V2-V3, donde se aplica:

- Hombres: ≥ 2 mm en ≥ 40 años y ≥ 2,5 mm en < 40 años.
- Mujeres: ≥ 1,5 mm independientemente de la edad.

Situaciones especiales:

Bloqueo de rama izquierda (BRI): Ante la sospecha de isquemia miocárdica y BRI, independientemente si ya era conocido, se debe tratar de igual forma que IAMCEST. La presencia o sospecha de nuevo de BRI no predice el IAM *per se*.

Bloqueo de rama derecha: se asocia a peor pronóstico.

Marcapasos ventricular: si hay datos clínicos de isquemia persistente se debe considerar reperfusión urgente.

IAM posterior: puede presentar como única alteración depresión de ST ≥ 0,5 mm en las derivaciones V1-V3. Se recomienda el uso de derivaciones posteriores (V7-V9) para confirmar el diagnóstico (elevación de ST > 0,5 mm).

Isquemia por oclusión de tronco común o multivaso: infradesnivel de ST ≥ 1 mm en ≥ 8 derivaciones asociado a elevación de ST en aVR y/o V1.

SCASEST:

Puede ser normal en > 30 % de los casos. Las alteraciones más características son:

- Depresión del segmento ST ≥ 1 mm en ≥ 2 derivaciones contiguas.
- Elevación transitoria de ST.
- Cambios de onda T: inversión simétrica o pseudonormalización.

Biomarcadores-troponinas cardiacas

La determinación de *troponinas cardiacas* es obligatoria en todos los pacientes con sospecha de SCA, pero sus resultados no deben demorar la reperfusión en IAMCEST (infarto agudo de miocardio con elevación del segmento ST).

Están disponibles las Tn Convencionales (TnC) y las de alta sensibilidad (TnC-hs). Los valores de TnC por encima de percentil 99 en un contexto clínico de isquemia miocárdica es diagnóstico de IAM. Se considera daño agudo si hay aumento o descenso de TnC > 20 % y crónico, cuando están persistentemente elevados.

Se recomienda su determinación inmediata y seriación a las 3-6 h. Debido a su alta sensibilidad y precisión diagnóstica se han recomendado algoritmos rápidos de uso de TnC-hs a las 0/1 h o 1/2 h. No obstante, se deben considerar determinaciones adicionales en los pacientes que se presenten de forma precoz (< 1 h), si persiste alta sospecha diagnóstica o si el paciente sufre dolor torácico recurrente. Tienen valor pronóstico: cuanto más elevadas, más probabilidad de muerte. Pueden estar elevadas en otras entidades (**Tabla 16-2**).

No se recomienda la determinación sistemática de otros biomarcadores en el diagnóstico inicial.

Tabla 16-2. Causas de elevación de las troponinas

Cardiaca	No cardiaca o sistémica
• Taquiarritmias* • Insuficiencia cardiaca congestiva* • Urgencias hipertensivas* • Infecciones, inflamación (miocarditis*, pericarditis) • Miocardiopatía de estrés (takotsubo)* • Cardiopatía estructural (estenosis aórtica)* Disección de aorta* • Intervenciones cardiacas (biopsia endomiocárdica, ablación, injerto de derivación arterial coronaria, intervención coronaria percutánea) • Enfermedades infiltrantes (amiloidosis, hemocromatosis, enfermedades malignas)	• Embolia pulmonar*, hipertensión pulmonar • Traumatismo (descarga eléctrica, quemaduras, contusión de la pared torácica) • Hipo o hipertiroidismo • Toxicidad (antraciclinas, veneno de serpiente) • Insuficiencia renal* • Shock séptico • Accidente cerebrovascular u otro episodio neurológico agudo* • Esfuerzos de resistencia extrema* • Rabdomiólisis

* Entidades más frecuentes.

Pruebas de imagen

Rx de tórax: sirve para descartar otras etiologías y valorar el grado de congestión.

Ecocardiograma: evalúa la isquemia miocárdica o necrosis (hipocinesia/acinesia) y los diagnósticos diferenciales (disección aórtica, derrame pericárdico, embolismo pulmonar, etc.).

Para los pacientes sin dolor torácico recurrente, con ECG y concentraciones de TnC normales, pero en los que persiste la sospecha de SCA, se recomienda una prueba de estrés no invasiva (ergometría, ecocardiograma de estrés o gammagrafía).

MANEJO COMÚN DEL SCA

Medidas generales

Constantes vitales: TA, FC, FR, $SatO_2$ y temperatura. Anamnesis y exploración física dirigidas. ECG de 12 derivaciones. Valorar utilizar derivaciones adicionales: V3R-V4R (IAM derecho) y V7-V9 (IAM posterior). Canalización de vía venosa periférica y analítica (hemograma, coagulación, ionograma, creatinina, glucemia y troponinas). Monitorización cardiaca electrocardiográfica con capacidad de desfibrilación. Rx tórax.

Tratamiento inicial

- Oxigenoterapia: sólo si $SatO_2$ < 90 % o hay distrés respiratorio.
- Tratamiento antiisquémico y del dolor:
  - *Nitroglicerina (NTG)*
    - Dosis: sublingual: 0,4 mg VO, 400 mg en aerosol, cada 5 minutos hasta un máximo de 3 dosis. Intravenosa: 50 mg en 500 mL SG 5 %. Iniciar a 5-10 mL/h y aumentar 2-5mL/h cada 10 minutos hasta el cese de los síntomas o TAS < 100 mmHg. Máximo: 200 µg/min.
    - Contraindicaciones: hipotensión, infarto del ventrículo derecho (VD) o administración de inhibidores de la fosfodiesterasa tipo 5 (Viagra, Cialis) en las últimas 48 horas.
  - *Morfina:* si no cede con NTG. Cloruro mórfico: ampollas de 10 mg/1mL: 2-4 mg IV cada 5-15 minutos hasta un máximo de 15 mg. Puede retrasar la absorción intestinal de antiagregantes orales. Otros. Meperidina (IAM inferior): 25 mg IV cada 5-10 minutos o tramadol.
  - *Betabloqueantes (BB):* en SCACEST debe valorarse la administración endovenosa en los pacientes que van a someterse a ICP. En SCASEST se recomienda el inicio precoz de BB asociado a NTG si no hay contraindicaciones. Evitar en hipotensión, insuficiencia cardiaca aguda, bloqueo auriculoventricular o bradicardia grave. *Bisoprolol:* 1,25-10 mg cada 24 h VO (1-2 tomas). *Carvedilol:* 12,5-50 mg/12 h VO.
- Ansiedad: se pueden utilizar benzodiazepinas a bajas dosis (*lorazepam* 1 mg VO o *midazolam* 2-3 mg IV).
- AAS. Dosis de carga: 150-300 mg VO (de elección).

TRATAMIENTO DEL SCASEST

Se debe avisar a Unidad Coronaria de referencia para el traslado del paciente.

Tratamiento antiagregante **(Tabla 16-3)**

Doble terapia con AAS e inhibidores de P2Y12: prasugrel (es de elección si se va a realizar ICP) o ticagrelor. Clopidogrel se reserva para cuando los anteriores no estén disponibles, no se toleren o estén contraindicados. No se recomienda la administración sistemática de un pretratamiento con inhibidor de P2Y12 en pacientes con anatomía coronaria desconocida cuando se planifica estrategia invasiva temprana.

Tabla 16-3. Tratamiento antiagregante

AAS	**Dosis de carga:** 150-300 mg VO (elección) o 75-250 mg IV **Dosis de mantenimiento:** 75-100 mg VO/24 h			
Inhibidores de P2Y12				
	Prasugrel	**Ticagrelor**	**Clopidogrel**	**Cangrelor (IV)**
Dosis de carga	60 mg VO	180 mg VO	600 mg VO	Bolo intravenoso de 30 microgramos/kg seguido de infusión de 4 microgramos/kg/min durante un mínimo de 2 h o mientras dure el procedimiento
Dosis de mantenimiento	10 mg/24 h VO (5 mg si < 60 kg)	90 mg/12 h VO	75 mg/24 VO	
Contraindicaciones	• ACVA previo (isquémico o hemorrágico) • Insuficiencia hepática moderada-grave • No se recomienda en > 75 años o < 60 kg	• ACVA hemorrágico previo • Insuficiencia hepática moderada-grave	ACVA previo (isquémico o hemorrágico)	
Insuficiencia renal	No requiere ajuste			

ACVA: accidente cerebrovascular agudo. AAS: ácido acetilsalicílico.

Tratamiento anticoagulante **(Tabla 16-4)**

Está recomendado en todos los pacientes en el momento del diagnóstico y, especialmente, durante los procedimientos de revascularización.

La selección de la estrategia de tratamiento dependerá de la estratificación inicial de riesgo (**Tabla 16-5**). Para la estimación del pronóstico, la escala GRACE es la que tiene mayor poder de discriminación de mortalidad. Su calculadora está disponible en:

https://www.outcomes-umassmed.org/grace/acs_risk2/index.html.

Se puede considerar el uso de escalas de riesgo hemorrágico (CRUSADE y ACUITY) en pacientes que se someten a angiografía coronaria.

Tabla 16-4. Tratamiento anticoagulante			
	SCACEST (durante ICP)	SCASEST (a todos)	SCACEST-Fibrinólisis
Heparina no fraccionada (HNF)	**ELECCIÓN EN ICP** Bolo IV durante la ICP de 70-100 UI/kg o 50-70 UI/kg en combinación con un inhibidor de la GPIIb/IIIa		Bolo IV de 60 UI/kg (máx. 4.000 UI), seguido de infusión IV de 12 UI/kg (máx. de 1.000 UI/h). Objetivo de TTPa: 50-70 s o 1,5-2,0 el tiempo de control. Monitorización a las 3, 6, 12 y 24 h
Enoxaparina	Bolo intravenoso de 0,5 mg/kg		**ELECCIÓN*** **< 75 años:** bolo IV de 30 mg A los 15 min, 1 mg/kg SC/12 h **≥ 75 años:** no inyectar bolo IV 0,75 mg/kg/12 h **TFGe < 30 mL/min/1,73 m²:** 1 mg/kg SC cada 24 h
Bivalirudina	Bolo IV de 0,75 mg/kg; después, infusión de 1,75 mg/kg/h, máximo de 4 h tras el procedimiento		No hay evidencias
Fondaparinux	**No recomendado**	**Si tratamiento médico/ imposibilidad de traslado para ICP** 2,5 mg/día SC con bolo adicional de HNF en el momento de la ICP	**Solo con estreptoquinasa** Bolo IV de 2,5 mg seguido de una dosis SC de 2,5 mg cada 24 h*

* Hasta revascularización o alta, máximo 8 días. UI: unidades internacionales. HNF: heparina no fraccionada. ICP: intervencionismo coronario percutáneo. IV: intravenoso. SCACEST: síndrome coronario agudo con elevación de ST. SCASEST: Síndrome coronario agudo sin elevación de ST. TFGe: tasa de filtrado glomerular. TTPa: tiempo parcial de tromboplastina activada.

Tabla 16-5. Planificación de la estrategia de tratamiento del SCASEST según la estratificación del riesgo			
Riesgo	Muy alto	Alto	Bajo
Al menos uno	• Inestabilidad hemodinámica o shock cardiogénico • Dolor torácico recurrente o refractario a tratamiento médico • Arritmias potencialmente mortales • Complicaciones mecánicas del IAM • ICA con clara relación con SCASEST • Depresión ST > 1 mm al menos en 6 derivaciones además de avR y/o V1	• Diagnóstico confirmado de IAMSEST • Cambios dinámicos contiguos o presumiblemente nuevos del ST (sintomáticos o silentes) • Elevación transitoria de ST • GRACE > 140	Ausencia de características de alto o muy alto riesgo
Estrategia terapéutica (ICP)	**Invasiva inmediata (< 2 horas)**	**Invasiva temprana (< 24 horas)**	**Invasiva selectiva** Tras pruebas de isquemia o detección de EC obstructiva por ATC

ATC: angiografía por tomografía computarizada. EC: enfermedad coronaria. IAM: infarto agudo de miocardio. IAMSEST: infarto agudo de miocardio sin elevación de ST. ICA: insuficiencia cardiaca aguda. SCASEST: síndrome coronario agudo sin elevación de ST.

TRATAMIENTO DEL SCACEST

Se debe establecer contacto con el Servicio de Hemodinámica.

Reperfusión. Está indicada la reperfusión lo antes posible. En las primeras 12 h de inicio de los síntomas, la decisión se basa en el tiempo hasta la ICP: si es ≤ 120 minutos debe elegirse ICP primaria, si > 120 minutos, se debe administrar fibrinólisis lo antes posible (objetivo < 10 min). Si el diagnóstico se realiza pasadas 12 h del inicio de los síntomas, la fibrinólisis no está indicada y la ICP primaria solo está indicada en casos seleccionados hasta las 48 h (persistencia de síntomas, ICC refractaria, inestabilidad hemodinámica, arritmias refractarias o complicación mecánica). La ICP no está indicada en pacientes asintomáticos, con inicio de los síntomas > 48 horas.

Tratamiento antiagregante (véase SCASEST)

Los pacientes que se someten a ICP primaria deben recibir AAS y prasugrel o ticagrelor, excepto que haya contraindicación (antecedente de ACVA hemorrágico o isquémico en el caso de prasugrel, hemorragia activa o anemia grave inexplicada, diátesis hemorrágica conocida) o falta de disponibilidad, donde se prefiere clopidogrel. Prasugrel no se recomienda en mayores de 75 años, peso inferior a 60 kg o insuficiencia renal salvo en casos muy concretos (en los que el beneficio exceda al riesgo).

Tratamiento anticoagulante (véase SCASEST)

Se recomienda a todos los pacientes, durante la ICP primaria con HNF (elección), enoxaparina o bivalirudina. No se recomienda fondaparinux. El tratamiento anticoagulante tras ICP no está indicado, excepto si hay una causa independiente para anticoagulación (fibrilación auricular).

Fibrinólisis **(Tabla 16-6)**

Tabla 16-6. Tratamiento antifibrinolítico

Fármaco	Dosis
Tenecteplasa (TNK-tPA) * Elección	Bolo IV único: • < 60 kg: 30 mg (6.000 UI) • 60 - 70 kg: 35 mg (7.000 UI) • 70 - 80 kg: 40 mg (8.000 UI) • 80 - 90 kg: 45 mg (9.000 UI) • ≥ 90 kg: 50 mg (10.000 UI) • Reducir la dosis a la mitad para ≥ 75 años
Alteplasa (tPA)	Bolo IV de 15 mg seguido de perfusión de 0,5 mg/kg IV durante 60 min (hasta 35 mg) Después: 0,75 mg/kg en 30 min (hasta 50 mg)
Reteplasa (rPA)	Dos bolos IV de 10 unidades con 30 min de separación
Estreptoquinasa	1,5 millones de unidades en 30-60 min IV

IV: intravenoso. UI: unidades internacionales.

Está indicada la combinación de AAS y clopidogrel. El prasugrel y el ticagrelor no se han investigado como coadyuvantes de la fibrinólisis.

Inmediatamente después de la administración de fibrinólisis está indicado el traslado a un centro con ICP primaria.

Contraindicaciones de la fibrinólisis (Tabla 16-7).

Dado que la anticoagulación oral (ACO) es una contraindicación relativa para la fibrinólisis, los pacientes a tratamiento con ACO y SCACEST se deben derivar directamente para ICP primaria independientemente del tiempo de espera hasta la reperfusión. Deben recibir: dosis adicional de anticoagulación parenteral, dosis de carga (AAS + clopidogrel) e inhibidores de la bomba de protones.

Tabla 16-7. Contraindicaciones de la fibrinólisis

Absolutas	Relativas
• Hemorragia intracraneal previa o ACV de origen desconocido en cualquier momento • ACV isquémico en los últimos 6 meses • Daño del sistema nervioso central, neoplasias o malformación arteriovenosa • Traumatismo/cirugía/lesión craneal importante y reciente (en el último mes) • Hemorragia gastrointestinal en el último mes • Trastorno hemorrágico conocido (excluida la menstruación) • Disección aórtica • Punciones no compresibles en las últimas 24 h (biopsia hepática, punción lumbar)	• AIT en los últimos 6 meses • Tratamiento anticoagulante oral • Gestación o primera semana posparto • Hipertensión refractaria (PAS > 180 o PAD > 110 mmHg) • Enfermedad hepática avanzada • Endocarditis infecciosa • Úlcera péptica activa • Reanimación prolongada o traumática

ACV: accidente cerebrovascular. AIT: accidente isquémico transitorio. PAD: presión arterial diastólica. PAS: presión arterial sistólica.

COMPLICACIONES DEL SCA

Disfunción miocárdica

- *Disfunción del VI.* Es la consecuencia más frecuente y un factor predictivo independiente de mortalidad.
- *Disfunción del VD (IAM inferior).* Realizar ECG con V3R y V4R. Puede ser asintomático o cursar con la tríada: hipotensión, campos pulmonares claros y aumento de PYV.

Tratamiento: Reperfusión, corrección de disincronía y aumento de precarga (sueroterapia y dobutamina). Evitar nitratos y diuréticos.

Insuficiencia cardiaca

Es la complicación más frecuente, normalmente, secundaria a disfunción de VI. Para la evaluación de riesgo se emplea la clasificación de Killip (Tabla 16-8).

Tabla 16-8. Escala de Killip

Killip I	No síntomas o signos de IC izquierda
Killip II	Presencia de crepitantes, 3er ruido cardiaco o aumento de PVY
Killip III	Edema agudo de pulmón
Killip IV	Shock cardiogénico

IC: insuficiencia cardiaca. PVY: presión venosa yugular.

Alteraciones de la conducción

Bradiarritmias y BAV: el BAV asociado a IAM inferior suele ser suprahisiano con resolución espontánea tras la reperfusión. Si se asocia a IAM anterior, suele ser infrahisiano con alta mortalidad. Tratamiento: reperfusión, marcapasos transitorio y atropina.

Arritmias ventriculares: la presentación típica es la taquicardia ventricular inestable. Tratamiento: Cardioversión eléctrica. Si recurre, amiodarona IV o lidocaína si la anterior está contraindicada.

Mecánicas (primeros días)

Rotura de pared libre (IAM anterior): dolor súbito o colapso cardiovascular, con o sin disociación electromecánica, hemopericardio y taponamiento cardiaco (shock y muerte). Tratamiento: estabilización hemodinámica, pericardiocentesis y cirugía inmediata.

Rotura del septo interventricular (IAM anterior/posterolateral): deterioro clínico rápido, con IC o shock cardiogénico y soplo sistólico. Tratamiento: soporte hemodinámico y cirugía precoz.

Rotura del músculo papilar (IAM inferoposterior): deterioro hemodinámico súbito con disnea aguda, EAP o shock cardiogénico. Tratamiento: reducción de poscarga (diuréticos y vasodilatadores IV), angiografía y cirugía urgente.

Pericarditis temprana o tardía (1-2 semanas): clínica similar a la pericarditis aguda. Tratamiento: AAS (500-1.000 mg/6-8 h 1-2 semanas y, posteriormente, reducir 250-500 mg/semana), y colchicina (asociada a AAS u otro AINE 3 meses, evitar corticoides).

RECUERDE

- Los pacientes ancianos, mujeres, diabéticos, con enfermedad renal o demencia pueden presentar clínica atípica sin dolor torácico.
- En la doble antiagregación (AAS + IRP2Y12), prasugrel o ticagrelor son de elección si se hace ICP primaria en IAMCEST; ticagrelor se usa inicialmente en IAMSEST. Clopidogrel se reserva para cuando hay contraindicaciones, no hay disponibilidad o se realiza fibrinólisis (donde es de elección).
- La anticoagulación en el SCASEST se realiza a todos los pacientes de inicio y en el SCACEST solo en el momento de la ICP. Si se realiza ICP, la HNF es de elección. La enoxaparina es de elección en la fibrinólisis.
- Fondaparinux se utilizará en SCASEST si tratamiento médico o imposibilidad de traslado para ICP, no estando indicado en SCACEST.

NO SE DEBE HACER

Descartar un SCA ante un ECG normal.

BIBLIOGRAFÍA

- Collet J-P, Thiele H, Barbato E, Barthélémy O, Bauersachs J, Bhatt DL, et al. Guía ESC 2020 sobre el diagnóstico y tratamiento del síndrome coronario agudo sin elevación del segmento ST. Rev Española Cardiol. 2021;74(6):544.e1-544.e73.
- Ibáñez B, James S, Agewall S, Antunes MJ, Bucciarelli-Ducci C, Bueno H, et al. Guía ESC 2017 sobre el tratamiento del infarto agudo de miocardio en pacientes con elevación del segmento ST. Rev Española Cardiol. 2017;70(12):1082.e1-1082.e61.
- Thygesen K, Alpert JS, Jaffe AS, Chaitman BR, Bax JJ, Morrow DA, et al. Consenso ESC 2018 sobre la cuarta definición universal del infarto. Rev Española Cardiol. 2019;72(1):72.e1-72.e27.

17. Insuficiencia cardiaca

F. J. González de Oliveira, I. Diz Tomé, M. T. López Monteagudo

PUNTOS CLAVE

- Diagnóstico clínico: son primordiales la anamnesis detallada y la exploración física.
- Se debe intentar identificar los factores precipitantes.

CONCEPTOS

Insuficiencia cardiaca (IC): síndrome clínico con síntomas y/o signos causados por una anomalía cardiaca estructural y/o funcional, cuya característica clínica principal es la congestión pulmonar y/o sistémica.

IC aguda: empeoramiento de los síntomas/signos de la IC que requiere tratamiento urgente.

ETIOLOGÍA

- **Cardiopatía isquémica** (principal causa de IC con **fracción de eyección reducida**).
- **HTA (hipertensión arterial):** principal causa de IC con **fracción de eyección preservada.**
- Otros: valvulopatías, miocardiopatías, tóxicos, etc.

Factores precipitantes/de riesgo

- **Origen cardiaco:** síndrome coronario agudo, HTA no controlada y arritmias (bradicardias graves, taquiarritmias).
- **Origen extracardiaco:** tratamiento incorrecto/abandono, incumplimiento dietético, infecciones, anemia, IRA (insuficiencia respiratoria aguda), disfunción tiroidea, embarazo, exacerbación de la EPOC/asma y obesidad. Sobrecarga de volumen yatrógena.
- **Fármacos:** AINE (antiinflamatorios no esteroideos), corticoides, antiarrítmicos clase I-III, inotrópicos negativos y antidepresivos tricíclicos.

DIAGNÓSTICO

- **Anamnesis:**
  Es fundamental recoger en la historia clínica: factores de riesgo cardiovascular, factores precipitantes, enfermedades cardiacas previas, modificaciones terapéuticas sobre tratamiento crónico reciente y nuevos tratamientos (AINE). Se debe aplicar la **clasificación de la NYHA** para evaluar el grado de funcionalidad del paciente (**Tabla 17-1**).
- **Manifestaciones clínicas** (**Tabla 17-2**).

- **Exploración física:**
  - **Constantes:** TA (tensión arterial), FC (frecuencia cardiaca), FR (frecuencia respiratoria), SpO_2 (saturación periférica de oxígeno) y temperatura.
  - **Inspección:** perfusión cutánea, coloración de la piel y mucosas, estado nutricional, peso, tolerancia al decúbito e ingurgitación yugular.
  - **Auscultación cardiaca:** ritmo de galope, soplos y arritmias.
  - **Auscultación pulmonar:** estertores crepitantes bilaterales en bases o zonas declives, sibilancias y disminución/abolición del murmullo vesicular.
  - **Abdomen:** hepatomegalia, reflujo hepatoyugular, dolor en hipocondrio derecho y ascitis.
  - **MMII:** edemas con fóvea, signos de hipoperfusión (frialdad, livideces, palidez).
- **Pruebas complementarias:**
  - **Electrocardiograma (ECG) de 12 derivaciones:** no existe patrón específico.
  - **Analítica:** hemograma, bioquímica (glucosa, urea, creatinina, iones, cálculo del filtrado glomerular y pruebas hepáticas). Otros parámetros: **enzimas cardiacas** solo si se sospecha de SCA como causa. **Pruebas de coagulación y hormonas tiroideas:** según la sospecha de la causa desencadenante. **Dímero D:** si se sospecha TEP.
  - **Gasometría arterial:** hipoxemia con hipocapnia. Gravedad: hipercapnia (sin enfermedad pulmonar previa) y acidosis respiratoria o metabólica si hay insuficiencia renal significativa.
  - **RX tórax AP y lateral:** La ausencia de signos radiológicos no excluye el diagnóstico. **EL DIAGNÓSTICO SIGUE SIENDO CLÍNICO.** Hallazgos frecuentes: crecimiento de cavidades, derrame pleural, edema intersticial con líneas B de Kerley, borramiento de hilios, etc.
  - **Ecocardiograma:** urgente (si es posible) para la orientación del tipo de IC. No sustituye a la ecocardiografía reglada posterior.

Tabla 17-1. Clasificación NYHA

	Clase I	Clase II	Clase III	Clase IV
Actividad física	Ninguna limitación	Ligera limitación	Marcada limitación	Incapacidad para su realización
Reposo	Están cómodos	Están cómodos	Están cómodos	Presentan síntomas
Actividad ordinaria	• No padecen excesiva fatiga/ disnea • No tienen palpitaciones • No tienen dolor anginoso	Fatiga, disnea, palpitaciones o dolor torácico	• Inferior a la habitual • Fatiga, disnea, palpitaciones o dolor torácico	Fatiga, disnea, palpitaciones, dolor torácico, otros

Tabla 17-2. Síntomas y signos de la insuficiencia cardiaca	
Síntomas típicos	**Signos específicos**
• Disnea • Ortopnea • Disnea paroxística nocturna • Tolerancia reducida al ejercicio • Astenia, cansancio	• Ingurgitación yugular • Reflujo hepatoyugular • 3R (ritmo de galope) • Latido de la punta desplazado
Síntomas menos típicos	**Signos menos específicos**
Tos nocturna, sibilancias, palpitaciones, sensación de distensión, anorexia, confusión (ancianos), síncope, bendopnea	Aumento de peso (> 2 kg/semana), pérdida de peso (en IC avanzada), caquexia, soplo cardiaco, edema periférico, crepitantes pulmonares, signos de derrame pleural, taquicardia, pulso irregular, taquipnea (>16 rpm), respiración de Cheyne-Stokes, hepatomegalia, ascitis y extremidades frías

TRATAMIENTO

Medidas generales

- Reposo en cama con cabecera elevada (al menos, 30º).
- Oxigenoterapia para conseguir una $SatO_2$ ≥ 95 % (en pacientes con EPOC > 90 %). Se recomienda la oxigenoterapia en pacientes con SpO_2 < 90 % o PaO_2 < 60 mmHg para corregir la hipoxemia.
- Valorar VMNI (modo CPAP si no existe hipercapnia), en caso de taquipnea importante, uso de musculatura accesoria, diaforesis, etc.
- Canalización de vía periférica.
- Restricción hídrica (1.000-1.500 mL de suero glucosado al 5 % en 24 horas, si es necesaria la dieta absoluta). Dieta hiposódica si se permite.
- Control de diuresis: sondaje vesical solo en casos de IC grave o mala colaboración del paciente.
- Monitorización multiparámetro, si hay gravedad inicial.

Medidas farmacológicas

- **DIURÉTICOS:** son la piedra angular del tratamiento de la IC aguda. Se debe iniciar con la menor dosis posible. Si no hay respuesta a la dosis inicial, debe duplicarse en intervalos de 2 horas según sea necesario hasta las dosis máximas recomendadas:
  - **Pacientes con IC "de novo"**: furosemida (1 ampolla = 20 mg) de 20 a 40 mg IV, torasemida 10-20 mg IV.
  - **Pacientes con IC crónica agudizada/descompensada:** dosis IV inicial al menos igual a su dosis diaria habitual en el domicilio.

Control: respuesta diurética satisfactoria cuando el contenido de sodio en orina es > 50-70 mEq/L a las 2 horas y/o la diuresis > 100-150 mL/h durante las primeras 6 horas. **Si la respuesta diurética es insuficiente,** se puede duplicar la dosis de diurético administrado y se puede considerar la administración simultánea de otros diuréticos, que actúan en diferentes sitios, como las tiazidas o la acetazolamida.

No se debe intentar una infusión continua en pacientes que no han mostrado respuesta a una dosis máxima en bolo intravenoso.

- **VASODILATADORES IV:** se debe considerar su administración **cuando la PAS (presión arterial sistólica) es ≥ 110 mmHg.** ¡Siempre tras fracaso a dosis inicial de diuréticos y en combinación con ellos! Control exhaustivo de la TA (producen hipotensión fácilmente).
  - **Nitroglicerina.** Es el más utilizado. Dosis de 0,4- 1 mg SL/pulverizado o nitroglicerina IV 5-10 µg/min, incrementándose 5-10 µg/min cada 3-5 min, según se requiera. Evitar su uso en pacientes con infarto del VD (ventrículo derecho), HVI (hipertrofia de ventrículo izquierdo) o EAo (estenosis aórtica) grave. Está contraindicado si el paciente consume inhibidores de la PDE-5 (fosfodiesterasa-5).
  - **Nitroprusiato.** Se usa en pacientes con necesidad urgente de reducción de la poscarga (edema agudo de pulmón). Dosis de inicio: 5-10 µg/min, pudiendo aumentar cada 5 minutos según se tolere hasta un rango de dosis de 5-400 µ/min durante 24-48 horas.
- **INOTRÓPICOS:** En pacientes con disfunción sistólica del VI (ventrículo izquierdo), gasto cardiaco bajo y PAS baja (< 90 mmHg). **NO ESTÁN INDICADOS** para el tratamiento de la IC aguda con **FUNCIÓN SISTÓLICA CONSERVADA.**
  - **Dopamina:** efecto inotrópico (beta) a dosis 3-10 µg/kg/min IV diluidas en 250 mL de suero glucosalino. Se considera un vasopresor a dosis > 10 µg/kg/min IV. Si la función renal está alterada, no se aconseja por dificultad en ajuste de dosis.
  - **Dobutamina:** dosis inicial de 2-3µg/kg/min diluida, aumentándola hasta obtener efectos clínicos (5-20 µg/kg/min), cuando a pesar del tratamiento con dopamina no hay mejoría y/o persiste la inestabilidad hemodinámica.
  - **Levosimendán:** es preferible a dobutamina en pacientes a tratamiento con β-bloqueantes. Dosis inicial: 0,1 µg/kg/min, que puede reducirse a 0,05 o aumentarse a 0,2 µg/kg/min.
  - **Milrinona** (dosis inicial de 0,375–0,75 µg/kg/min).
- **VASOPRESORES.** En pacientes con hipotensión significativa o shock cardiogénico a pesar del tratamiento con inotrópicos:
  - **Noradrenalina:** 1ª elección. Dosis inicial: 0,05 a 0,15 µg/kg/min IV diluida en 250 mL de suero glucosalino (SGS)
  - **Adrenalina.** Dosis inicial: 0.01–0.2 µg/kg/min IV diluida en 250 mL de SG al 5%.
  - **Vasopresina.** Dosis inicial: 0,03 unidades/minuto. Debe ser diluida.
  - Se puede considerar una combinación de norepinefrina y agentes inotrópicos, especialmente en pacientes con IC avanzada y shock cardiogénico.

- **OPIÁCEOS.** No se recomienda su uso rutinario, aunque se pueden considerar en caso de dolor o ansiedad intensos/intratables. Se pueden plantear para el alivio sintomático de la disnea el Edema agudo de pulmón.

CRITERIOS DE INGRESO

- **Hospitalización:**
  - IC de reciente diagnóstico, descompensación de IC de alto riesgo, y/o enfermedad asociada que requiere tratamiento hospitalario.
  - Sospecha de estenosis aórtica o miocardiopatía hipertrófica.
  - Historia de angina reciente.
  - Cardiopatía conocida con tratamiento adecuado y a dosis plenas.
  - Insuficiencia cardiaca con insuficiencia respiratoria aguda.
- **Observación en Urgencias:**
  - IC de alto riesgo, con alta en menos de 24 horas.
  - Cardiopatía conocida con tratamiento insuficiente o inadecuado: optimizar el tratamiento y valorar en 12-24 horas el ingreso o alta hospitalaria.
- **Unidad de Cuidados Intensivos:**
  - Necesidad de ventilación mecánica invasiva.
  - Shock cardiogénico con necesidad de soporte inotrópico.
  - Factor precipitante que requiere monitorización o tratamiento en UCI.

> RECUERDE
>
> - Evalúe convenientemente la clínica, realice exploración física y analice los factores precipitantes.
> - La piedra angular en el tratamiento de un paciente con IC aguda son los diuréticos.

BIBLIOGRAFÍA

- Comentarios a la guía ESC 2021 sobre sobre el diagnóstico y tratamiento de la insuficiencia cardiaca aguda y crónica. Rev Esp Cardiol [Internet]. 2021 [citado el 28 de febrero de 2022]; Disponible en: https://www.revespcardiol.org/es-comentarios-guia-esc-2021-sobre-avance-S0300893221005029
- McDonagh TA, Metra M, Adamo M, Gardner RS, Baumbach A, Böhm M, et al. 2021 ESC Guidelines for the diagnosis and treatment of acute and chronic heart failure. Eur Heart J [Internet]. 2021 [citado el 28 de febrero de 2022];42(36):3599–726. Disponible en: https://academic.oup.com/eurheartj/article/42/36/3599/6358045?login=false
- Perna DE. Guías ESC 2021 para el diagnóstico y tratamiento de la insuficiencia cardiaca aguda y crónica – SIAC [Internet]. Siacardio.com. [citado el 28 de febrero de 2022]. Disponible en: https://www.siacardio.com/academia/guias/esc21-2/
- Ponikowski P, Jankowska EA. Patogenia y presentación clínica de la insuficiencia cardiaca aguda. Rev Esp Cardiol [Internet]. 2015 [citado el 28 de febrero de 2022];68(4):331–7. Disponible en: https://www.revespcardiol.org/es-patogenia-presentacion-clinica-insuficiencia-cardiaca-articulo-S0300893215000603

18. Edema agudo de pulmón

H. Abadin Carcedo, G. Sánchez Sindín, M. T. López Monteagudo

PUNTOS CLAVE

- Es una entidad grave sobre la que se debe actuar de forma rápida.
- Debe mantenerse monitorización continua hasta la estabilización.

CONCEPTO

El edema agudo de pulmón (EAP) es una de las posibles formas de descompensación de la insuficiencia cardiaca, que se caracteriza por el desarrollo de disnea más o menos brusca, asociada a la rápida acumulación de líquido en el espacio intersticial y en los alveolos pulmonares. Es una entidad potencialmente mortal que requiere tratamiento rápido y monitorización continua.

El paciente tipo es aquel que presenta una **afección crónica que predispone** a la insuficiencia cardiaca (enfermedad coronaria, hipertensión, valvulopatías, miocardiopatía dilatada, hipertrófica o restrictiva, etc.) sobre la que actúa un **factor desencadenante** que precipita la descompensación (transgresión dietética con dieta rica en sodio, transfusión de sangre, IAM, crisis hipertensiva, trombosis de válvula protésica, rotura de cuerda valvular en el contexto de isquemia o endocarditis).

SÍNTOMAS Y SIGNOS

Los síntomas pueden deberse a la congestión pulmonar

- Disnea más o menos **brusca** (en función de la velocidad de instauración) con ortopnea. Aparición de disnea paroxística nocturna.
- Insuficiencia respiratoria con una $SatO_2 < 90$ % (hipoxemia-hipercapnia).
- Taquipnea con una frecuencia respiratoria (FR) > 25 respiraciones/min.
- Aumento de trabajo respiratorio, con uso de musculatura accesoria.
- Tos no productiva o expectoración rosada.

O a la hipoperfusión

- Sudoración profusa, piel fría y pálida. Cianosis.
- Bradipsiquia, confusión, somnolencia, mareos.
- Oliguria, frialdad de extremidades.
- Taquicardia, dolor anginoso, hipotensión.

La auscultación cardiaca suele ser difícil en situación aguda, pero pueden estar presentes tercer y cuarto ruidos. Pueden auscultarse soplos si existe valvulopatía previa.

En la auscultación pulmonar hallaremos roncus, sibilancias, crepitantes finos y húmedos (inicialmente en bases, pero se extienden hacia el ápex a medida que empeora el edema pulmonar).

PRUEBAS COMPLEMENTARIAS

Analítica: hemograma (frecuente leucocitosis neutrofílica sin evidencia de infección), coagulación, glucosa, urea, creatinina, sodio, potasio, troponina, CK, AST, ALT, lactato, pro-BNP, concentración de digoxina si sospecha intoxicación digitálica. Dímero D si existe sospecha de tromboembolismo pulmonar.

Gasometría arterial: inicialmente muestra hipoxemia e hipocapnia, pero en la progresión aparece hipercapnia e hipoxemia graves con acidosis

ECG: valorar presencia de alteraciones del ritmo, signos de isquemia.

Rx tórax: líneas B de Kerley, imagen en alas de mariposa, derrame pleural, aumento de la silueta cardiopericárdica.

Ecocardiograma/ecografía pulmonar: si están disponibles.

TC (tomografía computarizada): para descartar otros diagnósticos como TEP (troemboembolismo pulmonar), si es necesario.

TRATAMIENTO

Ante la sospecha clínica se procederá a realizar monitorización no invasiva (TA, oximetría, frecuencia cardiaca y respiratoria) y monitorización del ritmo cardiaco, todo ello de forma precoz.

*Véase **el capítulo de Insuficiencia cardiaca.***

Oxígeno/Soporte ventilatorio no invasivo. En pacientes con dificultad respiratoria (FR > 25 rpm, $SatO_2$ < 90 %) se debe iniciar precozmente la **ventilación mecánica no invasiva** (mejorará el intercambio de gases y reducirá la tasa de intubación orotraqueal). Se considerará CPAP (presión positiva continua) o presión positiva en dos niveles (BiPAP), especialmente, en pacientes con hipercapnia. Si no hay respuesta, considerar **ventilación mecánica invasiva.**

Soporte circulatorio mecánico o terapia de reemplazo renal para restaurar la perfusión de los órganos (**e-Fig. 18-1**).

DESTINO

Los pacientes con edema agudo de pulmón deben ingresar al menos en observación de urgencias. Según la gravedad y la respuesta al tratamiento, pueden requerir ingreso en planta de hospitalización o en la UCI (Unidad de Cuidados Intensivos).

RECUERDE

- El diagnóstico es clínico y se basa en la aparición de disnea brusca, taquipnea, aumento del trabajo respiratorio e insuficiencia respiratoria.
- La terapia se basa en el uso de oxígeno y ventilación mecánica no invasiva, diuréticos, vasodilatadores y, en algunos casos, inotrópicos y vasopresores.

BIBLIOGRAFÍA

- McDonagh TA, Metra M, Adamo M, Gardner RS, Baumbach A, Böhm M, et al. 2021 ESC Guidelines for the diagnosis and treatment of acute and chronic heart failure. Eur Heart J [Internet]. 2021;42(36):3599–726. Available from: http://dx.doi.org/10.1093/eurheartj/ehab368

19. Pericarditis aguda. Derrame pericárdico. Taponamiento cardiaco

J. L. Prieto de la Rosa, B. Altamirano Cava, C. Martínez Jiménez

PUNTOS CLAVE

- Para el diagnóstico de pericarditis aguda se requiere de, al menos, 2 criterios clínicos o de una clara auscultación de roce pericárdico.
- El manejo de un paciente con derrame pericárdico depende de su gravedad y repercusión hemodinámica, así como de la causa.
- El taponamiento cardiaco es una entidad potencialmente letal. En la mayoría de los casos requiere drenaje inmediato mediante pericardiocentesis urgente.

PERICARDITIS AGUDA

Definición

Inflamación de la membrana pericárdica con una duración menor a 4 semanas, puede asociar derrame pericárdico y el 90 % de los casos es de etiología vírica.

Etiología (Tabla 19-1)

Tabla 19-1. Clasificación etiológica de la pericarditis aguda	
Infecciosas	• **Víricas** (*Coxsackie*, *Influenza*, virus de la hepatitis, VIH, CMV, VHS). • **Bacterianas** (Neumococos, TBC, Estafilococos, *Neisseria*, *Legionella*, etc.). • **Micóticas** (*Candida*, *Aspergillus*, etc.).
No infecciosas	• IAM. • Disección aórtica. • Neoplasias (primaria, paraneoplásica o metastásica). • Tras radioterapia. • Traumática. • Mixedema. • Uremia. • Pericarditis familiar. • Enfermedad de Whipple.
Autoinmunidad/ hipersensibilidad	• **Autoinmunes** (vasculitis, LES, artritis reumatoide). • **Fármacos** (isoniacida, hidralazina, fenitoína, cocaína, etc.). • Secundaria a lesión cardiaca: síndrome de Dressler (post-IAM), tras pericardiotomía.

Criterios clínicos

El diagnóstico requiere al menos 2 criterios clínicos; cualquier criterio clínico puede estar acompañado de disnea, disfagia, fiebre o tos:

- **Dolor torácico** (se observa en más del 85 %). Dolor retroesternal y precordial izquierdo de tipo pleurítico que mejora con sedestación o inclinación anterior del tronco. El dolor puede irradiar a localizaciones típicas de un IAM.
- **Roce pericárdico** (se observa en menos del 30 %). Signo patognomónico; su clara auscultación (ruido rugoso y superficial) en el borde inferior izquierdo del esternón permite por sí mismo establecer el diagnóstico.
- **Hallazgos electrocardiográficos típicos** (presentes en un 60 %). El ECG está alterado en el 80 % de los casos; presenta 4 fases, según los **criterios de Spodick:**
  - **Fase 1.** Primeras horas o días. Elevación difusa cóncava del segmento ST con descenso recíproco en las derivaciones aVR y V1. Elevación del PR en aVR y descenso del PR en otras derivaciones (sobre todo, en V5 y V6).
  - **Fase 2.** De 72 horas a varios meses. Normalización del segmento ST y negativización o aplanamiento de ondas T.
  - **Fase 3.** De 2 semanas a varios meses. Aplanamiento o inversión de la onda T.
  - **Fase 4.** Normalización o persistencia de la inversión de ondas T.
  - **Si hay arritmia** (extrasistolia supraventricular o ventricular) se debe pensar en miocarditis, miopericarditis o enfermedad cardiaca subyacente.
- **Derrame pericárdico** (presente en menos del 60 %). *De novo* o empeoramiento respecto a estudios previos.

Pruebas diagnósticas

- **Analítica**
  Solicitar hemograma, bioquímica (con VSG, PCR, LDH y troponina ultrasensible) y coagulación. Los hallazgos relevantes en la fase aguda serán leucocitosis, elevación de marcadores de inflamación (VSG, PCR y LDH) y de las enzimas cardiacas (troponinas), "lo cual es indicativo de miocarditis asociada".
- **Electrocardiograma**
  Se describen las **4 fases** en los hallazgos electrocardiográficos.
- **Radiografía de tórax**
  Cardiomegalia en derrames pericárdicos importantes (mayor de 300 mL). Se puede observar un derrame pleural izquierdo en pericarditis subaguda (6 semanas – 6 meses)
- **Ecocardiograma transtorácico (ETT)/ECOFAST**
  Cualquier criterio diagnóstico asociado a inestabilidad hemodinámica obliga a realizar esta prueba urgentemente para descartar un derrame o taponamiento cardiaco.

INDICADORES DE MAL PRONÓSTICO

Mayores

- Fiebre > 38°C.
- Presentación subaguda.
- Derrame pericárdico grave.
- Taponamiento cardiaco.
- Mala respuesta al tratamiento sintomático en 1 semana.

Menores

- Miopericarditis.
- Paciente inmunodeprimido.
- Traumatismo asociado.
- Toma de anticoagulantes orales.

MANEJO Y TRATAMIENTO

En la pericarditis vírica e idiopática se mantendrá en observación al paciente un mínimo de 24 horas, valorando en este tiempo los cambios electrocardiográficos. Los pacientes con factores de mal pronóstico requieren ingreso hospitalario.

Manejo ambulatorio

- Reposo absoluto hasta la mejoría de los síntomas; luego, reposo relativo durante 2 a 3 semanas.
- AAS 750 – 1000 mg VO c/8 h, durante 2 semanas.
- Ibuprofeno 600 mg VO c/8 h, durante 2 semanas, si está contraindicado el AAS.
- Omeprazol 20 mg c/24 h.
- Colchicina 2 mg VO c/24 h los dos primeros días; luego, 0,5 mg VO c/24 h en < 70 kg o 0,5 mg VO c/12 h en > 70 kg, durante 3 meses. Tratamiento coadyuvante con AAS e ibuprofeno reduce las recurrencias.
- Prednisona 1 – 1,5 mg/kg/día, durante 1 mes. Evitar su uso salvo en tratamientos refractarios con AINE y colchicina (7 a 10 días sin mejoría). Primera elección en pericarditis inmunomediadas.

DERRAME PERICÁRDICO

Definición

Acumulación de > 50 mL de líquido en el espacio pericárdico.

Etiología

Su principal causa es la *pericarditis aguda*, pero también puede deberse a:

- Cirugía cardiaca.
- IAM.

- Neoplasias.
- Traumatismo torácico.
- Síndrome aórtico agudo.
- Insuficiencia renal terminal.
- Yatrogenia.
- Hipotiroidismo.
- Enfermedades autoinmunes.

Clasificación

- Según tiempo de inicio: agudo, subagudo o crónico (más de 3 meses).
- Tamaño: leve (< 10 mm), moderado (10-20 mm), grave (> 20 mm).
- Distribución: loculado y generalizado.
- Composición: trasudado, exudado, sangre, aire.

Manifestación clínica

Las formas leves y de inicio subagudo o crónico frecuentemente son asintomáticas.

En caso de instauración rápida, el paciente puede presentar tonos cardiacos apagados, dolor torácico inespecífico, disnea, ortopnea, signo de Kussmaul y pulso paradójico.

Pruebas diagnósticas

- **Electrocardiograma**
  Presenta bajo voltaje del QRS, alternancia eléctrica (cambios del eje entre latidos) sobre todo en derivaciones de miembros y ocasionalmente alteración del ST.
- **Radiografía de tórax**
  En derrames superiores a 200 mL se observará aumento de la silueta cardiaca.
- **Ecocardiograma transtorácico**
  Normalmente, el diagnóstico se realiza mediante esta prueba, que además facilita la valoración del tamaño y la existencia de afectación hemodinámica.
- **TC O RM CARDIACA**
  Si se sospecha derrame loculado, engrosamiento pericárdico o masas después de realizar la ETT.

Manejo y tratamiento

- Observación en Urgencias un mínimo de 24 horas y valoración por Cardiología.
- Ingreso hospitalario si hay derrames moderados/graves o signos de ICC.
- En presencia de marcadores inflamatorios elevados se tratará de manera empírica con antiinflamatorios (***véase*** *tratamiento de la pericarditis aguda*).

- En caso de enfermedad de base conocida, realizar tratamiento etiológico.
- En caso de derrame crónico grave (> 20 mm), valorar pericardiocentesis.
- En caso de taponamiento cardiaco o sospecha de etiología bacteriana o neoplásica, realizar pericardiocentesis y estudiar la causa desencadenante.

TAPONAMIENTO CARDIACO

Definición

Síndrome caracterizado por la compresión del corazón, debida al acúmulo de líquido en el espacio pericárdico. Es una entidad grave, potencialmente letal, y se debe hacer un diagnóstico diferencial con la embolia pulmonar, la disección de aorta y el IAM con afectación del ventrículo derecho.

Manifestación clínica

El paciente presenta shock cardiogénico *(véase el capítulo de Shock)* y congestión venosa. *Tríada de Beck:* ingurgitación yugular, tonos cardiacos apagados e hipotensión. Junto con la tríada de Beck, la taquicardia y los bajos voltajes son los hallazgos más frecuentes. El pulso paradójico (disminución > 10 mmHg de la TAS durante la inspiración) es un signo característico.

Pruebas diagnósticas

- **Electrocardiograma**
  Pueden apreciarse bajos voltajes y alternancia eléctrica.
- **Radiografía de tórax**
  Cardiomegalia en derrames de instauración lenta. No suele estar afectado el parénquima pulmonar.
- **Ecocardiograma transtorácico**
  Es la prueba diagnóstica definitiva. Se observa derrame de cuantía moderada o grave y colapso de cavidades cardiacas, sobre todo, derechas.

Tratamiento

El único tratamiento definitivo es la evacuación del líquido pericárdico, mediante abordaje percutáneo (pericardiocentesis) o quirúrgico (ventana pericárdica):

- Si existe taponamiento con compromiso hemodinámico está indicada una pericardiocentesis urgente. Hasta la realización de la técnica, se deben utilizar fármacos inotrópicos (dobutamina 5 a 20 mg/kg/min: "1 vial en 250 mL de SG al 5 %" en paciente de 70 kg; pasar de 21 a 72 mL/h. Noradrenalina 0,05 a 0,5 µg/kg/min: "1 vial en 100 mL de SSF" en paciente de 70 kg; pasar de 5 a 50 mL/h). Optimizar la precarga con sueroterapia (pueden emplearse coloides y cristaloides).

- Debe evitarse en lo posible la IOT, dado que la presión positiva intratorácica y los fármacos inductores pueden empeorar la situación de shock del paciente.
- En situación de compromiso hemodinámico incipiente puede adoptarse una actitud expectante, optimizando la precarga y con control por ETT.

RECUERDE

- Realizar el diagnóstico diferencial con otras causas de dolor torácico.

BIBLIOGRAFÍA

- Alonso Déniz G, Hernández Jiménez MP, Jiménez López-Guarch C. Enfermedades del pericardio. En: D. Suarez Pita, J. C. Vargas Romero, J. Salas Jarque, I. Losada Galván, B. de Miguel Campo, P. M. Catalán Martín, B. Sánchez Moreno, M. A. Duarte Borges e I. Cabrera Rodrigo (editores). Manual de diagnóstico y terapéutica médica del hospital universitario 12 de octubre (8ª edición). Madrid: MSD, 2017: 384-95.
- Braumwald. Tratado de Cardiología. Texto de Medicina Cardiovascular. Abordaje del paciente con dolor torácico (9ª edición). Boston: Elsevier editores.
- Galve Basilio E, Alfonso Manterola F, Ballester Rodes M, Castro Beiras A, Fernández de Soria Pantoja R, Penas Lado M, et al. Guía de práctica clínica de la Sociedad Española de Cardiología en miocardiopatías y miocarditis. Revista Española de Cardiología. 2000;53(3):360-93.
- Grupo de Trabajo de la ESC para el diagnóstico y manejo de la miocardiopatía hipertrófica. Guía de práctica clínica de la ESC 2014 sobre el diagnóstico y manejo de la miocardiopatía hipertrófica. Rev Esp Cardiol. 2015;68(1):63.e1-63.e52.
- Zaya Ganformina JB, Prieto de Paula JF, Galván Martín JM, Bravo Marqués R. Patología pericárdica, valvulopatías y miocardiopatías. En: A. Cárdenas Cruz, J. Roca Guiseris. Tratado de Medicina Intensiva. Barcelona: Elsevier, 2017: 289-98.

20. Urgencia y emergencia hipertensiva

M. Alonso Mozo, M. T. García Sanz, M. B. Valle Feijoo

PUNTOS CLAVE

- Es crucial identificar las verdaderas crisis hipertensivas, diferenciando entre urgencias y emergencias, para su abordaje más adecuado.
- La gravedad de la crisis hipertensiva depende de la afectación de los órganos diana, y no solo de las cifras de presión arterial (PA).

INTRODUCCIÓN

La hipertensión arterial (HTA) es uno de los principales factores de riesgo cardiovascular (FRCV), que produce una importante morbimortalidad en todo el mundo. Sus complicaciones agudas son las urgencias y emergencias hipertensivas.

DEFINICIONES

HTA: presión arterial sistólica (PAS) igual o superior 140 mmHg y/o presión arterial diastólica (PAD) igual o superior a 90 mmHg, al menos, en dos lecturas. Para el diagnóstico de HTA crónica debe registrarse elevación de la PA en tres visitas, con una semana de diferencia.

Pseudocrisis hipertensiva: elevación de la PA asintomática y secundaria a un estímulo determinado (hipoxia, dolor, sobrecarga de volumen, ansiedad e insomnio). Su tratamiento es la corrección de la causa.

HTA grave asintomática o urgencia hipertensiva: es la más frecuente. PAS > 180 y/o PAD > 120, sin presentar lesión orgánica asociada, generalmente, asintomática o con clínica inespecífica (cefalea, mareo). Se recomienda descenso progresivo, generalmente, con medicación oral.

Emergencia hipertensiva: HTA grave con daño orgánico agudo asociado. Supone riesgo potencialmente vital y requiere intervención inmediata por vía intravenosa. Presentaciones típicas:

- Oculares: retinopatía hipertensiva grado III o IV.
- Neurológicas: encefalopatía hipertensiva, enfermedad cerebrovascular aguda, hemorragia subaracnoidea.
- Cardiovasculares: insuficiencia cardiaca, edema agudo de pulmón, síndrome coronario, disección aórtica.
- Renales: fracaso renal agudo, nefroesclerosis maligna.
- Otras: feocromocitoma, preeclampsia y eclampsia. En contexto de traumatismo craneoencefálico o con determinadas sustancias: cocaína, anfetamina, fenciclidina, inhibidores de la monoaminooxidasa o interrupción reciente de antihipertensivos.

EVALUACIÓN Y DIAGNÓSTICO

- Tomas repetidas de la PA en ambos miembros superiores, en decúbito y bipedestación (inmediata y tras dos minutos después del cambio postural). Monitorización multiparámetro.
- Antecedentes de HTA y de otros FRCV, toma de fármacos antihipertensivos, dosificación y adherencia, dieta, consumo de tóxicos, posibilidad de embarazo. Descartar pseudocrisis y sus posibles causas.
- Síntomas de alarma: cefalea intensa, náuseas y/o vómitos, alteraciones visuales, déficits neurológicos focales, alteración de la conciencia, dolor torácico, disnea súbita.
- Exploración neurológica, cardiológica (frecuencia, arritmias, presencia tercer y cuarto ruido, soplos, estertores pulmonares, edemas periféricos), vascular (soplos carotídeos, pulsos periféricos, perfusión distal), fondo de ojo, masas y/o soplos abdominales.
- Pruebas complementarias: electrocardiograma, análisis de sangre y orina, con electrolitos y creatinina, biomarcadores cardiacos (si sospecha síndrome coronario agudo), tóxicos, radiografía de tórax y tomografía computarizada cerebral o toracoabdominal, en función de la sospecha diagnóstica.

TRATAMIENTO DE LA URGENCIA HIPERTENSIVA (FIGURA 20-1)

Reducción gradual de la PA durante un período de varias horas a días, si es posible, por vía oral (debe evitarse el daño orgánico debido a la hipoperfusión tisular, descrito frecuentemente con la vía sublingual). Objetivo a corto plazo: cifras inferiores a 160/100 mmHg, con reducción de la PA media (PAM) no superior al 25-30 % durante las primeras horas. Fármacos más utilizados:

- IECA: están contraindicados en insuficiencia renal grave, hiperpotasemia, estenosis arterial renal bilateral, angioedema hereditario o idiopático y en embarazadas.
  - **Captopril**: comprimidos de 25 y 50 mg. Tiene un inicio de acción de 15-30 min y efecto máximo a las 1-2 horas.
  - **Enalapril**: presentaciones de 2,5, 5, 10 y 20 mg. Su inicio de acción es una hora después de la administración, con efecto máximo a las 4-6 horas.
- Calcioantagonista: el más utilizado es **amlodipino** (5 y 10 mg). Inicio entre 1 y 6 horas. Contraindicaciones: bloqueo auriculoventricular grave, obstrucción de salida del ventrículo izquierdo e insuficiencia cardiaca inestable.
- Diurético de asa:
  - **Furosemida**, normalmente en dosis de 40mg. Inicio de acción 30 minutos, efecto máximo a las 1-2 horas. Precaución en cardiopatía isquémica y ante sospecha de aneurisma disecante de aorta. Evitar depleción de volumen.

- Betabloqueante:
  - **Labetalol** (100 y 200 mg). Inicio de acción (vía oral) 15-30 minutos, máximo efecto en 2-4 horas. Puede usarse durante el embarazo. Contraindicaciones: insuficiencia cardiaca sistólica, isquemia arterial periférica y EPOC.
- Otras opciones terapéuticas: antagonistas del receptor de angiotensina II o ARA II (a dosis bajas), clonidina o hidralazina.

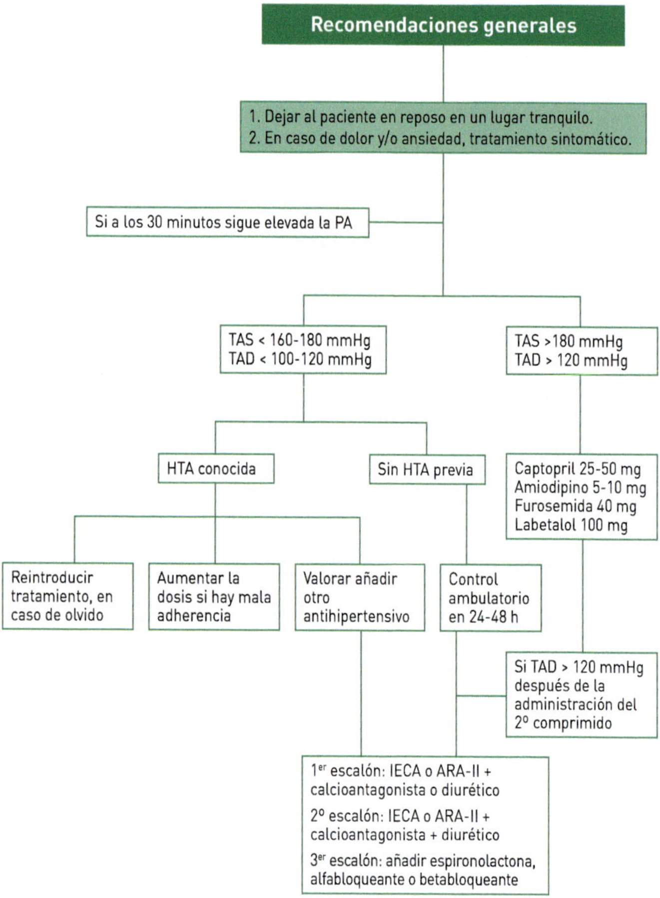

Figura 20-1. Tratamiento de la urgencia hipertensiva.

TRATAMIENTO DE LA EMERGENCIA HIPERTENSIVA

- Monitorización hemodinámica continua, siendo necesario el ingreso en la Unidad de Críticos.
- Preferencia de la vía intravenosa frente a la oral.
- La estrategia terapéutica dependerá de la afectación orgánica (**Tabla 20-1**).

Tabla 20-1. Tratamiento de la emergencia hipertensiva. Objetivos y fármacos según la clínica

Presentación clínica	Objetivo	Tratamiento
Ictus isquémico	Sólo si: PA > 220/120 o > 185/110 si reperfusión Reducción del 10-15 % en 24 h	**Labetalol 10 mg (bolo iv)** Urapidilo 25 mg (bolo iv)
Ictus hemorrágico	Si PAS: 150-220, reducir a <140 mmHg Si PAS > 220, reducir a 140-160	**Labetalol 50 mg (bolo iv), puede administrarse hasta 200 mg** **Nicardipino 3-15 mg/h** Nimodipino (hemorragia subaracnoidea) Evitar nitroprusiato y nitroglicerina.
Encefalopatía hipertensiva	Reducción PAM 20-25% en la primera hora	**Labetalol 0,25-0,5 mg/kg (bolo iv)** **Nicardipino 5-1 5mg/h, luego bajar a 3 mg/h** Nitroprusiato
Síndrome coronario agudo	PAS <140 mmHg (100-140 mmHg)	**Nitroglicerina 5-200 µg/min** **Labetalol 15-120 mg/h** Urapidilio Metoprolol
Insuficiencia cardiaca Edema Agudo de pulmón	PAS <140 mmHg	**Nitroprusiato 0.3-10 µg/kg/min** **Nitroglicerina 5-200 µg/min** **(+) Furosemida 20 mg (bolo iv)** Urapidilo + Diurético de asa Evitar: Hidralazina y betabloqueantes
Disección aórtica	1.º FC < 60 lpm 2.º PAS < 120 mmHg (20 minutos)	Esmolol 250-500 µg/kg (bolo iv), 25-50 µg/kg/min, máx 300 µg/Kg/min Labetalol 20 mg (bolo iv), repetir cada 10 mins entre 20-80 mg, máx. 300 mg (+) Nitroprusiato 0,25-0,5 ncg/Kg/min, máx. 10 µg/kg/min Nicardipino 2,5-5 mg/h, máx15 mg/h
Preeclampsia, eclampsia, HELLP	PAS <160 mmHg y PAD <105 mmHg	**Labetalol 20-160 mg/h** **Hidralazina 60 mg/h, mantenimiento 5-10 mg/h** Sulfato de magnesio Considerar parto Contraindicados: IECA y nitroprusiato

Feocromocitoma	Reducción 20-25 %	1.º Doxazosina 4 mg (vo) + 2.º Propanolol (1-3 mg, en bolos de 1 mg) Cirugía (definitivo)

RECUERDE

- En la pseudocrisis hipertensiva, el tratamiento es la corrección de la causa.
- En la urgencia hipertensiva no hay daño orgánico; debe hacerse reducción progresiva de la PA.

NO SE DEBE HACER

Utilizar tratamiento sublingual en la urgencia hipertensiva.

BIBLIOGRAFÍA

- Elliott WJ, Varon J. Evaluation and treatment of hypertensive emergencies in adults [Internet]. uptodatecom. 2021 [acceso 10 de enero de 2022]. Disponible en: https://www.uptodate.com/contents/evaluation-and-treatment-of-hypertensive-emergenciesinadults?search=emergencia%20hipertensiva&source=search_result&selectedTitle=1~150&usage_type=default&display_rank=1#H60092188
- Varon J, Elliott WJ. Management of severe asymptomatic hypertension (hypertensive urgencies) in adults [Internet]. uptodatecom. 2021 [acceso 10 de enero de 2022]. Disponible en: https://www.uptodate.com/contents/management-of-severe-asymptomatic-hypertension-hypertensive-urgencies-in-adults?source=history_widget
- Williams B, Mancia G, Spiering W, Agabiti Rosei E, Azizi M, Burnier M, et al (editores). Guía ESC/ESH 2018 sobre el diagnóstico y tratamiento de la hipertensión arterial. https://doi.org/101016/j.recesp101016/j.recesp201811022. 2019;42-3.

21. Pérdida transitoria del conocimiento (T-LOC) y síncope

G. A. Barraza García, R. Rodríguez Alonso, A. Martín Martínez

PUNTOS CLAVE

- Durante la valoración en urgencias del síncope, lo fundamental es realizar una buena anamnesis del paciente y de los testigos, y la realización de un ECG.

CONCEPTOS

- **Pérdida transitoria del conocimiento (PTC) o *transient os of consciousness* (T-LOC).** Pérdida del conocimiento que cursa con amnesia durante el periodo de inconsciencia, control motor anómalo, falta de respuesta y duración corta. Puede ser traumática o atraumática (síncope, epilepsia, pseudosíncope psicógeno, AIT, etc.).
- **Síncope.** Pérdida transitoria del conocimiento debida a hipoperfusión cerebral global transitoria, de inicio rápido, duración corta y recuperación espontánea completa.
- **"Presíncope".** Síncope sin que el paciente llegue a perder el conocimiento. Manejo similar al síncope. Se denomina *presincopal* a la clínica que presenta el paciente en el síncope antes de perder el conocimiento.

CLASIFICACIÓN

Síncope reflejo o neuromediado (es la causa más frecuente, sobre todo, en jóvenes):

- Vasovagal: puede ser ortostático (de pie, menos común en sedestación) o emocional (miedo, pánico, fobia).
- Situacional: tos, estornudos, defecar, tragar, micción, post ejercicio, postprandial.
- Síndrome del seno carotídeo (Ejemplo, masaje carotídeo).
- Formas atípicas: por exclusión.

Debido a hipotensión ortostática (mayores de 40 años, menos frecuente):

- Depleción de volumen: hemorragia, diarrea, vómitos.
- Secundaria a fármacos (vasodilatadores, diuréticos, antidepresivos...) o alcohol.
- Disfunción autónoma primaria: Parkinson, demencias.
- Disfunción autónoma secundaria: diabetes, uremia.

Síncope de origen cardiaco:

- Arritmias: bradicardia (disfunción sinusal, trastorno de la conducción AV) o taquicardia (supraventricular y ventricular).
- Cardiopatía estructural (valvulopatía aórtica, SCA, miocardiopatía hipertrófica, taponamiento pericárdico, anomalías coronarias congénitas).
- Enfermedad cardiopulmonar y de grandes vasos: TEP, disección aórtica, etc.

EVALUACIÓN INICIAL

Siempre:

- Anamnesis cuidadosa del paciente y de los testigos.
- Exploración física que incluya determinaciones en decúbito y bipedestación de la presión arterial, y ECG de 12 derivaciones.

Exploraciones adicionales. Dependiendo de la sospecha clínica (**Fig. 21-1**):

- Masaje del seno carotídeo en mayores de 40 años.
- Monitorización ECG inmediata cuando haya sospecha de síncope arrítmico.
- Ecocardiograma: cuando exista cardiopatía estructural conocida o sospecha.
- Pruebas ortostáticas cuando el síncope está relacionado con la posición vertical o mecanismo reflejo.
- Si sospecha de PTC de tipo no sincopal: examen neurológico y análisis de sangre (hemograma si sospecha hemorragia; troponina si hay isquemia; dímero D si hay TEP; gasometría si hay hipoxemia).

DIAGNÓSTICO

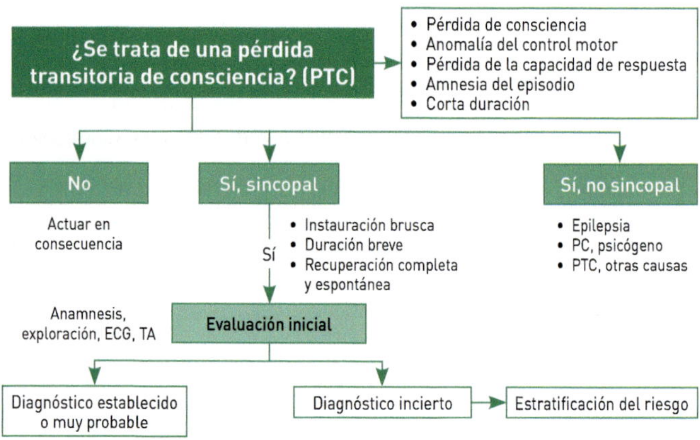

Figura 21-1. Algoritmo de pérdida transitoria del conocimiento (T-LOC) y síncope.

CARACTERÍSTICAS DE LA HISTORIA CLÍNICA

Preguntas sobre circunstancias observadas antes del ataque

- Posición (decúbito supino, sedestación, bipedestación).
- Actividad (tos, micción, defecación, durante o después del ejercicio, reposo, cambio de postura).
- Factores predisponentes (lugares abarrotados o calor, posición vertical durante un tiempo prolongado, período postprandial).
- Factores precipitantes (miedo, dolor intenso, movimientos del cuello).

Preguntas sobre el comienzo del episodio

- Náuseas, vómitos, malestar abdominal, sensación de frío, sudoración, aura, dolor en el cuello o en los hombros, visión borrosa o mareo.
- Palpitaciones.
- Dolor torácico.
- Disnea.

Preguntas a los testigos sobre el episodio

- Forma de caer (desplomarse o caer de rodillas).
- Color de la piel (cianosis, palidez, rubor).
- Duración de la pérdida de conocimiento.
- Forma de respirar (ronquidos).
- Movimientos (tónicos, clónicos, tonicoclónicos, mioclonía mínima o automatismos), duración de los mismos.
- Inicio de los movimientos en relación con la caída (de forma síncrona con la caída sugiere epilepsia; tras la pérdida de consciencia sugiere síncope).
- Mordedura de lengua.

Preguntas sobre la finalización del episodio

- Náuseas, vómitos, sudoración, sensación de frío, confusión, dolor muscular, color de la piel, dolor torácico, palpitaciones e incontinencia urinaria o fecal.

Preguntas sobre los antecedentes

- Historia familiar de muerte súbita, cardiopatía arritmogénica congénita o pérdidas de consciencia previas.
- Cardiopatía estructural.
- Historia neurológica (parkinsonismo, epilepsia, narcolepsia).
- Trastornos metabólicos (diabetes, etc.).
- Medicación: antihipertensivos, antianginosos, antidepresivos, antiarrítmicos, diuréticos, fármacos que prolongan el QT, etc.
- Alcohol.

Síncope recurrente: información sobre las recurrencias, tiempo transcurrido desde el primer episodio sincopal y número de episodios.

Síncope no filiado: está indicado masaje del seno carotídeo en pacientes mayores de 40 años que acuden a urgencias con síncope no filiado. Se masajea el seno carotídeo izquierdo y derecho durante 10 s (no a la vez). Es positivo si hay una bradiarritmia (pausa mayor de 3 s) o una caída de la TA mayor de 50 mmHg. Realizar con precaución en pacientes con historia de ictus reciente, siempre tras auscultación de las carótidas y en condiciones de monitorización estricta.

Pacientes en estudio por síncope, portadores de holter implantable: valorar siempre preguntar por los datos del holter (directamente al programador o de forma remota a la Unidad de Arritmias), ya que el trazado ECG durante el episodio puede ser diagnóstico.

SÍNCOPE REFLEJO O NEUROMEDIADO

Definición

Los reflejos cardiovasculares normales para controlar la circulación presentan una respuesta inadecuada intermitente ante un desencadenante, produciendo vasodilatación o bradicardia, lo que conlleva hipotensión y disminución de la perfusión cerebral. Tipos:

- Vasopresor. Predomina la hipotensión.
- Cardioinhibidor. Predomina la bradicardia.
- Mixto.

Características clínicas

- Ausencia de cardiopatía.
- Desencadenantes: sensación desagradable, bipedestación prolongada, rotación craneal o presión en seno carotídeo, durante la comida o en ambientes calurosos o abarrotados.
- Pródromos típicos de activación autonómica: palidez, sudoración, náuseas.

HIPOTENSIÓN ORTOSTÁTICA

- Durante o después de un tiempo en bipedestación.
- Inicio o modificación de dosis de fármacos vasodepresores o diuréticos.
- En presencia de parkinsonismo o neuropatía autonómica.

SÍNCOPE CARDIOVASCULAR

Asocia alto riesgo de experimentar un evento adverso grave a corto plazo, por lo que siempre requiere hospitalización.

Manifestaciones clínicas y antecedentes

- Durante el ejercicio o en decúbito, precedido de palpitaciones, en presencia de cardiopatía estructural.
- Anomalías del ECG:
  - Disfunción del dispositivo cardiaco implantable.
  - Bloqueo bifascicular.

- Otras anomalías de la conducción intraventricular (duración del QRS > 120 ms).
- Bloqueo AV de 2° o 3er grado o de 1er grado con PR muy prolongado.
- Bradicardia sinusal inadecuada (< 50 lpm), bloqueo sinoauricular o pausa sinusal > 3 s en ausencia de medicaciones cronotrópicas negativas.
- Taquicardia ventricular no sostenida.
- Complejos QRS preexcitados.
- Intervalo QT largo (> 480 ms) o corto.
- Repolarización precoz.
- Morfología del síndrome de Brugada.
- Morfología de displasia arritmogénica de ventrículo derecho.
- Ondas Q compatibles con infarto de miocardio previo.
- Criterios de hipertrofia ventricular.

PSEUDOSÍNCOPE PSICÓGENO

- Es un síncope "funcional", sin causa somática.
- Pueden producirse movimientos groseros que simulan una crisis comicial sin actividad en el EEG. En otros casos pueden simular pérdida de consciencia prolongada.
- No hay desencadenantes y puede haber varios episodios en el mismo día.
- Los ojos, que suelen estar abiertos tanto en el síncope como en la crisis comicial, casi siempre están cerrados. No tiene por qué ser voluntario.
- Durante la crisis no se objetivan alteraciones en la TA, ECG ni EEG.
- Se recomienda valoración en el Servicio de Salud Mental.

OTROS T-LOC FRECUENTES

- Trastornos cerebrovasculares: *véase el capítulo correspondiente.*
- Epilepsia (**Tabla 21-1**).
- TEP: *véase el capítulo correspondiente*. La prevalencia de TEP en la población general con síncope es muy baja, por lo que el despistaje sistemático del TEP no está indicado si no existen otros criterios de sospecha (escala de Wells).

ACTITUD A SEGUIR

- Identificar la causa (el tratamiento específico es el más efectivo).
- En los pacientes con síncope inexplicado tras la evaluación inicial, debemos estratificar el riesgo de padecer un acontecimiento adverso grave a corto plazo. Alto riesgo → ingreso; no cumplen características de alto ni bajo riesgo → área de observación de urgencias con monitorización durante 6-24 horas y revaluación (si persiste sin diagnóstico, alta y remitir a unidad de síncope o cardiología); bajo riesgo → alta y seguimiento por su MAP.
- Identificar a los pacientes que no necesitan tratamiento ni seguimiento.
- Si la evaluación inicial no es concluyente, ingresar en observación y proseguir con estudios y derivación pertinente. El estudio de un síncope siempre se hace en Cardiología.

Tabla 21-1. Características útiles para diferenciar el síncope de la crisis epiléptica		
Características clínicas	**Síncope**	**Ataque epiléptico**
Presencia de un factor desencadenante	Muy frecuente	Raro
Naturaleza del desencadenante	Diferenciación entre distintos tipos: • Síncope vasovagal: dolor, bipedestación, emociones • Síncope situacional: desencadenante específico • Hipotensión ortostática: bipedestación	Los destellos visuales intermitentes son los más conocidos; también existen otros desencadenantes raros
Pródromos	Presíncope frecuente (activación autonómica en el síncope reflejo, mareo en la hipotensión ortostática, palpitaciones en el síncope de origen cardiaco)	Aura epiléptica: repetitiva, específica para cada paciente. Sensación de hormigueo ascendente desde el epigastrio (aura epigástrica) u olor desagradable e inusual
Movimientos de extremidades	Escasos (< 10), de corta duración (segundos) y asincrónicos. Se producen después de la pérdida de consciencia y de la caída, acompañándose de sudoración y palidez	Muy abundantes (20-100). Coinciden con la pérdida de consciencia, son de mayor amplitud, frecuencia y duración
Morderse la lengua	Raras veces, solo la punta de la lengua	Parte lateral de la lengua (raramente bilateral)
Duración hasta la recuperación de la consciencia	10 – 30 segundos.	Pueden transcurrir varios minutos
Confusión después del ataque	Dificultad para entender lo sucedido durante unos instantes (menos de 10 s). Después se recupera completamente la consciencia	Déficit de memoria: repetición de preguntas sin retener las respuestas

ESTRATIFICACIÓN DEL RIESGO

Riesgo bajo

- Precedido por síntomas prodrómicos típicos: mareo, sudoración, palidez, náuseas.
- Síncope situacional.

- Antecedentes de síncopes de repetición a lo largo del tiempo, con perfil de riesgo bajo, similares al episodio actual.
- Ausencia de cardiopatía estructural.
- Exploración física sin hallazgos.
- ECG normal.

Riesgo alto

En la historia clínica

- Mayores:
  - Molestia torácica, disnea, dolor abdominal o cefalea de nueva aparición.
  - Aparición durante el ejercicio o en decúbito supino.
  - Precedido de palpitaciones de instauración brusca.
- Menores (sólo de alto riesgo si asocia a alteraciones en ECG o cardiopatía estructural):
  - Sin pródromos o pródromos de corta duración. Sentado.
  - Historia familiar de muerte súbita cardiaca antes de los 60 años.
  - Cardiopatía estructural o isquémica grave.

En la exploración física

TA sistólica < 90 mmHg sin causa aparente, sospecha de sangrado gastrointestinal, soplo sistólico no estudiado y bradicardia < 40 lpm persistente o intermitente.

En el electrocardiograma

- Mayores:
  - Cambios electrocardiográficos sugestivos de isquemia.
  - Disfunción de dispositivo cardiaco implantable.
  - Bradicardia sinusal inadecuada asintomática o FA lenta (< 50 lpm).
  - Bloqueo de rama, trastorno de la conducción intraventricular, criterios de hipertrofia.
  - Taquicardia supraventricular o FA paroxística. Taquicardia ventricular no sostenida.
  - Intervalo QT > 480 ms sugestivo de síndrome de QT largo.
  - Patrón de bloqueo de rama derecha con elevación de ST en las derivaciones V1-V3 (síndrome de Brugada).
  - Ondas Q compatibles con el infarto de miocardio.
- Menores (considerar solo si la historia es sugestiva de síncope arrítmico):
  - Bloqueo AV 2º grado tipo I o BAV 1er grado con intervalo PR muy prolongado.
  - Intervalos QT <340 ms. Preexitación.
  - Otros patrones sugestivos de síndrome de Brugada (tipo 2 o 3).
  - Ondas T negativas en derivaciones precordiales derechas, ondas épsilon y potenciales tardíos ventriculares compatibles con miocardiopatía arritmogénica ventricular derecha.

TRATAMIENTO

Síncopes reflejos

No farmacológico

- Tranquilizar, educar. Reconocer y evitar los desencadenantes.
- Reconocer los pródromos.
- Realizar maniobras para interrumpir el episodio (colocarse en supino, maniobras de contrapresión física: cruzar las piernas, entrelazar las manos con fuerza y tensar los brazos -síncope vasovagal-).
- Adoptar posturas de protección, realizar lentamente los cambios posturales (síncope situacional).

Síncope por hipotensión ortostática

- Adecuar el tratamiento hipotensor y la ingesta de sal, medias de compresión, maniobras de contrapresión y dormir con el cabecero elevado.
- En casos de hipotensión primaria (al igual que en síncope neuromediado recurrente muy sintomático), valorar tratamiento farmacológico (midodrina o fludrocortisona).

RECUERDE

- Es fundamental realizar un diagnóstico diferencial correcto del tipo de síncope para su adecuado manejo y tratamiento.

BIBLIOGRAFÍA

- Brignole M, Moya Á, de Lange F, Deharo JC, Elliot P, Fanciulli A, et al. 2018 ESC Guidelines for the diagnosis and management of syncope. Eur Heart J. 2018;39:1883–1948 (accesible, junto al material suplementario en: www.escardio.org/Guidelines/Clinical-Practice-Guidelines/Syncope-Guidelines-on-Diagnosis-and-Management-of).
- Vázquez Lima MJ, Casal Codesido JR. Guía de Actuación en Urgencias (5ª edición). Madrid: Editorial Médica Panamericana, 2016.

NEUMOLOGÍA (NM) 4

22. Disnea

T. García Ferreiro, B. López Prada, M. Suárez Valor

PUNTOS CLAVE

- El objetivo fundamental es reconocer las causas que pueden producir insuficiencia respiratoria o inestabilidad hemodinámica, las que ponen en peligro la vida del enfermo y en las que debemos instaurar un tratamiento precoz.
- La historia clínica y la exploración física adecuadas son fundamentales para ello.

La disnea es un **síntoma** que se define como sensación subjetiva de falta de aire y puede ser la manifestación principal de enfermedades potencialmente graves. La insuficiencia respiratoria es un concepto gasométrico:

- Insuficiencia respiratoria tipo 1: hipoxemia $PO_2 < 60$ mmHg.
- Insuficiencia respiratoria tipo 2: hipoxemia con hipercapnia $PCO_2 > 45$ mmHg.

En función del **tiempo de instauración** se clasifica en *aguda* (horas o días), *crónica progresiva* o *crónica agudizada*. Por sus **características** puede ser *continua* o *paroxística*. Puede aparecer en decúbito (*ortopnea*), en decúbito lateral (*trepopnea*) o en posición vertical (*platipnea*).

Podemos clasificar el **grado de disnea** crónica en función de su situación basal. En una agudización debemos compararlo con su estado basal:

- *New York-Heart Association* (NYHA): pacientes con insuficiencia cardiaca y *Medical Research Council* (MRC) en enfermedad pulmonar obstructiva crónica (**Anexo 22-1**).

DIAGNÓSTICO

El objetivo en Urgencias es descartar patologías potencialmente graves. Fundamentalmente, son las siguientes:

- Síndrome de distrés respiratorio del adulto (SDRA).
- Tromboembolismo pulmonar agudo.
- Neumotórax a tensión.
- Edema agudo de pulmón.
- Volet costal.
- Derrame pleural masivo.
- Atelectasia u obstrucción endobronquial masiva o submasiva.
- Taponamiento cardiaco.
- Síndrome aórtico agudo.

ETIOLOGÍA (TABLA 22-1)

Tabla 22-1. Etiología de la disnea aguda	
Origen respiratorio	• Obstrucción de la vía aérea extratorácica: cuerpos extraños, edema de glotis, inflamación de la vía aérea superior, tumores • Obstrucción de la vía aérea intratorácica: broncoespasmo, asma, EPOC, inhalación de gases, tumores • Enfermedad del parénquima pulmonar: atelectasia, neumonía • Tromboembolismo pulmonar • Enfermedades pleurales: derrame pleural o neumotórax • Síndrome de distrés respiratorio del adulto (SDRA)
Origen cardiaco y vascular	• Insuficiencia cardiaca congestiva, edema agudo de pulmón • Cardiopatía isquémica. Pericarditis • Arritmias • Valvulopatías. Miocardiopatías • Síndrome aórtico agudo • Urgencia hipertensiva
Origen metabólico	• Anemia • Acidosis metabólica • Fiebre, sepsis • Hipertiroidismo
Origen psicógeno	• Trastorno por ansiedad
Origen mecánico	• Contusiones y fracturas costales • Volet costal • Contusión pulmonar • Cifoescoliosis
Otros	• Enfermedades neuromusculares • Patología abdominal: ascitis, abdomen agudo • Patología neurológica: TCE, ACV

Valorar síntomas y signos de gravedad, inestabilidad hemodinámica o fallo ventilatorio inminente:

- Síncope.
- Dolor torácico.
- Alteración del grado de conciencia/agitación.
- Hipotensión o hipertensión arterial.
- Taquicardia o bradicardia extremas.
- Síntomas vegetativos (náuseas, vómitos o sudoración profusa) asociados.
- Claudicación respiratoria inminente con riesgo de parada respiratoria:
  - Cianosis, taquipnea, bradipnea. Uso de musculatura accesoria y abdominal, tiraje intercostal o claudicación.

- Silencio auscultatorio.
- $SatO_2$ < 90 % con FiO_2 0,5.
- Signos de bajo gasto cardiaco o mala perfusión periférica.

ACTUACIÓN INMEDIATA

- Paso a BOX de críticos.
- Reposo con cabecero a 45°, mantener permeable la vía área, monitorización y canalización de vía venosa periférica.
- Toma de constantes: TA, Tª, FR, FC, $SatO_2$, poco fiable si hay anemia grave [Hb < 5], hipotermia, mala perfusión periférica u obstrucción a la absorción de la luz (laca de uñas, hiperpigmentación de la piel).
- Anamnesis y exploración física rápida para aproximación diagnóstica inicial (sindrómica).
- Analítica de sangre: hemograma, coagulación y bioquímica, otros parámetros en función de la impresión diagnóstica y con una justificación clínica (NTproBNP, dímero D, TnI, etc.).
- Gasometría arterial (anotando la FiO_2 con la que se extrae), otros parámetros gasométricos si precisa, EKG, Rx de tórax portátil, ecografía a pie de cama (protocolo BLUE etc.).
- Oxigenoterapia para mantener $SatO_2$ > 90 %. Monitorizar $SatO_2$ y grado de conciencia:
  - Cánulas nasales: en función del flujo de O_2, la FiO_2 varía entre 0,24 (1 L) y 0,40 (5 L):
    - Aumento de aproximadamente 0,03 con cada litro de flujo aumentado, teniendo en cuenta si hay respiración bucal predominante, lo que disminuirá la FiO_2.
  - Mascarilla tipo Venturi: administra O_2 a mayor concentración (hasta FiO_2 de 0,5-0,6).
  - Mascarilla con reservorio: alcanza concentraciones de O_2 muy altas (0,8).
- Valorar soporte ventilatorio (VMNI/VMI).
- Inicio de tratamiento empírico en función de la sospecha diagnóstica inicial.

APROXIMACIÓN DIAGNÓSTICA INICIAL

Tras la estabilización inicial o al inicio si el paciente acude con síntomas estables, debemos realizar una historia clínica con un abordaje integral, incluso en pacientes con patologías cardiacas o respiratorias crónicas, ya que puede existir un desencadenante de otro origen responsable de su agudización.

Antecedentes personales: enfermedades, factores de riesgo cardiovascular, hábitos tóxicos (tabaco, vapeadores, alcohol), episodios previos, terapia respiratoria domiciliaria (oxígeno crónico domiciliario, CPAP, VMNI...).

Enfermedad actual: inicio, grado y características de la disnea, síntomas generales (fiebre, artromialgias etc.), respiratorios (tos, expectoración, hemoptisis, síntomas de vía superior), cardiacos (dolor torácico, edemas en miembros inferiores, ortopnea, disnea paroxística nocturna, disminución de la diuresis), síntomas digestivos, síncope.

Factores precipitantes: inmovilización previa, ingesta de cuerpo extraño, traumatismos, ansiedad, inhalación de gases, etcétera.

Exploración física completa

- Estado general: grado de conciencia y orientación, coloración de piel y mucosas, perfusión periférica (cianosis, palidez...), hidratación y patrón respiratorio, tolerancia al decúbito.
- Inspección, palpación y percusión: simetría y estabilidad de la pared torácica.
- Auscultación cardiaca (ritmo, frecuencia, soplos, roces etc.).
- Auscultación pulmonar: presencia de murmullo vesicular disminuido o abolido. Ruidos sobreañadidos: crepitantes, roncus y sibilancias.
- Palpación de pulsos centrales y periféricos: valorar asimetrías.
- Exploración abdominal.
- Exploración de miembros inferiores: presencia de edemas, signos de TVP.
- Exploración neurológica básica. ¡OJO! siempre pendientes de explorar *flapping*.

Utilización de escalas diagnósticas y pronósticas (*Wells*, *Years*, *HEART*, *Egsys*, etc.).

Otras pruebas complementarias

- Radiografía de tórax anteroposterior y lateral. Puede precisar proyecciones complementarias (en espiración/inspiración forzada si hay neumotórax, en decúbito lateral si hay derrame pleural).
- Angio-TC, ecografía abdominal y/o torácica, eco-doppler de miembros inferiores, etc.

TRATAMIENTO

Tratamiento específico en función de los síntomas:

- Broncodilatadores de acción rápida.
- Corticoides sistémicos ± inhalados.
- Diuréticos, nitratos, cloruro mórfico.
- Antibióticos (intentar extracción de muestras para cultivo previamente).
- HBPM, ajustando la dosis por peso y función renal.

DIAGNÓSTICO DIFERENCIAL

Obstrucción de la vía aérea extratorácica

- Antecedentes de aspiración de cuerpo extraño, sospecha de reacción alérgica (contacto con fármacos, alimentos nuevos etc.).
- La disnea suele ser inspiratoria, estridor laríngeo inspiratorio y sibilancias.

- Si hay reacción alérgica: valorar edema de úvula, alteraciones cutáneas, hipotensión y síntomas digestivos.

Origen respiratorio

- Sospecha de **agudización de asma, EPOC o neumonía** si hay:
  - Antecedentes de tos con/sin expectoración, moco, fiebre, dolor costal.
  - Exploración: sibilancias, roncus y crepitantes en la exploración.
- Sospecha de **derrame pleural** si hay:
  - Generalmente disnea progresiva, dolor pleurítico.
  - Exploración: abolición del murmullo vesicular; será masivo si se acompaña de inestabilidad y mediastino desplazado al lado contralateral, percusión mate, disminución de la movilidad del hemitórax afectado.
- Sospecha de **TEP** si:
  - Hay antecedentes de inmovilización, cirugías, enfermedades procoagulantes (cáncer, embarazo etc.), síncope o dolor torácico pleurítico.
  - No hay síntomas claros acompañantes que impresionen otro origen.
  - Buscar siempre signos de TVP en miembros inferiores.
  - EKG: taquicardia sinusal, patrón S1Q3T3 (típico, pero poco habitual), sobrecarga derecha.
  - Dímero D+, en ocasiones, elevación de TnI y NTproBNP.
- Sospecha de **neumotórax**:
  - Antecedentes de traumatismo o fenotipo favorable (personas altas, delgadas), fumadores.
  - Si es masivo: inestabilidad hemodinámica. Tráquea desplazada al lado contralateral.
  - Exploración: disminución/abolición de ruidos respiratorios en el lado afectado, percusión timpánica. Disminución de la movilidad del hemitórax afectado.

Origen cardiaco y vascular

- Dolor torácico, palpitaciones, edemas en MMII, ortopnea, DPN, disminución de la diuresis.
- Exploración física: auscultación cardiaca (alteración del ritmo, soplos), crepitantes finos, presencia de RHY positivo, ingurgitación yugular, hepatomegalia y edema de miembros inferiores. Puede ser anodina en cardiopatía isquémica.
- Sospecha de taponamiento cardiaco con la tríada de Beck: hipotensión grave, ingurgitación yugular y tonos cardiacos apagados.
- Sospecha de síndrome aórtico agudo si hay dolor torácico transfixiante, síncope con inestabilidad hemodinámica, asimetrías en pulsos periféricos.

Origen mecánico

- Antecedente traumático.
- Exploración: dolor a nivel de la parrilla costal, presencia de enfisema subcutáneo, hematomas, crepitaciones, movilidad del tórax.

- Si presenta enfisema subcutáneo o crepitación a la EF, pensar en descartar neumotórax y obstrucción externa de VAS por el aire, neumomediastino.
- Si hay inestabilidad, valorar presencia de volet costal, contusión pulmonar, neumotórax o derrame pleural asociado.

Origen metabólico y otros

Antecedentes de patologías previas predisponentes. Anamnesis detallada por aparatos en búsqueda de síntomas generales, digestivos, urinarios y exploración completa del paciente.

Origen psicógeno: descartar previamente otros procesos.

> RECUERDE
>
> Si el paciente trae un dispositivo de oxigenoterapia (OCD, colocado en emergencias, etc.) o precisa O_2 inminente NO se retira NI se demora su colocación para realizar la gasometría, se anota la FiO_2 y se calcula la $PaFiO_2$.

BIBLIOGRAFÍA

- Abia González J, Martínez Bausela J. Manual de actuación clínica en las Unidades Medicalizadas de Emergencia. Sacyl, 2019.
- Jiménez Murillo L, Montero Pérez FJ. Medicina de urgencias y emergencias. Guía diagnóstica y protocolos de actuación (6ª edición).
- Moreno Villares JM. Manual de diagnóstico y terapéutica médica. Hospital Universitario 12 de Octubre.
- Vázquez Lima M, Casal Codesido JR. Guía de Actuación en Urgencias (5a edición). Madrid: Editorial Médica Panamericana, 2017.

23. Síndrome de agudización de la EPOC

E. M. Velásquez González, P. Mimoso Bartolomé, E. Castro Rodríguez

PUNTOS CLAVE

- La historia clínica adecuada es fundamental para el diagnóstico correcto de la agudización de la EPOC.
- Deben valorarse en conjunto las comorbilidades y características del paciente si nos planteamos el uso de antibioterapia.
- Es necesario conocer las indicaciones y beneficios de la ventilación mecánica no invasiva (VMNI).

ENFERMEDAD PULMONAR OBSTRUCTIVA CRÓNICA (EPOC)

Definición. Enfermedad respiratoria con limitación al flujo aéreo no reversible completamente, asociada a respuesta inflamatoria anormal, sobre todo, por la exposición al tabaco; para su diagnóstico se tiene en cuenta la exposición previa a factores de riesgo, los síntomas respiratorios y la obstrucción en la espirometría posbroncodilatación ($FEV_1/FVC < 0,7$).

Fenotipos. Nueva clasificación de la GesEPOC en dos niveles de riesgo: bajo y alto (**e-Fig. 23-1**). Esta clasificación de riesgo no implica derivación entre niveles asistenciales:

- **Bajo riesgo.** Se deben cumplir los tres criterios siguientes:
  - FEV_1 postbroncodilatación ≥ 50 %.
  - mMRC 0-2.
  - Máximo una exacerbación en el año previo que no haya requerido ingreso.
- **Alto riesgo.** Deberá cumplir un criterio de los siguientes:
  - FEV_1 postbroncodilatación < 50 %.
  - mMRC ≥ 2.
  - Al menos una exacerbación en el año previo que haya requerido ingreso o 2 o más que no lo hayan requerido.

SÍNDROME DE AGUDIZACIÓN DE LA EPOC (SAE)

Es un episodio de inestabilidad clínica en un paciente con EPOC. Se observa empeoramiento agudo de los síntomas respiratorios respecto de la situación basal del paciente. Los síntomas más destacados son disnea, tos, incremento del volumen y/o cambios en el color del esputo.

Es importante conocer los diferentes subtipos del SAE, susceptibles de un tratamiento diferencial: *bacteriano, eosinofílico, vírico o paucisintomático.*

Deben tenerse en cuenta los siguientes supuestos:

- **Fracaso terapéutico:** empeoramiento de síntomas que sucede durante el propio SAE y que requiere un tratamiento adicional.
- **Recaída:** nuevo empeoramiento de sintomatología durante la finalización del tratamiento de la agudización previa y las 4 semanas posteriores.
- **Recurrencia:** reaparición de los síntomas después de 4 semanas tras la última agudización o de 6 semanas tras el inicio de síntomas, en menos de un año.
- **Factores desencadenantes del SAE** (**Anexo 23-1**).

VALORACIÓN INICIAL

Historia clínica: historia clínica detallada. Situación basal, características y exacerbaciones previas (frecuencia y requerimiento de ingreso hospitalario). Tratamiento actual, uso de oxígeno domiciliario, VNMI, etc. (**Tabla 23-1**).

Tabla 23-1. Escala de Disnea mMRC (*Medical Research Council*)

Grado	Actividad
0	Ausencia de disnea, excepto al realizar ejercicio intenso.
1	Disnea al andar deprisa en llano o al andar subiendo una pendiente poco pronunciada.
2	La disnea le produce incapacidad de mantener el paso de otras personas de la misma edad caminando en llano o tener que parar a descansar al andar al propio paso.
3	La disnea hace que tenga que parar a descansar al andar unos 100 metros o pocos minutos después de andar en llano.
4	La disnea impide al paciente salir de casa o aparece con actividades como vestirse o desvestirse.

Enfermedad actual. Síntomas: disnea, aumento del volumen y purulencia del esputo (criterios de Anthonisen). Sensación distérmica, tos, opresión torácica, escasa tolerancia al ejercicio, afectación del estado general.

Exploración física: taquicardia, taquipnea, fiebre, uso de musculatura accesoria, tórax con movimientos paradójicos, cianosis, edemas, auscultación con sibilancias, roncus o crepitantes, inestabilidad hemodinámica y disminución del estado de alerta.

DIAGNÓSTICO Y PRUEBAS COMPLEMENTARIAS

El diagnóstico es **clínico.** Las pruebas complementarias (**Fig. 23-2**) están encaminadas a conocer y graduar la gravedad de la agudización o confirmar y/o descartar otros procesos (**Fig. 23-3**).

Criterios diagnósticos

- Diagnóstico previo de EPOC por medio de espirometría; si no estaríamos frente a una **posible agudización de EPOC.**
- Empeoramiento agudo, mantenido y significativo de síntomas respiratorios (disnea, tos, cambios en el color o en el volumen del esputo).

Pruebas complementarias

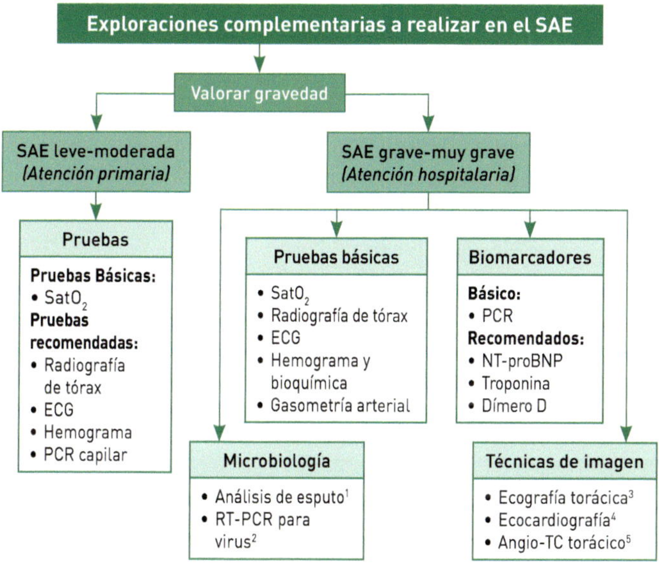

Figura 23-2. Exploraciones complementarias en el SAE

[1] En pacientes que presentan frecuentes SAE, necesidad de ventilación asistida o en presencia de fracaso terapéutico.
[2] Según la situación epidemiológica.
[3] Recomendado, según sospecha clínica.
[4] Si se sospecha enfermedad cardiaca concomitante y/o biomarcadores cardiovasculares elevados.
[5] En caso de sospecha de embolia pulmonar.

CLASIFICACIÓN DE LA GRAVEDAD DE LA EPOC (TABLA 23-2)

Clasificación de la GesEPOC basada en criterios clínicos. Índice BODE (o en su defecto, BODEx): integra IMC, FEV1 y grado de disnea, utilizando la escala mMRC. El incremento en un punto del BODE se asocia a un 34 % de aumento en la mortalidad por todas las causas y 62 % de causa respiratoria.

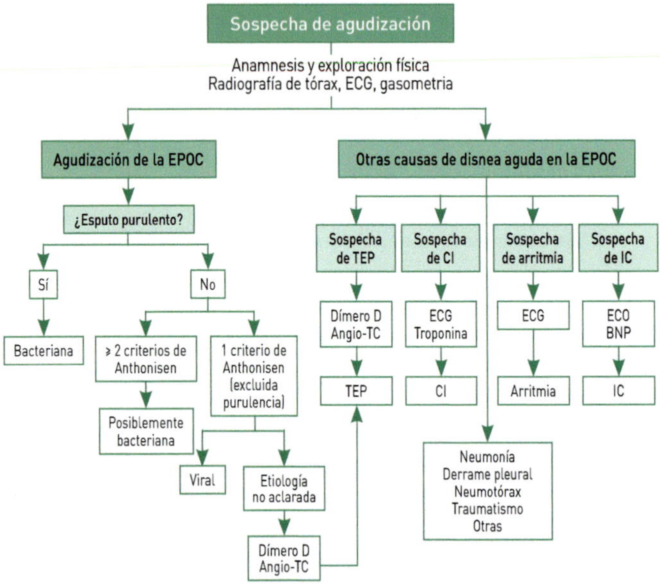

Figura 23-3. Algoritmo hospitalario de sospecha de SAE
Tomado de Guía Española de la EPOC (GesEPOC). Versión 2017. *Arch Bronconeumol.* 2017;**53(Supl 1)**:2-64).

Tabla 23-2. Criterios clínicos de gravedad en la agudización de la EPOC
AGUDIZACIÓN MUY GRAVE (AMENAZA VITAL). Debe cumplirse al menos uno de los siguientes criterios: • Parada respiratoria. • Disminución del grado de conciencia. • Inestabilidad hemodinámica. • Acidosis respiratoria grave (pH < 7,30).
AGUDIZACIÓN GRAVE. Debe cumplirse al menos uno de los siguientes criterios y ninguno de los anteriores: • Disnea 3-4 de la escala mMRC. • Cianosis de nueva aparición. • Utilización de musculatura accesoria. • Edemas periféricos de nueva aparición. • $SatO_2$ < 90 % PaO_2 < 60 mmHg. • $PaCO_2$ > 45 mmHg. • Acidosis respiratoria moderada (pH: 7,30-7,35). • Comorbilidad significativa grave (cardiopatía isquémica reciente, insuficiencia renal crónica, hepatopatía moderada-grave, etc.). • Complicaciones (arritmias graves, insuficiencia cardiaca asociada a la agudización).

AGUDIZACIÓN MODERADA. Debe cumplirse al menos uno de los siguientes criterios y ninguno de los anteriores: • FEV_1 basal < 50 %. • Comorbilidad cardiaca no grave. • Historia de 2 o más agudizaciones en el último año.
AGUDIZACIÓN LEVE. No se debe cumplir ninguno de los criterios previos.

Índice DECAF (**Tabla 23-3**): utiliza los cinco predictores de mortalidad con más peso específico (Disnea basal, Eosinopenia, Consolidación, Acidemia y Fibrilación auricular.

Tabla 23-3. Índice DECAF	
Variable	**Puntuación**
Disnea	1
eMRCD 5a	2
eMRCD 5b	
Eosinopenia (< 0,05 x 10^9/L)	1
Consolidación	1
Acidemia (pH < 7,3)	1
Fibrilación auricular	1
Índice DECAF total	6

ACTUACIÓN EN URGENCIAS

Medidas generales

Estabilidad hemodinámica y respiratoria. Reposo en cama a 45°, control de constantes, vía aérea permeable, aspirar secreciones, vía venosa, protección gástrica, prevención de enfermedad tromboembólica.

Oxigenoterapia

Objetivo: mantener una PaO_2 > 60 mmHg (equivalente a $SatO_2$ del 90 %). Iniciaremos con una FiO_2 al 24-28%, que podrá aumentarse según las necesidades, haciendo controles gasométricos cada 30-60 minutos después de las modificaciones. Es preferible la utilización de mascarillas tipo Venturi porque permiten ajustar mejor la FiO_2. En su defecto pueden usarse gafas nasales a bajo flujo. El aporte excesivo de O_2 en pacientes hipercápnicos puede deprimir el centro respiratorio.

Si la $PaCO_2$ es normal, mantener la $PaO_2 > 60$ mmHg.

Si la $PaCO_2 > 50$ mmhg, mantener la PaO_2 en 55-60 mmHg para $SatO_2$ de 88-90 %.

Ventilación mecánica no invasiva (VMNI)

Su aplicación no debe retrasar nunca una ventilación mecánica invasiva. Se aconseja priorizar los datos clínicos sobre los gasométricos (véase el capítulo correspondiente).

Fármacos (Tablas 23-4 y 23-5)

Tabla 23-4. Fármacos usados en la SAE

Fármacos	Dosis	Comentario
Salbutamol (β_2-adenérgicos)	2,5-5 mg	Asociados + suero fisiológico hasta 3-5 mL, nebulizado con O_2 en mascarilla a 6-8 L/min cada 4-6 h durante 10 minutos
Bromuro de ipatropio (anticolinérgicos de acción corta)	250-500 µg	
Metilprednisolona IV	En casos graves: 1-2 mg/kg 40-60 mg durante 5-7 días	Mantener IV 72 h y luego pasar a VO Suspender sin necesidad de reducción escalonada
Hidrocortisona (en casos moderados-graves)	100-300 mg	Valorar repetir a los 20-30 minutos según la respuesta
Corticoides inhalados y broncodilatadores de acción larga	Si el paciente ya los toma, no retirarlos	
Furosemida	40 mg IV	En pacientes con *cor pulmonale* descompensado
Metilxantinas (en SAE sin respuesta a broncodilatadores)	Aminofilina IV en bolo de 2,5-5 mg/kg/h	No administrar bolo inicial si el paciente lo tomaba previamente. Se utilizan menos por toxicidad y poca eficacia

Cuando se cumplen dos de los siguientes criterios: purulencia del esputo, aumento de volumen de expectoración y/o empeoramiento de la disnea.

Tabla 23-5. Antibioterapia usada en SAE según la gravedad			
Gravedad de la agudización	Patógenos frecuentes	Antibiótico de elección	Alternativa
Leve (Vía oral)	*H. influenzae*	Amoxicilina-clavulánico 875/125 mg/8 h durante 7 días o cefditoreno 400 mg/12 h durante 5 días	Moxifloxacino 400 mg/24 h durante 5 días o levofloxacino 500 mg/12-24 h durante 7 días
Moderada (Vía oral)	Las anteriores más: *S. pneumoniae* resistente a penicilinas Enterobacterias	Cefditoreno 400 mg/12 h durante 5 días o amoxicilina-clavulánico 875/125 mg/8 h durante 7 días	Moxifloxacino 400 mg/24 h durante 5 días o levofloxacino 500 mg/12-24 h durante 7 días
Grave-muy grave (Vía IV)	Los anteriores	Amoxicilina-clavulánico 1 g/8 h o ceftriaxona 1-2 g/8 h	Moxifloxacino 400 mg/24 h o levofloxacino 500 mg/12-24 h
Grave con riesgo de *Pseudomonas aeruginosa* (Vía IV)	Los anteriores + *Pseudomonas aeruginosa*	Cefepime 1-2 g/12 h o PIP-TZB 4000/500 mg/8 h o imipenem 1 g/8 h o levofloxacino 500 mg/24 h o ciprofloxacino 400 mg/8 h o ceftacidima 1-2 g/8-12 h o meropenem 0,5-1 g/6-8 h	

CRITERIOS DE INGRESO

SAE grave-muy grave.

SAE leve-moderado sin mejoría en observación tras 6-12 horas de tratamiento correcto.

Comorbilidad elevada que no permita tratamiento ambulatorio.

Ausencia de mejoría después del tratamiento ambulatorio o de 12-24 horas en urgencias.

Valores gasométricos alterados a pesar del tratamiento pH < 7,3; PaO_2 < 55 mmHg; $PaCO_2$ > 50 mmHg sin hipercapnia previa.

Necesidad de VMNI.

CRITERIOS DE INGRESO EN UCI

Alteración del estado de consciencia (confusión, letargia, coma).

Agudización muy grave sin respuesta al tratamiento.

Disnea grave que no responde al tratamiento.

Hipoxemia grave (PaO_2 < 40 mmHg) y/o hipercapnia ($PaCO_2$ > 60 mmHg) y/o acidosis (pH < 7,35) graves a pesar de VMNI.

Necesidad de VMI.

EPOC Y ENFERMEDAD POR CORONAVIRUS (COVID-19)

Los tratamientos inhalados y orales de la EPOC deben mantenerse igual, ya que no existe evidencia de que ningún tratamiento de la EPOC sea un factor de riesgo o protector frente a la infección por COVID-19.

No parece existir mayor susceptibilidad que en el resto de la población de la misma edad, pero sí puede asociar peor pronóstico.

Reforzar la vacunación antigripal y antineumocócica.

RECUERDE

- El aporte excesivo de O_2 en pacientes hipercápnicos puede deprimir el centro respiratorio.
- Utilizar la mínima FiO_2 para mantener $SatO_2$ de 90%.

BIBLIOGRAFÍA

- https://doi.org/10.1016/j.arbres.2021.05.011
- Miravitles M. Actualización 2021 de la Guía Española de la EPOC (GesEPOC). Tratamiento farmacológico de la EPOC estable. Arch Bronconeumol. 2022; 58(1): 69-81.
- Soler Cataluña JJ, Miralles Saavedra C, Catalán Sierra P, Ampuero López A, Graziani D, Izquierdo Alonso JL. Manual SEPAR, Diagnóstico y Manejo y tratamiento del Síndrome de Agudización de la EPOC (SAE). Actualización 2021. ISBN 978 84 124442 2 3.

24. Neumonías

N. Rojas Fernández, M.ª J. Palomo de los Reyes, A. Julián Jiménez

PUNTOS CLAVE

- La neumonía es uno de los orígenes más frecuentes de sepsis, y shock séptico diagnosticados en el Servicio de Urgencias Hospitalarias (SUH).
- Es una de las principales causas de muerte por enfermedad infecciosa. El riesgo de mortalidad se incrementa con el sexo (varones) y con la edad (> 65 años).

Es una infección grave del parénquima pulmonar, que se produce tras el contacto con microorganismos y/o agentes físicos o químicos y desencadena una respuesta inflamatoria aguda del mismo.

Se clasifica en dos grandes grupos en función del ámbito de adquisición:

- **Neumonía extrahospitalaria o adquirida en la comunidad** (NAC) en inmunocompetentes y que **no han estado ingresados en ninguna institución.**
- **Neumonía intrahospitalaria o nosocomial** (NN), en la que la clínica surge **a partir de las 48-72 horas del ingreso de un paciente** (habiendo excluido previamente que la infección no estuviera ya presente o en periodo de incubación) **y hasta 10 días después del alta** hospitalaria (para algunos autores, 14 días).

NEUMONÍA ADQUIRIDA EN LA COMUNIDAD (NAC)

Relación clínica-epidemiológica con la etiología de la neumonía (Anexo 24-1).

Etiología bacteriana: el microorganismo responsable **más frecuente** es *Streptococcus pneumoniae* (30-65 %). En la **mayoría** de las ocasiones (90 %) se trata de **una infección monomicrobiana, salvo en** las **neumonías aspirativas.**

Etiología viral: el virus influenza y el virus respiratorio sincitial (VRS) son los que causan mayor morbimortalidad en el anciano. En pacientes institucionalizados puede haber neumonía primaria viral o sobreinfección bacteriana. En la actualidad hay que tener en cuenta la posible etiología por **SARS-CoV-2** (véase el capítulo correspondiente).

El cuadro clínico puede ser típico o atípico (**Tabla 24-1**), según presente o no 3 o más criterios y se relacione con la probabilidad de presentar microorganismos típicos o atípicos. La forma de **presentación en los ancianos puede ser más inespecífica** (ausencia de fiebre, de expectoración y tos escasa).

Tabla 24-1. Síndromes clínicos en la neumonía	
Síndrome típico	Síndrome atípico
Streptococcus pneumoniae, Haemophilus influenzae, Moraxella catarrhalis	*Mycoplasma pneumoniae, Chlamydia pneumoniae, Chlamydia psittaci, Coxiella burnetii, Legionella spp., virus respiratorios*
Inicio agudo	Inicio subagudo
Fiebre brusca con escalofríos, dolor torácico de características pleuríticas	Fiebre, cefalea, malestar faríngeo, mialgias, artralgias, fatiga, náuseas, vómitos y diarrea
Esputo purulento y/o herrumbroso Crepitantes y/o soplo tubárico Leucocitosis	Tos no productiva (o menos)
Consolidación lobar con broncograma aéreo	Múltiples patrones radiológicos posibles

Diagnóstico

El diagnóstico sindrómico de NAC se basa en la clínica de infección aguda acompañada de un infiltrado pulmonar de reciente aparición en la radiografía de tórax, no atribuible a otra causa.

Historia clínica y exploración física

- Forma de instauración, factores de riesgo (EPOC, diabetes, hepatopatía...), **antecedentes epidemiológicos** (contacto con aves, ganado...) y tratamiento previo con antibióticos.
- Valorar el estado general del paciente, valorar los criterios de sepsis.
- **Valoración hemodinámica y respiratoria** (PA, FC, FR, $SatO_2$). Incidir en la **auscultación cardiopulmonar**.

Pruebas complementarias

- **A todos los pacientes:**
  - Radiografía de tórax (2 proyecciones). Ver localización, extensión y complicaciones.
  - Analítica con PCT. Gasometría arterial si $SatO_2 < 93$ % o FR > 20 rpm.
- **A todos los que ingresen y/o cumplan criterios de sepsis** (además de lo anterior):
  - Cultivo de esputo, dos hemocultivos y antígenos de orina para neumococo y Legionella spp., coagulación, lactato y PCT. Si se sospecha virus de la gripe o SARS-CoV-2, se solicitarán pruebas complementarias específicas (**véase el capítulo correspondiente**).
  - Toracocentesis y estudio si existe derrame pleural > 10 mm en decúbito lateral.

- Según disponibilidad y de forma individualizada: serologías, tinción de Ziehl, cultivo de micobacterias, técnicas moleculares, cultivo para hongos, tinción de Giemsa, etc.

Escalas pronósticas

- *Pneumonia Severity Index* **(PSI)** (**Tabla 24-2**): mortalidad a los 30 días. El **PSI modificado (PSIm)** indica ingreso en pacientes de bajo riesgo con algún **criterio adicional:** PO_2 < 60 mmHg o $SatO_2$ < 90 %, comorbilidad, derrame pleural o cavitación, afectación radiológica multilobar o bilateral, criterios de sepsis grave o shock séptico, sospecha de bacteriemia y/o PCT > 1 ng/mL, factores que impiden el tratamiento ambulatorio y la falta de respuesta al tratamiento antibiótico a las 72 horas de su inicio.

Tabla 24-2. ***Pneumonia Severity Index*** **(PSI)**

¿Varón >50 años o mujer > 60 años? — SÍ → Variables y características del paciente; NO ↓

¿Presenta alguna enfermedad de base? — SÍ → Comorbilidad; NO ↓

¿Están alterados el examen físico o las pruebas complementarias? — SÍ → Examen físico / Laboratorio y Rx; NO ↓

Asignar al paciente al grupo de riesgo I

Variables y características del paciente	Puntuación
Edad varón	Años
Edad mujer	Años −10
Residencia de ancianos	Años +10

Comorbilidad	
Neoplasia	+30
Hepatopatía	+20
Nefropatía	+10
Enfermedad cerebrovascular	+10
Insuficiencia cardiaca	+10

Examen físico	
Alteración de conciencia	+20
FR≥ 30 rpm	+20
PAS <90 mmHg	+20
Temperatura <35 ºC o > 40ºC	+15
FC ≥ 125 lpm	+10

Laboratorio y Rx	
pH arterial <7.35	+30
BUN >30 (urea >60 mg/dl)	+20
Na <130 mEq/L	+20
Glu >250 mg/dl	+10
Hto <30%	+10
P02 < 60 mmHg o Sat02 <90%	+10
Derrame pleural	+10

<51	≤70	71-90	91-130	>130
CLASE I	**CLASE II**	**CLASE III**	**CLASE IV**	**CLASE V**
TRATAMIENTO AMBULATORIO		OBSERVACIÓN	HOSPITALIZACIÓN	

- **Escala CURB-65:** se puntúa de 0 a 5 (un punto por cada variable) (**Tabla 24-3**).

Tabla 24-3. Escala CURB-65

C: Confusión (desorientación en tiempo, espacio o persona)
U: Urea (> 44 mg/dL)
R: Frecuencia **R**espiratoria (FR ≥ 30 rpm)
B: Presión arterial (**PA**D ≤ 60 o PAS < 90 mmHg)
Edad: ≥ **65** años

Puntuación	Destino
0-1	Tratamiento ambulatorio
2	Ingreso en observación/UCE/planta
3	Ingreso en planta
4-5	Ingreso en planta/UCI

- **Criterios de ATS/IDSA:** Valora ingreso en UCI, si cumple 1 criterio mayor o 3 menores (**Tabla 24-4**).

Tabla 24-4. Criterios de ATS/IDSA

Mayores	Menores
Ventilación mecánica	PAS < 90 mmHg
Shock séptico	Afectación multilobar
	PaO_2/FiO_2 ≤ 250
	FR ≥ 30 rpm
	Confusión/desorientación
	Urea ≥ 45 mg/dL
	Leucocitos < 4.000/mm^3
	Plaquetas < 100.000/mm^3
	Temperatura < 36°C

- **SCAP** (***Severity Community Acquired Pneumonia***) **o "PS-CURXO80":** esta escala ha surgido en los últimos años. Contiene 2 variables mayores y 6 menores (**Tabla 24-5**). Pronostica la mortalidad, predice la necesidad de VM y la evolución a *shock* séptico.

Tabla 24-5. SCAP o PS-CURXO80	
Mayores	**Menores**
pH < 7,30 (13 puntos) **P**resión arterial **S**istólica < 90 mmHg (11 puntos)	**C:** Confusión (5 puntos)
	U: BUN > 30 mg/dl (urea plasmática > 66 mg/dL (5 puntos)
	R: **R**espiraciones por minuto > 30 (9 puntos)
	X: Multilobar/bilateral en la radiografía de tórax (5 puntos)
	O: Pa**O**$_2$ < 54 o PaO_2/FiO_2 < 250 mmHg (6 puntos)
	80: edad ≥ **80** (5 puntos)
NAC grave si presenta al menos un criterio mayor o dos menores: • **Grupos (0-1) de bajo riesgo:** con menos de 10 puntos • **Grupo (2) de riesgo intermedio:** con 10-19 puntos • **Grupos (3-4) de alto riesgo:** con más de 20 puntos	

Tratamiento

La primera dosis de antibiótico debe administrarse empíricamente y lo más rápido posible (**Tabla 24-6**).

Tabla 24-6. Etiología según el tipo de paciente		
Tipo de paciente		**Microorganismos más probables**
NAC leve	Sin enfermedad de base	*S. pneumoniae*, agentes atípicos y virus
	Con enfermedad de base	*S. pneumoniae*, agentes atípicos y virus, *H. influenzae*, BGN
NAC grave	Sin factores de riesgo	*S. pneumoniae*, agentes atípicos y virus, *H. influenzae*, BGN, *P. aeruginosa*
	Con factores de riesgo para *Pseudomonas* o BGN	
Neumonía aspirativa o empiema		*S. pneumoniae*, CGP, BGN, anaerobios
Neumonía con factor de riesgo para SAMR		*S. pneumoniae*, agentes atípicos y virus, *H. influenzae*, BGN, *P. aeruginosa*, *S. aureus*

(*) Factores de riesgo para *P. aeruginosa:* estancia en UCI, EPOC grave, bronquiectasias, corticoterapia.
(*) Factores de riesgo para SAMR: coma, TCE, DM, insuficiencia renal.

Antibioterapia en las siguientes situaciones (Tabla 24-7):

- **Si hay sospecha de neumonía aspirativa, absceso de pulmón o implicación de microorganismos anaerobios,** administar durante **14 días:** ertapenem IV (1 g/24 h) o amoxicilina-clavulánico IV (2 g/8 h) o clindamicina IV (600 mg/8 h) + ceftriaxona IV (2 g/24 h).
- **Si sospecha de *Pseudomonas* spp. durante 10-14 días:** piperacilina-tazobactam IV (4/0,5 g/6-8 h) o cefepime IV (2 g/8-12 h) o meropenem IV (1 g/8 h) o ceftolozano-tazobactam IV (1-2/0,5-1 g/8 h) o ceftazidima-avibactam IV (2 g/0,5 g/8 h) + amikacina IV (15 mg/kg/día) o tobramicina (6 mg/Kg/día) IV o levofloxacino IV (500 mg/12 h). Considerar tratamiento nebulizado con aminoglucósidos o colistina.

Tratamiento de soporte: oxigenoterapia y/o VMNI o VMI, broncodilatadores, analgésicos, soporte hemodinámico mediante reposición de líquidos o aminas vasoactivas si fuera necesario.

Tabla 24-7. Antibioterapia en la NAC según el PSI y el CURB-65

	De elección	Alternativa
Domicilio (PSI modificado I y II o CURB-65 0-1) **7 días** (salvo azitromicina que son 5 días)	Cefditoren VO (400 mg/12 h) **o** amoxicilina VO (1 g/8 h) **o** amoxicilina-clavulánico VO (875/125 mg cada 8 h) **+** Azitromicina VO (500 mg/24 h)	Moxifloxacino VO (400 mg/24 h) **o** levofloxacino VO (500 mg/12 h los 2-3 primeros días y luego 500 mg/24 h hasta completar 7 días)
Hospitalización breve (PSI modificado III o CURB-65 2) **7 días** (salvo azitromicina que son 5 días)	Ceftriaxona IV (2 g/24 h) **o** amoxicilina-clavulánico IV (1 g/8 h) **+** Azitromicina IV o VO (500 mg/24 h)	Moxifloxacino (400 mg/24 h) IV primeras dosis y después VO hasta completar 7 días **o** levofloxacino IV (500 mg/12 h los primeros 2-3 días y luego VO 500 mg/24 h)
Hospitalización en planta (PSI modificado ≥ III o CURB-65 ≥ 2) **7-10 días** (salvo azitromicina que son 5 días)	Ceftriaxona IV (2 g/24 h) **o** amoxicilina-clavulánico IV (1-2 g/8 h) **+** Azitromicina IV o VO (500 mg/24 h)	Moxifloxacino (400 mg/24 h) IV **o** levofloxacino (500 mg/12 h los primeros 2-3 días y luego 500 mg/24 h) IV

	De elección	Alternativa
UCI **10-14 días**	Ceftriaxona (2 g/24 h) o Cefotaxima (2 g/8 h) o ceftarolina (600 mg/ 12 h) o amoxicilina-clavulánico (2 g/8 h) **+** Azitromicina IV (500 mg/24 h) **o** Levofloxacino IV (500 mg/12 h) **o** Moxifloxacino IV (400 mg/24 h)	± Linezolid 600 mg/12 h si existen factores de riesgo para *S. aureus* ± Oseltamivir 75 mg/12 h si existe epidemia gripal en la comunidad o pandemia o tratamiento para el SARS-CoV-2 (según capítulo)

NEUMONÍA INTRAHOSPITALARIA O NOSOCOMIAL (NN)

- **NN de inicio precoz:** transcurren tras el alta hospitalaria ≤ 5 días.
- **NN de inicio tardío:** si transcurren > 5 días tras el alta.
- **Factores de riesgo para NN:** traqueostomía, edad > 70 años, enfermedades crónicas, alteración del nivel de conciencia, malnutrición, inmunodepresión, > 14 días de hospitalización, antibioterapia prolongada, corticoterapia, nutrición enteral, cirugía reciente, sonda nasogástrica, etc.

Etiología

Los patógenos responsables más frecuentes son:

- **Sin factores de riesgo:** *S. pneumoniae, H. influenzae,* SAMS, enterobacterias (*K. pneumoniae, E. coli, S. marcescens y Enterobacter spp.).*
- **Con factores de riesgo:** *P. aeruginosa, Acinetobacter spp.,* SAMR, *L. pneumophila,* BLEES.

Diagnóstico

- Anamnesis y exploración física. **Sugieren gravedad:** ingreso en UCI, insuficiencia respiratoria, rápida progresión radiológica, neumonía multilobar o cavitada, sepsis grave con hipotensión y/o fallo multiorgánico e insuficiencia renal.
- Pruebas complementarias: igual que en la NAC.

Tratamiento

- **Tratamiento de soporte:** véase tratamiento de soporte en NAC.
- **Antibioterapia empírica:** analizar los factores de riesgo para desarrollar NN por microorganismos multirresistentes (**Tabla 24-8**).

Tabla 24-8. Antibioterapia en las neumonías nosocomiales (NN)

Sin factores de riesgo para microorganismos multirresistentes	Amoxicilina-clavulánico 1 g/8 h **o** ceftriaxona 1 g/12 h **o** cefoxitima 1-2 g/6-8 h **o** ertapenem 1 g/24 h	Alternativas: Levofloxacino 500 mg/12 h **o** moxifloxacino 400 mg/24 h
Con factores de riesgo para microorganismos multirresistentes	Antibiótico de la columna A + antibiótico de la columna B Se asociará un antibiótico de la columna C si se sospecha SAMR	**Columna A:** Cefepime 2 g/8 h; meropenem 1-2 g/8 h Piperacilina-tazobactam 4/0,5 g/6 h Ceftazidima-avibactam 2/0,5 g/8 h Aztreonam 2 g/8 h **Columna B:** Ciprofloxacino 400 mg/8 h; levofloxacino 500 mg/12 h; amikacina 15-30 mg/kg/24h **Columna C:** Linezolid 600 mg/12 h; vancomicina 1 g/8-12 h; ceftarolina 600 mg/8 h

(*) Evitar asociar piperacilina-tazobactam con vancomicina por riesgo de afectación renal.

RECUERDE

- Usar escalas pronósticas para decidir la ubicación y el tratamiento antibiótico más adecuado.
- El tratamiento inicial suele ser empírico y administrarse lo antes posible.

BIBLIOGRAFÍA

- González del Castillo J., Julián Jiménez A., Javier Candel F. Neumonía comunitaria: selección del tratamiento empírico y terapia secuencial. Implicaciones del SARS-CoV-2. Revista Española de Quimioterapia. 2021;34(6):599-609.
- Julián Jiménez A, Adán Valero I, Beteta López A. Recomendaciones para la atención del paciente con neumonía adquirida en la comunidad en los Servicios de Urgencias. Sociedad Española de Quimioterapia. 2018;31(2):186-202.
- Parejo Míguez R, Julián Jiménez A, González del Castillo J. Manual de protocolos y actuación de Urgencias, Hospital universitario de Toledo: Neumonía adquirida en la comunidad. 5ª ed. Grupo SANED, 2021.
- Vázquez Lima MJ, Casal Codesido JR. Guía de Actuación en Urgencias. 5ª ed. Madrid. Editorial médica Panamericana, 2017.

25. Agudización asmática

S. Fernández Crespo, E. García Riera, E. Juárez Moreno

PUNTOS CLAVE

- La evaluación inicial del paciente con crisis de asma debe incluir el análisis del riesgo vital, del nivel de gravedad y del grado de obstrucción al flujo aéreo.

Una crisis de asma (agudización o exacerbación) es aquel episodio de deterioro de la situación clínica basal de un paciente que implica la necesidad de administrar tratamiento específico. Son episodios agudos o subagudos caracterizados por un aumento progresivo de uno o más de los síntomas típicos (disnea, tos, sibilancias y opresión torácica) y que van acompañados de una disminución del flujo espiratorio (PEF o FEV_1).

En función de la rapidez de instauración se pueden clasificar en dos tipos: **instauración rápida** (en menos de 3 horas) e **instauración lenta** (habitualmente, en días o semanas). Su identificación es importante por tener causas, patogenia y pronóstico diferentes.

ACTITUD EN URGENCIAS

- Identificar signos/síntomas y antecedentes de crisis de riesgo.
- Confirmar la agudización asmática y valorar su gravedad (**Tabla 25-1**).

Anamnesis

- ¿Ha sido diagnosticado de asma? ¿Ha tenido crisis similares?
- Diagnóstico diferencial con otras causas de disnea o broncoespasmo súbito.
- Rapidez de instauración: las de instauración rápida (mecanismo de broncoconstricción) conllevan mayor gravedad inicial y riesgo vital, aunque la respuesta terapéutica suele ser más rápida y favorable; las de instauración lenta (> 80 % de las personas con crisis que acuden a Urgencias, fundamentalmente, por mecanismo inflamatorio), la respuesta terapéutica es más lenta.
- Tratamiento administrado al inicio de la crisis y en situación basal.
- Posibles causas desencadenantes: exposición alergénica (inhalatoria, alimenticia), ingesta de AINE, betabloqueantes, sedantes, estrés emocional, ejercicio físico, interrupción súbita de corticoides, incumplimiento terapéutico, infección de la vía aérea superior, etc.
- Factores predisponentes al asma de riesgo vital: exacerbaciones/hospitalizaciones frecuentes en el año previo, ingresos previos en UCI, necesidad de IOT/ventilación mecánica, abuso de SABA, instauración brusca, comorbilidad cardiovascular, y condiciones psicológicas, psiquiátricas y sociales que dificulten la adhesión al tratamiento.

Exploración física

- Toma de constantes: TA, FC, FR y $SatO_2$ mediante pulsioximetría.
- Estado general. Cianosis. Sudoración. Tiraje.
- Auscultación cardiopulmonar y presencia de pulso paradójico.
- Resto de la exploración por aparatos.

Tabla 25-1. Criterios de gravedad en la crisis asmática

	Crisis leve	Crisis moderada	Crisis grave	Crisis vital
Disnea	Leve	Moderada	Intensa	Respiración agónica o parada respiratoria
Habla	Párrafos	Frases	Palabras	Ausente
Frecuencia respiratoria (x')	Aumentada	> 20	> 25	Bradipnea/ Apnea
Frecuencia cardiaca (x')	< 100	> 100	> 120	Bradicardia/Parada cardiaca
Presión arterial	Normal	Normal	Normal	Hipotensión
Uso de musculatura accesoria	Ausente	Presente	Muy evidente	Movimiento paradójico toracoabdominal o ausente
Sibilancias	Presentes	Presentes	Presentes	Silencio auscultatorio
Nivel de conciencia	Normal	Normal	Normal	Disminuido o coma
FEV_1 o PEF (valores de referencia)	> 70 %	< 70 %	< 50 %	No procede
$SatO_2$ (%)	> 95 %	< 95 %	< 90 %	< 90 %
PaO_2 mmHg	Normal	< 80 (hipoxemia)	< 60 (insuficiencia respiratoria parcial)	< 60
$PaCO_2$ mmHg	Normal	< 40	< 40	> 45 (insuficiencia respiratoria hipercápnica)

Guía GEMA 5.1. FEV_1: volumen respiratorio forzado en el primer segundo. PEF: flujo espiratorio máximo. $PaCO_2$: presión arterial de dióxido de carbono. PaO_2: presión arterial de oxígeno. $SatO_2$: saturación de oxígeno. x': por minuto.

Pruebas complementarias

- Valoración objetiva del grado de obstrucción al flujo aéreo: medición del flujo espiratorio máximo (PEF) con medidores portátiles (*peakflow meters*) o con espirógrafo (valora el FEV_1).
- Gasometría arterial: está indicada si $SatO_2$ < 90-92 % con/sin oxigenoterapia (el hallazgo más frecuente es hipoxemia y alcalosis respiratoria). **Signos de gravedad**: normo e hipercapnia.
- Analítica sanguínea: si se sospecha patología añadida, solicitar dímero D, NTproBNP, etc.
- Radiografía de tórax: debe hacerse si hay riesgo vital, datos indicativos de patología añadida (fiebre, dolor torácico) o ausencia de respuesta al tratamiento.

CRITERIOS DE HOSPITALIZACIÓN (TABLA 25-2)

Tabla 25-2. Criterios de hospitalización e ingreso en UCI

Criterios de ingreso hospitalario	Criterios de ingreso en la UCI
Permanecen sintomáticos después del tratamiento	Parada respiratoria
Precisan O_2 para mantener $SatO_2$ > 92 %	Disminución del nivel de conciencia
• PEF o FEV_1 < 50-60 % tras tratamiento. • PEF o FEV_1 = 50-70 % a su llegada. Es aconsejable un periodo de observación mínimo de 12 horas. • No existe ningún parámetro funcional que defina cuándo un paciente debe ser dado de alta, aunque PEF < 75 % y variabilidad superior al 25 % se asocian con una mayor tasa de reingresos.	Deterioro funcional progresivo a pesar del tratamiento
Existencia de CV previo con antecedente de intubación y ventilación, hospitalización o visita en Urgencias por asma reciente.	• $SatO_2$ < 90 % a pesar de O_2 suplementario. • $PaCO_2$ > 45 mm Hg = signo de alarma de agotamiento muscular.
Fracaso de tratamiento ambulatorio con glucocorticoides orales.	Hipercapnia, necesidad de soporte ventilatorio o neumotórax
Imposibilidad para garantizar los cuidados necesarios en el domicilio.	
Comorbilidades respiratorias (neumonía, neumotórax, neumomediastino) o no respiratorias	

Guía GEMA 5.1. CV: compromiso vital. FEV_1: volumen espiratorio forzado en el primer segundo. $PaCO_2$: presión arterial de dióxido de carbono. PEF: flujo espiratorio máximo. $SatO_2$: saturación de oxígeno. UCI: Unidad de Cuidados Intensivos.

La decisión de ingreso debe realizarse en las tres primeras horas de inicio del tratamiento de la crisis; los periodos de monitorización superiores rara vez modifican la toma de decisiones (no se suele incrementar de manera significativa el grado de broncodilatación ya conseguido).

ALTA DEL SERVICIO DE URGENCIAS

Se considera que pueden ser dados de alta aquellos pacientes con un FEV_1 o PEF > 70 % (del estimado o del mejor valor personal) y con mínimos síntomas. Antes del alta hospitalaria es conveniente una intervención educativa mínima, comprobación de la técnica de inhalación, etc.

Se recomienda que, tras una crisis, el paciente sea valorado por su médico de familia antes de 5 días y, si lo precisara, por el Servicio de Neumología antes de un mes.

TRATAMIENTO

- Reposo en cama con la cabecera elevada.
- Medición de PEF o FEV_1 antes del inicio con agonistas β2-adrenérgicos de acción corta.
- Oxigenoterapia: si la $SatO_2$ < 90 %, para conseguir saturaciones por encima del 90 %, con la menor FiO_2 posible para evitar el riesgo de hipercapnia en las crisis moderadas-graves.

EXACERBACIÓN LEVE

- **Agonistas β2-adrenérgicos de acción corta (SABA):** tratamiento broncodilatador de primera línea. Se emplea *salbutamol* (o *terbutalina*, sin diferencia entre ellos) a dosis de 200-800 µg con cámara de inhalación (2 a 8 inhalaciones) cada 10-15 minutos o nebulizado (2,5-5 mg + 3 cc de SSF) cada 20 minutos, durante la primera hora. Si la respuesta es buena, continuar con salbutamol, 2 inhalaciones cada 3-4 horas hasta la remisión de la crisis.
  - Por vía parenteral: sólo están indicados si el grado de consciencia es bajo o existe fatiga muscular. Se debe monitorizar al paciente y administrar salbutamol 200 µg IV en 20 minutos seguido de 0,1-0,2 µg/kg/minuto.
- **Glucocorticoides sistémicos:** deben administrarse lo más pronto posible (excepto en crisis muy leves), especialmente, si:
  - No hay reversión de la obstrucción pulmonar con SABA inhalados.
  - El paciente estaba tomando ya glucocorticoides orales o ha tratado su pérdida de control previa con otras opciones terapéuticas sin éxito.
  - Existen antecedentes de exacerbaciones que requirieron glucocorticoides orales.
  - La dosis diaria de prednisona es de 0,5-1 mg/kg (del peso ideal), máximo 50 mg, manteniendo la misma dosis 5-10 días. Se suspende sin necesidad de reducción progresiva para conseguir una mejoría más rápida y evitar así las recaídas precoces.

EXACERBACIÓN MODERADA-GRAVE

- **SABA:** igual que en la exacerbación leve.
- **Anticolinérgico de acción corta (SAMA):** se emplea *bromuro de ipratropio* en la fase inicial de las exacerbaciones moderadas o graves de forma simultánea a un SABA. Dosis: 80-160 µg con cámara de inhalación (4-8 pulsaciones) cada 10-15 minutos o 500 µg nebulizado cada 20 minutos durante la primera hora.
- ***Adrenalina/epinefrina*:** sólo si hay anafilaxia/angioedema.
- **Glucocorticoides sistémicos:** deben administrarse en la primera hora debido a su acción retardada (4-6 horas desde su administración). *Metilprednisolona* (1-2 mg/kg en bolo, seguido de 20-40 mg IV/6-8 h) o *hidrocortisona* (2 mg/kg en bolo). Al alta, 50 mg de *prednisona* en dosis única matutina o 400 mg de *hidrocortisona* (100 mg cada 6 horas) durante 5-7 días. La vía de administración de elección es la oral (igual de efectiva que la intravenosa). Ésta última se reserva por si hay disnea intensa o vómitos. Los glucocorticoides inhalados a dosis altas, en la primera hora, han demostrado la misma efectividad.
- **Glucocorticoides inhalados:** *propionato de fluticasona* 1.000 µg con cámara (4 inhalaciones) cada 10-15 minutos o *budesonida* 800 µg con cámara (4 inhalaciones) cada 10-15 minutos o 500 µg nebulizado cada 20 minutos durante la primera hora.
- **Teofilinas:** no deben emplearse en las agudizaciones (debido a una efectividad y una seguridad inferiores al *salbutamol*).
- ***Sulfato de magnesio*:** no está indicado de forma sistemática, aunque en pacientes con obstrucción grave o hipoxemia persistente, una dosis única de 2 g IV en 20 minutos reduce la necesidad de hospitalización.
- **Antibioterapia:** si sospechamos infección bacteriana.
- Se recomienda mantener al paciente en la unidad de observación de 6 a 12 horas y si no hay mejoría, ingreso hospitalario.

Manejo de la agudización asmática en el adulto. GEMA. 5.0 (e-Fig. 25-1).

RECUERDE

- En las crisis leves se recomienda el tratamiento con SABA. En las moderadas o graves se deben administrar precozmente glucocorticoides sistémicos y oxígeno a la mínima concentración que permita una $SatO_2$ > 90 %.
- La decisión de ingreso debe realizarse en las tres primeras horas. Se considera que pueden ser dados de alta aquellos pacientes con un FEV_1 o PEF > 70 % (del estimado o del mejor valor personal) y con mínimos síntomas.

BIBLIOGRAFÍA

- Guía Española para el manejo del Asma 2021 (GEMA 5.1).
- Jiménez Murillo L, Montero Pérez FJ. Medicina de urgencias y emergencias. Guía diagnóstica y protocolos de actuación (4ª edición).

- Rodrigo GJ, Plaza Mayoral V, Bardagí Forns S, Castro-Rodríguez JA, de Diego Damián A, Liñan Cortés S, et al. Guía ALERTA-2. América Latina y España: Recomendaciones para la prevención y el Tratamiento de la exacerbación Asmática. Arch Bronconeumol. 2010;46(S7):2-20.
- Scottish Intercollegiate Guidelines Network, British Thoracic Society. British guideline on the management of asthma. A national clinical guideline, 2019.
- Vázquez Lima MJ, Casal Codesido JR. Guía de Actuación en Urgencias. 5ª ed. Madrid. Editorial médica Panamericana, 2017.

26. Hemoptisis

A. Meabe Santos, S. Macías García, J. Pérez Sagredo

PUNTOS CLAVE

- Confirmar el origen respiratorio subglótico del sangrado.
- Clasificar según el volumen del sangrado, lo que determinará la actuación.

Expulsión de sangre por la cavidad bucal procedente del aparato respiratorio (árbol traqueobronquial o del parénquima pulmonar). Puede ser un problema leve y autolimitado o la manifestación de una patología grave, siendo una verdadera emergencia. La intensidad es variable, desde el esputo hemoptoico hasta la hemoptisis franca (sangre pura).

CLASIFICACIÓN

- Según el volumen del sangrado:
  - Leve < 30 mL/día
  - Moderada: 30-150 mL/día
  - Grave > 150 mL/día
- Según la gravedad:
  - Masiva: en términos generales, cuando el volumen del sangrado es > 600 mL en 24-48 horas o 200 mL/hora. Por esta inexactitud se prefiere el término amenazante.
  - Amenazante: situación de riesgo vital. Está definido por el volumen total del sangrado y su velocidad (hemoptisis masiva) y por la reserva cardiopulmonar del paciente.

ETIOLOGÍA

El 90 % de los casos procede de las arterias bronquiales (circulación sistémica). En el 20-40 % de los casos no es posible establecer un diagnóstico etiológico (hemoptisis idiopática).

Causas

Enfermedades pulmonares (bronquitis crónica, bronquiectasias, fibrosis quística, cuerpo extraño, neumoconiosis, hemoptisis catamenial, enfermedad de Dieulafoy bronquial, etc.), **neoplasias** (tumor primario pulmonar, metástasis), **enfermedades infecciosas** (TBC, neumonías, infecciones fúngicas, quiste hidatídico, absceso pulmonar, etc.), **enfermedades cardiovasculares** (TEP, edema agudo de pulmón, fístula arteriobronquial, estenosis mitral, etc.), **enfermedades sistémicas** (sarcoidosis, vasculitis, conectivopatías, etc.), **iatrogénicas** (post-broncoscopia, cocaína inhalada, intubación orotraqueal, post-cateterismo cardiaco derecho etc.), **enfermedades hematológicas**, **traumatismos** (herida penetrante, contusión cerrada, etc.), **fármacos** (anticoagulantes, antiagregantes, AINE, bevacizumab).

En niños: aspiración de cuerpo extraño, anomalías vasculares, adenoma bronquial, etc.

DIAGNÓSTICO

Anamnesis: edad, hábito tabáquico, antecedentes personales y fármacos. Los antecedentes de enfermedad respiratoria crónica harán pensar en **bronquiectasias**; la presencia de esputos pútridos en **absceso;** el síndrome constitucional y el tabaquismo en **enfermedad neoplásica;** la inmovilización y un traumatismo o tromboflebitis reciente orientan a **TEP**, etc.

Duración y cantidad del sangrado.

Confirmar y cuantificar la presencia de hemoptisis. Es esencial descartar otros orígenes del sangrado: ORL o tracto gastrointestinal (hematemesis) (**Tabla 26-1**).

Medición del pH arterial con *Labstix®* (tira reactiva).

Tabla 26-1. Diagnóstico diferencial

	Hemoptisis	Sangrado ORL	Hematemesis
Antecedentes	Pulmonares	ORL	Gastropatía, hepatopatía, toma de AINE/enolismo
Mecanismo	Con la tos	Con tos y epistaxis	Con el vómito
Características	Roja brillante con saliva, espumosa	Roja brillante con saliva	Roja mate (en posos de café) con restos de alimentos
Síntomas	Tos, disnea, dolor torácico	Sensación de cuerpo extraño, prurito	Dolor abdominal, pirosis, náuseas. Disnea (rara)
pH	Alcalino	Alcalino	Ácido
Anemización (hematocrito bajo)	Raro (hemoptisis masiva)	Raro	Frecuente
Melenas	No	No	Sí
Confirmación	Fibrobroncoscopia	Rinoscopia, laringoscopia indirecta, fibroscopia	Endoscopia digestiva alta

Toma de constantes y exploración física: estado general, cianosis, acropaquías, signos de tromboflebitis, hematomas, telangiectasias, adenopatías.

Exploración ORL: descartar sangrado supraglótico.

Auscultación cardiaca y pulmonar: los estertores unilaterales ayudan a localizar el lado del sangrado. Signos de TVP o tromboflebitis.

Pruebas complementarias

- Hemograma, bioquímica, coagulación. Pruebas cruzadas si hay hemoptisis amenazante.
- Gasometría arterial basal, incluso en ausencia de disnea.
- ECG: repercusión cardiaca del episodio y posible cardiopatía acompañante.
- Rx de tórax (PA y lateral): puede ser inespecífica o normal, o aparecer imágenes sugestivas de bronquiectasias, cavitaciones, hilios patológicos, nódulos y masas.
- Examen de esputo: tinciones de Gram y de Ziehl-Neelsen; cultivos en medios habituales y de Löwenstein-Jensen; estudio citológico.
- Orina: valorar una posible hemorragia alveolar asociada a nefropatía.
- Otros procedimientos diagnósticos: TC torácica, fibrobroncoscopia y angiografía.

TRATAMIENTO

Hemoptisis leve

Si hay sangrado < 30 mL/24 h y buen estado general, pueden darse de alta con: reposo relativo, abstención tabáquica, codeína (*Codeisan*®) 28,7 mg, 1 cp/6-8 h y antibiótico si hay sospecha de infección respiratoria: amoxicilina-clavulánico (*Augmentine*®) 875/125 mg, 1 cp/8 h 7-10 días o azitromicina 500 mg, 1 cp/24 h durante 5 días. Evitar el uso de quinolonas hasta descartar TBC.

En el contexto del tratamiento del TEP puede existir hemoptisis leve, siendo normal si el INR está en valores terapéuticos.

Se recomienda derivación preferente a Neumología para estudio.

Hemoptisis moderada

- Reposo absoluto en decúbito lateral sobre el lado del sangrado si se sabe. Dieta absoluta, salvo medicación oral. Tranquilizar al paciente. Evitar sedación farmacológica.
- Canalización de vía venosa periférica, sueroterapia. O_2 si hay insuficiencia respiratoria.
- Control de constantes. Cuantificación del sangrado. Valorar transfusión sanguínea si hay inestabilidad hemodinámica.
- Antitusígenos: codeína (*Codeisan*®) 28,7 mg, 1 cp/6 horas (con precaución en EPOC).
- Antibióticos por vía intravenosa (IV), si se sospecha infección respiratoria, amoxicilina-clavulánico, (*Augmentine*®) 1 g IV/8 h o azitromicina 500 mg IV/24 h; si se sospecha bronquiectasia, levofloxacino 500 mg IV/24 h.

- Si hay broncoespasmo: corticoides IV, metilprednisolona (*Urbason®*) 60-120 mg en bolo (1-2 mg/kg) y luego 20-40 mg IV cada 6-8 h. Asociar protección gástrica.
- Corregir los trastornos de la hemostasia si se detectan: vitamina K (*Konakión®*), plasma fresco, plaquetas.
- Sustancias coagulantes: su acción sobre el vaso pulmonar no está demostrada. El más usado es el ácido tranexámico (*Amchafibrin®*), en dosis de 1-1,5 g/8-12 h VO; 0,5-1 g/8-12 h IV.

Hemoptisis masiva o amenazante

- Asegurar la permeabilidad de la vía aérea y la oxigenación, estabilidad hemodinámica, identificar y tratar la causa de la hemoptisis, localizar y detener el sangrado.
- Medidas generales: similares a las de la hemoptisis moderada, dos accesos venosos periféricos y sueroterapia en bolo; monitorización continua de $SatO_2$, ECG, frecuencia cardiaca, frecuencia respiratoria, control horario de tensión arterial y diuresis.
- Intubación endotraqueal si hay signos de insuficiencia respiratoria y/o hipercapnia, y acidosis respiratoria o incapacidad para mantener permeable la vía aérea.
- Fibrobroncoscopia urgente, con valor diagnóstico y terapéutico.
- Arteriografía bronquial y embolización de arterias sangrantes (indicada en hemoptisis amenazante o recurrente con arterias patológicas demostradas en angio-TC).
- Cirugía: si la causa de la hemoptisis es tributaria de cirugía y hay una localización concreta y fiable del origen del sangrado (tasa de mortalidad de cirugía urgente del 25-50 %).
- Ingreso en UCI si se precisa.

CRITERIOS DE INGRESO Y DERIVACIÓN

- **Alta en Urgencias y derivación a consulta de Neumología:** hemoptisis leve con estabilidad clínica y radiografía de tórax normal, diagnóstico con tratamiento efectivo y sin riesgo de sangrado, hemoptisis leve con sospecha neoplásica.
- **Ingreso en Neumología:** hemoptisis leve con mala evolución o sin diagnóstico etiológico, hemoptisis moderada o grave si la enfermedad no es amenazante para la vida.
- **Ingreso en UCI:** hemoptisis amenazante para la vida.

RECUERDE

- Clasificar según el volumen del sangrado, lo que determinará la actuación.
- Identificar la etiología si es posible y tratarla.
- Mantener la estabilidad respiratoria y hemodinámica si es necesario.

BIBLIOGRAFÍA

- Athuria H, Hollingsworth HM, Vilvendhan R, Reardon C. Management of life-threatening hemoptysis. J Intensive Care. 2020;8:23.
- Cordovilla R, Bollo de Miguel E, Nuñez Ares A, Cosano Povedano FJ, Herráez Ortega I, Jiménez Merchán. Diagnosis and Treatment of Hemoptysis. Arch Bronconeumol. 2016;52(7):368-77.
- Lizcano A, Moreno A, Sánchez A. Hemoptisis. En: Jiménez J. Manual y protocolos de actuación en urgencias. Grupo Saned, 2016: 385-9.
- SEPAR. Manual de neumología y cirugía torácica (4ª edición), 2021: capítulo 4.
- Vázquez Lima MJ, Casal Codesido JR. Guía de Actuación en Urgencias. 5ª ed. Madrid. Editorial médica Panamericana, 2017.

27. Tromboembolismo pulmonar

J. J. Faúndez Fernández, D. Rodríguez Álvarez, S. Izquierdo Cuervo

PUNTOS CLAVE

- Enfermedad con curso clínico muy variable.
- Utilizar umbrales de dímero-D ajustados a la edad y probabilidad clínica (YEARS).

El tromboembolismo pulmonar (TEP) se define como la obstrucción parcial o completa del flujo arterial pulmonar, potencialmente mortal (debut como muerte súbita en un 20-30 %), por un émbolo o trombo, producido generalmente en el sistema venoso de los miembros inferiores (90-95 %).

FACTORES DE RIESGO

No se identifican hasta en el 40 % de los casos (**Tabla 27-1**).

Tabla 27-1. Factores de riesgo

Riesgo fuerte	Riesgo moderado	Riesgo débil
• Fractura de MMII • Prótesis de cadera o rodilla • Traumatismo importante • Hospitalización por ICC o FA/ *flutter* o IAM en los últimos 3 meses • Embolia venosa previa • Lesión medular	• Cirugía artroscópica de rodilla, vía venosa central, catéteres y electrodos IV • Transfusión de sangre, quimioterapia, cáncer, agentes estimuladores de la eritropoyesis, ACO, fertilización *in vitro*, puerperio • ICC o insuficiencia respiratoria, neumonía, ITU, VIH, ACV paralítico, trombofilia, EII, TVS, enfermedades autoinmunes	• Encamamiento > 3 días • Diabetes mellitus • Hipertensión arterial • Sedestación prolongada • Edad avanzada • Cirugía laparoscópica • Obesidad • Embarazo • Venas varicosas

ACO: anticonceptivos orales. ACV: accidente cerebrovascular. EII: enfermedad inflamatoria intestinal. FA: fibrilación auricular. IAM: infarto agudo de miocardio. ICC: insuficiencia cardiaca congestiva. ITU: infección del tracto urinario. IV: intravenoso. MMII: miembros inferiores. TVS: trombosis venosa superficial. VIH: virus de inmunodeficiencia humana.

CLÍNICA

Los síntomas y signos clínicos del TEP agudo son inespecíficos, incluso, asintomáticos.

Empeoramiento de la disnea basal (desde leve y transitoria a brusca y grave), tos, dolor torácico pleurítico o isquémico, síncope/presíncope, palpitaciones, sudoración y hemoptisis.

DIAGNÓSTICO

Exploración física (Tabla 27-2)

Taquipnea, taquicardia, hipotensión arterial, cianosis (rara), fiebre/febrícula, ingurgitación yugular, TVP en MMII. AC: puede aparecer incremento y/o desdoblamiento fijo de S2. Soplo sistólico en foco pulmonar. AP: usualmente normal. Crepitantes localizados o roce pleural.

Tabla 27-2. Escala de probabilidad clínica - *Score de Wells*	
Factores de riesgo	
TVP o TEP previo	1,5
Cirugía reciente o inmovilización > 3 días	1,5
Enfermedad neoplásica en tratamiento en los últimos 6 meses o cuidados paliativos	1
Síntomas	
Hemoptisis	1
Signos clínicos	
FC > 100 lpm	1,5
Signos de TVP	3
Diagnóstico alternativo menos probable que TEP	3

FC: frecuencia cardiaca. TVP: trombosis venosa profunda.
Probabilidad clínica: baja < 2 puntos; intermedia 2-6 puntos; alta ≥ 7.
TEP no probable 0-4 puntos. TEP probable > 4 puntos.

Criterios de exclusión de TEP (PERC)

Si Wells < 2 puntos y no hay factores de alto riesgo, se descarta TEP (Tabla 27-3).

Tabla 27-3. Criterios de exclusión de TEP (PERC)	
Factores de alto riesgo	
• Edad > 50 años • Edema unilateral en extremidades inferiores • Inmovilización o cirugía reciente • Antecedentes de ETEV	• FC > 100 lpm • $SatO_2$ < 94 % • Hemoptisis • Tratamiento hormonal oral

ETEV: enfermedad tromboembólica venosa. $SatO_2$: saturación de oxígeno.

Pruebas complementarias

- Hemograma, bioquímica y coagulación. Troponina I ultrasensible. Valor pronóstico. Si < 40 ng/L, excluye evolución clínica adversa (debe estar presente en todo paciente con PESI clase III-IV). Gasometría arterial: habitualmente hipoxemia, $SatO_2$ normal en el 40 % (suele existir hipocapnia y/o alcalosis respiratoria).
- **Dímero-D.** Elevado valor predictivo negativo en pacientes con probabilidad clínica baja o intermedia. Punto de corte fijo establecido como negativo: ≤ 500 ng/mL (**Tabla 27-4**).

Tabla 27-4. Umbral de dímero-D
AJUSTADO POR EDAD (> 50 años) Edad x 10 µg/L
ALGORITMO YEARS POR PROBABILIDAD CLÍNICA (incluye embarazadas) Datos clínicos de TVP – Hemoptisis - TEP diagnóstico más probable **0 YEARS ítems: < 1.000 µg/L excluye TEP** **≥ 1 YEARS ítems: < 500 µg/L excluye TEP**

No debe utilizarse en pacientes con cáncer o insuficiencia renal.

- ECG. Lo más frecuente: taquicardia sinusal. En casos más graves, datos de sobrecarga de VD, como inversión de ondas T de V1-V4, patrón QR en V1, patrón **S1Q3T3** o bloqueo de rama derecha (**BRDHH**) completo o incompleto, especialmente, si aparece *de novo*.
- Rx de tórax. A menudo es anormal o con hallazgos inespecíficos. Útil para descartar otras causas de disnea o dolor torácico.
- Eco-doppler venosa o ecografía de compresión de MMII. Útil ante sospecha de TVP.
- Angio-TC de tórax. Alto valor predictivo negativo en probabilidades clínicas bajas o intermedias. Bajo valor predictivo negativo en probabilidad clínica alta. Gammagrafía V/Q. Alergia a contraste e IR grave.
- Ecografía pulmonar. Utilidad como despistaje para otras causas de disnea o dolor torácico. Poco sensible/específica para diagnóstico de TEP.
- Ecocardiograma. De utilidad en TEP masivos acompañados de inestabilidad hemodinámica. La ausencia de sobrecarga de VD descarta TEP como causa de inestabilidad hemodinámica.
- **Embarazo**: pedir dímero-D ante probabilidad clínica intermedia o baja; si el valor es normal, se excluye TEP. Si la probabilidad clínica es alta o el dímero D está elevado, realizar ecografía de extremidades inferiores; si es negativa, plantear gammagrafía V/Q (más segura para la madre) o angio-TC (más segura para el feto).
- Escala de gravedad. Escala PESI (**Tabla 27-5**).

Tabla 27-5. Escala PESI - *Pulmonary embolism severity index*	
Edad	1/año
Sexo masculino	10
Cáncer	30
Insuficiencia cardiaca crónica	10
Enfermedad pulmonar crónica	10
FC ≥ 110 lpm	20
PAS < 100 mmHg	30
FR > 30 rpm	20
Temperatura < 36 °C	20
Alteración del estado mental	60
$SatO_2$ < 90 %	20

Clase I (< 65 puntos): riesgo de muerte muy bajo. **Clase II** (66-85 puntos): riesgo de muerte bajo. **Clase III** (86-105 puntos): riesgo de muerte moderado. **Clase IV** (106-125 puntos): riesgo de muerte alto. **Clase V** (> 125 puntos): riesgo de muerte muy alto.

Algoritmos diagnósticos (Fig 27-1)

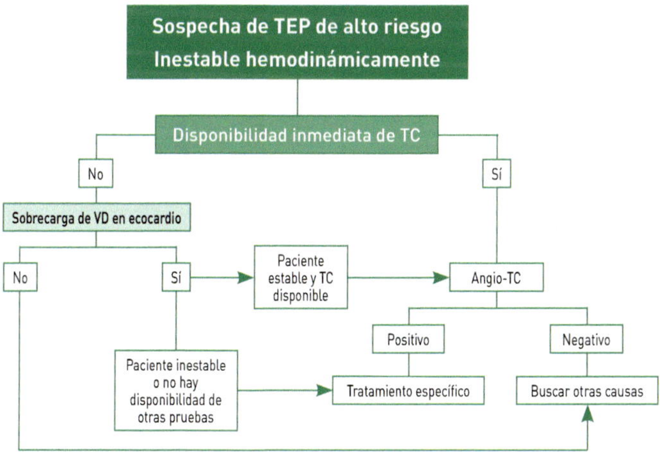

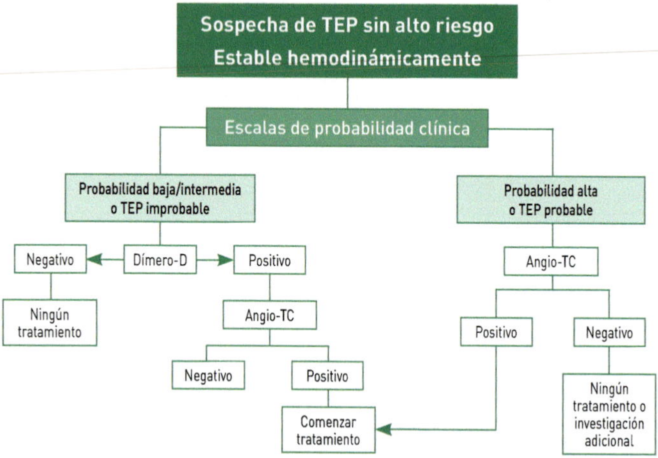

Figura 27-1. Algoritmo diagnóstico de TEP.

Algoritmos adaptados de Guías de práctica clínica de la Sociedad Europea de Cardiología. Guías de práctica clínica sobre diagnóstico y manejo del tromboembolismo pulmonar agudo.

TRATAMIENTO

Soporte hemodinámico y respiratorio

Observación con monitorización cardiaca y pulsioximetría, oxigenoterapia si $SatO_2 < 90$ %, sueroterapia (SSF o Ringer); si PVC baja y disfunción de VD, valorar vasopresores e inotrópicos en disfunción de VD; ECMO venoarterial/soporte vital extracorpóreo en casos indicados.

Anticoagulación

Ante probabilidad clínica alta o intermedia de TEP, iniciar anticoagulación mientras se espera el resultado de las pruebas complementarias.

- HPBM, HNF IV (inestables) o fondaparinux. Anticoagulantes de acción directa (apixaban, ribaroxaban, edoxaban o dabigratran) o antivitamina K (acenocumarol/*sintrom*® o warfarina).
- En **Oncológicos:** anticoagulación con HBPM (tratamiento estándar) o edoxaban/rivaroxaban (si no es cáncer GI, ya que aumenta el riesgo de sangrado). Considerar continuar anticoagulación de forma indefinida si persiste el proceso oncológico.
- En **embarazo:** HBPM.

Terapia de reperfusión

- Fibrinólisis. **rTPA** (de elección): 100 mg durante 2 h. **Estreptocinasa:** 250.000 UI como dosis de carga durante 30 min, seguidas de 100.000 UI/h durante 12-24 h. **Urocinasa:** 4.400 UI/kg como dosis de carga durante 10 min, seguidas de 4.400 UI/kg/h durante 12-24 h.
- Embolectomía percutánea o quirúrgica (contraindicación o fracaso de fibrinólisis).

Estrategia terapéutica

- TEP de **bajo riesgo.** Se puede considerar alta precoz y tratamiento anticoagulante domiciliario si cumple 3 criterios: bajo riesgo de muerte precoz o complicaciones graves; ausencia de comorbilidad grave o agravantes que requieran hospitalización; el paciente puede recibir atención ambulatoria y tratamiento anticoagulante adecuado, valorando también la adherencia terapéutica estimada y el soporte familiar.
- TEP de **riesgo intermedio.** Hospitalización. HBM 2-3 días y si continúa estable, cambiar a anticoagulación oral.
- TEP de **riesgo alto.** Hospitalización. De elección: reperfusión primaria con trombólisis sistémica con Estreptoquinasa, Urocinasa o rtPA (alternativas: embolectomía quirúrgica o por catéter), HBPM y pasar a anticoagulación oral después de reperfusión y estabilización hemodinámica.

RECUERDE

- Utilizar escalas de probabilidad clínica.
- Iniciar anticoagulación mientras se espera al resultado de las pruebas complementarias ante probabilidad clínica intermedia o alta de TEP.

BIBLIOGRAFÍA

- Guía ESC 2019 para el diagnóstico y tratamiento de la embolia pulmonar aguda. Grupo de Trabajo de la Sociedad Europea de Cardiología (ESC) para el diagnóstico y tratamiento de la tromboembolia pulmonar aguda.
- Harrison. Manual de medicina (20ª edición).
- Hospital Universitario 12 de Octubre (8ª edición). Manual de Diagnóstico y Terapéutica Médica.

28. Patología pleural urgente

L. Villota Ferreiro, H. Avendaño Correal, G. E. Andretta Juárez

PUNTOS CLAVE

- La etiología más frecuente del derrame pleural son procesos infecciosos, tumorales e insuficiencia cardiaca.
- Hay nuevos criterios de estudio del exudado, que desplazan los clásicos criterios de Light.
- Un líquido pleural con pH < 7,0 SIEMPRE es indicación de drenaje.
- La exploración física en un neumotórax puede ser completamente anodina.

DERRAME PLEURAL

Las causas más frecuentes del derrame pleural (DP) son neumonías, neoplasias, insuficiencia cardiaca y tromboembolismo pulmonar (TEP). Cuando aparece por primera vez es muy importante filiar su origen, realizando una toracocentesis diagnóstica (20 mL). Toracocentesis terapéutica si el volumen fuera muy grande y el paciente tuviera disnea importante.

Anamnesis y exploración física

Historia clínica detallada y sistemática. Exploración física completa por aparatos. Debemos incidir en antecedentes personales o infecciones previas (cardiopatías, TBC, neoplasias, colagenosis), profesión del paciente (aunque esté jubilado) y hábitos tóxicos. Tratamiento farmacológico que realiza en domicilio y dosis.

Pruebas complementarias

- **Analítica sanguínea:** hemograma, bioquímica y coagulación. Gasometría arterial. Valorar hemocultivos si sospechamos causa infecciosa.
- **Radiografía de tórax** en dos proyecciones. Se necesitará proyección en decúbito lateral para identificar DP loculados o libres.
- **Ecografía pulmonar:** técnica accesible, rápida y no invasiva. Se realiza a pie de cama y permite visualizar derrames más pequeños no detectables en pruebas radiológicas.
- **Toracocentesis:** obtención de líquido pleural con fines *diagnósticos* (primer episodio) o *terapéuticos* (hemotórax o derrame paraneumónico complicado, hidroneumotórax, DP masivo con compromiso respiratorio) Sí se trata de hemotórax izquierdo, antes de hacer la evacuación del líquido hay que descartar aneurisma disecante de aorta (angio-TC).

Las **características generales del líquido pleural (LP)** en condiciones fisiológicas son 1-10 mL de volumen. Se considera patológico cuando puede ser detectado radiológicamente.

Etiología del LP (Fig. 28-1)

- Exudado: infecciones (bacterianas, TBC), neoplasias, embolia pulmonar, pancreatitis, artritis reumatoide y LES.
- Trasudado: insuficiencia cardiaca, cirrosis hepática y síndrome nefrótico.

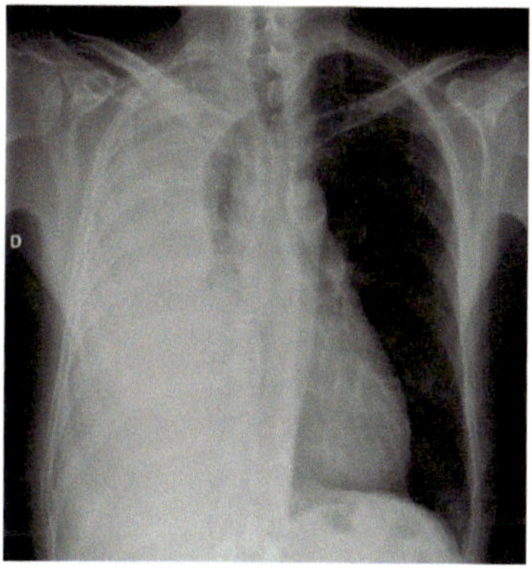

Figura 28-1. Derrame pleural.

Examen químico del LP

Su estudio permite diferenciar entre los dos tipos de derrame pleural: exudado y trasudado.

Exudado: tiene que cumplir 1 criterio (sustituiría a los Criterios de Light) ¡NOVEDAD!:

- Relación de proteínas líquido/suero > 0,5
- Relación de LDH líquido/suero > 0,6 o LDH en líquido > 200 IU/L

Parámetros en la obtención del LP

- **Aspecto:** pus en empiema, lechoso en quilotórax, hemático en hemotórax, TEP, neoplásico, postraumático.
- **Olor:** pútrido en infección por anaerobios, amoniacal en urinotórax.
- Se considera **hemotórax** sí el **hematocrito** > 50 % del hematocrito en sangre sanguínea.
- También se miden las cifras de **colesterol** para la clasificación: trasudados < 1,55 mmol/L y en exudados concentraciones superiores. Si no se extrae muestra para analítica sanguínea, los valores de colesterol del LP tendrían que ser > 55 mg/dL.

- Para determinar el **pH** debe mantenerse la muestra en condiciones anaeróbicas. Es muy importante para el diagnóstico diferencial del exudado:
  - El pH de un LP sano es 7,64.
  - pH < 7,2 es indicativo de alguna de las siguientes patologías: derrame paraneumónico complicado, rotura esofágica, TBC, artritis reumatoide, neoplasia pleural, hemotórax o LES.
  - pH 7,40-7,55 orienta a trasudado.
  - pH 7,30-7,40 orienta a exudado.
  - pH < 7,0 es indicación de drenaje. Los trasudados suelen tener un pH mayor que el pH arterial.
- La determinación de la **glucosa** también juega un papel muy importante:
  - Glucosa en LP < 3,3 mg/dL orienta a etiologías como TBC, neoplasias, artritis reumatoide o derrame paraneumónico.
  - Glucosa en LP < 2,2 mg/dL en un paraneumónico estaría indicado el drenaje.
  - Otros parámetros rutinarios que se deben examinar en el LP no mencionados anteriormente: recuento celular, proteínas, albúmina, triglicéridos, ADA, cultivo, cultivo BK.

> RECUERDE
>
> Puede haber falsos positivos de exudados en pacientes que recibieron diuréticos antes o en DP hemáticos. Para corregirlo se ha de calcular el cociente albúmina en suero y en LP: albúmina en suero – albúmina LP; sí es > 1,2 se puede sospechar trasudado.

Contraindicaciones para realizar toracocentesis (Sociedad Española de Neumología):

- Paciente no colaborador o negativa a realizar el procedimiento (consentimiento informado).
- Coagulopatía (INR > 3, plaquetas < 10.000, creatinina > 6mg/dL).
- DP < 2-2,5 cm de espesor por ecografía o TC.
- Infección cutánea en lugar de punción.

Tratamiento

Sí se sospecha **origen infeccioso**, comenzar empíricamente con antibioterapia de amplio espectro cubriendo anaerobios:

- **Origen comunitario:** Amoxicilina-Clavulánico, Cefalosporinas de tercera generación + Clindamicina o Metronidazol. Sí el paciente es alérgico a Penicilinas, Quinolonas + Clindamicina.

- **Origen nosocomial:** Vancomicina o Linezolid (SAMR), Piperacilina-Tazobactam, Carbapenem, Cefalosporinas de tercera generación + Metronidazol. *Los aminoglucósidos penetran muy mal en la pleura.

NEUMOTÓRAX

Se define como la presencia de aire en la cavidad pleural, lo que modifica la presión negativa intrapleural, provocando colapso pulmonar parcial o total.

Etiología

- **Espontáneo (NE):** es el más frecuente. No hay antecedentes traumáticos, iatrogénicos ni otros. Se divide en **primario** (personas sin enfermedad pulmonar, jóvenes, altos, delgados, fumadores: lo que se denomina fenotipo asténico o leptosómico) y **secundario** (cuando hay enfermedad pulmonar subyacente, sobre todo, en varones > 55 años); el catamenial está en relación con el ciclo menstrual.
- **Adquirido (NA):** se divide en **traumático** (trauma abierto o cerrado por aumento de presión intratorácica) e **iatrogénico** (toracocentesis, accesos venosos centrales, biopsias transbronquiales, complicación de la ventilación mecánica, etc.)

Clínica y exploración física

Depende del tamaño del neumotórax y de la presencia o no de enfermedades concomitantes. El 10 % de los NE son asintomáticos. La clínica típica suele ser: tos irritativa, dolor pleurítico irradiado a hombro ipsilateral y disnea de esfuerzo.

Toma de constantes: TA, FC, FR y $SatO_2$. La exploración física puede ser prácticamente normal. Con frecuencia se observa taquicardia, disminución de la motilidad del hemitórax afecto, timpanismo a la percusión y disminución de la transmisión de la voz.

Diagnóstico

Se sospecha por la clínica y se confirma con la radiografía de tórax. Es importante diferenciar sí es primario o secundario, primer episodio o recidiva, y si hay derrame asociado.

Pruebas complementarias

- **Radiografía de tórax** en AP, bipedestación e inspiración forzada; el neumotórax puede ser parcial, completo o total.
- **Analítica:** permite detectar alteraciones de la coagulación o anemización en caso de hemoneumotórax. La gasometría arterial no debería realizarse de forma sistemática.
- **Tomografía computarizada (TC):** cuando existan dudas diagnósticas (diferenciar neumotórax o enfermedad pulmonar bullosa ante la presencia de patología subyacente o la colocación anómala de tubo de tórax).

Tratamiento

El objetivo es evacuar aire de la cavidad pleural para alcanzar la reexpansión pulmonar y prevenir la recurrencia. El tratamiento depende del tamaño y la repercusión clínica.

Medidas generales

- El reposo no ha demostrado índices superiores de mejoría y puede generar comorbilidad asociada (TVP), en caso de ser requerido, habría que utilizar profilaxis antitrombótica.
- Analgesia.
- Oxigenoterapia al 100% ya que aumenta hasta 4 veces la velocidad de reabsorción del aire contenido en el espacio pleural.
- Tratamiento de la enfermedad de base en caso de patología previa.
- Fisioterapia respiratoria con incentivador.

Tratamiento específico

- **Drenaje torácico:** neumotórax primario completo, independientemente de su repercusión clínica, secundarios completos o sintomáticos, iatrogénicos y traumáticos (**Fig. 28-2**). No se debe conectar a aspiración durante las primeras horas para evitar una reexpansión brusca.

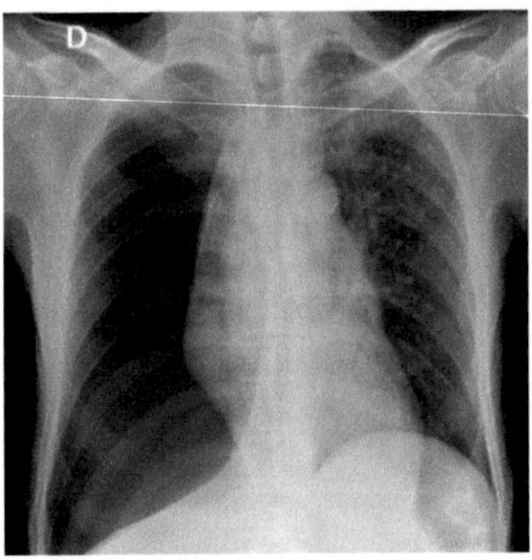

Figura 28-2. Neumotórax completo.

- **Drenaje quirúrgico:** NE recidivantes, fuga aérea prolongada, ausencia de respuesta al drenaje torácico, NE bilateral, NE contralateral, NE a tensión y neumotórax en pacientes de riesgo, como pilotos o buceadores. También para neumotórax que ocurren durante el embarazo o tras el parto, debido al riesgo de recidiva durante el siguiente embarazo.

Criterios de ingreso

- NE primarios completos o parciales con repercusión clínica.
- NE secundarios debido a la elevada mortalidad por la enfermedad de base.

NEUMOTÓRAX A TENSIÓN

Se produce por la rotura de la pared torácica o el pulmón, provocando la acumulación progresiva de aire que colapsa al pulmón del lado afecto y desplaza el mediastino hacia el lado contralateral, comprometiendo la ventilación del otro pulmón y alterando la función cardiaca y el retorno venoso.

Diagnóstico

CLÍNICO. Requiere drenaje urgente sin esperar a la radiografía.

Clínica: palidez, sudoración, ingurgitación yugular, disnea con taquipnea, cianosis, hipotensión y desplazamiento traqueal hacía el lado sano. Toma de constantes vitales: TA, FC, FR, $SatO_2$.

Tratamiento de urgencia: insertar **catéter 14-16 G en el 2º espacio intercostal línea medio clavicular,** conectado a jeringa de 10 mL con 3mL de SSF o bien a una válvula de Heimlich; se inserta por el **borde superior de la costilla inferior.** Si se usa la opción de la jeringa con suero, a medida que se inserta en un ángulo de 90° se va aspirando; cuando el suero comienza a burbujear se retira el fiador metálico.

RECUERDE

- Es importante analizar el líquido pleural para establecer etiología y tratamiento precoz.
- No se deben olvidar criterios que contraindican drenaje de la patología pleural urgente.
- Los neumotórax a tensión son una urgencia vital médica cuyo diagnóstico es CLÍNICO.

BIBLIOGRAFÍA

- Cota JJ. Medicina de Urgencias. Fundamentos y enfoque práctico. Avalada por la SEMES (Sociedad Española de Medicina de Urgencias y Emergencias). Edición revisada de 2019. Madrid: Editorial Médica Panamericana, 2019.
- Ibero Esparza C. Urgencias del Hospital García Orcoyen, Navarra. Francisco Malagón Caussade. Urgencias del Hospital Universitario de Torrejón, Madrid. Maria Mir Montero y Rodrigo Pacheco Puig, Urgencias del Hospital Universitario Infanta Leonor, Madrid. 2ª edición, octubre 2.
- Vázquez Lima MJ, Casal Codesido JR. Guía de Actuación en Urgencias. 5ª ed. Madrid. Editorial médica Panamericana, 2017.

NEUROLOGÍA (N) 5

29. Exploración neurológica en urgencias

D. Barreiro López, E. García Noeda, O. Durán Borrella

PUNTOS CLAVE

- La anamnesis debe guiar siempre la exploración neurológica (EN).
- La EN persigue demostrar/descartar la existencia de focalidad neurológica.
- La maniobra HINTS permite distinguir el vértigo central del vértigo periférico.

INTRODUCCIÓN

La EN deberá incluir la valoración del estado mental, pares craneales, función motora y sensitiva, reflejos, coordinación, estática y marcha. También hay que evaluar la forma de instauración (aguda/subaguda) y el tiempo de evolución de los síntomas/signos neurológicos, su progresión, los factores agravantes/atenuantes y la existencia de episodios previos similares.

ESTADO MENTAL

Consciencia: capacidad del ser humano de reconocer la realidad circundante y de relacionarse con ella. Se valorará el nivel de consciencia y el contenido de la consciencia.

Nivel de consciencia:

- **Alerta:** estado del sujeto sano en vigilia o sueño fisiológico.
- **Somnolencia:** dificultad para mantener espontáneamente el grado de vigilia adecuado.
- **Obnubilación:** para mantener la vigilia, el paciente requiere estímulos exógenos intensos, no necesariamente dolorosos.
- **Estupor:** recuperación leve y transitoria del nivel de consciencia tras aplicar estímulos muy intensos (generalmente, dolorosos).
- **Coma:** ausencia de repuesta alguna a estímulos externos.

Contenido de la consciencia: lenguaje, atención, orientación, comportamiento y memoria.

- **Lenguaje:** valorar el compromiso (SÍ) o no (NO) de las bases del lenguaje: **fluencia**, **comprensión**, **nominación** y **repetición** (**Tabla 29-1**), buscando **rasgos disfásicos.** La dificultad para **articular** palabras, con/sin compromiso de las bases del lenguaje, es una **disartria.**

Tabla 29-1. Afasias				
Tipo de afasia	Fluencia	Comprensión	Nominación	Repetición
Afasia motora (Broca)	SÍ	NO	SÍ	SÍ
Afasia sensitiva (Wernicke)	NO	SI	SÍ	SÍ
Afasia transcortical motora	SÍ	NO	SÍ	NO
Afasia transcortical sensitiva	NO	SI	SÍ	NO
Afasia de conducción	NO	NO	SÍ	SÍ
Afasia global	SÍ	SÍ	SÍ	SÍ

- **Atención:** se pide al paciente que nombre los días de la semana en sentido directo e inverso, que repita palabras o que haga cálculos matemáticos sencillos.
- **Orientación**: persona, espacio y tiempo.
- **Memoria**: inmediata, reciente, remota.
- **Comportamiento**: relajado, inhibido, desinhibido, irritable, actitud mórica, etcétera.

PARES CRANEALES

- **Olfatorio (I):** estimular con sustancias aromáticas *no irritantes*. Habitualmente, no se explora.
- **Óptico (II):** evaluar fondo de ojo, agudeza visual, campos visuales (por confrontación). La exploración del fondo de ojo es fundamental en un paciente con cefalea para descartar **edema de papila**.
- **Oculomotores (III, IV y VI):** explorar motilidad ocular extrínseca (MOE), presencia de desconjugaciones oculares, apertura palpebral, tamaño y forma de pupilas, reflejo fotomotor directo, consensuado y de acomodación.
- **Trigémino (V):** músculos maseteros, pterigoideos (masticación), sensibilidad de la cara (V1-V3) y reflejo corneal.
- **Facial (VII):** cerrar los ojos, elevar las cejas, enseñar los dientes. Descartar paresia/parálisis central o periférica (**Tabla 29-2**). La sensibilidad del **ángulo de la mandíbula** es recogida por el VII, no por el V.

Tabla 29-2. Parálisis facial	
Central (Supranuclear)	Periférica (Nuclear o infranuclear)
Parálisis de la mitad inferior de la hemicara contralateral	Parálisis completa de la hemicara ipsilateral
No afecta a secreciones o al gusto	Puede afectar a secreciones, al gusto y producir algiacusia
Conserva reflejo corneal	Ausencia de reflejo corneal

- **Vestíbulo-coclear (VIII):** valoración de la *audición* (frote de cabello) y función *vestibular*: presencia de nistagmus, índices de Barany, maniobra *Head Impulse Test* (HIT), marcha de Unterberger, test de Romberg y deambulación. La **maniobra HINTS** (*Head Impulse, Nistagmus y Test of Skew*) (**Tabla 29-3**) permite diferenciar entre vértigo central y periférico, valorando la presencia de sacadas correctoras en la maniobra de impulso cefálico (HIT), las características del nistagmo y la presencia o no de un desalineamiento ocular vertical, que se pone de manifiesto en el *test de Skew,* al tapar y destapar cada ojo de manera alternante, mientras se mantiene la mirada fija en un punto. La presencia de una característica de vértigo central obliga a descartar un ictus vertebrobasilar o patología extravestibular.

Tabla 29-3. Maniobra HINTS

	Vértigo periférico	Vértigo central
Test de Skew	Alineamiento normal de la mirada en oclusión alternante de los ojos	Sacada correctora de forma vertical al destapar el ojo
Nistagmo	Horizonto-rotatorio puro unilateral	Bidireccional, vertical, inagotable
Head impulse	Se observa sacada correctora ocular	No se observa sacada correctora ocular

- **Glosofaríngeo y Vago (IX y X):** movilidad palatina, asimetría en posición de úvula (IX), presencia/ausencia de reflejo nauseoso (IX y X) y presencia de disfonías (X).
- **Espinal (XI):** elevación de hombros, giros laterales de la cabeza (esternocleidomastoideo).
- **Hipogloso (XII):** trofismo, movilidad lingual.

EXPLORACIÓN MOTORA

Inspección general: asimetrías musculares, alteraciones tróficas o movimientos involuntarios (temblor, corea, atetosis, balismo, tics, fasciculaciones y mioclonías).

Tono muscular: resistencia a la movilización pasiva de una articulación:

- Hipotonía: Disminuido.
- Hipertonía: Aumentado:
  - Espasticidad: lesión piramidal.
  - Rigidez cérea: lesión extrapiramidal.
  - Paratonía: lesión frontal.

Fuerza muscular: se pide al paciente que realice las maniobras antigravitatorias de Barré y Mingazzinni con los ojos cerrados. Se valora la fuerza por grupos musculares (**Tabla 29-4**).

Tabla 29-4. Fuerza muscular (Escala de Oxford)	
0	Ausencia de contracción muscular (plejia)
1	Se observa actividad muscular sin conseguir movimiento
2	Movimiento horizontal sin vencer la gravedad
3	**Vence la gravedad, no la resistencia**
4	Vence la resistencia pero la potencia es menor a la normal
5	Normal

EXPLORACIÓN SENSITIVA

Sensibilidad superficial: a la temperatura, al dolor (aguja) y al tacto (algodón).

Sensibilidad profunda:

- **Vibratoria** (se hace vibrar un diapasón de 180 Hz sobre prominencias óseas, como nudillos, maléolos, olécranon o clavículas).
- **Artrocinética** (se toma la falange distal de un dedo del paciente por los lados y se moviliza hacia arriba y hacia abajo. Se pide al paciente que identifique la dirección del movimiento realizado).

Sensibilidad cortical:

- **Esteroagnosia** (capacidad de identificar objetos mediante el tacto).
- **Grafoestesia** (capacidad de reconocer dibujos trazados sobre la piel).
- **Extinción sensitiva** (incapacidad para reconocer dos estímulos sensitivos al mismo tiempo, pero sí por separado).

REFLEJOS

Reflejos osteotendinosos (ROT): bicipital (C5-C6), tricipital (C7), estilorradial (C6), rotuliano (L4) y aquíleo (S1). La respuesta se gradúa de 0 a 4: 0 (abolido), 1 (hipoactivo), 2 (normal), 3 (exaltado sin clonus) y 4 (exaltado con clonus).

Reflejos cutaneosuperficiales:

- **Reflejo cutaneoplantar (RCP):** se desliza un objeto romo por el borde externo de la planta del pie, desde el talón hacia los dedos. Respuesta normal: flexión del primer dedo (RCP flexor). Respuesta patológica: extensión del primer dedo extensor (signo de Babinski), indicativo de lesión de la vía piramidal.

- **Reflejos cutaneoabdominales:** al pasar un objeto romo, de fuera a dentro, por la piel del abdomen hacia el ombligo, se contraen los músculos homolaterales. La ausencia de contracción se considera patológica. Son útiles en lesiones medulares para aproximarse al nivel de la lesión (T6-T12).

SIGNOS DE IRRITACIÓN MENÍNGEA

Presentes en meningitis, meningoencefalitis y/o hemorragia subaracnoidea, principalmente:

- **Rigidez de nuca:** resistencia a los movimientos pasivos de flexión cervical.
- **Signo de Kerning:** imposibilidad para extender la rodilla de forma pasiva con el paciente en decúbito supino y los muslos flexionados sobre la cadera en ángulo recto.
- **Signo de Brudzinski:** la flexión pasiva de la cabeza hacia el pecho ocasiona flexión de muslos y rodillas.

COORDINACIÓN Y EQUILIBRIO

- **Maniobra dedo-nariz-dedo:** el paciente debe tocar alternativamente con su dedo índice la punta de su nariz y el dedo del examinador, que irá cambiando de posición.
- **Maniobra talón-rodilla:** en decúbito supino, el paciente debe tocar con el talón de su pie la rodilla contralateral y deslizarlo por la cresta tibial anterior.
- **Maniobras alternantes:** el paciente debe realizar movimientos alternantes de forma rápida y repetitiva. La incapacidad para hacerlo se denomina *diadococinesia*.

ESTÁTICA Y MARCHA

Test de Romberg: se solicita al paciente que se mantenga en bipedestación con los pies juntos, con los ojos abiertos y cerrados. El test es positivo si se produce una pulsión con los ojos cerrados, no así con los ojos abiertos:

- Caída sin regla fija con **ojos cerrados:** alteración de la sensibilidad profunda.
- Caída hacia un lateral con **ojos cerrados:** patología vestibular periférica.

Marcha: valorar el ritmo de marcha, la velocidad, la longitud de zancada, el aumento de base de sustentación, los giros y braceos. También se debe evaluar la marcha de puntillas y talones, y la marcha "en tándem" (caminar en línea recta, colocando el talón del pie que avanza directamente delante del otro); cuando está alterada indica patología cerebelosa.

EXAMEN NEUROVASCULAR

Valorar la presencia y simetría de los pulsos y la presencia de soplos:

- Pulsos carotídeos y temporales.
- Auscultación carotídea y supraclavicular.

RECUERDE

- En una cefalea, la exploración del fondo de ojo es obligada para descartar papiledema.
- Ante un síndrome vestibular agudo deberá realizarse la maniobra HINTS para distinguir entre vértigo central y periférico.

BIBLIOGRAFÍA

- Aguilar Rodríguez F, Bisbal Pardo O, Gómez Cuervo C, De Lagarde Sebastián M, Maestro de la Calle G, Pérez-Jacoiste Asín MA, Pérez Ordoño L, Vila Santos J, editores. Hospital Universitario 12 de Octubre. Manual de Diagnóstico y Terapéutica Médica. Volumen 1 (7ª edición). Madrid: MSD, 2012.
- Escudero Álvarez S, Fernández-Samos Gutierrez R, Jorquera Plaza F, Muinelo Voces I. Manual de residentes CAULE. Eolas ediciones.
- Goldstein JN, Greer DM. Rapid focused neurological assessment in the emergency department an ICU. Emerg Med Clin North Am. 2009;27:1-16.
- Sturmann K. The neurologic examination. Emerg Med Clin North Am.1997;15(3).
- Vázquez Lima MJ, Casal Codesido JR. Guía de actuación en urgencias (5ª edición). Madrid: Editorial Médica Panamericana, 2016.

30. Patología cerebrovascular aguda

N. Rodríguez Bouzada, A. Fernández Díaz, J.F. Arenillas Lara

PUNTOS CLAVE

- Los eventos cerebrovasculares agudos son una urgencia neurológica y requieren atención inmediata.
- "No todo ictus es un Código Ictus".
- Hay que actuar de una manera rápida, coordinada y eficiente. "Tiempo es cerebro".

DEFINICIÓN

El ictus es un déficit neurológico focal, no convulsivo, de origen vascular y de presentación brusca. Pueden ser isquémicos (80 % de los casos) o hemorrágicos (20 %), incluyendo las hemorragias intraparenquimatosas y subaracnoideas.

El concepto de accidente isquémico transitorio (AIT) implica que existió una focalidad (generalmente < 60 minutos) que en el momento de valorar al paciente ya NO apreciamos. ***Si hay focalidad, NO ES UN AIT, ES UN ICTUS.***

MANIFESTACIONES CLÍNICAS

Dependen de la localización, de la extensión y de la intensidad de la lesión. La clínica de la hemorragia cerebral puede ser indistinguible de la del ictus isquémico, aunque en ocasiones hay datos clínicos que pueden hacer sospechar ictus hemorrágico, como cefalea brusca, progresión rápida de la clínica en las fases iniciales, náuseas/vómitos, datos de hipertensión intracraneal (HTIC) y hemorragias retinianas.

Territorio de la arteria carótida interna: hemiparesia/hemiplejia ± hipoestesia/anestesia ± hemianopsia homónima ± desviación oculocefálica (hacia el lado contralateral) ± **disfasia (si afecta lado dominante)** ± **somatoagnosia (lado no dominante, no reconoce su propio hemicuerpo)** ± **anosognosia (hemisferio no dominante, no tiene conciencia de enfermedad).**

Territorio vértebro-basilar: pérdida de consciencia, desviación oculocefálica opuesta al lado lesionado (en infartos de tronco), alteraciones visuales (hemianopsias o cuadrantanopsias homónimas aisladas), asimetrías pupilares y parálisis oculomotoras, ataxia y vértigo.

CRITERIOS DE ACTIVACIÓN PARA CÓDIGO ICTUS

- Buena calidad de vida previa (mRankin ≤ 2) (**Tabla 30-1**). En pacientes con dependencia ligera (Mrs 3) hay que valorar individualmente los motivos para no activar el código ictus.

- Ausencia de demencia o enfermedad terminal.
- Ictus de menos de 24 horas de evolución, ya que la ventana temporal de trombectomia es de 24 horas.
- NIHSS > 5 o focalidad potencialmente discapacitante.

Tabla 30-1. Escala Rankin modificada	
0	Asintomático
1	Incapacidad no significativa pese a la existencia de síntomas: capaz de realizar su trabajo y actividad habituales
2	Incapacidad leve: Incapaz de realizar todas sus actividades previas, capaz de realizar sus necesidades personales sin ayuda
3	Incapacidad moderada: requiere alguna ayuda. Capaz de caminar sin ayuda de otra persona
4	Incapacidad moderadamente grave. Incapaz de caminar sin ayuda y de atender a sus necesidades sin ayuda
5	Incapacidad grave: limitado a la cama, incontinencia, necesita cuidados de enfermería y atención constante
6	Exitus

ACTITUD INICIAL EN URGENCIAS

- Patología tiempo-dependiente que requiere protocolo de actuación rápida y coordinación con los Servicios de Emergencias y hospitalarios implicados (radiología, laboratorio, etc.).
- Toma de constantes: TA, FC, Tª, saturación periférica de oxígeno, glucemia capilar.
- Anamnesis: ***es fundamental determinar la hora de inicio (si no se conoce, se registrará la última vez que fue visto bien) y los síntomas neurológicos de presentación. Factores de riesgo cardiovascular***, antecedentes personales, migrañas con/sin aura, consumo de tóxicos, cardiopatía isquémica, valvulopatías, fármacos (anticonceptivos, antiagregantes, anticoagulantes) y/o existencia de ***traumatismos previos*** (importante en hemorragias).
- Exploración física general, auscultación cardiaca, pulmonar, pulsos distales.
- Exploración neurológica detallada. ***Se recomienda incluir la escala NIHSS*** para monitorizar la evolución clínica del paciente (**Tabla 30-2**).
- **Analítica básica:** hemograma/bioquímica/coagulación. Evitar GSA si no es preciso.
- **Electrocardiograma (ECG):** para buscar arritmias embolígenas. No es necesario realizarlo antes de TC cerebral. Idealmente realizado en fase prehospitalaria, al igual que la extracción de analítica.
- **Tomografía computarizada (TC) craneal basal:** confirma/descarta la existencia de hemorragias intracraneales, busca datos de isquemia hiperaguda/aguda. Puede ser de ayuda la escala ASPECTS: ≥ 5 se considera favorable (apto para fibrinólisis IV y/o trombectomía) (**Tabla 30-3**).

- **Angio-TC de troncos supraaórticos y polígono de Willis:** para detectar patología oclusiva de gran vaso y comprobar estado de colateralidad.
- **Estudios de TC-perfusión:** en pacientes con ictus isquémico de menos de 4,5 h de evolución y ASPECTS = 5, ictus *entre 8-24 h de evolución, TC basal favorable y oclusión de gran vaso,* ictus del *despertar o de origen incierto con TC basal favorable* o dudas con otros procesos. El sistema código ictus dentro del hospital debe permitir realizar la TC en menos de 15 minutos desde la llegada al hospital (tiempo puerta-TC). Para conseguir este objetivo es muy útil implantar el código directo al TC en pacientes clínicamente estables y que tengan un procedimiento prehospitalario completo (ECG, vías periféricas colocadas y sangre para analítica ya extraída). Lo ideal en esos casos es ir directamente al TC, realizar la neuroimagen y volver a urgencias con la prueba ya hecha.

Tabla 30-2. Escala NIHSS

1.a Grado de conciencia	0 Alerta 1 Somnolencia 2 Estupor 3 Coma
1.b Orientación (preguntar mes y edad)	0 Ambas respuestas correctas 1 Una respuesta correcta 2 Ninguna respuesta correcta
1.c. Órdenes motoras (pedir que abra y cierre los ojos y la mano no parética)	0 Ambos movimientos correctos 1 Un movimiento correcto 2 Ningún movimiento correcto
2. Movimiento ocular	0 Normal 1 Parálisis parcial de la mirada 2. Desviación forzada de la mirada conjugada
3. Campo visual	0 Sin alteración 1 Hemianopsia parcial 2 Hemianopsia completa 3 Ceguera completa
4. Parálisis facial	0 Ausente 1 Parálisis menor (asimetría de la sonrisa) 2 Parálisis parcial (mitad inferior de la hemicara) 3 Parálisis completa (superior e inferior)
5. Motor extremidades superiores	0 No hay caída, mantiene la posición 10 s. 1 Caída progresiva durante 10 s, sin caer de todo 2 Cae de todo pero existe cierto esfuerzo contra gravedad 3 Cae totalmente sin esfuerzo contra gravedad 4 No hay movimiento
6. Motor extremidades inferiores	0 No hay caída, mantiene la posición 5 s. 1 Caída progresiva durante 5 s, sin caer de todo 2 Cae de todo pero existe cierto esfuerzo contra gravedad 3 Cae totalmente sin esfuerzo contra gravedad 4 No hay movimiento
7. Ataxia de los miembros	0 No ataxia (dedo-nariz o talón-rodilla) 1 Ataxia en un miembro 2 Ataxia en ambos miembros

8. Sensibilidad	0 Normal 1 Pérdida leve o moderada 2 Pérdida total
9. Lenguaje	0 Normal 1 Afasia leve o moderada 2 Afasia grave (comunicación mínima) 3 Afasia global, mutismo
10. Disartria	0 Articulación normal 1 Leve o moderada (se entiende con dificultad) 2 Grave (no se entiende o no puede hablar)
11. Extinción o Negligencia	0 Sin alteraciones 1 Extinción frente a un estímulo (visual, táctil, auditivo) 2 Extinción frente a más de un estímulo

Tabla 30-3. Escala ASPECTS

En dos planos, el territorio de la arteria cerebral media se divide en 10 regiones. Un punto cada una
• M1: Región cortical anterior de la arteria cerebral media • M2: Región cortical lateral al ribete insular • M3: Región cortical posterior de la arteria cerebral media • M4-M5-M6: Región cortical anterior, lateral y posterior de la arteria cerebral media (2 cm. Por encima de M1, M2, M3 respectivamente) • M7: Núcleo lenticular • M8: Núcleo caudado • M9: Cápsula interna • M10: Ribete insular

- **Otras exploraciones complementarias:**
  - Rx de tórax. En fase aguda no es estrictamente necesaria, salvo sospecha de cardiopatía o complicaciones, como neumonía aspirativa. Su realización no debe retrasar la realización de neuroimagen y/o aplicación de tratamiento recanalizador: fibrinólisis intravenosa (FIV)/ trombectomía mecánica (TM).
  - Eco de troncos supraaórticos (TSA) de los vasos extra-intracraneales, si no se dispone de Angio-TC y si no retrasa la toma de decisiones.
  - Punción lumbar (siempre tras la realización de TC). Solo en pacientes con ictus en caso de alta sospecha de hemorragia subaracnoidea con neuroimagen negativa o si existe sospecha de que el cuadro focal puede deberse a una encefalitis.

DIAGNÓSTICO DIFERENCIAL: *STROKE MIMICS*

- Crisis comiciales.
- Estados confusionales, encefalopatías (tóxicos, metabólicos, psiquiátricos, postraumáticos).
- Síncopes.
- Migraña.

- Vértigo.
- Ansiedad.
- Lesión ocupante de espacio (LOE) cerebral: tumores, abscesos, metástasis.

TRATAMIENTO. MEDIDAS GENERALES DE NEUROPROTECCIÓN

- Soporte vital avanzado si es necesario. Mantener permeable la vía aérea. Oxigenoterapia si la saturación de oxígeno es ≤ 94 %.
- Canalización de dos vías venosas periféricas en miembros no paréticos.
- Reposo en decúbito supino con elevación de la cabeza a 30-45°.
- Dieta absoluta. SF isotónica. No **soluciones glucosadas** (favorecen el edema cerebral citotóxico y aumentan el área de infarto), **excepto en pacientes diabéticos en tratamiento con insulina.**
- Si la glucemia es > 180 mg/dL, se iniciará tratamiento con insulina rápida SC o IV. Si la glucemia es < 80 mg/dL, se sustituirá el suero salino por glucosado al 5 %.
- En ictus isquémicos (salvo casos de isquemia coronaria, insuficiencia cardiaca, disección aórtica, encefalopatía hipertensiva, fallo renal agudo o pre/eclampsia): **iniciar tratamiento antihipertensivo si la presión arterial sistólica (PAS) ≥ 185 mm Hg o la presión arterial diastólica (PAD) ≥ 105 mm Hg en dos determinaciones diferentes separadas por 15 minutos (salvo que se plantee FIV/TM).**
- En ictus hemorrágico, si no existe contraindicación, se recomienda mantener cifras de PAS diana en torno a 120-140 mm Hg. Las reducciones de cifras superiores a un 30 % de la presión arterial media (PAM) no son recomendables. Evitar la vía sublingual:
  - Labetalol: 10-20 mg por vía IV en 1-2 minutos. Se puede repetir cada 20 minutos o hasta un máximo de 300-400 mg/día. Contraindicaciones: asma, insuficiencia cardiaca, trastornos de conducción, bradicardia.
  - Urapidilo: en bolos (20 segundos) de 6,25 a 12,5 mg. Se puede repetir hasta 3 veces cada 5 minutos. En caso de que sea necesario, se puede pautar una perfusión continua de mantenimiento (hasta control de la presión arterial) con 50 mg (2 ampollas) en 100 mL de suero fisiológico a 15-45 mL/h.
- Si obtenemos PAS < 120 mm Hg y/ o PAD < 60 mm Hg en dos determinaciones diferentes separadas 15 minutos, investigar otras posibilidades diagnósticas: IAM silente, otras alteraciones cardiovasculares graves (disección aórtica, insuficiencia cardiaca con fallo ventricular izquierdo, etc.), sepsis, tromboembolismo pulmonar (TEP) o sangrado activo. Mientras no se determine el diagnóstico, deberá iniciarse la administración de SF, cristaloides o coloides, si fuera preciso.
- Temperatura axilar: 37,5-38°C → antitérmicos, > 38°C → buscar foco infeccioso.
- Profilaxis de gastritis por estrés: inhibidores de la bomba de protones (IBP) tipo omeprazol.

TRATAMIENTO ESPECÍFICO

En este punto, el paciente puede presentar varias situaciones:

- ***Es otro proceso:*** tumor o absceso cerebral, crisis comicial, etc. Manejo pertinente.
- ***Ha padecido un AIT:*** en pacientes de riesgo (escala ABCD2 ≥ 4, fuente cardioembólica, estenosis arterial hemodinámicamente significativa o localización vertebrobasilar) se recomienda valoración urgente por Neurología, si no es posible, ingresar al paciente. *En los AIT o ictus minor (NIHSS < 5) sin evidencia de fuente cardioembólica, salvo contraindicaciones, se procederá a doble antiagregación con AAS 100 mg+ clopidogrel 75 mg, previa carga de Clopidogrel de 300 mg si no existen contraindicaciones, gastroprotección con pantoprazol 40 mg diarios y terapia con estatinas de alta intensidad (atorvastatina 80 mg o rosuvastatina 20 mg)* (**Tabla 30-4**).
- ***Padece un ictus, pero no reúne criterios de CI:*** TC basal pero sin prioridad.
- ***Padece un ictus y reúne criterios de CI:*** si el paciente es susceptible de terapia, revisar indicaciones/contraindicaciones de FIV y/o TM y avisar al servicio responsable. Si el paciente no es susceptible de terapia, se procederá a su ingreso en hospitalización y/o Unidad de Ictus, en función de la disponibilidad asistencial.
- *La dosis de fibrinolítico (alteplasa: rtPA) es de 0,9 mg/kg, poniendo el 10 % en bolo en 1-2 minutos y el resto en perfusión a pasar en una hora. En aquellos casos en los que no haya disponibilidad de rtPA y tengan oclusión de gran vaso, puede emplearse tenecteplasa con las mismas indicaciones que rtPA, a dosis en bolo de 0,25 mg/kg con un máximo de 25 mg* (**Anexo 30-1**).

Tabla 30-4. Escala ABCD2

Factor de riesgo	Puntos
Edad mayor o igual a 60 años	1
Presión arterial sistólica >140 mmHg o diastólica>90 mm Hg	1
Manifestaciones clínicas: • Debilidad unilateral con o sin afectación del habla • Afectación del habla sin debilidad unilateral	 2 1
Duración: • Mayor o igual de 60 minutos • Entre 10-59 minutos	 2 1
Diabetes	1

Interpretación. 0-3 puntos: probabilidad aproximada del 1% de sufrir infarto en los 2 días siguientes, si no hay otra indicación no es necesario ingreso. 4-5 puntos: probabilidad de infarto en los dos días posteriores de aproximadamente 4%, ingreso justificado en la mayoría de las ocasiones. 6-7 puntos: probabilidad de infarto en los dos días siguientes de aproximadamente 8%, ingreso justificado siempre.

TRATAMIENTO DE LAS COMPLICACIONES (FIG. 30-1):

- **Crisis comiciales:** benzodiacepinas de inicio y consultar el apartado correspondiente.

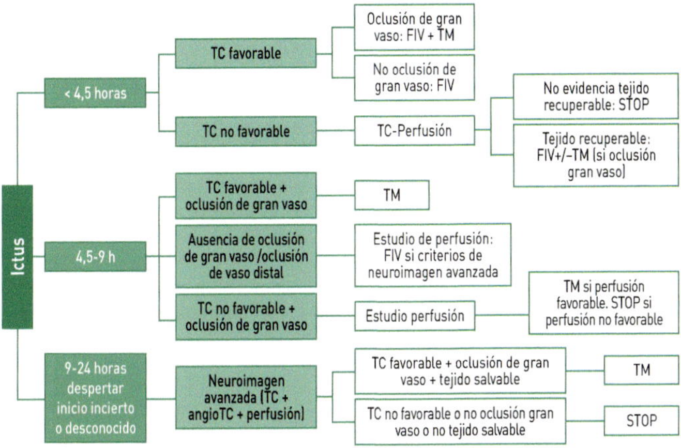

Figura 30-1. Diagrama de flujo de Atención al paciente con sospecha de ACV isquémico.

- **Edema cerebral:** ante sospecha de HTIC (deterioro neurológico, HTA y bradicardia) se iniciará un tratamiento con manitol al 20 % (200 cc en 20-30 min).
- **Agitación psicomotriz:** haloperidol 5 mg IV. Alternativa: olanzapina 5-10 mg/12 horas (siempre descartar globo vesical y/o dolor musculoesquelético).
- **Infecciones:** las respiratorias son las más frecuentes; en segundo lugar, las urinarias. Tratamiento antibiótico según las recomendaciones de cada servicio.
- **Dolor:** paracetamol o metamizol IV según escalera analgésica; evitar opiáceos.

ACV HEMORRÁGICOS. CONSIDERACIONES ESPECIALES

La causa más frecuente de hemorragia cerebral es la HTA, la angiopatía amiloide (sobre todo, en > 65 años normotensos y/o con deterioro cognitivo), la toma de fármacos anticoagulantes o la existencia de malformaciones vasculares.

El manejo inicial de estos pacientes es idéntico en cuanto a anamnesis, exploración física y pruebas complementarias (TC basal incluido).

Las medidas de mantenimiento generales son idénticas a las referidas en el ictus isquémico:

- Nunca olvidar revertir la dosis de anticoagulante si es posible, especialmente, en pacientes con antivitamina K y que van a quedarse en dieta absoluta. Añadir aquí la necesidad de conseguir cuanto antes el objetivo de alcanzar la diana de TA.

- Las complicaciones son superponibles a las de los ictus isquémicos, añadiéndose de manera especial la ***hidrocefalia,*** que precisa derivación ventrículo-peritoneal o drenaje ventricular externo en el caso de contaminación por sangre del LCR.

HEMORRAGIA SUBARACNOIDEA (HSA): sospechar si hay cefalea brusca con meningismo y alteración del nivel de conciencia.

Realizar TC craneal para confirmar presencia de sangre; PL en casos de sospecha alta, buscando xantocromía en el LCR, la cual se mantiene hasta 7 días. Complicaciones: búsqueda de hiponatremia (síndrome pierde-sal), hipomagnesemia, alteraciones del ritmo cardiaco, edema pulmonar, resangrado, vasoespasmo (causa más frecuente de morbimortalidad en los supervivientes del primer episodio). Las medidas generales son muy similares a las anteriores, añadiéndose nimodipino 60 mg/4 h por VO/sonda nasogástrica, durante 3 semanas.

Los pacientes con HSA, hemorragias cerebelosas > 30 mm o con compresión de tronco o hidrocefalia, hematomas lobares superficiales (a menos de 1 mm de la superficie) o Escala de Glasgow de 9-12 deben ser valorados de manera urgente por el servicio de Neurocirugía.

RECUERDE

- El ictus es una auténtica urgencia. "Tiempo es cerebro".
- Iniciar precozmente las medidas de neuroprotección.
- Si hay focalidad, NO PODEMOS HABLAR DE AIT.

NO ES ADECUADO

- Realizar punciones arteriales innecesarias (salvo urgencia vital) y canalizar vías en miembros paréticos.
- Administrar soluciones glucosadas (excepto en caso de hipoglucemia).
- Provocar descensos bruscos de la TA.

BIBLIOGRAFÍA

- Alonso de Leciñana M, Egido JA, Casado I, Ribó M, Dávalos A, Masjuan J, Caniego JL, Martínez Vila E, Díez Tejedor E por el Comité ad hoc del Grupo de Estudio de Enfermedades Cerebrovasculares de la SEN. Guía para el tratamiento del infarto cerebral agudo. Neurología 2014;29(2):102-22.
- Felpete López P, Rodríguez Bouzada N, Castillo Sánchez J. Patología cerebrovascular aguda en Guía de actuación en Urgencias (5ª edición). Vázquez Lima y Casal Codesido (editores). Madrid: Editorial Médica Panamericana, 2017: 202-12.
- Rodríguez-Yáñez M, Castellanos M, Freijo MM, López Fernández JC, Martí-Fàbregas J, Nombela F, Simal P, Castillo J, por el Comité *ad hoc* del Grupo de Estudio de Enfermedades Cerebrovasculares de la SEN: Díez-Tejedor E, Fuentes B, Alonso de Leciñana M, Alvarez-Sabin J, Arenillas J, Calleja S, Casado I, Dávalos A, Díaz-Otero F, Egido JA, Gállego J, García Pastor A, Gil-Núñez A, Gilo F, Irimia P, Lago A, Maestre J, Masjuan J, Martínez-Sánchez P,

Martínez-Vila E, Molina C, Morales A, Purroy F, Ribó M, Roquer J, Rubio F, Segura T, Serena J, Tejada J, Vivancos J. Guías de actuación clínica en la hemorragia intracerebral. Neurologia. 2013:28(4):236-49.

- Powers WJ, Rabinstein AA, Ackerson T, Adeoye OM, Bambakidis NC, Becker K, et al. Guidelines for the Early Management of Patients With Acute Ischemic Stroke: 2019 Update to the 2018 Guidelines for the Early Management of Acute Ischemic Stroke. Stroke. 2019;50:e344–e418.

31. Cefaleas

V. Blanco Morilla, S. Macías García, T. González Fernández

PUNTOS CLAVE

- Las cefaleas pueden clasificarse como primaria (enfermedad en sí misma) o secundaria (síntoma de múltiples enfermedades).
- Es fundamental realizar una adecuada historia clínica, con anamnesis detallada y exploración neurológica y sistémica para filiar el cuadro y orientar sobre su manejo.
- Es muy importante la indicación de tratamiento analgésico, para valorar la respuesta y, al menos, aliviar al paciente.
- También es prioritario distinguir entre cefalea primaria y secundaria para solicitar pruebas complementarias o no.

Es el principal motivo de consulta neurológica en Urgencias. El 2-5 % del total de pacientes atendidos padecen cefaleas. En el 90-95 % de los casos son procesos benignos sin patología subyacente.

ANTECEDENTES

- **Familiares:** cefaleas, muerte súbita, HSA, neoplasias o ictus.
- **Personales:** hincapié en TCE, HTA, patologías crónicas y/o infecciosas, cefaleas previas, medicaciones habituales (anticoagulantes, vasodilatadores, analgésicos -considerar la posibilidad de cefalea crónica diaria por abuso de analgésicos-, etc.), inmunodepresión, trastornos psiquiátricos, neoplasias y posible exposición a tóxicos.

ANAMNESIS

- Edad de inicio, sexo y perfil temporal (brotes-remisiones).
- Forma de comienzo: brusca, progresiva, recurrente, con aura.
- Horario: matutina, vespertina, nocturna, continua.
- Duración y frecuencia (diaria, semanal, mensual) de cada episodio.
- Localización: hemicraneal, en cinta, occipital, retroorbitaria .
- Características: opresiva, pulsátil, terebrante, urente, lancinante, sorda.
- Intensidad: leve, moderada, intensa (escala EVA 0-10), invalidante. ¿Interrumpe el sueño?
- Factores desencadenantes o de empeoramiento: maniobra de Valsalva (HSA), tos, ejercicio físico, alimentos, alcohol (agrava la cefalea en racimos, enmascara el TCE), coito, ayuno, estrés, situación anímica, aspectos hormonales.
- Factores de mejoría: sueño, medicación, decúbito.
- Síntomas prodrómicos: manifestaciones visuales, parestesias .

- Síntomas y signos acompañantes: fotofobia, pérdida de visión, lagrimeo, rinorrea, fiebre, náuseas o vómitos, alteraciones de conducta, focalidad neurológica.
- Tratamiento abortivo del dolor empleado (principio activo y dosis) y experiencias terapéuticas previas.

EXPLORACIÓN FÍSICA

- Constantes vitales habituales (temperatura, TA, frecuencia cardiaca).
- Exploración física detallada: señales de traumatismos .
- Palpación de puntos dolorosos craneocervicales (senos frontales y maxilares, ATM, músculos pericraneales). Zonas gatillo.
- Exploración cutánea: petequias, manchas "café con leche", angiomas, estigmas de alcoholismo, lesiones herpéticas, vesículas.
- Exploración ORL y OFT (con fundoscopia directa).
- Palpación y auscultación de arterias carótidas, temporales superficiales y órbitas (un soplo sugiere fístula carotidocavernosa).

EXPLORACIÓN NEUROLÓGICA

- Actitud y comportamiento (gestos, lenguaje, memoria y otras funciones mentales superiores).
- Déficit motores y sensitivos (especialmente focal).
- Alteraciones de la conciencia (precaución en las intoxicaciones etílicas).
- Alteraciones de la coordinación y de la marcha.
- Pares craneales (papiledema, alteraciones oculomotoras, simetría facial, etcétera).
- Rigidez de nuca y signos meníngeos.

SIGNOS DE ALARMA (FIG. 31-1)

- Cefalea acompañada de fiebre no explicable por otra causa.
- Cefalea intensa de comienzo súbito (en menos de 1 minuto).
- Cefalea que incrementa su intensidad con maniobras de Valsalva (excepto en migraña), el esfuerzo físico o la actividad sexual.
- Cefalea con empeoramiento progresivo, refractaria a un tratamiento adecuado.
- Cefalea atípica con respecto a episodios previos.
- Disminución del grado de conciencia, agitación psicomotriz.
- Con manifestaciones acompañantes: focalidad neurológica, crisis epilépticas, trastornos conductuales, etcétera.
- Localización unilateral estricta (excepto en cefaleas primarias unilaterales).
- Cefalea con datos de HIC (vómitos, papiledema) y/o signos meníngeos.
- Cefalea de inicio en mayores de 50 años.
- Pacientes oncológicos o inmunocomprometidos, anticoagulados, TCE previo.
- Presentación nocturna, despertando al paciente del sueño (excepto cefaleas primarias de predominio nocturno: cefalea en racimos, hípnica y hemicránea paroxística).

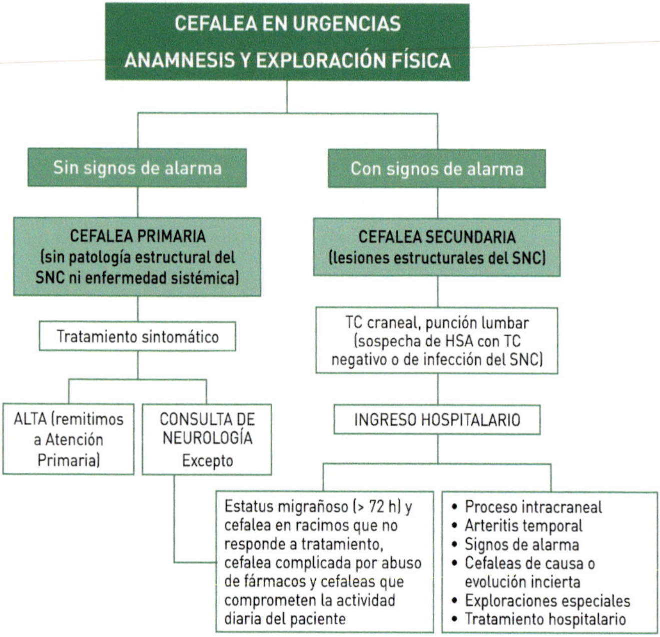

Tomada de "Manual Práctico de Diagnóstico y Terapéutica en Medicina". Hospital Clínico Universitario de Valladolid.

Figura 31-1. Actitud en urgencias ante una cefalea

PRUEBAS COMPLEMENTARIAS

En cefalea sin signos de alarma, que no esté en el contexto de otra patología y en la que la historia clínica y la exploración no aporten ningún dato sospechoso, no es necesario hacer pruebas complementarias:

- **Analítica:** hemograma, bioquímica, coagulación, VSG y PCR (arteritis de la temporal).
- **Indicaciones para la realización de una TC craneal en Urgencias:**
  - Historia clínica atípica.
  - Datos sugerentes de cefalea secundaria.
  - Criterios de alarma presentes.
  - Exploración neurológica anormal.
  - Ansiedad o temor manifiesto del paciente a presentar patología maligna.

- **Indicaciones para la realización de una punción lumbar en Urgencias:**
  - Sospecha de HSA con TC craneal normal.
  - Sospecha de meningitis o encefalitis con TC craneal normal.
  - Pacientes oncológicos, descartando otras etiologías con TC craneal (MTS).

CRITERIOS DE HOSPITALIZACIÓN

- Estatus migrañoso no controlado en Urgencias.
- Infarto migrañoso.
- Aura prolongada.
- Cefalea crónica diaria refractaria.
- Formas resistentes de cefalea en racimos.
- Cefaleas secundarias.
- Signos anormales en la exploración neurológica o en la neuroimagen.

CUADROS CLÍNICOS DE CEFALEA

Clasificación según el perfil temporal del proceso. Descartar cefalalgias y algias faciales de causa NO neurológica: sinusitis, glaucoma, otitis, síndrome de Costen (ATM), problemas dentarios, etcétera (**Tabla 31-1** y **Tabla 31-2**).

TRATAMIENTO

Analgésicos

- Paracetamol: 1 g/6-8 h VO o IV
- Metamizol: 575 g/8 h VO o 2 g/8 h IV o IM
- Ibuprofeno: 400-600 mg/8 h VO
- Naproxeno sódico: 550-1.100 mg/12 h VO
- Dexketoprofeno: 25 mg/8 h VO o 50 mg IV o IM
- Ketorolaco: 10-30 mg IV
- Tramadol: 50-100 mg/6 h VO o IV

Antieméticos

- Metoclopramida: 10 mg/6-8 h VO o IV

Ansiolíticos

- Diazepam: 5-10 mg/8 h
- Lorazepam: 0, 5-1 mg/8 h
- Alprazolam: 0,25-0,50 mg/8 h

Triptanes

Solo en caso de migraña moderada o en cefalea en racimos. Están contraindicados en cardiopatía isquémica no controlada y en crisis hipertensivas.

Tabla 31-1. Cefaleas agudas		
Cefaleas agudas	Cefalea aguda de reciente comienzo (urgencia)	Cefalea aguda recurrente
Características	• Inicio brusco. • Gran intensidad. • Localización difusa o frontooccipital. • ↑Maniobra de Valsalva. • Náuseas y vómitos. • Rigidez de nuca. • No crisis similares previas.	• Historia de cefaleas previas, inicio agudo o subagudo, intensidad variable, localización hemicraneal o general, carácter pulsátil (parece que "late el corazón dentro de la cabeza"), presencia de pródromos, manifestaciones acompañantes: náuseas, fotofobia o sonofobia, lagrimeo, etcétera. • Edad entre 15 y 40 años. • Exploración neurológica normal. • Evolución entre 4 y 72 horas de carácter autolimitado.
Descartar	Hemorragia subaracnoidea, procesos meningoencefálicos, ACV, hematomas epidurales y subdurales, primer episodio de migraña o cefalea aguda tensional, otras (cefalea hipertensiva, cefalea de origen ORL u ocular, cefalea postcoital, arteritis de la temporal, disección carotídea).	• Migraña con aura. • Migraña sin aura. • Cefalea en racimos.
TC craneal	Obligatoria.	No es necesario pedir pruebas complementarias, salvo casos puntuales, como migraña con focalidad.

ENTIDADES MÁS FRECUENTES

Neuralgia del trigémino

Características

Dolor en una o más ramas del trigémino, habitualmente, unilateral, intenso y paroxístico. Se desencadena por diversos estímulos de "puntos gatillo": al masticar, cepillarse los dientes, etc. Va acompañada en ocasiones de lagrimeo y salivación excesiva.

Tabla 31-2. Cefaleas crónicas		
Cefaleas crónicas	Cefalea crónica progresiva	Cefalea crónica no progresiva
Características	• Inicio subagudo. • Progresión lenta pero continua. • Localización holocraneal. • Incrementa su intensidad durante el sueño. • Mayor dolor por las mañanas. • Presencia de focalidad en estadios avanzados.	• Inicio subagudo. • Evolución no progresiva. • El paciente lleva tiempo padeciendo cefaleas similares: meses, años. • Localización "en casco" o "en cinta". • Intensidad moderada y carácter opresivo. • Exploración neurológica normal, estabilidad durante la exploración.
Descartar	• Infecciones subagudas del SNC. • Abscesos cerebrales. • Tumores cerebrales. • Hematomas.	• Cefaleas tensionales. • Estados ansiosodepresivos.
TC craneal	Obligatoria	No son necesarias pruebas complementarias.

Tratamiento

Escala analgésica habitual: responde mal. Iniciar monoterapia a dosis bajas y si no es efectivo, aumentar y emplear combinaciones con distinto mecanismo de acción:

Anticonvulsivantes

- Carbamazepina (de elección): 400-1.200 mg/día VO 2 o 3 tomas. Mejor tolerancia: oxcarbazepina: 600-1.200 mg/día y eslicarbazepina: 800-1.200 mg/día.
- Lamotrigina: 100-400 mg/día.
- Gabapentina: 300-800 mg/8 h y pregabalina 150-600 mg/día.

Otros

- Baclofeno: 5 mg/8 h en asociación.

Derivar al paciente a Neurología (valorar otros tratamientos: bloqueo anestésico, botox, etc.).

Cefalea tensional

Características

- Sensación de opresión o dolor difuso, de intensidad moderada, generalmente, holocraneal, occipital, parietal o frontal. Su duración es variable, de minutos a días o semanas. Puede ser episódica o crónica. Aparece en cualquier edad (más en cuarta década) y en mujeres. Puede coexistir con ansiedad o depresión.

Tratamiento

Analgésicos simples, relajantes musculares, técnicas de relajación, y, en casos crónicos, amitriptilina (10-75 mg/día) como profilaxis.

Cefalea crónica diaria por abuso de analgésicos

Tratamiento

Suspender el analgésico implicado y pautar amitriptilina (10-75 mg/día), con ibuprofeno o naproxeno.

Cefalea en racimos

Características

Dolor intenso, de 15-180 minutos de duración, unilateral, de localización periorbitaria o temporal. Aparece más de 8 veces al día y se acompaña de signos disautonómicos ipsilaterales (ojo rojo, congestión nasal, edema palpebral, miosis y sudoración). Es 8 veces más frecuente en varones. Es patognomónica su respuesta al alcohol (pequeñas ingestas desencadenan crisis en períodos sintomáticos).

Tratamiento sintomático

Oxigenoterapia 100 % (7-15 L/min) durante 15-30 min + sumatriptán 6 mg SC (alternativa: sumatriptán 20 mg o zolmitriptán 5 mg, por vía nasal).

Tratamiento preventivo

Prednisona 1 mg/kg/día (5 días y pauta descendente) y derivar a neurología.

Migraña

Características

Cefalea aguda recurrente. Con frecuencia, acompañada de náuseas, fotofobia, y/o vómitos. Suele haber antecedentes familiares. Puede empeorar con el estrés, la menstruación y algunos alimentos (queso, chocolate, alcohol, etc.). Dura 4-72 h (más de 72 h se considera estatus migrañoso). Puede presentarse sin aura o con aura (precedida de escotomas, fotopsias, parestesias, etc.).

Tratamiento inicial

Analgésicos convencionales y, si no responde, triptanes VO, nasal o SC.

Si hay crisis refractaria o status migrañoso: medidas generales (ambiente tranquilo, poca luz y fluidoterapia) + AINE IV + antiemético IV + gastroprotección IV + ansiolíticos. Reevaluamos a las 2 h. Si no hay mejoría: corticoides (dexametasona 8-16 mg IV o metilprednisolona 60-120 mg IV + valproato 400-1.000 mg IV. No se recomiendan oxígeno, opioides o ergóticos.

RECUERDE

- Es muy importante una correcta anamnesis. Todo debe quedar siempre reflejado por escrito en la historia clínica. Es un **seguro de responsabilidad profesional.**
- Se debe realizar **una exploración general y neurológica detallada,** que puede evitar que se escape una cefalea secundaria y ayudar a optimizar el uso de pruebas complementarias, la mayoría de las veces, innecesarias.
- No se debe olvidar nunca descartar los **signos de alarma.**
- La actuación en Urgencias también consiste en conseguir la erradicación o, al menos, el alivio del dolor del paciente. Esto mejora la relación médico-paciente.

BIBLIOGRAFÍA

- Guías diagnósticas y terapéuticas de la SEN. Guía práctica diagnóstico terapéutica de la Cefalea del adulto y el niño en Urgencias. SEN,2016.
- Jiménez Murillo L, Montero Pérez FJ. Medicina de Urgencias y Emergencias. Guía diagnostica y protocolos de actuación (6ª edición). Madrid: ELSEVIER,2018.
- Julián Jiménez A. Manual de Protocolos y actuación en Urgencias. Complejo Hospitalario de Toledo (5ª edición). Madrid: SANED, 2021.
- Núñez Jaldón AM, Bueno Mariscal CR. Manual clínico de urgencias. Hospital Universitario Virgen del Rocío. Sevilla,2020.
- Sociedad Española de Neurología. Manual de Práctica Clínica en Cefaleas. Recomendaciones diagnóstico-terapéuticas de la Sociedad Española de Neurología. SEN, 2020.
- Vázquez Lima MJ, Casal Codesido JR. Guía de actuación en Urgencias (5ª edición). Madrid: Editorial Médica Panamericana; 2016.

32. Alteración del nivel de conciencia. Coma

M. Vara Martínez, M. Fernández Rivas, D. Pérez Ruiz

PUNTOS CLAVE

- Una alteración de la consciencia representa una emergencia vital.
- Requiere un enfoque práctico y sistemático, que permita realizar un diagnóstico precoz y un correcto tratamiento, a fin de evitar daños neurológicos irreversibles.

INTRODUCCIÓN

- **Consciencia:** estado de alerta, con pleno conocimiento de sí mismo y de su entorno.
- **Coma:** situación caracterizada por ausencia de consciencia y de respuesta a estímulos.

Entre el estado de consciencia y el estado de coma hay un amplio abanico de situaciones clínicas (confusión, obnubilación, estupor...). Aun así, a la hora de establecer el **grado** de conciencia es importante guiarse por las siguientes escalas: escala de Glasgow (**Tabla 32-1**) y la escala FOUR. De esta forma podremos establecer la gravedad de forma más objetiva y valorar la evolución del nivel de conciencia de nuestro paciente.

Tabla 32-1. Escala de coma de Glasgow

Parámetro	Descripción	Valor
Apertura ocular	• Espontánea • A la voz • Al dolor • Ninguna	4 3 2 1
Respuesta verbal	• Orientada • Confusa • Inapropiada • Emite sonidos • Ninguna	5 4 3 2 1
Respuesta motora	• Obedece • Localiza • Retirada • Flexión • Extensión • Ninguna	6 5 4 3 2 1

ACTUACIÓN INICIAL

- Valoración de la gravedad del paciente para detectar los problemas vitales que requieran una actuación urgente. En primer lugar, realizaremos el **ABCDE** (explicado en el capítulo de soporte vital) con las actuaciones específicas que requiera nuestro paciente.
- Canalización de 2 **vías venosas** periféricas, **sonda vesical** y **nasogástrica, protección ocular y collarín cervical si hay antecedente traumático.**
- **Monitorización básica:** TA, FC, $SatO_2$, ECG, glucemia capilar, temperatura corporal y diuresis mediante sondaje vesical.
- **Analítica sanguínea:** hemograma, coagulación, bioquímica con calcio y magnesio y gasometría venosa. Tóxicos y cuerpos cetónicos en orina.

DIAGNÓSTICO ETIOLÓGICO (ANEXO 32-1)

- **Historia clínica:** antecedentes personales y tratamiento médico del paciente, que puede orientarnos sobre el diagnóstico actual. En alteraciones del nivel de consciencia es importante conocer si el paciente tiene factores de riesgo cardiovascular, antecedentes neurológicos (epilepsia, cardiopatía conocida, hepatopatía, consumo de tóxicos o fármacos que puedan causar este cuadro).
- **Anamnesis:** al paciente si se encuentra en condiciones o a los familiares y acompañantes. Es importante conocer las circunstancias de la instauración del deterioro del nivel de conciencia, si fue brusco o gradual, si presentaba previamente algún síntoma como cefalea, dolor torácico o focalidad neurológica, si hubo un traumatismo previo, si se encontraron tóxicos en el lugar del incidente, etcétera.
- **Exploración física** general y neurológica detallada. Inspección corporal completa en busca de lesiones cutáneas, signos de venopunción, mordedura de lengua, posibles fracturas craneales, patrón respiratorio, reflejos pupilares, signos meníngeos (si no hay TCE) (**Anexo 32-2**) (**Tabla 32-2**).
- **Pruebas complementarias:** Rx de tórax, TC craneal, angio-TC si hay sospecha de ACV, punción lumbar si la TC craneal es normal y EEG.

TRATAMIENTO ESPECÍFICO

- **Alcoholismo:** 100 mg de tiamina IV o IM, seguida de 50 mL de SG al 50 %; es importante que sea en este orden. Algunos autores recomiendan la administración empírica de tiamina antes del resultado de las pruebas.
- **Hipoglucemia:** SG al 50 % IV; posteriormente, SG al 10 % en perfusión hasta normalizar la glucemia capilar o hasta la recuperación de la consciencia.
- **Intoxicación por opiáceos:** 0,4-0,8 mg de naloxona IV preferiblemente, pudiendo administrarse IM o SC si no tenemos accesos venosos.

- **Intoxicación por BZD:** 0,25 mg de flumacenilo (*Anexate*®) hasta una dosis total de 3 mg, continuando con perfusión a ritmo de 1 mg/h. Está contraindicado en casos de intoxicación por antidepresivos tricíclicos, cocaína y carbamacepina.
- **Sospecha de intoxicación medicamentosa:** valorar lavado gástrico y carbón activado.
- **Hipertermia:** antipiréticos y medidas físicas. Porque empeora el daño cerebral.
- **Hipotermia:** solo se debe corregir si la temperatura < 33 °C, ya que puede ser neuroprotectora.
- **Sospecha de etiología infecciosa:** antibioterapia empírica según las características del paciente, siempre tras extraer muestras para cultivos.
- **Si hay HTIC:** 0,25-1 g/kg de manitol al 20 % en bolo. Posteriormente, 0,25-0,5 g/kg cada 6 h.
- **Si hay convulsiones** levetiracetam (*Keppra*®) en dosis de hasta 3.000 mg en 100 cc de SF al 0,9 %.
- **Trastorno electrolítico, complicaciones agudas de la glucemia, ACV, SCA** (véanse los capítulos correspondientes).

Tabla 32-2. Escala de FOUR

Puntuación	Respuesta ocular	Respuesta motora	Reflejos de tronco	Respiración
4	Ojos abiertos, dirige la mirada o parpadea cuando se le solicita.	Pulgares arriba, puño o signo de la paz.	Reflejos corneales y fotomotores presentes.	No IOT, respiración rítmica.
3	Apertura ocular espontánea, no dirige la mirada.	Localiza el dolor.	Una pupila dilatada y otra fija.	No IOT, respiración de Cheyne-Stokes.
2	Apertura ocular ante estímulos sonoros intensos.	Respuesta flexora.	Reflejos corneales y fotomotores ausentes.	No IOT, respiración irregular.
1	Abre los ojos ante estímulos nociceptivos.	Respuesta extensora.	Corneales y fotomotores ausentes.	IOT, frecuencia respiratoria > pautada en respirador.
0	Ojos cerrados, no los abre ante el dolor.	No hay respuesta al dolor o estado mioclónico generalizado.	Corneales, fotomotores y tusígenos ausentes.	IOT, respira a la frecuencia del respirador o apnea.

RECUERDE

- Es importante reevaluar cada poco tiempo al paciente para ver la evolución del estado neurológico, usando la escala de Glasgow o la escala de FOUR.
- Una buena anamnesis nos puede orientar a la causa desencadenante del cuadro.

BIBLIOGRAFÍA

- Camacho Salas A, González de la Aleja Tejera J, Sepúlveda Sanchez JM. Urgencias en neurología. Hospital Universitario 12 de Octubre (2ª edición). Madrid, 2014.
- Cárdenas Cruz A, Roca Guiseris J. Tratado de medicina intensiva. Madrid: Elsevier.
- Suárez Pita D, Vargas Romero JC, Salas Jarque J, Losada Galvan I, de Miguel Campo B, Catalán Martín PM, et al. Hospital Universitario 12 de Octubre (8ª edición). Madrid: MSD, 2016.
- Vázquez Lima MJ, Casal Codesido JR. Guía de actuación en urgencias (5ª edición). Castilla y León. Madrid: Editorial Médica Panamericana, 2016.

33. Crisis comiciales y estatus epiléptico

Á. Moreno Martín, F. J. García García, Á. Fernández Díaz

PUNTOS CLAVE

- No toda convulsión es una epilepsia.

CONCEPTOS

Crisis epiléptica: clínica transitoria debida a descarga excesiva e hipersincrónica de un grupo de neuronas. Pueden ser: **crisis generalizadas, focales con generalización secundaria** o **crisis no convulsivas.**

Crisis epilépticas urgentes: precisan atención médica prioritaria. Son las siguientes:

- **Estado epiléptico:** corresponde a una crisis epiléptica que se prolonga durante un periodo de tiempo superior al T1 (**Tabla 33-1**).
- **Crisis epilépticas en acúmulos:** 2 o más crisis en 24 horas con recuperación completa.
- **Crisis epilépticas de alto riesgo:** primer episodio de crisis, gestantes, mala adherencia al tratamiento, fiebre, comorbilidad psiquiátrica grave o complicaciones asociadas (TCE o quemaduras).

Tabla 33-1. Tiempos T1 y T2 en los diferentes tipos de estatus comicial

Tipos de estatus epiléptico	T1	T2
Tónico-clónico	5 min	30 min
Focal con alteración de conciencia	10 min	60 min
Ausencias	10-15 min	Desconocido

T1 = momento en el que debe iniciarse el tratamiento con FAE de urgencia.
T2 = momento a partir del cual se puede instaurar daño cerebral irreversible.

Crisis comicial provocada: se identifica una causa aguda que justifica el episodio (por ejemplo, ictus agudo, abstinencia de alcohol y drogas).

Epilepsia: enfermedad en la que se producen varias crisis epilépticas de manera espontánea o en la que se ha padecido al menos una crisis epiléptica y hay riesgo alto de recurrencia (véanse los apartados Anamnesis e Indicaciones de tratamiento).

VALORACIÓN EN EL SERVICIO DE URGENCIAS

Anamnesis completa del episodio: antecedentes familiares de crisis epilépticas, primer episodio o crisis previas (precisar tipo de crisis), convulsiones febriles previas, meningoencefalitis pasadas, TCE previos, patología cerebrovascular previa, características del cuadro, actividad que estaba realizando cuando se inició el episodio, medicación que toma (cambios recientes de la medicación; si el paciente es epiléptico conocido, preguntar por la adherencia al tratamiento antiepiléptico), consumo de tóxicos o deshabituación y ritmo de sueño.

Exploración física: toma de constantes vitales (incluida la glucemia capilar), exploración física habitual y exploración neurológica exhaustiva (buscar focalidades neurológicas, síntomas meníngeos y lesiones cutáneas).

Pruebas complementarias:

- Analítica de sangre (hemograma, coagulación y bioquímica general con concentración de iones incluyendo el Ca^{2+} y la creatina quinasa).
- Si el paciente toma fármacos antiepilépticos se puede solicitar **concentración plasmática de fármacos antiepilépticos***).
- Gasometría arterial si $SatO_2 < 93$ %.
- Tóxicos en orina si se sospecha abuso de drogas.
- Electrocardiograma a todos los pacientes.
- Valorar Rx de tórax si se sospecha patología concomitante o complicación derivada de crisis.
- Neuroimagen (TC craneal) en los supuestos recogidos en la **tabla 33-2**.
- Punción lumbar si se sospecha infección de SNC o HSA, descartando previamente lesiones ocupantes de espacio (en estatus puede aparecer pleocitosis de LCR sin necesidad de infección como tal).
- La realización de EEG está sujeta a las disponibilidades del centro. Idealmente, debería hacerse lo más rápido posible o si se sospecha **estatus epiléptico no convulsivo** (EENC) con prioridad ASAP (*"As Soon As Possible*).

* **Fármacos antiepilépticos (FAE) que se pueden cuantificar en plasma**: valproato, fenitoína, fenobarbital y carbamazepina. Tanto valores superiores como inferiores al rango de normalidad pueden inducir una crisis epiléptica.

Tabla 33-2. Indicaciones de TC craneal en Urgencias
Siempre en adultos con una 1ª crisis epiléptica.
Pacientes epilépticos conocidos con: déficit neurológico focal nuevo, nivel de conciencia alterado persistente, fiebre, TCE moderado o grave reciente (pacientes alcohólicos), cefalea persistente, neoplasia activa, tratamiento activo con anticoagulantes o antiagregantes plaquetarios, sospecha de VIH o SIDA, crisis de características diferentes a los episodios habituales o epilepsia de etiología no filiada.

DIAGNÓSTICO DIFERENCIAL

Crisis de pánico: miedo intenso de inicio insidioso; cursa con ansiedad anticipatoria, disnea y agitación. El paciente se mantiene consciente durante la crisis. Siente una sensación de peligro inminente.

Síncope: pérdida brusca y temporal de la conciencia con posterior recuperación completa y espontánea. Duración de segundos o pocos minutos. Puede aparecer con la tos, maniobras de Valsalva, esfuerzos físicos intensos y dolor. Puede asociar relajación de esfínteres o mordedura de la **punta de la lengua** (en crisis, mordedura lateral). ***UN PACIENTE CON SÍNCOPE NUNCA EMITE GRITOS.***

Migraña: cefalea hemicraneal que puede cursar con un aura de duración menor a un minuto. Durante la migraña pueden aparecer parestesias, alteraciones visuales, sensación vertiginosa, etc. Su aparición es gradual y su duración variable. Cursa sin pérdida de conciencia.

Amnesia global transitoria: episodio brusco y temporal de pérdida de memoria con posterior recuperación global a las 24 h o menos. Diagnóstico de exclusión, por lo que se deben descartar epilepsias y AIT o ictus.

Eventos paroxísticos no epilépticos (pseudocrisis): eventos clínicos psicógenos que simulan crisis epilépticas, pero que no cursan con alteración del sistema nervioso central. Suelen darse en pacientes con antecedentes psiquiátricos de psicosis, depresión o trastornos conversivos. Se debe pensar en ellos si se cumple la regla del dos ("al menos, dos episodios por semana con dos EEG normales y con toma de al menos dos FAE en dosis y tiempo adecuados").

Procesos cerebrovasculares: síntomas negativos variables dependiendo del área de la corteza cerebral que se afecte (pérdida de fuerza o sensibilidad, alteraciones del equilibrio, afasias...).

TRATAMIENTO

Crisis epilépticas evidenciadas en consulta

Medidas generales

- Retirar objetos cercanos al paciente para evitar lesiones.
- Asegurar vía aérea, retirando cuerpos extraños en la cavidad oral, aspirar secreciones y retirar prótesis dentarias. Colocar cánula de Guedel si es conveniente.
- Si $SatO_2$ < 93 %, aportar oxígeno en máscara ventilatoria.
- Monitorización de constantes (TA, $SatO_2$, glucemia capilar, ECG).
- Coger dos vías venosas periféricas y extraer muestras para analíticas pertinentes.
- En periodo postcrítico, colocar al paciente en posición lateral de seguridad y mantener en observación para vigilar la tendencia de la crisis.
- En pacientes con hipoglucemia se recomienda restablecer la glucosa hasta concentraciones normales (mediante la administración de 20-40 mL de glucosa al 50 %). Si se sospecha intoxicación etílica o desnutrición grave, administrar 100 mg de tiamina (Vitamina B1) IM antes de iniciar la sueroterapia con SG.

Tratamiento médico

Según el tipo de crisis presenciada y el tiempo transcurrido desde el inicio (**Fig. 33-1**):

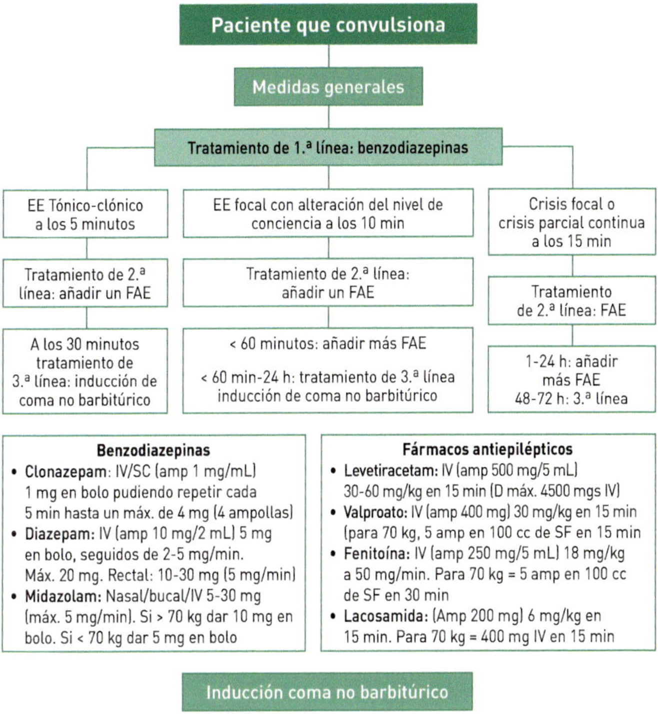

Figura 33-1. Algoritmo del paciente que convulsiona.

Postcrisis

1ª crisis comicial. Se iniciará tratamiento anticomicial en:

- Pacientes > 65 años.
- Datos de crisis focal.
- Focalidad neurológica fuera del período postcrítico.
- Lesión en la TC.
- Estatus epiléptico tanto convulsivo como no convulsivo (el uso de la **escala ADAN** es una herramienta útil para sospechar estatus en crisis epilépticas no convulsivas).

- Enfermedad predisponente (demencia, ACV previo) o infección por VIH.

En el resto de los casos puede darse de alta sin tratamiento de mantenimiento después de haber permanecido en observación durante 12-24 h con derivación a consultas de Neurología para estudio del cuadro.

Epiléptico no conocido que presenta más de una crisis sin causa aparente

Iniciar tratamiento IV con FAE. Buscar alguna causa que justifique el episodio y valorar interconsulta con Neurología o ingreso del paciente.

Crisis en paciente alcohólico crónico

Considerar posible fenómeno de deprivación alcohólica (sobre todo, en las primeras 12-24 h desde la última ingesta) o en el contexto de intoxicación etílica aguda.

Si se debe a deprivación: tratar la crisis con BZD o con clobazam (10-60 mg/día) y realizar analítica de sangre para descartar alteraciones hidroelectrolíticas (hipomagnesemia e hipoglucemia). Es recomendable una TC craneal para descartar complicaciones hemorrágicas, hematomas subdurales o infecciones.

Crisis en paciente epiléptico conocido

- Buscar causas que justifiquen la crisis (olvido o abandono del tratamiento habitual, sobredosificación, modificación reciente de la dosis de FAE, interacciones farmacológicas, etc.). Se recomienda determinar la concentración plasmática de FAE, si es posible.
- Recordad que los pacientes epilépticos pueden seguir presentando crisis comiciales a pesar de tener un tratamiento óptimo.
- Si está ya tratado y presenta una frecuencia de crisis similar a la previa, no modificar el tratamiento y remitir a Neurología.
- Si está tratado y presenta aumento de frecuencia crítica:
  1. Incumplimiento del tratamiento: reincorporación del tratamiento habitual y alta.
  2. Infradosificación del FAE: aumentar dosis si es posible o añadir un segundo FAE. Si hay dudas se recomienda solicitar una interconsulta al servicio de Neurología.
- Si presenta cambios en el tipo de crisis, descompensaciones de las crisis habituales sin encontrar desencadenante evidente o focalidad neurológica diferente posterior al episodio de crisis, estudiar como una primera crisis y realizar una interconsulta al servicio de Neurología.

ELECCIÓN DE FAE

En pacientes con historia de **hepatopatía** se recomienda el uso de **lacosamida** o de **levetiracetam**. Con **nefropatía** se recomienda **ácido valproico** o **brivaracetam** (**Anexo 33-1**) (**Tabla 33-3**).

Tabla 33-3. Dosificación de los diferentes FAE, con dosis de carga y mantenimiento posterior

FAE	Dosis de carga	Mantenimiento	Precauciones	Contraindicaciones
Fenitoína	18 mg/kg a 50 mg/min	3-6 mg/kg/día en tres tomas	Cardiopatía, bloqueos AV, hipotensión	Status de ausencia, mioclónicos
Ácido valproico	30 mg/kg en 15 minutos (hasta 40 mg/kg si UCI)	Perfusión de 1 mg/kg/h hasta total de 23-24 mg/kg	Tratamiento anticoagulante, AINE	Hepatopatías
Levetiracetam	30-60 mg/kg en 15 minutos	Según función renal	Tratamiento con ACOD	Precaución en nefropatías
Lacosamida	6 mg/kg ó 400 mg iv en 15 minutos	200 mg/12 h iv (poner a las 12 h de la infusión)	Monitorización ECG en pacientes con bloqueos AV	
Brivaracetam	1,8 mg/kg en bolo iv a pasar en 15 min	100 mg/12 h	Tratamiento anticoagulante, AINE	Ajuste dosis en hepatopatía grave
Fenobarbital	20 mg/kg a pasar 100 mg/min	Variable	Monitorización respiratoria	Evitar hepatopatía

RECUERDE

- Es fundamental identificar de manera precoz al paciente que sufre una crisis epiléptica e iniciar el tratamiento adecuado y adaptado a su tipo de crisis.
- Se debe usar el tipo adecuado de FAE y a dosis adecuadas según las comorbilidades del paciente.

BIBLIOGRAFÍA

- Alonso Avilés R, Campos Blanco D. Actualización en el manejo de la crisis comicial en Urgencias. Protocolo de Actuación del Servicio de Urgencias del HCU Valladolid (Versión 1.0.1), 2015.
- García Morales I, Fernández Alonso C, Behzadi N, Toledo Argany M, Serratosa Fernández JM, Gil-Nagel A, et al. Documento de consenso para el tratamiento agudo de pacientes con crisis epilépticas en urgencias. EMERGENCIAS [Internet]. 2020;32:353–62. Disponible en: https://www.samfyc.es/wp-content/uploads/2021/04/Emergencias-2020_32_5_353-362-362.pdf
- López González FJ, Villanueva Haba V, Falip Centelles M, Toledo Argany M, Campos Blanco D, Serratosa Fernández J. Manual de práctica clínica en epilepsia. Recomendaciones diagnóstico-terapéuticas de la SEN 2019 [Internet]. 2020. Disponible en: http://epilepsia.sen.es/wp-content/uploads/2020/GuiaEpilepsia2019.pdf

34. Infecciones del sistema nervioso central

E. Hernández Martín, M. González Merayo, O. Durán Borrella

PUNTOS CLAVE

- El cuadro clínico de una meningitis es inespecífico: la sospecha clínica es clave.
- Se debe sospechar ante síndrome febril acompañado de cefalea, rigidez de nuca y/o alteración del estado mental.
- El inicio de tratamiento antibiótico empírico ante sospecha de etiología infecciosa no deberá posponerse por esperar a los resultados de las pruebas complementarias.

MENINGITIS

Según la temporalidad se clasifican en **agudas** (< 24 h), **subagudas** (1-7 días a semanas), **crónicas** (> 4 semanas) o **recurrentes** o de Morallet (episodios agudos múltiples con LCR normal entre ellos).

Etiología

Las meningitis de peor pronóstico son las bacterianas (**Tabla 34-1**).

Tabla 34-1. Etiología de la meningitis según la edad

Edad	Microorganismos responsables
Recién nacidos	Estreptococos *beta-hemolíticos, Escherichia coli, Listeria monocytogenes, virus herpes simple.*
3 meses a 14 años	Neumococo, meningococo, *Haemophilus influenzae* tipo b, enterovirus y otros virus.
14 a 50 años	Neumococo, meningococo, enterovirus y otros virus.
Mayores de 50 años o inmunodeprimidos	Neumococo, enterobacterias, *Listeria monocytogenes, Pseudomonas aeruginosa,* meningococo.
Traumatismos o fístulas del LCR	Neumococo.
Derivación del LCR, catéter epidural	Estafilococos coagulasa-negativos.

Clínica

- **Tríada típica:** *fiebre, cefalea* (intensa y constante) *y rigidez de nuca.* La tríada típica pocas veces aparece de forma completa.

- **Otras alteraciones neurológicas:** alteraciones del estado mental (aparecen en más del 75 % de los pacientes) pueden variar desde el letargo hasta el coma. Hay convulsiones en un 20-40 % de los casos. Fotofobia.
- **Otros:** náuseas y vómitos. Petequias cutáneas, púrpuras y equimosis (*meningococo*).

Diagnóstico

- **Anamnesis detallada:** viajes recientes, antecedentes epidemiológicos, tiempo de evolución de la clínica, tóxicos, etc., contrastando información con familiares o testigos siempre que se pueda.
- **Exploración física:** constantes, exploración sistémica y exploración neurológica en busca de **signos meníngeos** (rigidez de nuca, signos de Kerning y Brudzinski), datos de **hipertensión intracraneal** y signos de **focalidad neurológica (Tabla 34-2).**
  La rigidez de nuca puede ser leve o estar ausente en niños, ancianos e inmunodeprimidos.
- **Pruebas complementarias:**
  - Analítica: bioquímica básica con RFA, hemograma y coagulación.
  - Microbiología: extracción de muestras para hemocultivos siempre.
  - Pruebas de imagen:
    - Rx simple de tórax. Rx de senos paranasales si se sospecha sinusitis.
    - TC craneal: previa a la punción lumbar si hay signos de afectación intracraneal (edema de papila, focalidad neurológica, disminución del estado de conciencia, crisis epilépticas).
  - Punción lumbar. Se recogerán cuatro muestras en tubos diferentes para:
    - Bioquímica urgente (2 mL): ADA si se sospecha TBC, xantocromía o punción traumática.
    - Microbiología (3 mL): Gram, *filmarray* y cultivo.
    - Los otros dos tubos se guardarán para completar el estudio etiológico.
- Comprobar siempre las plaquetas y la coagulación antes realizar PL.
- No realizar PL si hay **alteración grave de la coagulación, infección local** de área lumbar o **déficit neurológico focal.**
- El retraso de la TC craneal no debe acarrear demora en la administración de antibióticos.

Tabla 34-2. Características del LCR

	Normal	Vírica	Bacteriana	TBC
Presión apertura (mmH_2O)	80 - 100	Normal-alta	Alta	Alta
Aspecto	Claro	Claro	Turbio	Variable
Recuento celular (células/mm^3)	< 5	< 500	1.000-10.000	50-500
Predominio celular	MN	MN	PMN	MN
Proteinorraquia (g/L)	0,15-0,45	+++	+	+++
Glucorraquia (mg/dL)	> 50 % glucemia	Normal	Baja	Baja

MN: mononucleares. PMN: polimorfonucleares.

Para calcular el número exacto de leucocitos en punciones traumáticas se debe restar un leucocito por cada 700 hematíes en el LCR.

Tratamiento

Medidas generales

- Control de constantes, elevar el cabecero de la cama y canalización de vía venosa periférica.
- Sueroterapia: 1.500–3.000 cc IV/24 h.
- Gastroprotección, antitérmicos, antieméticos y analgésicos.
- Profilaxis antitrombótica en casos indicados.

Tratamiento antimicrobiano empírico

En función de la edad, factores predisponentes y microorganismos más frecuentes:

LCR con características de meningitis bacteriana:

- **Paciente de cualquier edad, inmunocompetente y sin comorbilidades**: cefotaxima 200 mg/kg/día en 4-6 dosis IV o ceftriaxona 2 g/12 h (niños 50 mg/kg/12 h, máximo 4 g) IV + vancomicina 15-20 mg/kg/8 h IV o linezolid 600 mg/12 h IV o VO. En < 3 meses, adulto > 50 años, mujer embarazada o paciente con clínica sugestiva de romboencefalitis, añadir ampicilina o amoxicilina 2 g/4 h IV (75 mg/kg/6 h en el niño < 3 meses). Si la infección es secundaria a otitis o sinusitis crónica, considerar la posibilidad de añadir metronidazol 500 mg/6 h IV.
- **Paciente con inmunodepresión o comorbilidad significativa**: meropenem 2 g/8 h IV asociado a ampicilina 2 g/4 h IV.
- **Meningitis secundaria a una herida intracraneal traumática, postquirúrgica o con relación a una derivación externa de LCR**: meropenem 2 g/8 h IV, ceftazidima 2 g/8 h IV o ceftazidima/avibactam 2/0,5 g/8 h IV + linezolid 600 mg/12 h IV o VO o vancomicina 15-20 mg/kg/8 h IV o VO. En caso de infección secundaria a cirugía realizada por la mucosa orofaríngea, considerar la adición de metronidazol 500 mg/6 h IV.

LCR con características de meningitis vírica: tratamiento sintomático. En el caso de no poder descartarse infección por VHS, se debe añadir aciclovir 10 mg/kg/8 h IV.

Meningitis con LCR claro y glucorraquia baja: ampicilina 2 g/4 h IV + aciclovir 10 mg/kg/8 h IV.

LCR con pleocitosis e hipoglucorraquia y/o ADA > 10 U/L: considerar inicio inmediato con tratamiento frente a *Mycobacterium tuberculosis* con isoniacida 300 mg/día, rifampicina 10 mg/kg/día, pirazinamida 25 mg/kg/día, etambutol 20 mg/kg/día y piridoxina 50 mg/día.

Corticoterapia

Administración empírica de **dexametasona 10 mg/6 h** durante 2-4 días en todo paciente con sospecha de meningitis bacteriana a la vez que la primera dosis de antibiótico. Si ya se ha iniciado el antibiótico, puede administrarse hasta 4 h después. Si se excluye etiología por *S. pneumoniae* en el análisis del LCR, se recomienda la suspensión de la dexametasona.

Ingreso hospitalario

En planta si el paciente tiene estabilidad hemodinámica, con buen nivel de consciencia. Si hay alteración grave del nivel de consciencia, valoración por UCI.

Profilaxis de contactos

- ***Meningitis por H. influenzae:*** rifampicina 600 mg dosis única 4 días o 20 mg/kg. No es necesario en vacunados ni en mayores de 6 años.
- ***Meningitis por Neisseria meningitidis (meningococo):*** rifampicina 600 mg/12 h VO durante dos días en adultos y niños mayores de 12 años; 10 mg/kg/12 h en niños de 3 meses a 12 años y 5 mg/kg/12 h en menores de 3 meses. Alternativa: ciprofloxacino 500 mg VO en dosis única o ceftriaxona (recomendado en embarazadas) 250 mg en dosis única IM.

ENCEFALITIS

Infección del parénquima cerebral. La etiología más frecuente es el virus herpes simple tipo I (VHS-I). En > 50 % de los casos no se encuentra el microorganismo responsable.

Clínica

- **Síntomas típicos:** alteración de la consciencia (95 %), fiebre (90 %), cefalea (80 %), cambios de personalidad (80 %).
- **Otros síntomas neurológicos:** crisis epilépticas (80 %), signos de focalidad neurológica (afasia, hemiparesia u otros).
- **Otros síntomas por aparatos:** náuseas y vómitos.

En la encefalitis, los síntomas predominantes son alteración de la conducta.

Diagnóstico

- Seguiremos el mismo esquema que en el caso de las meningitis.
- **TC craneal:** es posible encontrar lesiones hipodensas en lóbulos temporales o frontal en el caso de etiología herpética (pueden aparecer hasta varios días después de haber comenzado la clínica).
- **EEG:** presencia de PLEDs en lóbulos temporales.
- **LCR:** en las encefalitis virales hay moderada pleocitosis con predominio de linfocitos, glucosa normal o disminuida y proteínas elevadas. En infecciones herpéticas es frecuente encontrar abundantes hematíes.

Tratamiento

Medidas generales: como las comentadas en el caso de las meningitis.
Tratamiento antimicrobiano empírico:

- **Tratamiento frente a VHS** con aciclovir 10 mg/kg/8 h IV.
- En caso de **no poder descartarse infección bacteriana**, añadir ampicilina 2 g/4 h IV + doxiciclina 100 mg/12 h IV.
- En paciente con **riesgo por infección por CMV**, iniciar tratamiento empírico con ganciclovir 5 mg/kg/12 h IV + foscarnet 60 mg/kg/8 h IV.

Corticoterapia: dexametasona 10 mg IV si hay edema cerebral, seguido de 4-6 mg/8 h.

Ingreso hospitalario: se siguen los mismos criterios que en meningitis.

La encefalitis herpética es una urgencia en la que deberá administrarse enseguida aciclovir.

ABSCESOS DEL SISTEMA NERVIOSO CENTRAL

Infección purulenta localizada en el parénquima cerebral.

Etiología

Pueden deberse a una extensión por foco adyacente (senos paranasales, dientes, oído…), diseminación hematógena o tras un TCE o un procedimiento invasivo.

Clínica

Suele manifestarse como una lesión intracraneal expansiva. Cursa como un cuadro subagudo (2 semanas) consistente en fiebre, cefalea y focalidad neurológica en el 50 % de los casos. En otras ocasiones puede aparecer como un cuadro de meningitis > 72 h de evolución, con papiledema, focalidad o antecedentes de otomastoiditis, inmunodepresión, patología pulmonar previa (absceso o bronquiectasias) y endocarditis.

Diagnóstico

- Seguiremos el esquema para meningitis y encefalitis, **exceptuando la punción lumbar**.
- Es fundamental realizar una **TC craneal.**

La punción lumbar está contraindicada.

Tratamiento

Medidas generales: las recomendadas en meningitis y encefalitis.

Tratamiento antimicrobiano empírico: en función del foco de origen del absceso.

- **Absceso de origen sinusal, dental, ótico, pulmonar o desconocido:** cefotaxima 200 mg/kg/día IV en 4-6 dosis. Ceftriaxona 2 g/12 h IV + metronidazol 30 mg/kg/día IV o VO en 2-3 dosis.
- **Absceso relacionado con neurocirugía o TCE:** ceftazidima 2 g/8 h o cefepime 2 g/8 h junto con vancomicina 15 mg/kg/8 h y metronidazol 500 mg/8 h.

- **Absceso en paciente inmunodeprimido:** meropenem 2 g/8 h IV + linezolid 600 mg/12 h + cotrimoxazol 5 mg/kg/8-12 h IV o VO ± voriconazol en dosis inicial de 6 mg/kg/12 h IV, seguida de 4 mg/kg/12 h IV o 300 mg/12 h VO.
- **Corticoterapia.** Si hay efecto masa: dexametasona 10 mg IV, seguidos de 4 mg/6 h IV.

Valoración por Neurocirugía siempre: los abscesos > 3 cm o que presenten gas en su interior, si están próximos al ventrículo o no mejoran pese al tratamiento dirigido, serán potenciales candidatos a cirugía.

Ingreso hospitalario: se siguen los mismos criterios que en el caso de meningitis y encefalitis.

RECUERDE

- Es importante empezar con tratamiento antibiótico empírico aunque no se haya realizado el TC craneal ante sospecha de infección del SNC.

BIBLIOGRAFÍA

- Escudero Álvarez S, Fernández-Samos Gutiérrez R, Jorquera Plaza F, Muinelo Voces I. Manual de residentes CAULE. León: Eolas ediciones.
- Harrison: Principios de Medicina Interna (19ª edición). McGraw-Hill.
- Mensa J. Guía de terapéutica antimicrobiana 2021. Editorial Antares, 2021.
- Vázquez Lima MJ, Casal Codesido JR. Guía de Actuación en Urgencias (5ª edición). Madrid: Editorial Médica Panamericana, 2016.

35. Otras patologías neurológicas urgentes

P. Castro Castro, A. García-Bango Sosa, B. Canetti Heredia

PUNTOS CLAVE

- El síndrome neuroléptico maligno, la crisis miasténica y el síndrome de Guillain Barré son patologías graves, potencialmente mortales, que precisan de un diagnóstico y manejo certero en los servicios de urgencias.
- La distonía aguda yatrogénica es un trastorno relativamente frecuente, que no precisa estudios complementarios y cuyo manejo se basa en retirar el fármaco responsable.

SÍNDROME DE GUILLAIN BARRÉ (SGB)

Polirradiculoneuropatía aguda, inflamatoria, desmielinizante, monofásica y mediada por autoanticuerpos.

Etiología

Habitualmente, el desencadenante antecede varias semanas al debut del cuadro y suelen ser infecciones víricas habitualmente, o bacterianas (*Campylobacter jejuni,* frecuentemente). También puede ser precipitado por vacunaciones, lupus eritematoso sistémico (LES), linfoma de Hodgkin y trasplante de órganos sólidos/médula ósea. La infección por Covid-19 se ha relacionado con el SGB, aunque se considera infrecuente.

Clínica

Síndrome clásico: debilidad ascendente, habitualmente simétrica, asociada a hipo/arreflexia. Puede asociar disautonomía y parestesias en manos y pies. *No asocia déficit sensitivo* o este no es predominante. Es relativamente frecuente la parálisis facial superior e inferior, a menudo, de forma bilateral. Existen numerosas variantes donde puede aparecer en mayor o menor medida afectación de pares craneales y de la musculatura cervical. Muchos pacientes acabarán desarrollando una disautonomía grave y, potencialmente, insuficiencia respiratoria.

Diagnóstico

Se realiza con clínica, y con estudio neurofisiológico y del LCR, siguiendo los criterios de Asbury y Cornblath (**Tabla 35-1**).

Dudar del diagnóstico si hay fiebre al inicio del cuadro, la debilidad progresa en < 24 horas o > 4 semanas, desde el inicio de los síntomas existe nivel sensitivo o afectación sensitiva sin debilidad, debilidad asimétrica, disfunción intestinal y/o vesical graves o persistentes, disfunción pulmonar sin debilidad en extremidades y recuento de leucocitos en LCR > 50/mm^3.

Tabla 35-1. Criterios diagnósticos de SGB	
Criterios necesarios	**Criterios de apoyo**
• Debilidad progresiva de más de un miembro, tronco, la musculatura bulbar y facial, y/o oftalmoplejía externa. • Ausencia o marcada disminución de los reflejos osteotendinosos profundos en extremidades.	• Progresión a lo largo de días o semanas. • Bilateralidad y simetría de los síntomas. • Dolor en el tronco o en las extremidades. • Compromiso de nervios craneales. • Disfunción autonómica. • Disfunción sensorial leve (parestesias). • Ausencia de fiebre al inicio de los síntomas. • Disociación albúmino-citológica en LCR. • Hallazgos electrofisiológicos compatibles. • Inicio de la recuperación en 2-4 semanas, tras la detención de la progresión.

Manejo en urgencias

- Ingresar siempre al paciente.
- Balance hidroelectrolítico, analgesia y control de constantes. Es importante la estimación y el control evolutivo de la capacidad vital (CV), alteraciones del ECG y control de la TA.
- Prevención de la enfermedad tromboembólica, edemas, úlceras por decúbito y contracturas musculares.
- Intubación (IOT) electiva y precoz ante hipoxia, distrés respiratorio o disnea, $PaO_2 < 70$ mmHg, disfunción bulbar, broncoaspiración. Si IOT evitar el uso de succinilcolina.

Tratamiento específico: inmunomodulador con inmunoglobulinas o plasmaféresis (en las correspondientes unidades de ingreso). Los corticoides están contraindicados.

SÍNDROME NEUROLÉPTICO MALIGNO (SNM)

Reacción idiosincrásica grave, potencialmente, letal, por uso de antipsicóticos y otros medicamentos, habitualmente, antidopaminérgicos (metoclopramida, L-Dopa). **No es una sobredosis**, aunque altas dosis lo favorecen. Se asocian múltiples fármacos: flufenacina, haloperidol, litio y carbamacepina, entre los más frecuentes. La edad avanzada, la pluripatología, las polifarmacia y la historia de episodios previos son factores de riesgo.

Clínica

Se desarrolla en 1-3 días. Se caracteriza por hipertermia, rigidez muscular, disautonomía (diaforesis, taquicardia, taquipnea, TA oscilante, incontinencia urinaria y palidez), y alteración del nivel de consciencia, que suele ser el primer síntoma.

Diagnóstico

Clínico, de exclusión, y pruebas de laboratorio. Precisa de un alto nivel de sospecha diagnóstica:

- Laboratorio en busca de acidosis metabólica, aumento de CPK (>1000, valor pronóstico), FA y LDH, leucocitosis con desviación izquierda, hiper/hiponatremia, hipertransaminasemia, hipocalcemia, hipomagnesemia, hiperpotasemia, mioglobinuria.
- Solicitar TC craneal y estudio del LCR para excluir otras patologías.
- Es importante descartar síndromes similares ocasionados por otros fármacos, como el síndrome serotoninérgico y la hipertermia maligna. También deben descartarse cuadros sistémicos en pacientes con extrapiramidalismo de base (sepsis, infección del sistema nervioso central, etc.).

Tratamiento

- Retirada inmediata del fármaco desencadenante (lo más importante). La retirada/reducción brusca de L-dopa en pacientes con enfermedad de Parkinson puede desencadenar el síndrome; en ese caso se debe reinstaurar el tratamiento.
- Medidas de soporte: disminuir la temperatura por medios físicos, reposición hidroelectrolítica, anticoagulación y control de la temperatura. IOT si acidosis, hipoxia o aumento de secreciones (valorar también en pacientes con fiebre o rigidez importante).
- Traslado urgente a la unidad de cuidados intensivos (UCI).

El tratamiento específico con bromocriptina o dantroleno sódico está indicado como medida inicial. Considerar en pacientes que no responden al tratamiento de soporte. El uso de diazepam (10 mg IV), con dosis repetidas cada 15 min o en dosis de 10 mg/8 h, puede ser necesario para controlar la agitación y contribuir a la reducción de la temperatura corporal.

CRISIS MIASTÉNICA

Es una debilidad muscular fluctuante que puede llegar a ser generalizada, requiriendo IOT o ventilación no invasiva. Puede ocurrir en pacientes con *miastenia gravis*, o ser forma de debut.

Factores precipitantes

Infecciones (lo más frecuente), fármacos, embarazo, parto, reducción de dosis de inmunosupresores. También pueden desencadenarse de forma espontánea (**Tabla 35-2**).

Tabla 35-2. Fármacos que pueden enmascarar o desencadenar una crisis miasténica
• Anestésicos (bloqueantes neuromusculares). • Antibióticos: aminoglucósidos, fluoroquinolonas, macrólidos y cetólidos (telitromicina). • Fármacos cardiovasculares: betabloqueantes, procainamida, quinidina. • Otros fármacos: toxina botulínica, cloroquina e hidroxicloroquina, magnesio, penicilamina, quinina, nivolumab y pembrolizumab.

Nota: existe una larga lista de fármacos usualmente bien tolerados, pero, ocasionalmente, asociados a crisis miasténicas. Se recomienda consultar de forma individualizada en función de las prescripciones del paciente.

Clínica

La debilidad de la musculatura bulbar o respiratoria implica necesidad de apoyo ventilatorio. **Signos y síntomas de alerta:** disnea que empeora en supino, disfagia grave con tos débil, hipofonía y uso de musculatura accesoria. Considerar la posibilidad de **crisis colinérgica:** exceso de medicación anticolinérgica que produce un cuadro similar. Muy infrecuente. No se debe sospechar a menos que las dosis de piridostigmina superen los 120 mg/3 h.

Tratamiento

- Identificación y tratamiento, si es posible, del desencadenante. Agresivo con las infecciones.
- Piridostigmina a una dosis máxima de 60 mg/4-6 h. Si es necesario, administración IV de neostigmina a dosis de 0,5 mg/4 h.
- Corticoides. Inicio precoz para obtener un beneficio a medio/largo plazo: prednisona 1 mg/kg/día inicialmente por sonda nasogástrica (SNG), luego VO. Posible empeoramiento de la debilidad muscular al inicio del tratamiento.
- Monitorización estrecha y traslado a UCI.
- Intubación orotraqueal temprana y electiva.

En **secuencias rápidas de intubación:** si se usa rocuronio, disminuir la dosis a 0,6 mg/kg. Si se usa succinilcolina, aumentar la dosis a 2 mg/kg. Programar el respirador con una presión positiva al final de la espiración (PEEP) baja de inicio. El tratamiento específico incluye plasmaféresis e inmunoglobulina humana.

DISTONÍA AGUDA

Contracción muscular involuntaria que causa una postura mantenida anómala, generalmente, de torsión y, a veces, asocia movimientos repetitivos y rápidos (temblor distónico). Es el trastorno del movimiento más frecuente en urgencias.

Etiología

Múltiple (vascular, infecciosa, metabólica, tumoral, etc.). En un 50 %, aproximadamente, no se encontrará la causa (distonías idiopáticas o primarias), de las secundarias o adquiridas cabe destacar la distonía yatrogénica (**Tabla 35-3**).

Tabla 35-3. Fármacos que pueden producir distonías agudas
• **Neurolépticos:** cisaprida, cleboprida, clorpromacina, clotiapina, **haloperidol**, levomepromacina, **metoclopramida**, olanzapina, perfenacina, piperacina, quetiapina, risperidona, sulpirida, tiaprida, tietilperacina, tioridacina, zuclopentixol. • **Dopaminérgicos:** bromocriptina, levodopa, lisuride, pergolide, pramipexol, ropirinol. • **Antiepilépticos:** carbamacepina, fenitoína, fenobarbital, gabapentina, lamotrigina. • **Antidepresivos: inhibidores selectivos de la recaptación de serotonina, tricíclicos.** • **Bloqueantes de los canales de calcio:** diltiazem, nifedipino, verapamilo. • **Otros:** AINE, alcohol, amiodarona, anabolizantes, antihistamínicos, cinaricina, cloroquina, **cocaína**, diltiazem, fentanilo, flunaricina, litio, metadona, metilfenidato, propofol, quimioterápicos, ranitidina.

Clínica

Suele ser dolorosa y de comienzo súbito. Si es secundaria a fármacos (habitualmente, con efecto antidopaminérgico, fundamentalmente, neurolépticos) generalmente, se produce 12-24 horas después de su introducción. Afectación de músculos craneofaciales. Empeora con el estrés y el cansancio y mejora con el reposo y la tranquilidad:

- Focal: un solo músculo/grupo muscular (blefaroespasmo, crisis oculógiras, distonía cervical/tortícolis, distonía del escribiente y **distonía laríngea con estridor inspiratorio (emergencia médica)**.
- Segmentaria: dos o más músculos contiguos (distonía craneocervical, distonía oromandibulolingual).
- Multifocal: dos o más regiones corporales no contiguas.
- Generalizada: tronco y al menos otras 2 regiones, pudiendo extenderse a todo el cuerpo (crisis de opistótonos).
- Hemidistonía: afecta a un hemicuerpo.

Diagnóstico

Clínico, buscando descartar un origen secundario de la distonía, por lo que en la anamnesis debe constar la ingesta de fármacos/tóxicos. Si es yatrogénica, las pruebas complementarias son innecesarias. En caso contrario se deben solicitar pruebas que descarten otras causas de distonía secundaria: parámetros de laboratorio (glucosa, calcio, magnesio, tóxicos) y pruebas de imagen (TC craneal, Rx de tórax).

Diagnóstico diferencial: tétanos, tortícolis espasmódica y espasmo carpopedal por hipocalcemia o de origen psicógeno. En lactantes se debe tener en cuenta el reflujo gastroesofágico.

Tratamiento

Si es yatrogénica, se debe retirar el fármaco causante y evitarlo en el futuro. Si no es posible o está en relación con la administración de un neuroléptico de acción prolongada, asociar anticolinérgicos VO (Akinetón®, Akinetón® retard cp de 2 y 4 mg) 4-8 mg/día durante 1 semana. En distonías graves se deben diluir 5 mg en 4 mL de SF y administrar lentamente por vía SC, IM o IV. Si no hay respuesta, repetir cada 30 minutos sin sobrepasar la dosis total de 20 mg (en niños: 0,04 mg/kg y máximo 3 dosis). BZD: clonazepam (Rivotril®) 2 mg IV o diazepam 5-10 mg IV, lento. Evitar midazolam. En distonías laríngeas se debe considerar la intubación precoz.

Es importante determinar si la distonía es primaria o secundaria. Las primarias deben remitirse a Neurología/Medicina Interna.

BROTE DE ESCLEROSIS MÚLTIPLE (EM)

Episodio monofásico agudo o subagudo de al menos 24 h de duración, en el que se presentan síntomas y/o signos compatibles con EM (con o sin recuperación), en ausencia de fiebre o infección. Debe precederse de una estabilidad previa de al menos un mes.

Clínica

Muy variable. Los cuadros más frecuentes son:

- Neuritis óptica unilateral: pérdida de agudeza visual monocular dolorosa.
- Diplopía no dolorosa: oftalmoplejia internuclear o paresia del 6° par.
- Síndrome troncoencefálico-cerebeloso: diplopía, ataxia, nistagmo, hipoestesia facial unilateral, episodios paroxísticos de disartria y vértigo.
- Mielitis transversa parcial, mono o paraparesia, usualmente, con síntomas sensitivos (nivel sensitivo) y a menudo con afectación de esfínteres.

Diagnóstico

- Exploración general y neurológica completa (diagnóstico clínico).
- Descartar fiebre e infección, un trastorno metabólico u otra patología subyacente.
- Si la sospecha es alta o el brote es leve no es necesaria prueba de imagen para confirmarlo (RM).

Diferenciar del **pseudobrote**, que se presenta con una duración < 24 h y síntomas que aparecen con el aumento de la temperatura corporal.

Tratamiento

Alteraciones sensitivas leves: analgésicos o corticoides si producen malestar.

Administrar un ciclo corto de altas dosis de corticoides. Por ejemplo, metilprednisolona: 1 g diluido en 250 mL de SG al 5 %, por vía IV o VO si disponemos de la formulación, durante 3-5 días. No es necesario hacer una pauta descendente posterior. Evitar el empleo de corticoides durante el primer trimestre del embarazo y descartar siempre un proceso infeccioso antes de iniciarlo.

NEUROPATÍAS PERIFÉRICAS

Afectación nerviosa periférica de etiología variada, cuyo manejo en urgencias conlleva, independientemente de la causa, la necesidad de descartar procesos neurológicos centrales y dar alivio sintomático. Tratar la enfermedad de base si es posible y tratamiento sintomático en función de la clínica.

Mononeuropatía múltiple

Afectación simultánea o secuencial de troncos nerviosos no contiguos. La causa suele ser una vasculitis sistémica (panarteritis nodosa, Churg-Strauss, Wegener, ACG, AR, LES, Sjögren, CREST) y se produce por daño isquémico del *vasa nervorum*. También pueden producirla otras enfermedades sistémicas, como lepra, sarcoidosis, amiloidosis, crioglobulinemia, síndrome hipereosinofílico, enfermedad de Lyme e infección por citomegalovirus.

Polineuropatía

Afectación general y homogénea de varios nervios periféricos, generalmente, distales. Produce pérdida de sensibilidad o parestesias con distribución típica "en guante y calcetín", debilidad muscular distal simétrica y ausencia de reflejos tendinosos. Suele estar relacionada con diabetes, alcoholismo, hepatopatías no alcohólicas, neoplasias o efectos secundarios de fármacos y tóxicos:

- Polineuropatía diabética: presenta, habitualmente, afectación sensitiva y motora.
- Polineuropatía alcohólica: suele generar afectación sensitiva leve y distal en miembros inferiores (disestesias, arreflexia aquílea y calambres musculares).
- Polineuropatía por tóxicos y fármacos: amiodarona, análogos de nucleósidos, arsénico, dapsona, disulfiram, fenitoína, hidralacina, isoniacida, metronidazol, nitrofurantoína, sales de litio, sales de oro y vincristina, entre otros. Ante una polineuropatía de instauración aguda, se debe considerar siempre el síndrome de Guillain-Barré.

Radiculopatías

Producen debilidad segmentaria y alteración sensorial distribuida por dermatomas. Frecuentemente, se asocia dolor irradiado. La presencia de arreflexia o hiporreflexia osteotendinosa correspondiente a la raíz en cuestión apoya el diagnóstico. Causa más frecuente: compresión por hernia discal. Pueden asociarse a procesos infecciosos (herpes zóster), traumáticos de diversa índole y fenómenos compresivos/infiltrativos tumorales.

AMNESIA GLOBAL TRANSITORIA (AGT)

Síndrome clínico benigno, de etiología desconocida, que se caracteriza por una alteración selectiva de la memoria anterógrada (capacidad de formar recuerdos). El inicio y el final son agudos; duran aproximadamente 2 h y, excepcionalmente, superan las 12 h. No se acompaña de disminución del nivel de conciencia ni alteración de la percepción de realidad. No hay focalidad neurológica ni alteración en el lenguaje. El pronóstico es bueno, con recuperación completa en la gran mayoría de los casos. Es más común en pacientes de mediana edad o ancianos.

Diagnóstico

Clínico, de exclusión. Se debe realizar analítica para diferenciar procesos infecciosos, metabólicos e intoxicaciones (*delirium*, encefalopatías metabólicas, abstinencia, ictus, epilepsia, causa psicógena). También se recomienda una prueba de imagen cerebral.

Tratamiento

Los pacientes deben ser observados hasta la resolución del cuadro o la exclusión razonable de otra patología. Debe administrarse tiamina IV: 500 mg, dada la posibilidad de encontrarnos ante una forma leve e inicial de encefalopatía de Wernicke.

RECUERDE

- El SGB no se acompaña de déficit sensitivo o este es muy leve. Los pacientes deben ser ingresados. En pacientes con SGB o con crisis miasténica, la mejor estrategia de manejo de la vía aérea es la intubación precoz y electiva ante signos de deterioro respiratorio.
- El SNM no es una intoxicación dependiente de la dosis. Se debe realizar un diagnóstico diferencial con otros síndromes que se acompañen de síntomas similares. La retirada del fármaco desencadenante es la medida más importante. Tanto el SNM como la crisis miasténica requieren ingreso en UCI.
- La AGT y la distonía yatrogénica son cuadros benignos, que precisan un diagnóstico diferencial acertado.

BIBLIOGRAFÍA

- Castro Suárez S, Caparó Zamalloa C, Meza Vegal M. Actualización en Miastenia Gravis. Rev Neuropsiquiatr.2017;80(4):247.
- Gupta N, Andrus P. Acute Peripheral Neurologic Disorders. In: Tintinalli JE, Ma O, Yealy DM, Meckler GD, Stapczynski J, Cline DM, Thomas SH (editors). Tintinalli´s Emergency Medicine: A Comprehensive Study Guide (9th edition). McGraw Hill, 2020. Accessed February 28, 2022. https://accessmedicine.mhmedical.com/content.aspx?bookid=2353&sectionid=190078999
- Hakeem H, Nasir M, Khan M. F, Syed NM, Rajput HM, Ahmed A, et al. Recognizing Movement Disorder Emergencies - A Practical Review For Non-Neurologist. Journal of Ayub Medical College, Abbottabad: JAMC. 2019;31(3):448–53.
- Kang TL, Abramson TM, Long B, Koyfman A. Chronic Neurologic Disorders. In: Tintinalli JE, Ma O, Yealy DM, Meckler GD, Stapczynski J, Cline DM, Thomas SH. eds. Tintinalli´s Emergency Medicine: A Comprehensive Study Guide (9th edition). McGraw Hill, 2020. Accessed February 28, 2022. https://accessmedicine.mhmedical.com/content.aspx?bookid=2353&sectionid=192077373b
- Rebolledo García D, González Vargas PO, Salgado Calderón I. Síndrome de Guillain-Barré: viejos y nuevos conceptos. Med Int Méx. 2018;34(1):72-81.

DIGESTIVO (D) 6

36. Dolor abdominal

D. C. Surco López, I. Alvarez Moital, P. Sánchez Otero

PUNTOS CLAVE

- La anamnesis detallada y el examen físico exhaustivo, junto con los estudios complementarios adecuadamente dirigidos, permiten realizar un correcto diagnóstico, anteponiendo a ello, únicamente, la necesidad de estabilización hemodinámica que precisa una rápida actuación.
- Es importante diferenciar las causas de dolor abdominal urgentes de las no urgentes. Las causas urgentes como apendicitis aguda, diverticulitis aguda y obstrucción intestinal, requieren un tratamiento inmediato en las primeras 24 horas, para prevenir complicaciones.

INTRODUCCIÓN

El dolor abdominal es una queja común en los Servicios de Urgencias, aunque es un síntoma inespecífico. Puede ser debido a causas intraabdominales, extraabdominales o enfermedades sistémicas. El objetivo primordial de la actuación en Urgencias es descartar patologías graves que necesiten un tratamiento inmediato.

VALORACIÓN DEL PACIENTE

Estado general del paciente y toma de constantes vitales

Todo paciente con dolor abdominal e inestabilidad hemodinámica precisa rápida atención y resucitación.

SIGNOS DE ALARMA

- Inestabilidad hemodinámica: taquicardia, hipotensión, palidez mucocutánea, sudoración y disminución del nivel de conciencia.
- Fiebre elevada.
- Dolor abdominal postraumático.
- Modificación del dolor, paso de discontinuo a continuo.
- Signos locales o generalizados de irritación peritoneal.
- Detención en la eliminación de gases y heces durante un mínimo de 24 horas.

ANAMNESIS

Antecedentes personales

- Sexo. **Mujeres:** en toda mujer en edad fértil es necesario tener en cuenta la patología ginecológica (embarazo ectópico, rotura de quiste de ovario, torsión de ovario, enfermedad inflamatoria pélvica). Debe realizarse una historia ginecológica y menstrual precisa. **Hombres:** antecedentes urológicos.
- Edad. Recién nacidos y lactantes: malformaciones, invaginación intestinal, obstrucción herniaria. Adolescentes: apendicitis aguda, adenitis mesentérica, patología del divertículo de Meckel. Ancianos: neoplasia de colon, diverticulitis agudas, isquemia intestinal, aneurisma de aorta abdominal.
- Patologías previas: enfermedad cardiovascular (isquemia intestinal, aneurisma de aorta), inmunosupresión (infecciones oportunistas), cirugía abdominal previa (obstrucción intestinal), enolismo, dislipemias, hiperparatiroidismo (pancreatitis), hipotiroidismo, diabetes mellitus, enfermedad de Parkinson (pseudoobstrucción), antecedente de ulcus gastroduodenal (perforación) y estreñimiento (diverticulitis).
- Endocrinometabólicas: porfiria aguda intermitente, cetoacidosis diabética, insuficiencia suprarrenal, hiperparatiroidismo, hiperlipemia y uremia.
- Neurogénicas: tabes dorsal, herpes zóster, dolor psicógeno.
- Hematológicas: anemia hemolítica, drepanocitosis, leucemia aguda, púrpura trombótica trombocitopénica y púrpura de Schönlein-Henoch.
- Infecciones sistémicas: fiebre tifoidea, mononucleosis infecciosa, brucelosis, etcétera.
- Fármacos: hematomas con anticoagulantes; patología isquémica con anovulatorios; gastropatía y úlcera péptica con corticoides y AINE; pancreatitis con diuréticos tiacídicos, isoniacida, salicilatos, anovulatorios e indometacina; síndrome de abstinencia en consumidores de opiáceos; estreñimiento por opiáceos, antibioterapia reciente.
- Antecedentes familiares: cáncer colorrectal.

Tiempo de instauración

- Brusco: tarda segundos, el paciente recuerda el momento exacto del inicio del dolor y lo señala «a punta de dedo». Característico de rotura de aneurisma de aorta abdominal, isquemia mesentérica, perforación intestinal o rotura de embarazo ectópico.
- Rápida progresión: tarda pocos minutos, el paciente suele localizarlo bien. Característico de cólico biliar, pancreatitis, estrangulación intestinal o cólico renal.
- Progresión gradual: tarda algunas horas. Es impreciso, el paciente refiere incomodidad, pesadez y malestar difuso. Característico de colecistitis, apendicitis y obstrucción de intestino delgado.

Localización

- **Cuadrante superior derecho.** Biliar: colecistitis, colelitiasis, colangitis. Hepática: hepatitis, absceso hepático. Otras: neumonía, embolismo pulmonar, pancreatitis, úlcera péptica, apendicitis retrocecal.
- **Cuadrante superior izquierdo.** Bazo: infarto esplénico, laceración esplénica. Cardiaca: infarto de miocardio, pericarditis. Otras: neumonía, embolismo pulmonar, pancreatitis, úlcera péptica, hernia diafragmática.
- **Epigastrio.** Gástrica: úlcera péptica, gastritis. Pancreática: pancreatitis. Biliar: colecistitis, colelitiasis, colangitis.
- **Cuadrante inferior derecho.** Colon: apendicitis, diverticulitis cecal, vólvulo cecal. Genitourinaria: nefrolitiasis, torsión de ovario, enfermedad inflamatoria pélvica, embarazo ectópico, torsión testicular, hernia inguinal, adenitis mesentérica.
- **Cuadrante inferior izquierdo.** Colon: Diverticulitis sigmoidea. Genitourinaria: nefrolitiasis, torsión de ovario, enfermedad inflamatoria pélvica, embarazo ectópico, torsión testicular, hernia inguinal, aneurisma de aorta abdominal.
- **Difuso.** Peritonitis, pancreatitis, crisis drepanocítica en la enfermedad por células falciformes, apendicitis temprana, isquemia mesentérica, gastroenteritis, aneurisma disecante o roto, obstrucción intestinal, enfermedad inflamatoria intestinal, intestino irritable, cetoacidosis diabética, hipercalcemia, vasculitis o síndrome de abstinencia a opiáceos.

Clínica acompañante

- **Náuseas y vómitos:** número, color, aspecto (bilioso; hemático en hemorragia digestiva; fecaloideo en obstrucción intestinal baja). Preceden al dolor cuando la causa es médica (primeras fases de GEA). Son simultáneos al dolor en cólicos nefríticos y biliares. Siguen al dolor en procesos abdominales agudos (apendicitis, colecistitis u obstrucción intestinal).
- **Modificación del tránsito intestinal:** características y número de deposiciones. Cuando la expulsión de gases y heces está totalmente ausente durante por lo menos 24 horas se debe pensar en oclusión total. Características de las heces (melenas, rectorragia, presencia de moco y/o pus, acolia).
- **Ictericia, coluria y acolia:** patología de la vía biliar.
- **Síntomas miccionales:** origen urológico o por irritación vesical de vecindad.
- **Síntomas constitucionales:** fiebre, escalofríos, fatiga, pérdida de peso y anorexia: infecciones, tumores malignos o enfermedades sistémicas.
- **Síntomas cardiopulmonares:** tos, ortopnea y disnea de esfuerzo: etiología pulmonar o cardiaca. Hipotensión ortostática: shock o insuficiencia suprarrenal.
- **Signos ginecológicos:** amenorrea, metrorragia, leucorrea.

Exploración física

Constantes: TA, FC, FR, saturación de O_2, temperatura y glucemia capilar.

Aspecto de piel y mucosas: coloración (palidez, ictericia, cianosis). Evaluar hidratación, perfusión y nutrición. Si el paciente está pálido y sudoroso, valorar sangrado activo.

Actitud antiálgica y posición. Inmóvil: irritación peritoneal brusca o isquemia intestinal. **Agitado:** distensión de la fibra muscular lisa (cólico nefrítico o biliar). **Posición antiálgica:** pancreatitis aguda con actitud en decúbito prono o posición fetal. En la apendicitis retrocecal, con la cadera y la rodilla flexionadas.

Inspección: distensión, cicatrices quirúrgicas, hernias, circulación colateral, vesículas, nódulo paraumbilical de la "hermana María José" (metástasis cutánea de una neoplasia maligna intrabadominal).

Auscultación: durante 1 minuto y antes de la palpación. La ausencia de ruidos hidroaéreos es un signo de íleo paralítico o peritonitis generalizada. El peristaltismo aumentado sugiere obstrucción intestinal mecánica y gastroenteritis aguda. Los ruidos metálicos indican obstrucción mecánica. Si hay soplos vasculares se puede pensar en patología de aorta.

Percusión: permite distinguir entre distensión por aire (timpánico) o por líquido (mate). También es una buena técnica para evaluar la irritación peritoneal.

Palpación superficial y profunda: con las manos templadas, comenzar por la zona menos dolorosa, detectar zonas dolorosas, defensa voluntaria o involuntaria (signo de irritación peritoneal), localizada o generalizada (abdomen en tabla). La palpación profunda valora visceromegalias o masas. Explorar siempre los orificios herniarios.

Deben valorarse los siguientes signos:

- **Signo de Blumberg:** dolor a la descompresión brusca de un área, signo de irritación peritoneal. Si es positivo en el punto de Mac Burney, en FID, es indicativo de apendicitis.
- **Signo de Murphy:** dolor a palpación en hipocondrio derecho durante la inspiración profunda, con parón inspiratorio (característico de la colecistitis aguda).
- **Signo de Rovsing:** dolor referido en la fosa ilíaca derecha al palpar la fosa ilíaca izquierda. Sugiere apendicitis aguda.
- **Signo del obturador:** si al flexionar la cadera del paciente con rotación externa e interna se provoca dolor, es sugestivo de apendicitis aguda o abscesos pélvicos.
- **Signo del psoas:** se coloca la mano del explorador en una de las fosas ilíacas y se ordena levantar en extensión la extremidad inferior homolateral. Si provoca dolor intenso en dicha zona, sugiere apendicitis retrocecal, abscesos del psoas o pancreatitis.
- **Signo de Courvoisier-Terrier:** vesícula biliar palpable en hipocondrio derecho, sugiere una neoplasia de vías biliares o de la cabeza del páncreas.

- **Signo de Cullen**: equimosis periumbilical en pancreatitis aguda necrohemorrágica.
- **Signo de Grey Turner**: equimosis en los flancos en hemorragia intrabdominal.

Exploración rectal

- Inspección de región sacrococcígea, anal y perianal: escaras, fisuras, hemorroides, abscesos, fístulas.
- Tacto rectal. **En luz rectal**: tono del esfínter, masas anorrectales, fecalomas o cuerpos extraños. **En paredes:** prominencias por colecciones líquidas o sólidas. **En pared anterior**: protrusión o dolor en el fondo de saco de Douglas. En el varón se palpa la próstata y en la mujer el cuello uterino.
- Características de las heces: color, restos hemáticos, coágulos, pus o moco.

Pulsos arteriales de MMII: pueden ser asimétricos en patología aórtica.

Exploración genital

PRUEBAS COMPLEMENTARIAS

Bioquímica básica: solicitar glucosa, urea, creatinina, iones, GOT, GPT, amilasa y lipasa, bilirrubina total y directa. Si hay un proceso séptico: procalcitonina y proteína C reactiva (PCR). Si hay dolor en hemiabdomen superior con alteraciones del ECG, solicitar troponina.

Hemograma: hemoglobina y hematocrito (anemia), leucocitosis en infección e inflamación (neutrófilos > 80 %); leucopenia en síndrome de respuesta inflamatoria sistémica, sepsis o inmunosupresión; trombopenia en sepsis, hiperesplenismo y alcoholismo.

Coagulación: en pacientes anticoagulados, sospecha de sepsis, coagulación intravascular diseminada y abdomen quirúrgico.

Gasometría venosa: la acidosis metabólica orienta a sepsis, shock, ingestión de tóxicos, cetoacidosis, insuficiencia renal o enfermedad vascular mesentérica. Es útil solicitar el lactato sérico.

Análisis de orina: microhematuria sugiere cólico nefrítico. Piuria sugiere infección de vías urinarias. Debe realizarse un test de embarazo en mujeres en edad fértil.

Hemocultivos y urocultivo: deben solicitarse si se sospecha sepsis o infección urinaria complicada.

Electrocardiograma: descartar cardiopatía isquémica y/o arritmias cardiacas.

Radiografía de tórax: proyecciones PA y lateral en bipedestación para descartar neumoperitoneo, indicativo de perforación de víscera hueca. Visualizar derrame pleural (secundario a ascitis o pancreatitis), hernias diafragmáticas y neumomediastino (perforación esofágica).

Radiografía de abdomen: debe hacerse en decúbito supino y bipedestación (en decúbito lateral izquierdo en ancianos o pacientes con poca movilidad) si se sospecha obstrucción intestinal. Detecta niveles hidroaéreos (oclusión intestinal), neumoperitoneo (perforación). Identificación del patrón de gas intestinal, silueta de víscera hueca, aerobilia, cuerpos extraños radioopacos o calcificaciones.

Ecografía abdominal: es de elección en enfermedades de vesícula y vía biliar, enfermedad urológica y ginecológica. Puede detectar aneurismas abdominales, líquido libre, abscesos, litiasis y masas. Si el paciente está hemodinámicamente inestable, Eco-Fast.

Tomografía abdominal: de elección en sospecha de patología aórtica, perforación visceral, isquemia intestinal, traumatismo abdominal, cuadros obstructivos, complicaciones de pancreatitis y diverticulitis aguda y estudios previos no concluyentes.

Paracentesis diagnóstica: si hay líquido libre (ascitis, traumatismos abdominales cerrados).

Endoscopia/colonoscopia: sospecha de hemorragia digestiva. Está contraindicada si hay sospecha de perforación. Permite realizar diagnóstico y tratamiento.

TRATAMIENTO SINTOMÁTICO

- Dieta absoluta y canalizar una vía venosa periférica, administrar solución glucosalina (2.500-3000 mL/24 h). Corregir el desequilibrio hidroelectrolítico.
- Descompresión gastrointestinal con sonda nasogástrica con aspiración continua en casos de obstrucción del intestino delgado o de dilatación gástrica aguda.
- Antieméticos: ondansetrón 4 mg IM o IV, diluido en 50-100 mL de suero fisiológico al 0,9 %. Otra opción es metoclopramida.
- Tratamiento analgésico, ya que no retrasa el diagnóstico ni afecta a su exactitud.
- Si se sospecha sepsis, hay que iniciar antibioterapia IV en la primera hora, en función de la sospecha diagnóstica y de las resistencias locales.

DIVERTICULITIS AGUDA

El divertículo es la herniación de la mucosa intestinal a través de zonas débiles de la pared intestinal. La enfermedad diverticular se conoce como diverticulosis asintomática. La localización más frecuente es el colon sigmoide. La diverticulitis es una inflamación o complicación de la enfermedad diverticular. Se divide en:

- **Diverticulitis no complicada:** inflamación diverticular localizada sin absceso ni perforación (engrosamiento de la pared y aumento de la grasa pericólica).
- **Diverticulitis complicada:** se asocia con la formación de abscesos, fístulas, estenosis intestinal o perforación.

La frecuencia de la diverticulitis aguda aumenta con la edad con una incidencia similar en ambos sexos. Factores de riesgo: edad, estreñimiento, obesidad, sedentarismo, tabaquismo, consumo de dieta alta en carnes rojas y grasas y baja en fibra.

Clínica

- Dolor abdominal constante, localizado en el cuadrante inferior izquierdo. Frecuentemente se asocia a náuseas, vómitos, fiebre, cambio en el hábito intestinal y síntomas urinarios.
- En el examen físico aparece dolor a la palpación del área inflamada con signos peritoneales localizados.

Diagnóstico

Clínico: dolor en cuadrante inferior izquierdo, con peritonismo y ocasionalmente fiebre.

Pruebas complementarias:

- Analítica de sangre y orina: leucocitosis con PCR elevada (> 50 mg/dL).
- TC abdominopélvica: prueba de elección por su excelente sensibilidad y especificidad.
- Ecografía abdominal: se puede usar en la evaluación inicial.
- Radiografías abdominales y de tórax: alteraciones inespecíficas.
- La colonoscopia está contraindicada en el momento agudo.

Tratamiento

Diverticulitis no complicada

- Dieta líquida y baja en residuos. Analgesia para control del dolor.
- Antibióticos: de elección la vía oral. Iniciar tratamiento si existen manifestaciones sistémicas de infección o pacientes de alto riesgo (inmunodepresión, ancianos, comorbilidades asociadas).
  - Ciprofloxacino 500 mg/12 h + metronidazol 500 mg/8 h.
  - Amoxicilina-clavulánico 875/125 mg/8 h.
- Tras la primera dosis de antibiótico IV en el Servicio de Urgencias, los pacientes con diverticulitis no complicada y sin comorbilidades podrían ser dados de alta con tratamiento oral y revaluados en el Servicio de Cirugía en menos de 7 días.

Diverticulitis complicada

- Dieta absoluta, fluidoterapia y analgesia. Antibioterapia, en función de las resistencias locales, hasta completar un ciclo de 5 a 7 días:
  - Ertapenem 1 g/24 h IV o piperacilina-tazobactam 2-4 g/6 h IV.
  - Ceftriaxona 2 g/24 h IV + metronidazol 500 mg/8 h IV.
- Tratamiento quirúrgico: se realiza en caso de peritonitis, sepsis o fracaso del tratamiento médico.

APENDICITIS AGUDA

La apendicitis es una inflamación aguda del apéndice cecal, seguida por isquemia localizada, perforación y desarrollo de un absceso o peritonitis generalizada. Es más frecuente en la segunda y tercera décadas de la vida. Es la causa más frecuente de abdomen agudo quirúrgico

Clínica

- Síntomas clásicos: dolor abdominal continuo en fosa ilíaca derecha, náuseas y vómitos (posteriores al inicio del dolor) y anorexia. La fiebre aparece más tarde. El dolor inicialmente puede localizarse en la región periumbilical y migrar hacia la fosa ilíaca derecha. Posición fetal antiálgica.
- Pueden presentarse síntomas atípicos o inespecíficos, como indigestión, flatulencia, molestias intestinales y malestar generalizado. Signos físicos: Signo de Blumberg positivo, signo de Rovsing, signo del psoas (apéndice retrocecal) y signo del obturador (apéndice pélvico) positivos.

Diagnóstico

- Clínico, principalmente. Pruebas complementarias:
  - Analítica en sangre y orina: leucocitosis con neutrofilia y elevación de reactantes de fase aguda. Realizar test de embarazo a toda paciente en edad fértil.
  - Ecografía abdominal: prueba de elección.
  - Rx de tórax y abdomen: no son útiles para establecer el diagnóstico.
  - Tomografía abdominal: indicada en pacientes obesos y ancianos por sospecha de enfermedad tumoral o diverticular.

Tratamiento

- Dieta absoluta, sueroterapia y analgesia.
- Valoración por el Servicio de Cirugía para tratamiento quirúrgico.

HERNIA ABDOMINAL

La hernia abdominal puede originarse por la salida de un órgano de la cavidad abdominal a través de un defecto de la pared del abdomen (hernia abdominal externa) o de la protusión del contenido abdominal a través del mesenterio o del peritoneo en el interior de un compartimento de la cavidad abdominal (hernia abdominal interna).

Según su localización son inguinales, femorales o crurales, epigástrica, umbilical, de Spiegel, lumbares, obturatriz, hernia incisional o eventración.

Clínica

Hernia abdominal no complicada: suele cursar de manera asintomática u originar malestar abdominal. La exploración física detecta una masa que se reduce con facilidad, manualmente o de forma espontánea.

Hernia abdominal complicada: se manifiesta como una obstrucción y puede producir daño vascular (estrangulación herniaria), primero venoso y posteriormente arterial:

- Hernia incarcerada: masa dura que no se reduce. Si el intestino está atrapado se manifiesta como obstrucción intestinal (dolor abdominal, náuseas, vómitos, distensión abdominal y ausencia de emisión de gases y heces).
- Hernia estrangulada: hernia incarcerada que sufre compromiso vascular, dando lugar a clínica local (celulitis, peritonitis) o sistémica (sepsis).

Diagnóstico

El diagnóstico es clínico. La pared abdominal debe examinarse con el paciente en bipedestación y en decúbito. Son datos de alarma los signos inflamatorios locales y el aumento de la consistencia.

Tratamiento

- Hernia no complicada: reducción manual o espontánea. Alta y cita en consulta externa de cirugía.
- Hernia incarcerada: Intentar reducción manual en decúbito supino, en ligero Trendelemburg y tras analgesia IV, realizar movimientos suaves de reducción. Si se consigue la reducción, se debe mantener al paciente en observación durante unas horas y derivarle a consulta de cirugía. Si no se consigue la reducción, solicitar una valoración urgente por cirugía.
- Hernia estrangulada: cirugía urgente.

ISQUEMIA MESENTÉRICA

Interrupción brusca de la sangre que llega al intestino, provocando isquemia, daño celular y necrosis intestinal. La causa más frecuente es la embolia arterial mesentérica, seguida de la trombosis arterial mesentérica y la isquemia mesentérica no oclusiva. Son factores de riesgo: edad avanzada, arritmias (fibrilación auricular), valvulopatías cardiacas y disfunción ventrículo izquierdo.

Clínica

Dolor abdominal intenso, desproporcionado en relación con los hallazgos de la exploración física, con escasa respuesta a analgésicos. Otros síntomas: náuseas, vómitos, diarrea, rectorragia y fiebre. El deterioro clínico rápido es más típico del embolismo. En los casos de trombosis aguda mesentérica, la mayoría de los pacientes tienen historia de isquemia mesentérica crónica (dolor postprandial, pérdida de peso o miedo a la comida).

Pruebas complementarias

- Analítica: los estudios de laboratorio son inespecíficos; la mayoría de los pacientes tiene un recuento elevado de leucocitos. El segundo hallazgo más común es la acidosis metabólica con lactato elevado. Solicitar dímero-D.

- Rx de abdomen: inespecífica con dilatación de asas y engrosamiento de la pared. Solo es útil si hay sospecha de perforación intestinal.
- Angio-TC: prueba diagnóstica de elección.
- Arteriografía mesentérica: permite el tratamiento en isquemia por vasoespasmo.

Tratamiento

- El rápido diagnóstico y tratamiento son esenciales para reducir la mortalidad.
- El manejo inicial incluye: monitorización multiparamétrica, reanimación con líquidos, corrección de anomalías electrolíticas y desequilibrio ácido-base, control del dolor, antibióticos de amplio espectro y anticoagulación con heparina no fraccionada iv o heparinas de bajo peso molecular.
- Tratamiento quirúrgico.

RECUERDE

- Identificación temprana de un abdomen agudo y revaluación constante del paciente.
- La aparición brusca de los síntomas, especialmente, si se acompaña de náuseas, vómitos y diaforesis, sugiere una causa subyacente grave.
- No retrasar la interconsulta con cirugía cuando haya sospecha de gravedad.

BIBLIOGRAFÍA

- Gans SL, Pols MA, Stoker J, Boermeester MA; expert steering group. Guideline for the diagnostic pathway in patients with acute abdominal pain. Dig Surg. 2015;32(1):23-31.
- Bala M, Kashuk J, Moore EE, Kluger Y, Biffi W, Gomes CA, et al. Acute mesenteric ischemia: guidelines of the Word society of emergency surgery. World J Emerg Surg. 2017 Aug 7;12:38.
- Natesan S, Lee J, Volkamer H, Thoureen T. Evidence-Based Medicine Approach to Abdominal Pain. Emerg Med Clin North Am. 2016 May;34(2):165-90.
- Seoane Suárez C, Sánchez Sindín M.G, Moure Noia B, Rodríguez Romano DC. Dolor abdominal. En: Vázquez Lima MJ, Casal Codesido JR. Guía de actuación en Urgencias (5ª edición). Editorial Médica Panamericana, 2017.
- Sartelli M, Weber DG, Kluger Y, Ansaloni L, Coccolini F, Abu-Zidan F, et al. 2020 update of the WSES guidelines for the management of acute colonic diverticulitis in the emergency setting. World J Emerg Surg. 2020 May 7;15(1):32.
- Strate LL, Morris AM. Epidemiology, Pathophysiology, and Treatment of Diverticulitis. Gastroenterology. 2019 Apr;156(5):1282-98.
- Wall, R. Hockberger, R. Gausche-Hill, M. Rosen's Emergency Medicine: Concepts and Clinical Practice (9th edition). Elsevier, 2017.

37. Obstrucción intestinal

M. Voces Vega, M. González Merayo, M. Berdeal Díaz

PUNTOS CLAVE

- Debe sospecharse ante dolor abdominal difuso y vómitos incoercibles.
- La radiografía de abdomen simple y en bipedestación o decúbito lateral izquierdo suele ser diagnóstica.
- La reposición hidroelectrolítica es el pilar del tratamiento inicial de este cuadro.

OBSTRUCCIÓN INTESTINAL

Introducción

Es la detención completa y persistente del tránsito intestinal en cualquier tramo del tubo digestivo.

Las causas más frecuentes son bridas o adherencias tras cirugías abdominales, hernias, tumores de colon y diverticulitis (**e-Figs. 37-1**, **37-2** y **37-3**).

Clasificación (Tabla 37-1)

Tabla 37-1. Clasificación según su origen

ÍLEO MECÁNICO SIMPLE				
Obstrucción de la luz	Lesiones estenosantes intrínsecas			
	Congénitas	Adquiridas	Bandas adhesivas	Masas extraintestinales
Cálculo biliar Cuerpo extraño Parásitos Bezoares Fecalomas Meconio (niños)	Divertículo de Meckel Enfermedad de Hirchsprung Atresia Estenosis Ano imperforado	Diverticulitis Enfermedad de Crohn Neoplasias	Congénitas Inflamatorias Neoplásicas Adherencias postquirúrgicas	Abscesos Quistes Tumores Páncreas anular

ÍLEO MECÁNICO ESTRANGULADO (afectación vascular)	
Interna	Externa
Interna Invaginación Hernia interna Vólvulo Brida (**e-Figuras 37-1**, **37-2** y **37-3**)	Hernias estranguladas

ÍLEO FUNCIONAL (sin obstrucción mecánica)				
Paralítico				Espástico
Neurógeno	**Desequilibrio electrolítico**	**Tóxicos**	**Otros**	Intoxicación por metales pesados
Postoperatorio de cirugía abdominal	Hipocaliemia	Neumonías Uremia Septicemia	Isquemia intestinal Pancreatitis	Porfiria Uremia Ulceraciones intestinales extensas

Clínica

Depende de la localización, la causa de la obstrucción y el tiempo transcurrido desde el comienzo (**Tabla 37-2**).

Tabla 37-2. Clínica de la obstrucción intestinal

	INTESTINO DELGADO	INTESTINO GRUESO
Comienzo	Repentino	Insidioso
Dolor	De tipo cólico, localizado en epigastrio y de gran intensidad	De menor intensidad, localizado en hipogastrio
Vómitos	Suelen darse al inicio, son frecuentes y muy numerosos	Comienzan más tarde y su frecuencia es menor
Emisión de gas	Escasa	Por lo general no existe
Distensión abdominal	Poco marcada	Notable y de comienzo precoz
Estado general	Afectación precoz	Afectación tardía

El paciente por lo general presenta:

- Dolor abdominal (lo más frecuente), generalmente, cólico y difuso. Si el dolor es continuo, intenso y localizado se debe pensar en afección vascular o perforación.
- Vómitos. Pueden orientar sobre el nivel de la obstrucción:
  - Estenosis hipertrófica de píloro: claros y precoces.
  - Obstrucción ALTA de intestino delgado: biliosos.
  - Obstrucción BAJA de intestino delgado y colon: fecaloideos y tardíos (o no aparecen).
- Estreñimiento (en ocasiones, existen deposiciones líquidas por mecanismo reflejo o rebosamiento, pero nunca habrá deposiciones formadas).
- Distensión abdominal (mayor cuanto más baja es la obstrucción). Ausencia de ventoseo.

- Deshidratación grave (tercer espacio), incluso llegando a shock.
- Fiebre (rara, hace pensar en una complicación).

Exploración física

- **Estado general:** valorar estabilidad hemodinámica, signos de deshidratación y fiebre.
- **Inspección abdominal:** grado de distensión, cicatrices por cirugías previas, estigmas cutáneos y bultomas.
- **Auscultación:** debe hacerse antes de la palpación para no alterar la frecuencia de ruidos intestinales. Incremento de peristaltismo con ruidos metálicos (fase de lucha en las primeras 24-48 h), posteriormente, silencio abdominal (claudicación).
- **Palpación abdominal:** dolor difuso a la palpación profunda. Descartar posibles masas. Explorar sistemáticamente todos los orificios herniarios (hernias incarceradas). Las hernias pueden ser causa o consecuencia de la obstrucción.
- **Percusión:** timpanismo.
- **Tacto rectal** (hacer siempre tras radiografía de abdomen): normal, salvo fecaloma, tumor rectal o cuerpo extraño.

Pruebas complementarias

- **Analítica.** No es diagnóstica. Informa de la evolución del cuadro. Debe pedirse hemograma, bioquímica (con perfil hepático y LDH) y coagulación. Si hay signos sistémicos (fiebre, taquicardia, hipotensión) debe solicitarse gasometría venosa con lactato (sospecha de compromiso vascular).
- **Radiografía de abdomen simple y bipedestación o decúbito lateral izquierdo.** Solicitar dos proyecciones. Establecer la causa y la localización (**Tabla 37-3**).

Tabla 37-3. Patrones radiológicos

INTESTINO DELGADO	COLON	OTRAS
Asas distendidas de localización central ("en pila de monedas"). Niveles hidroaéreos (si la obstrucción es muy distal: imagen en "peldaños de escalera"). Ausencia de gas en colon y recto.	Asas distendidas de localización periférica con evidencia de haustras. El intestino delgado estará o no dilatado según la válvula ileocecal, sea o no competente. Si ciego > 10 cm o colon > 8 cm, riesgo de perforación	VÓLVULO: imagen en grano de café. ÍLEO BILIAR: aerobilia con o sin cálculo con niveles hidroaéreos centrales. PANCREATITIS: asa centinela.

- **Radiografía de tórax.** Valorar la repercusión de la distensión, descartar causa de origen torácico y/o presencia de neumoperitoneo.

- **Ecografía abdominal.** En caso de masa abdominal o sospecha de patología biliar.
- **Colonoscopia:** en caso de vólvulo intestinal.
- **TC abdominal con contraste.** Sensibilidad del 90 % para el diagnóstico de isquemia intestinal.

Tratamiento

Medidas generales (Tablas 37-4 y 37-5):

- Pasar a observación con dieta absoluta e interconsulta a cirugía.
- Analgesia con AINE. Evitar opioides por sus efectos sobre la motilidad intestinal.
- Reposición hidroelectrolítica IV. Debe tratarse la hipovolemia que presentan estos pacientes (corregir alteraciones electrolíticas: sodio y potasio).

Descompresión intestinal: SNG a bolsa o con aspiración intermitente, cuantificando el débito de la SNG y los balances hídricos. Retirar una vez que mejore la sintomatología.

Profilaxis antibiótica. Si se sospecha sepsis y/o afectación vascular y para prevención de la traslocación bacteriana:

- Cefotaxima (*Clarofan*®) 1 g/8 h o ceftriaxona (*Rocefalin*®) 2 g/24 h + metronidazol (*Flagyl*®) 500 mg/8 h (en obstrucciones bajas). En caso de alergia: meropenem 1 g/8 h.
- Piperacilina/tazobactam (*Tazocel*®) 4 g/8 h IV (si hay sepsis graves).
- Gentamicina 1,7 mg/kg/8 h + metronidazol (*Flagyl*®) 500 mg/8 h.

Tabla 37-4. Tratamiento no quirúrgico específico

Tratamiento específico
• Hernias inguinales: reducción < 6 h, sin signos de isquemia.
• Hernias crurales: está contraindicada la reducción por riesgo de sección de asa intestinal.
• Vólvulo de sigma: sonda rectal, rectosigmoidoscopia o enema opaco.
• Fecaloma: extracción manual o con enemas.
• Bridas: inicialmente, tratamiento conservador.
• Neoplasias de colon: valoración de prótesis transtumoral/cirugía.
• Íleo paralítico: establecer la causa y tratarla. Añadir procinéticos.
• Síndrome Ogilvie: colonoscopia descompresiva y/o neostigmina.

Tabla 37-5. Tratamiento quirúrgico urgente
Indicaciones de intervención quirúrgica urgente
• Hernias estranguladas y/o incarceradas. • Obstrucción secundaria a bridas que no mejora o empeora a las 48 h de iniciar el tratamiento. • Signos de irritación peritoneal, neumoperitoneo. • Obstrucción en asa cerrada. • Vólvulo de localización diferente a sigma. • Neoplasia de colon obstructiva u otra causa obstructiva que produzca dilatación importante del marco cólico (ciego > 10 cm).

ÍLEO PARALÍTICO

Introducción

Alteración funcional del peristaltismo que se puede manifestar como un cuadro de oclusión intestinal, sin que exista ningún obstáculo mecánico. Las causas más habituales son las cirugías recientes abdominales.

Exploración

- Dolor abdominal menos intenso, pero más localizado.
- Distensión abdominal.
- Náuseas y vómitos (biliosos o entéricos); ausencia de emisión de heces y gas.
- Ruidos hidroaéreos normales o ausentes. Es raro que sean metálicos.
- Puede encontrarse signo de Cullen o Grey-Turner y eritema en alas de mariposa (nos orienta sobre la causa).

Pruebas complementarias

- Hemograma y bioquímica: hipopotasemia (principal causa) o hiperamilasemia.
- Radiografía de abdomen: Dilatación del intestino delgado y grueso y presencia de niveles hidroaéreos, pero con gas en todos los tramos del tubo digestivo. Signo de asa centinela (pancreatitis): distensión cerca de la inflamación.
- TC abdominal. Para descartar obstrucción intestinal y diagnosticar otros procesos que pueden ser causantes de la insuficiencia intestinal.

Tratamiento

Dieta absoluta y reposición hidroelectrolítica IV. SNG y tratamiento de la causa subyacente.

SUBOCLUSIÓN INTESTINAL

Introducción

Obstrucción parcial del intestino que puede presentar clínica idéntica a obstrucción total. Por lo general, permite el paso del contenido intestinal y responde a tratamiento médico (SNG e hidratación).

RECUERDE

- Las causas más frecuentes de oclusión intestinal son bridas, hernias o cuerpos extraños/masas.
- SIEMPRE debe realizarse una exploración completa del abdomen, desnudando al paciente.

BIBLIOGRAFÍA

- Monzón RM, Geroy Gómez CJ, García Valdéz F, Ulloa Capestany JL, Misas Méndez M. Guía de práctica clínica para obstrucción intestinal (Volumen 7/número 1). Medisur, 2009.
- Parrilla Paricio P, Landa García JI. Cirugía AEC (2ª edición). Madrid: Editorial Médica Panamericana, 2010.
- Manual de Diagnóstico y Terapéutica Médica (7ª edición). Madrid: Hospital 12 de Octubre, 2013.

38. Diarrea aguda

A. Pons Revuelta, A. Otero Freiría, J. Fernández Villar

PUNTOS CLAVE

- La etiología más frecuente de la diarrea aguda es la infecciosa, pero existen otras muchas causas, como la inflamatoria o la secundaria a fármacos.
- La mayoría tienen un curso autolimitado, siendo el objetivo del tratamiento evitar la deshidratación.

DEFINICIÓN

Aumento del número de deposiciones (≥ 3/día) y/o heces excesivamente líquidas respecto al ritmo intestinal habitual. La mayoría de las diarreas son autolimitadas, virales y su transmisión es fecal-oral. Se clasifican según la duración en aguda (< 2 semanas), persistente (2-4 semanas) y crónica (> 4 semanas).

CLASIFICACIÓN (TABLA 38-1)

Tabla 38-1. Etiología infecciosa de la diarrea

Bacterias (según el período de incubación)	• **1-6 h:** ***Bacillus cereus, Staphylococcus aureus.*** • **8-14 h:** ***Clostridium perfringens*** (ingesta de carne poco cocinada, varios comensales afectados). • ***> 14 h: Salmonella sp*** (causa más frecuente de diarrea bacteriana), ***Campylobacter*** (< 2 años, tos, coriza, síndrome de Guillain-Barré), ***Escherichia coli*** (O157:H7, asociada a síndrome hemolítico-urémico), ***Shigella sp*** (asociada a síndrome hemolítico-urémico, tos, coriza, exantema), ***Vibrio cholerae*** (deshidratación grave), ***Yersinia*** (dolor abdominal en fosa ilíaca derecha y exantema; se asocia a tiroiditis, glomerulonefritis y pericarditis). ***Clostridium difficile*** (diarrea nosocomial, tras tratamiento con antibiótico o IBP).
Virus	**Rotavirus** (causa más frecuente de diarrea en niños), **virus Norwalk** (causa más frecuente de diarrea en adultos, brotes epidémicos), **citomegalovirus** (muy grave en inmunodeprimidos), **adenovirus entéricos, astrovirus, SARS-CoV-2.**
Protozoos	***Giardia lamblia, Entamoeba histolytica, Cryptosporidium parvum*** (cuadros graves en inmunodeprimidos), ***Cyclospora, Isospora belli.***
Hongos	***Candida albicans, Histoplasma.***

Otras causas:

- **Fármacos:** antibióticos, laxantes, antidepresivos, colinérgicos, diuréticos, quimioterápicos, antiinflamatorios, colchicina, tiroxina, antiácidos con magnesio, sales de potasio, antihipertensivos, antiarrítmicos, teofilina, quinidina, etcétera.
- **Alergia o intolerancia a alimentos:** proteína de la leche de vaca, lactosa, etcétera.
- **Tóxica:** metales pesados, alcohol, setas, pesticidas, aditivos alimentarios, etcétera.
- **Endocrina y metabólica:** insuficiencia renal, acidosis metabólica, diabetes mellitus (DM), tirotoxicosis, etcétera.
- **Brote de enfermedad crónica:** enfermedad inflamatoria intestinal (EII), celiaquía, síndrome de malabsorción, etcétera.
- **Miscelánea:** colon irritable, abdomen agudo, colitis isquémica, impactación fecal, postquirúrgica, colitis rádica secundaria a radioterapia local, etcétera.

Tabla 38-2. Tipos de diarrea

No invasiva o enterotóxica	Invasiva
• Heces acuosas abundantes (> 1 L/día) sin productos patológicos • Sin fiebre (febrícula ocasional) • Náuseas y vómitos variables • Dolor cólico abdominal sin tenesmo rectal • Microorganismos: *Virus B. cereus, V. cholerae, E. coli* enterotóxica, *Giardia, Cryptosporidium, C. perfringens*	• Heces poco voluminosas, con productos patológicos (sangre, moco, pus) • Fiebre y leucocitosis • Dolor en hipogastrio y tenesmo rectal • Microorganismos: *Salmonella, Shigella, Campylobacter, C. difficile, Yersinia enteroinvasiva, E. coli* y *E. histolytica* • Otras causas: EII, colitis isquémica/actínica, diverticulitis

DIAGNÓSTICO (TABLA 38-2)

Historia clínica y anamnesis

- Antecedentes médicos y quirúrgicos, con especial interés en las enfermedades crónicas (cardiopatía, insuficiencia renal crónica, Diabetes Mellitus, hepatopatía crónica), neoplasias, inmunodepresión (si hay diarrea afebril persistente, descartar *Listeria*), prótesis vasculares, ortopédicas y válvulares cardíacas.
- Hábitos tóxicos (abuso de alcohol y drogas) y prácticas sexuales de riesgo (los receptores de sexo anal y las relaciones sexuales oral-anal aumentan el riesgo de transmisión de patógenos bacterianos y parásitos).
- Ingesta de agua no potabilizada y de alimentos sospechosos (productos sin pasteurizar, lácteos, huevos frescos, carnes y pescados poco cocinados o crudos, salsas, mariscos, pasteles, conservas, etcétera).

- Familiares con síntomas similares o casos en la comunidad (ancianos institucionalizados), viajes recientes, mascotas (aves de corral, tortugas, etc.), profesión (trabajadores de guarderías, manipuladores de alimentos, trabajadores sanitarios y sociosanitarios).
- Toma de antibióticos actual o en los 3 meses anteriores (principalmente, quinolonas y betalactámicos), así como hospitalización en los últimos 3 meses (descartar *Clostridium difficile*).
- Tratamiento con quimioterapia o radioterapia.
- Características de la diarrea (número, aspecto y consistencia de las deposiciones, relación con la ingesta, presencia de sangre, moco o pus), síntomas acompañantes (dolor abdominal, fiebre, náuseas o vómitos) y datos de deshidratación (sed, oligoanuria y confusión en casos graves).

Exploración física

- Constantes vitales: TA, FC, FR y Tª.
- Signos de deshidratación: hipotensión, taquicardia y sequedad de piel y mucosas.
- Exploración física completa, con especial hincapié en la exploración abdominal y el tacto rectal (características de las heces, presencia de lesiones anales y descartar fecaloma).

Criterios de gravedad (Tabla 38-3)

Tabla 38-3. Criterios de gravedad de la diarrea	
Dolor abdominal intenso	Productos patológicos en heces
> 8 deposiciones/día	Fiebre > 38,5°C
> 80 años	Signos de deshidratación
Duración > 7 días	

Pruebas complementarias

Están indicadas en pacientes > 65 años, inmunodepresión, enfermedades crónicas (DM, IRC, hepatopatía crónica, etc.), hospitalizados, con antibioterapia previa y/o criterios de gravedad:

- **Analítica**: hemograma (hemoconcentración, leucocitosis con desviación izquierda vs leucopenia -salmonelosis, sepsis-), bioquímica (glucosa, urea, creatinina, iones, perfil hepático), coagulación y gasometría venosa.
- **Estudios microbiológicos:**
  - Análisis de heces: tiene indicaciones limitadas, principalmente para valorar sangre oculta y leucocitos.
  - Detección de antígenos y toxinas en heces: rotavirus, *Giardia lamblia, Entamoeba histolytica, Cryptosporidium, Shigella, C. difficile* y *Escherichia coli*. Principalmente en cuadros graves y diarrea hemorrágica en niños.

- Coprocultivo: mayor rentabilidad si hay productos patológicos en heces, en pacientes inmunocomprometidos, pacientes con diarrea grave, con comorbilidad asociada, ancianos, niños y manipuladores de alimentos.
- Parásitos: valorar si dura más de 14 días, tras un viaje a un país tropical, diarrea prolongada en niños de guarderías, diarrea mucosanguinolenta con leucocitos negativos en heces, consumo de aguas no potabilizadas, relaciones sexuales de riesgo y VIH.
- Hemocultivos: solicitar si existen signos de gravedad.

- **Estudios de imagen:** la radiografía simple de abdomen no se debe solicitar de rutina, solo para descartar fecaloma, íleo paralítico o megacolon tóxico. Si existe sospecha de abdomen agudo puede ser necesaria la realización de una TC abdominal.

Tratamiento

La mayoría se resuelven espontáneamente en 2-3 días. Los ejes del tratamiento son la reposición de líquidos y evitar la deshidratación.

- **Reposición hidroelectrolítica:**
  - Ingesta de 1,5-2 L/día de solución de rehidratación oral de la OMS, preferiblemente, preparados comerciales.
  - Si hay deshidratación, vómitos incoercibles u otros datos de gravedad: rehidratación intravenosa (IV) con Ringer lactato o suero salino fisiológico (2.500-3.000 mL/día), ajustada al número de deposiciones.
- **Recomendaciones dietéticas:** dieta de fácil digestión, evitando leche, derivados lácteos (excepto yogurt), alcohol, cafeína y bebidas gaseosas. Introducir progresivamente la dieta habitual en 5-7 días. Es aconsejable entregar esta información por escrito. Prescribir dieta absoluta en situaciones graves.
- **Vómitos:** dieta absoluta y revalorar tras 30-60 minutos, introduciendo líquidos paulatinamente. Si persisten vómitos: metoclopramida 10 mg/8 h VO o IV. Si no ceden, valorar ondansetrón 4-8 mg VO o IV en adultos (en niños > 6 meses y/o ≥ 8 kg, pautar 0,15 mg/kg/dosis, máximo 4 mg/dosis, VO o IV).
- **Inhibidores de la motilidad:** uso controvertido. Se administran si hay > 7-10 deposiciones/día, certeza de diarrea del viajero, sin datos de gravedad ni factores de riesgo. Loperamida: 4 mg inicialmente, seguido de 2 mg con cada deposición, hasta un máximo de 16 mg/día/2 días. Como alternativa puede utilizarse el racecadotrilo 100 mg/8 h VO en adultos y 1,5 mg/kg/8 h en niños, un máximo de 7 días.
- **Fiebre o dolor abdominal.** paracetamol 500-1.000 mg/8 h VO o IV, metamizol 575 mg/8 h VO o 2 g/8 h IV.
- **Antibioterapia empírica.** Si hay signos de gravedad, inmunodepresión, comorbilidades importantes, prótesis vasculares y diarrea del viajero moderada-grave:

- Ciprofloxacino 500 mg/12 h o levofloxacino 500 mg/día VO 3-5 días (si hay bacteriemia por *Salmonella*, mantener 10-15 días), azitromicina 500 mg/día VO 3 días (de elección si el patógeno es *Campylobacter*), rifaximina 200 mg/8-12 h VO 3-5 días (de elección si el patógenos es *E. coli* enterotoxigénica) o cefixima 200 mg/12 h VO 3-5 días.
- Si se sospecha amebiasis o colitis pesudomenbranosa: metronidazol 500 mg/8 h VO 7-10 días.

- **Probióticos.** Su papel no está bien definido, pero pueden ser beneficiosos: *Lactobacillus acidophilus* (*Lactofilus*®, *Lacteol*®).
- Valorar **ingreso hospitalario** si hay: vómitos persistentes o elevado número de deposiciones, signos de deshidratación grave (especialmente, en edades extremas), sepsis, > 65 años con sospecha de gastroenteritis inflamatoria, inmunodeprimidos o con factores de riesgo, sospecha de abdomen agudo, botulismo o cólera.

RECUERDE

- Los cuadros graves de diarrea aguda presentan > 8 deposiciones/día, dolor abdominal intenso, en > 80 años, fiebre > 38,5 °C, duración > 5 días, presencia de productos patológicos en heces o signos de deshidratación.
- No se debe solicitar por rutina radiografía simple de abdomen ni coprocultivo a pacientes con diarrea aguda.
- La diarrea aguda febril no debe ser tratada de forma sistemática con antibióticos.

BIBLIOGRAFÍA

- Shane AL, Mody RK, Crump JA, Tarr PI, Steiner TS, Kotloff K, et al. 2017 Infectious Diseases Society of America Clinical Practice Guidelines for the Diagnosis and Management of Infectious Diarrhea. Clin Infect Dis. 2017 Nov 29;65(12):e45-e80. doi: 10.1093/cid/cix669.https://doi.org/10.1093/cid/cix66
- Camba Matos S, Diz Tomé I, Pazos Ferro A. Diarrea Aguda. En: Vázquez Lima MJ, Casal Codesido JR. Guía de actuación en urgencias (5ª edición). Madrid: Editorial Médica Panamericana, 2016.
- Mensa J, Soriano A. Guía de terapéutica antimicrobiana (31ª edición). Antares, 2021. Versión digital (última actualización 14 febrero 2022).
- Suárez Pita D, Vargas Romero JC, Salas Jarque J, Losada Galván I, Miguel Campo B, Catalán Martín P, et al. Manual de diagnóstico y terapéutica médica. Hospital Universitario 12 de Octubre (8ª edición). MSD, 2016: 927-33.

39. Pancreatitis aguda

A. López Córdoba, M. C. Cobelo López, M. A. Viejo Rodríguez

PUNTOS CLAVE

- La pancreatitis aguda es una patología potencialmente mortal, por lo que es fundamental realizar un diagnóstico precoz e iniciar rápidamente el tratamiento.
- No existe correlación entre la intensidad de la pancreatitis y el grado de incremento de las concentraciones de lipasa y amilasa séricas.
- La administración de fluidoterapia intensiva es la base del tratamiento en la pancreatitis aguda.

INTRODUCCIÓN

La pancreatitis aguda (PA) es una inflamación del páncreas, clínicamente caracterizada por dolor abdominal y elevación de las enzimas pancreáticas en sangre. En nuestro medio, las dos causas más frecuentes son la litiasis biliar y el alcohol (90 %). Entre otras causas podemos encontrar: hipertrigliceridemia (> 1.000 mg/mL), ERCP (colangiopancreatografía retrógrada endoscópica), fármacos (azatioprina, 6-mercaptopurina, IECA, tetraciclinas, valproato etc.), traumatismo abdominal, estado ulterior a intervenciones quirúrgicas, tumor pancreático, etcétera.

El diagnóstico se confirma con dos criterios positivos de los tres criterios siguientes:

- Dolor típico en el epigastrio que a veces irradia al dorso.
- Incremento al triple de las concentraciones de lipasa, amilasa sérica o ambas.
- Signos confirmatorios de PA en estudios de imagen.

MANIFESTACIONES CLÍNICAS (TABLA 39-1)

Tabla 39-1. Manifestaciones clínicas	
Síntomas	Dolor abdominal localizado en epigastrio y región periumbilical con irradiación en cinturón a flancos, tórax y hemiabdomen inferior. Mejora con la flexión del tronco y empeora con el decúbito supino. La intensidad del dolor varía desde una molestia leve hasta un dolor intenso, constante e incapacitante. Náuseas y vómitos. Fiebre >38 °C, ocasionalmente picos febriles.

Tabla 39-1. Cont.	
Exploración física	Estado general variable, aunque impresiona de gravedad o incluso shock. Abdomen: hallazgos variables, el dolor a la palpación epigástrica profunda es prácticamente constante. Se puede acompañar de distensión abdominal, defensa, timpanismo y ruidos disminuidos o abolidos. Equimosis en flancos (**signo de Grey-Turner**) o región periumbilical (**signo de Cullen**) tardías. Son características, aunque no patognomónicas. Signos de etilismo crónico e hiperlipemia (telangiectasias, hipertrofia parotídea, xantelasmas).

PRUEBAS COMPLEMENTARIAS

Pruebas de laboratorio

Hemograma: leucocitosis, desviación a la izquierda y hemoconcentración.

Bioquímica: glucosa, urea, iones (incluido el calcio), amilasa, transaminasas y bilirrubina total y directa. Si es posible, lipasa de urgencia y PCR:

- **Hiperamilasemia:** Se eleva a las 2-12 horas y se normaliza entre el tercer y séptimo día. Las cifras 3 veces superiores al valor normal sugieren el diagnóstico. No es específico de la PA, también puede elevarse la amilasa en pacientes con insuficiencia renal, enfermedades de las glándulas salivales, patología vía biliar, obstrucción o isquemia intestinal, enfermedades ginecológicas, etc.
- **Lipasa sérica:** se eleva a las 4-8 horas y se normaliza a los 8-14 días. Es más sensible y específica que la amilasa. Un valor tres veces superior a las cifras normales es diagnóstico.
- **Amilasuria:** permanece elevada cuando ya se normalizó la amilasa en suero. No hay ningún valor específico de amilasuria que se considere indicativo de PA.
- **Procalcitonina:** se eleva en la pancreatitis aguda grave; permite el diagnóstico temprano de la infección de la necrosis pancreática.
- **Coagulación.**
- **Gasometría arterial:** acidosis metabólica, hipoxemia.

Pruebas de imagen

Rx simple de abdomen: es normal en casos leves. Se observa íleo localizado ("asa centinela") o generalizado, espasmo de un segmento del colon ("signo de la interrupción del colon"), cálculos biliares, calcificaciones pancreáticas y neumoperitoneo.

Rx de tórax posteroanterior y lateral: derrame pleural, sobre todo, izquierdo, atelectasias laminares o infiltrados pulmonares difusos.

Ecografía abdominal: permite descartar el origen litiásico de la PA, detectar signos de obstrucción de la vía biliar y líquido libre peritoneal.

TC abdominal: es la técnica de elección (a las 48-72 h del inicio de la PA), aunque no rutinaria. Está indicado al inicio del cuadro, únicamente, si existen dudas diagnósticas o en casos con pancreatitis aguda grave y fallo orgánico, con sospecha de complicación que requiera una actuación urgente.

Otras: RM abdominal, colangiorresonancia y ecoendoscopia si hay complicaciones.

ECG: alteraciones inespecíficas en la repolarización, a veces, secundarias a pericarditis simultánea.

DIAGNÓSTICO DIFERENCIAL

Úlcera gástrica o duodenal perforada, obstrucción intestinal, isquemia intestinal aguda, peritonitis, aneurisma de aorta abdominal, cólico biliar, colecistitis, colangitis, patología de las glándulas salivares y patología ginecológica (rotura de embarazo ectópico).

VALORACIÓN DE LA GRAVEDAD Y DIAGNÓSTICO

Complicaciones de la pancreatitis aguda (Revisión de los criterios de Atlanta)

Clasificación de la gravedad de la presentación de la pancreatitis aguda:

- **Leve**: son la mayoría de los casos. No hay complicaciones locales ni sistémicas, ni fallo orgánico. No suele requerir estudios de imagen pancreática.
- **Moderadamente grave**: presenta complicaciones sistémicas o locales y/o fallo orgánico que se resuelve en 48 horas.
- **Grave**: fallo orgánico durante más de 48 horas o con exacerbación de la enfermedad crónica de base, con complicaciones locales o no. La mortalidad alcanza el 36-50 %.

Complicaciones locales (**Tabla 39-2**)

La pancreatitis aguda edematosa intersticial es la forma más frecuente de presentación: inflamación aguda del parénquima pancreático y tejidos peripancreáticos, sin necrosis hística identificable. La pancreatitis necrosante se caracteriza por la presencia de necrosis pancreática y/o peripancreática.

Tabla 39-2. Complicaciones de la pancreatitis aguda	
Colección líquida peripancreática	Fases tempranas. En la TC no tiene pared definida, es homogénea y puede ser múltiple. Sin necrosis, suele resolverse espontáneamente sin intervención.

Tabla 39-2. Cont.	
Pseudoquiste pancreático	Colección líquida dentro de una pared inflamatoria definida fuera del páncreas, con mínima necrosis o sin ella. Suele aparecer >4 semanas.
Cúmulo necrótico agudo (ANC)	Colección de cantidad variable de líquido y necrosis asociada a una pancreatitis necrótica. En la TC es heterogénea, con densidad no-líquida y sin cápsula definida
Necrosis tabicada (WON)	Aparece a las 4 semanas del inicio de la pancreatitis necrosante. Es una colección madura encapsulada de tejido pancreático y/o peripancreático. Se debe sospechar necrosis infectada si hay deterioro clínico del paciente o si aparece gas dentro de la colección corroborada por la TC

Complicaciones sistémicas

Puede aparecer insuficiencia respiratoria, renal o circulatoria. También se observan alteraciones metabólicas, como hiperglucemia o hipocalcemia.

Signos de alarma en la pancreatitis aguda (**Tabla 39-3**)

Tabla 39-3. Signos de alarma pancreática	
Clínicos	Obesidad IMC> 30; edad (>55); alteración de la conciencia; presencia de comorbilidades
Síndrome de Respuesta Inflamatoria sistémica SRIS (≥2 criterios)	FC > 90 lpm, FR > 20 rpm ó PaCO2 > 32 Tª > 38º C o < 36º C Leucocitos >12.000 o < 4.000/mm3 o >10% de formas inmaduras
Analíticos	BUN >20 mg/dL o elevación progresiva en 48 h Hematocrito > 44% o elevación progresiva en 48 h Aumento de creatinina
Radiológicos	Derrame pleural, infiltrados pulmonares, múltiples y/o extensas colecciones extrapancreáticas
	La presencia de fallo orgánico o necrosis pancreática definen **Pancreatitis aguda severa**

Criterios pronósticos de Ranson (**Tabla 39-4**)

Tabla 39-4. Escala clásica pronóstica de Ranson		
Al ingreso	Edad Leucocitosis Glucemia LDH AST	> 55 años > 16.000/mm^3 > 200 mg/dL > 350 UI/L > 250 UI/L

Tabla 39-4. Cont.		
A las 48 horas	Descenso del hematocrito Aumento del BUN Calcemia PaO2 Deficiencia de bases Secuestro de líquidos	> 10% > 5 mg/dL < 8 mg/dL < 60 mmHg > 4 mEq/L > 6 L
3 o más criterios a las 48 h indican gravedad		

TRATAMIENTO

Todo paciente diagnosticado de PA debe ingresar. Si presenta una pancreatitis grave o signos de alarma pancreática (**Tabla 39-4**) será subsidiario de ingreso en UCI. Si no tiene criterios de gravedad ni se sospecha obstrucción de la vía biliar, debe ingresar en planta de hospitalización general (Medicina Interna o Digestivo).

Medidas generales independientemente de la gravedad

- Monitorización con control estrecho de FC, TA, Tª, diuresis y $SatO_2$, en función del estado del paciente.
- Dieta absoluta. En la pancreatitis leve-moderada se debe reanudar la dieta oral en cuanto ceden los vómitos y el dolor abdominal. En la pancreatitis grave, si es posible, se indica nutrición enteral (sonda nasogástrica o nasoyeyunal) frente a la parenteral, para reducir las complicaciones infecciosas.
- Oxigenoterapia: debe individualizarse según la situación de cada paciente para mantener una $SatO_2$ > 94 %.
- Sonda nasogástrica: sin aspiración continua, a no ser que haya vómitos continuos o íleo, para disminuir la presión intraabdominal. Si hay vómitos aislados o náuseas, se administrarán antieméticos, como metoclopramida 10 mg/8 h IV. Si no ceden, valorar ondansetrón 4-8 mg IV.

Reposición hidroelecrolítica

- Si el paciente está hemodinámicamente estable: administrar 2.500-3.000 mL de Ringer lactato en 24 h, ajustando según la patología de base (insuficiencia renal, cardiopatía, etc.).
- Si el paciente presenta inestabilidad hemodinámica o signos de hipoperfusión tisular: fluidoterapia rápida y agresiva en las primeras 6 h de ingreso en Urgencias. Empezar con cargas de 250-500 mL de Ringer lactato o suero fisiológico, con el objetivo de normalizar los signos de hipoperfusión. Si tras administrar un total de 1,5 L de sueroterapia en cargas, el paciente no responde, contactar con UCI.

Analgesia

- De manera progresiva: metamizol 2 g/8 h IV, tramadol 100 mg/6 h IV y fentanilo 1-3 mcg/kg IV seguidos de perfusión continua. Meperidina de rescate: 1 amp/6 horas IV. No se deben administrar espasmolíticos, ya que favorecen o empeoran el íleo paralítico.

Profilaxis de la hemorragia digestiva

- Omeprazol 40 mg/24 h IV o pantoprazol 40 mg/24 h IV.

Profilaxis de enfermedad tromboembólica y tratamiento de hiperglucemia

- Tratamiento con HBPM SC y control glucémico con insulina.

Medidas específicas en pancreatitis aguda grave

- Antibioterapia: no está indicada como profilaxis. Solo está indicada si hay sospecha de necrosis pancreática infectada, lo que suele provocar deterioro clínico del paciente a los 7-10 días del ingreso.
- Tratamiento endoscópico y percutáneo: en la pancreatitis de origen biliar está indicada la realización de CPRE en las primeras 24 h con esfinterotomía si existe colangitis aguda. Valorar drenaje percutáneo o endoscópico en complicaciones como pseudoquistes o abscesos.
- Tratamiento quirúrgico: laparotomía exploratoria si persisten dudas razonables respecto al diagnóstico; colecistectomía si la causa es biliar o aparecen complicaciones locales.

RECUERDE

- Siempre se debe descartar pancreatitis aguda en un paciente en shock de origen desconocido (incluso sin dolor abdominal).
- La pancreatitis es una entidad dinámica, evolutiva y la gravedad puede variar en el transcurso de la enfermedad, por lo que requiere vigilancia estrecha y continua.
- No se debe retrasar la fluidoterapia agresiva.

BIBLIOGRAFÍA

- Darwin LC, Peter AB, Norton JG. Pancreatitis aguda y crónica. Harrison. Principios de Medicina Interna (20 edición). McGraw Hill, 2022.
- González González L, Sánchez Sindín MG, Sande Llovo D. Pancreatitis aguda. En: Vázquez Lima MJ, Casal Codesido JR, editores. Guía de actuación en Urgencias (5ª edición). Madrid: Editorial Médica Panamericana, 2016.
- Hervás-Molina AJ. Diagnóstico y tratamiento de las complicaciones de la pancreatitis aguda. Revista andaluza de patología digestiva. ISSN 1988-317X Vol. 33. Nº. 5, 2010: 319-26.
- Jaume B, Joaquín B, Busquets J, Antoni Codina-B, Darnell A, Garcia-Borobia F, et al. Valoración y tratamiento de la pancreatitis aguda. Documento de posicionamiento de la Societat Catalana de Digestologia, Societat Catalana de Cirurgia y Societat Catalana de Pàncrees. Gastroenterol Hepatol. 2015; 38(2): 82-96.
- Tenner S, Baillie J, DeWitt J, Vege SS; American College of Gastroenterology. American College of Gastroenterology Guideline: Management of Acute Pancreatitis. Am J Gastroenterol. 2013 Sep;108(9):1400-15.

40. Patología urgente de la vía biliar

J. Rodríguez Gómez, M. González Merayo, B. A. de Urrutia Nadal

PUNTOS CLAVE

- La causa más común de estas patologías son las litiasis.
- Es fundamental saber distinguir las enfermedades que requieren manejo quirúrgico urgente o manejo conservador inicial.
- Hay que tener en cuenta las posibles complicaciones de origen infeccioso.

INTRODUCCIÓN

La patología de la vía biliar suele deberse a obstrucciones de origen litiásico en diferentes partes de esta vía. A la hora del manejo se pueden dividir en dos grupos con características comunes en la exploración física y en el análisis bioquímico: las patologías en las que hay una afectación en la vía biliar principal (colangitis y coledocolitiasis) cursan con ictericia y aumento de la bilirrubina y son subsidiarias de manejo no quirúrgico; las patologías en las que hay afectación de la vesícula biliar (cólico biliar y colecistitis) suelen cursar sin ictericia ni aumento de la bilirrubina y tienen como tratamiento definitivo la cirugía.

CÓLICO BILIAR TÍPICO

Clínica

Dolor agudo, localizado en epigastrio o hipocondrio derecho, de intensidad moderada-severa, que suele durar pocas horas (1-5 horas). Puede irradiarse hacia el hombro derecho y espalda e ir acompañado de náuseas y vómitos. Habitualmente cede espontáneamente. Se produce por un espasmo del cístico o impactación litiásica en el cuello vesicular.

Diagnóstico

- **Anamnesis**: antecedentes de colelitiasis. Clínica coincidente.
- **Exploración física**: dolor a la palpación en hipocondrio derecho sin signos de irritación peritoneal.
- **Pruebas complementarias**:
  - Hemograma: suele ser normal. Descartar leucocitosis (colecistitis).
  - Bioquímica: suele ser normal. Si la bilirrubina aumenta, hay que pensar en coledocolitiasis o colangitis.
  - Radiografía simple de abdomen: descartar aerobilia y otros signos de complicación. La mayoría de los cálculos son radiotransparentes (90 %).

- **Ecografía abdominal (*gold standard*):** litiasis o barro biliar sin signos de colecistitis.

Tratamiento

- **Medidas generales:** dieta absoluta, sueroterapia (suero glucosalino 2.500 cc/24 h), protección gástrica IV (omeprazol 20 mg/24 h o ranitidina 150 mg/12 h).
- **Analgesia IV:** metamizol (*Nolotil*®) 1 amp/8 h o paracetamol 1 g/8 h y/o un AINE: dexketoprofeno (*Enantyum*®) 1 amp/8 h o diclofenaco (*Voltaren*®) 1 amp IM/8 h. Si no cede, se podría añadir: tramadol (*Adolonta*®) 50-100 mg/6 h o petidina (*Dolantina*®) 0,5-2 amp SC o IM/4 h o 0,5-1 amp IV/4 h.
- **Antieméticos:** metroclopramida (*Primperan*®) 10 mg IV o IM/8 h y/u ondansetrón 4-8 mg IV/8 h.
- Si hay **mejoría** (después de 6 horas en observación y probar tolerancia oral), alta con medidas higiénico-dietéticas (dieta de protección biliar), analgesia oral pautada y cita en consulta de cirugía general. Si el paciente tiene fiebre o un nuevo episodio: acudir a Urgencias.
- Si **no hay mejoría** (estatus cólico): avisar al cirujano de guardia.
- Tratamiento definitivo: quirúrgico (colecistectomía) programado o urgente.

COLECISTITIS AGUDA

Es una inflamación de la pared de la vesícula biliar, principalmente, de origen litiásico. La posterior infección puede dar lugar a complicaciones (atención en diabéticos, ancianos e inmunodeprimidos).

Clínica

Similar a la del cólico biliar, pero de duración mantenida. Puede cursar con o sin ictericia.

Diagnóstico

- **Anamnesis:** antecedentes de colelitiasis y cólicos biliares. Clínica coincidente (**Tabla 40-1**).
- **Exploración física:** valorar fiebre y dolor a la palpación en hipocondrio derecho con Murphy positivo (dolor a la palpación en hipocondrio derecho a la vez que el paciente realiza una inspiración profunda). Puede haber ictericia.
- **Pruebas complementarias:**
  - Hemograma: leucocitosis.
  - Bioquímica: la PCR está elevada. Puede haber elevación de la bilirrubina. Sospechar coexistencia de pancreatitis si hay una elevación de la amilasa sérica de 3-4 veces el límite superior. La elevación de lactato sugiere sepsis.

- Realizar hemocultivos si el paciente tiene fiebre.
- Radiografía simple de tórax y abdomen: sirve para descartar aerobilia y otras complicaciones. La mayoría de los cálculos son radiotransparentes.
- **Ecografía abdominal (prueba de imagen de elección):** valorar engrosamiento de pared (> 4-5 mm), edema o líquido perivesicular y Murphy ecográfico positivo. Puede verse litiasis y/o barro biliar. También son útiles la TC o la RM abdominal.

Tabla 40-1. Grados de gravedad de la colecistitis aguda

Grado I (leve)	Grado II (moderada)	Grado III (grave)
• Paciente sano que no cumple criterios de grado II o III	Asocia alguna alteración: • Leucocitosis > 18.000/mm³ • Masa palpable en hipocondrio derecho • Síntomas > 72 h • Marcada inflamación local (colecistitis gangrenosa o enfisematosa, absceso perivesicular o hepático o peritonitis)	Dato de disfunción orgánica: • Hipotensión arterial que precisa al menos 5 µg/kg/min de dopamina o nordrenalina • Disminución del nivel de conciencia • PaO_2/FiO_2 > 300 • Oliguria o creatinina > 2 mg/dL • INR > 1,5 • Plaquetas < 100.000/mm³

Tratamiento

- **Medidas generales:** similares a las del cólico biliar. Revaluación clínica y toma de constantes.
- **Antibioterapia**: vía IV (**tabla 40-2**).

Grados II y III: 4-7 días de tratamiento. Si en el cultivo se aíslan microorganismos Gram+, prolongar hasta 15 días.

- Avisar a cirujano de guardia para valoración de colecistectomía urgente/drenaje percutáneo.

COLANGITIS

Infección de la vía biliar, generalmente, de etiología obstructiva (coledocolitiasis).

Clínica

Tríada de Charcot: ictericia, fiebre y dolor abdominal en hipocondrio derecho. Puede aparecer shock y confusión del estado mental (*pentada de Reynolds*).

Tabla 40-2. Antibioterapia en colecistitis aguda y colangitis			
	Leve	Moderada	Grave
• Si no padece alergias	• Amoxicilina-clavulánico 2 g/8 h • Ertapenem 1 g/24 h • (valorar susceptibilidad local)	• Piperacilina-tazobactam 4-0,5 g/8 h • Ertapenem 1 g/24 h	• Piperacilina-tazobactam 4-0,5 g/8 h • Meropenem 1 g/8 h
• Alergia a Betalactámicos	• Gentamicina 5 mg/kg/24 h / quinolonas + metronidazol 500 mg/8 h • Ceftriaxona 1-2 g/24 h + metronidazol 500 mg/8 h	• Gentamicina 5 mg/kg/24 h/ quinolonas + metronidazol 500 mg/8 h • Ceftriaxona 1-2 g/24 h + metronidazol 500 mg/8 h	• Tigeciclina 500 mg de carga + tigeciclina 50 mg/12 h + metronidazol 500 mg/8 h • Aztreonam 2 g/8 h + metronidazol 500 mg/8 h • Cefepime 2 g/12 h + metronidazol 500 mg/8 h

Diagnóstico (Tabla 40-3)

- **Anamnesis**: clínica sugestiva. Antecedentes de patología biliar.
- **Exploración física**: tríada de Charcot. Diagnóstico diferencial con colecistitis aguda.
- **Pruebas complementarias**:
  - Hemograma: leucocitosis.
  - Bioquímica: patrón de colestasis (elevación de transaminasas, bilirrubina y fosfatasa alcalina)
  - Hemocultivos (el microorganismo más frecuente es un bacilo Gram-).
  - Ecografía abdominal (primera prueba de imagen a realizar): dilatación de la vía biliar; en ocasiones se puede ver el nivel de la obstrucción. La colangio-RM es el *gold standard*.

Tabla 40-3. Grados de gravedad de la colangitis		
Grado I (leve)	Grado II (moderada)	Grado III (grave)
• Paciente sano que no cumple criterios de grado II o III	Asocia dos alteraciones: • Leucocitosis > 18.000/mm^3 • Fiebre ≥ 39°C • Bilirrubina total ≥ 5 mg/dL • Hipoalbuminemia	• Disfunción orgánica (véase la tabla 40-1)

Tratamiento

- **Medidas generales** y **antibioterapia** como en la colecistitis aguda.
- Avisar a digestivo/cirujano de guardia.

RECUERDE

- No demorar el inicio de la fluidoterapia y analgesia.
- Establecer vigilancia estrecha a ancianos, diabéticos e inmunodeprimidos por alta tasa de complicaciones.
- Las pruebas complementarias apoyan nuestra sospecha inicial y ayudan a descartar complicaciones.

BIBLIOGRAFÍA

- Fabregat J, Busquets J, Peláez N, Secanella L RE. Tumores quísticos y neoplasias benignas de páncreas. Cirugía biliopancreática. 2018: 244–52.
- Gomi H, Solomkin JS, Schlossberg D, Okamoto K, Takada T, Strasberg SM, et al. Tokyo Guidelines 2018: antimicrobial therapy for acute cholangitis and cholecystitis. J Hepatobiliary Pancreat Sci. 2018;25(1):3–16.
- Kiriyama S, Kozaka K, Takada T, Strasberg SM, Pitt HA, Gabata T, et al. Tokyo Guidelines 2018: diagnostic criteria and severity grading of acute cholangitis. J Hepatobiliary Pancreat Sci. 2018;25(1):17–30.
- Yokoe M, Hata J, Takada T, Strasberg SM, Asbun HJ, Wakabayashi G, et al. Tokyo Guidelines 2018: diagnostic criteria and severity grading of acute cholecystitis. J Hepatobiliary Pancreat Sci. 2018;25(1):41–54.

41. Hemorragia digestiva aguda

G. C. Fernández Berardi, J. M. Grande Freire, R. Brea Aparicio

PUNTOS CLAVE

- La úlcera péptica es la causa más frecuente de hemorragia digestiva alta (HDA).
- El sangrado diverticular es la causa más frecuente de hemorragia digestiva baja (HDB).
- A todo paciente con inestabilidad hemodinámica por hemorragia digestiva aguda se le debe realizar una endoscopia urgente después de la reanimación.

HEMORRAGIA DIGESTIVA ALTA (HDA)

Es la presencia de sangrado visible procedente del aparato digestivo, proximal al ángulo de Treitz. Las manifestaciones clínicas son hematemesis (sangre roja, marrón o negra en "posos de café"), melenas (heces negras, brillantes, pegajosas y malolientes) o rectorragias (en caso de HDA masiva). La HDA aguda puede asociar inestabilidad hemodinámica, precisando manejo hospitalario.

Etiología

Las causas de HDA pueden ser úlcera péptica (31-67 %), varices gastroesofágicas (6-39 %), síndrome de Mallory-Weiss (2-8 %), erosiones gastroduodenales (2-18 %), esofagitis erosiva (1-13 %), ectasias vasculares (0-6 %), neoplasias (2-8 %) y causas no especificadas (5-14 %).

Diagnóstico

El diagnóstico de la HDA se basa en la historia clínica, la exploración física, las determinaciones analíticas y la endoscopia digestiva alta.

Historia clínica

Se debe realizar una historia clínica detallada a todos los pacientes que presenten HDA, poniendo especial interés en:

- Antecedentes: edad, episodios de HDA previos, enfermedades digestivas o hepáticas previas, consumo de alcohol, tabaco u otros tóxicos e intervenciones digestivas o quirúrgicas previas.
- Ingesta de fármacos gastrolesivos: antiinflamatorios no esteroideos, corticoides, metotrexato, anticoagulantes o antiagregantes.

- Consumo de alimentos/fármacos que alteren el color de las heces (tinta de cefalópodos, morcilla, remolacha, regaliz, hierro, bismuto, etc.).
- Enfermedad actual: tiempo de evolución del sangrado, presencia de hematemesis, melenas o rectorragia. Síntomas previos al episodio, con énfasis en los síntomas digestivos, como dispepsia, pirosis, dolor abdominal y vómitos, entre otros.
- Síntomas vegetativos acompañantes: síncope, mareo, sudoración, palidez y xerostomía indican repercusión hemodinámica.

Exploración física

- Determinación de las constantes vitales: tensión arterial, frecuencia cardiaca, frecuencia respiratoria, saturación de oxígeno y temperatura.
- Valorar el estado hemodinámico del paciente: síntomas vegetativos y signos de hipoperfusión tisular. Alteración del nivel de consciencia.
- Inspección general: palidez mucocutánea y signos de hepatopatía crónica (ictericia, ascitis, arañas vasculares y edemas).
- Inspección de la cavidad oral: señales que nos permitan descartar un origen no digestivo del sangrado (diagnóstico diferencial con epistaxis y sangrado de la cavidad oral).
- Exploración cardiaca, respiratoria y abdominal (búsqueda de masas abdominales y visceromegalias).
- Tacto rectal: siempre se debe realizar ante la sospecha de hemorragia digestiva.

Estudios complementarios

- Hemograma: si la hemorragia comenzó recientemente (< 24 h), las cifras de Hb y Hcto pueden ser normales. Realizar un recuento plaquetario.
- Bioquímica, enzimas hepáticas y coagulación: el cociente urea/creatinina > 100:1 sugiere HDA.
- Pruebas cruzadas: podría ser necesario realizar transfusión de hemoderivados.
- Marcadores de daño miocárdico en pacientes con factores de riesgo cardiovascular, patología coronaria o que presenten angor o disnea.
- ECG, Rx de tórax y abdomen: valoración individualizada o como parte del protocolo previo a la cirugía.
- Endoscopia digestiva alta: debe hacerse en las 12-24 primeras horas. Es una técnica de elección, ya que permite confirmar el diagnóstico, la etiología, el pronóstico y llevar a cabo medidas terapéuticas.
- Escala de Glasgow-Blatchford (**Tabla 41-1**): permite establecer el riesgo preendoscópico del paciente con HDA no varicosa y la prioridad para la realización de la endoscopia digestiva. Una puntuación < 1 en la escala de Blatchford permite identificar a un pequeño subgrupo de pacientes de muy bajo riesgo que podrían ser dados de alta, realizando la endoscopia digestiva de manera ambulatoria.
- El índice pronóstico de Rockall (**Tabla 41-2**): es de aplicación postendoscópica. Mide el riesgo del paciente con HDA no varicosa. Predice mejor la mortalidad que la escala anterior.

Tabla 41-1. Escala de Glasgow-Blatchford para la valoración del pronóstico de la HDA no varicosa	
PARÁMETROS	PUNTUACIÓN
A.- Urea (mg/dL)	
< 18,2	**0**
18,2-22,4	**2**
22,4-28	**3**
28-70	**4**
> 70	**6**
B.- Hemoglobina (g/dL)	
Hombres	
> 13	**0**
12-13	**1**
10-11,9	**3**
< 10	**6**
Mujeres	
> 12	**0**
12-10	**1**
< 10	**6**
C.- TAS (mmHg)	
> 110	**0**
100-109	**1**
99-90	**2**
< 90	**3**
D.- Otras situaciones	
Insuficiencia cardiaca	**2**
Insuficiencia hepática	**2**
Presentación con síncope	**2**
Presentación con melenas	**1**
Frecuencia cardiaca > 100	**1**

Puntuación total: A + B + C + D. Muy bajo riesgo: < 1. Bajo riesgo: 1-3

Tratamiento

Medidas generales de tratamiento de la HDA

- Monitorización de signos vitales. Control de deposiciones y diuresis horaria (valorar sondaje vesical). Dieta absoluta. Valoración del estado hemodinámico del paciente.
- Reanimación temprana según la necesidad. Canalizar 2 vías venosas periféricas de gran calibre o una vía venosa central, según el estado hemodinámico del paciente. Administración de cristaloides (suero fisiológico al 0,9 %, Ringer lactato) para mantener una TA sistólica > 90 mmHg y una diuresis > 30 mL/h. Evitar el uso de coloides.

Tabla 41-2. Índice pronóstico de Rockall

PARÁMETROS	PUNTUACIÓN
Edad	
< 60	**0**
60-79	**1**
> 80	**2**
Estado circulatorio	
Sin shock, TAS ≥ 100 y FC < 100 lpm	**0**
Taquicardia, TAS ≥ 100 y FC ≥ 100	**1**
Hipotensión, TAS < 100 y FC > 100	**2**
Enfermedades asociadas	
Sin enfermedad	**0**
Cardiopatía isquémica, ICC, otras	**2**
IRC, fallo hepático, neoplasia diseminada	**3**
Diagnósticos	
Mallory Weiss, sin lesión identificada ni estigmas de sangrado reciente	**0**
Otras lesiones sospechosas de malignidad	**1**
Lesiones sugestivas de malignidad	**2**
Signos de hemorragia reciente	
Sin restos de hematina	**0**
Sangre fresca en estómago, hemorragia activa, vaso visible no sangrante, coágulo	**2**
Riesgo bajo	**2**
Riesgo medio	**3-4**
Riesgo alto	**≥ 5**

- Intubación orotraqueal solo en pacientes con hematemesis graves, con mayor riesgo de broncoaspiración, alteración del estado de conciencia y ausencia de reflejo nauseoso, para protección de la vía aérea.
- Oxígenoterapia si el paciente presenta saturación de O_2 por debajo del 95 %.
- Transfusión de hemoderivados: si la Hb < 8 g/dL (en jóvenes está indicada si Hb < 7 g/dL y en pacientes con cardiopatía isquémica si Hb < 10 g/dL) o si hay una pérdida estimada > 30 % del volumen circulante. En caso de hemorragia masiva/inestabilidad hemodinámica: transfundir sangre total isogrupo sin cruzar o 0 negativo. No es recomendable el uso de ácido tranexámico.
- Corrección del efecto de los fármacos anticoagulantes. En función de la estabilidad hemodinámica y del tipo de anticoagulante (**Capítulo 70. Antiagregación y Anticoagulación en Urgencias**).
- Procinéticos. Eritromicina: la infusión de 250 mg, de 30 a 120 minutos antes de la endoscopia, mejora el vaciamiento gástrico y facilita la visualización durante la técnica.

- No se recomienda de forma rutinaria la utilización de la sonda nasogástrica para el diagnóstico de los pacientes con HDA ni para el aspirado de contenido gástrico.

HDA no secundaria a varices

- Inhibidores de la bomba de protones (IBP): omeprazol o pantoprazol IV, inicialmente, en bolo de 80 mg. Posteriormente, bomba de perfusión continua a dosis de 8 mg/h (120 mg de omeprazol en 250 mL de suero fisiológico, a ritmo de 16 mL/h, con cambio de perfusión cada 12 horas por inestabilidad) durante 72 horas (opcional, bolos intravenosos cada 12 horas). Esta medida nunca debe retrasar la realización de la endoscopia.
- Endoscopia digestiva alta precoz: es la exploración de elección a realizar en las primeras 12-24 horas desde el inicio del sangrado, según la inestabilidad del paciente. Si hay inestabilidad hemodinámica y anemización importante, debe realizarse en las primeras 6 horas, una vez estabilizado al paciente. Diferir en caso de síndrome coronario agudo, cirugía gastrointestinal reciente o sospecha de perforación.
- Cirugía: en presencia de hemorragia masiva, shock refractario sin posibilidad de tratamiento endoscópico, tras fracaso del segundo intento de endoscopia terapéutica o recidiva de sangrado tras la misma.

HDA secundaria a varices (hipertensión portal)

- Transfusión de hemoderivados solo cuando la Hb < 7 g/dL, ya que se han demostrado beneficios con la terapia transfusional restrictiva frente a transfusiones masivas.
- Transfusión de plaquetas durante un sangrado activo si la concentración de plaquetas es < 50.000/mL.
- Los IBP **no** deben administrarse simultáneamente a pacientes que reciben somatostatina (o análogos), ya que esta produce una inhibición de la secreción de ácido gástrico similar a la de los IBP.
- Fármacos vasoactivos. Deben administrase al inicio de la hemorragia:
  - Somatostatina: es el más utilizado. Se administra 1 bolo de 250 µg endovenoso, seguido de perfusión de 250 µg/h (3 mg /12 h) o 500 µg/h (6 mg en 500 mL de suero fisiológico/12 h). Presenta una eficacia hemostática del 60-80 %. Es muy emetizante, tratar previamente con metoclopramida 10 mg IV.
  - Terlipresina: se administran bolos de 2 mg cada 4 horas hasta pasadas las primeras 24 horas libres de hemorragia. Posteriormente, deben darse dosis de 1 mg cada 4 horas. Presenta una eficacia hemostática del 80 %. Está contraindicada en presencia de enfermedad cardiovascular. Si existe síndrome hepatorrenal, la dosis de inicio debe ser de 0,5 mg/4 h y ajustar según la evolución.
  - Octreótido: bolo 25-50 µg endovenoso seguido de perfusión de 25-50 µg/h. Ejerce escaso efecto reductor de la presión portal, por lo que no se utiliza, salvo que no se disponga de los dos fármacos anteriores.

- Endoscopia digestiva alta precoz: es la medida de elección a realizar en las primeras 6-12 horas desde el inicio del sangrado. Fundamentalmente, es terapéutica (ligadura de varices con bandas elásticas o escleroterapia).
- Balones de Sengstaken-Blakemore (esofágico) o de Linton-Nachlas (gástrico): es una medida temporal en pacientes con sangrados graves refractarios a terapia endoscópica.
- Derivación portosistémica intrahepática transyugular (TIPS): en pacientes cuya terapia endoscópica ha fracasado y presenten sangrado recurrente, persistente o severo.
- Se recomienda no corregir el INR con plasma fresco congelado o factor VIIa recombinante en pacientes con cirrosis y hemorragia aguda por varices.

Prevención de complicaciones en pacientes con HDA por varices

- Peritonitis bacteriana espontánea: norfloxacino 400 mg/12 h VO, 5-7 días. En pacientes con insuficiencia hepática avanzada, ascitis, encefalopatía, bilirrubina > 3 mg/dL o desnutrición grave, que hayan sido tratados con norfloxacino y en áreas de alta resistencia a quinolonas: ceftriaxona 1 g/24 h endovenosa durante 7 días.
- Encefalopatía hepática: lactulosa (25 mL/12 h) para conseguir 2-3 deposiciones blandas al día o rifaximina (400 mg /8 h).
- Prevención de insuficiencia renal: aparece en un 10 % de los pacientes cirróticos con sangrado por varices esofágicas.

HEMORRAGIA DIGESTIVA BAJA (HDB)

La hemorragia digestiva baja (HDB) es la presencia de sangrado digestivo distal a la válvula ileocecal. La presencia de sangrado entre el ángulo de Treitz y la válvula ileocecal se conoce como hemorragia digestiva media (HDM).

La HDB aguda se define por la presencia de hematoquecia (sangre de color rojo-vino mezclada con heces), rectorragia (sangrado que precede, recubre o sigue a las heces) y, en algunos casos melenas si el sangrado proviene del ciego o colon ascendente. En algunos pacientes puede ir acompañada de inestabilidad hemodinámica.

Etiología

Las causas más frecuentes de la HDB son: sangrado diverticular (30-65 %), colitis isquémica (5-20 %), hemorroides (5-20 %), pólipos/neoplasias colorrectales (2-15 %), angioectasia (5-10 %), sangrado pospolipectomía (2-7 %), enfermedad inflamatoria intestinal (3-5 %), colitis infecciosa (2-5 %), úlcera rectal (0-5 %), otras causas como varices colorrectales, proctitis por radiación y colitis inducida por fármacos (0-3%).

Diagnóstico

Se basa en la historia clínica, la exploración física, las determinaciones analíticas y la colonoscopia.

Historia clínica

Se debe realizar una historia clínica detallada a todos los pacientes que presenten HDB y HDM, haciendo hincapié en:

- Antecedentes: enfermedades previas digestivas (divertículos, pólipos, enfermedad inflamatoria intestinal, hemorroides, fisuras anales) y otras, como cardiopatías, enfermedades hepáticas y renales. Antecedentes familiares o personales de cáncer colorrectal u otro tipo de neoplasia. Consumo de alcohol, tabaco y otros tóxicos. Intervenciones digestivas o quirúrgicas previas. Exposición a radioterapia.
- Ingesta de fármacos: antiinflamatorios no esteroideos, corticoides, metotrexato, anticoagulantes y antiagregantes.
- Enfermedad actual: forma de presentación, color, características y tiempo de evolución del sangrado, presencia de hematoquecia, melenas y rectorragia. Síntomas previos al episodio, con énfasis en síntomas digestivos, como dolor abdominal o ausencia de este (divertículos y angiodisplasia), diarrea (EII, infección), pérdida de peso y cambios en el hábito intestinal (neoplasia > 50 años).

Exploración física

- Determinación de constantes vitales: tensión arterial, frecuencia cardiaca, frecuencia respiratoria, saturación de oxígeno y temperatura.
- Valorar el estado hemodinámico del paciente. Síntomas vegetativos y signos de hipoperfusión tisular.
- Alteración del nivel de consciencia.
- Inspección general: palidez mucocutánea, ictericia y edemas, entre otros.
- Exploración cardiaca, respiratoria y abdominal.
- Inspección anal y perianal. Siempre se debe realizar un tacto rectal, comprobar las características de las heces y la presencia de fisuras, hemorroides o masas anales.

Estudios complementarios

- Hemograma, bioquímica, enzimas hepáticas y coagulación.
- Pruebas cruzadas: podría ser necesaria la transfusión de hemoderivados.
- ECG, Rx de tórax y abdomen: isquemia mesentérica y obstrucción intestinal.
- Colonoscopia: es el tratamiento de elección. Permite determinar el punto de sangrado y la toma de muestras para estudios anatomopatológicos. Tiene utilidad terapéutica. El momento de realización es controvertido. Se deberá individualizar en cada paciente, si debe hacerse en las primeras 24 horas o más tarde.
- Angio-TC con contraste: es un procedimiento no invasivo, rápido y no necesita preparación. Es de elección en pacientes con HDB e inestabilidad hemodinámica. Puede detectar sangrados de escasa cuantía.
- Gastroscopia: está indicada en pacientes con HDB y rectorragia e inestabilidad hemodinámica que no responden a resucitación y en la angio-TC no se logra visualizar el punto de sangrado.

- La Escala de Oakland (**Tabla 41-3**) valora el riesgo del paciente con HDB. Una puntuación < 8 puntos tiene una probabilidad de alta segura del 95 %, mientras que una puntuación > 8 puntos requiere ingreso hospitalario.

Tabla 41-3. Escala de Oakland para la hemorragia digestiva baja

PARÁMETROS	PUNTUACIÓN
Edad	
< 40	**0**
40-69	**1**
> 70	**2**
Género	
Femenino	**0**
Masculino	**1**
HDB	
No	**0**
Sí	**1**
Hallazgos en el tacto rectal	
No se encuentra sangre	**0**
Hay sangre	**1**
Frecuencia cardiaca	
< 70 lpm	**0**
70-89 lpm	**1**
90-109 lpm	**2**
> 110 lpm	**3**
Tensión arterial sistólica	
< 90	**5**
90-119	**4**
120-129	**3**
130-159	**2**
> 160	**0**
Hemoglobina (g/dL)	
< 7,0	**22**
7,0-8,9	**17**
9,0-10,9	**13**
11,0-12,9	**8**
13,0-15,9	**4**
> 16,0	**0**

Sangrado menor, < 8 puntos: alta (segura en el 95 % de los casos)
Sangrado mayor > 8 puntos: ingreso

Tratamiento de la HDB

- Monitorización de signos vitales y control de diuresis horaria. Dieta absoluta. El 80-85 % de las HDB tienden a resolverse de forma espontánea.

- Reanimación temprana según la necesidad. Canalizar 2 vías venosas periféricas de gran calibre o una vía venosa central, según el estado hemodinámico del paciente. Deben administrarse cristaloides.
- Transfusión de hemoderivados para mantener la hemoglobina en rangos de 8-9 g/dL en pacientes con inestabilidad hemodinámica.
- Tratamiento anticoagulante: igual actitud que en hemorragia digestiva alta.
- Tratamiento hemostático endoscópico (esclerosante, térmico o mecánico), en función de los hallazgos (clips hemostáticos o ligaduras en sangrado diverticular, coagulación con argón-plasma en caso de angiodisplasia de colon y clips hemostáticos en sangrado postpolipectomía.)
- Arteriografía mesentérica y embolización selectiva, ante hemorragia grave, persistente o recurrente con imposibilidad para realizar una colonoscopia.
- Cirugía (sutura de punto sangrante o resección segmentaria): está indicada en caso de hemorragia masiva y si las técnicas anteriores no controlan el sangrado o las condiciones clínicas del paciente no permiten realizarlas.

RECUERDE

- Antes de realizar la endoscopia digestiva alta o la colonoscopia es esencial estabilizar hemodinámicamente al paciente.
- Las escalas pronósticas de la HDA y de la HDB, permite discernir que paciente amerita tratamiento hospitalario y urgente, del paciente que puede ser tratado de forma ambulatoria.
- No se debe realizar de manera sistemática aspirado gástrico por sonda nasogástrica.
- No se recomienda el uso de ácido tranexámico.

BIBLIOGRAFÍA

- Aoki T, Hirata Y, Yamada A, Koike K. Initial management for acute lower gastrointestinal bleeding. World J Gastroenterol. 2019;25(1):69-84. doi:10.3748/wjg.v25.i1.69.
- Martínez Gestoso S, Diz Tomé I, Lafuente Acuña N. Hemorragia Digestiva Aguda. En: Vázquez Lima MJ, Casal Codesido JR. Guía de Actuación en Urgencias (5ª edición). Madrid: Editorial Médica Panamericana, 2016.
- Mujtaba S, Chawla S, Fayez Massaad JF. Diagnosis and Management of Non-Variceal Gastrointestinal Hemorrhage: A Review of Current Guidelines and Future Perspectives [Internet]. J Clin Med. 2020;9(2):402. Published 2020 Feb 2. doi:10.3390/jcm9020402.
- Oakland K, Kothiwale S, Forehand T, Jackson E, Bucknall C, Sey MSL, Singh S, Jairath V, Perlin J. External Validation of the Oakland Score to Assess Safe Hospital Discharge Among Adult Patients With Acute Lower Gastrointestinal Bleeding in the US. JAMA Network Open. 2020;3(7):e209630. doi:10.1001/jamanetworkopen.2020.9630
- Stanley AJ, Laine. L. Management of acute upper gastrointestinal bleeding. BMJ. 2019;3641:I536.

42. Encefalopatía hepática

G. L. Ferreiro Gómez, E. García Riera, R. Pérez Fernández

PUNTOS CLAVE

- Puede aparecer en el marco de hepatopatías crónicas o agudas.
- El diagnóstico es clínico y de exclusión.
- Es preciso indagar sobre sus factores desencadenantes para optimizar el tratamiento y conseguir la pronta resolución del cuadro.

DEFINICIÓN

La encefalopatía hepática (EH) es un síndrome neuropsiquiátrico caracterizado por el deterioro de las funciones cerebrales superiores y secundario a la insuficiencia hepática aguda fulminante o crónica avanzada y/o shunt portosistémico (SPS). Se caracteriza por manifestaciones neurológicas y psiquiátricas variables, desde alteraciones subclínicas hasta el coma.

DIAGNÓSTICO DIFERENCIAL

- Cuadro metabólico (hipoglucemia, coma hiperosmolar, hipercapnia y uremia).
- Alcoholismo (intoxicación, abstinencia, encefalopatía de Wernicke).
- Fármacos (benzodiacepinas, neurolépticos, opioides).
- Alteraciones electrolíticas (hiponatremia e hipercalcemia).
- Fallo multiorgánico (sepsis, SRIS).
- ACV (isquémico, hemorrágico). Lesiones intracraneales (trauma, LOES) y del SNC.
- Epilepsia no convulsiva.

ACTITUD EN URGENCIAS

Anamnesis (Tabla 42-1)

- Antecedentes personales: hepatopatía, SPS, conductas de riesgo...
- Factores precipitantes:
  - Insuficiencia hepática aguda fulminante.
  - Paciente con hepatopatía crónica: drogas o fármacos depresores del SNC, infecciones (PBE, ITU), deshidratación (diuréticos, vómitos, diarrea, hipovolemia), hemorragia digestiva, estreñimiento, alteraciones electrolíticas, insuficiencia renal, oclusión vascular (trombosis de la vena porta).
  - Causa desconocida (25 %): sospechar SPS.

Tabla 42-1. Criterios de West Haven modificados

Grado	Grado de consciencia	Manifestaciones clínicas (síntomas)	Hallazgos neurológicos (signos)
0	Normal EH mínima	Ninguno	Puede haber alteraciones en los test psicométricos.
1	Confusión leve	Pérdida de atención, dificultad para la concentración, bradipsiquia, irritabilidad, euforia, depresión y alteración del ciclo sueño/vigilia.	Asterixis leve, EEG normal o con baja frecuencia.
2	Letargia	Desorientación temporal, gran dificultad para realizar tareas mentales, conducta inapropiada, desinhibición.	Asterixis manifiesta, disartria, ataxia, EEG con ritmo enlentecido.
3	Estupor	Desorientación temporoespacial, confusión, habla inteligible, imposibilidad de realizar tareas mentales, amnesia, agitación psicomotriz, agresividad.	Asterixis intensa o ausente, rigidez muscular y clonus, hiperreflexia, EEG con ondas trifásicas.
4	Coma	Coma	Postura de descerebración, hipertonía muscular, EEG con ondas delta.

Puntuación 0-1: encubierta, 2-3-4: evidente.

Exploración física

- Constantes (Tª, PA, FC y saturación de oxígeno).
- Ictericia, estigmas de hepatopatía crónica y signos de hipertensión portal.
- Exploración sistemática por aparatos: auscultación cardiopulmonar, exploración abdominal (descartar hepatoesplenomegalia y ascitis), tacto rectal (descartar melenas o estreñimiento) y exploración neurológica (grado de consciencia, funciones superiores, signos extrapiramidales, hipertonía, rigidez, hiperreflexia y signo de Babinski).

La presencia de *flapping tremor* (o asterixis) es característica, pero no patognomónica de EH.

Pruebas complementarias

- Hemograma, bioquímica (con función renal y hepática) y coagulación.
- La determinación de amonio no se recomienda de rutina por baja fiabilidad si el tiempo entre extracción y análisis es > 20 min, si no se realiza transporte en frío y si se usa compresor para la extracción.
- Cultivos si se sospecha patología infecciosa.
- Paracentesis diagnóstica: en caso de ascitis para descartar PBE, aunque no haya fiebre ni datos de infección. ¡Previamente valorar plaquetas y coagulación!
- Radiografía de tórax y abdomen.
- TC craneal (valorar según la situación clínica).

TRATAMIENTO

- Corrección del factor desencadenante.
- Medidas generales: vía periférica y sueroterapia (2-3 L/día, combinando SSF al 0,9 % y suero glucosado al 5 %). Oxigenoterapia y asegurar la vía aérea (valorar intubación en grados III-IV). Asociar tiamina si se sospecha encefalopatía de Wernicke. Profilaxis de hemorragia digestiva con IBP.
- Tratamiento farmacológico:
  - Disacáridos no absorbibles: laxantes (1ª línea). Lactulosa (*Duphalac®*) VO (60-80 g/día repartidos en 3-4 tomas) para conseguir 2-3 deposiciones/día. Si el grado de consciencia es bajo, administrar por SNG o en enemas (300 mL de lactulosa en 700 mL de agua/6-12 h).
  - Antibióticos no absorbibles (2ª línea). NO administrar en el tratamiento agudo, sino como profilaxis secundaria (tras un segundo episodio): rifaximina (*Spiraxin®*, *Zaxine®*) 400 mg/8 h VO. Otros antibióticos (neomicina o metronidazol) NO se aconsejan por el elevado riesgo de efectos adversos.
  - Antibioterapia empírica: en caso de infecciones. Si hay un diagnóstico asociado de PBE, añadir albúmina IV (1,5 g/Kg/día durante las primeras 48 h y luego 1 g/kg).
- Nutrición: asegurar un soporte nutricional adecuado con ingesta proteica de 1,2-1,5 g/kg/día y aporte de 35 a 40 kcal/kg/día. Valorar SNG en los grados III-IV.
- Otros: NO se recomienda el uso de otros fármacos de forma sistemática (L-ornitina, L-aspartato, albúmina, etc.). Dar flumazenilo (*Anexate®*) si hay intoxicación con BZD.
- Trasplante hepático: en casos de insuficiencia hepática aguda grave y en hepatopatía crónica con encefalopatía refractaria al tratamiento.
- Prevención de nuevos episodios: tras el primer episodio, tratamiento de mantenimiento con lactulosa y, tras segundo episodio, asociar rifaximina 1.200 mg/24 h VO.
- Está indicado el ingreso hospitalario en:

- EH grado I-II: primer episodio, desencadenante no aclarado o ausencia de respuesta al tratamiento (posible manejo en unidad de observación < 24 horas).
- EH grado III-IV: siempre.

RECUERDE

- Ante un episodio de encefalopatía hepática es fundamental investigar sobre el/los factores desencadenantes e iniciar el tratamiento dirigido.
- En pacientes con hepatopatía crónica y sospecha/ascitis confirmada: descartar PBE.

BIBLIOGRAFÍA

- Solá Vergés E, Graupera García-Milá I, Prado González V, Fernández Gómez J, Ginés Gibert P. Complicaciones de la Cirrosis Hepática. En: Montoro Huguet MA, García Pagán JC, directores. Práctica Clínica en Gastroenterología y Hepatología. I Edición. Madrid: CTO Editorial, 2016:781-5.
- Vázquez Lima MJ, Casal Codesido JR. Guía de Actuación en Urgencias (5ª edición). Madrid: Editorial Médica Panamericana, 2016.

43. Insuficiencia hepática aguda

E. Panedas Redondo, B. Peleteiro Cobo, R. Muñumer Blázquez

PUNTOS CLAVE

- Los pacientes con insuficiencia hepática aguda deben ser hospitalizados y monitorizados estrechamente, a ser posible, en Unidades de Cuidados Intensivos.
- El diagnóstico etiológico es fundamental para instaurar un tratamiento específico precoz.
- Con las medidas convencionales, la mortalidad es > 80 %. El trasplante hepático urgente ha modificado este grave pronóstico.

DEFINICIÓN

La insuficiencia hepática aguda es la pérdida rápida de la función hepatocelular, por lo general, en pacientes sin enfermedad hepática preexistente. Las manifestaciones más frecuentes son ictericia, alteraciones de las pruebas de función hepática, coagulopatía y encefalopatía.

CLASIFICACIÓN (tabla 43-1)

Tabla 43-1. Clasificación según el intervalo de tiempo entre aparición de ictericia y desarrollo de EH

	Hiperagudo	Agudo	Subagudo
Tiempo entre ictericia y EH	< 7 días	8-28 días	29-72 días
Coagulopatía	+++	++	+
Ictericia	+	++	+++
Edema cerebral	+++	++	+/-
Etiología más frecuente	Tóxicos, paracetamol, VHA, VHE, isquemia	VHB	Reacciones idiosincrásicas a fármacos (independientes de la dosis) Indeterminada (*diferenciarla de hepatopatía crónica*)
Supervivencia sin trasplante	+++	+	++

ETIOLOGÍA

- **Vírica:** VHB, VHC, VHE, VHA, VHD, CMV, VVZ, VHS, adenovirus y VEB.
- **Tóxica:** paracetamol, alcohol, toxinas, tuberculostáticos, macrólidos, anestésicos halogenados, ácido valproico, alopurinol, amiodarona, hierbas medicinales, AINE, cocaína.
- **Isquémicas y vasculares:** trombosis portal, enfermedad venooclusiva hepática, síndrome de Budd-Chiari, insuficiencia cardiaca derecha, shock séptico.
- **Metabólicas:** enfermedad de Wilson, síndrome de HELLP, metabolopatías, hígado graso.
- **Miscelánea:** infiltración tumoral, golpe de calor o hipertermia, hepatitis crónica autoinmune, fallo del injerto, sepsis, hepatectomía parcial.
- **Idiopática:** un tercio de los casos.

DIAGNÓSTICO (Fig. 43-1)

Sospechar ante **hepatitis aguda (> 10 veces las cifras normales de transaminasas) + coagulopatía ± encefalopatía.**

La disfunción hepatocelular grave queda determinada por coagulopatía (protrombina < 40 %/INR ≥ 1,5) y cualquier grado de encefalopatía hepática.

Diagnóstico etiológico y diferencial

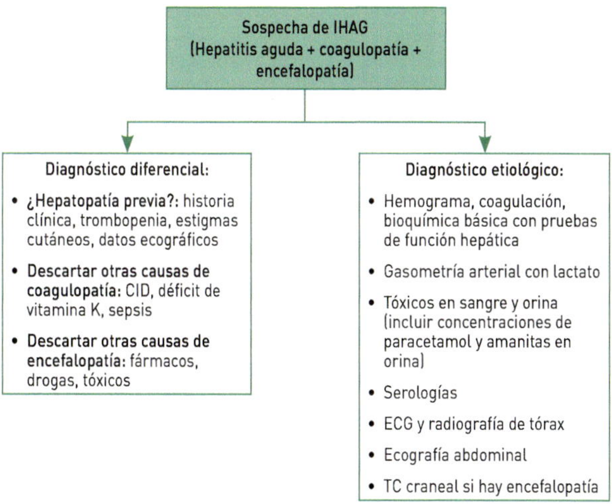

Figura 43-1. Diagnóstico etiológico y diferencial.

TRATAMIENTO

Contactar con UCI y Centro de Referencia de trasplante hepático

Medidas generales

- *Monitorización cardiaca, respiratoria y neurológica:* si hay estabilidad clínica y el grado de encefalopatía ≤ II, canalizar vía venosa y sonda vesical. Si el grado es III-IV, catéter arterial y SNG.
- *Intubación endotraqueal y ventilación mecánica:* si hay encefalopatía grado III-IV y sedación con propofol que disminuye la PIC.
- *Tratamiento de la EH:* lactulosa o lactitol por vía oral o por SNG y evitar enemas en EH grado III-IV porque aumenta la PIC. Si hay EH grado I-II: iniciar perfusión de N-acetilcisteína (dosis inicial 150 mg/kg/h en una hora, 50 mg/kg a pasar en las siguientes 4 horas y, posteriormente, 100 mg/kg en 16 horas).
- *Dieta oral:* si hay EH grado I y NE o NP en casos más avanzados.
- *Hidratación con glucosa hipertónica IV:* según la glucemia capilar (medir cada 2 horas, con objetivo 150-200 mg/dL) y otros fluidos, según el volumen y la natremia (objetivo 140-145 mEq/L).
- *Tiamina IM*: si se sospecha encefalopatía de Wernicke.
- *Profilaxis* de hemorragia digestiva con IBP.
- *No corregir coagulopatía de rutina*, sólo si se van a realizar maniobras invasivas.
- *Si hay convulsiones o agitación:* usar propofol IV, benzodiacepinas de vida media corta (midazolam) y/o fenitoína a dosis de carga.

Prevención y tratamiento de las complicaciones extrahepáticas

- *Edema cerebral/HIC:* hidratación balanceada, cabecera a > 30°, control estricto de iones y glucemia y evitar movimientos bruscos. En caso de HIC confirmada o de sospecha, iniciar terapia hiperosmolar (bolo de manitol IV, suero salino hipertónico, hiperventilación moderada y si persiste hipotermia moderada (33-34°). No es útil administrar dexametasona.
- *Insuficiencia renal:* depuración extrarrenal continua y terlipresina si síndrome hepatorrenal.
- *Infecciones:* profilaxis con **norfloxacino/nistatina** VO o SNG. Iniciar antibioterapia de amplio espectro IV a la espera de cultivos y añadir **fluconazol** IV si la estancia en UCI > 7 días.
- *Alteraciones hemodinámicas y shock:* uso de fluidos IV y vasopresores (noradrenalina). El objetivo es mantener una PAM 50-60 mmHg por encima de la PIC.

Tratamientos específicos por etiología

- Antivirales: VHS/CMV.
- N-acetilcisteína: intoxicación por paracetamol y fallo hepático de causa indeterminada.

- Glucocorticoides: hepatitis autoinmune.
- Silibinina, penicilina G, carbón activado: intoxicación por *Amanita phalloides*.
- Recambio plasmático: enfermedad de Wilson.

CRITERIOS DE DERIVACIÓN A CENTRO DE REFERENCIA

- Hepatopatía aguda grave con o sin EH.
- Durante el traslado, perfusión continua de **suero glucosado hipertónico y N-acetilcisteína en perfusión** en EH I-II.

TRASPLANTE HEPÁTICO URGENTE

Se han desarrollado varios modelos para predecir qué pacientes con insuficiencia hepática aguda se beneficiarían del trasplante. Los criterios del *King´s College* de Londres son los más utilizados (**Tabla 43-2**). La escala MELD que se ha utilizado normalmente para enfermedad hepática crónica también tiene su utilidad en el momento agudo.

Tabla 43-2. Criterios *King's College*

IHAG por paracetamol	IHAG por otras causas
pH < 7,30 (independiente del grado de EH) o todos los siguientes: • INR > 6,5 • Creatinina > 3,4 mg/dL • EH III-IV	Tiempo de protrombina > 100 s (independiente del grado de EH) Tres de los siguientes criterios: • Edad < 10 o > 40 años • Causa indeterminada o debida a reacciones idiosincrásicas o fármacos • Intervalo ictericia-EH > 7 días • Tiempo de protrombina > 50 s • Bilirrubina sérica > 17 mg/dL

ERRORES COMUNES EN LA CLÍNICA

- En IHAG es frecuente infravalorar la gravedad del cuadro y retrasar la decisión de trasladar al paciente al centro de referencia. Ante una hepatopatía aguda grave (índice de protrombina < 50 %, independientemente del grado de EH) es recomendable el traslado.
- Ante una insuficiencia hepática grave se deben suspender todos los tratamientos, excepto la sustitución hormonal si el paciente lo requiere.

RECUERDE

- Es fundamental reconocer a los pacientes con IHAG candidatos a trasplante (siguiendo las escalas de *King´s College*) y contactar con el centro de referencia lo antes posible.

BIBLIOGRAFÍA

- Eric Goldberg, Sanjiv Chopra, Jonah N Rubin. Acute liver failure in adults: Management and prognosis: UpToDate. Disponible en: https://uptodate.publicaciones.saludcastillayleon.es/contents/acute-liver-failure-in-adults-management-and-prognosis/contributors.
- Hospital Universitario 12 de octubre. Manual de diagnóstico y terapéutica médica (8ª edición). Madrid, 2016.
- Montoro Huguet M, García Pagán J. Manual de Emergencias en Gastroenterología y Hepatología (2ª edición). Madrid: Jarpyo editores, 2013.
- Vázquez Lima MJ, Casal Codesido JR. Guía de Actuación en Urgencias (5ª Edición). Madrid: Editorial Médica Panamericana, 2016.

44. Ascitis

N. Ares Furelos, E. Porto Fernández, C. Pérez García

PUNTOS CLAVE

- La causa más frecuente de ascitis es la cirrosis hepática.
- El análisis del líquido ascítico (LA) es fundamental para alcanzar el diagnóstico etiológico.
- Ante un paciente con un primer episodio de ascitis se debe valorar el ingreso para su estudio (ecografía y paracentesis diagnóstica) e inicio de tratamiento.

DEFINICIÓN

La ascitis es la acumulación patológica de líquido libre en la cavidad peritoneal (> 25 mL).

ETIOLOGÍA

Las causas más frecuentes de ascitis son la cirrosis hepática (80 %), las neoplasias (10 %) y la insuficiencia cardiaca (3 %). Es importante filiar la etiología para efectuar el tratamiento oportuno, pudiendo coexistir más de una causa en el mismo paciente.

DIAGNÓSTICO

- **Anamnesis:** antecedentes personales, consumo de alcohol (cantidad y duración) u otros tóxicos, patologías previas, riesgo de hepatitis viral (trasfusiones previas, cirugías, relaciones sexuales de riesgo), historia familiar de hepatopatía, síntomas de patología tumoral (síndrome constitucional, alteraciones gastrointestinales) y síntomas por los que consulta.
- **Manifestaciones clínicas:** distensión abdominal, disconfort abdominal, disnea, ganancia de peso, fiebre, ictericia, edema y síndrome constitucional. Los síntomas variarán en función del tiempo de evolución y de la velocidad de instauración.
- **Exploración física:** la exploración abdominal puede ser anodina o identificar un abdomen distendido con flancos abultados, matidez cambiante, "oleada ascítica", signo del "témpano" o abdomen agudo y presencia de circulación colateral en pared abdominal. Se pueden encontrar signos que orienten a la etiología (**Tabla 44-1**): en caso de cirrosis podemos observar eritema palmar, arañas vasculares, ginecomastia o datos indirectos de etilismo (hipertrofia parotídea, enfermedad de Dupuytren o telangiectasias); las adenopatías y masas pueden sugerir neoplasias y la ingurgitación yugular o los edemas, causa cardiaca.

Tabla 44-1. Etiología de la ascitis en función del gradiente seroascítico de albúmina	
GSAA ≥ 1,1 g/dL	GSAA < 1,1 g/dL
Con presión venosa yugular normal o menor de lo normal: Cirrosis hepática Hepatitis alcohólica Síndrome de Budd-Chiari Trombosis venosa portal Enfermedad venooclusiva Fallo hepático fulminante Metástasis hepáticas **Con presión venosa yugular elevada:** Insuficiencia cardiaca Pericarditis constrictiva Hipertensión pulmonar	**Con proteínas totales en LA < 2,5g/dL:** Nefropatía Malabsorción Enteropatía pierde-proteínas **Con proteínas totales en LA ≥ 2,5g/dL:** Carcinomatosis peritoneal Tuberculosis peritoneal Ascitis pancreática Serositis Peritonitis secundaria

Formas clínicas

- Grado I: ascitis leve (< 500 mL). Asintomática, solo detectable por ecografía.
- Grado II: ascitis moderada. Aumento del perímetro abdominal con malestar, sin interferencia en actividad diaria. LA > 1.000-1.500 mL.
- Grado III: ascitis grave o a tensión. Distensión abdominal progresiva que se caracteriza por malestar abdominal intenso y que puede acompañarse de disnea (compresión diafragmática) con riesgo de herniación y/o perforación umbilical.

Pruebas complementarias

- Hemograma:
  - Anemia normocítica y normocrómica: neoplasia o hemólisis; microcítica e hipocrómica: pérdidas digestivas crónicas.
  - Pancitopenia: en el paciente cirrótico presupone secuestro esplénico.
  - Leucocitosis neutrofílica (con o sin desviación izquierda) si hay peritonitis.
- Bioquímica: glucosa, iones, urea, creatinina, bilirrubina, LDH, transaminasas, fosfatasa alcalina, amilasa, albúmina y proteínas totales.
- Coagulación: descenso de la protrombina acompañado o no de trombocitopenia.
- Orina: elemental, iones y sedimento (guiará el tratamiento diurético).
- GSA: ante disnea, hipotensión, sospecha de insuficiencia respiratoria o hidrotórax.

- ECG.
- Radiografía de tórax: cardiomegalia, elevación diafragmática o derrame pleural.
- Radiografía de abdomen: desplazamiento del borde hepático, borramiento de la línea del psoas, abombamiento de flancos o separación de asas.
- Ecografía abdominal: técnica más sensible (capacidad diagnóstica > 100 mL).
- TC abdominal: ante sospecha de complicaciones.
- Paracentesis diagnóstica:
  - Indicaciones: primer episodio, ascitis conocida con deterioro clínico (fiebre, dolor abdominal, peritonismo, oligoanuria, encefalopatía hepática) o analítico (leucocitosis, alteración función hepática o renal).
  - Contraindicaciones absolutas: coagulación intravascular diseminada o fibrinólisis primaria. Otras alteraciones de la coagulación o trombocitopenia no contraindican su realización.
  - Contraindicaciones relativas: embarazo, distensión de asas abdominales (se pueden solventar con paracentesis ecoguiada).
- Estudio del líquido ascítico: apariencia, citometría y recuento celular diferencial, glucosa, albúmina, proteínas totales y hemocultivos (x 2). En función de la etiología sospechada, se realizará Gram y cultivo de micobacterias, citología, amilasa, triglicéridos, bilirrubina y ADA.
- Calcular el gradiente seroascítico de la albúmina (GSAA) como orientación etiológica (**Tabla 44-1**).

CRITERIOS DE INGRESO

- Ascitis de reciente diagnóstico, para el estudio etiológico.
- Ascitis conocida con enfermedades asociadas o aparición de complicaciones (peritonitis bacteriana espontánea y secundaria, síndrome hepatorrenal y encefalopatía hepática).

TRATAMIENTO

Ascitis con GSAA ≥ 1,1 g/dL (principalmente ascitis asociada a cirrosis)

- Dieta: restricción moderada de sal (4,5-6 g/día). No añadir sal a los alimentos y evitar comidas preparadas. Abandono del hábito alcohólico.
- Diurético: iniciar espironolactona 100 mg/día VO, (si Na_u es >10 mEq/L; si es inferior espironolactona 200 mg/día) ± furosemida 40 mg/día VO (evitar monoterapia). Ajustar cada 72 h según la evolución, vigilando la función renal, los iones séricos y la natriuresis: escalando la espironolactona de 100 en 100 mg (máx. 400 mg/d) y la furosemida de 40 en 40 mg (máx. 160 mg/d). Evitar la administración de diurético de asa

intravenoso (por la reducción aguda del filtrado glomerular y la lesión renal asociada).

- Control de peso: pérdida de 500 g/d o 1 kg/d si hay edema, añadiendo pautas nutricionales adecuadas para cubrir la tasa metabólica que genera la enfermedad de base.
- Restricción hídrica sólo en caso de hipervolemia e hiponatremia grave (< 125 mmol/L). Valorar vaptanes en este caso.
- Paracentesis evacuadora en ascitis a tensión o refractaria. Añadir expansor plasmático si el drenaje ascítico es > 5 L: albúmina 20 % IV a razón de 8-10 g/L extraído.
- En caso de ascitis recurrente (> 3 episodios al mes), valorar colocación de cortocircuito portosistémico intrahepático transyugular (TIPS).
- En caso de ascitis refractaria, evaluación multidisciplinar para trasplante hepático.

Ascitis con GSAA < 1,1 g/dL

- Restricción de sodio y/o tratamiento con diuréticos con la misma pauta que en la cirrosis, aunque con mucha peor respuesta. Ajuste de tratamiento de la patología de base.

COMPLICACIONES DE LA ASCITIS EN UN PACIENTE CIRRÓTICO

Peritonitis bacteriana espontánea (PBE): infección de LA sin foco intraabdominal aparente (*Escherichia coli*). Clínica: fiebre (80 %), inflamación sistémica, deterioro de la función hepática y molestias abdominales. Diagnóstico: > 250 PMN/µL en LA. Tratamiento: antibioterapia empírica precoz (cefotaxima 2 g/12 h IV x 5 días o ceftriaxona 2 g/24 h x 5 días); alternativas: ciprofloxacino 400 mg/12 h IV. *Profilaxis de PBE: norfloxacino 400 mg/día VO indicado en cirróticos con HDA o en cirróticos con proteínas < 1g/L o < 1,5 g/dL en LA con deterioro renal y/o hepático como profilaxis primaria; y en primer episodio de PBE de forma indefinida.

Síndrome hepatorrenal (SHR): dos tipos: SHR-1, fallo renal agudo rápidamente progresivo (mortalidad del 80 % sin tratamiento); SHR-2: evolución más lenta. Aumento de la creatinina (> 0,3 mg/dL en 48 h o > 50 % de la creatinina basal en 7 días), ausencia de mejoría tras retirada de diuréticos. Es un diagnóstico de exclusión. Tratamiento SHR1: terlipresina 1 mg/4-6 h (Precisa monitorización. Está contraindicado en cardiopatía isquémica) + albúmina 20 % IV (1 g/kg peso, máximo 100 g, el primer día y, después, 20-40 g/día).

Hidrotórax hepático: paso de LA a cavidad pleural por alteraciones diafragmáticas. Cursa con disnea. Se debe realizar toracocentesis, líquido pleural compatible con trasudado y GSAA > 1,1 g/dL. Tratamiento: diurético y toracocentesis evacuadora si hay síntomas. Contraindicado tubo de drenaje pleural. Plantear TIPS.

RECUERDE

- En pacientes cirróticos se debe iniciar un tratamiento diurético con espironolactona 100 mg/día ± furosemida 40 mg/día VO. Vigilar peso.
- No se deben emplear AINE como analgésicos de primera línea en pacientes cirróticos.

BIBLIOGRAFÍA

- Angeli P, Bernardi M, Villanueva C, Francoz C, Mookerjee RP, Trebicka J, et al. EASL Clinical Practice Guidelines for the management of patients with decompensated cirrhosis. J Hepatol. 2018 Apr 10. doi: 10.1016/j.jhep.2018.03.024.
- Biggins SW, Angeli P, Garcia-Tsao G. Diagnosis, Evaluation and Management of Ascitis, Spontaneous Bacterial Peritonitis and Hepatorrenal Syndrome: 2021 Practice Guidance by the American Association for the Study of Liver Diseases. Hepatology. 2021;74(2).
- Louzao Abellás L, Diz Tomé I, Vaqueiro Rodríguez I. Ascitis. En: Vázquez Lima MJ, Casal Codesido JR: Guía de Actuación en Urgencias (5ª edición). Madrid: Editorial Médica Panamericana, 2015.
- Suarez Pita D, Vargas Romero JC, Salas Jarque J. Manual de diagnóstico y terapéutica médica (8ª edición). Hospital universitario 12 de Octubre. MSD.

45. Ictericia

S. M. Campo Sánchez, J. C. López Pacios, F. J. Hernández Blanco

PUNTOS CLAVE

- Descartar reacción pancreática secundaria e infección bacteriana de vía biliar.
- Realizar pruebas de imagen para valorar obstrucción, nivel y posibles causas extraluminales.

INTRODUCCIÓN

Icterícia: coloración amarillenta de piel, conjuntiva ocular y mucosas por aumento de la bilirrubina (valores normales 0,3-1 mg/dL -bilirrubina directa 0,1-0,3 mg/dL y bilirrubina indirecta 0,2-0,8 mg/dL). Es clínicamente evidente cuando las concentraciones son superiores a 2-3 mg/dL.

Colestasis: cuadro clínico caracterizado por un trastorno excretor de la bilis, bien por alteración de la síntesis (colestasis intrahepática) o bien por obstrucción al flujo de salida (colestasis extrahepática). Cursa con prurito, ictericia, elevación de FA, GGT y colesterol total.

CLASIFICACIÓN (Tabla 45-1)

Tabla 45-1. Hiperbilirrubinemia directa e indirecta

HIPERBILIRRUBINEMIA INDIRECTA O NO CONJUGADA	HIPERBILIRRUBINEMIA DIRECTA O CONJUGADA	
No produce coluria ni acolia	Coluria, acolia o hipocolia	
ICTERICIA PREHEPÁTICA	ICTERICIA HEPATOCELULAR	ICTERICIA COLESTÁSICA/OBSTRUCTIVA
Bioquímica hepática normal	Bioquímica hepática alterada	
Aumento de la producción Hemólisis Eritropoyesis ineficaz Transfusiones Reabsorción de hematomas **Disminución de la captación** Fármacos (rifampicina, probenecida, sulfamida, ciclosporina, indinavir) Contrastes radiológicos **Disminución de la conjugación** Hereditarios: Síndrome de Gilbert Síndrome de Crigler-Najjar	Elevación de GOT y GPT **Hepatitis agudas y crónicas** Alcohol Virales Cirrosis Esteatohepatitis Hepatitis autoinmune Enfermedad de Wilson Déficit de α-1 antitripsina Hepatitis tóxica (setas, fármacos) Hepatitis isquémica Síndrome de Budd-Chiari	Elevación de FA y GGT **Colestasis intrahepática** Cirrosis biliar primaria Colangitis esclerosante primaria Enfermedad de injerto contra huésped Fármacos Enfermedades granulomatosas Amiloidosis Linfoma Hepatitis virales (VHA, VHB, VHC, CMV, VEB) Síndromes paraneoplásicos Colestasis intrahepática del embarazo
HIPERBILIRRUBINEMIA DIRECTA O CONJUGADA		**Colestasis extrahepática**
Defecto en la excreción Hereditarios: Síndrome de Dubin-Johnson y de Rotor		Coledocolitiasis Colangitis esclerosante primaria y secundaria Colangiocarcinoma Ampuloma Síndrome de Mirizzi Pancreatitis Neoplasia de páncreas y metástasis

DIAGNÓSTICO

Anamnesis

Antecedentes familiares: enfermedad hepática e ictericia.

Antecedentes personales: edad, sexo, alimentos ricos en caroteno, fármacos, tóxicos, alcohol, ADVP, promiscuidad sexual, VIH, tatuajes, transfusiones, ser sanitario o tener contacto con personas con ictericia, enfermedad hepática y episodios de ictericia previa.

Exploración física

- ***Ictericia en piel, mucosas y escleróticas. Signos cutáneos crónicos:*** lesiones de rascado y xantelasmas. Hiperpigmentación (hemocromatosis).
- ***Hepatomegalia y esplenomegalia, ascitis y encefalopatía hepática.***
- ***Estigmas de hepatopatía crónica:*** eritema palmar, arañas vasculares, ginecomastia y circulación colateral.
- ***Estigmas de etilismo crónico:*** hipertrofia parotídea y contractura de Dupuytren.
- ***Signos de coagulopatía:*** púrpura, petequias o equimosis.
- ***Signos de colangitis*** (*tríada de Charcot*): fiebre, dolor en hipocondrio derecho e ictericia.

Pruebas complementarias (Fig. 45-1)

- ***Analítica:*** hemograma, coagulación y bioquímica completa con bilirrubina (directa e indirecta), AST y ALT (patrón de hepatitis), GGT y FA (patrón de colestasis), LDH, amilasa y lipasa. Sistemático de orina.
- ***Radiografía de tórax y abdomen.***
- ***Ecografía abdominal:*** para descartar patología obstructiva y complicaciones.
- ***TC abdominal:*** si se sospechan patologías extrínsecas a la vía biliar.
- ***Paracentesis:*** en pacientes con ascitis previa que inician con fiebre, dolor abdominal, sangrado gastrointestinal, encefalopatía hepática, hipotensión o insuficiencia renal.

TRATAMIENTO

Suspender fármacos, tóxicos o alimentos que puedan ser responsables (**Tabla 45-2**).

CRITERIOS DE INGRESO

Determinado por la enfermedad causante y no por las concentraciones de bilirrubina.

Ictericia obstructiva: ingreso en digestivo, MI o cirugía, según el protocolo de cada hospital.

Colecistitis y sepsis biliar: hemocultivos, antibiótico, vitamina K (si hay coagulopatía), dieta absoluta y reposición hidroelectrolítica adecuada. Valoración urgente por cirugía.

Insuficiencia hepática aguda: avisar a la UCI (véase el capítulo correspondiente).

Hepatopatía crónica: descompensada o complicada (encefalopatía, hemorragia digestiva, peritonitis, fallo renal). Interconsulta/ingreso en digestivo.

Hiperbilirrubinemia de etiología no filiada con datos de gravedad (alteración hepática con afectación de la coagulación, trombopenia y función renal). Ingreso en digestivo.

Anemia hemolítica: consultar con el servicio de hematología.

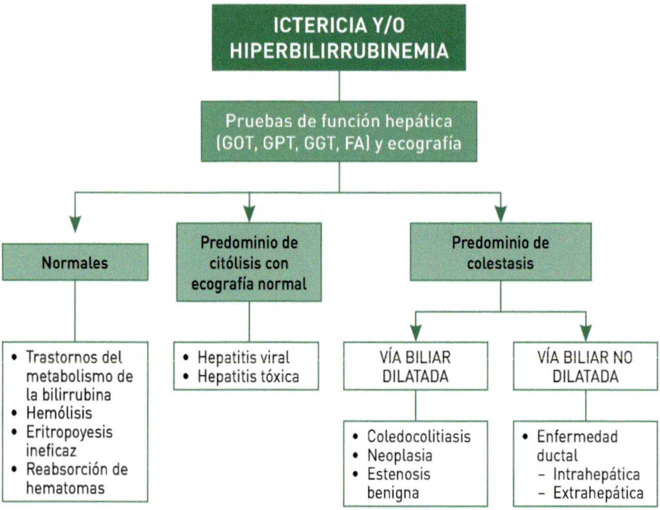

Figura 45-1. Algoritmo diagnóstico de ictericia.

Tabla 45-2. Tratamiento sintomático	
PRURITO	• Medidas tópicas: jabones suaves e hidratación cutánea. • Hidroxicina (*Atarax*®)25 mg/6-8 h VO. • Si no control, asociar colestiramina (*Resincolestiramina*®) un sobre de 4-16g/día 30 minutos antes de las comidas (repartidos en 2 tomas) o colestipol (*Colestid*®) 15-30g/día antes de las comidas. Ambos pueden producir molestias digestivas e interacción con otros fármacos. • Otros: Paroxetina 5-10 mg (tarda 24-48 h en hacer efecto) o mirtazapina 7,5 a 15 mg por la noche, sertralina 25 mg/24 h.
VÓMITOS	Metoclopramida (*Primperan*®) 10 mg/8 h u Ondansetrón (*Zofran*®) 8 mg/8 h.

Tabla 45-2. Cont.	
CÓLICO BILIAR	Analgésicos y espasmolíticos cada 6 h (Buscapina). Si el dolor persiste, ketorolaco (*Toradol*®) o Meperidina (*Dolantina*®) c/6-8 h.
HEPATITIS LEVE	Dieta y antitérmicos (nunca paracetamol).

RECUERDE

- Aproximación a la causa para establecer la gravedad y la necesidad de ingreso hospitalario.
- Diferenciar entre ictericia verdadera y otras causas de coloración amarillenta.
- El tratamiento es el de la causa, además del sintomático.

BIBLIOGRAFÍA

- Jiménez Murillo L, Montero Pérez F. Medicina de urgencias y emergencias. Guía diagnóstica y protocolos de actuación (6ª edición). Elsevier.
- Julián Jiménez A. Manual de protocolos y actuación en urgencias. Hospital universitario de Toledo (5ª edición). Madrid: Saned, 2021.
- Pastor IJ. Capítulo 32. Sección VI-Aparato Digestivo. Ictericia. Editorial Elsevier, 2013.

46. Enfermedad inflamatoria intestinal

E. Hernández Martín, E. Brage Allegue, A. González-Cotorruelo González

PUNTOS CLAVE

- Es Importante saber cuándo se trata de un brote e identificar un brote grave.
- Siempre hay que valorar mediante radiografía de abdomen simple la posibilidad de megacolon.
- Se deben descartar las enfermedades extraintestinales.

DEFINICIÓN Y TIPOS

Colitis ulcerosa (CU): es una inflamación continua de la mucosa, que afecta al recto y, en dirección proximal, al resto del colon con extensión variable (**Tabla 46-1**). Según el tramo de afectación se divide en:

- Proctitis ulcerosa: del recto hasta 15 cm del margen anal.
- Colitis izquierda: del recto hasta el ángulo esplénico.
- Colitis extensa: del recto hasta el colon transverso o ángulo hepático.

Enfermedad de Crohn (EC): es una inflamación transmural y discontinua que puede afectar a cualquier tramo del aparato digestivo, presentando sintomatología variable, según localización y patrón:

- Patrón inflamatorio: diarrea crónica asociada a sangre, moco, pérdida de peso, anorexia, fiebre y abdominalgia.
- Patrón estenosante: síntomas obstructivos.
- Patrón fistulizante: abscesos y fístulas (entero-entéricas, enterocutáneas, etc.).
- Enfermedad perianal: abscesos perianales y fístulas complejas.

Colitis indeterminada: comparte características con CU y EC, que dificultan el diagnóstico diferencial.

MANIFESTACIONES CLÍNICAS (Tabla 46-1)

Tabla 46-1. Manifestaciones clínicas

Enfermedad de Crohn	Colitis ulcerosa
Dolor abdominal en FID	Dolor abdominal tipo retortijón. Cólico previo a la deposición

Enfermedad de Crohn	Colitis ulcerosa
Diarrea (sanguinolenta en ocasiones)	Rectorragia/diarrea con sangre y moco. Urgencia defecatoria, tenesmo e incontinencia
Enfermedad perianal (fisuras, fístulas y abscesos)	Menor incidencia de enfermedad perianal que en la enfermedad de Crohn
Manifestaciones sistémicas: astenia, fiebre, hiporexia y pérdida de peso	
Manifestaciones extraintestinales: Osteoarticulares: artropatía central o periférica, sacroileítis y espondilitis anquilosante. Cutáneas: eritema nodoso, pioderma gangrenoso, síndrome de Sweet, aftas. Oculares: epiescleritis, escleritis, uveítis y conjuntivitis. Hepatobiliares: colangitis esclerosante primaria, cirrosis biliar primaria, hepatitis, esteatosis, colelitiasis. Metabólicas y nutricionales: carencias nutricionales con patologías consiguientes, como anemias, osteoporosis, etc. Otras: estados de hipercoagulabilidad, nefrolitiasis y enfermedades pulmonares.	

Complicaciones

- **Enfermedad de Crohn:** ***suboclusión/oclusión intestinal,*** abscesos y fístulas, malabsorción y aumento el riesgo de cáncer de colon.
- **Colitis ulcerosa:** ***megacolon tóxico,*** perforación intestinal, hemorragia masiva y aumento del riesgo de cáncer de colon.

DIAGNÓSTICO

- **Anamnesis:** historia familiar, hábito intestinal y alimentario, toma de AINE o antibioterapia los días previos, tratamiento habitual, viajes recientes o clínica similar en convivientes.
- **Exploración física:** toma de constantes *(hipotensión y taquicardia son marcadores de gravedad en un posible brote de EII),* exploración sistemática haciendo énfasis en la exploración abdominal (insistir en FID) y tacto rectal. Exploración perianal correcta.
- **Pruebas de laboratorio:**
  - Analítica: hemograma (anemia, leucocitosis y trombocitosis), bioquímica (elevación de reactantes de fase aguda) y coagulación (estados procoagulantes).
  - Coprocultivos: solicitar tres muestras, incluyendo la toxina de *Clostridium difficile.*
- **Pruebas de imagen:**
  - Radiografía de abdomen: es fundamental en todo paciente con sospecha de brote de EII. Valorar signos de complicación (obstrucción, estenosis, dilatación-megacolon, perforación).
  - Ecografía o TC de abdomen: debe hacerse si existen dudas sobre si posibles complicaciones, y si el paciente padece fiebre elevada o dolor intenso.

- Entero-RM: *gold standard* para la valoración del intestino delgado. No se realiza en urgencias.
- Sigmoidoscopia y colonoscopia: *prueba clave en el diagnóstico de EII*. No es urgente. La colonoscopia completa está contraindicada en brotes graves y megacolon por riesgo de perforación. La rectoscopia sería una opción en el ingreso para valorar la gravedad endoscópica y descartar CMV en caso de refractariedad a tratamiento pautado.

CRITERIOS DE GRAVEDAD (Tabla 46-2)

Tras valorar al paciente y con las pruebas complementarias, debemos **confirmar que la clínica se relaciona con la EII** y, si la respuesta es afirmativa, **descartar complicaciones graves y determinar la gravedad del brote** para decidir tratamiento ambulatorio u hospitalario.

Si la patología no está relacionada con la EII, realizar tratamiento dirigido a esta.

Muchos pacientes con EII están inmunodeprimidos, por lo que son más susceptibles a procesos infecciosos que la población general.

Recordar el riesgo de pancreatitis en pacientes en tratamiento con azatioprina: si se confirma la pancreatitis es **OBLIGADA** la suspensión del fármaco.

Tabla 46-2. Escala de gravedad para la colitis ulcerosa de Truelove-Witts modificada

	+ 1 punto	+ 2 puntos	+ 3 puntos
Nº de deposiciones	< 4	4-6	< 6
Sangre en deposiciones	-	+/-	+++
Hemoglobina (g/dL) (hombre/mujer)	> 14/> 12	10-14/10-12	< 10
Albúmina (g/dL)	3,2	3,2-3	< 3
Frecuencia cardiaca (lpm)	< 80	80-100	> 100
Temperatura	< 37ºC	37-38ºC	> 38ºC
VSG (mm/h)	< 15	15-30	> 30
Leucocitos (x1.000)	< 10	10-13	> 13
Potasio (mEq/L)	> 3,8	3.8-3	< 3
Inactivo < 11. Brote leve: 11-15. Brote moderado: 16-21. Brote grave: 22-27.			

En la EC, la actividad inflamatoria y la gravedad no siempre van parejas, por lo que se precisan índices de actividad específicos para cada situación clínica (**Tabla 46-3**).

Tabla 46-3. Índice de Harvey Bradshaw para calcular la gravedad en la enfermedad de Crohn

Estado general	0: muy bueno. 1: regular. 2: malo. 3: muy malo. 4: extremadamente malo
Dolor abdominal	0: No. 1: Leve. 2: Moderado. 3: Intenso
Número de deposiciones líquidas diarias	Nº de puntos
Masa abdominal	0: No. 1: Dudosa. 2: Definida. 3: Definida y dolorosa
Complicaciones	1 punto cada una: artralgia, uveítis, eritema nodoso, aftas, pioderma gangrenoso, fístula anal, otras fístulas, abscesos

< 6 leve   6-12 moderada > 12 grave

Los índices son una herramienta adicional para valorar la gravedad del cuadro, pero si un paciente presenta datos de toxicidad sistémica, síntomas no controlados pese al tratamiento pautado, o repercusión clínica o analítica llamativa (aunque no cumpla los criterios de brote grave en alguno de los índices usados), la valoración global del facultativo siempre es dominante.

TRATAMIENTO

Medidas generales

- Reposición hidroelectrolítica: investigar y corregir déficits/alteraciones iónicas.
- Terapia antitrombótica profiláctica.
- Antibioterapia si se sospecha infección o el paciente tiene fiebre elevada, si hay signos peritoneales o dudas sobre colitis infecciosa: cobertura de BGN y microorganismos anaerobios en caso de hemograma con patrón inflamatorio y fiebre sin otros focos.
- Analgesia si se precisa: evitar AINE y espasmolíticos.
- Medidas nutricionales: evitar dietas ricas en fibra y, si se observan complicaciones, valorar dieta absoluta. Evaluar posible nutrición parenteral o enteral, ya que los requerimientos están aumentados por el estado de hipercatabolismo.
- Aporte de suplementos y oligoelementos: no olvidar aportes de calcio (1-1,5 g/día) y vitamina D (800 UI al día) en pacientes con corticoterapia.

Medidas específicas

Colitis ulcerosa

- Brote leve-moderado:

- Proctitis: tratamiento tópico (supositorios, espumas o enemas) con salicilatos tipo 5-ASA, como mesalazina 1 g/día. Si no responde, añadir 5-ASA oral (mesalazina 3-4 g/día); podríamos añadir corticoides tópicos si el brote es moderado (enemas de budesonida 2 g/día) (**Anexos 46-1 y 46-2**).
- Colitis extensa: 5-ASA 3-4 g/día oral asociada a 5-ASA tópica. En brote moderado, asociar corticoides tipo beclometasona 5 mg/día (durante 4 semanas) asociado a calcio y vitamina D (**Tabla 46-4**).

- Brote grave: corticoterapia IV a dosis de 1 mg/kg de prednisona/día o similar. Si la clínica rectal es importante: asociar tratamiento tópico (mesalazina 1 g/día).
- Cirugía urgente: debe realizarse si se observa un brote agudo refractario a tratamiento IV, perforación o megacolon tóxico.

Tabla 46-4. Pauta descendente de corticoides sistémicos	
Beclometasona	5-10 mg/día 4 semanas. Después: 5 mg/día 4 semanas si se empezó con 10 mg/día y suspender
Budesonida	9 mg/día durante 4 semanas. Después: 6 mg/día 4 semanas y, posteriormente, 3 mg/día 4 semanas y suspender
Prednisona	Disminuir 10 mg cada 7 días hasta llegar a 20 mg/día y, después, disminuir 5 mg a la semana hasta suspender

Enfermedad de Crohn

- Brote leve-moderado:
  - Afectación colónica: tratamiento igual que en CU, añadiendo antibioterabia frente a anaerobios (metronidazol 500 mg/8 h) si existe enfermedad perianal.
  - Afectación ileocecal: budesonida oral, 9 mg/día, añadiendo cobertura antibiótica si se sospecha infección. En caso de brote moderado, añadir corticoterapia oral (1 mg/kg/día de prednisona o equivalentes). Siempre se debe añadir calcio y vitamina D.
- Brote grave. Tratamiento de elección: corticoterapia IV a dosis de 1 mg/kg/día de prednisona o equivalentes. La terapia con anti-TNF está indicada en segunda línea en caso de resistencia a corticoides y cuando haya pérdida de respuesta al tratamiento inmunomodulador.
- Cirugía urgente: si se producen complicaciones, como oclusión, perforación, absceso refractario a tratamiento conservador o hemorragia masiva.

CRITERIOS DE INGRESO

- Brote grave.
- Brote moderado refractario a tratamiento ambulatorio durante más de 2 semanas.
- Complicaciones que puedan requerir drenajes y/o cirugías.

RECUERDE

- Es importante hacer un adecuado diagnóstico diferencial para instaurar el tratamiento etiológico adecuado y saber estratificar la gravedad del cuadro.

BIBLIOGRAFÍA

- Hinojosa del Val J, Nos Mateu P. Conductas de actuación en la enfermedad inflamatoria crónica intestinal (6ª edición).
- Vázquez Lima MJ, Casal Codesido JR. Guía de Actuación en Urgencias (5ª edición). Madrid: Editorial Médica Panamericana, 2016.

47. Patología anorrectal

J. Rodríguez Gómez, P. Morán Arias, M.E. González Fernández

PUNTOS CLAVE

- Dolor, sangrado, prurito y sensación de masa son los síntomas principales de la patología anorrectal.
- Es necesario un buen diagnóstico diferencial para orientar el tratamiento y para descartar que sea una manifestación de una enfermedad sistémica.

INTRODUCCIÓN

La patología anorrectal consta de un amplio abanico de entidades. Algunas pueden tratarse de una manifestación de una enfermedad sistémica.

Para el diagnóstico diferencial son fundamentales una buena anamnesis y exploración física. Los pacientes tardan en consultar y, frecuentemente, utilizan tratamientos empíricos. Además es habitual que empiecen el tratamiento médico sin una correcta exploración física.

HEMORROIDES

Los plexos hemorroidales son cojinetes de tejido submucoso que contienen vénulas, arteriolas y fibras de músculo liso localizados en el canal anal. El engrosamiento, trombosis o prolapso de dichos plexos producirá la patología hemorroidal.

Clasificación

- **Hemorroides externas:** distales a la línea pectínea y muy inervadas. El síntoma principal es el dolor con un pico en los 2-3 primeros días que cede progresivamente. El paciente tiene una sensación de masa dolorosa perianal que suele exacerbarse con maniobras de Valsalva. A la exploración se observa y se palpa una tumoración violácea, perianal, que aumenta tras las maniobras de Valsalva.
- **Hemorroides internas:** proximales a la línea pectínea. El síntoma principal es el sangrado rojo brillante con la defecación. Cuando son irreductibles pueden edematizarse, estrangularse y trombosarse, produciendo sangrado, dolor, infección, ulceración, necrosis y sepsis. Se clasifican en 4 grados (**tabla 47-1**).

Diagnóstico Diferencial

- Sangrado anorrectal autolimitado: fisura o úlcera perianal.
- Si el paciente padece **anemia crónica,** deben sospecharse otras causas de rectorragia: neoplasias, enfermedad inflamatoria intestinal o angiodisplasias intestinales.

- Dolor sin trombosis hemorroidal: absceso o fisura perianal.
- Bultoma azulado perianal: hematoma perianal postraumático.

Tabla 47-1. Grados de hemorroides internas	
Grado I	No hay prolapso. Sangrado con defecación
Grado II	Prolapso con Valsalva y reducción espontánea
Grado III	Prolapso con Valsalva y reducción manual
Grado IV	Prolapso irreductible. Se puede estrangular

Tratamiento

- Medidas **dietéticas** para evitar estreñimiento: dieta rica en fibra, laxantes formadores de volumen (*Plantaben*® 2-3 sobres día), líquidos abundantes y evitar alimentos irritantes (picantes, alcohol, cafeína y bebidas con gas).
- Medidas **higiénicas**: baños de asiento en agua tibia-caliente (varias veces al día y después de cada deposición). Uso de tollas húmedas (evitar papel higiénico). Mantener la zona seca. Evitar largos períodos en el inodoro.
- Si hay **dolor**: comenzar con paracetamol 1 g/8 h y añadir AINE si persiste. Si es necesario, añadir diazepam 5-10 mg a las 23:00 h como coadyuvante. Los fármacos venotónicos (diosmina 500 mg/8 h) pueden disminuir los síntomas.
- Tratamiento **tópico**. Puede reducir los síntomas en casos agudos: acetónido de fluocinolona (*Synalar rectal*®) 1-2 aplicaciones/día; hidrocortisona tópica (*Hemorrane*®) 2-3 veces/día; efedrina/benzocaína rectal (*Hemoal*®) 3-4 aplicaciones/día. No se recomienda su uso prolongado (menos de una semana) para evitar efectos adversos.
- Derivar a consulta de cirugía general en caso de hemorroides grado III. Avisar al cirujano de guardia en caso de hemorroides de grado IV o datos de complicación.

FISURA ANAL

La fisura anal es una solución de continuidad en el canal anal, distal a la línea pectínea (la mayoría están en la línea media posterior), que origina un espasmo del esfínter anal interno. Suele estar asociada a estreñimiento y es la causa más común de rectorragia en la infancia.

Clínica

Dolor lancinante coincidente con la defecación, acompañado de sangrado escaso rojo brillante y prurito. Puede asociar estreñimiento secundario. En casos crónicos puede aparecer secreción mucosa.

Diagnóstico

- **Anamnesis** coincidente con la clínica.
- **Exploración física**: debe realizarse cuidadosamente. Se observa fisura eritematosa superficial de bordes limpios y sangrado escaso en zona perianal. El tacto rectal se debe realizar de rutina para confirmar hipertonía del esfínter y descartar patología subyacente.
- La presencia de **hemorroide centinela** (pliegue indurado distal a la fisura) o de un desgarro profundo con una úlcera, donde se pueden apreciar fibras del esfínter anal interno, sugieren cronicidad.
- En caso de localización lateral o múltiples fisuras: sospechar patología sistémica subyacente (VIH, EII, leucemia).

Tratamiento

- **Medidas higiénico-dietéticas:** similares a las de las hemorroides.
- **Analgesia** y diazepam: igual que en las hemorroides.
- **Vasodilatador periférico**: trinitrato de glicerilo (Rectogesic®) 4 mg/g, 1 aplicación/12 h (con un máximo de 8 semanas): ¡Cuidado con hipotensión y cefalea! También puede emplearse diltiazem tópico al 0,2 %/12 h.
- Si no hay respuesta o se produce cronicidad: solicitar valoración de esfinterotomía a cirugía general.

ABSCESO ANORRECTAL

Absceso perianal con colección purulenta causado por la obstrucción del drenaje de una glándula perianal. Según su localización se clasifican en perianales, isquiorrectales, submucosos, interesfinterianos y supraelevadores.

Clínica

Dolor perianal que aumenta con la defecación, deambulación o sedestación. Puede acompañarse de tenesmo y síntomatología general, como malestar y fiebre. En algunas ocasiones, drenan espontáneamente.

Exploración y diagnóstico

- Zona perianal eritematosa.
- Tumefacción dolorosa, indurada y fluctuante. Se debe realizar tacto rectal para identificar abscesos interesfinterianos y submucosos.
- Para diagnosticar los abscesos isquirrectales y supraelevadores se precisa TC perineal.

Tratamiento

Derivar al cirujano de guardia para drenaje.

FÍSTULA ANORRECTAL

Tracto epitelizado desde un absceso perianal cronificado hacia la piel perirrectal. Otras causas que deben tenerse en cuenta son: enfermedad de Crohn, neoplasia de recto, linfogranuloma venéreo, tuberculosis, diverticulitis, proctitis por radiación, lúes y cuerpos extraños.

Clínica

Supuración purulenta y maloliente a través del orificio fistuloso externo. La obstrucción de dicho orificio puede producir un nuevo absceso.

Exploración

Orificio perianal con drenaje. En el tacto rectal se puede puede apreciar induración y un cordón fibroso en casos crónicos.

Tratamiento

- Casos leves: antiinflamatorios y antibióticos orales (ciprofloxacino 750 mg/12 h y metronidazol 500 mg/8 h o amoxicilina-clavulánico 500 mg/8 h durante 7 días) y derivar a consulta de cirugía general.
- Casos graves (datos de sepsis): avisar al cirujano de guardia.

SINUS PILONIDAL

Formación quística en línea interglútea que suele drenar en línea media. Está producido por la inclusión de un pelo en la dermis que tiende a sobreinfectarse generando un absceso. Es frecuente en varones entre la 2ª y 3ª década de vida.

Clínica

Puede ser asintomático, presentarse de forma aguda en forma de absceso o de forma crónica con quistes recidivantes.

Tratamiento

- Fase **aguda**: drenaje quirúrgico urgente.
- Fase **crónica**: exéresis de forma programada.
- **Antibióticos**: sólo si hay celulitis secundaria.

PROLAPSO RECTAL

Protrusión del recto a través del canal anal. Es más frecuente en mujeres a partir de la 5ª década de vida, multíparas, con laxitud del suelo pélvico y estreñimiento crónico.

Clínica

Masa rectal que protruye con maniobras de Valsalva. Puede asociar dolor abdominal, tenesmo, incontinecia fecal, secreción mucosa y sangrado.

Exploración

Protrusión rectal que aumenta con las maniobras de Valsalva. Debilidad del esfínter anal en el tacto rectal. Puede asociar otras patologías del suelo pélvico, como prolapso uterino o cistocele.

TRATAMIENTO

- Medidas **higiénico-dietéticas** para evitar estreñimiento.
- Derivar a consulta de cirugía general.

RECUERDE

- Más vale meter el dedo que meter la pata.
- Si le duele, lo tiene (absceso proximal, fisura).
- En pacientes neutropénicos, el dolor anal se suele corresponder con infección perianal sin signos inflamatorios (empastamiento sin absceso).

BIBLIOGRAFÍA

- Abcarian H. Anorectal infection: Abscess-fistula. Clinics in colon and rectal surgery.
- 2011;24:14.
- Bullard Dunn KM, Rothenberger DA. Colon, Rectum, and Anus. In: Brunicardi
- F, Andersen DK, Billiar TR, Dunn DL, Hunter IG, Matthews JB, Pollock RE (editors).
- Schwartz's Principles of Surgery (10th edition).
- Burgess BE. Chapter 88. Anorectal Disorders. In: Tintinalli JE, Stapczynski J, Ma O,
- Cline DM, Cydulka RK, Meckler GD, T (editors). Tintinalli´s Emergency.
- Zaghiyan KN, Fleshner P. Anal fisure. Clin Colon Rectal Surg. 2011;24:22.

NEFROLOGÍA-UROLOGÍA (N-U) 7

48. Insuficiencia renal aguda

A. Faúndez Fernández, M. J. Antequera Fernández, S. Uta

PUNTOS CLAVE

- La IRA se clasifica en prerrenal, renal y postrenal.
- El tratamiento de la IRA depende de la causa desencadenante.
- Es imprescindible retirar cuanto antes fármacos nefrotóxicos.

DEFINICIÓN

Deterioro abrupto de la función renal instaurado en horas o días, que se manifiesta mediante un aumento de los niveles de urea y creatinina, con incapacidad para mantener el equilibrio electrolítico y la volemia.

CRITERIOS DIAGNÓSTICOS (TABLA 48-1)

Tabla 48-1. Clasificación de IRA

CLAFISICACIÓN RIFLE				
Categoría RIFLE		Criterios Creatina/FG		Criterios diuresis
Risk	Riesgo	↑ Cr x 1,5	↓ FG >25%	< 0,5 ml/kg/h x 6 h
Injury	Lesión	↑ Cr x 2	↓ FG >50%	< 0,5 ml/kg/h x 12 h
Failure	Fallo	↑ Cr x 3 o Cr > 4 mg/dl + ↑ Cr agudo > 0,5 mg/dl	↓ FG >75%	< 0,3 ml/kg/h x 24 h Anuria x 12 h
Loss	Pérdida prolongada FR	Perdida función renal > 4 semanas		
ESRD	Pérdida irreversible FR	Pérdida función renal irreversible (> 3 meses)		

CLAFISICACIÓN KDIGO		
Estadio	Incremento de Cr	Diuresis
1	↑ Cr x 1,5-1,9 veces la basal o ↑ Cr> 0,3 mg/dl	< 0,5 ml/kg/h x 6 h
2	↑ Cr x 2-2,9 veces la basal	< 0,5 ml/kg/h x 12 h
3	↑ Cr x 3 o creatinina > 4 mg/dl o paciente en TRS o FG< 35 ml/min/1,73 m2 en paciente < 18 años.	< 0,3 ml/kg/h x 24 h o Anuria x 12 h

* FG = filtrado glomerular. FR = función renal. Cr = creatinina. TRS = tratamiento renal sustitutivo.

CLASIFICACIÓN Y ETIOLOGÍA

IRA prerrenal: debida a baja perfusión renal. Suele acompañarse de oliguria (diuresis <400 ml/24 h o <20 ml/h en paciente sondado).

- *Causas:* deshidratación/hipovolemia (diarrea, quemaduras, vómitos, diuréticos...), bajo gasto cardiaco (isquemia, taponamiento cardiaco...), síndrome hepatorrenal, alteraciones hemodinámicas (sepsis, anafilaxia...).

IRA renal, parenquimatosa o intrínseca: la pérdida de la función renal se debe a un daño del parénquima renal. En función de la estructura renal afectada se clasifica como: tubulointersticial, glomerular o vascular. Puede acompañarse de diuresis conservada, oliguria o anuria.

- *Casusas:* tubulointersticiales (necrosis tubular aguda, sepsis, nefritis intersticial aguda, tóxicos exógenos (contraste yodado, AINEs, aminoglucósidos...) y endógenos (mioglobina)), glomerulares (glomerulonefritis, vasculitis de pequeño vaso...), vascular (vasculitis de mediano y gran vaso (Enfermedad de Takayasu)), microangiopatías (Síndrome hemolítico urémico, embolismo arterial...).

IRA postrenal u obstructiva: causada por una obstrucción del flujo urinario, genera un aumento de presión retrogrado que compromete la función renal. Si la obstrucción es bilateral o unilateral, ante un único riñón funcionante. Provoca anuria (diuresis <100 ml en 24 horas).

- *Causas:* estenosis ureteral, neoplasia vesical, litiasis renales bilaterales...

CLÍNICA

Puede ser asintomática, como un hallazgo casual a nivel analítico; o acompañarse de distintos síntomas en función de la causa desencadenante (oligoanuria, edemas, hematuria...).

DIAGNÓSTICO DIFERENCIAL

(Tabla 48-2).

ACTITUD EN URGENCIAS

- **Anamnesis:** orientar posibles causas, tóxicos, tiempo de instauración del cuadro etc.
- **Constantes (PA, FC, Tª, FR):** valorar situación hemodinámica, diuresis y tipo de respiración.
- **Exploración física:**
  - **Volemia:** signo del pliegue, sequedad de mucosas, edemas, reflujo hepatoyugular.
  - **Afectación de órganos/sistemas:** auscultación cardiopulmonar (soplos, ritmo, hipoventilación, crepitantes), exploración abdominal (globo vesical, puñopercusión renal), existencia de púrpura, etc.

Tabla 48-2. Diagnóstico diferencial de la IRA		
IRA	IRA prerrenal	IRA parenquimatosa
Sodio en orina [UNa]	< 12 mEq/L	> 20 mEq/L
Relación Na/K orina	K > Na	Na > K
EFNa (%)	< 1%	> 1 %
Osmolaridad orina	> 450-500 mOsm/kg	< 350 mOsm/kg
Densidad urinaria	> 1018	< 1012
NUU/NUS (o urea)	> 8	< 3
[CrU/CrP]	> 40	< 20
IFR (%)	< 1%	> 1%
Cilindros	Hialinos	Pigmentados celulares

EFNa (excreción fraccional de sodio) = (NaU x CrP) / (NaP x CrU) x 100, NUU: nitrógeno ureico urinario, NUS: nitrógeno ureico en sangre, IFR (índice de fallo renal) = CrP/(NaP x CrU), Cr: creatinina, U: en orina, P: en plasma.

- **Pruebas complementarias:**
  - **Analítica sanguínea:** hemograma, bioquímica (creatinina, urea, iones), gasometría arterial o venosa.
  - **Análisis en orina:** sistemático de orina con sedimento urinario (ej. leucocituria, proteinuria, hematuria), creatinina, urea e iones en orina.
  - **ECG:** alteraciones de la repolarización (ondas T "picudas"), arritmias.
  - **Radiografía de tórax:** derrame pleural, cardiomegalia.
  - **Radiografía de abdomen:** valorar existencia de litiasis.
  - **Ecografía abdominal:** valorar tamaño y morfología renal, patología vesical, prostática, obstrucción de vía urinaria.

TRATAMIENTO

Según la causa desencadenante y la sintomatología acompañante.

MEDIDAS GENERALES

- Observación con control riguroso de constantes (PA, diuresis, aportes de volumen, ingesta hídrica).
- Controles analíticos en función del tratamiento pautado y/o de las alteraciones hidroelectrolíticas, mínimo cada 12 horas hasta normalización de los valores alterados.
- Monitorización cardiaca si fuese precisa (alteraciones ECG).

MEDIDAS ESPECÍFICAS

- Manejo de urgencias vitales:
  - **Edema agudo de pulmón:** diuréticos, véase capítulo correspondiente.
  - **Sepsis:** tratamiento antibiótico empírico y reposición de volumen con aumento de la PAM >70-80 mmhg.

- **Hiperpotasemia severa:** medidas antipotasio (insulina + glucosa, salbutamol...), véase capítulo correspondiente.
- **Acidosis:** tratamiento en función del anion gap, gravedad y etiología siguiendo la pauta descrita en el capítulo correspondiente.

- Mantener estabilidad hemodinámica, siendo la PAM objetivo 80 mmhg.
- Si deshidratación, reposición de volumen con cristaloides (SSF al 0,9%, hipotónico 0,45% o Ringer), según necesidades y respuesta.
- Si hemorragia severa, trasfusión de concentrados de hematíes según necesidad.
- Evitar nefrotóxicos (AINES, contraste yodado...).
- Corregir las alteraciones electrolíticas (hiperpotasemia, hipopotasemia, hiponatremia, hipernatremia, hipercalcemia...).
- Si coexisten hipopotasemia e hipocalcemia, corregir primero hipocalcemia para evitar causar tetania.
- **Avisar a Urología** ante cuadro obstructivo para resolver o atenuar obstrucción mediante sondaje vesical, nefrostomía o cateterización ureteral.
- **Avisar a Nefrología** ante necesidad de hemodiálisis aguda. Indicaciones:
  - Sobrecarga de volumen refractaria a tratamiento diurético a dosis óptimas.
  - Hiperpotasemia y/o acidosis metabólica severa a pesar de tratamiento intensivo.
  - Alteraciones clínicas secundarias a uremia (pericarditis, encefalopatía...).
  - Ciertas intoxicaciones (litio).

RECUERDE

- El tratamiento de la IRA depende de la causa desencadenante.
- Prestar especial atención a la estabilidad hemodinámica y a las alteraciones electrolíticas.

BIBLIOGRAFÍA

- Gaínza de los Ríos FJ. Nefrología al día. Insuficiencia Renal Aguda. Disponible en: https://www.nefrologiaaldia.org/317
- Guías SEN: Actuación en el Fracaso Renal Agudo. FJ Gainza, F Liaño. [citado el 20 de enero de 2022] Disponible en: http://www.senefro.org/modules/webstructure/files/guia_fra.pdf?check_idfile=2876

49. Retención aguda de orina

N. González Iglesias, E. M. Rodríguez Pérez, D. Castanedo Álvarez

PUNTOS CLAVE

- La actuación prioritaria ante una retención aguda de orina es la descompresión de la vejiga mediante cateterización uretral.
- Lo primero que debemos pensar es que la causa es de origen obstructivo.

DEFINICIÓN

La retención aguda de orina (RAO) es la incapacidad para orinar de forma voluntaria por obstrucción al flujo de salida de orina. Se considera cuando el volumen contenido es ≥ 500-600 mL.

CLASIFICACIÓN

Mecánica: estenosis uretrales, hipertrofia benigna de próstata, cálculos, tumores, radioterapia, etc.

Funcional: disinergias vesicoesfinterianas, sobre todo, relacionadas con patologías neurológicas degenerativas y/o traumáticas.

Debemos realizar diagnostico diferencial con la ***anuria*** (no producción de orina), que suele traducir patologías del parénquima renal (insuficiencia renal, etc.), farmacológicas y/o sistémicas (sepsis, insuficiencia cardiaca, etc.).

ANAMNESIS

Debe realizarse una anamnesis detallada, abordando antecedentes urológicos, síntomas del tracto urinario, traumatismos o cirugías previas, enfermedades neurológicas, consumos de fármacos o tóxicos y otras enfermedades, como diabetes mellitus.

CLÍNICA

Dolor suprapúbico que puede acompañarse de síntomas vegetativos (sudoración, palidez e hipotensión). Si el paciente tiene fiebre: sospechar patología infecciosa (ITU, prostatitis, pielonefritis).

EXPLORACIÓN FÍSICA

- Toma de constantes: T^{a}, frecuencia cardiaca y respiratoria, tensión arterial y ECG.
- **Abdomen**: dolor a la palpación de hipogastrio; en ocasiones, masa abdominal (globo vesical).

- **Pene:** fimosis, parafimosis, cáncer de pene, etc.
- **Tacto rectal:** tumores rectales/prostáticos, fecalomas, etc. Siempre debe realizarse tras la resolución del cuadro agudo de RAO.

DIAGNÓSTICO

Es fundamentalmente clínico.

Pruebas complementarias

- **Sistemático y sedimento de orina,** junto con *cultivo,* sobre todo, si se sospecha patología infecciosa.
- **Analítica de sangre:**
  - Anemia: obstrucción crónica asociada o no a insuficiencia renal, tumores y hematuria.
  - Aumento de reactantes de fase aguda, leucocitosis y neutrofilia. Prestar especial atención a los marcadores de sepsis.
  - Aumento de la creatinina y de la concentración de potasio. La **hiperpotasemia es la primera altración que se debe tratar. La concentración de potasio** permite diferenciar entre proceso agudo y crónico (en este último no suele verse afectado el potasio). Tratamiento: medidas antipotasio + fluidoterapia + analítica de control 24-48 h.
  - Coagulación: puede pedirse en pacientes con hematuria y/o anticoagulados.
- **Pruebas de imagen.** No están indicadas de forma sistemática:
  - Radiografía de abdomen: en ocasiones permite ver el globo vesical, fecalomas, cuerpos extraños, etc.
  - Ecografía abdominal: es útil para confirmar el diagnóstico de RAO y evitar sondajes uretrales innecesarios. Nos permite evaluar el volumen de orina premiccional y el residuo postmiccional. Se debe tomar una actitud conservadora en pacientes con valores de 500-600 mL. Deben **vigilarse los volúmenes < 500 mL.**

ACTITUD Y TRATAMIENTO EN URGENCIAS

Sondaje urinario

- Sonda uretral Foley o de silicona (más rígidas y mayor duración) de 14 F. Valorar sondas de menos calibre si se sospecha estenosis y/o sondas de punta Tiemann si se sospecha dificultad de sondaje, sobre todo, a nivel prostático.
- En caso de hematuria, indicar sondaje de 3 vías; realizar lavado manual para la extracción de posibles coágulos y colocar posteriormente el lavado vesical continuo, que iremos poniendo a demanda en función del grado de hematuria.
- Imposibilidad de sondaje uretral → solicitar interconsulta al servicio de urología y solicitar analítica con coagulación por si precisa sondaje suprapúbico.

MANEJO DE LA SONDA VESICAL AL ALTA

- **Proceso relacionado con episodio de prostatitis:** AINE/8 h durante 5 días + antibioterapia 4-6 semanas (Septrim forte, ciprofloxacino, levofloxacino) + tamsulosina 0,4 mg c/24 h. No es preciso dar el alta con sonda vesical. Solicitar consulta tras la finalización del tratamiento. En caso de estar ya en seguimiento, no precisan priorización.
  Las alteraciones analíticas (hiperpotasemia y alteraciones de la función renal) son indicación absoluta de mantener la sonda vesical abierta a bolsa hasta su solución. En caso de no presentarse estas, podría valorarse sonda vesical con tapón.
- **Varones con un primer episodio sin tratamiento médico previo para la HBP.** Alta con sonda vesical: retirada en 3-5 días + alfabloqueantes (tamsulosina 0,4 mg 1 comp/24 h) por la noche, por riesgo de hipotensión. Es importante avisar al paciente de la eyaculación retrógrada como efecto secundario.
- **Varones en tratamiento con combinación de dutasterida + tamsulosina con más de un episodio previo:** sonda vesical permanente.
  En ambos casos: consulta con urología; en el primer caso, a ritmo normal y en el segundo, preferente, para valoración de tratamiento quirúrgico.
  En caso de hematuria con coágulos: confirmar mediante lavado vesical manual + alta con sonda vesical y retirada 3-4 días, asegurando una buena ingesta hídrica.

CRITERIOS DE INGRESO

- Alteración del estado general, inestabilidad hemodinámica, fiebre, intolerancia oral y alteraciones analíticas importantes.
- Sospecha de proceso neoplásico.
- Insuficiencia renal e hiperpotasemia –alteraciones cardiacas secundarias.
- Hematuria exvacuo.
- Necesidad de trasfusión de concentrado de hematíes.

COMPLICACIONES TRAS LA CATETERIZACIÓN

- **Infección:** en pacientes con antecedentes de infecciones de repetición se puede usar como profilaxis una dosis de antibiótico endovenoso (cefazolina 1 g, ceftriaxona 1 g). En caso de urocultivo positivo previo, establecer antibioterapia dirigida.
- **Hematuria exvacuo:** secundaria a rotura de los vasos capilares de la vejiga, que se rompen como consecuencia de la descompresión brusca de esta. Se puede evitar pinzando la sonda a los 300-400 mL y esperar unos minutos.
- **Síndrome vasovagal:** hipotensión y/o alteración de la conciencia transitorias.
- **Poliuria desobstructiva:** puede llegar a alcanzar valores de 4-5 litros diarios. Se corrige con un aporte extra de líquidos.

RECUERDE

- Se debe realizar una descompresión vesical inmediata ante la sospecha clínica de retención aguda de orina.
- La mayoría de los pacientes pueden darse de alta y estudiarse en consulta de urología. Son indicaciones de observación en urgencias e interconsulta a urología la hematuria persistente, la insuficiencia renal aguda y la sospecha de sepsis.
- La cobertura antibiótica solo es necesaria si hay evidencia de infección. En caso de infecciones de repetición se puede valorar la administración de una dosis única de antibiótico (cefazolina 1 g, ceftriaxona 1 g).
- Se recomienda asociar un alfa-1-bloqueante, como, tamsulosina, ya que mejora la tasa de micción espontánea tras retirar el sondaje. Si el paciente ya estaba siendo tratado con dicho fármaco o similares, no se recomienda ni la suspensión, ni la combinación.

BIBLIOGRAFÍA

- Broseta E, Budía A, Burgués JC, Luján S. Urología práctica (4ª edición).
- Fisher E, Subramonian K, Omar MI. The role of alpha blockers prior to removal of urethral catheter for acute urinary retention in men. Cochrane Database Syst Rev. 2014;(6):CD006744.
- Glenn M. Preminger , MD, Duke Comprehensive Kidney Stone Center, Nov 2020.
- Vázquez Lima MJ, Casal Codesido JR. Guía de Actuación en Urgencias (5ª edición). Madrid: Editorial Medica Panamericana, 2017.

50. Cólico nefrítico

P. Castro Castro, S. Camba Matos, B. López López

PUNTOS CLAVE

- El diagnóstico es clínico. Es importante el diagnóstico diferencial con otras patologías graves.
- El control del dolor es prioritario.

DEFINICIÓN

Síndrome clínico agudo, debido a la distensión producida en la zona proximal a una obstrucción del tracto urinario. Es la causa más frecuente de dolor lumbar y muy recurrente. Zonas de obstrucción más frecuentes: infundíbulos caliciales, unión pieloureteral, cruce de los vasos ilíacos y uréter pélvico.

ETIOLOGÍA

Litiasis (es la causa de más del 90 % de los cólicos y los cálculos son en su mayoría de calcio), **coágulos, tumores o material infeccioso.** Provocan obstrucción intraureteral.

Compresión ureteral externa debida a procesos vasculares, digestivos, ginecológicos o retroperitoneales.

Estenosis ureteral: congénita, tumoral o secundaria a intervenciones quirúrgicas o tuberculosis genitourinaria.

CLÍNICA

Dolor: típicamente de inicio brusco y de intensidad creciente. Se localiza en la región lumbar e irradia, siguiendo el trayecto del uréter, hasta la zona genital.

Síntomas vegetativos: inquietud, sudoración, náuseas/vómitos (inervación conjunta del estómago y riñón por el ganglio celíaco) y taquicardia.

Hematuria: habitualmente, microscópica, y **sintomatología del tracto urinario inferior de llenado (polaquiuria y urgencia miccional)**, especialmente, si la litiasis afecta a uréter terminal/zona yuxtavesical. Si existe infección asociada, puede aparecer **fiebre.**

En ocasiones asocia **sensación de distensión abdominal** en relación con íleo paralítico.

Es importante realizar el diagnóstico diferencial con otros procesos (**Anexo 50-1**).

ACTUACIÓN EN URGENCIAS

- Historia clínica y exploración física correctas.
- Analítica de orina y sedimento: informa de la presencia de hematuria, leucocituria, nitritos, bacterias, cristales y valor del ph. El urocultivo con antibiograma está indicado si existen datos de infección/sospecha de cólico complicado.
- Analítica de sangre: bioquímica con urea, creatinina y hemograma. Si el paciente padece fiebre/terapia intervencionista probable: sodio, potasio, PCR y coagulación.
- Hemocultivos si hay fiebre.
- Estudios de imagen:
  - **Radiografía simple de abdomen**: ayuda a diferenciar las litiasis radiopacas de las radiotransparentes (la mayor parte son de ácido úrico y susceptibles de tratamiento médico mediante alcalinización de la vía urinaria). Aporta información sobre el tamaño y localización de la litiasis.
  - **Ecografía:** aporta información sobre la existencia o no de dilatación de la vía urinaria, así como de otros signos de complicación (pionefrosis, urinoma y abscesos).
  - **TC sin contraste (exploración más sensible y específica)**: es capaz de identificar todo tipo de litiasis, salvo las producidas por indinavir. Aporta información sobre localización, aspectos anatómicos de cara a plantear accesos quirúrgicos en caso de necesidad, determina la densidad radiológica y la estructura interna de las litiasis.

Deben realizarse inicialmente cuando hay fiebre, en pacientes monorrenos y si hay dudas diagnósticas.

La ecografía es de elección, como herramienta primaria de diagnóstico. En un segundo tiempo estaría indicada también en el caso de pacientes trasplantados, mala respuesta analgésica, deterioro de la función renal, anuria o gestantes.

TRATAMIENTO

Es recomendable la ingesta de 2,5-3 L de líquido/día.

Tratamiento farmacológico (**Tabla 50-1**).

Tratamiento intervencionista. Se valorará la derivación urinaria urgente mediante colocación de catéter JJ o nefrostomía percutánea en los siguientes casos: dolor refractario al tratamiento médico, signos de infección o sepsis, monorrenos en anuria u oliguria, obstrucción bilateral y riesgo de pionefrosis.

EVOLUCIÓN

Si remite el dolor, puede darse el alta a domicilio.

Derivación a consultas de urología en el primer episodio de cólico renal, cólicos recidivantes o aquellos refractarios a tratamiento.

Tabla 50-1. Tratamiento farmacológico del cólico nefrítico	
Analgésicos	
AINE (de elección) Evitar en pacientes ancianos, monorrenos, con insuficiencia renal previa, insuficiencia cardiaca/riesgo coronario, riesgo de ulcus gástrico y arteriopatía periférica	Ibuprofeno, naproxeno, dexketoprofeno, metamizol, diclofenaco, indometacina En caso de alergia o embarazo, paracetamol
Opiáceos (2ª línea)	Tramadol (de elección) Evitar petidina por efectos adversos (náuseas y vómitos) o asociar antieméticos
Terapia médica expulsiva	
Alfabloqueantes (recomendación fuerte en caso de cálculos ureterales distales > 5 mm) No existe evidencia suficiente para apoyar el uso de inhibidores de la fosfodiesterasa tipo 5 o corticosteroides combinados con alfabloqueantes Hipotensión, mareos, eyaculación retrógrada	Tamsulosina, doxazosina, terazosina
Antieméticos	Metoclopramida, ondansetrón
Antipiréticos	Paracetamol
Ansiolíticos orales	Alprazolam, diazepam
Antibióticos: no de forma rutinaria, solo si hay signos de infección coexistentes	
Quimiólisis oral: en cálculos de ácido úrico	Citrato alcalino, bicarbonato de sodio

RECUERDE

- El diagnóstico del cólico renal es clínico, apoyado en la puñopercusión renal positiva y la presencia de (micro)hematuria.
- El control del dolor es prioritario y no debe demorarse por la realización de pruebas. Los AINE son el tratamiento de elección.
- La ecografía es la prueba de imagen inicial a realizar.

BIBLIOGRAFÍA

- Broseta Rico E, Budía Alba A, Burgués Gasión J P, Luján Marco S, et al. Urología práctica (5ª edición). Elsevier, 2020

- EAU Guidelines 2021.
- Pathan SA, Mitra B, Cameron PA. A systematic review and meta-analysis comparing the efficacy of nonsteroidal anti-inflammatory drugs, opioids, and paracetamol in the treatment of acute renal colic. Eur Urol. 2018;73:583-95.
- Susaeta R, Benavente D, Marchant F, Gana R. Diagnóstico y manejo de litiasis renales en adultos y niños. Rev Med Clin Condes. 2018;29(2):197-212.

51. Hematuria

B. García Fernández, H. Avendaño Correal, AM. Pineda Munguía, C. Sánchez Guerrero

PUNTOS CLAVE

- Se considera patológica la presencia de más de tres glóbulos rojos por campo en el sedimento urinario.
- La anamnesis y la exploración física pueden ser claves para tratar de identificar la causa, pero la mayoría de las veces se necesitarán pruebas complementarias.

DEFINICIÓN

Presencia de sangre en orina, ≥ 3 hematíes en sedimento urinario, que se hace visible a simple vista ante la presencia de > 100 hematíes por campo. Su origen puede estar en cualquier localización del aparato urinario. Hay que distinguir la hematuria del sangrado que aparece a través del meato uretral sin relación con la micción (uretrorragia), del sangrado vaginal en la mujer (metrorragia) y de la falsa hematuria (alteración en la coloración de la orina debida a toma de fármacos, alimentos o sustancias endógenas como mioglobina, etc.).

CLASIFICACIÓN

Según el **momento de aparición:**

- Inicial: al principio del chorro sugiere origen uretral, prostático o de cuello vesical.
- Terminal: al final de la micción sugiere origen vesical.
- Total: a lo largo de toda la micción sugiere origen supravesical.

Según la intensidad o **estabilidad hemodinámica:**

- *Leve:* sin repercusión analítica ni hemodinámica.
- *Moderada-grave:* alteración analítica y/o hemodinámica. Precisa transfusión de concentrados de hematíes.

Según la **incidencia y la edad:**

- Lactante: trombosis de la vena renal, secundaria a cuadros de deshidratación, como diarrea, fiebre alta o sudoración profusa.
- Edad media:
  - Independientemente del sexo: litiasis urinaria.
  - Mujer: cistitis aguda.
  - Fumadores (sobre todo > 50 años): descartar neoplasia urotelial.
- *Ancianos:* HBP en el varón.

ETIOLOGÍA

- **Causas nefrourológicas:** ITU, litiasis, neoplasias, HBP, hematuria exvacuo, nefropatías.
- **Causas hematológicas:** hemoglobinopatías, alteraciones de la coagulación.
- **Fármacos:** anticoagulantes (ACOS), antiagregantes e inmunosupresores (ciclofosfamida).
- **Otras causas:** traumatismos, tuberculosis, postcirugía o postlitotricia, malformaciones arteriovenosas y tumoraciones benignas.

ACTITUD EN URGENCIAS

- **Antecedentes personales:** fármacos, traumatismos, sondaje vesical, cirugía urológica. **Antecedentes familiares:** HTA, enfermedad de Alport, hemofilia, enfermedad renal, etc.
- **Anamnesis:** dolor unilateral en flanco (sugestivo de nefrolitiasis), clínica miccional o fiebre (sugiere infección de tracto urinario).
- **Toma de constantes** (PA, FC y Tª).
- **Exploración física:** palpación abdominal para descartar masas o presencia de globo vesical; puñopercusión renal e inspección de genitales externos (examen pélvico en la mujer y tacto rectal en el varón).

PRUEBAS COMPLEMENTARIAS

- **Analítica sanguínea:** hemograma, coagulación y bioquímica (función renal e iones).
- **Urocultivo.** Se puede prescindir del análisis sistemático y sedimento de orina si hay hematuria macroscópica.
- **Radiografía de abdomen:** en el cólico nefrítico identifica cálculos radiopacos y la silueta renal.
- **Ecografía urológica o uro-TC:** para identificar la causa, de manera ambulatoria.
- **Angio-TC:** en pacientes politraumatizados.

TRATAMIENTO

Hematuria leve (sin coágulos ni alteración analítica y sin signos de obstrucción urinaria), tratamiento conservador (**Fig. 51-1**):

- Aumento de la ingesta de líquidos (2,5 L/día **¡ojo en cardiópatas!**).
- Antibioterapia si hay sospecha de ITU: fosfomicina 3 g/24 h 2 días, nitrofurantoína 50-100 mg/8 h, cefuroxima 500 mg/12 h, amoxicilina-clavulánico 875/125 mg/8 h o ciprofloxacino 500 mg/12 h durante 3-5 días.
- Alta de urgencias y recomendación de cita ambulatoria en Urología.

Hematuria moderada-grave (ingreso hospitalario):

- Sondaje uretral: si hay coágulos o hematuria importante se coloca sonda Foley de 3 vías para realizar lavado manual con extracción de coágulos y posteriormente lavado continuo.
- Reposo absoluto.
- Canalizar vía venosa periférica para mantener hidratación con sueroterapia 2.000 mL/24 h, si no hay afectación cardiopulmonar.
- Medidas de soporte (transfusión, reversión de anticoagulación, etc.).

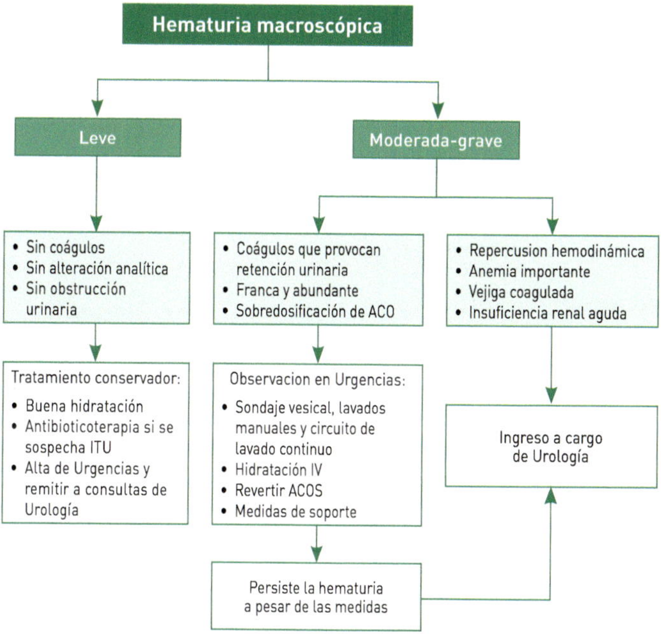

Figura 51-1. Algoritmo de tratamiento de la hematuria.

CRITERIOS DE INGRESO

- Inestabilidad hemodinámica.
- Anemia grave (Hb < 7 g/dL).
- Fracaso renal agudo.
- Retención aguda de orina por coágulos que no se resuelve tras el sondaje y el período de observación en Urgencias.
- Persistencia de hematuria franca pese al tratamiento.
- Hematuria postraumática (TC abdominal si se sospecha rotura renal).

RECUERDE

- Es muy importante valorar el estado hemodinámico ante una hematuria franca para evitar posibles complicaciones.

BIBLIOGRAFÍA

- Archivos Españoles de Urología (2021).
- Cano Restrepo C, Belloso Loidi J, Garmendia Olaizola G, San Jaka JP. Hematuria. Libro del Residente de Urología. Madrid: Asociación Española de Urología, 2016.
- García Méndez L, Martínez Estrada KM, Cadabal Rodríguez T. Hematuria. Revista AMF. 2011;7(1):39-43.
- Perazella MA, O'Leary MP. UpToDate -Evidence-based Clinical Decision Support [Internet]. UpToDate; Julio de 2021. Disponible en: https://www.uptodate.com/contents/etiology-and-evaluation-of-hematuria-in-adults?csi=1c03176b-9552-48c3-97d9-a8b4be0c6a0d&source=contentShare
- Vázquez Lima MJ, Casal Codesido JR. Guía de Actuación en Urgencias (5ª edición). Madrid: Editorial Médica Panamericana, 2017.

52. Infecciones del tracto urinario

J. F. Rocha Sánchez, R. Iban Ochoa, A. Martínez Vidal, D. E. Díaz Pérez

PUNTOS CLAVE

- Un objetivo primordial en la urgencia es determinar la gravedad de la infección del tracto urinario (ITU) para elegir el mejor tratamiento.

CONCEPTOS

- ITU complicada: ITU que se asocia a alteraciones morfológicas, funcionales, pacientes con comorbilidades (trasplantado renal, diabético, inmunodeprimidos) o situaciones especiales (embarazo).
- Infección urinaria recurrente: al menos, 2-3 ITU en un año confirmadas con urocultivo.
- ITU asociada a catéter: se presenta durante la permanencia de la sonda urinaria o en las 72 horas siguientes después de su retirada.

DIAGNÓSTICO

Clínica. Atribuible al aparato genitourinario, depende de la localización:

- Síntomas ureterovesicales: síndrome miccional con disuria, polaquiuria, tenesmo vesical y dolor suprapúbico.
- Síntomas ureterorrenales: dolor en flancos a la puñopercusión, cortejo vegetativo.
- Síntomas prostáticos: dificultad de vaciado vesical, dolor perineal.
- Síntomas testiculares: dolor testicular, aumento de volumen, edema.
- Síndrome febril (temperatura > 37,8°C).

En ancianos o personas con deterioro cognitivo la presentación puede ser atípica, con hipotermia, vómitos, taquicardia, taquipnea, incontinencia urinaria, *delirium* y letargo.

Análisis sistemático de orina: los principales parámetros de interés en ITU son los nitritos (productos del metabolismo de bacterias Gram-, alta especificidad) y la piuria (> 10 leucocitos/campo en orina no centrifugada, alta sensibilidad). Asimismo, la presencia de cilindros leucocitarios, bacterianos o mixtos son indicativos de pielonefritis.

Identificación y cuantificación del microorganismo en muestra de orina: la orina se cultiva en el medio correspondiente. En el 85 % de los casos la bacteria causante es *Escherichia coli*.

Actualmente, NO se recomienda la realización sistemática de urocultivo (UC) en ITU baja no complicada en mujeres no embarazadas, a excepción de las recidivas precoces (en el primer mes), pero SÍ está indicada en

ITU complicadas, no complicadas con sintomatología no clara, ITU recurrente, fracaso terapéutico, PNA y para el diagnóstico de bacteriuria asintomática en pacientes con factores de riesgo (en cuyo caso, si la paciente está embarazada, se debe solicitar UC posterior al tratamiento para comprobar la curación).

Los parámetros inflamatorios ayudan a determinar la gravedad de una ITU y los criterios de ingreso (leucocitosis/neutrofilia, proteína C reactiva y procalcitonina).

INFECCIÓN DE LA VÍA URINARIA INFERIOR

Bacteriuria asintomática

Presencia de 10^5 UFC/mL en 2 muestras de orina obtenidas de una mujer sin síntomas urinarios o 1 muestra en varón. No requiere tratamiento en pacientes ancianos ni en los enfermos portadores de sonda vesical permanente, pero se aconseja el tratamiento debido al riesgo de causar complicaciones graves en:

- Niños menores de 5 años.
- Embarazadas.
- Enfermos sometidos a cirugía o manipulación urológica.
- Trasplantados renales.
- Neutropénicos e inmunodeprimidos.
- Pacientes con anomalías urológicas no corregibles y episodios de infección urinaria sintomática.
- Pacientes con bacteriuria persistente tras intervención urológica o tras retirada de sonda (un sólo intento terapéutico).
- Eventualmente puede estar indicado en infecciones por *Proteus spp* (riesgo de cálculos de estruvita) y en pacientes diabéticos mal controlados.

Cistitis aguda

Cursa con piuria y cultivo positivo. Los pacientes presentan síntomas irritativos de la vejiga (disuria, polaquiuria, nicturia, tenesmo vesical y dolor suprapúbico). En el paciente con infección urinaria complicada, sonda urinaria y/o con tratamiento previo, aunque *E. coli* sigue siendo el más común, aumenta la incidencia de otras enterobacterias, enterococos, *P. aeruginosa* u hongos, *Candida spp* principalmente.

INFECCIÓN DE LA VÍA URINARIA SUPERIOR

Pielonefritis aguda (PNA)

Inflamación de la vía urinaria superior que afecta a la pelvis y parénquima renal. El diagnóstico es clínico. Puede cursar con síndrome miccional los días previos, fiebre, escalofríos y dolor lumbar. Si el dolor es de tipo cólico e irradia a ingle sugiere presencia de litiasis.

Debe realizarse una analítica con reactantes de fase aguda y función renal (si está alterada, nos hará sospechar uropatía obstructiva o litiasis) y urocultivo.

Debe hacerse una prueba de imagen urgente (ecografía renal y/o TC abdominal) si hay datos clínicos o analíticos de sepsis, insuficiencia renal aguda (AKIN > 1), dolor cólico, hematuria, presencia de masa renal y/o fiebre persistente al 3er día de tratamiento activo.

OTRAS INFECCIONES DEL TRACTO URINARIO

Epididimitis

Inflamación del epidídimo, casi siempre unilateral y con afectación del testículo (orquiepididimitis). En varones jóvenes se asocia a actividad sexual e infección de la pareja, de origen bacteriano en su mayoría. Cursa con edema y dolor a la palpación del cordón espermático. Ecografía doppler para distinguirla de una torsión testicular si dudas.

Uretritis

Inflamación de la uretra, más típica en jóvenes, de bajo nivel socioeconómico y con antecedentes de ITS. Cursa con secreción mucoide o purulenta, prurito uretral y eritema de meato uretral. El 75 % de las uretritis con secreción son gonocócicas, mientras que hasta en dos tercios de las uretritis no gonocócicas se aísla *Chlamydia trachomatis*. El estudio de elección es el frotis de secreción uretral. La complicación más frecuente es la epididimitis aguda o la enfermedad inflamatoria pélvica (EIP).

Prostatitis aguda

Inflamación aguda de la próstata que cursa con dolor perineal, síndrome febril, síntomas miccionales y síntomas de vaciado (reducción del calibre miccional, micción por goteo y sensación de vaciado incompleta). El diagnóstico de sospecha es clínico, con elevación de parámetros inflamatorios y sedimento con abundante piuria. El cultivo propio es el cultivo de semen, si bien rara vez está indicada en el contexto de urgencias. Las dos principales complicaciones son la retención aguda de orina (puede tratarse con cateterismo suprapúbico o mediante sondaje vesical de 12-14 CH, con cuidado) y el absceso prostático (en cuya sospecha, se debe solicitar TC con contraste).

TRATAMIENTO

- Medidas generales: ingesta hídrica adecuada, micción postcoital, limpieza de delante hacia atrás tras defecación y ropa interior transpirable (medidas con baja evidencia).
- En mujeres no embarazadas con clínica de ITU no complicada y análisis sistemático de orina patológico (piuria y nitritos) se puede iniciar tratamiento antibiótico con pauta corta, sin UC previo.
- En casos de ITU recurrente se puede optar por la terapia antimicrobiana continua (Cotrimoxazol 200/40 mg/noche, Ciprofloxacino 250 mg/noche

o Fosfomicina 3 g c/10d). Otra opción es el uso de estrógenos vaginales en mujeres postmenopáusicas.

- La ITU complicada se debe manejar en urgencias con hidratación, antipiréticos, antieméticos, antibioterapia IV inicial (previo UC), antiinflamatorios (si hay buena función renal) y observación. Si no hay mejoría, plantear ingreso ± ecografía abdominal. El tratamiento antibiótico de ITU complicada es de 10-14 días (**Tabla 52-1**).
- En la ITU asociada a catéter no está indicado el retiro o recambio de rutina.
- La ITU por gérmenes multirresistentes se debe sospechar en pacientes hospitalizados, sometidos a manipulación reciente de vía urinaria, portadores de sonda vesical permanente, antecedente de infección por microorganismo multirresistente y en aquellos que han recibido antibióticos en los últimos 3 meses. Los carbapenémicos deben ser considerados de elección si hay cultivo previo del microorganismo multirresistente.

CRITERIOS DE HOSPITALIZACIÓN

- Inestabilidad clínica y/o analítica tras 6-12 h de inicio de tratamiento.
- Sospecha de sepsis, bacteriemia u obstrucción de tracto urinario.
- Mala tolerancia a la vía oral o sospecha de mala adherencia a la misma.
- Dolor y síntomas vegetativos no controlados.

CRITERIOS DE VALORACIÓN UROLÓGICA

- Pielonefritis con uropatía obstructiva.
- Pielonefritis complicada con absceso renal o perirrenal.
- Procesos enfisematosos (pielonefritis, cistitis) o pielonefritis xantogranulomatosa (sospecharla si presencia de macrófagos espumosos en orina en contexto de infección crónica por litiasis).
- Orquiepididimitis con abscesificación testicular.
- Prostatitis con absceso prostático.
- Prostatitis u orquitis con mala respuesta a antibioterapia e importante elevación de parámetros inflamatorios (>20000-22000 leucocitos).
- ITU con fiebre en paciente con cirugía urológica reciente (hace menos de 30 días).
- ITU con fiebre en pacientes con alteraciones quirúrgicas en la vía urinaria (especialmente cistectomía con ureterostomía cutánea, Bricker o vejiga ortotópica).

Tabla 52-1. Tratamiento antibiótico empírico de las ITU

Entidad clínica	Opciones de tratamiento	Alternativa
Bacteriuria asintomática en embarazadas	Amoxicilina/clavulánico 500/125 mg/8 h VO durante 5-7 d Cefixima 400 mg VO/24 h durante 5-7 d	Fosfomicina 3 g VO DU

Tabla 52-1. Tratamiento antibiótico empírico de las ITU

Entidad clínica	Opciones de tratamiento	Alternativa
Cistitis no complicada en mujeres	Fosfomicina 3g VO DU	Amoxicilina/clavulánico 500 mg/8 h durante 5 d Cefuroxima 250 mg c/12 h VO durante 5 d Nitrofurantoína 50-100 mg/6 h durante 5 d Cotrimoxazol 160/800 mg/12 h durante 5 d
ITU complicada	Sin criterios de ingreso: Ceftriaxona 1-2 g IV inicialmente. Luego: cefuroxima 500 mg/12 h durante 7 d o cefditoreno 400 mg/12 h durante 7 d Con criterios de ingreso: Ceftriaxona 1-2 g IV/24 h o amikacina 20-30 mg/kg/día IV hasta la defervescencia. Luego: ciprofloxacino 500 mg/12 h o cefuroxima 500 mg/12 h VO hasta completar 7-14 d	Si hay alto riesgo de germen multirresistente: Ertapenem 1 g/24 h IV o meropenem 1 g/6-8 h IV o piperacilina/tazobactam 4,5 g IV/6-8 h IV hasta defervescencia o UC Si hay criterios de sepsis: Ceftazidima/avibactam 2,5 g/8 h IV Meropenem 1 g/6 h o 2 g/8 h + amikacina 20-30 mg/kg/día IV Amikacina 20-30 mg/kg/24 h IV + aztreonam 2 g/8 h (si el paciente es alérgico a penicilina)
PNA	No complicada: Ceftriaxona 1g IV inicial (1er día). Luego: observación 6-24 h y, después, considerar alta con cefuroxima 500 mg/12 h o cotrimoxazol 160/800 mg/12 h VO durante 7-14 días Con criterios de ingreso (sin riesgo de microorganismo multirresistente): Ceftriaxona 1-2 g IV/24 h o amikacina 20-30 mg/Kg/día IV hasta la defervescencia. Luego: ciprofloxacino 500 mg/12 h o cefuroxima 500 mg/12 h o cotrimoxazol 160/800 mg/12 h VO hasta completar 7-14 d Con criterios de sepsis: Piperacilina/tazobactam 4,5 g IV/6-8 h IV Ertapenem 1 g/24 h IV o meropenem 1 g/6-8 h IV	Si hay criterios de PNA obstructiva (anuria o aumento de creatinina de manera aguda respecto a basal), además de la pauta antibiótica correspondiente, considerar drenaje
Uretritis	Gonocócica: Ceftriaxona 1 g IV DU + azitromicina 1 g VO DU No gonocócica (patógeno no identificado): doxiciclina 100 mg/12 h durante 7-10 d	Gonocócica: Gentamicina 240 mg IM DU + azitromicina 2 g VO DU No gonocócica: Azitromicina 500 mg VO el 1er día seguido de 250 mg VO durante 4 d
Prostatitis	Sin criterios de sepsis: Ceftriaxona 1-2 g/24 h IV inicial. Tras la defervescencia se puede continuar con ciprofloxacino 500 mg/12 h VO durante al menos 21 d Si hay riesgo de germen multirresistente (sin criterios de sepsis): Meropenem 1 g/6-8 h IV o ertapenem 1 g/12-24 h IV Piperacilina/tazobactam 4,5 g/6-8 h IV Con criterios de sepsis: Meropenem 2 g IV/8 h ± amikacina 20 mg/kg/día IV Ceftazidima/avibactam 2,5 g/8 h IV	Si hay síntomas miccionales: Tamsulosina 0,4 mg/24 h VO Silodosina 4 mg/24 h VO En caso de persistencia de fiebre a las 72 h de tratamiento, se debe sospechar absceso intraprostático, que debe drenarse mediante punción ecoguiada
Orquiepididimitis	Si hay sospecha de ITS: Ceftriaxona 1 g IV/24 h + doxiciclina 100 mg/12 h VO el 1er día. Luego, si hay buena defervescencia, sustituir ceftriaxona por cefixima 200 mg /12 h VO durante 10 d	Si no hay sospecha de ITS: Ciprofloxacino 500 mg/12 h VO durante 10-14 d

RECUERDE

- La ITU complicada debe tratarse con pauta antibiótica larga (7-14 d).
- La nitrofurantoína debe usarse únicamente en tratamiento curativo de cistitis en mujeres (nunca profilaxis) y con un máximo de 7 días, debido a las reacciones adversas (especialmente, fibrosis pulmonar).
- El cultivo de orina puede ser falso negativo (FN) en caso de pH urinario ácido, urea elevada u osmolaridad urinaria elevada.

BIBLIOGRAFÍA

- Bonkat G, Bartoletti R, Bruyère F, Cai T, Geerlings SE, Köves B, et al. EAU Guidelines on Urological Infections. European Association of Urology, 2020.
- Mensa J, Soriano A. Guía de Terapéutica Antimicrobiana 2021. Editorial Antares, 2021
- Rodríguez García JL (director). Green Book Diagnóstico y Tratamiento Médico. Editorial Marbán, 2019
- Zboromyrska Y, de Cueto López M, Alonso-Tarrés C, Sánchez-Hellín V. Procedimiento de Microbioogía Clínica. Sociedad Española de Enfermedades Infecciosas y Microbiología, 2019.

53. Escroto agudo

C. Martínez López, H. Avendaño Correal, O. Miranda Aranzubía

PUNTOS CLAVE

- El diagnóstico del escroto agudo es fundamentalmente clínico.
- El testículo tiene una viabilidad máxima de 6 horas desde el inicio del episodio.

DEFINICIÓN

El escroto agudo es un dolor agudo e intenso acompañado o no de signos o síntomas locales o sistémicos, que afecta al escroto y a su contenido, y que puede ser de inicio brusco o insidioso. Los cuadros clínicos más frecuentes son torsión del cordón espermático, torsión de los apéndices testiculares y epididimitis aguda.

ETIOLOGÍA

- **Vascular:** varicocele, torsión de cordón testicular (más común en niños-adolescentes), torsión de apéndice testicular, infarto testicular, trombosis de la vena espermática, compresión funicular.
- **Infecciosa:** orquitis, epididimitis (más común en joven-adulto), gangrena de Fournier.
- **Traumática:** traumatismo penetrante, no penetrante y avulsión testicular.
- **Quirúrgica:** vasectomía.
- **Sistémica:** vasculitis (púrpura de **Schonlein-Henoch**), edema escrotal idiopático, dermatitis medicamentosa, eritema multiforme, eccema de contacto, fiebre mediterránea familiar, paniculitis.
- **Masas:** tumores, hidrocele, quiste de cordón o epidídimo, espermatocele, hernia inguinoescrotal o paratesticulares.

TORSIÓN TESTICULAR

Urgencia urológica quirúrgica que exige resolución del cuadro en 4-6 horas para evitar el infarto testicular y, por consiguiente, la pérdida testicular.

Dolor unilateral de comienzo brusco e intenso a nivel escrotal que puede irradiarse a la región inguinal, fosas ilíacas o región lumbar. Se puede acompañar de cortejo vegetativo y marcha antiálgica. La aparición de fiebre es rara (febrícula). No se acompaña de síndrome miccional. Tipos:

- **Torsión testicular verdadera (muy rara):** se produce cuando el testículo se retuerce sobre el epidídimo a la altura del mesorquio.
- **Torsión del cordón espermático (la más frecuente):** rotación brusca del cordón espermático, que origina isquemia del testículo y puede evolucionar a infarto/necrosis.

Exploración física

- Testículo doloroso a la palpación, aumentado de tamaño y con signos inflamatorios asociados, dependiendo del tiempo de evolución.
- Testículo elevado y horizontalizado (**signo de Gouverneur**).
- Al elevar el testículo, el dolor no mejora, incluso empeora (**signo de Prehn negativo**).
- Cordón espermático blando y congestivo.
- Ausencia del relejo cremastérico.

Diagnóstico

- Clínico.
- Eco-doppler testicular: ausencia de flujo del testículo afecto.
- Analítica con coagulación.
- Sedimento de orina y urocultivo: si se sospecha epididimitis.

Tratamiento

La detorsión manual (de medial a lateral) está indicada si la exploración quirúrgica no está disponible en las primeras 2 horas de clínica. Se confirma con eco-doppler, valorando la viabilidad de este tras la reperfusión.

Tras la detorsión manual (exitosa o no) es necesaria la exploración quirúrgica para realizar una orquidopexia urgente o diferida, según sea el caso.

TORSIÓN DE LA HIDÁTIDE DE MORGANI

Dolor testicular brusco unilateral (menos intenso que la torsión), sin afectación del estado general. Mayor incidencia en niños de 7-12 años, causa principal de patología escrotal aguda en la infancia.

Exploración física y diagnóstico

Teste no doloroso con una masa palpable dolorosa, habitualmente en polo superior e inferior.

Transiluminación: "signo del punto azul en el polo superior" (poco frecuente pero patognomónico).

Reflejo cremastérico normal; se puede palpar un hidrocele reactivo.

El diagnóstico es clínico y se confirma con eco-doppler (diagnóstico definitivo).

Tratamiento

AINE (se resuelve en 5-7 días), con reposo relativo y calzoncillo ajustado. Consulta con Urología.

ORQUITIS-EPIDIDIMITIS AGUDA

Tumefacción, dolor sordo, progresivo e insidioso, inflamación unilateral del testículo y/o epidídimo. Puede acompañarse de síndrome miccional con o sin secreción uretral y fiebre. Es la causa más común de dolor escrotal agudo en adultos. La edad de presentación es 20-60 años.

Etiología

- Se origina por la infección descendente desde la vejiga, próstata o uretra. Las enterobacterias son la causa más común de esta infección (*Escherichia coli* es la más frecuentemente implicada).
- En varones sexualmente activos hay que pensar en infecciones de transmisión sexual (ITS), principalmente, *Neisseria gonorrhoeae* y *Chlamydia trachomatis*.
- Las infecciones hematógenas o linfáticas son menos frecuentes y en el 55-70 % de los casos no se aíslan microorganismos.
- Puede haber orquitis y epididimitis. Generalmente, hay orquitis-epididimitis.
- La **epididimitis aislada** (menos frecuente) puede relacionarse con el tratamiento con amiodarona (efecto secundario) y mejora con la disminución de la dosis.
- Las **orquitis aisladas** son más frecuentes (20-30 %) en los pacientes con parotiditis (orquitis urliana). El 20 % son bilaterales.

Exploración

- Escroto aumentado de tamaño con signos locales de inflamación.
- **Signo de Prehn positivo:** el dolor se alivia o disminuye al elevar el testículo.
- Reflejo cremastérico conservado en niños y adolescentes. En adultos, podría estar abolido.
- Puede haber exudado uretral si es una ITS (no siempre).

Diagnóstico

- Preguntar por ITU previas, relaciones sexuales de riesgo, enfermedad estructural urológica o instrumentación del tracto urinario inferior reciente.
- Solicitar analítica de sangre, y orina (sistemático y sedimento). Realizar urocultivo y prueba de amplificación de ácido nucleico (NAAT). Hemocultivos: si hay fiebre o signos de sepsis. Frotis y cultivo uretral: si existe exudado o se sospecha una ITS.
- Ecografía testicular: si la presentación es aguda, se sospecha absceso o torsión testicular.

Tratamiento

- AINE/analgésicos, frío local, reposo en la fase aguda, uso de suspensorio escrotal o calzoncillo ajustado. En niños, la etiología generalmente es vírica y el tratamiento es conservador con analgésico y frío local.

- Antibióticos (en función del tipo de paciente y del patógeno responsable):
  - **Adolescentes sin riesgo de ITS: cefixima** 8 mg/kg/día VO cada 12 h o **cefuroxima/axetil** 30 mg/kg/día VO cada 12 h o **amoxicilina/clavulánico** 40 mg/kg/día cada 8 h. Alternativa: trimetoprim-sulfametoxazol 6-12 mg/kg cada 12 h o ciprofloxacino 500 mg (> 18 años) VO cada 12 h. Si se sospechan patógenos entéricos: levofloxacino 500 mg/día. Duración: 10 días.
  - **Adolescentes con riesgo de ITS**: igual que en adultos (pero se da ceftriaxona 250 mg IM).
  - **Pacientes < 35 años o con alto riesgo de ITS**: cubrir Neisseria gonorrhoeae y Chlamydia trachomatis con **ceftriaxona** 500 mg IM en monodosis (1 g si peso > 150 kg) + **doxiciclina** 100 mg VO al día durante 10 días. Si hay intolerancia/alergia a la doxiciclina: azitromicina 1 g VO en dosis única. Si hay alergia o intolerancia a las cefalosporinas: gentamicina 240 mg IM en única dosis + azitromicina 1 g VO. No se recomiendan fluoroquinolonas (FQ) si existe sospecha de gonorrea, debido a la resistencia antibiótica actual.
  - **Pacientes ≥ 35 años sin factor de riesgo de ITS** (considerar enterobacterias): **levofloxacino** 500 mg VO cada 24 h. Si hay alergia/intolerancia: trimetoprim-sulfametoxazol 800 mg cada 12 h. Duración: 10 días.
  - **Hombres que practican sexo anal**: cubrir *N. gonorrhoeae, C. trachomatis* y patógenos entéricos con **ceftriaxona** 0,5/1 g IM monodosis + **levofloxacino** 500 mg cada 24 h durante 10 días.
  - Debe tratarse la pareja sexual de los pacientes infectados por *N. gonorrhoeae* o *C. trachomatis*. Remitir a la consulta de urología.-
  - Habitualmente, se observa mejoría 48-72 horas después de empezar el tratamiento antibiótico. Si no hay mejoría, se deben considerar otras causas de dolor escrotal. Los pacientes con síntomas de sepsis, diabéticos e inmunodeprimidos deben ser ingresados para tratamiento antibiótico parenteral.

GANGRENA DE FOURNIER

Fascitis necrotizante perineo-genital de rápida evolución y polimicrobiana que suele afectar el escroto. Es más frecuente en pacientes diabéticos, inmunodeprimidos, portadores de sonda vesical de larga duración o que han tenido trauma uretral mientras tenían una ITU. Mortalidad hasta del 50%.

Clínica

Dolor agudo intenso, olor fétido, eritema, tumefacción, secreción purulenta, enfisema, placa necrótica con crepitación local, afectación grave del estado general.

Etiología

Infecciones anorrectales (30-50 %): absceso anorrectal, biopsia rectal, prolapso rectal, hemorroidectomía, cáncer rectosigmoideo y dilatación anal. Infección genitourinaria (20-40 %). Infecciones cutáneas (20 %). Otras: apendicitis aguda, enfermedad diverticular, cáncer colorrectal, enfermedad de Crohn y hernias estranguladas.

Actitud en urgencias

- Estabilizar al paciente (suele estar séptico).
- Pruebas complementarias: hemograma, bioquímica, coagulación, GAB con lactato, hemocultivos, sistemática de orina, urocultivo y cultivo local. Radiografías de tórax y abdomen.
- Analgesia y antibioterapia intravenosa empírica de amplio espectro lo más precoz posible.
- Avisar al urólogo de guardia → exploración quirúrgica urgente con desbridamiento del tejido necrótico.

HIDROCELE

Acumulación de líquido entre las capas visceral y parietal de la túnica vaginal de manera progresiva e indolora, que produce un aumento del volumen del escroto. Puede ser idiopático (más frecuente) o adquirido (se puede desarrollar de forma acelerada): traumatismos locales, radioterapia, neoplasia testicular o epididimitis.

A la exploración nos encontramos con un escroto voluminoso, tenso, no doloroso, no inflamatorio y que no se reduce con la presión. Transiluminación positiva. La ecografía testicular ayuda a descartar diagnósticos diferenciales (tumoraciones): signo del sol radiante.

El tratamiento es conservador, de acuerdo con el grado y clínica se realiza cirugía programada.

VARICOCELE

"Dilatación del plexo pampiniforme". Ocurre en un 20 % de los varones y con más prevalencia en varones infértiles, la mayoría en el lado izquierdo. Si es el derecho hay que buscar alguna causa secundaria (masas retroperitoneales, trombosis de la vena cava o de la vena renal izquierda). Generalmente, es idiopático.

Normalmente es asintomático. Hay dolor y pesadez local, con sensación de masa varicosa ("saco de gusanos"), que aumenta con las maniobras de Valsalva. Se confirma con eco-doppler. El tratamiento es quirúrgico. Puede realizarse una embolización electiva por cirugía vascular.

TUMOR TESTICULAR

La mayor parte de los tumores testiculares son indoloros y se presentan como nódulos o masa pétrea (dura) palpable. Sin embargo, cuando son de crecimiento rápido, pueden doler por infarto o hemorragia intratesticular (10 %). Es más frecuente en pacientes de 15-35 años. La ecografía testicular sirve para confirmar el diagnóstico.

Actitud en urgencias: derivar preferentemente a consulta de Urología.

RECUERDE

- La actuación y el diagnóstico del escroto agudo deben ser muy rápidos para descartar torsión testicular.

BIBLIOGRAFÍA

- Broseta E, Budía A, Burgués JP, Saturnino L. Urología Práctica (5ª edición). Barcelona: Elsevier, 2020.
- Eyre RC. Acute scrotal pain in adults. En: Michael P O'Leary, Jane Givens, (Ed). UpToDate. 2022. www.uptodate.com/contents/acute-scrotal-pain-in-adults/ Consultado el 22 de febrero de 2022.
- Vázquez Lima MJ, Casal Codesido JR. Guía de Actuación en Urgencias (5ª edición). Madrid: Editorial Médica Panamericana, 2017.
- Villares Alonso R, Jiménez Jiménez J. Orquiepididimitis aguda (30/2019). Guía ABE. Infecciones en pediatría. Guía rápida para selección del tratamiento antimicrobiano empírico. Disponible en https://www.guia.abe.es

54. Traumatismos urológicos

E. Docampo Gacio, Y. Rodríguez Gallego, A.W. Riega Martín

PUNTOS CLAVE

- El traumatismo urológico más frecuente es el renal por trauma abdominal cerrado.
- El manejo conservador, si es posible, permite conservar el órgano.
- Principal causa de traumatismos abdominales cerrados: accidentes de tráfico.

TRAUMATISMO RENAL

Suele presentarse en politraumatizados. Es muy importante valorar la estabilidad hemodinámica. Dolor en fosa renal. El dato más importante es la hematuria, que puede estar ausente.

Diagnóstico

El UROTAC es la técnica de elección y además se realizará hemograma, bioquímica, coagulación y análisis de orina.

Clasificación

Clasificación de la AAST

Grado I (contusión o hematoma subcapsular no expansivo sin laceración del parénquima).

Grado II (hematoma perirrenal no expansivo o laceración cortical < 1 cm de profundidad sin extravasación urinaria).

Grado III (laceración cortical > 1 cm de profundidad sin extravasación urinaria).

Grado IV (laceración cortical > 1 cm con extravasación urinaria o lesión vascular).

Grado V (laceración parenquimatosa con estallido renal o lesión vascular con avulsión del pedículo renal).

Actitud en urgencias

Introducir al paciente en box de críticos con monitorización permanente de constantes vitales. Observación, reposo absoluto y hemogramas seriados. Tras la confirmación de traumatismo renal se debe avisar siempre al Urólogo de Guardia, quién decidirá el tratamiento, que puede ser conservador, angioembolización selectiva o exploración quirúrgica.

TRAUMATISMO URETERAL

El 1-2,5 % de los traumatismos del tracto urinario son de este tipo. El 80 % son de origen iatrogénico (uréter distal). Debe sospecharse en todo traumatismo abdominopélvico penetrante o en lesiones de la columna lumbosacra. El diagnóstico es por sospecha: lesiones abdominales penetrantes o lesiones por desaceleración. Clínica: dolor en flanco, hematuria y sepsis. Se diagnostica con UROTAC o UIV, evidenciándose la extravasación de contraste en fase retardada. Avisar al urólogo.

TRAUMATISMO VESICAL

Suelen ser secundarios a lesiones traumáticas (cerradas o penetrantes) o iatrogénicas. Es más frecuente en varones. El 20 % de los casos de traumatismo vesical se asocian a lesión uretral.

Los pacientes presentan hematuria macroscópica (80 %), incapacidad para la micción, dolor suprapúbico, hematoma suprapúbico, y distensión abdominal por extravasación urinaria.

Diagnóstico

Cistografía por TC (sensibilidad del 95 %, especificidad del 100 %), cistografía y cistoscopia.

Manejo en urgencias

Estabilizar al paciente. A menudo existen otras lesiones asociadas de mayor urgencia. Tratamiento conservador (observación, sondaje vesical y antibioterapia) en lesiones extraperitoneales y en lesiones intraperitoneales < 2 cm no complicadas con origen iatrogénico. Puede requerir exploración quirúrgica inmediata (rotura de la cúpula vesical).

TRAUMATISMOS URETRALES

El iatrogénico por sondaje es el más frecuente (afecta a la porción bulbar de la uretra anterior). No iatrogénico: fractura de pelvis (uretra posterior), fractura de pene (uretra anterior).

La clínica es de uretrorragia (aunque su ausencia no lo descarta). Hematuria y micción dolorosa (lesión incompleta). Incapacidad para la micción (lesión completa). Si en el tacto rectal la próstata esta alta, indica lesión uretral posterior.

Diagnóstico

Uretrografía retrógrada en hombres. Uretrocistoscopia en mujeres y en trauma uretral asociado a fractura de pene; esta técnica permite diferenciar entre lesión parcial y total.

Tratamiento

Si sospecha rotura uretral, no sondar. Avisar al urólogo de guardia.

TRAUMATISMO DE PENE (FRACTURA DE PENE)

Es infrecuente. Causa principal: traumatismo cerrado, durante las relaciones sexuales y/o masturbación, provocando rotura de la albugínea y del cuerpo cavernoso.

El paciente oye o nota un chasquido, seguido de dolor, detumescencia (si hay rotura de la albugínea), tumefacción y equimosis. Después, edema del pene (signo de la berenjena).

Diagnóstico

Es fundamentalmente clínico. El defecto palpable de los cuerpos cavernosos es diagnóstico. La ecografía debe realizarse siempre, aunque la RM de pene es el estándar óptimo.

Tratamiento

Si el trauma peneano no compromete a la fascia de Buck, puede manejarse de forma conservadora. En caso contrario de debe avisar al urólogo de guardia para la reparación quirúrgica.

LESIÓN ESCROTAL/TESTICULAR

Más del 15 % de los traumatismos genitourinarios son de este tipo. Es más frecuente en varones de 10 a 30 años. Se producen por traumatismos de alta velocidad, deportes violentos, agresiones, etc.

Dolor intenso, irradiado a hipogastrio y región inguinal, inflamación, edema y equimosis, alteración de la morfología y localización testicular. Comprobar la integridad testicular.

Diagnóstico

Exploración y ecografía de teste escrotal. Se intenta detectar rotura de túnica albugínea. En caso de duda, TC o RM. Ante trauma penetrante se debe explorar quirúrgicamente el testículo.

Tratamiento

- Hematomas: tratamiento conservador (hielo, suspensorio escrotal, antiinflamatorios).
- Hematomas importantes: cirugía para drenaje.
- Herida penetrante o lesión testicular: cirugía.

RECUERDE

- No sondar si se sospecha rotura uretral.

BIBLIOGRAFÍA

- Broseta Rico E, Budía Alba A, Burgués Gasión JP. Urología práctica (5ª edición). Elsevier, 2020.
- Kitrey ND, Djakovic N, Hallscheidt P. Guidelines on urological trauma. European Association of Urology, 2021.
- Palou J, Huguet J. Pautas de actuación clínica en Urología. Fundación Puigvert. Pulso Ediciones 2021. ISBN 978-84-124440-0-1

55. Patología de genitales externos masculinos

V. Blanco Morilla, Y. Rodríguez Gallego, J. Simbaña García

PUNTOS CLAVE

- Impedir que las lesiones genitales causen daño estructural y permanente.
- En el caso del priapismo se debe diferenciar si se trata de bajo o de alto flujo.

PRIAPISMO

Situación de urgencia variable, en la que se produce una erección patológica de larga duración (> 4 horas) y dolorosa, sin estimulación sexual. Está provocada por la alteración de los mecanismos hemodinámicos. A partir de 4 horas se producen consecuencias patológicas asociadas al riesgo potencial de daño estructural del pene y disfunción eréctil.

La anamnesis y el examen físico se llevarán a cabo de manera detallada, ya que lo más importante en la urgencia es diferenciar entre priapismo de alto o bajo flujo (**Tabla 55-1**).

FIMOSIS

Incapacidad para retraer el prepucio hasta el surco balanoprepucial total o parcialmente, debido a la presencia de un anillo fibroso. Puede ser fisiológica o primaria en RN o en los primeros años de la vida o secundaria a cicatrización o infección (balanitis). Esta es indicación absoluta de circuncisión. Se considera urgencia médica cuando provoca retención de orina.

Tratamiento

- Trataremos la retención de orina cateterizando la uretra, intentando dilatar el prepucio con hemostato o con una pequeña incisión para ampliar la abertura del meato uretral. Se tratará con antibióticos tópicos (mupirocina), antimicóticos, gasas calientes y limpieza cuando se produzca por falta de higiene. Sospechar y tratar enfermedades de transmisión sexual en adolescentes y adultos.
- Derivar al urólogo en todos los casos para tratamiento quirúrgico

PARAFIMOSIS

La parafimosis constituye una **urgencia urológica**, en la que el prepucio sufre una retracción sobre el glande, no pudiendo regresar a su posición normal debido a inflamación y edema, lo que provoca una constricción dolorosa distal y, si evoluciona, un cuadro de isquemia y gangrena. La causa suele ser la manipulación inadecuada de una fimosis.

Tabla 55-1. Diferencia entre priapismo de bajo y de alto flujo

		PRIAPISMO DE BAJO FLUJO/ ISQUÉMICO (TIPO I O VENOOCLUSIVO) El más frecuente (95 %)/ATENCION URGENTE	PRIAPISMO DE ALTO FLUJO/NO ISQUÉMICO (TIPO II O ARTERIAL) Menos común (5 %)/NO ATENCIÓN URGENTE
Fisiopatología		Flujo arterial normal Drenaje venoso↓ Presión intracavernosa ↑ ↓ Erección **completa dolorosa** Hipoxia y acidosis local Glande ingurgitado	Flujo arterial ↑ Drenaje venoso normal o ↑ Presión intracavernosa ↑ ↓ Erección **parcial no dolorosa** Glande flácido
Etiología		Idiopático, enfermedades hematológicas (drepanocitosis, leucemia), inflamatorias/ infecciosas (prostatitis), neoplasias, vasculares (tromboflebitis), neurológicas (lesiones medulares), inmunológicas (lupus), metabólicas (gota, diabetes), tumores, fármacos (omeprazol, anticoagulantes, vasodilatadores, antihipertensivos, psicofármacos), drogas de abuso (cocaína, marihuana), ingesta excesiva de alcohol	Traumatismos pélvicos o perineales que producen rotura de la arteria cavernosa o idiopático
Pruebas complementarias	**Gasometría cavernosa**	pH < 7,25/PO_2 < 30 mmHg/PCO_2 > 60 mmHg	pH 7,40/PO_2 > 90 mmHg/PCO_2 < 40 mmHg
	Eco-doppler perineal	Flujo sanguíneo en arterias cavernosas mínimo o ausente	Evidencia y velocidad de flujo sanguíneo alta o normal en arterias cavernosas
Actuación en Urgencias		< 4 horas de duración: tratamos enfermedad de base, anestesia local y analgesia IV si el dolor es intenso, ansiolítico y frío local > 4 horas de duración: 1º. Fenilefrina intracavernosa (monitorizar pulso, TA y ECG) ± con o sin irrigación con solución salina al 0,9 %. 2º. Cirugía (shunt, prótesis).	Observación y medidas conservadoras (compresión y frío local) Si falla el tratamiento conservador se realizará arteriografía/embolización selectiva/cirugía

Tratamiento

Reducción urgente mediante las siguientes posibilidades terapéuticas:

- Intentar la **reducción manual** (en el caso de que el cuadro no esté muy evolucionado y con previa anestesia local). Colocar los dedos índice y medio de ambas manos en el borde dorsal del pene, detrás del prepucio retraído, y ambos pulgares en la punta del glande. Hacer tracción del anillo con el dedo índice y medio sobre el glande, mientras se ejerce presión de forma uniforme y continúa sobre el propio glande con los dedos pulgares. En algunos casos será necesaria la incisión dorsal del prepucio.

- **Analgesia:** manejo según la escala analgésica.
- **Anestesia tópica:** son de uso común lidocaína al 2 % o *EMLA®* (lidocaína + prilocaína).
- **Bloqueo peneano con anestesia local.** Disminuye las molestias del paciente y facilita la maniobra de reducción. La técnica anestésica consiste en una infiltración subcutánea de toda la circunferencia de la base peneana con mepivacaína al 2 % o 5 mL de lidocaína al 1 %.

RECUERDE

- Reconocer el tipo de priapismo en urgencias (erección > 4 h) (alto/bajo flujo).
- Considerar que una posible causa de retención aguda de orina es una fimosis total.
- Ante edema peneano doloroso, sospechar parafimosis.

BIBLIOGRAFÍA

- Asociación Europea de Urología. Guías de Bolsillo (edición 2021).
- Julián Jiménez A. Manual de Protocolos y actuación en Urgencias. Complejo Hospitalario de Toledo (5 edición). Madrid: SANED, 2021.
- Vázquez Lima MJ, Casal Codesido JR. Guía de Actuación en Urgencias (5ª edición). Madrid: Editorial Médica Panamericana, 2017.

TRASTORNOS HIDROELECTROLÍTICOS (TH)

8

56. Alteraciones del equilibrio ácido-base. Valoración de la GSA

M. R. Sánchez Jaén, C. Astorgano de la Puente, S. Sandomingo Freire

PUNTOS CLAVE

- La interpretación de la gasometría debe realizarse de forma sistemática, con el objetivo de determinar si el desequilibrio es de origen metabólico o respiratorio.
- Siempre se produce una compensación con la finalidad de normalizar el pH.
- Es necesario correlacionar los resultados gasométricos con la clínica del paciente.

INTRODUCCIÓN

La homeostasis del medio interno se mantiene gracias a una serie de sistemas que garantizan que la concentración de hidrogeniones (H^+) en sangre (pH) se mantenga en un rango estrecho: **sistema tampón** (ácido débil y su sal, que se disocian en el medio extracelular), **sistema respiratorio** (elimina ácidos volátiles a través de la excreción de CO_2) y **sistema renal** (elimina compuestos no volátiles, como H^+ y HCO_3^+). Ante cualquier trastorno del equilibrio ácido-base debemos interpretar la gasometría de forma sistemática, atendiendo al siguiente orden (**Fig. 56-1**):

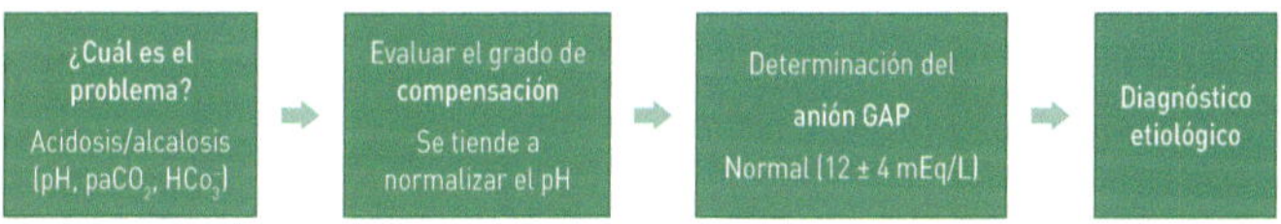

Figura 56-1. Interpretación de la gasometría.

CONCEPTOS BÁSICOS

1. **pH:** concentración plasmática de H^+ expresada en forma logarítmica ($pH = -\log [H^+]$).
   - **pH > 7,45: alcalosis** (pérdida de H^+ o ganancia de HCO_3^-).
   - **pH < 7,35: acidosis** (ganancia de H^+ o pérdida de HCO_3^-).

2. **$PaCO_2$:** indica la respuesta respiratoria frente al trastorno del equilibrio ácido-básico.
   - **$PaCO_2$ > 45 mmHg:** indica **acidosis respiratoria** primaria o hipoventilación.
   - **$PaCO_2$ < 35 mmHg:** indica **alcalosis respiratoria** primaria o hiperventilación.

3. **HCO_3^-:** concentración plasmática de bicarbonato. Indicador de los sistemas tampón.
   - **$HCO_3^- < 22$ mEq/L:** indica **acidosis metabólica** primaria o compensación.
   - **$HCO_3^- > 26$ mEq/L:** indica **alcalosis metabólica** primaria o compensación.
     - **Bicarbonato real:** se altera en trastornos metabólicos y respiratorios.
     - **Bicarbonato estándar:** sólo se altera en trastornos metabólicos.

4. **Exceso de bases**: indica defecto de ácidos (H^+) o, lo que es lo mismo, de la cantidad de H^+ necesaria para restaurar el pH hasta su valor normal. **Valor normal: entre –2 y +2.**

COMPENSACIONES

Los trastornos respiratorios primarios generan respuestas compensadoras metabólicas.

Los trastornos metabólicos primarios generan respuestas compensadoras respiratorias.

Indican si la compensación es **pura** (el valor esperado al aplicar la fórmula es igual al medido en la GSA) o si existe un **trastorno mixto asociado** (el *valor esperado* de la *$PaCO_2$* en los trastornos metabólicos primarios o el *valor esperado* del *HCO_3^-* cuando existe una alteración primaria respiratoria) es mayor o menor al valor medido.

EL HIATO ANIÓNICO (ANIÓN GAP)

Orienta el DD. Diferencia entre las principales cargas positivas (cationes) y negativas (aniones) del plasma. Cálculo: fórmula que requiere conocer los valores de los iones del plasma:

Hiato aniónico = $[Na^+] - ([Cl^-] + [HCO_3^-])$. **Rango normal: 12 ± 4 mEq/L**

La muestra de gasometría se puede extraer de sangre venosa o arterial. La muestra arterial es más fiable y debe ser solicitada cuando existan dudas diagnósticas. La extracción de una muestra venosa conlleva menos riesgo de complicaciones y los valores de pH y HCO_3^- son superponibles a los de una muestra arterial: es muy útil en trastornos metabólicos.

EN RESUMEN

Si el pH es anormal, y el pH y la $PaCO_2$ cambian en **la misma dirección: trastorno metabólico primario.**
- Si el pH es < 7,35 y la $PaCO_2$ < 35 o normal: *acidosis metabólica.*
- Si el pH es > 7,44 y la $PaCO_2$ > 44 o normal: *alcalosis metabólica.*

Si el pH es anormal, y el pH y la $PaCO_2$ cambian en distinta dirección: trastorno respiratorio primario.

- Si el pH es < 7,35 y la $PaCO_2$ > 44: *acidosis respiratoria.*
- Si el pH es > 7,44 y la $PaCO_2$ < 35: *alcalosis respiratoria.*

Si el pH es normal y la $PaCO_2$ es anormal: proceso mixto asociado.

- $PaCO_2$ alta: acidosis respiratoria + alcalosis metabólica.
- $PaCO_2$ baja: alcalosis respiratoria + acidosis metabólica.
- $PaCO_2$ normal con HCO_3^- bajo: acidosis y alcalosis metabólicas asociadas (acidosis con anión GAP elevado).

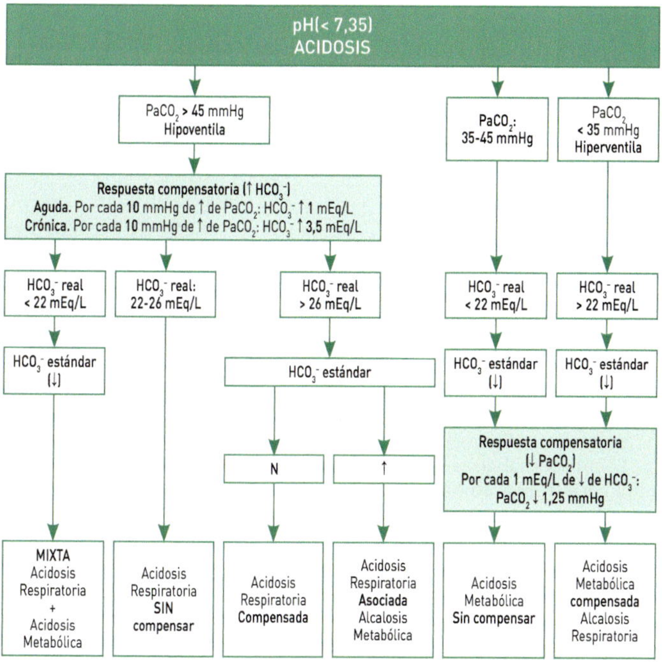

Figura 56-2. Acidosis.

ACIDOSIS METABÓLICA (Figs. 56-2 y 56-3)

- **Alteración primaria:** ganancia neta de ácidos, bien por aumento de H^+ (endógenos o exógenos) o pérdida de bicarbonato (por vía digestiva o renal).
- **Compensación:** respiratoria, mediante ↓ $PaCO_2$ (hiperventilación).

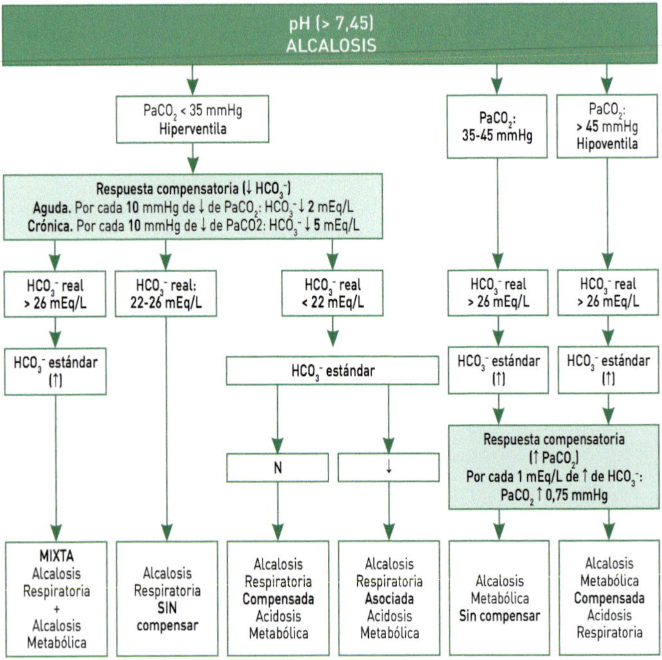

Figura 56-3. Alcalosis

Es indispensable calcular el anión GAP para una primera aproximación etiológica (Figura 56-4).

Clínica

Es muy variable. Depende de la gravedad, del tiempo de evolución y de la patología subyacente. Suele debutar con **hiperpnea:** *respiración de Kussmaul* (rítmica, rápida y profunda) e **hipotensión** (disminución de la contractilidad cardiaca y vasodilatación periférica) con predisposición a **arritmias ventriculares.** Son frecuentes las **alteraciones neurológicas** (cefalea y disminución del nivel de conciencia) **Es importante realizar DD con otras causas (ingesta de tóxicos, hiperosmolaridad).**

Tratamiento

1. **Identificar y tratar** la causa de la acidosis, si es posible. **La acidosis secundaria a intoxicación con alcoholes (metanol, etilenglicol) es más grave y rápida, por lo que es necesario detectarla forma precoz: es**

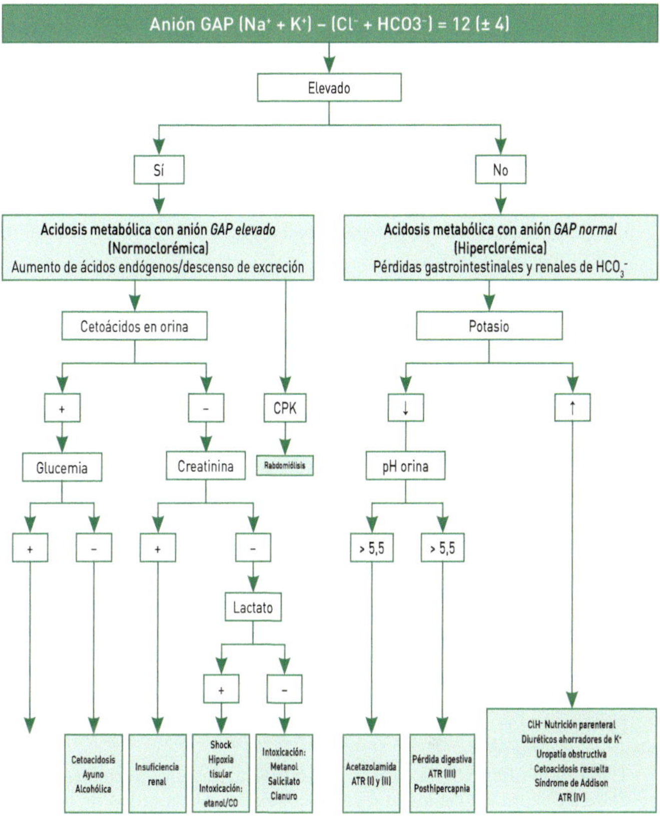

Figura 56-4. Algoritmo para el cálculo del anión GAP.

típicamente una acidosis con anión GAP elevado e hiperosmolaridad plasmática.

2. **Reponer HCO_3^- en casos graves** (pH < 7,20; HCO_3^- < 10-15 mEq o insuficiencia renal):
   - Cálculo del déficit de HCO_3^- a aportar: **0,6 x peso corporal (kg x (HCO_3^- deseado-HCO_3^- medido).**
   - Administramos la mitad del déficit de bicarbonato en las primeras 24 horas:
     - Dos presentaciones de bicarbonato ($NaHCO_3^-$) con diferente concentración: 1 M (1 mL = 1 mEq de HCO_3^-) y 1/6 M (6 mL = 1 mEq

de HCO_3^-). El empleo de una u otra dependerá del estado clínico, de la gravedad de los síntomas y de la volemia.
  - **Precaución en pacientes cardiópatas o hipervolémicos por la sobrecarga de volumen asociada a la infusión de Na.**
- Realizar control de **GSA** (al menos, después de 4 horas del inicio de la infusión).
- Debe evitarse la corrección excesiva (máximo, hasta 22 mEq/L).
- **Suspender con** pH > 7,20 o HCO_3^- 8-12 mEq/L (en ERC, el objetivo es 18 mEq/L).
- Complicaciones de la perfusión de HCO_3^-: sobrecarga de volumen, arritmias, alcalosis.

3. **Corregir el déficit de K^+.** Suele acompañar a la acidosis metabólica tanto por las pérdidas asociadas al proceso de base (digestivas, renales) como por la movilización intracelular de K^+ tras la corrección del pH. Se recomienda la infusión de 10-20 mEq de K^+ cada hora.

Indicaciones de ingreso

- **En UCI:** bajo nivel de conciencia, inestabilidad hemodinámica o pH < 7,30.
- **En planta:** etiología no filiada, acidosis no corregida, necesidad de sueroterapia.

ALCALOSIS METABÓLICA (↑ PH, ↑ HCO_3^-)

- **Alteración primaria:** ganancia neta de HCO_3^- (aumento de producción, defectos de eliminación) o pérdida de ácidos no volátiles (H^+).
- **Compensación:** respiratoria, mediante ↑ $PaCO_2$ (hipoventilación).

Es frecuente su aparición en trastornos mixtos (acidosis de todo tipo y alcalosis respiratoria).

El mantenimiento de la alcalosis metabólica, después de la fase inicial, se debe a disfunción de los mecanismos renales encargados de la eliminación de HCO_3^-.

Clínica

La sintomatología es poco florida y está relacionada con las **causas que la originan,** como depleción de volumen extracelular (vómitos, aspiración gástrica, diuréticos) y trastornos iónicos acompañantes, como hipopotasemia (debilidad muscular, poliuria, íleo) e hipocloremia.

A menudo se acompaña de hipocloremia, hipopotasemia y depleción de volumen.

Tratamiento

- **Identificar y eliminar el mecanismo** causante del exceso de HCO_3^-.

- **Eliminar los factores que perpetúan la reabsorción del HCO_3^-** (depleción del volumen extracelular, hipocloremia, hipopotasemia e hiperaldosterismo). La determinación de cloro en orina permite evaluar el estado del compartimento extracelular, lo que consigue la aproximación etiológica: formas salino-sensibles (depleción de volumen, Clu > 25 mEq/L) y formas salino-resistentes (Clu > 40 mEq/L, sin depleción) (**Tabla 56-1**).
- **Siempre se debe suplementar el déficit de K^+**, en forma de cloruro potásico oral o IV.

Tabla 56-1. Diagnóstico y tratamiento de la alcalosis metabólica
FORMAS SALINO-SENSIBLES (Cl^- urinario < 25 mEq/día)
Se *GENERAN* por: 1. Exceso de álcalis exógenos 2. Pérdidas digestivas (vómitos, aspiración gástrica, diarrea) 3. Pérdidas renales de Cl^-/H^+ (diuréticos como furosemida y tiazidas, posthipercapnia, penicilina) **Se MANTIENEN por descenso de VOLUMEN**
Tratamiento **Suero salino al 0,9 %** (2-3 litros/día). Así corregimos el descenso de volumen. **Anadir ClK^+** IV o VO (***Evitar*** el Citrato o Ascorbato Potásico (BOIK®), ya que aumentaría la Alcalosis) Tratamiento **de la causa**
FORMAS SALINO-RESISTENTES (Cl^- urinario > 40 mEq/día)
Se ***GENERAN*** y ***MANTIENEN*** por un **AUMENTO de la Actividad Mineralcorticoide ó DESCENSO del K^+**
Tratamiento Etiológico 1. Retirar Diuréticos. 2. Diálisis si el paciente padece insuficiencia renal 3. En Hiperaldosteronismo: dar Diuréticos ahorradores de potasio, como ***Espironolactona*** (*Aldactone*® 100 mg cada 8-24 h o Ameride 10-20 mg/24 h) 4. **Suplementos de Cloruro Potásico (ClK)** En Alcalosis Graves (pH > 7,6): **ClH^- por vía central** y en UCI (150 mEq en 1 litro de SSF a pasar en 8-24 h)

ACIDOSIS RESPIRATORIA

- **Alteración primaria:** neumopatía o alteración ventilatoria que produce ↑ $PaCO_2$.

- **Compensación:** ↑ HCO_3^-, disminuyendo su eliminación renal.
- **La acidosis respiratoria implica *siempre* alteración de la ventilación.**

Clínica

Es muy variable. Depende de la gravedad, cronicidad del trastorno y etiología subyacente. Se correlaciona más con la velocidad de instauración de la acidosis que con su gravedad (cefalea, confusión, somnolencia, mioclonías y convulsiones). El efecto vasodilatador del CO_2 produce disminución de las resistencias sistémicas y puede afectar a la contractilidad cardiaca.

Etiología (Tabla 56-2)

Tabla 56-2. Etiología de la acidosis respiratoria

DEPRESIÓN DEL CENTRO RESPIRATORIO	ENFERMEDAD DEL APARATO RESPIRATORIO	ENFERMEDAD NEUROMUSCULAR	PARADA CARDIACA
Sedantes Anestesia Fármacos (por ejemplo, morfina) TCE o tumor cerebral Apnea de sueño Mixedema Poliomielitis bulbar	EPOC Neumonitis Neumotórax Hidrotórax Distrés respiratorio del adulto Cifoescoliosis Espondilitis anquilosante Traumatismo torácico	Síndrome de Guillain-Barré Hipopotasemia grave Lesión del nervio frénico Miastenia gravis ELA y EM Poliomieltis Fármacos (por ejemplo, succinicolina)	

Tratamiento

- **Medidas de soporte respiratorio** (oxigenoterapia mínima para mantener la $SatO_2$ en 90 %, aproximadamente) **y ventilatorio** (invasivo/no invasivo) en caso de necesidad.
- **Tratamiento etiológico según la causa** (antídotos en intoxicaciones, broncodilatadores en enfermedad pulmonar obstructiva crónica). El **gradiente alveoloarterial de oxígeno (Gradiente [A-a] O_2)** permite distinguir las neumopatías primarias (G[A-a]O_2 elevado) de las alteraciones ventilatorias (G[A-a]O_2 normal). Calculadora del gradiente A-a (https://www.rccc.eu/ppc/calculadoras/GAa.htm).
- **El uso sistemático de soluciones con bicarbonato no se aconseja,** ya que se metaboliza a CO_2, lo que puede empeorar la acidemia.

Criterios de ingreso

- **UCI:** encefalopatía hipercápnica grave con o sin hipoxemia.

- **En planta:** según la enfermedad subyacente y la situación clínica del paciente.

ALCALOSIS RESPIRATORIA

- **Alteración primaria:** hiperventilación alveolar que produce ↓ $PaCO_2$, por causa pulmonar o por estímulo directo del centro respiratorio.
- **Compensación:** ↓ HCO_3^- mediante eliminación renal.
- **La alcalosis respiratoria crónica es frecuente en la ventilación mecánica.**

Clínica

Los síntomas dependen fundamentalmente de la enfermedad subyacente y de la velocidad de instauración, predominando la sintomatología del sistema nervioso central y periférico (mareo, deterioro del nivel de conciencia, parestesias...). En casos graves, arritmias ventriculares.

Etiología (Tabla 56-3)

Tabla 56-3. Etiología de la alcalosis respiratoria

HIPOXEMIA DE CAUSA PERIFÉRICA	ESTIMULACIÓN DEL CENTRO RESPIRATORIO
Enfermedad pulmonar - Neumonía, TEP, crisis de asma - Ventilación mecánica excesiva - SDRA **Enfermedad cardiaca** - Cardiopatía cianógena - EAP	**Alteración del SNC** - ACV, TCE, encefalitis, meningitis **Fármacos** - Salicilatos, teofilinas, catecolaminas **Alteración Metabólica** - Sepsis, fiebre, anemia, hipertiroidismo, encefalopatía hepática, embarazo **Dolor** **Ansiedad**

Tratamiento

- Corrección de la **causa subyacente.**
- En el **síndrome de hiperventilación (crisis de ansiedad)** pueden ser de utilidad los betabloqueantes, los sedantes suaves y los antidepresivos, así como la respiración a través de un circuito de rerespiración (se logra con una bolsa de papel):
  - **El síndrome de hiperventilación es diagnóstico de exclusión.**
  - **Es necesario descartar patologías graves subyacentes: TEP o sepsis incipiente.**

RECUERDE

- Los trastornos metabólicos se compensan mediante mecanismos respiratorios y viceversa.
- Es importante la aproximación etiológica inicial, no solo para instaurar un tratamiento adecuado, sino para evitar el empeoramiento. Por ello, debemos ser muy cuidadosos con ciertas medidas (HCO_3^- solo en acidosis grave y evitar administrar FiO_2 elevadas).
- Siempre se debe correlacionar la gasometría con la clínica del paciente.

BIBLIOGRAFÍA

- DuBose TD Jr. Capítulo 51: Acidosis y Alcalosis. En: Harrison Principios de Medicina Interna. Mc Graw Hill Education, 2020: 315–24.
- Trastornos del metabolismo ácido-base [Internet]. Nefrologiaaldia.org. [citado el 28 de febrero de 2022]. Disponible en: https://www.nefrologiaaldia.org/es-articulo-403.

57. Trastornos electrolíticos

N. Rojas Fernández, B. Peleteiro Cobo, M. A. Alonso Fernández

PUNTOS CLAVE

- Debe confirmarse con una segunda determinación la alteración de parámetros en la analítica.
- Lo más importante es identificar las alteraciones graves y de instauración brusca, que constituyen una emergencia médica, para iniciar tratamiento inmediato.
- Siempre que sea posible deberá tratarse la causa subyacente del trastorno.

ION SODIO

Es el catión más importante del espacio extracelular. Actúa como principal contribuyente a la osmolaridad plasmática, no tanto por los cambios en su balance neto, sino por la ganancia o pérdida de agua libre entre el compartimento intra y extracelular (valor normal 275-290 mOsm/L).

Osm (p) = 2 x Na^+ + Urea/6 + Glucemia/18 = 275-290 mOsm/kg

Actitud inicial en urgencias

- Confirmar el hallazgo con una segunda determinación.
- Exploración física: determina el estado del volumen extracelular: **aumentado** (IVY, edemas, ascitis) o **disminuido** (sequedad de mucosas, signo del pliegue, hipotensión y oliguria).

HIPONATREMIA

Na^+ plasmático < 135 mEq/L.

Leve (> 130 mEq/L), moderada (125-129 mEq/L) o grave (< 125 mEq/L).

Alteración hidroelectrolítica más frecuente. La clasificamos, en función de su instauración, en aguda (< 48 h de evolución) o crónica (> 48 h o evolución desconocida).

Etiología

(Tabla 57-1)

Tabla 57-1. Causas de hiponatremia en función de la osmolaridad plasmática

EN FUNCIÓN DE LA OSMOLARIDAD PLASMÁTICA	HIPOOSMOLAR (< 280 Osm/L)	Por retención de agua libre **Verdadera hiponatremia**	**VEC aumentado**	Sobrecarga de volumen Na+U < 20 mEq/L: ICC, síndrome nefrótico o cirrosis Na+U > 20 mEq/L: insuficiencia renal, ingesta o líquidos excesivos
			VEC normal	**SIADH***, hipotiroidismo, insuficiencia suprarrenal, polidipsia psicógena, fármacos
			VEC disminuido	Pérdidas extrarrenales con Na+U < 20 mEq/L: sudor, vómitos, diarrea, tercer espacio Pérdidas renales con Na+U > 20 mEq/L: diuréticos, nefropatía pierde sal, tubulopatías
	ISOOSMOLAR	Por solutos que dificultan la medición de la natremia	Hiperlipidemia Hiperproteinemia	
	HIPEROSMOLAR (> 295 mOsm/L)	Por solutos que actúan como osmoles	Hiperglucemia Manitol Contraste yodado	

Clínica

Sobrehidratación neuronal. Depende de cifras de Na^+ plasmático y velocidad de instauración: cefalea, alteraciones de la memoria y comportamiento, somnolencia, estupor y coma, entre otros.

Diagnóstico

- Anamnesis en busca de posibles causas.
- **Bioquímica** (glucosa, proteínas totales y lípidos), **gasometría venosa y Na^+ en orina** (un $Na^+ < 20$ mEq/L sugiere disminución del volumen circulante).

- Determinar la osmolaridad plasmática para **comprobar verdadera hiponatremia.** Si hay hiperglucemia, por cada 100 mg de glucosa por encima de 100 mg/dL, sumar 1,6-3,4 mEq al Na^+.
- ECG, Rx de tórax y abdomen.

Tratamiento

Depende de la gravedad clínica, de la velocidad de instauración y de las cifras totales de sodio (**Fig. 57-1**).

Normas para la corrección de Na^+

- No superar 0.5 mEq/L/h ni 10 mEq/L/día. **Complicación** de la corrección excesivamente rápida: **mielinólisis central pontina** (disartria, paresia fláccida, disfagia y coma).

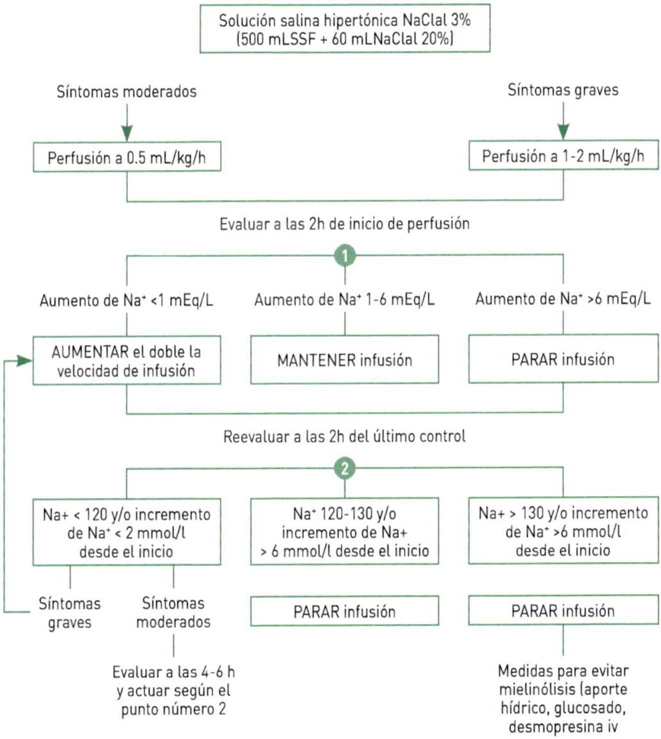

Figura 57-1. Algoritmo del tratamiento de la hiponatremia.

Criterios de ingreso por hiponatremia

Sintomática o asintomática si el sodio < 125 mEq/L o según evolución clínica si es > 125 mEq/L.

HIPERNATREMIA

Na^+ plasmático > 145 mEq/L.

Etiología

Toda hipernatremia es hiperosmolar y aguda. Se debe en la mayoría de las ocasiones a **pérdida de agua libre** y, en menor medida, a ganancia neta de sodio (**Fig. 57-2**).

Clínica

Síntomas fundamentalmente **neurológicos**: letargia, reflejos hiperactivos, temblor muscular y coma. La gravedad depende más de la velocidad de instauración que del valor en sí mismo.

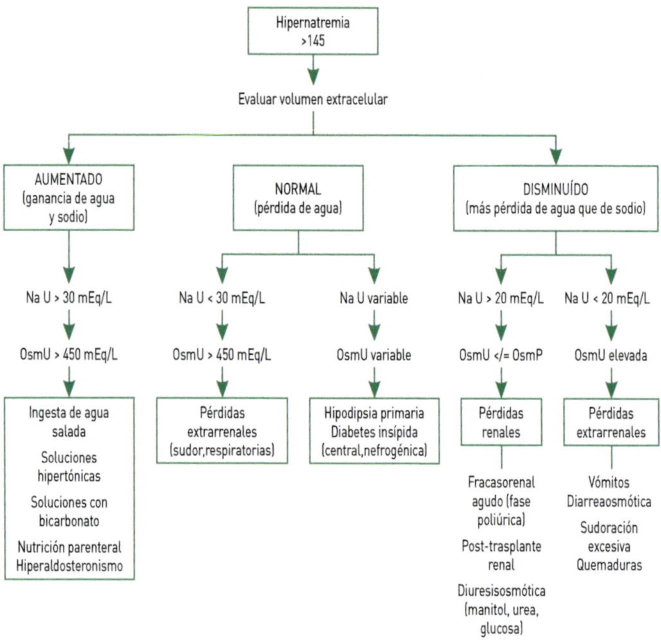

Figura 57-2. Algoritmo de la etiología de la hipernatremia.

Diagnóstico

Véase el apartado *Diagnóstico de hiponatremia.*

Tratamiento

Dependerá de la gravedad de los síntomas y de las cifras totales de sodio plasmático.

Normas para la corrección de Na^+

- Cálculo del déficit de agua mediante fórmulas estándar.

Déficit de agua (L) = 0,6* x peso corporal (kg) x (Na^+ actual/Na^+ deseado) – 1

*0,6 varón joven; 0,5, mujer joven o varón anciano y 0,45, mujer anciana.
*Al déficit total calculado, se añadirán las pérdidas insensibles (de 800 a 1.000 mL/día).

- Reposición hídrica adecuada al estado del paciente:
  - VEC disminuido:
    - Con inestabilidad hemodinámica: SSF al 0,9 %.
    - Con estabilidad hemodinámica: SS hipotónico al 0,45 % o SG al 5 %.
  - VEC aumentado: SG al 5 % y diuréticos.
- El Na^+ no debe descender más de 1 mEq/L/hora en las hipernatremias agudas y 0,5 mEq/L/hora en las formas crónicas. Se recomienda no superar los 10 mEq/L/día.
- La corrección excesivamente rápida del trastorno puede ocasionar **edema cerebral.**

Criterios de ingreso por hipernatremia

Sintomática: Na^+ plasmático > 160 mEq/L o Na^+ plasmático < 160 mEq/L, según el estado clínico.

ION POTASIO

El 98 % se encuentra en el compartimento intracelular. El riñón es fundamental en su equilibrio homeostático.

Actitud inicial en urgencias

- Confirmar el hallazgo con una segunda determinación.
- Toma de constantes, **ECG urgente y monitorización** cardiaca.

HIPOPOTASEMIA

K^+ plasmático < 3,5 mEq/L.
Leve (3-3,5 mEq/L), moderada (2,5-3 mEq/L) o grave (< 2,5 mEq/L).

Clínica

Según las concentraciones plasmáticas de K^+, de la velocidad de instauración y de otros factores (cardiopatías subyacentes, tratamiento con digoxina -aumento de la toxicidad-, hipocalcemia o hipomagnesemia coexistentes), podemos encontrar astenia, parestesias, calambres, debilidad muscular, **íleo paralítico** y estreñimiento. Deben destacarse las **alteraciones** del **ECG** en orden secuencial: **bajo voltaje de QRS, aplanamiento/inversión onda T, aparición de onda U, depresión del ST, prolongación del QT, arritmias.**

Diagnóstico

- Historia clínica detallada con atención a la medicación del paciente, causas de insuficiente aporte o pérdidas corporales excesivas (vómitos o diarrea).
- **Bioquímica** (glucosa, Ca, Mg, CK, LDH), **hemograma, gasometría venosa e iones en orina. Digoxinemia** en caso de tratamiento con esta.

Tratamiento

La reposición de K^+ se realizará **preferentemente por VO.** Utilizaremos la **vía IV** en casos de intolerancia oral, íleo paralítico o alteraciones en el ECG que requieran corrección rápida.

- **Hipopotasemias leves o asintomáticas:**
  - **Cloruro potásico** (**Potasión 600®** = 8 mEq), 2 cp/8 h. Siempre que exista alcalosis.
  - **Bicarbonato potásico + ácido ascórbico** (**Boi-k®** = 10 mEq) o **bicarbonato potásico + ácido ascórbico + ácido aspártico** (**BOI-K aspártico®** = 25 mEq), 1-2 cp/8 h. Evitar en casos de alcalosis porque puede agravarla.

- Hipopotasemias graves o sintomáticas:
  - **KCl diluido en SSF 0,9 %***, ajustando el ritmo de infusión según la gravedad. Se administra por vía periférica sin superar los 40 mEq/L de suero ni 10-20 mEq/L/h, por riesgo de irritación local y flebitis.
  - Si hay **arritmias ventriculares malignas**, aumentar la velocidad de perfusión a 10 mEq de KCl en 100 cc de SFF 0,9 % IV en 10 min a través de un catéter venoso central.

(*) Evitar las soluciones de glucosa porque estimulan la secreción de insulina y ello empeoraría la hipopotasemia.

Normas para la corrección de K^+

- Debe hacerse con precaución para evitar hiperpotasemia iatrógena, con controles periódicos de K^+ y ECG.

- Si se observa **hipopotasemia refractaria** al tratamiento, plantear la existencia de hipomagnesemia coexistente.
- En presencia de un trastorno del equilibrio ácido-base, se corregirá antes el déficit de K^+. La corrección previa de la acidosis puede agravar la hipopotasemia.
- La administración de altas concentraciones de K^+ de forma rápida requiere monitorización estrecha, preferiblemente, en UCI.

Criterios de ingreso

- Hipopotasemia grave.
- hipopotasemia moderada con imposibilidad de tratamiento oral.
- Escasa mejoría de cifras de K^+ tras tratamiento y observación en Urgencias.

HIPERPOTASEMIA

K^+ plasmático > 5,5 mEq/L.

Leve (5,5- 5,9 mEq/L), moderada (6-6,4 mEq/L) o grave (> 6,5 mEq/L).

Es la alteración electrolítica más grave; puede provocar arritmias ventriculares mortales.

Clínica

Existe escasa correlación entre la clínica y las cifras de K^+. Podemos encontrar parestesias, debilidad, arreflexia y parálisis fláccida, náuseas, vómitos e íleo paralítico. Las alteraciones más graves son las del **ECG;** de forma secuencial aparecen **ondas T picudas, depresión del ST, ensanchamiento de QRS y aumento del intervalo PR y QT, arritmias.**

Diagnóstico

- Véase el apartado *Diagnóstico de hipopotasemia.*
- Descartar pseudohiperpotasemia (muestra hemolizada, leucocitosis y trombocitosis extremas).

Tratamiento

- **Hiperpotasemia leve (5,5- 5,9 mEq/L).**
  - Restricción de K^+ en la dieta y fármacos (IECA, ARA II, ahorradores de K+).
- **Hiperpotasemia moderada sin alteración del ECG (6-6,4 mEq/L).**
  - **Infusión IV de insulina–glucosa:** 25 g de glucosa+10 UI de insulina soluble IV en 15-30 min (25 g = 50 mL de glucosa al 50 %, 125 mL de glucosa al 20 % y 250 mL de glucosa al 10%). Si la glucemia previa al tratamiento es < 126 mg/dL, se inicia infusión de glucosa al 10 %: 50 mL/h durante 5 h.
  - **Salbutamol (Ventolín®)** 10-20 mg (2-4 mL) **nebulizado.**

- **Considerar:**
  - **Resinas de intercambio iónico: Resincalcio®** 15-20 g/8 h VO (o enemas: 60 g en 250-500 mL de agua + 125 mL de lactulosa 1-3 veces/día) o **ciclosilicato de sodio y zirconio (Lokelma®)** 10 g/8 h VO durante un máximo de 72 h o **patiromer (Veltassa®)** 8,4 g/día VO.
  - **Furosemida** 40-60 mg IV según la función renal y si hay sobrecarga de volumen.
  - Si hay acidosis metabólica: **50-100 mEq 1 M de bicarbonato sódico** en 30 min.

- **Hiperpotasemia grave (> 6,5 mEq/L) o alteraciones ECG.**
  - **30 mL de gluconato cálcico 10 % IV o 10 mL de cloruro cálcico 10 % IV.** Usar acceso IV grueso y administrar en más de 5 min. Repetir ECG. Considerar otra dosis a los 5 min si persisten los cambios en el ECG. Usar con **cautela en pacientes digitalizados y con antecedentes de hipercalcemia.**
  - Continuar con las medidas descritas en la hiperpotasemia moderada, **incluidas** las resinas de intercambio iónico.

- **Hiperpotasemia refractaria al tratamiento**: valorar **hemodiálisis.**

Criterios de ingreso

Hiperpotasemia moderada y grave o si $K^+ < 6$ mEq/L, dependerá de la causa desencadenante.

ION CALCIO

La concentración plasmática de calcio se encuentra entre 8,9 y 10,3 mg/dL. El 50 % circula libre en sangre (Ca iónico) y un 40 %, aproximadamente, que es activo fisiológicamente, circula unido a albúmina y proteínas. Es necesario corregir la calcemia con las proteínas totales y/o albúmina:

Calcio corregido con albúmina= calcio medido + 0,8 x (4-albúmina)
Calcio corregido con proteínas totales= calcio medido/[(proteínas totales/16) + 0,55]

- Si el pH está alterado, determinar el Ca iónico. En la alcalosis disminuye y en la acidosis, aumenta.
- La absorción intestinal regulada por la vit D y su eliminación, a nivel renal, por PTH.

Actitud inicial en urgencias

- **Confirmar** con una segunda determinación, **corrigiéndolo** con proteínas totales/albúmina o medir el Ca iónico.

- Revisar calcemias previas para descartar cronicidad (suelen ser asintomáticas).
- Tomar constantes, realizar de forma **urgente: ECG**, monitorización cardiaca y Rx de tórax.

HIPOCALCEMIA

Calcio plasmático < 8,5 mg/dL; calcio iónico < 4,65 mg/dL.

Etiología

La **causa más frecuente es la extirpación quirúrgica** tras cirugía de cabeza y cuello.

Clínica

La gravedad se relaciona con las cifras de Ca iónico y con la velocidad de instauración. La **tetania es el síntoma más característico** (hormigueo peribucal, parestesias de manos y pies, calambres, espasmo carpopedal, laringoespasmo y convulsiones). La tetania se ve favorecida en presencia de alcalosis o hipomagnesemia. Dos signos típicos: **signo de Chvostek** (espasmo peribucal tras percutir delante del pabellón auricular) y **signo de Trousseau** (espasmo del carpo tras mantener un manguito de presión por encima de la presión sistólica durante 3 minutos). Otros: trastornos psiquiátricos, convulsiones, irritabilidad, y letargia. A nivel **cardiovascular,** lo más destacable es el **alargamiento del QT** y arritmias.

Diagnóstico

- Véase el apartado *Actitud inicial en Urgencias.*
- **Bioquímica: creatinina, Ca** (corregir con proteínas totales/albúmina) o bien **Ca iónico** (gasometría venosa), CK y LDH.
- Analítica: Mg, PTH, P, metabolitos de vit. D, FA y calciuria en orina de 24 horas.

Tratamiento

Tratamiento agudo:

- **Hipocalcemia asintomática/leve:** Ca en la dieta y suplementos VO: 2-4 g/día de Ca elemento, mejor fuera de las comidas.
- **Hipocalcemia sintomática o aguda grave asintomática** (Ca corregido < 7,5 mg/dL):
  - **Gluconato cálcico al 10%** (*Suplecal®*): 1-2 amp de 10 mL de gluconato cálcico al 10 % (1 amp = 90 mg Ca elemental) diluidas en 50 mL de SG al 5 % o en SSF al 0,9 % en 10-20 min. Si hay arritmias, valorar perfusión más lenta y monitorización cardiaca. Si persiste la causa, continuar con 6 amp (540 mg de Ca elemental) en 500 mL de SG al 5 % o SSF al 0,9 % a 50 mL/h (50 mg/h) durante 6-8 h.

- **Hipocalcemia refractaria (> 24 h), hipomagnesemia y pacientes alcohólicos: sulfato de magnesio** (*Sulmetin*®): 1,5 g (1 amp) en 100 mL de SG al 5 % en 15 min. Posteriormente, 1 g en 100 mL de SG al 5 % cada hora hasta que la magnesemia sea > 0,8.

Tratamiento de mantenimiento: añadir **Ca VO y/o vitamina D.**

HIPERCALCEMIA

Calcio plasmático > 10,5 mg/dL. Calcio iónico > 5,25 mg/dL.

Etiología

La causa más frecuente en la población general es el **hiperparatiroidismo primario** y, en los pacientes hospitalizados, los **tumores** (un Ca plasmático > 13 mg/dL es altamente sugestivo de origen neoplásico). Menos frecuentes: **alteraciones hormonales, insuficiencia renal crónica y enfermedades granulomatosas.**

Clínica

Afectación neuropsiquiátrica (ansiedad, letargia, deterioro cognitivo, confusión, coma), **diabetes insípida nefrogénica** con poliuria y polidipsia, nefrolitiasis, insuficiencia renal, náuseas y vómitos, estreñimiento, úlcera péptica y en el ECG, fundamentalmente, **acortamiento del QT**, bloqueos A-V y de rama, arritmias.

Diagnóstico

Véase *Diagnóstico de hipocalcemia.*

Tratamiento

- **Hipercalcemia asintomática leve** (< 12 mg/dL) **o moderada** (12-14 mg/dL).
  - Asegurar la hidratación.
  - Evitar: dieta rica en Ca, fármacos hipercalcemiantes (tiazidas, Li, vit. D) e inmovilización prolongada.

- **Hipercalcemia moderada** (12-14 mg/dL) **sintomática o grave** (> 14 mg/dL):
  - **Expansión de volumen:** SSF al 0,9 % a 200-300 mL/h para mantener una diuresis de 100-150 mL/h. Furosemida (20 mg/6 h IV) solo en insuficiencia cardiaca o renal.
  - **Bifosfonatos: ácido zolendrónico** (*Zometa*®) **de primera elección** (4 mg en dosis única diluido en 250 mL de SSF a pasar en 15 min). Está contraindicado en pacientes con FG < 30 mL/min; o **pamidronato** (60-90 mg IV a pasar en 2 horas).
  - **Calcitonina:** 4 UI/kg IM o SC. Si se obtiene respuesta después de 6 h, continuar con 6-8 UI/kg cada 6-8 h. Solo en pacientes sintomáticos y

con calcio > 14 mg/dL, utilizar hasta el inicio del efecto de los otros fármacos hipocalcemiantes.

- **En hipercalcemia grave refractaria a tratamiento** o en insuficiencia cardiaca o renal, si la hidratación no es segura, valorar **hemodiálisis**.

RECUERDE

- Sodio. Considerar la natremia como una relación entre el volumen total de líquido extracelular y los iones realmente existentes.
- Potasio. La hiperpotasemia es el trastorno iónico que asocia mayor mortalidad y requiere tratamiento intensivo.
- Calcio. Es preciso corregir las concentraciones en función de las proteínas plasmáticas.
- Ante una hipopotasemia o hipocalcemia refractaria a tratamiento, pensar en hipomagnesemia.

BIBLIOGRAFÍA

- Laso Guzmán FJ. Diagnóstico diferencial en Medicina Interna (3ª edición). Barcelona (España): Elsevier, 2013.
- Perkins GD, Graesner JT, Semeraro F. European Resucitation Council Guidelines 2021: Executive summary [Internet]. 2021. Disponible en: https://www.resuscitationjournal.com/action/showPdf?pii=S0300-9572%2821%2900055-1.
- Suárez Pita D, Vargas Romero JC. Manual de Diagnóstico y Terapéutica Médica. Hospital Universitario 12 de Octubre (8ª edición). Madrid: MSD, 2016.
- Vázquez Lima MJ, Rasal Codesido JR. Guía de Actuación en Urgencias (5ª edición). Madrid: Editorial Médica Panamericana, 2016.

58. Estado volumétrico y equilibrio de fluidos. Sueroterapia

M. Serrano González, L. Louzao Abellás, B. Valle Feijoo

PUNTOS CLAVE

- La fluidoterapia en urgencias debe orientarse hacia el objetivo de mantener o restaurar un adecuado estado de hidratación y perfusión hística con equilibrio electrolítico.
- Es importante detectar la causa de la alteración hidroelectrolítica y establecer la necesidad de terapia de mantenimiento o reemplazo de déficits.
- Debe hacerse evaluación continua y ajuste del tratamiento en función de la respuesta clínica y/o analítica.

OBJETIVOS

- Reponer las pérdidas de líquidos y electrolitos previas al ingreso (**Tabla 58-1**).
- Aportar las necesidades mínimas diarias de agua y electrolitos, teniendo en cuenta las pérdidas (piel, pulmones, aparato digestivo y riñón; son diferentes en niños y adultos).

Tabla 58-1. Requerimientos de agua y electrolitos en adultos sanos

ELEMENTO	NECESIDADES DIARIAS
Agua	30-35 mL/kg/día
Sodio	1-2 mEq/kg/día
Potasio	0,5-1 mEq/kg/día
Glucosa	100-150 g

- Compensar las pérdidas anormales de líquido que ocurren durante la estancia hospitalaria (**Tabla 58-2**).

Tabla 58-2. Fórmula de Holliday-Segar. Requerimiento de líquidos

PESO CORPORAL	LÍQUIDO mL/kg/h
0-10 kg	100 mL/kg/día
11-20 kg	1000 mL + 50 mL/kg por cada kg que supere los 10 kg.
>20 kg	1500 mL + 20 mL/kg por cada kg que supere los 20kg

- Es importante individualizar en cada caso, especialmente, en pacientes con comorbilidades (insuficiencia cardiaca, enfermedad renal crónica, diabetes).

VALORACIÓN PREVIA AL INICIO DE LA SUEROTERAPIA

- Evaluar el balance hídrico, el estado nutricional, las comorbilidades y los tratamientos.
- Anamnesis y exploración física: constantes vitales, nivel de conciencia, relleno capilar, estado de hidratación general, frialdad y pulsos (central y periférico). Es importante también el peso y diuresis (objetivo 0,5 mL/kg/h).
- Pruebas complementarias: hemograma, bioquímica, iones séricos (Na, K, eventualmente, Cl, Mg) y marcadores de función renal (urea, creatinina), gasometría venosa y/o arterial con lactato y orina (iones y sedimento). Calcular la osmolaridad plasmática.
- Exploraciones para determinar la etiología del trastorno: Rx de tórax y ecografía.

INDICACIONES

- Shock hipovolémico, distributivo y obstructivo.
- Depleción hidrosalina moderada o grave.
- Trastornos electrolíticos moderados o graves.
- Acidosis o alcalosis metabólicas.
- Insuficiencia renal aguda.
- Descompensación hiperglucémica hiperosmolar no cetósica.
- Cetoacidosis diabética.
- Situaciones que requieran dieta absoluta.
- Intolerancia oral completa.
- Administración urgente de fármacos por vía intravenosa.

Equivalencias de perfusión: *1 g = 1.000 mg; 1 mg = 1.000 µg; *1 mL = 20 gotas; 1 gota = 3 µgotas; *1 gota/min = 3 mL/h; 1 µgota/min = 1 mL/h

TIPOS DE SOLUCIONES

- Cristaloides (**Tabla 58-3**).
- Coloides (**Tablas 58-4 y 58-5**):
  - Actúan como expansores plasmáticos y aumentan la osmolaridad, dado que contienen partículas de alto peso molecular, con efecto más rápido que los cristaloides.
  - Se ha demostrado que el uso de coloides respecto al de cristaloides no demuestra ningún beneficio en cuanto a disminución de la mortalidad e, incluso existe un incremento de esta cuando se utilizan hidroxietilalmidones.

Tabla 58-3. Cristaloides			
Tipo de suero	Características	Indicaciones	Contraindicaciones/ Precaución
Salino isotónico (0,9%) (SSF)	154mEq Na/L 154mEq Cl/L **Se requiere reponer 3-4 veces el volumen perdido para una adecuada reposición*	*-El más utilizado* -Resucitación -Hipovolemia -Alcalosis metabólica con hipocloremia - TCE	-Riesgo de acidosis metabólica hiperclorémica y fallo renal agudo al aportar grandes volúmenes o infusión rápida -Precaución en pacientes hipertensos, cardiópatas, edematosos.
Salino hipertónico (≥3%)	*El ritmo de infusión no debe superar los 100 ml/h, siendo el máximo aporte de 3L/día	-Hiponatremia verdadera o con sintomatología grave -Shock tras TCE grave (Glasgow>9) -HTIC refractaria a manitol	-Correcciones rápidas pueden causar síndrome de desmielinización osmótica (mielinosis pontina) -Riesgo de sobrecarga hídrica
Salino hipotónico (≤0,45%)	77 mEqNa 77mEq Cl *Ritmo de infusión máximo 1000mL/h, siendo el aporte máximo de 2L/día	-Hipernatremia verdadera o con sintomatología grave -Descompensación hiperglucémica hiperosmolar no cetósica acompañada de hipertensión arterial o hipernatremia grave	-Contraindicada en normo o hiponatremia -No indicada para resucitación del paciente crítico -Riesgo de edema intracelular y por tanto, cerebral.
Suero glucosado 5%	50g de glucosa/L *Dosis máxima aporte glucosa; 0,5g/kg/hora	-Aporte energético (200 kcal/h) -Ayunas -Deshidadratación hipertónica -Mantenimiento vía venosa	Riesgo: -Hiponatremia -Corrección rápida de HiperNa -Hiperglucemia -Sobrecarga de volumen Contraindicado en: -Enfermedad de Addison
Suero glucosalino (1/5, 1/3, ½)	Glucosa + Sodio	-Terapia de mantenimiento -Descompensación hiperglucémica hiperosmolar no cetósica con glucemias <300 -Niños con deshidratación hipertónica	Similar al Suero glucosado 5% (menor riesgo de HipoNa)
Suero glucosado hipertónico (10%, 20%,40%)	100, 200, 400g de glucosa/L respectivamente *Se recomienda administrar por vía central *Se debe ajustar tratamiento insulínico *Velocidad de infusión no debe superar 90 mL/h	-Hipoglucemia -Hiperpotasemia -Máximo aporte calórico con mínimo aporte de líquidos (ej. IR con oliguria) -Colapso circulatorio y edema pulmonar	Contraindicados en coma addisoniano
Soluciones equilibradas: *Hartmann *Ringer *Ringerlactato	<Na y Cl Calcio Potasio	-Resucitación -Hipovolemia -Deshidratación extracelular con acidosis metabólica hiperclorémica	-Infusión rápida puede provocar alcalosis metabólica -Contraindicado en: *alcalosis *acidosis láctica *TCE con riesgo de HTIC y/o edema cerebral *Sobrecarga hídrica
Soluciones correctoras de pH	Bicarbonato 1/6M Bicarbonato 1M	-Acidosis metabólicas graves -Hiperpotasemia -PCR	

Tabla 58-4. Coloides naturales	
COLOIDES NATURALES	INDICACIONES
Albúmina (envases de 50 y 100 mL al 20%)	Reposición de líquido ascítico en paracentesis: 6-8 g/1,5 L de líquido extraído Shock séptico que no responde a cristaloides Cirrosis. Peritonitis bacteriana espontánea
Compuestos de proteínas	Hipoproteinemia grave

Tabla 58-5. Coloides artificiales		
COLOIDES ARTIFICIALES	INDICACIONES	CONTRAINDICACIONES
Dextranos, gelatinas, almidones	Expansión plasmática	Reanimación Riesgo de alergia (incluida anafilaxia), alteración de la coagulación y sobrecarga
Manitol	Hipertensión intracraneal	Hipovolemia, estados hiperosmolares, insuficiencia cardiaca, anuria.

COMPLICACIONES

- Locales y sistémicas. Complicaciones técnicas: flebitis irritativas, infecciones, extravasación del líquido, necrosis cutánea, hematomas, punción arterial accidental, hemorragias graves, embolismos gaseosos, neumotórax o hemotórax.
- Exceso de volumen. Edema cerebral, pulmonar, hepático, gastrointestinal, renal, insuficiencia cardiaca, HTA, ascitis y edema periférico.
- Debidas al tipo de fluido perfundido: alteraciones hidroelectrolíticas, del equilibrio ácido-base o de la glucemia. Alergias.

ALGORITMO DE TRATAMIENTO

Figura 58-1.

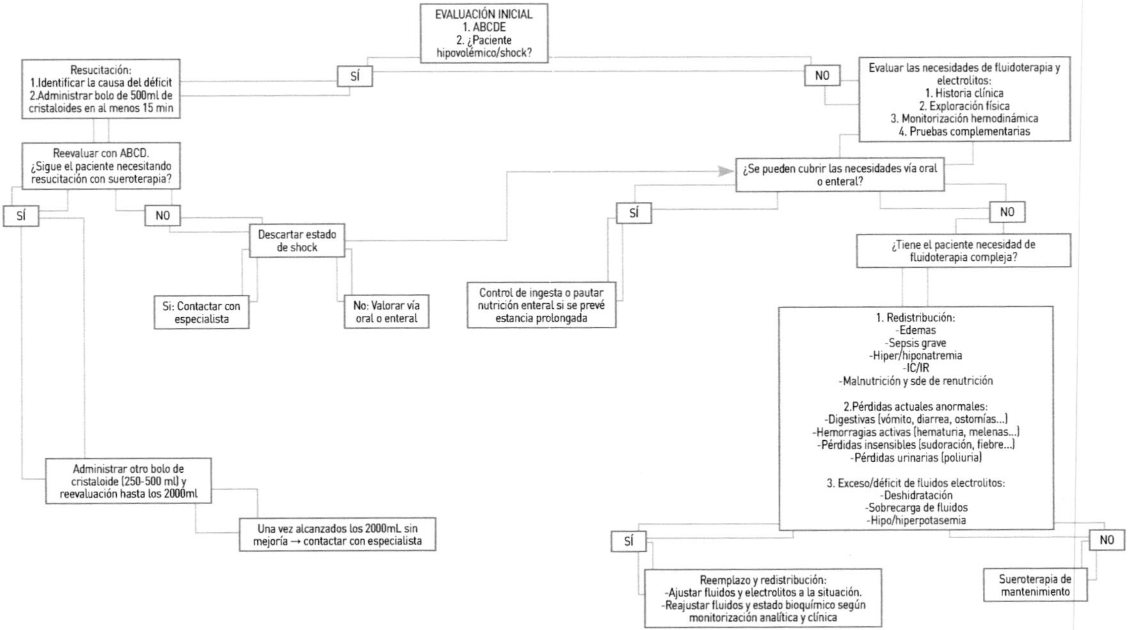

Figura 58-1. Algoritmo de tratamiento en fluidoterapia

RECUERDE

- Solo debe administrarse sueroterapia a pacientes cuyas necesidades no puedan ser satisfechas por vía oral o enteral y debe suspenderse lo antes posible.
- La administración intravenosa de líquidos debe estar adecuadamente protocolizada, atendiendo siempre a las circunstancias clínicas y a las comorbilidades del paciente. Se debe seleccionar cuidadosamente el tipo de fluido empleado.
- Considerar la 5 "r": reanimación, rutina (mantenimiento), reemplazo, redistribución y revaluación.
- Si es necesaria reanimación con líquidos, emplear soluciones cristaloides, con un bolo inicial de 500 mL en menos de 15 minutos.

BIBLIOGRAFÍA

- Chaverri Fernández JM, Díaz Madriz JP, Cordero García E. Generalidades sobre fluidoterapia y desórdenes electrolíticos, enfoque en la farmacia hospitalaria: Primera Parte. Pharmaceutical Care La Farmacoterapia. 2012;1(2):28-39.
- Finten. S, Myburg. J, Bellomo. R. Intravenous fluid the rap y in critically ill adults. Nature reviews. Nephrology 2018;14:541-57.
- Van Haren. F. Personalised fluid resuscitation in the ICU: still a fluid concept? Crit Care. 2017;21(3):313.

ENDOCRINOLOGÍA (E) 9

59. Hipoglucemia

I. Cobos García, R. Cuadra San Miguel, S. García Arias

PUNTOS CLAVE

- La sospecha de hipoglucemia requiere siempre tratamiento, aunque no exista confirmación analítica.
- El tratamiento debe administrarse lo más rápidamente posible, según la "regla del 15" (15 g de glucosa y revaluar en 15 minutos).
- Si se sospecha alcoholismo, administrar 100 mg de vitamina B1 (tiamina) ANTES de la glucosa.
- Deben detectarse y corregirse los factores desencadenantes.

DIAGNÓSTICO

Tríada de Whipple: sintomatología compatible + baja concentración plasmática de glucosa + mejoría de los síntomas tras la elevación de las concentraciones de glucosa.

CLASIFICACIÓN (TABLA 59-1)

Tabla 59-1. Clasificación de las hipoglucemias según la ADA	
Hipoglucemia leve	Glucemia < 70 mg/dL y ≥ 54 mg/dL
Hipoglucemia significativa	Glucemia < 54 mg/dL
Hipoglucemia grave	Hipoglucemia con alteración del estado mental y/o físico que requiere ayuda externa

CLÍNICA

Los síntomas dependen de la concentración de glucemia y de la velocidad de instauración de la hipoglucemia, con dos fases:

- **Fase inicial** (síntomas adrenérgicos, glucemia 50-70 mg/dL): sudoración, palpitaciones, excitación, palidez, temblor, hormigueo, hipertensión, ansiedad, hambre, debilidad.
- **Fase posterior** (síntomas neuroglucopénicos, glucemia < 50 mg/dL): confusión, mareo, distermia, astenia, diplopía, visión borrosa, labilidad emocional, agresividad, cefalea, disartria, paresia, ataxia, hipotonía, falta de concentración, delirio, psicosis, convulsiones, estupor, coma.

FACTORES DESENCADENANTES

- Ayuno, vómitos o diarrea.
- Actividad física, estrés.
- Dosis excesiva de antidiabéticos orales o de insulina.
- Interacciones medicamentosas: IECA, salicilatos, fibratos, furosemida, anticoagulantes, AINE, marihuana, miconazol, sulfamidas, antagonistas de los receptores H_2 de la histamina, fenilbutazona, IMAO, alfabloqueantes adrenérgicos, alopurinol, ciprofloxacino, barbitúricos...
- Insuficiencia renal o hepática.

PRUEBAS COMPLEMENTARIAS

- Glucemia capilar.
- Analítica sanguínea y de orina.
- Radiografía de tórax.
- ECG.

TRATAMIENTO (FIG. 59-1)

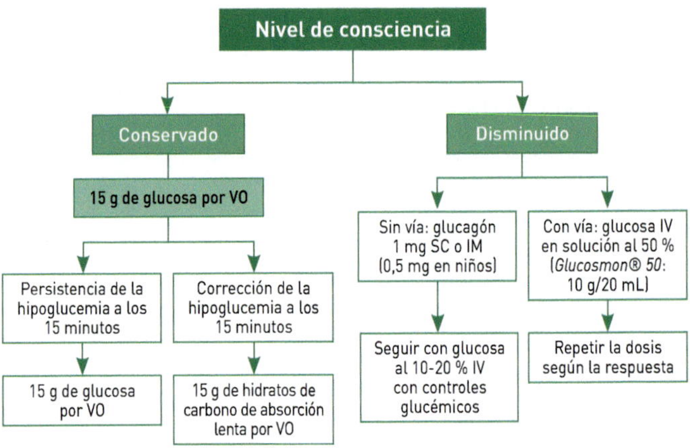

Figura 59-1. Tratamiento de la hipoglucemia

En hipoglucemias causadas por antidiabéticos orales no insulínicos, tras la administración del tratamiento en urgencias y recuperación completa, el paciente quedará en observación hasta la eliminación completa del fármaco (repaglinida 6-8 horas, sulfonilureas 12-72 horas).

Si paciente en tratamiento con insulina, ajustar el tratamiento previo al alta.

CRITERIOS DE INGRESO

- Alteración de consciencia y síntomas que no ceden a pesar de correcto tratamiento, o secuelas neurológicas.
- Hipoglucemia grave que no cede con el tratamiento.
- Hipoglucemia confirmada de etiología desconocida.
- Hipoglucemia como síntoma de patología de base: fármacos, etanol, insuficiencia renal, hepática o cardiaca, malnutrición, anorexia grave, cirugía gástrica, sepsis, shock, insuficiencia adrenal o hipofisaria, trastornos metabólicos hereditarios o tumores de células distintas a las beta.

RECUERDE

- Si los síntomas son compatibles y no es posible determinar la glucemia, se tratará como si fuera una hipoglucemia.
- El alcohol puede producir hipoglucemias hasta 48 horas después de su consumo.
- Si se sospecha alcoholismo se debe administrar SIEMPRE vitamina B1 antes de la glucosa.
- Es importante la detección y corrección de los factores desencadenantes.

BIBLIOGRAFÍA

- American Diabetes Association Professional Practice Committee: Draznin B, Aroda VR, Bakris G, Benson G, et al. Glycemic targets: Standards of Medical Care in diabetes-2022. Diabetes Care [Internet]. 2022;45(Supplement 1):S83-96.
- Grupo de trabajo de Diabetes de SEMES Andalucía: De la Cal Ramírez MA, Becerra Mayor MM, García Sánchez MO, Moreno Fernández M, et al. Manejo y control de la glucemia de pacientes adultos en los servicios de urgencias. 2015.
- Guía de diabetes tipo 2 para clínicos. Disponible en: https://www.redgdps.org/guia-de-diabetes-tipo-2-para-clinicos/
- Vázquez Lima MJ, Casal Codesido JR. Guía de Actuación en Urgencias (5ª edición). Madrid: Editorial Médica Panamericana, 2016.

60. Cetoacidosis diabética

R. Abad González, B. Peleteiro Cobo, J. Álvarez Pérez

PUNTOS CLAVE

- Es la complicación metabólica más grave de la DM junto a la descompensación hiperglucémica hiperosmolar no cetósica.
- Se caracteriza por la tríada: HIPERGLUCEMIA + ACIDOSIS METABÓLICA (ANIÓN GAP ELEVADO) + CUERPOS CETÓNICOS AUMENTADOS.
- Los pilares fundamentales en el tratamiento de la CAD son la corrección de la deshidratación, de la hiperglucemia y de las alteraciones electrolíticas.

La cetoacidosis diabética (CAD) es un trastorno metabólico que se produce como consecuencia de un déficit absoluto o relativo de insulina y un incremento de la liberación de hormonas contrarreguladoras (glucagón, catecolaminas, cortisol y hormona del crecimiento).

CLASIFICACIÓN (TABLA 60-1)

Tabla 60-1. Clasificación de la cetoacidosis diabética

	Leve	Moderada	Grave
pH	7,25-7,3	7-7,24	< 7,0
Bicarbonato	15-18	10-15	< 10
Anión GAP	> 10	> 12	> 12
Estado mental	Alerta	Alerta/Somnolencia	Estupor/Coma

DIAGNÓSTICO

Clínica

- Generalmente es de evolución corta (24-48 horas).
- Poliuria, polidipsia y pérdida de peso.
- Náuseas y vómitos. Dolor abdominal difuso (se podría confundir con un abdomen agudo).
- Debilidad generalizada y cambios en el estado mental.
- Fetor cetónico, aliento "afrutado".

Factores desencadenantes

- Las **infecciones** son el factor desencadenante más frecuente.
- Errores/omisión en la administración de insulina.

- Aumento de las necesidades de insulina:
  - Transgresiones dietéticas.
  - Patología intercurrente (IAM, pancreatitis, ACV...) o en el contexto de una cirugía.
  - Alcohol, drogas (cocaína y otras) y fármacos (corticoides, antipsicóticos, litio, fenitoína...).
- Debut diabético.
- Problemas psicológicos (trastornos alimentarios en jóvenes...).

Exploración física

- Alteración del estado de consciencia (desde obnubilación hasta estupor y coma).
- Taquipnea y trabajo respiratorio. Respiración de Kussmaul en respuesta a la acidosis.
- Signos de deshidratación (sequedad de piel y mucosas, hipotensión, taquicardia, oliguria).
- La temperatura suele ser normal o baja por la vasodilatación periférica, pudiendo encontrarnos la piel roja y caliente. Podría enmascarar una infección subyacente.
- Hipotermia grave e hipotensión se asocian a peor pronóstico.

Sospecha clínica

- Cuadro compatible y antecedentes de DM o episodios previos de descompensación diabética (**Tabla 60-2**). No olvidar que puede ser la forma del debut diabético.
- Diagnóstico diferencial con otros tipos de acidosis metabólicas con anión GAP elevado, intoxicaciones, fracaso renal, etc.

Tabla 60-2. Criterios diagnósticos

Glucemia	> 250 mg/dL*
Presencia de cuerpos cetónicos	Sangre/orina
Bicarbonato	< 18 mEq/L
pH	≤ 7,3
Anión GAP (Na^+ – [Cl^- + HCO^{3-}])	> 10

* Aproximadamente, un 10 % de los pacientes presentan glucemia < 250 mg/dL (ayuno/consumo de alcohol).

ATENCIÓN INICIAL

- Toma de constantes, incluidas glucemia y cetonemia capilar.
- Analítica sanguínea, análisis de orina y gasometría arterial con lactato. Valorar solicitud de tóxicos si se sospecha consumo o no tenemos un desencadenante claro.

- ECG y radiografía de tórax.
- Si se sospecha desencadenante infeccioso: hemocultivos, urocultivo y cultivo de esputo.
- Otras pruebas según desencadenante sospechado (ecografía, TC).

Hallazgos habituales en las pruebas complementarias

- Na^+: hiponatremia dilucional. Na^+ corregido = Na^+ determinado + 1,6 x [(Gluc-100) / 100].
- K^+: su contenido total está disminuido, pero la acidosis tiende a aumentar falsamente los valores plasmáticos. Si el K^+ es normal o está disminuido es necesaria la reposición de K^+.
- Acidosis metabólica en gasometría. Anión GAP elevado.
- Osmolaridad plasmática elevada: 2(Na^+) + (glucemia/18) + (Urea/5,6). Osm > 320 mOsm/L justifica el estupor, pero si está disminuida buscar otras causas.
- Creatinina y urea: elevadas por la deshidratación.
- Hiperamilasemia (origen extrapancreático), hipertransaminasemia y elevación de CK.
- Elevación de troponina sin datos de SCA.
- Hemograma: leucocitosis con desviación izquierda.

TRATAMIENTO

Medidas generales

- Canalizar dos vías venosas periféricas.
- Sonda nasogástrica: se utiliza si el estado de consciencia es bajo y hay riesgo de broncoaspiración.
- Sonda urinaria: con anuria/oliguria o shock. Imposibilidad para cuantificar la diuresis o indicación de control estricto del balance hídrico.
- Monitorización ECG: sobre todo con pH < 7,2 y/o alteraciones electrolíticas.
- Oxigenoterapia para mantener una $SatO_2$ de 92-95 %.
- Heparina SC a dosis profiláctica, valorar postponer si se considera que el paciente va a precisar técnicas invasivas a su ingreso.
- Tratamiento específico de los factores desencadenantes.

Monitorización

Es fundamental la *revaluación clínica periódica* con control de glucemia capilar, constantes, balance hídrico e insulina administrada. Vigilar el grado de consciencia. Control de iones y controles gasométricos según la evolución (pH, bicarbonato, lactato).

Pilares del tratamiento (Tabla 60-3)

Tabla 60-3. Pilares del tratamiento	
FLUIDOTERAPIA: es la terapia de inicio y la más importante. El objetivo es reponer el déficit calculado (entre 50-100 mL/kg/4-8L en un adulto de 80 kg) en las primeras 12-24 horas.	
SSF al 0,9 % o soluciones balanceadas (15/20 mL/kg/h) en la resucitación inicial.	1ª hora: administrar 1 L 2ª hora administrar 1 L
Si **el Na^+ es alto o normal:** SSF al 0,9 % o soluciones balanceadas o SSF al 0,45 %. Si hay inestabilidad hemodinámica, continuar con SSF al 0,9 % o soluciones balanceadas.	Velocidad de infusión: 250-500 mL/h. Valorar en función de la situación hemodinámica.
Si la **glucemia es < 250 mg/dL,** asociar suero glucosado al 5 % o al 10 % en "Y".	Velocidad de infusión: 150-250 mL/h.
POTASIO	
Si K^+ < 3,3 mEq/L	Reponer 20-30 mEq/h y **postponer el inicio del tratamiento con insulina.**
Si K^+ 3,3-4,9 mEq/L	Reponer 20 mEq/L con fluidoterapia.
Si $K^+ \geq 5$	Postponer reposición y vigilar estrechamente los valores séricos. Control cada 1-2 h.
INSULINOTERAPIA	
Bolo IV inicial 0,1 UI/kg en caso de retraso en el inicio de la perfusión.	
Perfusión 50 UI de insulina en 500 mL de SSF al 0,9 % (1 UI/10 mL) a una velocidad fija de 0,1 UI/kg/h o 0,15 UI/kg/h (si no administración de bolo). 50 UI de insulina rápida en 500 mL de SSF a pasar 60 mL/h (6 UI/h) (10 mL = 1 UI).	
Si ↓ glucemia 50-75 mg en la 1ª hora: mantener 0,1 UI/kg/h.	
Si no ↓ glucemia 50-75 mg en la 1ª hora: subir a 0,15-0,2 UI/kg/h.	
Cuando la glucemia alcance los 250mg/dL, disminuir la perfusión a 0,05UI/kg/h e iniciar suero glucosado al 5 %.	

SSF: suero salino fisiológico. Soluciones balanceadas: Ringer Lactato, Isofundin®.

Bicarbonato

Su uso sistemático **no** está recomendado. Considerar su administración en shock que no responda a fluidoterapia o acidemia grave con empeoramiento a partir de pH < 7,0.

Déficit de bicarbonato: 0,5 x Peso (kg) x (Bicarbonato objetivo - Bicarbonato medido)

Pauta sugerida: 100 mEq/500 mL en solución isotónica a pasar en 2 horas y/o hasta pH > 7,0 (**e-Fig. 60-1**).

Transición de dieta absoluta e insulina IV a dieta oral e insulina SC (Tabla 60-4)

Es necesario que se haya resuelto el cuadro agudo y presentar glucemia < 200 mg/dL y más 2 de los siguientes criterios:

- pH > 7,3.
- Bicarbonato > 15.
- Anión GAP < 12.

No suspender la perfusión de insulina hasta 2h después del inicio de la insulina SC.

Tabla 60-4. Transición a insulina subcutánea	
Tratamiento previo con insulina	**Paciente sin tratamiento previo con insulina**
↓ Administrar la dosis habitual de insulina de acción lenta o intermedia + Dosis de insulina de acción rápida ajustada con la dieta	↓ Calcular la dosis de insulina a administrar: 0,5-0,8 UI/kg; 50 % en forma de insulina basal + 50 % en forma de bolos prandiales divididos en: • Desayuno:30 % • Comida:40 % • Cena:30 % *Ejemplo*: Varón de 80 kg. Dosis total 80 x 0,5 = 40 UI, 20 en forma de basal, 20 en forma de bolos (6 UI-8 UI-6 UI), con correcciones en función de las cifras de glucemia capilar

COMPLICACIONES

- Hipotensión y shock secundarios a la depleción de volumen o causa desencadenante (IAM, sepsis, etc.).
- IC por sobrecarga hídrica; prestar especial atención a los pacientes con ICC previa.
- Edema pulmonar no cardiogénico.
- Trombosis secundaria a la deshidratación o cuadro inflamatorio desencadenante.
- Edema cerebral por cambios en la osmolaridad, especialmente, en jóvenes.
- Fracaso renal secundario a la hipovolemia.
- Hipoglucemia e hipopotasemia, mal ajuste de reposición iónica y sueroterapia/insulinoterapia.
- Recurrencia de la cetoacidosis, suspensión del tratamiento insulínico.

CRITERIOS DE INGRESO EN UCI

- Considerar ingreso en UCI con cetoacidosis moderada-grave, insuficiencia respiratoria aguda, inestabilidad hemodinámica o complicaciones y procesos precipitantes que requieran terapia intensiva.

RECUERDE

- Con la sospecha clínica, exploración y glucemia/cetonemia capilar se puede llegar al diagnóstico desde la atención inicial.
- Patología potencialmente mortal que se resuelve en pocas horas con el tratamiento adecuado: FLUIDOTERAPIA, REPOSICIÓN IÓNICA E INSULINA.
- Requiere vigilancia y seguimiento estrecho para prevenir complicaciones.
- Una vez resuelta, no dejar nunca sin insulina al paciente.

BIBLIOGRAFÍA

- Hernández Martínez A, Martín-Loeches I, Restrepo M, Torres A, Sabaté A. Medicina Intensiva en el Enfermo Crítico. Madrid: Editorial Médica Panamericana, 2019.
- Kitabchi AE, Umpierrez GE, Miles JM, Fisher JN. Hyperglycemic crises in adult patients with diabetes. Diabetes Care. 2009;32(7):1335–43. https://doi.org/10.2337/dc09-9032.
- Marino PL. The ICU Book (4th edition). Wolters Kluwer Lippincott Williams and Wilkins, 2014.
- Vázquez Lima MJ, Casal Codesido JR. Guía de Actuación en Urgencias (5ª edición). Madrid: Editorial Médica Panamericana, 2016.

61. Descompensación hiperglucémica hiperosmolar no cetósica

J. J. Faúndez Fernández, P. Mimoso Bartolomé, M. Alejo Ramos

PUNTOS CLAVE

- Es importante su identificación y tratamiento rápido por su alta mortalidad [mayor que la cetoacidosis diabética (CAD)].
- Suele existir un factor desencadenante que siempre debemos tratar.
- Es más frecuente en adultos o ancianos con diabetes ya conocida.
- Mortalidad del 10-20 %.

DEFINICIÓN

La descompensación hiperglucémica hiperosmolar no cetósica (DHHNC) es un síndrome caracterizado por hiperglucemia grave, hiperosmolaridad plasmática, deshidratación severa y alteración del estado de consciencia en ausencia de cetosis importante (**Tabla 61-1**).

CLÍNICA

- Instauración insidiosa (progresiva, en días o semanas).
- Poliuria, polidipsia, pérdida de peso, alteraciones del estado mental (desde letargia hasta coma), focalidad neurológica (por ejemplo, hemiparesia reversible o crisis comiciales) o distermia/fiebre.
- Signos de hipovolemia: hipotensión, taquicardia, sequedad mucocutánea, PVY baja.
- Taquipnea (a veces, respiración de Cheyne-Stokes).

Tabla 61-1. Factores desencadenantes
Tratamiento insulínico no adecuado o incumplimiento del mismo. Como debut de DM2
Patología aguda
Infecciones (sepsis, meningitis, ITU, neumonía, etc.) IAM, ACV, hematoma subdural, TEP, pancreatitis aguda, obstrucción intestinal, diálisis peritoneal, trombosis mesentérica, insuficiencia renal, quemaduras graves, golpe de calor o hipotermia, traumatismos ...
Patología endocrina
Síndrome de Cushing, acromegalia, crisis hipertiroidea, etc.
Otros
Alcohol, corticoides, betabloqueantes, calcioantagonistas, diuréticos, etc.

PRUEBAS COMPLEMENTARIAS

- Glucemia capilar.
- Pruebas de laboratorio:
  - Glucemia > 600 mg/dL con cetonemia poco importante. **Puede acompañarse de acidosis láctica.**
  - Hiperosmolaridad: > 320 mOsm/L.
  - Urea, creatinina y Na^+: valores normales o altos.
  - Incremento de hematocrito y hemoglobina.
  - Leucocitosis a expensas de PMN.
  - Análisis de orina: osmolaridad y cetonuria (para diagnóstico diferencial con CAD).
  - Gasometría: no suele existir acidosis.
  - Hemocultivos: si hay sospecha de bacteriemia.
  - Otros cultivos: en función del foco infeccioso.
- ECG.
- Radiografía de tórax.
- TC craneal si hay focalidad neurológica.

DIAGNÓSTICO (TABLA 61-2)

Hiperglucemia con grave deshidratación e hiperosmolaridad: clínica compatible + glucemia > 600 mg/dL, Osm plasmática > 320 mOsm/L, pH > 7,3, bicarbonato > 15 mEq/L, cetonemia ausente o poco importante.

$$\text{Osm (p)} = 2\ (Na^+ + K^+) + (\text{Glu (p)}/18) + (\text{Urea}/5{,}6)$$

Tabla 61-2. Diagnóstico diferencial con cetoacidosis diabética (CAD)

	CAD	DHHNC
Edad	Joven	Mayor
Deshidratación	+/++	++/+++
Respiración	Taquipnea/Kussmaul	Normal/Taquipnea/ Cheyne-Stokes
Nivel de conciencia	Normal/Estupor	Estupor/Coma
Acidosis	+	-
Bicarbonato	< 10-18 mEq/L	> 18 mEq/L
Osm plasmática	Variable	> 320 mOsm/kg
Glucemia plasmática	> 250 mg/dL	> 600 mg/dL
Urea	+	++
Na^+	Normal	Normal/Elevado
K^+	Variable	Variable
Cetonemia	+++	-/+
Cetonuria	+++	-/+
Focalidad neurológica	-/+	+/++
Síntomas GI	+++	-/+

COMPLICACIONES

- Metabólicas: hipoglucemia, hipopotasemia, hipernatremia.
- Otras: trombosis, edema cerebral, rabdomiólisis, etc.
- Factores de mal pronóstico: edad avanzada, patología asociada grave, inestabilidad hemodinámica, coma.

TRATAMIENTO (FIG. 61-1)

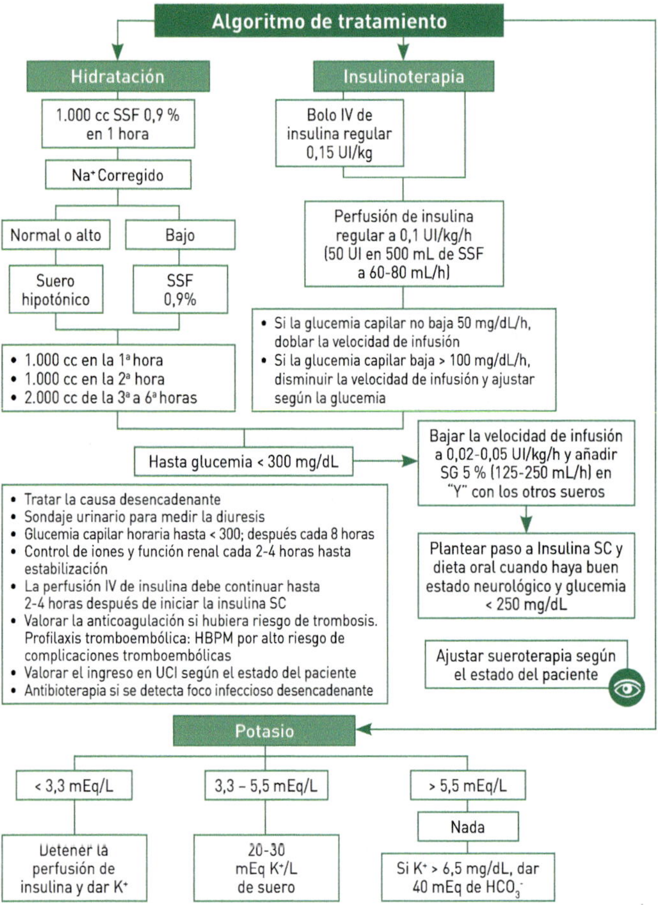

Algoritmo adaptado de *Standards of Medical Care in Diabetes 2021 (ADA 2021)*.

Figura 61-1. Algoritmo de tratamiento.

RESOLUCIÓN

Se considera resuelto el cuadro clínico cuando:

- La osmolaridad es < 320 mOsm/kg.
- El paciente está mentalmente alerta.
- El paciente tiene tolerancia oral.

RECUERDE

- Iniciar un tratamiento rápido con aporte de líquidos, insulina y ajuste electrolítico de forma precoz.
- Ajustar la sueroterapia al estado del paciente.
- Mantener una correcta y estrecha monitorización del paciente.

BIBLIOGRAFÍA

- American Diabetes Association Professional Practice Committee: Draznin B, Aroda VR, Bakris G, Benson G, Brown FM, Freeman R, et al. Diabetes Care in the Hospital: Standards of Medical Care in Diabetes-2022. Diabetes Care. 2022 Jan 1;45(Supplement 1):S244-S253. doi: 10.2337/dc22-S016. PMID: 34964884.
- Cruz Bravo P, Tobin G. Abordaje hospitalario de la diabetes. En: Baranski T, McGill J, Silversein J, editores. Manual Washington® de especialidades clínicas. Endocrinología (4ª edición). España; Wolters Kluwer, 2020: 426.
- Powers A, Niswender K, Rickels M. Diabetes Mellitus: control y tratamiento. En: Larry J, Fauci A, Kasper L, editores. Harrison. Principios de Medicina Interna (20ª edición). Volumen II. Capítulo 397: 2872-73.
- Silva C, García-Pozuelo N. Complicaciones agudas de la diabetes. En: Suárez D, Vargas J, Salas J, editores. Manual de Diagnóstico y Terapéutica Médica – Hospital Universitario 12 de Octubre (8ª edición) España: MSD; 2016: 1683.

62. Otra patología endocrina de urgencias

A. Meabe Santos, M. Piñón García, E. Pérez Álvarez

PUNTOS CLAVE

- La crisis suprarrenal o addisoniana es una emergencia médica que exige tratamiento inmediato con glucocorticoides.
- Se debe sospechar crisis tirotóxica ante un paciente con hipertermia, alteraciones neurológicas y clínica extrema de hipertiroidismo.
- El coma mixedematoso es una patología grave con elevada mortalidad.
- El síndrome de realimentación es una urgencia nutricional vital en la que la prevención y el control bioquímico son las principales intervenciones.

CRISIS ADDISONIANA

Definición

Es una urgencia médica con alta letalidad que cursa como una insuficiencia suprarrenal (ISR) aguda con deficiencias en la secreción de glucocorticoides y mineralocorticoides.

Etiología

- **Pacientes con ISR conocida (primaria o secundaria):** supresión brusca del tratamiento esteroideo crónico o tratamiento insuficiente ante una situación de estrés (como sepsis o estrés postquirúrgico).
- **Pacientes con ISR no conocida:**
  - Primaria: autoinmunidad, infecciones (TBC, CMV, VIH, hongos), metástasis (mama o pulmón), necrosis/hemorragia, traumatismos, coagulopatías, congénitas (adrenoleucodistrofia, adrenoleucomielopatía o hipoplasia adrenal congénita).
  - Secundaria: retirada brusca del tratamiento crónico con corticoides, procesos hipotálamo-hipofisarios: *apoplejía hipofisaria* (infarto hemorrágico adrenal bilateral que causa edema hipofisario, pudiendo provocar HIC con cefalea, náuseas, vómitos, fotofobia, deterioro del sistema nervioso central, papiledema, déficit de agudeza visual, paresia de nervios motores oculares e hipopituitarismo. Requiere tratamiento con glucocorticoides y cirugía urgente si hay HIC).

Diagnóstico

Clínica: fiebre, hipotensión (< 110/70 mmHg), shock, astenia, anorexia, pérdida de peso, síntomas gastrointestinales (dolor abdominal, náuseas y vómitos, diarrea o estreñimiento), hiperpigmentación cutáneo-mucosa, calambres musculares, tendencia a la hipoglucemia y apetencia por la sal. La hiperpigmentación e hiperpotasemia son características solo de la insuficiencia suprarrenal primaria.

Pruebas complementarias y de laboratorio

- Analítica de urgencias: bioquímica básica (hiponatremia, hiperpotasemia, deterioro de la función renal, hipoglucemia o hipercalcemia), hemograma (anemia, linfocitosis con eosinofilia), coagulación, análisis sistemático y sedimento de orina (Na^+, K^+, urea y creatinina) y sedimento.
- Hemocultivos y urocultivo si hay sospecha de sepsis.
- Gasometría (acidosis metabólica).
- ECG.
- Rx de tórax.
- TC abdominal (ISR primaria).
- RM hipofisaria (ISR secundaria o terciaria).

Guardar, si es posible, una muestra para determinación de cortisol y ACTH antes de iniciar el tratamiento.

- Cortisol basal: cifras < 3 µg/dL o < 5 µg/dL en situación de estrés sugieren ISR. Valores entre 3 y 10 µg/dL requieren prueba de estimulación rápida de ACTH para su confirmación.

Tratamiento

Iniciar lo antes posible si hay sospecha de ISR, incluso antes de recibir los resultados de las pruebas complementarias, debido a que el retraso en el tratamiento aumenta la morbimortalidad.

- Medidas de soporte. Permeabilidad de la vía aérea, canalización de vía venosa periférica, monitorización (TA, FC y FR), control de diuresis (sondaje vesical).
- Identificar y tratar los factores precipitantes. Si no se encuentran, pautar antibioterapia de amplio espectro por vía intravenosa.
- Reposición de volumen y corrección de hipoglucemia y alteraciones hidroelectrolíticas. Por lo general, SSF al 0,9 % 2-4 L/24 h y SG al 5% 1-1,5 L/24 h según el estado de deshidratación del paciente y función cardiovascular.
- Hiperpotasemia y acidosis metabólica. No requieren habitualmente tratamiento específico, ya que el tratamiento con corticoides suele corregirlo.

- Glucocorticoides. Deben reponerse cuanto antes. Inicialmente, hidrocortisona (*Actocortina®*) 100 mg IV en bolo. Posteriormente, 100 mg/6 h IV o perfusión de 100-200 mg/24 h en SG al 5%. El carácter mineralocorticoide de este fármaco hace innecesario el empleo de mineralocorticoides. Si existe mejoría en las primeras 24 horas, disminuir la dosis de hidrocortisona a 50 mg c/6 h las siguientes 24 h y después, pauta de hidrocortisona por VO descendente e introducir mineralocorticoide (fludrocortisona) cuando la dosis de hidrocortisona sea < 50 mg/día.
- Protección gástrica.

Todos los pacientes necesitan ingreso hospitalario. Valorar ingreso en UCI según la gravedad.

CRISIS TIROTÓXICA (TORMENTA TIROIDEA)

Definición

Emergencia médica con potencial riesgo vital por aumento de hormonas tiroideas circulantes. Puede darse en pacientes hipertiroideos ya conocidos o como debut de tirotoxicosis en pacientes no conocidos. Habitualmente, se precipita en ambos casos por eventos agudos.

Etiología

- **Causas subyacentes:** enfermedad de Graves, BMN, adenoma tóxico, tiroiditis, fármacos (contrastes yodados, amiodarona), tirotoxicosis facticia.
- **Factores desencadenantes:** Infecciones (lo más frecuente), cirugía tiroidea o extratiroidea, abandono del tratamiento antitiroideo, tratamiento con radioyodo, ingesta de simpaticomiméticos, estrés emocional, traumatismos, parto y cesárea y otros (IC, ACV, TEP, cetoacidosis diabética, hipoglucemia, isquemia intestinal).

Clínica

- Hipertermia.
- Alteraciones cardiovasculares (taquicardia sinusal, fibrilación auricular, ICC).
- Alteraciones gastrointestinales y hepáticas (náuseas/vómitos, dolor abdominal, diarrea, ictericia, hepatomegalia).
- Alteraciones neurológicas (agitación, síndrome confusional, psicosis, letargia, convulsiones, coma).
- La presencia de bocio y/o exoftalmos eleva la sospecha clínica.

Pruebas complementarias

- Hemograma, coagulación y bioquímica completa con enzimas cardiacas y pancreáticas (hiperglucemia, hipopotasemia, hipercalcemia, leucocitosis, hipertransaminasemia, elevación de urea, creatinina y CK), análisis de orina y sedimento. Es aconsejable extraer una muestra para analizar las concentraciones de hormonas tiroideas (**las concentraciones de T4 y T3 no tienen por qué diferenciarse de las de otros pacientes con hipertiroidismo no complicado**).

- Hemocultivos y urocultivo (si se sospecha infección).
- Gasometría.
- ECG y Rx tórax.
- TC craneal (si alteración neurológica).

Tratamiento

Ante la sospecha clínica se debe iniciar el tratamiento sin esperar a la confirmación analítica.

Medidas generales

- Vía periférica y monitorización hemodinámica (TA, FC, FR, ECG, diuresis).
- Oxigenoterapia con ventimask al 30 %, modificando la FiO_2 según la gasometría.
- Colocación de SNG si hay alteración de la consciencia.
- Antitérmicos: medidas físicas, paracetamol 1 g/6 h IV (**evitar salicilatos -*aspirina*®- por aumentar la disponibilidad de hormonas tiroideas**).
- Reposición hidroelectrolítica (3-5 L/24 h) con corrección hidroelectrolítica, alternando SSF con SG al 5 %. Precaución en cardiópatas.
- Tratamiento antibiótico empírico.
- Profilaxis de tromboembolismos con HBPM.
- Sedación si hay agitación.

Medidas específicas

Inhibición de la síntesis de hormonas tiroideas

- De elección: tiamazol (*Tirodril*®) 15-20 mg/6 h por VO o SNG. Dosis de mantenimiento de 5-20 mg/8 h.
- Alternativa: propiltiouracilo. Dosis de carga 500-1.000 mg por VO o SNG, seguido de 250 mg/4 h. Dosis de mantenimiento: 100 mg/8 h.

Bloqueo de la liberación de hormonas tiroideas

Se inicia 1-3 horas después de la inhibición de la síntesis y se debe platear la cirugía en menos de dos semanas.

- Yodo inorgánico: yoduro potásico (*SSKL*®): 5 gotas/6 h por VO o SNG, solución yodo-yodurada (*Lugol*®) 5-10 gotas/8 h por VO o SNG, o yopodato sódico (*Oragrafin*®) 0,5 g/12 h por VO o SNG.
- Intolerancia al yodo: carbonato de litio (*Plenur*®) 600 mg iniciales por VO; luego, 300 mg/8 h.

Control de los efectos adrenérgicos: betabloqueantes

- De elección (excepto en EPOC, asma e IC): propranolol (*Sumial®*) 0,5-1 mg/10 min IV en dosis de carga hasta control de la FC (máximo 7 mg) y 1-3 mg/4-6 h IV de mantenimiento o 60-80 mg/4 h por VO.
- Cardioselectivos (si hay ICC): atenolol (*Tenormin®*) o metoprolol (*Beloken®*) 1 mg/5 min IV hasta control de FC (máximo 10 mg). Dosis de mantenimiento por VO: Atenolol 25-100 mg cada 24 h o metoprolol 150-200 mg en 3-4 tomas.

Inhibición de la conversión periférica de T4 a T3: glucocorticoides

- Dexametasona (*Fortecortin®*) 2 mg/6 horas IV o hidrocortisona (*actocortina®*) en bolo de 100 mg IV y luego 100 mg/8 horas IV.

Otras opciones de tratamiento:

- Colestiramina 2 g/12 horas, plasmaféresis o diálisis.

Todos los pacientes necesitan ingreso hospitalario. Valorar ingreso en UCI según la gravedad.

COMA MIXEDEMATOSO

Definición

Es la complicación más grave del hipotiroidismo. Cursa con disminución del nivel de consciencia. Es una patología difícil de diagnosticar y con mortalidad elevada (50 %) sin el tratamiento adecuado.

Etiología

- Suele darse en hipotiroideos no tratados durante largo tiempo o asociado a uno o más factores precipitantes (más incidencia en mayores de 50 años, mujeres y en invierno).
- **Factores desencadenantes**: infecciones, traumatismos, intervenciones quirúrgicas, IAM, ACV, fármacos (sedantes, amiodarona, fenitoína, litio, diuréticos), hipoglucemia, exposición al frío, HDA.

Diagnóstico

Clínica

- Signos y síntomas de hipotiroidismo: piel fría y pálida, edema sin fóvea con mixedema sobre todo periorbitario, macroglosia, debilidad muscular, hiporreflexia, etc.
- Síntomas propios de la emergencia que produce el descenso de hormonas tiroideas: hipotermia (80 %; cuanto menor temperatura, peor pronóstico), disminución del nivel de consciencia, coma, hipotensión, bradicardia, hipoventilación alveolar, hiponatremia por la retención de agua, ascitis e íleo paralítico.

Pruebas complementarias

- Hemograma: anemia y leucocitopenia.
- Bioquímica: hipoglucemia, aumento de creatinina con urea normal, hiponatremia dilucional, GOT y GPT elevadas, CK y LDH elevadas.
- Gasometría: acidosis respiratoria con hipoxemia e hipercapnia.
- ECG: bradicardia, QT alargado.
- Rx tórax: normal o puede revelar condensación, derrame pericárdico o signos de IC.

Extraer muestra de sangre para determinar TSH, hormonas tiroideas y cortisol antes de iniciar el tratamiento.

Diagnóstico de confirmación

- Concentraciones de TSH y T4 (siempre antes de poner el tratamiento sustitutivo).

Tratamiento

Ante la sospecha clínica se debe iniciar tratamiento sin esperar confirmación diagnóstica. Habitualmente, requiere ingreso en UCI.

Tratamiento de los factores desencadenantes

Medidas de soporte

- Canalización de vía periférica y monitorización hemodinámica.
- Soporte ventilatorio con intubación si es necesaria.
- Sondaje vesical con medición de diuresis horaria.
- Tratamiento de hipotensión: fluidoterapia y dopamina si fuera necesaria.
- Tratamiento de hipotermia de forma pasiva: recalentantamiento progresivo (mantas, aumento de la temperatura ambiente, suero por SNG). No calentar de forma activa por riesgo de empeorar la hipotensión.
- Corrección de la hiponatremia dilucional: restricción hídrica. Si hay hiponatremia grave (< 120 mEq/L), administrar furosemida IV en bolo inicial de 40-60 mg; posteriormente, 20 mg/6 h; y suero salino hipertónico al 3 % con monitorización de la hiponatremia.
- Corrección de la hipoglucemia: bolo de SG al 50 % (50 mL) hasta la corrección y luego SG 500 mL al 5-10 % como mantenimiento.

Tratamiento hormonal tiroideo

- Antes de iniciarlo, administrar hidrocortisona (*Actocortina*®) 100 mg/8 h IV seguidos de 50-100 mg/6 h IV. Debe iniciarse 30-60 min antes de la levotiroxina. Suspender una vez se compruebe que el resultado de la cortisolemia es normal.
- Levotiroxina sódica (LT4) en bolo inicial de 300 µg IV en 50 mL de suero fisiológico a pasar en 30 minutos (por riesgo de arritmias y cardiopatía isquémica) seguido de 50-100 µg/24 h IV hasta que el paciente tolere la VO.

- Si no es posible disponer de medicación IV, podemos utilizar triiodotironina (T3) a dosis de 5-25 µg IV en bolo inicial, seguido de 10 µg/8 h IV. Reducir dosis a la mitad en cardiópatas y ancianos. Suspender si hay mejoría.

URGENCIAS EN EL PACIENTE DESNUTRIDO: SÍNDROME DE REALIMENTACIÓN

Definición

Cuadro clínico complejo con complicaciones electrolíticas, metabólicas y hemodinámicas en pacientes desnutridos, que aparece pocas horas o días después de iniciar la terapia nutricional.

Clínica

Hipofosfatemia

- Alteraciones cardiovasculares: IC, hipotensión, derrame pericárdico, shock, arritmias, muerte súbita.
- Alteraciones hematológicas: anemia hemolítica, hipoxia, trombocitopenia, aumento del riesgo de sepsis.
- Alteraciones respiratorias: descenso de la capacidad vital, fallo respiratorio, imposibilidad para desintubar.
- Alteraciones neurológicas: parálisis de pares craneales, tetraparesia arrefléxica aguda, parestesias, cansancio, tetania, alucinaciones, delirios, convulsiones, confusión, coma.
- Alteraciones musculoesqueléticas: debilidad, mialgias, rabdomiólisis, debilidad diafragmática.
- Otros: ansiedad, alucinaciones visuales/auditivas, anorexia, náuseas, vómitos, alteración de enzimas hepáticas.

Hipopotasemia

Parálisis arrefléxica, parestesias, rabdomiólisis, necrosis muscular, compromiso respiratorio, confusión, arritmias, muerte súbita, intolerancia a la glucosa, alcalosis metabólica, intoxicación digitálica.

Hipomagnesemia

Temblor, parestesias, tetania, hiperreflexia, fasciculaciones, convulsiones, ataxia, nistagmo, vértigo, debilidad muscular, depresión, irritabilidad, cuadros psicóticos, cambios electrocardiográficos, arritmias cardiacas, muerte.

Déficit de tiamina

IC, encefalopatía de Wernicke y síndrome de Korsakov.

Retención hídrica y de sodio

Prevención

- Valoración nutricional completa y corrección de las alteraciones hidroelectrolíticas antes de iniciar el soporte nutricional.
- Monitorización analítica (hemograma, fosfato, potasio, magnesio), clínica estricta (FC, FR, TA, $SatO_2$, balance hídrico, posibles edemas) y electrocardiográfica antes y durante la realimentación.
- **Empezar el soporte nutricional con el 25 % de las necesidades calculadas el primer día, 20 kcal/kg/día o 1.000 kcal/día, aumentando el aporte de manera lenta la primera semana hasta conseguir la estabilización hemodinámica del paciente.**
- Suplementación empírica de electrolitos y vitaminas antes y durante la realimentación: 10-15 mmol fosfato/1.000 kcal y 50-250 mg tiamina.
- Restricción de sodio (< 1 mol/kg/día) y líquidos (1-1,5 L/día).

Tratamiento

- Suspender el soporte nutricional.
- Tratamiento de las manifestaciones asociadas.
- Tratamiento de las alteraciones hidroelectrolíticas.
- Si cambios neurológicos: 100 mg IV de tiamina.
- Reiniciar el soporte nutricional cuando el paciente esté estable y asintomático: 50 % del aporte previo, progresando lentamente en 4-5 días.
- Suplementar vitaminas y electrolitos:

En pacientes con insuficiencia renal, administrar el 50 % de la dosis.

Hipofosfatemia

- **Leve (2,3-2,7 mg/dL):** 0,08-0,16 mmol/kg (1/2 o 1 comprimido) VO de fosfato sódico monobásico (*FosfatoNM*®)/24 h.
- **Moderada (1,5-2,2, mg/dL):** 0,16-0,32 mmol/kg (1-2 comprimidos) por VO de fosfato sódico monobásico (*FosfatoNM*®)/24 h.
- **Grave (< 1,5 mmol/dL):** 0,32-0,64 mmol/kg (3-5 ampollas) de fosfato en 250 mL de SG al 5 % a pasar en 4-6 h.

Contraindicada la administración intravenosa de fosfato en el caso de hipercalcemia (riesgo de calcificaciones metastásicas).

Hipopotasemia (véase el capítulo de Alteraciones hidroelectrolíticas)

Hipomagnesemia

- **Leve-moderada (asintomáticos):** 8-32 mEq/24 h por VO (2-8 comprimidos) de *MagnesioBoi*®.
- **Grave (sintomáticos):** 32-64 mEq/24 h IV (3-6 ampollas) de sulfato magnésico en 60 mL de SG al 5 % con velocidad de infusión variable: 48 mEq a pasar en 6-12 h, > 48 mEq en 12-24 h.

RECUERDE

- La crisis addisoniana, la crisis tirotóxica y el coma mixedematoso son tres emergencias endocrinológicas que requieren ingreso hospitalario y tratamiento precoz sin esperar a los resultados de las pruebas complementarias.
- En la crisis tirotóxica están contraindicados los salicilatos.
- En un paciente desnutrido, el soporte nutricional debe comenzar con bajo aporte y estricta vigilancia clínica y analítica.

BIBLIOGRAFÍA

- Dineen R, Thompson CJ, Sherlock M. Adrenal Crisis: prevention and management in adult patients. Ther Adv Endocrinol Metab. 2019;10:1-12.
- Rendon-Rodríguez R, Uresti-González II, Hernández-Ortega A, Torres-Wong AS. Síndrome de realimentación: estrategias para el abordaje nutricional. Nutr Cli Med. 2018;XII(2):95-108. doi: 10.7400/NCM.2018.12.2.5065.
- Ross DS. Myxedema coma. Post TW, ed. UpToDate. Waltham, MA: UpToDate Inc. https://www.uptodate. com
- Sharma A, Stan MN. Thyrotoxicosis: Diagnosis and management. Mayo Clin Proc 2019;94:1048-64.
- Vázquez Lima MJ, Casal Codesido JR. Guía de Actuación en Urgencias (5ª edición). Madrid: Editorial Médica Panamericana, 2016.

REUMATOLOGÍA (R) 10

63. Características del dolor articular

I. Cobos García, P. Morán Arias, M. García Arias

PUNTOS CLAVE

- Hacer una buena historia clínica es imprescindible para orientar el diagnóstico.
- La exploración física es clave en el diagnóstico, el control evolutivo de los pacientes y la adecuada solicitud de pruebas complementarias.
- Distinguir las características del dolor y los patrones de afectación articular nos dirigen hacia distintas enfermedades reumatológicas.

DEFINICIÓN

Es el síntoma principal en muchas enfermedades reumáticas. El dolor mecánico aparece con el movimiento y mejora en reposo. El dolor inflamatorio presenta exacerbación nocturna y puede producir rigidez después de un periodo de inactividad (**Tabla 63-1**).

ANAMNESIS

Debemos preguntar al paciente:

- Actividad social y ocupacional: movimientos repetitivos, manipulación de pesos o posiciones no ergonómicas.
- Localización del dolor, irradiación, intensidad, duración, tiempo de evolución, características, distribución simétrica o asimétrica, si interrumpe el descanso nocturno, factores que lo alivian o empeoran, circunstancias en las que aparece (tras sobreesfuerzo, durante la marcha…), patrón de presentación episódico (gota), aditivo (artritis reumatoide) o migratorio (fiebre reumática).
- Síntomas constitucionales, fiebre o lesiones cutáneas acompañantes.
- Síntomas en otros aparatos o sistemas.
- Respuesta a los tratamientos recibidos.

EXPLORACIÓN FÍSICA

Inspección

Hay que valorar la marcha, la estática y alineación y las curvaturas fisiológicas. Ver también crestas ilíacas a distinta altura, deformidades de rodilla en varo, valgo o recurvatum y alteraciones de la estática del pie. Deben observarse la piel y las uñas en busca de psoriasis, exantema cutáneo, tofos o nódulos cutáneos.

Tabla 63-1. Características del dolor		
	DOLOR MECÁNICO	DOLOR INFLAMATORIO
MECANISMO	Compresión, estiramiento o desgaste de los elementos articulares	Mecanismos inflamatorios de las articulaciones
ETIOLOGÍA	Procesos degenerativos (artrosis) o traumáticos	Infecciones, artritis reumatoide, artritis microcristalinas, conectivopatías, espondiloartrosis
CARACTERÍSTICAS	Rigidez matutina < 30 minutos	Rigidez matutina > 30 minutos
	Mejora con el reposo. No impide el descanso nocturno ni interfiere con el sueño. Puede existir limitación en la amplitud de movimientos	No cede con el reposo. Dificulta el descanso nocturno, interfiere con el sueño y aumenta en las primeras horas de la mañana
	Puede haber deformidad en articulaciones no raquídeas	Si además de dolor hay artritis, existe aumento de temperatura local, del tamaño articular y limitación de movilidad
	No existe afectación sistémica ni signos inflamatorios	Puede existir afectación sistémica
PRUEBAS COMPLEMENTARIAS	Signos Rx: pinzamiento asimétrico normalmente o disminución de interlínea, esclerosis subcondral, osteofitos, geodas o quistes	Signos Rx: según la enfermedad de base puede haber pinzamiento simétrico normalmente de interlínea, osteoporosis, erosiones, luxación y subluxación
	Analítica normal	Analítica con aumento de reactantes de fase aguda
	Líquido sinovial mecánico	Líquido sinovial inflamatorio

Palpación

Permite explorar la presencia de dolor provocado, signos de inflamación, movilidad y la deformidad articular. Para cada articulación hay un método de exploración (**Anexo 63-1**).

Movilidad articular

Se deben valorar los movimientos activos, pasivos y contra resistencia. Se exploran la flexión y extensión, abducción y aducción y movimientos de rotación alrededor del eje longitudinal y se comparan con la articulación contralateral. La limitación de la movilidad activa y pasiva indica problemas en la articulación. Si no se pueden realizar movimientos activos, pero están conservados los pasivos, se debe pensar en lesión músculo-tendinosa o neurológica.

RECUERDE

- El dolor es un síntoma muy frecuente y se deben excluir procesos graves, enfermedades sistémicas y tumorales.
- Distinguir las características del dolor y encuadrarlo como mecánico o inflamatorio nos orienta hacia la etiología, necesidad de pruebas complementarias, tratamiento y evolución.

BIBLIOGRAFÍA

- Sociedad Española de Reumatología. Tratado de enfermedades reumáticas de la SER (1ª edición). Madrid: Editorial Médica Panamericana, 2018.
- Vázquez Lima MJ, Casal Codesido JR. Guía de actuación en urgencias (5ª edición). Madrid: Editorial Médica Panamericana, 2017.

64. Monoartritis aguda

D. Barreiro López, M. J. Antequera Fernández, M. García Arias

PUNTOS CLAVE

- La anamnesis permitirá orientar el diagnóstico en la mayoría de los casos.
- La artritis infecciosa es una urgencia vital y requiere tratamiento inmediato.
- Ante una articulación inflamada debe realizarse un estudio del líquido sinovial.

INTRODUCCIÓN

Inflamación de una sola articulación con menos de 6 semanas de evolución. Principales causas: traumática, infecciosa y microcistalina. Importante: diagnóstico de la artritis infecciosa.

ETIOLOGÍA

Microcristalina

- **Gota:** es la más frecuente. Se debe al depósito de cristales de urato monosódico (UMS). Es muy dolorosa. Afecta a la primera metatarsofalángica en un 75 %, aunque también puede existir en articulaciones de MMII o en carpos. Puede cursar con fiebre y leucocitosis. En jóvenes se debe descartar un proceso hematológico subyacente. Suelen ser episodios autolimitados y se resuelven en 5-7 días sin tratamiento.
- **Condrocalcinosis o enfermedad por cristales de pirofosfato cálcico (CPPD):** depósito de cristales de CPPD. Afecta a la rodilla en un 50 % de los casos, seguida del carpo. Imagen típica de condrocalcinosis en rodillas o en ligamento triangular del carpo en Rx. Cursa en brotes recurrentes, de mayor duración que la artritis gotosa.

Infecciosa

- **No gonocócica:** el 8-27 % son de este tipo. El 80 % de las artritis bacterianas son monoarticulares y afectan principalmente a la rodilla (cadera en niños). Habitualmente, se deben a *S. aureus*, estreptococos del grupo A y bacilos gramnegativos. Considerar bacilos gramnegativos en inmunodeprimidos. Tras manipulación articular cobran importancia los estafilococos coagulasa negativos y *Pseudomonas spp*. En UDVP se produce en la articulación esternoclavicular.
- **Gonocócica:** poco frecuente. Sujetos sexualmente activos. Poliarticular y con componente de tenosinovitis. Se manifiesta como monoartritis

aguda en un 40 %. Es más frecuente en mujeres, con oligoartritis migratoria febril, asociada a tenosinovitis y lesiones cutáneas (pápulas, vesículas y pústulas).

ACTITUD INICIAL

- Confirmar el diagnóstico, excluyendo bursitis y tendinopatías.
- Descartar la artritis infecciosa, pues precisa tratamiento inmediato.
- Las artritis microcristalinas y las infecciosas pueden dar fiebre y leucocitosis, por lo que el diagnóstico se realiza con el estudio del líquido sinovial (LS).

ENFOQUE DIAGNÓSTICO

- Historia clínica: edad, sexo, traumatismo, comienzo y factores predisponentes.
- Exploración física: signos locales y generales (fiebre, dérmicos, etc).
- Pruebas complementarias:
  - Hemograma, bioquímica, orina y VSG. En hemartros no traumáticos, también coagulación.
  - Rx de la articulación afectada y de la contralateral (orienta el diagnóstico en la condrocalcinosis y ayuda a valorar la evolución en la infecciosa).
  - Hemocultivos: si sospecha de origen infeccioso o fiebre.
  - Estudio de LS: Imprescindible salvo que exista celulitis periarticular (**Tabla 64-1**). El LS obtenido se distribuye en tres tubos:
    - 1.er tubo (sin heparina): para tinción de Gram y cultivo. Si la muestra es escasa, prima realizar el cultivo de microbiología.
    - 2° tubo (sin heparina): examen de microcristales.
    - 3.er tubo (con heparina): recuento celular, estudio bioquímico de proteínas y glucosa.

Tabla 64-1. Características del líquido sinovial (LS)

	No inflamatorio	Inflamatorio	Infeccioso	Hemartros
Aspecto	Claro	Turbio	Purulento	Hemático
Leucocitos/mm³	0-2.000	2.000-50.000	> 50.000	< 2.000
% PMN	< 25 %	70-90 %	> 90 %	50-75 %
Glucosa suero/LS	0,8-1	0,5-0,8	< 0,5	
Etiología	Normal Mecánica Degenerativa	Microcristalina Inflamatoria Crónica Séptica Tumoral	Séptica Microcristalina Síndrome de Reiter AR	Traumática Alteraciones de la coagulación TBC Lesión meniscal Neuropatía

ENFOQUE TERAPÉUTICO

Medidas generales

- Reposo e inmovilización en posición funcional de la articulación afectada.
- Artrocentesis en caso de derrame articular importante.
- Analgésicos o AINE para el control del dolor.

TRATAMIENTO FARMACOLÓGICO

Artritis infecciosa

- **Tratamiento empírico:** Iniciarlo lo antes posible tras tinción de Gram positiva o si el estado general del paciente lo requiere aun con tinción negativa.
- **Analgesia:** AINE como dexketoprofeno 50mg IM e IV, posteriormente, 12,5-25 mg/8 h, o ketorolaco 30 mg IV o IM.
- **Según la tinción de Gram:**
  - **Cocos G(+):** cloxacilina 2 g/4 h IV o cefazolina 1 g/8 h IV. Si hay riesgo de SARM o alergia a penicilina: linezolid 600 mg/12 h VO o IV, o vancomicina 15-20 mg/kg/8-12 h IV.
  - **Cocos G(-)** (*N. gonorrhoeae)*: ceftriaxona 2 g/24 h IV o cefotaxima 1 g/8 h IV.
  - **Bacilos G(-):** ceftriaxona 2g/24 h IV; cefotaxima 2g/8h. Valorar asociar amikacina 15 mg/kg/día IV durante 3-5 días. Si se sospecha *P. aeruginosa* y enterobacterias BLEE: meropenem 2 g/8 h IV. Alergia a betalactalactámicos: aztreonam 2 g/8 h IV o ciprofloxacino 400 mg/8 h IV asociado a amikacina IV.
- **Tinción de Gram negativa o imposibilidad de realizarla.** Tratamiento empírico:
  - **Adultos sin comorbilidad:** cloxacilina 2 g/4 h IV + ceftriaxona 2 g/24 h IV de tercera generación hasta el resultado de los cultivos. Si se sospecha gonococia, ceftriaxona.
  - **Adultos con comorbilidad** (inmunodepresión, UDVP, antibióticos en los tres últimos meses): cubrir *P. aeruginosa;* enterobacterias productoras de BLEE y SARM: meropenem 2 g/8 h IV junto con linezolid 600 mg/12 h IV o daptomicina 8-10 mg/kg/día IV. Si el paciente es alérgico a penicilina, sustituir meropenem por dos de los siguientes: aztreonam 2 g/8 h IV, ciprofloxacino 400 mg/8 h IV o amikacina 20 mg/kg/día IV.

Artritis microcristalina

- **AINE:** son los fármacos de elección, a dosis plenas por VO hasta la resolución de la artritis. Indometacina 50 mg/8 h, naproxeno 500 mg/12 h o ibuprofeno 600 mg/8 h. Ante riesgo de sangrado digestivo, etoricoxib 60-120 mg/día solo durante el cuadro.
- **Corticoides orales:** si hay contraindicación para AINE o artritis séptica. Prednisona 0,5 mg/kg de 5 a 10 días y luego suspender o 0,5 mg/kg/día durante 2 a 5 días y luego pauta descendente de 7 a 10 días.

- **Colchicina:** en artritis gotosa aguda. Iniciar con 1 mg VO. Si persiste dolor, dar 1 mg dos horas después de la primera toma. Dosis máxima: 2 mg en 24 horas. La dosis total no debe superar los 6 mg en 4 días. Generalmente, se reserva a casos en que exista contraindicación a los AINE y no se puedan emplear corticoides.
- Corticoides intraarticulares: solo si se ha descartado artritis séptica tras cultivo del LS y nunca en una primera aproximación en una artritis aguda.
- El tratamiento hipouricemiante nunca se iniciará en el momento de la artritis aguda. Esperar 2-3 semanas. Si el paciente ya está con tratamiento hipouricemiante **no** se debe suspender y las modificaciones de la dosis se realizarán cuando el episodio agudo haya cedido.

CRITERIOS DE INGRESO

- Artritis séptica confirmada o monoartritis aguda febril con duda diagnóstica.
- Monoartritis aguda con afectación del estado general.

RECUERDE

- Realizar una buena historia clínica y exploración física de la articulación.
- Las características del LS orientan el diagnóstico y el tratamiento.
- La actitud inicial en episodios agudos de artritis gotosa será tratar con AINE.

BIBLIOGRAFÍA

- Aguilar Rodríguez F, Bisbal Pardo O, Gómez Cuervo C, De Lagarde Sebastián M, Maestro de la Calle G, Pérez-Jacoiste Asín MA, Pérez Ordoño L, Vila Santos J, editores. Hospital Universitario 12 de Octubre Manual de Diagnóstico y Terapéutica Médica. Volumen 1 (7ª edición). Madrid: MSD, 2012.
- Ellis JM. Acute monoarthritis. JAAPA. 2019;32:25-31.
- García-Gil D, Benítez JF, Domínguez MB, Mensa J. Monoartritis aguda. Terapéutica médica en urgencias (6ª edición). Madrid: Editorial Médica Panamericana, 2020.
- Sidari A, Hill E. Diagnosis and Treatment of Gout and Pseudogout for Everyday Practice. Prim Care Clin Office Pract. 2018;45:213-36.
- Vázquez Lima MJ, Casal Codesido JR. Guía de actuación en urgencias (5ª edición). Madrid: Editorial Médica Panamericana, 2017.

65. Manejo de las poliartritis (artritis reumatoide, artritis psoriásica)

G. Ferreiro Gómez, E. García Noeda, M. C. Diez Morrondo

PUNTOS CLAVE

- Artritis psoriásica: diagnóstico mediante los criterios de CASPAR.
- Se debe sospechar artritis psoriásica en adultos con rigidez matutina y poliartritis simétrica.
- En etiología séptica, afectación del estado general o asociación de otras patologías graves, indicar ingreso del paciente.

INTRODUCCIÓN

La **poliartritis** se define como la existencia de signos inflamatorios en cuatro articulaciones o más.

Se clasifica en **agudas** (< 6 semanas) o **crónicas**.

ETIOLOGÍA (ANEXO 65-1)

DIAGNÓSTICO

Anamnesis

- Antecedentes personales y familiares: profesión, psoriasis, uveítis, lumbalgia crónica, viajes recientes, diarreas habituales o drogadicción.
- Edad y sexo: en mujeres *jóvenes se* sospecharán artritis víricas y conectivopatías. En mujeres de mediana edad, AR. En individuos sexualmente activos, artritis asociadas a ETS. En varones jóvenes, espondiloartropatías y, en hombres de mediana edad, gota. En > 60 años, PMR, AR o artritis por pirofosfato cálcico.
- Antecedentes inmediatos a la aparición: odinofagia, fiebre, contactos sexuales, diarrea, erupciones cutáneas, inflamación ocular.
- Forma de comienzo: brusca, origen paraneoplásico, microcristalino o infeccioso; > 6 semanas, proceso reumático crónico.
- Síntomas sistémicos y sugestivos de enfermedades sistémicas.
- Patrón de afectación articular:
  - **Aditivo:** AR, LES, artritis reactiva y artrosis poliarticular.
  - **Migratorio:** artritis por *Neisseria*.
  - **Intermitente:** artritis microcristalinas, fiebre mediterránea familiar, reumatismo palindrómico, enfermedad de Whipple.
  - **Afectación simétrica:** AR.
  - **Afectación asimétrica:** espondiloartropatías.

Exploración física

- Adenopatías.
- Soplos cardiacos.
- Auscultación pulmonar.
- Psoriasis.
- Alteración ungueal.
- Osteoartropatía hipertrófica.
- Erupciones cutáneas.
- Nódulos subcutáneos.
- Tofos.
- Úlceras orales y genitales.
- Exploración articular.

Pruebas complementarias

- Analítica sanguínea con hemograma, bioquímica y coagulación.
- Sistemático y sedimento urinario.
- Rx de articulaciones afectadas y de tórax.
- Hemocultivos y/o urocultivo si existe fiebre.
- Análisis de líquido sinovial: si hay derrame articular, es diagnóstica y terapéutica. Solicitar recuento celular, cultivo y Gram y estudio de cristales.

ARTRITIS PSORIÁSICA

Definición

Es seronegativa y asocia alteraciones cutáneas y ungueales. Tiene mayor incidencia entre los 30 y 50 años. Puede presentarse como monoartritis, poliartritis simétrica, artritis mutilante, espondiloartropatía o artritis interfalángica distal. Se asocia con frecuencia a uveítis o conjuntivitis y, ocasionalmente, a patología renal o cardiológica.

Diagnóstico clínico

Analítica: ausencia de factor reumatoide. Existen los criterios diagnósticos de CASPAR que nos permiten establecer un diagnóstico cuando hay una artritis inflamatoria asociada a tres de los siguientes puntos:

- Psoriasis activa (2 puntos).
- Antecedente personal o familiar de psoriasis (1 punto).
- Alteración ungueal (1 punto).
- Factor reumatoide negativo (1 punto).
- Inflamación total de un dedo (1 punto).
- Neoformación ósea yuxtaarticular mal definida en pies o manos en las Rx (1 punto).

ARTRITIS REUMATOIDE

Definición

Enfermedad inflamatoria crónica. Inicio insidioso; afecta a la calidad de vida y provoca mortalidad precoz.

Diagnóstico

- Sospecha ante un paciente adulto con rigidez matutina de más de una hora de evolución y poliartritis simétrica.
- Es **más frecuente en mujeres y pueden aparecer síntomas generales**, como fiebre, pérdida de peso o mialgias.
- En la analítica podremos encontrar factor reumatoide y anti-CCP.
- Rx: tumefacción en partes blandas, osteoporosis yuxtaarticular, quistes óseos, erosiones, pérdida de espacio articular y alteración en la alineación.
- Se pueden presentar alteraciones a nivel de piel, oculares, renales, cardiacas, neumológicas, renales, hematológicas, vasculitis y amiloidosis.

INDICACIÓN DE INGRESO HOSPITALARIO

- Sospecha de *etiología séptica*.
- Importante *afectación del estado general* que impida estudio ambulatorio.
- *Patologías graves asociadas*, como neoplasias, colagenosis o vasculitis.

TRATAMIENTO EN URGENCIAS

- **Artritis séptica:** iniciar antibioterapia intravenosa de manera precoz, realizando previamente hemocultivos y cultivo de líquido sinovial.
- **Artritis gotosa:** en fase aguda glucocorticoides, colchicina y AINE. No iniciar tratamiento con hipouricemiante en fase aguda, pero si el paciente ya se encuentra a tratamiento, tampoco se debe suspender.
- **En el resto:** tratamiento sintomático (AINE y/o glucocorticoides) y se continuará el estudio etiológico en consultas externas de Reumatología.

> RECUERDE
>
> Ante un cuadro de poliartritis es esencial realizar una correcta anamnesis y exploración para conocer su etiología y dirigir el tratamiento.

BIBLIOGRAFÍA

- E-larrialdiak.com. Urgencias reumatológicas. Disponible en: https://www.e-larrialdiak.com/12-urgencias-reumatol%C3%B3gicas
- Fisterra.com. Monoartritis y poliartritis. Disponible en: https://www.fisterra.com/guias-clinicas/mono-poliartritis/
- Jiménez Murillo L, y Montero Pérez, FJ. Medicina de Urgencias y Emergencias. Guía diagnóstica y protocolos de actuación (6ª edición). Elsevier, 2018.

66. Otras enfermedades reumatológicas: PMR. ACG. Síndrome fibromiálgico

E. M. Rodríguez Pérez, H. Avendaño Correal, M. C. Diez Morrondo

PUNTOS CLAVE

- La PMR y la ACG son procesos inflamatorios frecuentes. Afectan a personas > 50-60 años y pueden asociarse. Si un paciente con PMR presenta cefalea de reciente comienzo, alteraciones visuales y/o claudicación mandibular, se debe sospechar ACG.
- Si la sospecha de ACG es elevada, se debe iniciar tratamiento con dosis altas de corticoides de forma inmediata.
- El síndrome fibromiálgico se define como dolor osteomuscular crónico generalizado. Se acompaña de múltiples manifestaciones clínicas.

POLIMIALGIA REUMÁTICA

Definición

La polimialgia reumática (PMR) es una entidad de origen inflamatorio y etiología desconocida. Se caracteriza por dolor en ambos brazos, cuello, caderas y muslos junto con rigidez matutina. Afecta a pacientes > 50 años. Sexo femenino.

Dos formas de presentación, de forma aislada o asociada con ACG. La PMR es 2 a 3 veces más frecuente que la ACG; sin embargo, hasta un 20 % de los pacientes con PMR presentan ACG y el 40-60 % de los pacientes con ACG presentan clínica de PMR, pudiendo ser la forma de presentación inicial de la misma.

Clínica

Dolor y/o rigidez en cintura escapular, pelviana y región cervical, que dificulta las actividades diarias (peinarse, vestirse, levantarse de la silla). Puede comenzar en un hombro o en una cadera, pero, habitualmente, se hacen bilaterales en cuestión de semanas. El dolor es inflamatorio (se acentúa tras el reposo prolongado o durante la noche y mejora a lo largo del día con el movimiento). Suele asociarse a rigidez matutina de al menos media hora. Las mialgias pueden aparecer de forma brusca o insidiosa a lo largo de semanas o meses. Con frecuencia, los síntomas comienzan primero en la cintura escapular. En general, no se afecta la fuerza muscular. Puede existir sinovitis periférica, fundamentalmente, en carpos y rodillas. También puede acompañarse de manifestaciones sistémicas; febrícula, astenia, anorexia, depresión y pérdida de peso.

Diagnóstico

Fundamentalmente clínico.

- **Exploración física:** restricción del movimiento activo de los hombros/abducción de extremidades superiores y de las caderas, lo que limita las actividades cotidianas. Puede existir dolor con la palpación en masas musculares. Es importante palpar las arterias temporales, sobre todo, en pacientes con síntomas sugestivos de ACG.
- **Pruebas complementarias:** hemograma (puede existir anemia normocítica normocrómica y trombocitosis leve), bioquímica general, Rx de tórax, Mantoux, proteinograma y concentraciones de 25-OH vitamina D3. Es característica la elevación de reactantes de fase aguda: (VSG > 40). Si la VSG es normal no se excluye el diagnóstico de PMR, aunque hace que este sea improbable.
- **DD:** AR de inicio tardío, LES de inicio tardío, hipotiroidismo, procesos hematológicos (mieloma), pseudogota, osteoartritis, polimiositis, tuberculosis, endocarditis, tumores sólidos, fibromialgia y síndromes postvíricos.

Criterios de clasificación para la PMR según EULAR/ACR

Los criterios de clasificación se muestran en la **e-figura 66-1**.

Tratamiento

De elección, prednisona. La dosis inicial oscila entre 15 y 20 mg/día y se prolonga durante 3-4 semanas con posterior reducción de 2,5 mg cada 15 días hasta una dosis de 10 mg. A partir de ahí, el descenso se realizará a ritmo más lento. Suele ser preciso mantener el tratamiento con esteroides durante 1-2 años. Habitualmente, existe respuesta en 24-48 h. Si no hay respuesta con dosis adecuadas en una semana, puede dudarse del diagnóstico de PMR.

ARTERITIS DE CÉLULAS GIGANTES O ARTERITIS DE TEMPORAL

Definición

La arteritis de células gigantes (ACG) o arteritis de temporal es una vasculitis sistémica que afecta a vasos de mediano y de gran calibre, fundamentalmente, a las ramas de la carótida externa. Predomina en mujeres > 50 años y su etiología es desconocida.

Pronóstico: depende de las complicaciones vasculares y de la afectación visual, siendo la incidencia de ceguera del 5-15 %.

Clínica

- Cefalea (75-90 %): es el síntoma más común, de reciente comienzo o de características distintas a las habituales. Se suele localizar en la zona temporal y es de carácter continuo o pulsátil. A veces hay hiperestesia en cuero cabelludo. Responde mal a los analgésicos habituales.

- Manifestaciones generales: fiebre, astenia, anorexia y pérdida de peso.
- Claudicación mandibular (40-50 %).
- Alteraciones visuales: diplopía, visión borrosa, pérdida brusca y transitoria o permanente de la visión uni o bilateral (12-24 %), neuritis óptica isquémica anterior.
- Fiebre o anemia de origen desconocido. Se asocia con PMR en el 40-50 % de los casos.
- Arteria temporal: inflamación, engrosamiento, palpación dolorosa, disminución o ausencia de pulso.
- Clínica menos frecuente: ACV, aneurisma de aorta, sinovitis en manos, necrosis lingual, arteriopatía periférica y vértigo.

Diagnóstico

Anamnesis: historia clínica dirigida hacia los signos y síntomas de la enfermedad.

Exploración física: debe incluir palpación de las ramas superficiales de la arteria temporal.

Pruebas complementarias: hemograma y bioquímica, VSG (> 50mm/h) y PCR. Eco-doppler arterial. Biopsia de arteria temporal: diagnóstico de confirmación. Si es negativa, no se descarta la enfermedad, ya que las lesiones pueden ser parcheadas y no escoger un fragmento afectado.

Criterios diagnósticos de ACG del American College of Reumatology (1990)

Al menos tres de los cinco criterios siguientes:

- Edad de comienzo de la enfermedad: 50 años o más.
- Cefalea de reciente comienzo o de características distintas de las habituales.
- Sensibilidad a la palpación de la arteria temporal o disminución del pulso no relacionada con aterosclerosis de arterias cervicales.
- VSG elevada (mayor o igual a 50 mmHg/1ª h).
- Biopsia de la arteria temporal anormal. La biopsia debe mostrar vasculitis con predominio de células mononucleares o inflamación granulomatosa, frecuentemente, con células gigantes multinucleadas.

Tratamiento

- Ante sospecha de ACG se debe iniciar tratamiento, sin esperar a los resultados de las pruebas diagnósticas.
- De elección: prednisona a dosis de 40-60 mg/día, con descenso progresivo a partir de las 3-4 semanas (en función de la clínica y de la VSG) hasta la menor dosis de mantenimiento posible. El tratamiento puede prolongarse durante 2-4 años.

- Si hay pérdida de visión: metilprednisolona en bolos IV 1 g/día en las primeras 24 h y durante 3 días consecutivos (valoración por oftalmología e ingreso para tratamiento) seguido de prednisona oral (1 mg/kg/día, con un máximo de 60 mg/día) y, según los factores de riesgo cardiovascular, se puede asociar AAS 100 mg/día.
- Se recomienda control en reumatología con carácter preferente-urgente.

SÍNDROME FIBROMIÁLGICO

Definición

Etiología: desconocida (posible disfunción del sistema nociceptivo y de sus neurotransmisores).

Clínica: dolor musculoesquelético generalizado, fatiga, hiperalgesia y alodinia. Rigidez articular, parestesias en extremidades, alteraciones del sueño y memoria, depresión, ansiedad, cefaleas y sensación de tumefacción de manos.

Diagnóstico: clínico. Sexo femenino (80-90 %). Edad de aparición 30 y 60 años, con una prevalencia 3-6 %.

Cuadro Clínico

- Dolor musculoesquelético intenso y generalizado durante al menos 3 meses. Suele agravarse con el estrés, el frío y la actividad física mantenida. Es de tipo funcional, impreciso, continuo, también nocturno y abarca las extremidades y el tronco (**Fig. 66-2**).
- Fatiga (70 % de los pacientes), predominando incluso sobre el dolor.
- Alteración del sueño: insomnio de conciliación, despertares frecuentes, sueño no reparador.
- Otros: síntomas sensoriales (parestesias), motores (rigidez, contracturas musculares, temblor), vegetativos (sensación de tumefacción articular, mareo, hipersudoración, sequedad de mucosas, palpitaciones), cognitivos (dificultad para concentrarse, pérdida de memoria), afectivos (ansiedad, depresión), migrañas, síndrome de piernas inquietas, colon irritable y disfunción temporomandibular.

Pruebas complementarias

Diagnóstico clínico. No existe ninguna prueba específica, las **exploraciones complementarias** están orientadas a descartar otros cuadros clínicos con síntomas similares. **Laboratorio:** hemograma, bioquímica. VSG, PCR y hormonas tiroideas (normales).

Diagnóstico (*American College of Rheumatology*, 1990)

Historia de dolor generalizado de 3 meses de evolución, al menos, localizado por encima y por debajo de la cintura, en ambos hemicuerpos y en el esqueleto axial.

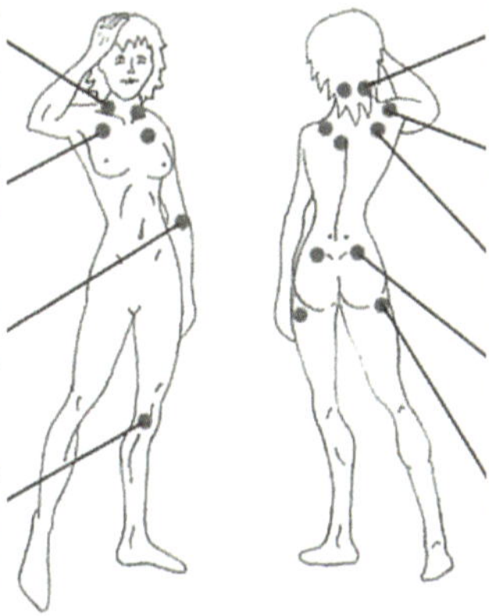

Figura 66-2. Localización de las zonas con posibles síntomas de fibromialgia.

Diagnóstico diferencial

- Enfermedades autoinmunes (LES, PMR, AR, espondiloartropatías),
- Enfermedades malignas (mieloma múltiple, metástasis óseas).
- Enfermedades neuromusculares (esclerosis múltiple, miastenia, neuropatías, enfermedades musculares mitocondriales).
- Alteraciones endocrinas (hipotiroidismo, hiperparatiroidismo).
- Alteraciones del raquis.
- Afectaciones musculares por fármacos,
- Trastorno depresivo mayor.

Tratamiento

- Multidisciplinar. La falta de adherencia es la principal causa de fracaso terapéutico.
- Educación sanitaria: informar al paciente de que se trata de una enfermedad crónica, pero no grave. Es fundamental ganarse la confianza del paciente, tranquilizarle y explicarle cómo es la enfermedad.
- Terapia psicológica: terapia cognitivo-conductual.
- Ejercicio físico aeróbico (gimnasia, yoga, pilates, balneoterapia, tai-chi, caminar...).
- Principales fármacos: analgésicos: paracetamol 1 g/6-8 h; tramadol 37,5/paracetamol 325 mg: 1-2 comprimidos cada 8 h. Antidepresivos tricíclicos: amitriptilina: 10-50 mg/24 h (noche). ISRS: fluoxetina 20-60 mg/24 h, paroxetina 20 mg/24 h. IRSN: duloxetina: 30-120 mg/24 h. Anticonvulsivantes: pregabalina: 75-450 mg/día. Ansiolíticos/hipnóticos: lorazepam 1-2 mg/24 h (noche), lormetazepam 1-2 mg/24 h.

No existe ninguna evidencia sobre la eficacia de opioides mayores ni de AINE.

- Terapia combinada: IRSN: duloxetina por la mañana + anticonvulsivantes: (pregabalina) por la noche o bajas dosis de IRSN o ISRS por la mañana+antidepresivos tricíclicos (amitriptilina) por la noche.

RECUERDE

- Tratamiento inicial de PMR: prednisona a dosis medias (15-20 mg).
- ACG: prednisona a dosis altas (40-60 mg).
- Sospecha de ACG: tratamiento lo antes posible porque evita complicaciones vasculares y ceguera.
- Indicación de ingreso: afectación **visual**, consulta al oftalmólogo.
- Si se realiza manejo ambulatorio, valoración por Reumatología (preferente en caso de PMR, urgente ante sospecha de ACG).
- Pilares fundamentales del síndrome fibromiálgico: tratamiento farmacológico, ejercicio físico moderado, apoyo psicológico y adecuado descanso nocturno.

BIBLIOGRAFÍA

- Alcántara Montero A, Sánchez Carnerero CI. [EULAR revised recommendations for the management of fibromyalgia]. Semergen. 2017 Sep;43(6):472-73.
- Dejaco C, Singh YP, Perel P, Hutchings A, Carmellino D, Mackie S, et al. 2015 Recommendations for the management of polymyalgia rheumatica: a European League Against Rheumatism/American College of Rheumatology collaborative initiative. Annals of the Rheumatic Diseases. 2015: 24(10).
- Rúa Figueroa I, González Gay M.A, Tratado SER de diagnóstico y tratamiento de enfermedades autoinmunes sistémicas. Madrid: Editorial Medica Panamericana.
- Tornero J, Blanco FJ. Tratado de enfermedades reumáticas de la SER. Madrid: Editorial Medica Panamericana, 2016.
- Vázquez Lima M.J, Casal Codesido J.R, Guía de Actuación en Urgencias (5ª edición). Madrid: Editorial Medica Panamericana, 2016.

HEMATOLOGÍA (H) 11

67. Interpretación del hemograma: alteración de las series sanguíneas

68. Indicaciones del soporte transfusional. Reacciones adversas a la transfusión

69. Estudio de coagulación basal en urgencias. Trastornos de la coagulación

70. Antiagregación y anticoagulación en urgencias

71. Profilaxis de la enfermedad tromboembólica venosa en pacientes con otras enfermedades

67. Interpretación del hemograma: alteración de las series sanguíneas

M. R. Lago Fernández, N. Ramos González, C. Insua Vilas

PUNTOS CLAVE

- Los valores de los componentes sanguíneos sufren variaciones fisiológicas.
- La causa más frecuente de anemización son las pérdidas hemorrágicas. El tratamiento de las anemias se basa en identificar las causas para realizar el tratamiento etiológico correspondiente.
- La leucocitosis y la trombocitosis suelen ser de origen reactivo, sobre todo a procesos infecciosos.

INTRODUCCIÓN

El hemograma es una prueba complementaria, que se solicita tras la anamnesis y la exploración física y cuyos resultados orientan el diagnóstico y la evaluación del paciente. Los valores normales de los componentes sanguíneos (**Tabla 67-1**) pueden verse alterados por variaciones fisiológicas, causas reactivas o secundarias a enfermedades o a otras situaciones y a causas primarias (hemopatías). Su resultado debe interpretarse de forma individualizada. Ante valores incongruentes con la clínica puede ser necesario repetir la determinación para descartar un error analítico. Se recomienda revisar si el trastorno es de nueva aparición (agudo/subagudo) o si ya estaba presente en estudios previos.

SERIE ROJA (TABLA 67-1)

Anemia

Se define como anemia unos valores de hemoglobina < 13 g/dL en varones, < 12 g/dL en mujeres y < 11 g/dL en gestantes. La causa más frecuente de anemia aguda/subaguda en Urgencias son las pérdidas sanguíneas, principalmente, de origen ginecológico en mujeres fértiles y la hemorragia digestiva en varón y mujeres postmenopáusicas. Otras causas incluirían la disminución de la producción de eritrocitos o el aumento de su destrucción.

*******Pseudoanemia dilucional:*** aumento el volumen plasmático en ICC, hepatopatías, esplenomegalia, mieloma múltiple, macroglobulinemia, embarazo, ortostatismo, hipoalbuminemia y administración rápida IV de cristaloides.

Actuación en urgencias

Anamnesis: los síntomas típicos son astenia, disnea de esfuerzo, palidez y palpitaciones. En caso de hemólisis son coluria e ictericia. Los pacientes

Tabla 67-1. Valores normales del hemograma			
Hematíes	4.630-000/µL	LR: 4.000.000-5.800.000	
Hemoglobina	14,6 g/µL	LR: 13,0-17,0	
Hematocrito	42,2 %	LR: 40,0-51,0	
Volumen eritrocitario medio (VCM)	92,2 fL	LR: 80,0-100,0	
C.V.Volumen eritrocitario (RDW)	15,1 %	LR: 11,5-15,5	
Plaquetas	172.000/µL	LR: 140.000-450.000	
Volumen plaquetario medio (VPM)	9,9 fL	LR: 6,5-13,5	
Leucocitos	5.600/µL	LR: 4.000-10.800	
Eosinófilos	3,4 %	190/µL	LR: < 500
Basófilos	0,9 %	50/µL	LR: < 150
Linfocitos	34,6 %	1937/µL	LR: 1.000-5.000
Monocitos	11,5 %	628/µL	LR: < 1.200
Neutrófilos	50,1 %	2893/µL	LR: 1.800-8.200

con anemia de larga evolución pueden ser paucisintomáticos, presentando concentraciones bajas de hemoglobina como hallazgo casual.

Obtener información de perdidas hemáticas, antecedentes traumáticos, déficit nutricional/de aporte (dieta, alcohol), comorbilidades, viajes recientes (infección parasitaria), exposición a alimentos (habas), fármacos (AINE, anticoagulantes) y antecedentes familiares.

Exploración física: palidez cutánea, soplo sistólico y taquicardia. Si hay ictericia y coluria sospechar hemólisis. Si se observan signos neurológicos o glositis, puede haber déficits nutricionales (B12). En anemia aguda e intensa: hipotensión, disnea de reposo, diaforesis, alteraciones del estado de conciencia y disminución de la diuresis. Se debe realizar un tacto rectal y valorar exploración ginecológica en mujeres.

Estudios complementarios: orientados a hallar la causa de la anemia (**Tabla 67-2**). El VCM permite clasificar la anemia en macrocítica (VCM > 100 fL), normocítica (VCM 81-100 fL) y microcítica (VCM < 81 fL). Si hay sospecha de anemia hemolítica, solicitar LDH, bilirrubina indirecta y test de Coombs directo; si es posible, reticulocitos y haptoglobina.

Tratamiento: en anemias microcítico/hipocrómicas de probable origen ferropénico valorar la suplementación con hierro (oral o endovenoso). En caso de realizar transfusión, ampliar los estudios de perfil carencial (Fe, ferritina, transferrina, índice de saturación de transferrina, ácido fólico, vitamina B12 y reticulocitos) y hormonas tiroideas, previamente. En la hemólisis no está indicado de entrada el soporte transfusional (empeora la anemia y los datos de hemólisis). Contactar con Hematología.

Tabla 67-2. Clasificación morfológica de las anemias

ANEMIAS MICROCÍTICAS VCM < 81 fL	ANEMIAS NORMOCÍTICAS VCM 81-100 fL	ANEMIAS MACROCÍTICAS VCM > 100 fL
Ferropénica (más frecuente) Infección crónica Talasemias Intoxicación por plomo	Hemorragia Insuficiencia renal Hemólisis Neoplásica Aplasia	Anemia megaloblástica Alcohol Hipotiroidismo Anemia mielodisplásica Hemólisis crónica

Eritrocitosis o poliglobulia

Concentración de hemoglobina (> 18 g/dL en hombres y > 16,5 g/dL en mujeres) y/o hematocrito (Hto > 52 % en hombres y > 48 % en mujeres).

Puede ser:

Relativa: por hemoconcentración (por ejemplo, deshidratación).

Absoluta:

- Secundaria (EPO-dependiente): aumento de EPO inducido por hipoxia sistémica (tabaquismo, SAOS/EPOC, altura, intoxicación por CO, estrés) o renal (poliquistosis renal, tumores renales). Fármacos: anabolizantes, esteroides.
- Primaria (EPO independiente):
  - Adquirida: policitemia vera.
  - Congénita: aumento de EPO por mutaciones en el gen R-EPO.

Actuación en urgencias

Anamnesis: antecedentes de EPOC, SAOS, tabaquismo, entorno con CO alto, trasplante renal, nefropatía, poliquistosis renal, fármacos (esteroides, anabolizantes) o eritrocitosis familiar.

Clínica: cefalea, mareo, alteraciones visuales, epistaxis o episodios trombóticos por estados de hiperviscosidad sanguínea (TVP, ACV), prurito o eritromelalgia.

Exploración física: cianosis rubicunda, plétora facial. Pensar en policitemia vera ante esplenomegalia, VCM elevado y prurito.

Tratamiento: etiológico. Eliminar la causa y tratamiento específico en la policitemia vera. Se puede valorar sangría o asociar AAS a dosis bajas (100 mg/24 h) en ausencia de contraindicaciones, para disminuir la viscosidad sanguínea si el paciente tiene alto riesgo trombótico.

SERIE BLANCA

Leucocitosis

Valor absoluto de leucocitos mayor de 11.000/mm^3. Es fisiológica en el embarazo, infancia o ante cualquier estímulo que produzca un estrés fisiológico (dolor intenso, estrés, esfuerzo y calor). Elevación reactiva ante infecciones, procesos inflamatorios, consumo de drogas, fármacos (corticosteroides), vacunas, asplenia, neoplasias y uremia. La reacción leucemoide (> 50.000/mm^3 de causa no leucémica) obliga a descartar infecciones agudas graves, tuberculosis miliar, procesos oncológicos, quemaduras y fármacos (estimuladores de colonias). Realizar frotis en sangre periférica y si es > 100.000, valoración hematológica urgente.

Tipos:

Neutrofilia: > 7.500 neutrófilos/mm^3. Se debe a infecciones (lo más frecuente), procesos inflamatorios, tabaquismo y origen farmacológico (corticoides, litio, G-CSF).

Linfocitosis: > 4.000 linfocitos/mm^3. Síndromes mononucleósicos, infecciones víricas/bacterianas (brucelosis, tuberculosis, sífilis), enfermedades autoinmunes (sarcoidosis) y linfoproliferativas, tumores sólidos y hipoesplenia. La linfocitosis de estrés puede aparecer en infartos de miocardio, shock séptico, cirugía mayor y traumatismos.

Eosinofilia: > 500 eosinófilos/mm^3. Asma, procesos alérgicos, dermatitis atópica y parásitos (comprobar historia de viajes, inmigración).

Actitud en urgencias ante leucocitosis

- Anamnesis y exploración física: Investigar el foco infeccioso, las patologías previas y fármacos. Exploración de adenopatías y organomegalias. Solicitar PCR y repetir el hemograma en 4 semanas.
- Completar el estudio con un **frotis de sangre periférica** fundamentalmente en leucocitosis extremas (> 30.000) con/sin asociación de citopenias significativas para valorar alteraciones morfológicas: desviación izquierda (proceso infeccioso), linfocitos activados (viriasis, hipersensibilidad a fármacos) y blastos (leucemia)
- El aumento de más de una línea celular sanguínea de forma simultánea, junto con macrocitosis (sin déficit carenciales) y esplenomegalia podría sugerir la existencia una neoplasia mieloproliferativa. La presencia de adenopatías patológicas y/o hepato/esplenomegalia pueden orientar hacia síndrome linfoproliferativo.

Leucopenia

Presencia de leucocitos en sangre periférica < 4.000/mm^3. Tipos:

Linfopenia: < 1 x 10^9/L. Es más frecuente en trastornos inmunes, VIH y grandes quemados. Otros: neoplasias (Hodgkin), sepsis, TB miliar.

Neutropenia. Es la leucopenia más frecuente y puede deberse a:

- Fármacos: quimioterapia (más frecuente), metamizol y psicofármacos.

- Infecciones bacterianas, parasitarias y virales. En neutropenias graves, la respuesta inflamatoria está disminuida, por lo que la expresión clínica y los signos habituales pueden ser más insidiosos.
- Neutropenia autoinmune: secundaria a proceso autoinmune de base (LES, AR), sola o asociada a otras citopenias.

Actitud en urgencias ante neutropenia

- Si es una **neutropenia leve** (1.000-1.500 neutrófilos/mm^3) o **moderada** (500-1.000 neutrófilos/mm^3) y el paciente está asintomático, repetir analítica de control en unos días/semanas.
- Si es una **neutropenia grave** (< 500 neutrófilos/mm^3) y existen síntomas sistémicos (fiebre) son necesarios estudios adicionales urgentes.
- **Anamnesis y exploración física:** patologías previas, fármacos y relaciones sexuales de riesgo. Exploración completa buscando foco infeccioso sin olvidar piel y catéteres (evitar tacto rectal).
- ***Pruebas complementarias:*** solicitar frotis de sangre periférica si la neutropenia es moderada-severa, especialmente, si hay otras citopenias acompañantes; pruebas de función hepática y renal, y coagulación para descartar CID. Solicitar estudios microbiológicos pertinentes según la sospecha clínica (**véase el capítulo 73**).

PLAQUETAS

Trombocitosis

Número de plaquetas > 450.000/mm^3.
Tipos:

- **Pseudotrombocitosis** por artefactos en el analizador.
- **Secundaria** o reactiva: es la más frecuente. Se debe a ferropenia. Valorar: hemorragia aguda, procesos infecciosos e inflamatorios, IAM, fármacos (corticoides) o neoplasias.
- **Primaria**: neoplasias mieloproliferativas, linfomas.

Actuación en urgencias

Anamnesis y exploración física: orientadas a buscar causas sistémicas que la justifiquen (infecciosa, inflamatoria u oncológica).

Pruebas complementarias: repetir el hemograma en 2-4 semanas para confirmar el diagnóstico cuando no haya síntomas, (con reactantes de fase aguda y ferrocinética).

Tratamiento: etiológico en trombocitosis reactiva. Aunque pueden presentar complicaciones, estas se producen con valores extremos (> 1.000.000/mm^3), y no está indicado tratamiento antiagregante o anticoagulante hasta llegar al diagnóstico de certeza.

Trombocitopenia

Cifra plaquetaria < 150.000/μL. Se clasifica en leve (100.000 a 150.000/μL), moderada (50.000 a 99.000/μL) y grave (< 50.000/μL). Se considera significativa < 100.000. En trombocitopenias leves existen muchos casos de variaciones fisiológicas/constitucionales (revisar históricos)

Puede ser un hallazgo casual sin síntomas o en casos moderados/graves con clínica aguda de sangrado en piel, mucosas y/ o de órganos internos. Cifras >10.000-20.000/μL: no suelen producir hemorragia espontánea salvo disfunción plaquetaria añadida. En procesos invasivos y trombopenia, mantener cifras > 50.000/μL para evitar sangrado (> 80-100.000/μL en cirugía ocular o del SNC).

Actuación en urgencias

Descartar pseudotrombopenia, recoger sangre para hemograma en tubo de citrato y/o pedir un frotis. Valorar el riesgo hemorrágico desde el inicio de la valoración (y toma de anticoagulantes/antiagregantes). Considerar trombocitopenia inmune crónica (única citopenia). Descartar causas reactivas/infecciosas o farmacológicas. La trombopatía más frecuente se asocia a ingesta de AAS y también es frecuente la inducida por heparina.

RECUERDE

- La causa más frecuente de anemia en el varón es el sangrado digestivo y en la mujer las pérdidas menstruales.
- No alarmar al paciente ante la presencia de trombocitosis sin sintomatología; no constituye una urgencia y no precisa tratamiento específico.
- Las cifras de plaquetas > 20.000/μL no suelen asociar sangrado espontáneo y > 50.000/μL no contraindican medidas invasivas.

BIBLIOGRAFÍA

- Bain BJ, Bates I, Laffan MA. Dacie y Lewis. Hematología práctica (12ª edición). Elsevier, 2018.
- Brage Allegue E, Rodríguez Álvarez D, Melón Fernández A. Interpretación del hemograma. Alteración de las series sanguíneas. En: Vázquez Lima MJ, Casal Codesido JR. Guía de Actuación en Urgencias (5ª edición). Madrid: Editorial Médica Panamericana, 2017.
- Konkle BA. Trastornos de las plaquetas y la pared vascular. En: Jameson J, Fauci AS, Kasper DL, Hauser SL, Longo DL, Loscalzo J. Harrison. Principios de Medicina Interna (20ª edición). McGraw Hill, 2018.
- Sanz Alonso MA, Carreras i Pons E. Manual Práctico de Hematología Clínica (6ª edición). Editorial Antares, 2019.

68. Indicaciones del soporte transfusional. Reacciones adversas a la transfusión

N. Sarmentero González, J. Quintela Martínez, C. Insua Vilas

PUNTOS CLAVE

- La indicación de transfusión de sangre y sus componentes debe tener en cuenta varios factores: edad, comorbilidades, grado de déficit y tiempo de instauración (agudo/crónico), sintomatología y producto sanguíneo que se va a transfundir.
- Ante la sospecha de una reacción transfusional aguda hay que parar inmediatamente la transfusión e iniciar tratamiento específico.

INTRODUCCIÓN

La transfusión es un procedimiento terapéutico basado en el aporte de componentes sanguíneos, obtenidos a través de una donación voluntaria, anónima y altruista. Todos los aspectos relacionados con la donación (incluidos los criterios de selección y rechazo de donantes) y la transfusión de hemoderivados están recogidos en el Real Decreto 1088/2005.

TRATAMIENTO TRANSFUSIONAL

La transfusión es una prescripción médica y como tal, el médico responsable es el que realiza la indicación (basada en una valoración minuciosa del riesgo/beneficio), la elección del componente sanguíneo más idóneo y la dosis correcta. Requiere la conformidad del paciente o de sus representantes, recogida por el médico responsable en el **consentimiento informado** (después de informar de los riesgos y beneficios, así como de las posibles alternativas), excepto en situaciones de urgencia vital.

Las indicaciones de transfusión de componentes sanguíneos son:

- Corregir una hemorragia (tratar o prevenir el shock hipovolémico).
- Mantener o aumentar el transporte de oxígeno a los tejidos.
- Corregir una coagulopatía.

La identificación positiva e inequívoca del paciente es clave para evitar los errores en la administración de componentes (causa de la mayoría de las reacciones hemolíticas mortales) y debe llevarse a cabo en el momento de la extracción de la muestra pretransfusional, durante la realización de las pruebas pretransfusionales y nuevamente en el momento del acto transfusional.

Antes de iniciar la transfusión y al finalizar la misma deben registrarse las constantes vitales (temperatura, frecuencia cardiaca, tensión arterial y frecuencia respiratoria).

Si en cualquier momento durante la transfusión, el paciente presenta signos o síntomas que sugieran una reacción transfusional, ésta debe interrumpirse y evaluar el estado del paciente.

CONCENTRADO DE HEMATÍES

Procede de la donación de sangre total. En un adulto, cada concentrado de hematíes (CH) aumenta la hemoglobina alrededor de 1 g/dL y un 3 % el hematocrito y aporta aproximadamente 200 mg de hierro. En niños se consigue está elevación transfundiendo 3 mL/kg de CH.

Recomendaciones generales

- La transfusión ejerce un efecto transitorio, por lo que siempre debe investigarse la etiología de la anemia, restringiéndose la transfusión a anemias que carecen de un tratamiento alternativo (hierro, ácido fólico, vitamina B_{12}, corticoides, etc.) o en caso de síntomas o signos de hipoxia tisular.
- La indicación de transfusión de hematíes se debe basar en factores clínicos y no solo en la cifra de hemoglobina, evaluando tanto síntomas y signos de hipoxia tisular (taquicardia, síncope, angina, disnea, acidosis y/o aumento del lactato en sangre), así como la presencia de factores de riesgo cardiovascular (edad > 65 años, antecedentes o síntomas actuales de insuficiencia cardiaca, cardiopatías isquémica o valvular y/o enfermedad cerebrovascular).
- Los componentes sanguíneos se administrarán unidad por unidad en función del grado de anemia y los signos y síntomas del paciente, con revaluación clínica y analítica posterior. Una sola unidad puede ser suficiente para corregir la falta de oxigenación.
- La infusión se llevará a cabo en un periodo no inferior a 2 h ni superior a 4 h (riesgo de contaminación bacteriana). Los primeros 15 minutos constituyen el periodo de mayor riesgo de reacción transfusional, por lo que debe realizarse a velocidad lenta y con control estricto. La monitorización debe ser más estrecha en pacientes de edad avanzada o con compromiso cardiovascular.

Anemia aguda

- La necesidad de transfusión depende del volumen de sangrado, el tiempo de evolución, la persistencia de hemorragia o riesgo de resangrado, la situación hemodinámica y los antecedentes del paciente (**Tabla 68-1**).
- Las cifras de hemoglobina pueden ser normales en el momento hiperagudo o estar falsamente disminuidas por hemodilución.
- Es prioritario restituir la volemia con expansores plasmáticos y tratar el foco hemorrágico.
- La reposición volémica inicial debe hacerse con criterios de hipotensión controlada, con el fin de disminuir el sangrado y la coagulopatía dilucional. En caso de progresión a una transfusión masiva se recomienda la transfusión temprana de plasma fresco y plaquetas para prevenir o tratar la coagulopatía.

Tabla 68-1. Clasificación del shock hipovolémico según la pérdida de sangre (Baskett, 1990) e indicación de la transfusión de hematíes (Guía sobre la transfusión de componentes sanguíneos y derivados plasmáticos. SETS, 2015)

Volumen de sangre perdida	Clase I	Clase II	Clase III	Clase IV
Pérdida de sangre en adulto (mL)	< 750	750-1.500	1.500-2.000	> 2.000
Proporción de volemia	< 15 %	15-30 %	30-40%	> 40 %
Signos y síntomas				
Estado mental	Normal	Ansiedad	Ansiedad o estupor	Estupor o coma
Extremidades (color y temperatura)	Normal	Palidez	Palidez	Palidez y frialdad
Repleción capilar	Normal	Lenta	Lenta	Indetectable
Frecuencia respiratoria	14-20	20-30	30-40	> 35
Frecuencia cardiaca	< 100	100-120	120-140	> 140
TA	Normal	Normal	Descendida	Descendida
TA media	Normal o aumentada	Descendida	Descendida	Descendida
Diuresis mL/h	> 30	20-30	5-15	Insignificante
Transfusiones de hematíes	NO	No, excepto que:	CASI SIEMPRE, sobre todo si hay:	SIEMPRE
		Hb < 8 g/dL o Hto < 24 % Signos de hipoxia tisular Factores de riesgo cardiovascular Hemorragia activa o inminente		

Anemia crónica

La indicación de transfusión en la anemia crónica debe ser individualizada (**Fig. 68-1**):

- La transfusión no está indicada en pacientes asintomáticos, con buena tolerancia a la anemia y sin factores de riesgo cardiovascular, hasta valores < 7-8 g/dL.

- El paciente joven con anemia ferropénica y buena tolerancia clínica puede soportar cifras más bajas de hemoglobina a la espera de mejoría con tratamiento farmacológico (hierro endovenoso y/o oral).

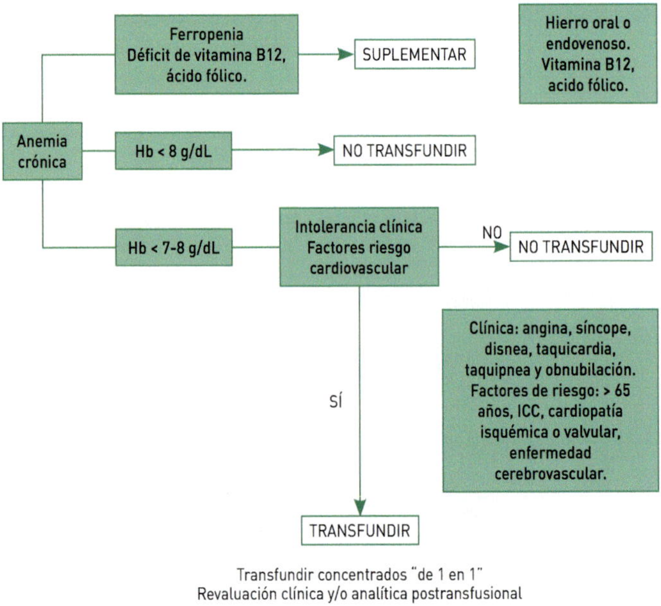

Figura 68-1. Indicaciones de transfusión en anemia crónica.

CONCENTRADO DE PLAQUETAS

Los concentrados de plaquetas se transfunden para prevenir o tratar hemorragias en pacientes con defectos cualitativos y/o cuantitativos de las plaquetas.

Cada concentrado de plaquetas puede producir un aumento en el recuento de unas 30.000-50.000 plaquetas/mm³. La dosis recomendada en pacientes pediátricos es de 10-20 mL/kg. La transfusión se realiza, generalmente, en 20-30 minutos (nunca debe sobrepasar las 4 horas).

Transfusión terapéutica de plaquetas

Se realiza cuando el paciente presenta una hemorragia atribuible a un defecto cuantitativo y/o cualitativo de las plaquetas:

- Paciente con hemorragia activa y recuento de plaquetas < 50.000 plaquetas/mm³.

- En caso de transfusión masiva y en pacientes politraumatizados, la recomendación es mantener una cifra de plaquetas > 75.000 plaquetas/mm³.
- En caso de coagulación intravascular diseminada (CID) se debe mantener una cifra > 50.000 plaquetas/mm³ y corregir la coagulopatía.

Transfusión profiláctica de plaquetas (Fig. 68-2)

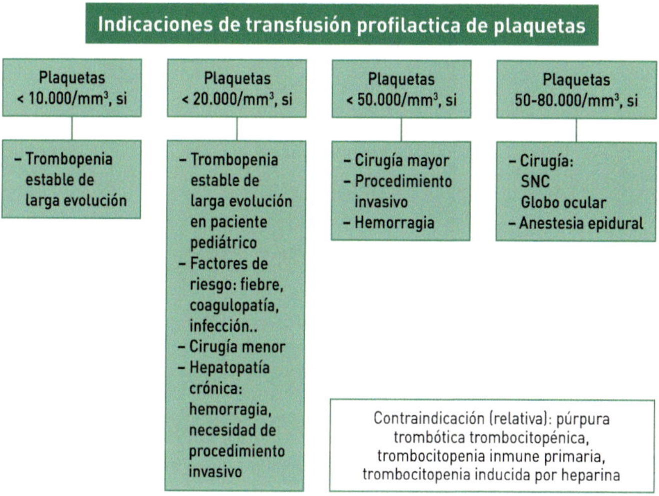

Figura 68-2. Indicaciones de transfusión profiláctica de plaquetas.

PLASMA FRESCO CONGELADO

El plasma fresco congelado (PFC) se transfunde con el objetivo de reponer los factores de coagulación y de prevenir o frenar el sangrado. No se debe transfundir por la mera presencia de anomalías de la coagulación, sino en función del riesgo, presencia de clínica hemorrágica o ante necesidad de intervención.

La dosis a transfundir varía entre 10-20 mL/kg que aumentará entre un 10 y un 20 % la concentración de factores de coagulación.

Indicaciones de transfusión de PFC

- Transfusión masiva: hemorragia aguda grave asociada a coagulopatía dilucional en los siguientes casos:
  - Hemorragia aguda de más de 100 mL/min o demanda de más de 2 concentrados de hematíes cada 15 minutos, tras la transfusión de al menos 4-6 concentrados de hematíes.
  - Evidencia de sangrado microvascular difuso.
  - TP < 50 % o TTPa > 45 segundos y/o fibrinógeno < 100 mg/dL.

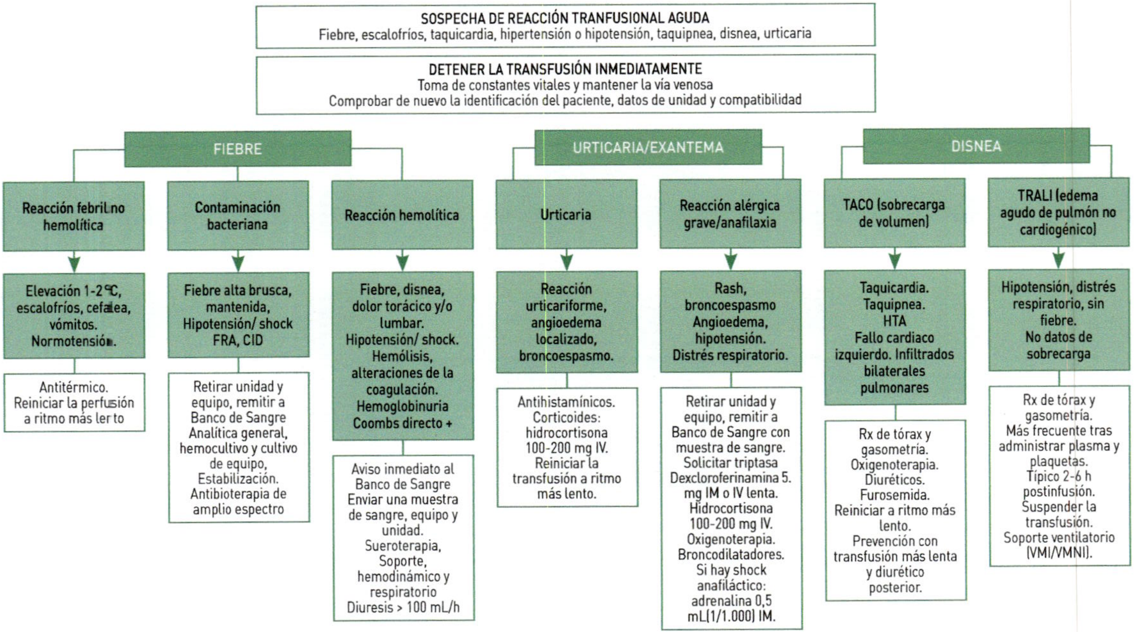

Figura 68-3. Algoritmo ante sospecha de reacción transfusional.

- Coagulación intravascular diseminada: se recomienda transfundir plasma a dosis de 20 mL/kg en caso de hemorragia grave y/o necesidad de cirugía si TP < 50 % o TTPa > 45 segundos y/o fibrinógeno < 100 mg/dL.
- Hepatopatía con coagulopatía: TP < 50 % y hemorragia grave. No está indicada la transfusión si no hay sangrado activo ni necesidad de un procedimiento invasivo.
- Púrpura trombótica trombocitopénica: es el tratamiento de elección.
- Deficiencia congénita grave de algún factor de la coagulación, en ausencia del concentrado de factor específico, si hay hemorragia grave, y antes de la realización de un procedimiento invasivo o cirugía.
- Hemorragia y toma de anticoagulantes orales: no es el tratamiento de elección. Se puede utilizar para la neutralización del efecto, si no se puede esperar a que haga efecto su reposición, contraindicación para el CPP o en ausencia de antídoto específico.
- Profilaxis de procedimientos invasivos en enfermos con coagulopatía significativa.

ACTITUD ANTE REACCIONES ADVERSAS A LA TRANSFUSIÓN

Todas las reacciones transfusionales agudas deben considerarse potencialmente graves hasta que se demuestre lo contrario. Lo más habitual es que ocurran en los primeros 15 minutos del inicio de la transfusión y se recomienda vigilancia durante las primeras 24 h.

Ante la sospecha de una reacción transfusional se debe:

- **Interrumpir** inmediatamente la transfusión.
- Mantener la vía venosa canalizada con infusión de **suero fisiológico 0,9 %**.
- **Verificar los datos** de identificación del paciente, su grupo sanguíneo y la etiqueta de compatibilidad del componente sanguíneo.
- **Evaluar el estado clínico** del paciente, registrando una nueva toma de constantes.
- **Notificar y enviar al banco de sangre**: el hemoderivado, el equipo utilizado en la transfusión, la muestra de sangre del paciente (tubo de EDTA) y la documentación cumplimentada.
- **Solicitar analítica:** hemograma, pruebas de función renal y hepáticas y hemoglobinuria (si hay oliguria, monitorizar la diuresis) y en caso de reacción febril, extraer muestras para hemocultivos.

Reacciones transfusionales agudas (Figura 68-3)

RECUERDE

- En el paciente con anemia crónica está indicado transfundir concentrado de hematíes cuando es sintomática y refractaria al tratamiento etiológico.

- No transfundir un número mayor de concentrados de hematíes que los necesarios para aliviar los síntomas de la anemia.
- No administrar plasma o complejos protrombínicos para reversión de los antagonistas de la vitamina K en situaciones que no sean de emergencia.

BIBLIOGRAFÍA

- Arbona Castaño C, Bautista-Gili AM, Castellà Cahiz MD, Castrillo Fernández A, Fernández Álvarez C, Fernández Herrera MD, et al. Guía sobre la transfusión de componentes sanguíneos y derivados plasmáticos (5ª edición). Sociedad Española de Transfusión Sanguínea y Terapia Celular, 2015.
- Mimoso Bartolomé P, Vélez Silva R, Galende de Canto J. Indicaciones del soporte transfusional. Complicaciones agudas de la terapia transfusional. En: Vázquez Lima MJ, Casal Codesido JR. Guía de Actuación en Urgencias (5ª edición). Madrid: Editorial Médica Panamericana, 2016.
- Ruiz de Adana Pérez R, Elipe Rebollo P. Criterios para realizar una transfusión. FMC. 2015;22(4):208-13.

69. Estudio de coagulación basal en urgencias. Trastornos de la coagulación

G. C. Fernández Berardi, L. González González, J. Galende del Canto

PUNTOS CLAVE

- Solicitar estudio de coagulación solamente en las situaciones que lo requieran.
- Interpretar objetivamente los diferentes parámetros.
- Todos los factores de la coagulación son de síntesis hepática, por lo que se pueden observar alteraciones con cualquier hepatopatía.

INDICACIONES

Se debe realizar un estudio de coagulación urgente en las siguientes situaciones:

- Previo a intervención quirúrgica o a maniobras invasivas, como punción lumbar, paracentesis, etcétera.
- Procesos hemorrágicos (cerebral, ORL, respiratorio, digestivo, urológico, etc.).
- Petequias diseminadas.
- Tratamiento con fármacos anticoagulantes y antibióticos, colestiramina.
- Patologías hepáticas.
- Procesos infecciosos con sospecha de shock séptico.
- Politraumatizados.
- Enfermedades tromboembólicas.
- Patologías hematólogicas.
- Pacientes oncológicos.

ESTUDIO BÁSICO DE COAGULACIÓN, PARÁMETROS Y VALORES NORMALES

El estudio básico incluye la valoración de la hemostasia secundaria mediante el TP, TTPa y el nivel de fibrinógeno junto con la cifra de plaquetas (hemostasia primaria) (**Fig. 69-1**). El rango de normalidad de cada parámetro varía entre diferentes laboratorios según los equipos y reactivos empleados:

- **Plaquetas:** actúan formando el tapón plaquetario en la hemostasia primaria, que se activa cuando existe alteración endotelial o exposición subendotelial. Además de la cifra hay que tener en cuenta las circunstancias que alteran su funcionamiento, como algunos fármacos (antiagregantes, AINE, nitratos, calcioantagonistas o heparina), circulación extracorpórea, hepatopatía, uremia, paraproteinemia o síndrome mieloproliferativo.

- **Tiempo de protrombina (TP) o tiempo de Quick:** valora la integridad de las vías extrínseca (factor VII) y común de la coagulación (factores X, V, II). Se utiliza para monitorizar el uso de antagonistas de la vitamina K (acenocumarol o warfarina), estandarizado a través del INR (*International Normalized Ratio*). Valor normal: 0,8-1,2. En pacientes anticoagulados se debe mantener en 2-3,5, según patología y comorbilidades.
- **Tiempo de tromboplastina parcial activado (TTPa):** valora las vías intrínseca (factores XII, XI, IX y VIII) y común de la coagulación. Se mide en segundos y se estandariza mediante la ratio entre el resultado del paciente y del control (ratio de TTPa normal 0,8-1,2). Se utiliza para el control del tratamiento con heparina sódica (mantener ratio 1,5-2,5).
- **Nivel de fibrinógeno:** su transformación en fibrina determina la formación del coágulo. Es un reactante de fase aguda, por lo que aumenta en procesos infecciosos e inflamatorios. Disminuye en CID, enfermedades hemorrágicas y transfusiones masivas.
- **Tiempo de trombina (TT):** valora la fibrinoformación (conversión del fibrinógeno soluble en fibrina insoluble), midiendo el tiempo de formación del coágulo, al añadir trombina exógena al plasma del paciente. Su alargamiento indica reducción del nivel o funcionamiento anormal del fibrinógeno o bien presencia de inhibidores de la trombina (se prolonga por el uso de heparina, dabigatrán y argatrobán).
- **Dímero D:** es uno de los productos de la degradación del fibrinógeno, por lo que su elevación indica la presencia de fibrinólisis. En la enfermedad tromboembólica venosa es muy sensible (98-100 %) con un valor predictivo negativo muy elevado (99,5 %). Puede estar elevado en otras situaciones, como CID, neoplasias, infarto, neumonía, hepatopatía, embarazo, inflamación, procesos infecciosos, traumatismo y postoperatorios.

PRINCIPALES CAUSAS DE ALTERACIÓN DE LA COAGULACIÓN

a. Ante una prolongación aislada del TTPa se debe descartar origen espurio (mala extracción o retraso en procesamiento de la muestra y policitemia importante) (**Fig. 69-1**).
b. Las alteraciones de los factores de la vía intrínseca por déficit congénito (como las hemofilias A, por déficit de factor VIII y B, por déficit de factor IX) o adquirido (inhibidores) prolongan el TTPa.
c. El anticoagulante lúpico (anticuerpos antifosfolípido) produce prolongación de TTPa que no se asocia a riesgo hemorrágico, sino trombótico.
d. El factor de von Willebrand es el portador y estabilizador del factor VIII. Su deficiencia (enfermedad de von Willebrand, diátesis hemorrágica hereditaria más frecuente) puede prolongar el TTPa, aunque no siempre, ni de forma consistente.
e. Déficit de vitamina K por malnutrición, síndromes de malabsorción, colestasis, hepatopatías o uso de fármacos (antagonistas de la vitamina K, colestiramina). Cuando este déficit es leve se prolonga el TP

y cuando es grave se prolongan el TP y el TTPa, con recuento plaquetario normal.

f. En las hepatopatías se produce una reducción en la síntesis de factores de coagulación, tanto dependientes como independientes de la vitamina K. En la enfermedad hepática leve se prolonga solo el TP, mientras que en la insuficiencia hepática aparecen alargados el TP y el TTPa y puede descender la concentración de fibrinógeno. A ello suele asociarse trombocitopenia por hiperesplenismo.

g. En la coagulación intravascular diseminada (CID) existe una activación generalizada de la coagulación, que provoca la formación de fibrina intravascular, especialmente, en vasos de pequeño y mediano calibre. Los factores de coagulación y las plaquetas se consumen, con prolongación de TP y TTPa, descenso del fibrinógeno, elevación de productos de degradación del fibrinógeno y dímero D.

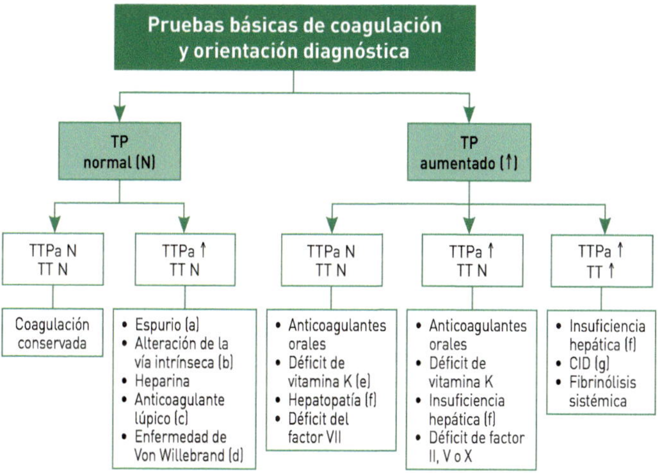

Figura 69-1. Interpretación de las alteraciones de la coagulación

RECUERDE

- Los factores de la coagulación son de síntesis hepática, por lo que la afectación de este órgano puede condicionar alteraciones en el estudio de los mismos.
- No se deben realizar maniobras invasivas (punción lumbar, paracentesis, toracocentesis, entre otras) sin solicitar previamente un estudio básico de coagulación.
- No hay que solicitar estudios de coagulación de rutina si no tienen indicación.

BIBLIOGRAFÍA

- González Medina J, Ortiz Imedio J. Trastornos de la hemostasia. Anticoagulación. En: Suarez Pita D, Vargas Romero JC, Salas Jarque J, Losada Galván I, de Miguel Campo B, Catalán Martín PM, Sánchez Moreno B, Duarte Borges MA, Cabrera Rodrigo I. Manual de Diagnóstico y Terapéutica Médica. Hospital Universitario 12 de Octubre (8ª edición). Madrid, 2017.
- Lumbreras González V, Molano Zarate R, De Cabo López E. Estudio de coagulación basal en urgencias. En: Vázquez Lima MJ, Casal Codesido JR. Guía de Actuación en Urgencias (5ª edición). Madrid: Editorial Médica Panamericana, 2018.
- Zehnder JL. Clinical use of coagulation tests [Internet]. Uptodate. 2021. [citado el 18 de febrero de 2022]. Disponible en: https://www.uptodate.com/contents/clinical-use-of-coagulation-tests.

70. Antiagregación y anticoagulación en urgencias

N. Ares Furelos, S. Martínez Gestoso, C. A. Cuenca Aprell

PUNTOS CLAVE

- La anticoagulación debe individualizarse en cada paciente y en cada situación clínica.
- La hemorragia es una de las complicaciones más frecuentes, por lo que se debe valorar el riesgo-beneficio del inicio y mantenimiento de la terapia.
- La antiagregación es una herramienta con evidencia científica de utilidad en la prevención de tromboembolismos arteriales.

INTRODUCCIÓN

El tratamiento anticoagulante implica siempre un riesgo hemorrágico. La decisión sobre anticoagulación en los Servicios de Urgencias ha de individualizarse según el balance beneficio/riesgo para cada paciente, basándose en los antecedentes personales, el riesgo hemorrágico y embólico, la farmacodinámica del anticoagulante, la situación clínica o la necesidad de realizar algún procedimiento.

ANTIAGREGACIÓN PLAQUETARIA (AAP) EN URGENCIAS

Fármacos que atenúan las funciones de las plaquetas ofreciendo opciones terapéuticas en las enfermedades vasculares arteriales

Clasificación (según el mecanismo de acción):

- Ácido acetilsalicílico (AAS): formas de administración VO (la más frecuente): *Aspirina®* (sin recubrimiento entérico), *Adiro®* (con recubrimiento) o IV: *Inyesprin®*.
- Inhibidores del receptor plaquetario P2Y12: clopidogrel, ticagrelor, prasugrel, ticlopidina y cangrelor (único IV).
- Inhibidores de la glucoproteína IIb/IIIa: abciximab, eptifibatide, tirofiban. Administración IV en pacientes tras intervencionismo coronario percutáneo (ICP) en pacientes con síndrome coronario agudo (SCA) con alto contenido trombótico.

Indicaciones:

- Ictus o AIT. De elección: AAS 100 mg/24 h. 2ª línea: clopidogrel 75 mg/24 h.
- Enfermedad arterial periférica: clopidogrel 75 mg/24 h. Sí hay enfermedad coronaria o cerebrovascular, añadir AAS 100 mg/24 h.

- SCACEST: AAS 100 mg, ticagrelor 90 mg/12 h, prasugrel 10 mg/24 h, clopidogrel 75 mg/24 h.
- SCASEST: Igual tratamiento que SCACEST, pero indicando prasugrel en pacientes candidatos a ICP. No se recomienda administrar inhibidores del receptor plaquetario P2Y12 en pacientes candidatos a tratamiento invasivo temprano (primeras 24 h) si se desconoce la anatomía coronaria.

Contraindicaciones: hipersensibilidad, úlcera activa, insuficiencia renal crónica, alteración de la coagulación, cirugía reciente, primer trimestre de embarazo e interacciones farmacológicas.

Actitud ante hemorragia: individualizar cada caso. Es muy importante el motivo de la antiagregación y el tiempo transcurrido desde su inicio. En caso de hemorragia leve se recomienda no suspenderla. Si la hemorragia es moderada-grave, valorar el riesgo-beneficio de la suspensión de la antiagregación.

ANTICOAGULACIÓN EN URGENCIAS

Heparina no fraccionada (HNF)

Potencia la antitrombina III, inhibiendo los factores dependientes de trombina (factor IIa). Tiene metabolismo hepático. La HNF de uso en nuestro medio es la heparina sódica IV: su inicio de acción inmediato y su corta duración hacen que se considere de elección en Urgencias. Se debe controlar mediante TTPa, que debe mantenerse en 1,5-2,5 veces el valor control.

Indicaciones:

- Profilaxis y tratamiento de la enfermedad tromboembólica venosa (ETEV).
- Tratamiento de angina inestable y SCASEST.
- Tratamiento de trombosis arterial periférica y trombosis en la coagulación intravascular diseminada (CID).
- Tromboprofilaxis en el circuito de circulación extracorpórea en cirugía cardiaca y hemodiálisis, de elección.

Contraindicaciones: endocarditis bacteriana, hipersensibilidad a heparina, antecedentes de trombocitopenia inducida por heparina, hemorragia activa (excepto en CID), intervención neuroquirúrgica y oftálmica reciente (14 días) y lesiones susceptibles de sangrado.

Actitud ante hemorragia: en caso de hemorragia grave, administrar sulfato de protamina (vial de 50 mg/5 mL; diluir en 50 mL de SSF y administrar en perfusión lenta, 10-15 minutos. Si el tiempo transcurrido es menor de 15 minutos, administrar 1 mg (0,1 mL) de sulfato de protamina por cada 100 UI HNF (0,5 mg si ha transcurrido más de 15 min, máximo 50 mg). Contacto con Hematología. Monitorizar la reversión con TTPa.

Heparinas de bajo peso molecular (HBPM)

Actúan indirectamente sobre la trombina (menor riesgo de sangrado). La vía de administración es SC y la biodisponibilidad > 90 %. La eliminación es renal, si hay insuficiencia: reducir la dosis 30-50 % con ClCr 30-50 mL/min, sustituyendo por HNF si ClCr < 30 mL/min. La bemiparina puede utilizarse ajustándose al 75 % y la enoxaparina puede utilizarse ajustada al 50 %, ambas con buena experiencia de uso. En estos casos, monitorizar con Anti-Xa. Existen diversos tipos de HBPM comercializadas actualmente (**Tabla 70-1**).

Indicaciones:

- Profilaxis y tratamiento de la ETEV en pacientes médicos y quirúrgicos.
- Tratamiento en angina inestable y SCASEST. La enoxaparina es la única HBPM con indicación en SCACEST.

Actitud ante hemorragia (o necesidad de reversión): en hemorragias leves se debe suspender o retrasar la siguiente dosis de HBPM. En caso de hemorragia grave se debe administrar sulfato de protamina (hay pocas evidencias, solo existe beneficio si la HBPM ha sido administrada en las últimas 8 h). Vial de 50 mg/5 mL; diluir en 50 mL de SSF y administrar en perfusión lenta, 10-15 min. Administrar 1 mg (0,1 mL) de sulfato de protamina por cada mg de enoxaparina o 100 UI del resto de HBPM. Si ha transcurrido más de la semivida (semividas: bemiprina 5 h 30 min; dalteparina 2 h; enoxaparina 4 h; nadroparina 8-10 h; tinzaparina 1 h 30 min) de la HBPM, reducir la dosis calculada al 50 %. Contacto con Hematología.

Fondaparinux (*Arixtra®*)

Heparinoide de perfil más seguro. Pauta 5 mg/24 h si el peso es < 50 kg, 7,5 mg si el peso es 50-100 kg y 10 mg si es > 100 kg.

Indicaciones:

- Profilaxis y tratamiento de ETEV en paciente médico y profilaxis de ETEV paciente quirúrgico.
- Tratamiento de angina inestable o SCASEST (es la heparina de elección).
- Tratamiento del SCACEST.
- Tratamiento de la TVS (sin TVP o a < 3cm de la confluencia safenofemoral).
- Tratamiento de elección si hay alergia a heparinas y como profilaxis y tratamiento de elección en pacientes que en el pasado presentaron trombocitopenia inducida por heparina (TIH).

Actitud ante hemorragia: No se dispone de antídoto. Ante hemorragia grave, valorar la administración de plasma fresco congelado tras contacto con Hematología.

Tabla 70-1. Tipos de anticoagulantes parenterales y dosificación

TIPO DE HEPARINA	TRATAMIENTO	
HNF **Heparina sódica:** precisa siempre ingreso y un primer control a las 6 h	TVP y TEP: bolo inicial IV de 80 UI/kg (o 5.000 UI). Dosis posterior: 18 UI/kg/d*[1] (o 1.000-1.500 UI/h) SCASEST y SCACEST: bolo inicial IV de 75 UI/kg y PC de 1.000 a 1.200 UI/h*[1]	
HBPM:	DOSIS TERAPÉUTICA	DOSIS PROFILÁCTICA
Bemiparina (*Hibor®*)	115 UI/kg/24 h	2.500 a 3.500 UI/24 h
Dalteparina (*Fragmin®*)	100 UI/kg/12 h o 200 UI/kg/24 h	2.500 a 5.000 UI/24 h
Enoxaparina (*Clexane®*)	1 mg/kg/12 h o 1,5 mg/kg/24 h	20 a 40 mg/24 h
Nadroparina (*Fraxiparina®*)	86 UI/kg/12 h o 172 UI/kg/24 h	3.000 a 6.000 UI/24 h
Tinzaparina (*Innohep®*)	175 UI/kg/24 h	3.500 a 4.500 UI/24 h
Fondaparinux (*Arixtra®*)	SCASEST/SCACEST: 2,5 mg/24 h TVP/TEP: 7,5 mg/24 h (50-100 kg)	2,5 mg/24 h

HBPM: heparina de bajo peso molecular. HNF: heparina no fraccionada. PC: perfusión continua. SCACEST: síndrome coronario agudo con elevación del segmento ST. SCASEST: síndrome coronario agudo sin elevación del segmento ST. TEP: tromboembolismo pulmonar.
TVP: trombosis venosa profunda.
*[1] Control a las 6 h de inicio de la perfusión.

Complicaciones del tratamiento con heparinas:

- Trombocitopenia inducida por heparinas (TIH): complicación rara, pero grave. Se incrementa el riesgo de trombosis arterial y venosa por un mecanismo inmune (anticuerpos PF4). Debemos sospecharla ante descenso plaquetario brusco (> 50 % o recuento < 100.000/mm^3) sin otra causa, junto con trombosis venosa o arterial. Ocurre típicamente a los 5 días después del inicio de heparina.
  Tratamiento: retirar la heparina. No está recomendado el cambio por otro tipo de HBPM (reacciones cruzadas). Iniciar tratamiento con *argatroban*. Contacto con Hematología, valorar administración de inmunoglobulinas. No se debe iniciar acenocumarol hasta la normalización de las plaquetas.
- Otros: osteoporosis, necrosis cutánea en el punto de administración, hipersensibilidad o hipoaldosteronismo.

Antagonistas de la vitamina K (AVK)

El acenocumarol (*Sintrom®*) es más utilizado en nuestro medio que la warfarina (*Aldocumar®*); ambos inhiben los factores II, VII, IX y X de la coagulación y las proteínas C y S. Su metabolismo es hepático. El margen terapéutico es estrecho, se monitoriza con el INR (INR 2-3; salvo prótesis metálicas, síndrome antifosfolípido o trombosis de repetición: 2,5-3,5). Presentan múltiples interacciones (**Anexo 70-1**) y una dosis-respuesta variable que exige un control analítico riguroso. (**Tabla 70-2**). En la anticoagulación de urgencia precisa pauta simultánea con heparina hasta la obtención de dos INR en rango.

Indicaciones: ETV, fibrilación auricular ± estenosis mitral moderada-grave, prótesis valvulares mecánicas, síndrome antifosfolípido y otras trombofilias.

Complicaciones: hemorragia, necrosis cutánea (déficit de proteína C y/o S), rash y osteoporosis.

Contraindicaciones: gestación (reemplazo por HBPM), insuficiencia hepática grave, imposibilidad de seguimiento, hemorragia grave, traumatismo grave o cirugía reciente, HTA mal controlada, coagulopatías y trombocitopenias.

Actitud ante hemorragia: **Tabla 70-2**.

<table>
<tr><th colspan="5">Tabla 70-2. Control de pacientes con INR fuera de rango</th></tr>
<tr><td rowspan="9">INR (Confirmar INR y exploración clínica)</td><td rowspan="2">Sin sangrado</td><td>INR < 5</td><td colspan="2">Suspender 1-2 d. Control en 7 d.</td></tr>
<tr><td>INR >5</td><td colspan="2">Suspender 1-2 d. Control en 48 h. Considerar Vitamina K 5 mg VO o IV (en especial, si INR > 6; evitar en pacientes con prótesis valvulares)</td></tr>
<tr><td rowspan="5">Con sangrado</td><td rowspan="2">Menor</td><td>INR en rango</td><td>Hemostasia local. Ácido tranexámico[1]</td></tr>
<tr><td>INR elevado</td><td>Suspender AVK 1-2 d. Control en 48 h. Ácido tranexámico. Vitamina K 5-10 mg VO o IV</td></tr>
<tr><td rowspan="2">Clínicamente importante</td><td>INR <1,5</td><td>Vigilancia activa</td></tr>
<tr><td>INR >1,5</td><td>Suspender AVK. Vitamina K 5-10 mg IV. Control en 24-48 h. Valorar CCP*[2] y/o PFC</td></tr>
<tr><td>Mayor (Hb ↓2 g/dl, >2 CH)</td><td colspan="2">Suspender AVK. Vitamina K 10 mg IV (Konakion®). Valorar CCP*[2] y/o PFC. Avisar al Servicio Hematología para reversión y dosificación</td></tr>
</table>

CH: concentrado de hematíes. CCP: concentrado de complejo protrombínico. Hb: hemoglobina. INR: razón internacional normalizada. PFC: plasma fresco congelado. IV: intravenoso.

*1 *Amchafibrin*® 0,5-1 g/8-12 h.

*2 *Beriplex*® 500-1.000 UI/vial, *Prothromplex*® 600 UI/vial, *Octaplex*® 500 UI/vial. Dosis recomendada: 25-50 UI/kg (no sobrepasar 3.000 UI). En pacientes con alto riesgo trombótico se recomienda el uso de dosis menores. Monitorización del INR a los 15 minutos.

Anticoagulantes de acción directa (ACOD)

Inicio de acción más rápido, menos interacciones farmacológicas (**Anexo 70-2**), semivida corta, menor riesgo de efectos adversos, generalmente buena tolerancia, sin necesidad de controles periódicos de INR.

Indicaciones: FA "no valvular" (ausencia de válvula protésica de estenosis mitral moderada-grave) o pacientes con FA e hipersensibilidad conocida o contraindicación específica a AVK, hemorragia intracraneal (HIC) no aguda, ictus isquémico con criterios de alto riesgo de HIC o pacientes con AVK que desarrollen tromboembolismos graves con INR en rango. Profilaxis tromboembólica tras cirugía de cadera o rodilla. Rivaroxabán tiene indicación para el tratamiento de la TVP.

Clasificación:

- Dabigatrán (*Pradaxa®*): Inhibidor directo de la trombina (factor IIa). Dosis habitual: 150 mg/12 h. Ajustar dosis en > 80 años, IR, tratamiento con verapamilo o amiodarona o si hay alto riesgo hemorrágico. Es un fármaco dializable. *Antídoto:* Idarucizumab 5g *(Praxbind®*: 2 infusiones de 2,5 g/50 mL en < 15min. Valorar repetir la dosis si hay sangrado clínicamente relevante, persistencia de tiempos de coagulación alargados, pacientes con alto riesgo de sangrado y potencialmente mortal o pacientes con necesidad de cirugía.
- Inhibidores directos del factor Xa (el antídoto Andexanet no está comercializado en España):
  - Rivaroxabán (*Xarelto®*): la dosis habitual son 20 mg/24 h. Ajustar las dosis en IR y en indicaciones particulares.
  - Apixabán (*Eliquis®*): la dosis habitual son 5 mg/12 h. Ajustar las dosis en > 80 años, < 60 kg o IR.
  - Edoxabán (*Lixiana®*): la dosis habitual son 60 mg/24 h. Ajustar en IR, < 60 kg o personas en tratamiento con inhibidores de la glucoproteína P (ciclosporina, dronedarona, eritromicina o ketaconazol).

Actitud ante hemorragia: en hemorragias leves, suspender o retrasar la siguiente dosis de ACOD. Valorar carbón activado 2-4 horas postingesta del fármaco. En caso de hemorragias moderadas-graves en pacientes tratados con dabigatrán, está indicada la administración de idarucizumab 5 g (*Praxbind®*) en 2 infusiones de 2,5 g. Valorar concentrado de complejo protrombínico, si hay inestabilidad hemodinámica en pacientes tratados con otros ACOD (antídoto no disponible). Avisar al Servicio de Hematología.

CÓMO REALIZAR EL CAMBIO ENTRE ACOD Y AVK

- De AVK a ACOD. Tras la suspensión de AVK, iniciar cada ACOD en función del INR:
  - De AVK a Dabigatrán si INR < 2.
  - De AVK a Rivaroxabán si INR ≤ 3.
  - De AVK a Apixabán si INR < 2.
  - De AVK a Edoxabán si INR ≤ 2,5.
- De ACOD a AVK: se deben administrar ambos de forma simultánea hasta alcanzar el valor de INR adecuado. Si INR < 2, repetir en 1-3 días; si INR > 2, repetir un día después tras suspender el ACOD.

SITUACIONES ESPECIALES

Embarazo: el anticoagulante de elección es HBPM, por no atravesar la barrera placentaria. La HNF es segura. Los AVK está contraindicados por teratogénesis. Los ACOD, están contraindicados por falta de estudios. Se trata de un estado procoagulante que predispone al desarrollo de ETEV.

Lactancia: seguridad con AVK, HNF o HBPM.

Profilaxis de ETV en el paciente oncológico: **Anexo 70-3**.

RECUERDE

- El inicio de la anticoagulación con AVK precisa tratamiento simultáneo con HBPM.
- Se deben conocer las situaciones médicas que inducen estados procoagulantes: embarazo, lactancia, postoperatorio, ingreso, fracturas y procesos oncológicos.
- No pautar fármacos sin tener en cuenta sus interacciones en los pacientes anticoagulados.

BIBLIOGRAFÍA

- Cline D M, Ma O J, Cydulka R K; Tintinalli, Manual de Medicina de Urgencias. 7ª ed. México: McGraw-Hill; 2018.
- Cuadra San Miguel R, Piñeiro Fernánez C, Smucler Simonovich A. Guía de actuación de Urgencias (5ª edición). Madrid: Editorial Médica Panamericana, 2017: 437-44.
- González Medina J, Ortiz Imedio J, Castro Quismondo N, Martín Mola MA, et al. Trastornos de la hemostasia. Anticoagulación. En: Manual de diagnóstico y terapéutica médica. Hospital Universitario 12 de Octubre. Madrid: MSD Sharp.
- Jiménez Hernández S, Martín Martínez A. Guía de anticoagulación en situaciones especiales. Barcelona: Boehringer Ingelheim España, 2021.

71. Profilaxis de la enfermedad tromboembólica venosa en pacientes con otras enfermedades

N. González Iglesias, C. Seoane Suárez, E. de Cabo López

PUNTOS CLAVE

- Considerar la necesidad de profilaxis de la enfermedad tromboembólica venosa (ETV) en pacientes con otras enfermedades ya que disminuye la morbimortalidad en el ámbito hospitalario.
- Es necesario individualizar la actitud terapéutica en cada paciente teniendo en cuenta el riesgo trombótico frente al hemorrágico, aplicando escalas vigentes.

DEFINICIÓN

La ETV incluye la trombosis venosa y el tromboembolismo pulmonar (TEP). Es una de las causas más frecuentes de morbi-mortalidad en pacientes con otras enfermedades y la causa de muerte evitable más frecuente en los hospitales. Se debe tener en cuenta que también los pacientes ambulatorios se benefician de la tromboprofilaxis, aunque existan menos estudios. En muchas ocasiones, los pacientes con indicación de tromboprofilaxis tienen **alto riesgo hemorrágico.** Las guías de práctica clínica recomiendan valorar el **riesgo trombosis/hemorragia** antes del inicio de la profilaxis.

CONTRAINDICACIONES ABSOLUTAS

Contraindicaciones absolutas para la aplicación de tromboprofilaxis:

- **Hemorragia** mayor activa.
- Traumatismo cráneo-medular grave con hemorragia.
- Punción lumbar (PL) en las **12 horas** previas o posteriores.
- Trombocitopenia inducida por heparina (en este caso se puede utilizar fondaparinux).

CÁLCULO DEL RIESGO DE ETV EN PATOLOGÍA AGUDA MÉDICA

Apenas existen estudios acerca de la eficacia de la tromboprofilaxis en pacientes con patología médica en urgencias.

ESCALA DE PADUA (PACIENTE HOSPITALIZADO)

Para pacientes que requieren hospitalización se utiliza la **Escala de Padua** (**Anexo 71-1**).

Clasifica a los pacientes en dos grupos de riesgo:

- Ingreso en UCI o una puntuación de ≥ 4 es indicativa de alto riesgo de ETV, se recomienda aplicar una profilaxis farmacológica.
- Una puntuación < 4 indica bajo riesgo de ETV, no está indicado aplicar profilaxis farmacológica.

ESCALA PRETEMED

La **Escala PRETEMED** (Tabla 71-1) se utiliza para pacientes en tratamiento ambulatorio, aunque también puede utilizarse en el tratamiento hospitalario.

Para ello es necesario el cálculo de riesgo ajustado siguiendo la fórmula señalada.

Tabla 71-1. Cálculo de riesgo de ETV en el paciente ambulatorio (Guía PRETEMED)

Procesos precipitantes de ETV	Procesos asociados	Otros	Puntuación
Embarazo (a) Viajes de avión > 6 horas	Diabetes mellitus Hiperhomocisteinemia Infección por VIH TVS previa	Tabaquismo > 60 años Obesidad Catéter venoso central Fármacos: tamoxifeno, raloxifeno, antidepresivos, antipsicóticos, inhibidores de aromatasa, TSH, ACH	1
ICC clase III EII activa Infección aguda Neoplasia	TVP previa (c) Trombofilia (b) Vasculitis (Behçet, Wegener) Síndrome nefrótico	Encamamiento > 4 días Quimioterapia	2
ACVA EPOC descompensado ICC clase IV IAM		Mieloma con quimioterapia (d)	3

ACVA: accidente isquémico transitorio. EII: enfermedad inflamatoria intestinal. EPOC: enfermedad pulmonar obstructiva crónica. ETV: enfermedad tromboembólica venosa. IAM: infarto agudo de miocardio. ICC: insuficiencia cardiaca congestiva. TVP: trombosis venosa profunda. TVS: trombosis venosa superficial. VIH: virus de la inmunodeficiencia humana.

Peculiaridades:

(a) Peso 3: embarazo y trombofilia. Peso 4 si: embarazo y TVP previa.

(b) Peso 2: factor V de Leyden en > 60 años, déficit de proteína S o C, déficit combinado, déficit de antitrombina, anticuerpos antifosfolípidos. Peso 1: factor VIII > 150% o factor V de Leyden en < 60 años.

(c) Peso 3: TVP previa espontánea. Peso 5: TVP previa y trombofilia.

(d) Peso 4: mieloma en tratamiento con quimioterapia y talidomida.

Cálculo del riesgo ajustado de ETV (RA)

RA = suma de pesos de los distintos procesos precipitantes + suma de pesos de otras circunstancias de riesgo (esta fórmula sólo puede aplicarse si el paciente presenta al menos un proceso precipitante o un proceso asociado con peso ajustado ≥ 2).

Clasifica a los pacientes en tres niveles de riesgo:

- Una puntuación 1-3 recomienda la aplicación de medidas físicas.
- Una puntuación de 4 sugiere la aplicación de profilaxis farmacológica.
- Una puntuación > 4 recomienda la profilaxis farmacológica.

CÁLCULO DE RIESGO HEMORRÁGICO EN PATOLOGÍA MÉDICA

En los pacientes en que esté indicado aplicar tromboprofilaxis se debe calcular el riesgo hemorrágico e individualizar según el cociente riesgo/beneficio.

La **Escala IMPROVE-Bleeding** (Tabla 71-2) mide la probabilidad de hemorragia grave o clínicamente relevante durante la hospitalización y hasta 15 días después del alta.

Una **puntuación ≥ 7** se considera riesgo elevado de hemorragia y se recomienda aplicar medidas físicas de profilaxis en lugar de farmacológicas.

Tabla 71-2. Escala IMPROVE-Bleeding de predicción de riesgo hemorrágico en paciente médico hospitalizado (3)

Factor de riesgo	Puntuación
Varón	1
Edad ≥ 85 años	3,5
Edad 40-80 años	1,5
Cáncer activo	2
Enfermedad reumática	2
Catéter venoso central	2
Ingreso en Medicina intensiva	2,5
Fallo renal moderado (TFG = 30-59 mL/min/m²) TFG < 30 mL/min/m²	1 2,5
Fallo hepático (INR > 1,5)	2,5
Recuento plaquetario < 50.000/μL	4
Hemorragia en los 3 meses anteriores al ingreso	4
Úlcera gastroduodenal activa	4,5

INR: índice internacional normalizado. TFG: tasa de filtrado glomerular.
Modificado de la Guía CHEST. *External Validation of the Risk Assessment Model of the International Medical Prevention Registry on Venous Thromboembolism (IMPROVE) for Medical Patients in a Tertiary Health System.*

PROFILAXIS DE ETV EN INMOVILIZACIÓN DE MIEMBROS INFERIORES

Se recomienda la profilaxis **farmacológica en** pacientes con **fractura de MMII durante** el periodo de **inmovilización.**

En pacientes sin fractura, pero con inmovilización, se sugiere la profilaxis farmacológica mientras dura la inmovilización.

PROFILAXIS DE ETV EN PACIENTES QUIRÚRGICOS

La indicación y el tipo de profilaxis se realizará siguiendo el **Modelo de Estratificación Caprini modificado** (**Anexo 71-2**). Evalúa tipo de cirugía, la edad y la existencia de otros factores de riesgo protrombóticos.

RECOMENDACIONES PARA LA PROFILAXIS

Una vez calculado el riesgo y valorado el riesgo/beneficio de forma individual se procede a la elección del método indicado de profilaxis (**Tabla 71-3**).

Tabla 71-3. Medidas farmacológicas de tromboprofilaxis

Nombre HBPM	Dosis en riesgo moderado	Dosis en alto riesgo
Enoxaparina (*Clexane®*)	20 mg/24 h SC	40 mg/24 h SC
Dalteparina (*Boxol®, Fragmin®*)	2.500 UI/24 h SC	5000 UI/24 h SC
Nadroparina (*Fraxiparina®*)	2.850 UI/a 24 h SC	50-70 kg: 3.800 UI/24 h SC > 70 kg: 5.700 UI/24 h SC
Bemiparina (*Hibor®*)	2.500 UI/24 h SC	3.500 UI/24 h SC
Tinzaparina (Innohep®)	3.500 UI/24 h SC	4.500 UI/24 h SC
Fondaparinux (*Arixtra®*)		2,5 mg/24 h SC
Heparina no fraccionada HNF		
Heparina sódica	5.000 UI/12 h IV	5.000 UI/8 h IV

Medidas físicas

- Generales: posición de Trendelenburg, deambulación precoz.
- Compresión elástica externa: medias o vendajes.
- Presoterapia con dispositivos de compresión neumática.
- Si hay hemorragia activa, ACV hemorrágico o alto riesgo de hemorragia grave: profilaxis mecánica.

Contraindicaciones. Fase aguda de trombosis venosa profunda, varicoflebitis, celulitis, insuficiencia cardiaca e isquemia arterial.

DURACIÓN DE LA PROFILAXIS

- Periodo de hospitalización. En general hasta que se asegure la movilización persistente (**Anexo 71-3**).
- Dos semanas más después del alta, siendo el tiempo indefinido mientras permanezca inmovilizado, especialmente, si el paciente tiene 75 años o más. En caso de inmovilización crónica no es necesario mantener la tromboprofilaxis tras el episodio agudo.

RECUERDE

- La ETV es una de las causas más frecuentes de morbi-mortalidad en pacientes con otras enfermedades y se debe evitar con medidas preventivas.
- Se deben ajustar las dosis de HBPM en pacientes con IR grave.
- No deben aplicarse medidas físicas en caso de TVP, celulitis o varicoflebitis, insuficiencia cardiaca e isquemia arterial.

BIBLIOGRAFÍA

- GPC_499_PRETEMED_2007.pdf [Internet]. [citado 24 de febrero de 2022]. Disponible en: https://portal.guiasalud.es/wp-content/uploads/2018/12/GPC_499_PRETEMED_2007.pdf
- Normativa Separ 48: PROFILAXIS DE LA ENFERMEDAD TROMBOEMBÓLICA VENOSA [Internet]. issuu. [citado 24 de febrero de 2022]. Disponible en: https://issuu.com/separ/docs/normativa_separ_48/1
- Rosenberg D, Eichorn A, Alarcon M, McCullagh L, McGinn T, Spyropoulos AC. External Validation of the Risk Assessment Model of the International Medical Prevention Registry on Venous Thromboembolism (IMPROVE) for Medical Patients in a Tertiary Health System. J Am Heart Assoc [Internet]. 17 de noviembre de 2014 [citado 24 de febrero de 2022];3(6): e001152. Disponible en: https://www.ncbi.nlm.nih.gov/pmc/articles/PMC4338701/
- Zhou H, Hu Y, Li X, Wang L, Wang M, Xiao J, et al. Assessment of the Risk of Venous Thromboembolism in Medical Inpatients using the Padua Prediction Score and Caprini Risk Assessment Model. J Atheroscler Thromb. 1 de noviembre de 2018;25(11):1091-104. Disponible en: https://pubmed.ncbi.nlm.nih.gov/29540637/

PATOLOGÍA INFECCIOSA (PI) 12

72. Síndrome febril

73. Fiebre en el paciente inmunodeprimido

74. Valoración en urgencias del paciente con infección por VIH

75. COVID-19

76. Sepsis

77. Vacunación y profilaxis postexposición a VIH, VHC y VHB en urgencias

72. Síndrome febril

N. Sarmentero González, I. Diz Tomé, V. Alende Castro

PUNTOS CLAVE

- La etiología del síndrome febril puede ser infecciosa, sistémica, tumoral y/o farmacológica. Aproximadamente el 90 % de las fiebres de breve o corta duración son de origen vírico.
- La elaboración de una historia clínica minuciosa es fundamental para el manejo del síndrome febril. Junto con la exploración física proporcionan una orientación diagnóstica y permiten la valoración integral del estado clínico del paciente.
- Es muy importante distinguir la hipertermia de la fiebre por ser potencialmente mortal. Los antipiréticos no reducen la temperatura elevada en la hipertermia.

INTRODUCCIÓN

La fiebre es una de las quejas y motivo de consulta más frecuentes en el Servicio de Urgencias. El amplio diagnóstico diferencial de la fiebre incluye numerosas enfermedades infecciosas y no infecciosas (**Anexo 72-1**). Es esencial realizar una historia clínica detallada para su correcta evaluación y orientación diagnóstico-etiológica.

DEFINICIONES

Fiebre: elevación de la temperatura corporal ≥ 37,9 °C.

Febrícula: registros de temperatura entre 37,2 y 37,8 °C.

Hipertermia: aumento de la temperatura > 39 °C, causado por acumulación de calor por fracaso de la termorregulación, que condiciona un incremento en la producción o disminución en la eliminación del calor corporal.

Hiperpirexia: temperatura > 41 °C o aumento > 1 °C/hora durante 2 horas o más. Aunque se puede observar en pacientes con infecciones graves, ocurre más comúnmente en pacientes con hemorragias del sistema nervioso central. Una temperatura mayor de 43 °C es potencialmente mortal.

Fiebre de origen desconocido: temperatura ≥ 38,3 °C en varias ocasiones durante un período mayor de 3 semanas, y que persiste sin diagnosticar, pese a realizar estudios adecuados después de al menos 3 visitas ambulatorias o 3 días de estudio hospitalario.

ESTUDIO DEL PACIENTE

Antecedentes personales

- Alergia a fármacos.

- Hábitos tóxicos: consumo de tabaco, alcohol y drogas (especialmente, usuarios de drogas por vía parenteral [UDVP]).
- Enfermedades crónicas: DM, insuficiencia cardiaca, respiratoria, hepática o renal.
- Inmunosupresión: VIH, neoplasias, trasplantes, quimioterapia, tratamientos inmunosupresores y consumo de corticoides.
- Enfermedades infecciosas: hepatitis, tuberculosis y enfermedades de transmisión sexual.
- Portador de algún tipo de dispositivo: prótesis, sondajes, derivaciones, marcapasos, válvulas, reservorios o catéteres.
- Ingresos hospitalarios, cirugías y accidentes o traumatismos recientes.
- Esplenectomía.
- Calendario vacunal y transfusiones.
- Tratamientos farmacológicos: antimicrobianos, antitérmicos, antiinflamatorios, neurolépticos y productos de herbolario.

Anamnesis y antecedentes epidemiológicos

Características de la fiebre (especial atención al ritmo y patrón de la fiebre):

- Duración de la fiebre, según el tiempo de evolución:
  - Fiebre de breve duración: < 48 horas.
  - Fiebre de corta duración: 48 horas–7 días.
  - Fiebre de duración intermedia: 7-21 días.
  - Fiebre de larga duración: > 21 días.
- Forma de inicio (inicio brusco o paulatino, con sensación de calor, sudoración o escalofríos).
- Intensidad (grados que alcanza).
- Hora de la fiebre (matutina, vespertina).
- Patrón (según la variación diaria): continua, intermitente, remitente y recurrente.

Síntomas acompañantes

El interrogatorio dirigido y detallado de las manifestaciones clínicas acompañantes, y la sucesión cronológica de las mismas son de especial importancia, ya que permiten valorar la situación clínica del paciente y nos orientan sobre el posible foco.

- Síntomas generales inespecíficos: malestar, sudoración, escalofríos, postración y astenia.
- Neurológicos: cefalea, alteraciones del nivel de consciencia, convulsiones y pérdida de fuerza.
- Cardiorrespiratorios: palpitaciones, dolor torácico, tos, expectoración y dificultad respiratoria.
- Digestivos: náuseas, vómitos, diarrea, estreñimiento y dolor abdominal.
- Urológicos: disuria, tenesmo vesical, polaquiuria y dolor lumbar.

- Otorrino-laríngeos (ORL): otalgia, odinofagia, disfagia y disfonía.
- Otros: mialgias, artralgias, adenopatías, lesiones cutáneas.

Antecedentes epidemiológicos

Investigar su relación con los síntomas del paciente en especial:

- Profesión, lugar de residencia (particular, institucionalizado, cuartel, colegio) y viajes recientes.
- Convivencia o contacto con animales e insectos: mordeduras, arañazos, picaduras.
- Contacto o convivencia con pacientes infectocontagiosos.
- Hábito alimentario: ingesta de agua, leche, queso u otros alimentos no saneados, carnes poco cocinadas, conservas caseras, pescados o mariscos crudos.
- Hábitos y conducta sexual, posibilidad de embarazo.
- Historia dental: extracciones o manipulaciones recientes, dolor.

Exploración física

Debe de ser minuciosa y exhaustiva:

- Constantes habituales: temperatura, tensión arterial, frecuencia cardiaca y respiratoria, saturación de oxígeno.
- Estado general, hidratación, perfusión periférica y coloración de piel y mucosas.
- Nivel de consciencia, signos meníngeos, rigidez de nuca y/o focalidad neurológica.
- Piel y mucosas (reacciones exantemáticas por fármacos, exantemas virales, petequias, erupciones purpúricas por meningococemia, eritema, celulitis, úlceras, forúnculos, erupciones herpéticas, paroniquias y enfermedad pilonidal).
- Adenopatías palpables (cervicales, axilares e inguinales).
- Fondo de ojo (retinitis, hemorragia retiniana) y alteraciones conjuntivales.
- Territorio ORL: orofaringe (lesiones en la mucosa, hipertrofia, hiperemia y exudados amigdalares), oídos (otorrea, conducto auditivo externo eritematoso e inflamado, membrana timpánica hiperémica, congestiva o perforada) y palpación dolorosa de senos paranasales.
- Auscultación cardiaca (rítmica o arrítmica, soplos, roce pericárdico).
- Auscultación pulmonar (hipofonesis, roncus, crepitantes, sibilantes, estertores o roce pleural).
- Abdomen: puntos dolorosos (renal, biliar, apendicular), signos de irritación peritoneal, signos de Blumberg y Murphy, ruidos intestinales, masas o megalias y puño-percusión renal.
- Zona genital y perirrectal (la realización de tacto rectal está contraindicada).
- Osteoarticular y muscular (puntos dolorosos, signos inflamatorios).

PRUEBAS COMPLEMENTARIAS

Dependerán de la sospecha diagnóstica basada en la historia clínica, la sintomatología acompañante del proceso febril, la exploración física y la situación inmunológica del paciente:

- Bioquímica: glucosa, urea, creatinina, sodio y potasio. Si se sospecha enfermedad hepatobiliar: GOT, GPT y bilirrubina. CPK, si sospecha de rabdomiólisis.
- Hemograma y coagulación.
- Biomarcadores: proteína C reactiva (indicador de respuesta inflamatoria de fase aguda), procalcitonina (marcador útil para el diagnóstico precoz, pronóstico y seguimiento de las infecciones bacterianas) y lactato (marcador de hipoperfusión e hipoxia tisular, indicado en pacientes con sepsis y shock séptico).
- Hemocultivos: deben extraerse las muestras antes de iniciar la antibioterapia o simultáneamente en casos de emergencia. Se deben solicitar en pacientes con sepsis o shock séptico, sospecha de infección grave (meningitis, endocarditis, infecciones graves de piel y partes blandas), pacientes con fiebre elevada sin foco infeccioso claro y con datos clínicos o analíticos de gravedad, pacientes inmunodeprimidos, portadores de prótesis o catéter y pacientes con fiebre prolongada de origen desconocido.
- Gasometría venosa (sepsis) o arterial (insuficiencia respiratoria).
- Análisis de orina con sedimento. Valorar urocultivo.
- ECG: valorar bloqueos, alteraciones de la repolarización o arritmias.
- Radiografía de tórax posteroanterior y lateral. Valorar otras pruebas de imagen, según la sospecha diagnóstica: Rx simple de abdomen, ecografía, TC craneal, torácica o abdominopélvica.
- Otras pruebas complementarias: estudio del LCR (meningismo, alteración de consciencia sin otro foco), estudio del líquido sinovial (artritis con fiebre), coprocultivo (diarrea infecciosa) y serologías.

CRITERIOS DE GRAVEDAD

Clínicos

- Alteración del nivel de consciencia. Signos meníngeos. Crisis convulsivas.
- Deterioro rápido del estado general.
- Hiperpirexia (Tª > 41,1 °C) o fiebre que no responde a un tratamiento antitérmico adecuado.
- Hipotensión arterial (que no responde a fluidoterapia ni a tratamiento con fármacos vasoactivos), taquicardia (FC > 90 lpm), taquipnea (FR > 20 rpm) o hipoperfusión periférica.
- Sospecha de infección bacteriana sin respuesta a tratamiento antibiótico empírico.

- Sospecha de meningitis, artritis, empiema, peritonitis o infección nosocomial.
- Patología crónica, inmunosupresión, personas mayores de 75 años.

Analíticos

- Alteraciones metabólicas: acidosis metabólica y/o elevación del lactato.
- Insuficiencia respiratoria (PaO_2/FiO_2 < 300 mmHg), fracaso renal (Cr > 2-2,5 mg/dL) o fallo hepático.
- Rabdomiólisis.
- PCR > 20 mg/L o procalcitonina > 2 ng/mL.
- Hiperglucemia en ausencia de diabetes.
- Anemia (hemoglobina < 10 g/dL, hematocrito < 30 %).
- Leucocitosis > 12.000/mm^3, leucopenia < 4.000/mm^3 o cayados > 10 %.
- Neutropenia < 1.000/mm^3.
- Coagulopatía (INR> 1,5. TTPa < 60 s), trombopenia (< 100.000/mm^3).

CRITERIOS DE INGRESO

Los criterios de ingreso los determina la situación clínica del paciente y la sospecha diagnóstica, no la presencia de fiebre *per se*. ¡En general, precisa valoración por el Servicio de Cuidados Intensivos: prestar especial atención a los pacientes con signos de shock o con insuficiencia respiratoria aguda con indicación de IOT. Precisan ingreso hospitalario los pacientes que presenten criterios de gravedad, los pacientes inmunodeprimidos (con neutropenia grave, enfermedades sistémicas que causen inmunodeficiencia o tratamiento con inmunosupresores y/o corticoides), pacientes portadores de catéteres, reservorios y síndrome febril del viajero, entre otros.

MEDIDAS TERAPÉUTICAS

Dependerán de la sospecha diagnóstica y de la situación clínica del paciente:

- Valoración del paciente, siguiendo esquema ABCDE, que proporciona una visión integral de su estado.
- Aplicar la Escala *quick-SOFA* (qSOFA), que permite la detección rápida, a pie de cama y sin necesidad de analíticas de los pacientes infectados que puedan desarrollar sepsis. Es positivo si cumplen 2 o más de los siguientes criterios:
  - Presión arterial sistólica ≤ 100 mmHg.
  - Frecuencia respiratoria ≥ 22 rpm.
  - Alteración del estado mental (Escala de coma de Glasgow ≤ 13).
- Medidas físicas: compresas empapadas en agua tibia, mantas hipotérmicas, disminución de la temperatura ambiental y sueros fríos.
- Tratamiento antipirético: de elección, paracetamol (500 mg-1 g/6-8 h VO o IV). Otras opciones: metamizol (575 mg/6-8 h VO o 2 g/8 h IV),

AAS (500 mg/6-8 h VO), AINE (ibuprofeno 400-600 mg/6-8 h VO, dexketoprofeno 25 mg/8 h VO o 50 mg/8 h IV) o glucocorticoides (dexametasona 4-8 mg/24 h VO o IV).

RECUERDE

- Valorar realizar el ingreso hospitalario o progresar en estudios etiológicos más detallados en aquellos casos de fiebre prolongada, síndromes febriles de etiología desconocida tras una evaluación completa inicial, sospecha de infecciones potencialmente graves o siempre que el estado clínico del paciente así lo requiera.
- Las muestras para cultivo de posibles focos (hemocultivo, urocultivo) deben recogerse antes de iniciar el tratamiento antibiótico empírico o dirigido.
- No se debe prescribir antibióticos salvo que exista una alta sospecha de etiología bacteriana.
- No se debe prescribir sistemáticamente alternancia de 2 antitérmicos (por ejemplo, paracetamol e ibuprofeno).

BIBLIOGRAFÍA

- De Witt s, Chavez SA, Perkins J, Long B, Koyfman. Evaluation of fever in the Emergency Department. Am J Emerg Med. 2017;35(11):1755-8.
- Dinarello CA, Porat R. Pathophysiology and treatment of fever in adults. UpToDate 2021.
- González Fernández A, Cimas Valencia M, Alonso Fernández Mª A. Atención a paciente con fiebre. Fiebre en el inmunodeprimido. En: Vázquez Lima MJ, Casal Codesido JR. Guía de Actuación en Urgencias (5ª edición). Madrid: Editorial Médica Panamericana, 2017.

73. Fiebre en el paciente inmunodeprimido

M. Alonso Mozo, S. Martínez Gestoso, J. Fernández Villar

PUNTOS CLAVE

- La población inmunodeprimida es muy heterogénea.
- Dependiendo del mecanismo inmunológico alterado se genera una susceptibilidad determinada para ciertos patógenos.
- En los pacientes con neutropenia existe relación entre el grado de esta, el tiempo de aparición, la duración y el riesgo de desarrollo de cuadro séptico.

INTRODUCCIÓN

El espectro de pacientes inmunodeprimidos es muy heterogéneo, tanto por sus causas (inmunodeficiencias congénitas, receptores de trasplantes, quimioterapia, enfermedades autoinmunes) como por el mecanismo de defensa alterado (sistema fagocítico, humoral y/o celular), lo que condiciona a qué tipo de infecciones serán más vulnerables.

NEUTROPENIA FEBRIL

Definiciones

- Neutropenia: recuento absoluto de neutrófilos (RAN) inferior a 1.000-1.500 células/mm^3.
- Neutropenia grave: RAN inferior a 500 células/mm^3 o previsible en 48 horas.
- Neutropenia profunda: RAN inferior a 100 células/mm^3.
- Neutropenia febril: toma de temperatura igual o superior a 38 °C mantenida durante una hora o de 38,3 °C en toma única en las condiciones de neutropenia.

Epidemiología y etiopatogenia

La neutropenia febril tiene causa infecciosa únicamente el 20-30 % de los casos, siendo los focos clínicos gastrointestinales, respiratorios o cutáneos los más frecuentemente relacionados. El patógeno más frecuente es el estafilococo coagulasa negativo, en relación con la infección de los accesos vasculares, seguido de las enterobacterias y de los bacilos gramnegativos no fermentadores (*Pseudomonas aeruginosa, Stenotrophomonas* spp...). Más infrecuente es la infección por hongos (*Candida* spp, *Aspergillus* spp), pero es habitual en pacientes de alto riesgo.

Evaluación y diagnóstico

Anamnesis:

Antecedentes médicos:

- Patologías crónicas previas y/o simultáneas: diabetes mellitus, insuficiencia renal y/o hepática y patología cardiopulmonar, entre otras.
- Historia oncológica completa:
  - Tipo de neoplasia, situación de esta y tratamiento recibido, tanto etiológico como profilaxis antibiótica o transfusión de hemoderivados.
  - Complicaciones previas: Episodios febriles previos (consultar estudios microbiológicos y resistencias), síndrome de lisis tumoral, hematomas, tromboembolia pulmonar, etc.
- Comorbilidades: úlceras por decúbito, malnutrición y dispositivos, entre otros.

Anamnesis por órganos y sistemas, en busca de foco infeccioso.

Exploración física: además de la exploración general básica, debemos presentar especial atención a piel y mucosas, área ORL, ojos, genitales, ano-rectal (evitar realizar tacto rectal), accesos vasculares y zonas de punción (aspirado medular, biopsias, etc.).

Pruebas complementarias:

- Hemograma y bioquímica, con función hepática y renal, gasometría venosa (con lactato sérico) y análisis de orina. La PCR y la procalcitonina son de menor utilidad.
- Hemocultivos (al menos 2 pares) antes de iniciar antibioterapia. En caso de portar catéter venoso central, se debe extraer un hemocultivo de cada luz y otro de la vía periférica.
- Recogida de otras muestras de cultivo según sospecha clínica (urocultivo, exudados, líquido cefalorraquídeo y heces).
- Radiografía de tórax en dos proyecciones, en todos los pacientes, aún sin clínica respiratoria.
- Tomografía computarizada:
  - Tórax: pacientes de alto riesgo o cuadro febril persistente.
  - Abdominal: sospecha de enterocolitis neutropénica o colitis por *Clostridium difficile*.
  - Otras áreas, según sospecha.

Estratificación y tratamiento

La estrategia terapéutica dependerá del riesgo del paciente (**Tabla 73-1**). Todos los pacientes deben recibir antibioterapia de manera urgente, recomendándose su inicio en la primera hora (después de la recogida de muestras para hemocultivos), de amplio espectro y a dosis plenas (ajustadas a función hepática y renal) (**Tabla 73-2**).

Tabla 73-1. MACSS (*Multinational Association of Supportive Care in Cancer*) Score

Grado de enfermedad: • Asintomático o síntomas leves • Síntomas moderados • Síntomas graves	 5 3 0
Ausencia hipotensión (PAS > 90 mmHg)	5
Ausencia de enfermedad pulmonar obstructiva crónica	4
Tumor sólido o neoplasia hematológica sin infección fúngica previa	4
Ausencia de deshidratación, sin necesidad de fluidoterapia	3
Paciente ambulatorio	3
Edad menor de 60 años	3
Interpretación: • 21-26 puntos: bajo riesgo • 0-20 puntos: alto riesgo	

Tabla 73-2. Tratamiento de la neutropenia febril

Tipo de riesgo	Criterios	Tratamiento	Manejo y seguimiento
Bajo riesgo (neoplasias de órganos sólidos)	Neutropenia < 7 días Sin comorbilidad Sin criterios de sepsis MASCC ≥ 21	Utilización de la vía oral, salvo que estuvieran recibiendo fluoroquinolonas (ingreso y tratamiento IV) Ciprofloxacino 750 mg/12 h + amoxicilina-clavulánico 875/125 mg/8 h (clindamicina 600 mg/8 h, en alérgicos)	Primera dosis en Urgencias Observación hospitalaria 12-24 horas Contacto con Oncología/Hematología para seguimiento durante 72 horas
Alto riesgo (LMA*, TPH*)	Neutropenia > 7 días o profunda Comorbilidad importante Insuficiencia hepática o renal MASCC < 21 puntos	Iniciar monoterapia intravenosa: • Meropenem 1-2 g/8 h • Imipenem 0,5-1 g/6-8 h • Piperacilina-tazobactam 4,5 g/6 h • Cefepima 2 g/8 h Añadir vancomicina (15-20 mg/kg/8-12 h) si hay infección de catéter venoso central, de la piel o tejidos blandos, neumonía o inestabilidad hemodinámica Si no estuviera bajo profilaxis antifúngica: añadir fluconazol 800 mg/24 h IV y posteriormente 400 mg/24 h IV Si hubo infecciones previas de VHS*: añadir aciclovir 400 mg/12 h IV	Ingreso para tratamiento hospitalario

* LMA: Leucemia Mieloide Aguda. TPH:Trasplante de Progenitores Hematopoyéticos. VHS: Virus Herpes Simple.

PACIENTE TRASPLANTADO

Epidemiología y etiopatogenia

Las principales las causas y patógenos en función del tipo de trasplante y tiempo transcurrido desde el mismo aparecen recogidas en las **tablas 73-3** y **73-4**.

Tabla 73-3. Infecciones en los pacientes con trasplante de órgano sólido

Tiempo de trasplante	Principales causas	Patógenos asociados
Primer mes	Derivadas del receptor, nosocomiales (hospitalización)	*P. aeruginosa*, enterococo resistente, *Asperillus spp.*
	Derivadas del donante (cribado)	CMV*, VHS*, VIH*, *M. tuberculosis*
	Relacionadas con la cirugía y postoperatorio (nosocomiales e injerto)	*S. aureus*, enterobacterias, *P. aeruginosa*
2-6 meses	Inmunosupresión (oportunistas)	Virales (latentes o transmitidas): CMV*, VHB*, VHC*, VVZ* y VEB* Microorganismos intracelulares: *M. tuberculosis*, *L. monocytogenes*, *T. gondii*, *Leishmania spp.*
	Problemas de anastomosis (colangitis, pielonefritis)	Patógenos habituales según el foco
6 meses	Infecciones comunitarias	Virus respiratorios, neumococo

* CMV: citomegalovirus. VEB: virus de Epstein-Barr. VHB: virus de la hepatitis B. VHC: virus de la hepatitis C. VHS: virus herpes simple. VIH: virus de la inmunodeficiencia humana. VVZ: virus varicela zóster.

Tabla 73-4. Infecciones en el paciente con trasplante de células madre hematopoyéticas

Fase del trasplante	Principales causas	Patógenos asociados
Preinjerto	Neutropenia, alteración de la inmunidad de barrera (mucositis, accesos venosos centrales)	Bacterias: bacilos gramnegativos, grampositivos, estreptococos. Virus: VHS*, virus respiratorios y gastrointestinales (estacionales) Hongos: *Aspergillus spp*, *Candida spp.*
Postinjerto	Deterioro de la inmunidad celular y humoral	A los previos se agregan: Bacterias: *C. difficile* Virus: CMV*, HHV6*, VEB* Hongos: *Pneumocystis*
Postinjerto tardío (> 6 meses)	Deterioro de la inmunidad celular y humoral	Bacterias: encapsuladas. Virus: VVZ*, CMV*, VEB* Hongos: *Aspergilus spp*, *Pneumocystis*

* CMV: Citomegalovirus. HHV6: Herpes Virus Humano 6. VEB: Virus Epstein-Barr. VHS: Virus Herpes Simple. VVZ: Virus Varicela Zoster.

Evaluación y diagnóstico

- Sospecha de infección *Citomegalovirus* (CMV): serología, carga viral (infección activa y monitorización) y antigenemia (suele ser negativa en los casos que cursan con afectación del sistema nervioso central [SNC] y gastrointestinal).
- Infección respiratoria: hemocultivos, antigenuria en orina (neumococo y legionella), PCR o test rápidos de virus respiratorios (SARS-Cov-2, *Influenza A y B y virus respiratorio sincitial*) y cultivo de esputos.
- Infecciones gastrointestinales: coprocultivo, determinación de toxina de *C. difficile* y carga viral de CMV.
- Solicitar pruebas complementarias en función de la sospecha diagnóstica.

Tratamiento

- CMV*:* ganciclovir 5 mg/kg/12 h intravenoso o valganciclovir 900 mg/12 h por vía oral (de elección). Foscarnet 90 mg/kg/12 h intravenoso, si se sospecha resistencia.
- Infección respiratoria. El tratamiento empírico se pautará en función de la sospecha:
  - Cobertura antipseudomónica: carbapenémico + fluoroquinolona.
  - SAMR: vancomicina o linezolid.
  - *Influenza*: oseltamivir 75 mg/12 h por vía oral.
  - *P. jirovecii*: trimetoprim-sulfametoxazol 160/800 mg/6-8 h oral o intravenoso.
- Infección del SNC: meropenem (2 g/8 h) + vancomicina (15-20 mg/kg/12 h) + ampicilina (2 g/4 h). En función del LCR, valorar añadir tratamiento antituberculoso o antifúngicos.

RECUERDE

- Aunque solo en un pequeño porcentaje de pacientes se confirme una causa infecciosa, se debe iniciar tratamiento antibiótico en todos los casos de neutropenia febril.
- La infección por CMV es la más frecuente en el paciente con trasplante de órgano sólido.
- Se desaconseja realizar tacto rectal en pacientes con neutropenia febril.

BIBLIOGRAFÍA

- González Fernández A, Cimas Valencia M, Alonso Fernández MA. Atención del paciente con fiebre. Fiebre en el inmunodeprimido. En: Vázquez Lima M, Casal Codesido JR, director. Guía de Actuación en Urgencias (5ª edición). Madrid: Editorial Médica Panamericana, 2016: 453–6.
- Guía terapéutica antimicrobiana Mensa/Gatell. Editorial Antares, 2020.

- Jameson JL, Fauci AS, Kasper DL, Hauser SL, Longo DL, Loscalzo J. Infecciones en el hospedero inmunodeprimido. En: Harrison Manual de Medicina. Nueva York: McGraw-Hill; 2020: 376–83.
- Suárez Pita D, Vargas Romero JC, Salas Jarque J, Losada Galván I, De Miguel Capo B, Catalán Martín PM et al. Infecciones en el paciente inmunodeprimido. Neutropenia febril. En: Manual de diagnóstico y terapéutica médica. Hospital Universitario 12 de octubre. Madrid: MSD Sharp & Dohme, 2016: 803–15.

74. Valoración en urgencias del paciente con infección por VIH

A. López Córdoba, L. Doval Oubiña, H. Pernas Pardavila

PUNTOS CLAVE

- Las complicaciones asociadas al VIH se relacionan con el estado inmunológico y con el control virológico del paciente.
- En el paciente con SIDA es frecuente que coincidan ⩾ 2 procesos oportunistas.

INTRODUCCIÓN

La infección por VIH consta de una primoinfección (asintomática o desapercibida en más de la mitad de los casos), seguida de un período de latencia clínica de varios años, en el que el virus sigue replicándose. En el siguiente período, la mayoría de los pacientes desarrollan infecciones oportunistas o neoplasias como consecuencia de una profunda inmunodepresión, lo que denominamos síndrome de inmunodeficiencia adquirida (SIDA).

PRIMOINFECCIÓN

Hasta un 60 % los pacientes con primoinfección son asintomáticos. Cuadro de 2-4 semanas de incubación, inespecífico, similar a la mononucleosis, cursa con **fiebre, adenopatías, astenia** y **rash maculopapular**, que afecta a cara, tronco, palmas y plantas y puede asociar lesiones mucosas. Pueden presentar artromialgias, faringitis, pérdida de peso (diagnóstico diferencial con síndrome general), cefalea, neuropatía o meningoencefalitis. La recuperación es espontánea en 1-2 semanas. Hay un descenso inicial de CD4 y un aumento de CD8, con posterior recuperación. Analítica: anemia, linfocitosis reactiva (linfocitos atípicos), trombocitopenia y alteración de las pruebas de función hepática. Debe hacerse un diagnóstico diferencial con mononucleosis, rubéola, sífilis, infección gonocócica diseminada, hepatitis y otras infecciones virales, y enfermedades autoinmunes. Apoyan el diagnóstico las úlceras mucocutáneas, el *rash*, la odinofagia sin exudado y la diarrea.

PATOLOGÍA DE SOSPECHA DE VIH

Se debe sospechar VIH sin diagnosticar en pacientes que presenten ITS, **dermatitis seborreica de novo**, psoriasis, leucoplasia vellosa oral e infecciones de repetición.

Cada fase de la enfermedad lleva asociadas varios tipos de enfermedades (**Tabla 74-1**, **Tabla 74-2** y **Anexo 74-1**).

Tabla 74-1. Clasificación de la infección por VIH y criterios de definición de SIDA para adultos y adolescentes (> 13 años)

	A	B	C (SIDA)
CD4 > 500/mm^3	A1	B1	C1
CD4 200-500/mm^3	A2	B2	C2
CD4 < 200/mm^3	A3	B3	C3

* Si no se dispone de CD4: < 1.000 linfocitos totales suelen equivaler a < 200 linfocitos CD4/mm^3 (sensibilidad 45-55 %, especificidad 91-98 %) y > 2.000 linfocitos totales a > 500 CD4/mm^3).

* En Europa sólo se considera que un paciente cumple criterios de SIDA si pertenece a la categoría clínica C.

* Todas las categorías son excluyentes y el paciente debe clasificarse en la más avanzada posible.

Tabla 74-2. Enfermedades indicadoras de VIH por categorías

Categoría A	Categoría B	Categoría C
Primoinfección Infección asintomática Linfadenopatía generalizada persistente	Candidiasis bucal idiopática Candidiasis vulvovaginal recidivante Cáncer/displasia anal Dermatitis seborreica/exantema Herpes zóster Hepatitis B o C Infección de transmisión sexual Linfoma maligno Leucoplasia vellosa Trombopenia, etcétera	Enfermedades definitorias de SIDA

HISTORIA CLÍNICA

Anamnesis

- Similar a la de la población sin VIH. En un paciente con **sospecha** de infección por VIH se deben investigar:
  - Serologías VIH previas (preguntar siempre).
  - Posibles conductas de riesgo: hábitos tóxicos, conductas sexuales de riesgo, transfusión de hemoderivados.
  - Datos epidemiológicos: viajes, contacto con animales, exposición a TBC u otras enfermedades infectocontagiosas.
  - Recomendaciones para el **diagnóstico precoz de la infección por VIH en el Servicio de Urgencias.** Solicitar la prueba de carácter no urgente en las siguientes situaciones:
    - Neumonía adquirida en la comunidad (NAC): su incidencia en VIH 3-10 veces más elevada que en la población general. Está indicada en pacientes de 18-65 años con NAC y en aquellos con NAC y conductas de riesgo, independientemente de la edad.

  - Síndrome mononucleósico: está indicada en pacientes con clínica compatible; solicitar también resto de serologías para el diagnóstico diferencial.
  - Herpes zóster (HZ): es 15 veces más frecuente en personas con VIH. Está indicada en pacientes < 65 años sin otros factores predisponentes conocidos para padecer HZ.
  - Sospecha de ITS actual o reciente.
  - Práctica del *chemsex* (uso intencionado de drogas estimulantes para tener relaciones sexuales), que triplica el riesgo de infección por VIH.
  - Prescripción de profilaxis postexposición.
- En un paciente con serología **VIH + conocida:**
  - Fecha de diagnóstico de la infección por VIH, fecha de la posible transmisión y fecha de clínica sugestiva de la primoinfección.
  - Seguimiento en Consulta Especializada/Enfermedades Infecciosas: estadio CDC, último recuento de CD4 y carga viral.
  - Enfermedades **asociadas** (Muguet, leucoplasia y enfermedades **definitorias** de SIDA (**Anexo 74-1**).
  - Vacunas (neumococo, hepatitis A y B, tétanos).
  - Serologías de hepatitis A, B y C, lúes, *Toxoplasma* y CMV. Mantoux, quimioprofilaxis para TBC o *Pneumocystis*.
  - HLA B5701 (si está en tratamiento con abacavir). Tropismo CCR5.
  - Tratamiento antirretroviral: regímenes, causas de cambio de tratamiento, efectos secundarios, interacciones medicamentosas y resistencias.

Exploración fisica

La exploración debe ser exhaustiva y completa, sin olvidar:

- Valorar si existen adenopatías significativas.
- Examen de la cavidad oral para buscar lesiones de candidiasis, leucoplasia oral vellosa, sarcoma de Kaposi, aftas, verrugas o enfermedad periodontal, que indiquen situaciones de inmunodepresión avanzada.
- Examen de la piel: dermatitis seborreica, sarcoma de Kaposi, lesiones de psoriasis, *Molluscum contagiosum*, herpes simple grave oral o anogenital, sarna, etcétera.
- Exploración anal: descartar carcinoma anal de células escamosas.
- Buscar hepatoesplenomegalia y soplos cardiacos, sobre todo, en UDVP.
- Exploración neurológica completa.

SÍNDROMES CLÍNICOS MÁS FRECUENTES EN EL PACIENTE CON INFECCIÓN POR VIH

Fiebre

Es la manifestación clínica más frecuente en los pacientes con infección por VIH. Se trata de forma similar a la de la población general, excepto en pacientes con inmunodepresión avanzada (CD4 < 200), donde son frecuentes tumores o infecciones oportunistas.

Manejo

- Anamnesis y exploración, orientada para descartar las causas más frecuentes: TBC, infección por VIH, fiebre medicamentosa (TARGA, cotrimoxazol, antiepilépticos, AINE), LNH, endocarditis (UDVP), criptococosis, síndrome de reconstitución inmune (tras semanas o meses de inicio de TAR). Incluir exploración neurológica y fondo de ojo.
- Hemograma, bioquímica básica con LDH y cifra de CD4, PCR, procalcitonina. Orina: sistemático y sedimento. Hemocultivos. Rx de tórax.
- Si hay foco infeccioso: tratar según la causa.
- Criterios de ingreso: mal estado general, sepsis o shock séptico, inmunosupresión grave, sospecha de endocarditis o criterios analíticos (**Anexo 74-2**).

*Tratamiento empírico de la sepsis sin foco (***Capítulo 76. Sepsis grave y shock séptico***)*

MANIFESTACIONES DIGESTIVAS

Disfagia

- Etiología: *Candida* spp (la más frecuente), herpes simple, CMV, esofagitis péptica.
- Clínica: disfagia, odinofagia y hemorragia digestiva (CMV). **En el 75 % de los pacientes el Muguet coincide con la candidiasis esofágica.**
- Tratamiento: fluconazol 100 mg/24 h VO (200 mg el primer día) durante 10-14 días. Si no mejora, realizar gastroscopia.

Diarrea

La diarrea por infecciones o enteropatía por VIH ha disminuido con el uso de TAR. Si la inmunidad está conservada, la etiología y el manejo son similares a las de la población general.

CD4 > 200

- Etiología: fármacos (causa más frecuente, sobre todo, inhibidores de proteasa), abstinencia a opiáceos, patógenos entéricos habituales.
- Anamnesis y tratamiento: similar al de la población general. Ingreso si hay deshidratación, intolerancia oral, sepsis, dolor abdominal, diarrea grave o inmunodepresión importante.

CD4 < 200

Etiología: fármacos, *Cryptosporidium, MAI, Giardia lamblia, Microsporidium, Isospora, CMV, Entamoeba histolytica* o idiopática.

El diagnóstico de enteropatía por VIH se realiza por exclusión.

Ingreso si está afectado el estado general o el paciente tiene fiebre. Si no, tratamiento sintomático y derivar a consultas de Medicina Interna.

Infección respiratoria

Solicitar hemograma, bioquímica con LDH, gasometría arterial y Rx de tórax. Valorar hemocultivos, cultivos de esputo, antígenos de *Legionella* y *S. pneumoniae* y cultivo de micobacterias (sangre, orina, esputo) en función de la sospecha clínica (recordar incluir esputo inducido para *Pneumocystis jirovecii*) (**Tabla 74-3**).

Tabla 74-3. Infección respiratoria

Patrón radiológico	Sospecha diagnóstica	Manejo
Consolidación focal y clínica aguda	Neumonía bacteriana (fiebre, tos productiva y dolor pleurítico)	**Criterios de ingreso:** según PSI/ CURB 65 o si hay ID (CD4 <200) Tratamiento empírico: Ceftriaxona 2 g IV/24 h + azitromicina 500 mg IV/24 h. Si es alérgico a estos compuestos: levofloxacino 750 mg IV/24 h (riesgo de tratamiento oculto de TBC) Si hay riesgo de *Pseudomonas*: Piperacilina-tazobactam 4,5 g IV/6 h o cefepime 2 g IV/8 h o meropenem 2 g Iv/8 h + levofloxacino o amikacina IV Si se sospecha SARM: vancomicina o linezolid **Manejo ambulatorio:** amoxicilina-clavulánico 1.000/62,5 2 comprimidos/12 h/7 días VO + azitromicina 500 mg/24 h/5 días VO. Si es alérgico a estos compuestos: levofloxacino 750 mg/24 h VO
Consolidación focal y clínica de inicio subagudo	TBC pulmonar (1ª posibilidad, fiebre y tos > 1 semana de evolución con adenopatías y acompañado de síndrome general o no) Menos probable: *Nocardia* o *Rhodococcus*.	**Ingresar con aislamiento respiratorio** para su estudio Valorar iniciar tratamiento empírico
Patrón intersticial difuso y clínica aguda	*P. jirovecii* (tos seca persistente y disnea > 7 días de evolución). Bacterias típicas/atípicas (*Haemophilus*, *Legionella*). TBC *Cryptococcus* *Toxoplasma gondii* CMV	**Ingreso** Tratamiento con: trimetoprim/sulfametoxazol 15-20 mg/75-100 mg/kg/24 h en 3-4 dosis IV + levofloxacino 750 mg/24 h IV Si PaO_2 < 70, añadir prednisona 40 mg/12 h IV 5 días y seguir con pauta descendente

Patrón intersticial difuso y clínica subaguda	*P. jirovecii* TBC miliar		**Ingresar con aislamiento respiratorio** para confirmar diagnóstico Valorar tratamiento empírico (cotrimoxazol y tuberculostáticos)
Patrón multifocal y clínica aguda en UDVP activos	Embolismos sépticos		Tratamiento empírico con cloxacilina 2 g/4 h IV y gentamicina 5 mg/kg/24 h IV Si hay factores de riesgo de SARM, añadir vancomicina
Infiltrados cavitados o nodulares (únicos o múltiples)	Émbolos sépticos Abscesos pulmonares *Pseudomonas*, *Mycobacteria*, *Nocardia*, *Rhodococcus* Hongos		**Ingreso y tratamiento** según la sospecha clínica
Derrame pleural	TBC Tumores (sarcoma de Kaposi) Derrame paraneumónico ICC		**Toracocentesis diagnóstica e ingreso** Valorar tratamiento según sospecha clínica
Rx normal	LDH ↑ y PaO_2 < 70	*P. jirovecii* si CD4 < 250 y ausencia de profilaxis	**Ingreso** Valorar tratamiento empírico
	PaO_2 >70 y clínica aguda	Bronquitis aguda Sinusitis	**Alta** Valorar antibiótico empírico (amoxicilina-clavulánico, si hay alergia, levofloxacino) Control en Consulta Especializada/ Enfermedades Infecciosas
	PaO_2 > 70, LDH normal, clínica subaguda o crónica		Recoger tres muestras de esputo para cultivo de micobacterias Remitir a Consulta Especializada/ Enfermedades Infecciosas

Clínica neurológica

Ante un paciente VIH con clínica neurológica (cefalea con sospecha de organicidad, clínica focal, disminución del nivel de conciencia, alteraciones de la conducta o síndrome meníngeo) se debe realizar TC craneal con contraste, que permitirá establecer un diagnóstico de sospecha, junto con las características del líquido cefalorraquídeo (**Tabla 74-4**).

Las lesiones ocupantes de espacio más frecuentes son: toxoplasmosis, abscesos, tuberculoma y linfoma cerebral primario.

Tabla 74-4. Manifestaciones clínico-radiológicas del SNC		
Tipo de lesiones	Sospecha diagnóstica	Manejo
Lesiones focales únicas o múltiples con efecto masa y captación de contraste homogénea o en anillo	**Toxoplasmosis**	Ingreso y antibioterapia empírica con Pirimetamina 200 mg VO el primer día. Posteriormente, 50 mg/24 h VO + sulfadiazina 1 g/6 h VO (si < 60 kg) o pirimetamina 75 mg/24 h VO + sulfadiazina 1,5 g/6 h VO (si > 60 kg). Añadir siempre ácido folínico 15 mg/24 h VO. Duración mínima del tratamiento 6 semanas. Si se observa HIC, añadir dexametasona 4 mg/6 h IV. Si padece epilepsia añadir tratamiento anticomicial.
Lesiones focales únicas o múltiples con efecto masa y captación de contraste irregular	**Linfoma del SNC**	Ingreso para estudio. Si se observa HIC añadir dexametasona 4 mg/6 h IV. Si hay epilepsia, añadir tratamiento anticomicial
Afectación difusa de la sustancia blanca o lesiones focales sin efecto masa ni captación de contraste	**Encefalopatía asociada a SIDA o LMP**	Ingreso para estudio
Lesiones compatibles con infarto cerebral	**ACVA**	Ingreso. Realizar PL (si no está contraindicada) y descartar meningitis (lúes, TBC). Si es normal, valorar posible estudio angiográfico
Normal o atrofia cerebral		Realizar PL para estudio de LCR. Solicitar: células, proteínas, glucosa, tinción BAAR y antígeno criptocócico.

Meningitis y meningoencefalitis:

- En el paciente inmunodeprimido **siempre se** debe hacer TC antes de la punción lumbar.
- Las causas más frecuentes son las infecciones por *Cryptococcus neoformans* (si CD4 < 100), TBC y el propio VIH (primoinfección o retirada de antirretrovirales). La meningitis bacteriana es menos frecuente (tratar *Lysteria monocytogenes*).
- En el LCR se debe medir **siempre** presión de apertura y solicitar: glucosa, proteínas, células, ADA, PCR VIH, antígeno criptocócico, tinción con tinta china, serología para lúes, Gram, cultivo de bacterias, micobacterias, hongos y virus neurotropos (**Anexo 74-3**).

Afectación ocular

Su incidencia ha disminuido desde la introducción del TARGA. Las más frecuentes son microangiopatía asociada al VIH, retinitis por CMV (si CD4 < 100), afectación por herpes virus, endoftalmitis por *Candida* (UDVP) y toxoplasmosis. Puede haber pérdida de la agudeza visual, precisando estudio neurológico y de fondo de ojo (IC urgente a Oftalmología).

EFECTOS SECUNDARIOS DEL TRATAMIENTO ANTIRRETROVIRAL (TARGA)

Toxicidades graves y potencialmente mortales que plantean la modificación del TAR en Urgencias.

- Acidosis láctica: la causan los inhibidores de la transcriptasa inversa análogos de nucleósidos (ITIAN). La mortalidad es del 50 %. Tratamiento: modificar TAR y de soporte.
- Reacción de hipersensibilidad al abacavir: fiebre, rash, síntomas constitucionales, clínica digestiva, tos, disnea, hipotensión, úlceras mucosas y linfadenopatías. Cuadro muy inespecífico.
- Reacción de hipersensibilidad a nevirapina: cursa con rash importante y hepatitis potencialmente fatal (**Anexo 74-4**).

Interacciones

Consultar **siempre:** www.hiv-druginteractions.org

Síndrome de reconstitución inmune (SRI)

Deterioro paradójico de una enfermedad existente o aparición súbita de un nuevo hallazgo clínico (desenmascaramiento) semanas o meses después del inicio del tratamiento antirretroviral. Sospechar en pacientes con recuentos de CD4 < 50 que experimentan una reducción súbita en la carga viral y empeoramiento clínico coincidente en el tiempo. Las entidades más peligrosas son la infección criptocócica y la tuberculosis, por lo que deben descartarse antes de iniciar TAR.

PROFILAXIS POSTEXPOSICIÓN (PPE)

(**Ver Capítulo 77. Vacunación y profilaxis postexposición en Urgencias**).

RECUERDE

- La historia clínica debe recoger el estado inmunovirológico y las profilaxis antibióticas.
- Considerar el SRI en pacientes con infección por VIH con empeoramiento clínico tras iniciar el TAR.
- No se deben ignorar los efectos de los fármacos antirretrovirales y las posibles interacciones farmacológicas.

BIBLIOGRAFÍA

- Documento de consenso de la Secretaría del Plan Nacional sobre el Sida/SEMES/GESIDA sobre urgencias y virus de la inmunodeficiencia humana. Enferm Infecc Microbiol Clin. 2013;31:455.e1-455.e16.
- Fauci AS, Folkers GK, Lane H. Enfermedad por el virus de la inmunodeficiencia humana: sida y trastornos relacionados. En: Jameson J, Fauci AS, Kasper DL, Hauser SL, Longo DL, Loscalzo J (eds.) *Harrison. Principios de Medicina Interna (20 edición)*. McGraw Hill, 2018.
- González del Castillo J, Burillo G. Recomendaciones dirigidas a los servicios de urgencias para el diagnóstico precoz de pacientes con sospecha de infección por VIH y su derivación para su estudio y seguimiento. Emergencias. 2020;32:416-26.
- Iribarren JA, Rubio R. Documento de prevención y tratamiento de las infecciones oportunistas y otras coinfecciones en pacientes con infección por VIH. Mayo, 2015.

75. COVID-19

V. Bermúdez Alcalde, N. Rodríguez Bouzada, J. González del Castillo

PUNTOS CLAVE

- Cualquier paciente con un cuadro clínico compatible con COVID-19 debe ser valorado con medidas de aislamiento específicas.
- La infección puede ser desde asintomática hasta cuadros que precisan ingreso en UCI, por lo que se debe valorar el estado general y los criterios de progresión y gravedad en cada caso individual.
- En cuadros leves y moderados, que no precisen ingreso hospitalario, el tratamiento será sintomático, salvo que exista riesgo de progresión a enfermedad grave, en los que se valorará tratamiento antiviral específico.

DEFINICIÓN

Es una enfermedad infecciosa producida por un nuevo tipo de virus de la familia Coronaviridae, identificado en enero de 2020, y que se ha denominado SARS-COV-2.

TRANSMISIÓN

El mecanismo de transmisión es el contacto e inhalación de gotas y aerosoles respiratorios que contienen el virus. El contagio por contacto indirecto a través de fómites o por transmisión vertical es poco frecuente.

Para valorar a un paciente con sintomatología compatible con COVID-19, el personal sanitario estará protegido con equipo de protección individual (EPI): guantes, bata de manga larga, mascarilla FFP3 (o FFP2 o N95 si no está disponible la FPP3) y protección facial y ocular.

Se debe tener especial cuidado con procedimientos generadores de aerosoles y gotas.

La transmisión de la infección se puede producir hasta 7-8 días después de la aparición de los síntomas en casos leves. Este tiempo puede prolongarse debido a cargas virales más altas.

El periodo de incubación suele abarcar los primeros 5 días tras el contacto.

CLÍNICA

El cuadro clínico de la infección por SARS-COV-2 es variable desde la infección asintomática hasta cuadros críticos que necesitan ingreso en UCI.

Síntomas más frecuentes: fiebre, tos, disnea, odinofagia, astenia y mialgias, cefalea, escalofríos, vómitos y diarrea.

Como en cualquier cuadro viral pueden aparecer **otras manifestaciones clínicas** sistémicas; de especial importancia en este caso cabe señalar fenómenos trombóticos.

La disnea es el síntoma más frecuente de la enfermedad grave y se acompañará a menudo de hipoxemia. La neumonía es la manifestación grave más frecuente de la enfermedad, caracterizada por fiebre, tos, disnea e infiltrados bilaterales en la radiografía de tórax.

Cualquier paciente con clínica compatible, particularmente fiebre y/o clínica respiratoria (tos, disnea, y también odinofagia, rinorrea y congestión nasal), será considerado caso sospechoso y será valorado con medidas de protección.

MANEJO INICIAL

Toma de constantes: temperatura, saturación de oxígeno (SaO_2) basal (si recibe aporte de O_2, indicar fracción inspirada de oxígeno [FiO_2]), frecuencia respiratoria (FR), frecuencia cardiaca (FC), tensión arterial (TA) y glucemia.

Pruebas diagnósticas

- Prueba rápida de detección de antígenos: en pacientes sintomáticos con ≤ de 5 días de evolución. Se obtiene el resultado en 15-20 min.
- Detección de ARN viral mediante RT-PCR en exudado nasofaríngeo o muestra de saliva (menos sensible): en pacientes sintomáticos con > 5 días de evolución.

Ante una prueba diagnóstica con resultado negativo, y alta sospecha clínico-epidemiológica, se recomienda realizar PCR si el resultado negativo inicial se obtiene por test de antígenos o repetir la PCR en 48 h si el resultado negativo inicial se obtiene por PCR. En estos casos no se debe retirar el aislamiento respiratorio.

Historia clínica y anamnesis

Antecedentes personales y comorbilidades: identificar grupos de riesgo (> 65 años, pacientes con obesidad, hipertensión [HTA], diabetes mellitus [DM], enfermedad cardiovascular, patología respiratoria crónica, enfermedad neoplásica, inmunodepresión, embarazo, enfermedad neurológica, hepática y renal crónica).

Otros antecedentes: hábitos tóxicos, tratamiento habitual, estado de vacunación frente a COVID-19 (disminuye el riesgo de progresión de la enfermedad y la mortalidad asociada), contacto con personas con infección por COVID-19 y día de inicio de síntomas.

Exploración física: valorar el estado general del paciente, que, junto a las constantes iniciales, orientará la solicitud de pruebas complementarias.

Pruebas complementarias (≥ 60 años, con fiebre, SaO_2 < 96 % o exploración física alterada):

- Analítica con hemograma, bioquímica (urea, creatinina [Cr], sodio [Na], potasio [K], glucosa, proteína C reactiva, transaminasas, bilirrubina, lactatodeshidrogenasa [LDH], procalcitonina, dímero D, ferritina) y coagulación. Valorar individualmente la necesidad de solicitar troponina o creatinfosfoquinasa (CPK).
- Gasometría arterial: en función de situación clínica y de la SaO_2.
- Rx de tórax: puede ser normal, sobre todo, los primeros días de la infección, pero existe riesgo de progresión radiológica rápida (acorde al empeoramiento clínico). Hallazgos típicos: infiltrados alveolares bilaterales y de distribución periférica. Puede aparecer cualquier patrón radiológico de infección respiratoria).
- Valorar hemocultivos si se sospecha sobreinfección bacteriana, aunque esta es muy infrecuente.

CRITERIOS DE GRAVEDAD

Escalas habituales (Fine, CURB 65 en caso de Neumonía).

Enfermedad crítica: shock, disfunción multiorgánica, necesidad de ventilación mecánica (VM) o ingreso en UCI.

DESTINO DEL PACIENTE

- Valorar el alta hospitalaria en pacientes con síntomas leves y neumonía leve.
- Valorar el ingreso hospitalario en pacientes con: insuficiencia respiratoria gasométrica o clínica (FR > 24, SaO_2 < 90 % o < 92 % en < 55 años), neumonía grave, inestabilidad hemodinámica, fallo orgánico, neoplasia en tratamiento activo o inmunodepresión, más de dos comorbilidades (HTA, DM, obesidad, enfermedad pulmonar obstructiva crónica [EPOC], enfermedad cardiovascular o cerebrovascular, enfermedad renal crónica [ERC], hepatopatía crónica), elevación de biomarcadores de respuesta inflamatoria: PCR > 75, elevación de transaminasas y/o LDH y/o dímero D y linfopenia.
- Valorar ingreso en unidades de críticos (UCI) en caso de 1 criterio mayor o 3 menores:
  - Criterios mayores: shock séptico con necesidad de aminas vasoactivas o insuficiencia respiratoria que precise ventilación mecánica invasiva.
  - Criterios menores: FR > 30 con oxigenoterapia convencional, PaO_2/FiO_2 < 250, infiltrados bilaterales en Rx, alteración del estado de conciencia, elevación de urea (> 50 mg/dL), leucopenia (< 4.000/mL) y linfopenia, trombocitopenia (< 100.000/mL), hipotermia (< 36 °C), hipotensión con necesidad de aporte agresivo de fluidos y dímero D > 1.000 ng/mL.

COMPLICACIONES

Síndrome de distrés respiratorio agudo

El síndrome de distrés respiratorio agudo (SDRA) es la complicación más frecuente y se caracteriza clínicamente por: disnea aguda, hipoxemia progresiva ($PaO_2/FiO_2 < 300$) e infiltrados pulmonares bilaterales no explicados por insuficiencia cardiaca (IC) izquierda o sobrecarga de volumen. Para el diagnóstico se deben cumplir tres criterios: 1 semana de evolución + infiltrados bilaterales radiológicos + no sospecha de otra causa.

Clasificación de gravedad del SDRA según la oxigenación (con presión positiva al final de la espiración [PEEP] ≥ 5 cm H_2O): Leve. Presión arterial de oxígeno/FiO_2 [PAFI] 201-300. Moderada: PAFI 101-200. Grave: PAFI ≤ 100.

Otras complicaciones

Neumotórax, cardiacas (arritmias, lesión cardiaca aguda, shock o cardiomiopatía), tromboembólicas (tromboembolismo pulmonar [TEP], trombosis venosa profunda [TVP], accidente cerebral vascular [ACV] e isquemia de extremidades), respuesta inflamatoria excesiva (fiebre persistente, elevación marcadores inflamatorios y disfunción multiorgánica), síndrome de Guillain-Barré y sobreinfecciones bacterianas (poco comunes). Existen escalas para la estratificación del riesgo de eventos graves, entre ellos, muerte: Escala PrediCOVID-ED (https://predicovid.shinyapps.io/RISK_MODEL_COVID/) y COVID-19 SEIMC score (https://covid19.seimc.org/index.php/seimc-score-mortalidad/), para pacientes no vacunados. Para pacientes vacunados: QCOVID risk-NHS-(https://bmjsept2021.qcovid.org) y Centers for Desease Controland Prevention (https://www.cdc.gov/mmwr/volumes/71/wr/mm7101a4.htm).

TRATAMIENTO

Oxigenoterapia

- Oxigenoterapia convencional: base del tratamiento ante la necesidad de aporte de O_2. Es recomendable el empleo de mascarillas con filtro de aire exhalado o una mascarilla quirúrgica por encima de las gafas nasales o mascarilla de oxígeno.
- Oxigenoterapia de alto flujo mediante cánulas nasales: primera opción en pacientes no susceptibles de ventilación mecánica no invasiva. Considerar también mascarilla quirúrgica por encima.
- Ventilación mecánica no invasiva: primera opción en pacientes con EPOC e insuficiencia respiratoria aguda hipercápnica (cambio a alto flujo si hay mala tolerancia).
- Ventilación mecánica invasiva. Indicación: $PaO_2/FiO_2 < 100$; fallo multiorgánico (APACHE ≥ 20).

Se recomienda iniciar el tratamiento con terapia de alto flujo con cánulas nasales, utilizando flujos superiores a 50 lpm (iniciar con 60 lpm e ir escalonando según la respuesta).

Tratamiento farmacológico

- **Antipiréticos:** paracetamol. Se pueden administrar antinflamatorios no esteroideos, utilizando la dosis efectiva más baja.
- **Broncodilatadores:** mediante un cartucho presurizado en cámara.
- **Antibioterapia:** solo ante diagnósticos inciertos o sospecha elevada de infección bacteriana coexistente. Ceftriaxona es el tratamiento de elección. Levofloxacino es otra alternativa posible.
- **Tromboprofilaxis:** pacientes con COVID-19 hospitalizados o en UCI, salvo contraindicación. Enoxaparina: 40 mg/24 h (4.000 UI/día), ajustada según peso/insuficiencia renal. No administrar antiagregantes si no están indicados. No suspenderlos si ya se están recibiendo. En pacientes anticoagulados pasar a HBPM salvo portadores de válvulas cardiacas mecánicas.
- Corticoides. Dexametasona: pacientes hospitalizados graves y críticos (ante necesidad de aporte de O_2 para mantener $SatO_2$ > 94 %). Dosis: 10 mg IV durante 10 días o hasta el alta. Alternativas: metilprednisolona 32 mg, prednisona 40 mg e hidrocortisona 150 mg.
- Remdesivir: en > 12 años y > 40 kg de peso hospitalizados con enfermedad grave. Se recomienda la administración precoz. Está indicado si la duración de los síntomas es menor de 7 días y no se precisa O_2 de alto flujo, ventilación mecánica ni oxigenación por membrana extracorpórea (ECMO).
- Tratamiento de enfermedad leve-moderada para evitar progresión: indicado en mayores de 80 años no vacunados, mayores de 65 años no vacunados con al menos un factor de riesgo de progresión (enfermedad neurológica crónica, enfermedad pulmonar crónica, asma con requerimiento de tratamiento diario, diabetes con afectación de órgano diana, obesidad con IMC > 35 o enfermedad hepática crónica moderada [Child-Pugh B] e inmunocomprometidos, independientemente, del estado de vacunación). Deben considerarse también candidatos los mayores de 80 años vacunados con comorbilidades. Las opciones terapéuticas son:
  - Nirmatrelvir/ritonavir (*Paxlovid*®): 300/100 mg cada 12 horas durante 5 días por vía oral. En insuficiencia renal moderada: dosis de 150/100 mg cada 12 horas. No utilizar en pacientes con aclaramiento de creatinina (ClCr) < 30 o Child-Pugh C. Se debe iniciar dentro de los primeros 5 días de evolución. Comprobar la ausencia de interacciones farmacológicas significativas (https://www.covid19-druginteractions.org/checker).

- Anticuerpos monoclonales (*Xevudy®/Ronapreve®*). Requieren infusión endovenosa (500 mg *Xevudy®* y 600/600 mg *Ronapreve®*). Se recomienda observar al paciente durante una hora después de su administración. Suelen considerarse seguros en el embarazo. Se deben administrar dentro de los primeros 5 días de evolución. *Ronapreve®* no debe administrarse para el tratamiento de la variante Omicron.
- Remdesivir durante tres días: dosis de 200 mg endovenosos el primer día y 100 mg endovenosos los días 2 y 3. No debe administrarse si ClCr < 30. Se puede administrar en los primeros 7 días desde el inicio de la sintomatología.
- Molnupiravir: 800 mg cada 12 horas por vía oral. Provoca escasas interacciones farmacológicas. No debe usarse en el embarazo. Se debe administrar dentro de los primeros 5 días de evolución.

COVID-19 Y EMBARAZO

El embarazo supone un mayor riesgo para enfermedad tromboembólica venosa (ETEV), igual que la infección por SARS-COV-2. Se debe valorar de forma individual la necesidad de profilaxis con HBPM según la gravedad de la infección, el estado de vacunación y los factores de riesgo trombóticos en embarazo.

COVID-19 EN EDAD PEDIÁTRICA

Las manifestaciones clínicas suelen ser leves, con buena evolución de la enfermedad y recuperación en un plazo de 2 semanas.

Se debe realizar analítica y Rx de tórax e interconsulta a Pediatría para valorar el ingreso en < 1 mes con fiebre o de 1-3 meses en función de la clínica: SaO_2 < 92 % o disnea/tiraje moderada/grave o pausas de apnea, mal estado general, rechazo de alimentación o malnutrición grave, inmunodeprimidos, patología cardiaca o respiratoria crónica, diálisis, drepanocitosis, DM tipo 1, trastornos congénitos del metabolismo y miopatías o encefalopatías graves.

Existe una complicación poco frecuente (< 1 % de los afectados por SARS-COV-2), con sintomatología similar a la enfermedad de Kawasaki, aunque de forma incompleta. Se denomina **Síndrome Inflamatorio Multisistémico Pediátrico** y se presenta 2-6 semanas después de la infección aguda. Definición según la OMS: Criterios mayores: edad < 19 años con fiebre ≥ 3 días y, al menos, 2 criterios menores: síntomas gastrointestinales, exantema, afectación oral o conjuntivitis, hipotensión o shock, lesión cardiaca (elevación de la troponina o proBNP, miocarditis, pericarditis, lesión de válvula o coronarias), coagulopatía, elevación de marcadores de la inflamación, prueba de detección de COVID-19 positiva (PCR o serología) o contacto positivo y exclusión de diagnósticos alternativos (cultivos y serologías negativas). Manejo: estabilización inicial (ABC), monitorización, solicitar valoración por Pediatría para ingreso hospitalario y tratamiento específico e, incluso, en casos graves, valoración del ingreso en UCI.

RECUERDE

- Recoger en antecedentes el estado de vacunación y el día de inicio de los síntomas.
- En pacientes ambulatorios, el tratamiento será sintomático, siempre con seguimiento en domicilio por si aparecen signos o síntomas de progresión de enfermedad. Los pacientes con factores de riesgo de progresión deben ser tratados con antivirales.
- Valorar las comorbilidades y el tratamiento habitual del paciente, en particular, en estado de inmunosupresión.
- No retirar el aislamiento respiratorio en casos de alta sospecha de infección por SARS-COV- 2 y pruebas diagnósticas iniciales negativas.
- No administrar medicación nebulizada sin aislamiento o en circuito abierto. Si es necesario se administrarán preferiblemente mediante cartucho presurizado en cámara.
- No indicar de manera general la utilización de corticoides, profilaxis ETEV y antibioterapia.

BIBLIOGRAFÍA

- AEP. Consenso nacional sobre diagnóstico, estabilización y tratamiento del Síndrome Inflamatorio Multisistémico Pediátrico vinculado a SARS-COV-2 (SIM-PedS), 2020.
- Cinesi C, Peñuelas O, Luján MI, Egea C, Masa JF, García J, et al. Recomendaciones del Grupo de Trabajo de VMNI de la Sociedad Española de Urgencias y Emergencias respecto al soporte respiratorio no invasivo en el paciente adulto con insuficiencia respiratoria aguda secundaria a infección por SARS-COV-2. REDAR. 2020;67(5):261-70.
- García DE, Julián-Jiménez A, en representación del Grupo de Trabajo Latinoamericano GT- LATINFURG. Actualización de las Recomendaciones de actuación frente a casos de infección por el Nuevo Coronavirus (SARS-COV-2). Segundo Documento Agosto 2020. Disponible en https://flameoficial.com/
- González del Castillo J, Piñera P, Jiménez S, Losa JE, Berenguer J, Moreno S, et al. Manejo de la infección por SARS-COV-2 en urgencias. Revista Española de Urgencias y Emergencias. REUE. 2022;1(1):23-7.
- SEIP-AEP. Documento de manejo clínico del paciente pediátrico con infección por SARS-COV-2, 2020.
- SETH. Recomendaciones sobre profilaxis ETV en embarazo y puerperio durante la pandemia COVID-19. 2022.

76. Sepsis

M. J. González Estévez, J. I. Cenoz Osinaga

PUNTOS CLAVE

- Toda infección sospechada o confirmada debe ser cuidadosamente evaluada para detectar precozmente una posible sepsis.
- Los pilares básicos del tratamiento de la sepsis son la infusión de cristaloides, la antibioterapia precoces y el control del foco infeccioso.
- Es recomendable disponer en cada hospital de un protocolo de atención a la sepsis.

CONCEPTOS

Sepsis: es una disfunción orgánica que amenaza la vida, causada por una desregulación de la respuesta del individuo a una infección.

Shock séptico: es un subgrupo de sepsis que afecta a pacientes que necesitan vasopresores para mantener una presión arterial media de 65 mmHg o más y presentan cifras de lactato mayores de 2 mmol/L en ausencia de hipovolemia.

DIAGNÓSTICO (ANEXO 76-1)

Ante una infección confirmada o sospechada, utilizaremos alguna escala de predicción de gravedad (sospecha de sepsis). Es recomendable utilizar, al menos, dos: SIRS y NEWS. En las últimas recomendaciones, Qsofa no se considera buena herramienta de screening.

(**Tabla 76-1**) La disfunción orgánica (sepsis confirmada) se valora de forma rápida mediante la escala SOFA (**Tabla 76-2**).

ETIOLOGÍA

Múltiples microorganismos pueden provocar sepsis y shock séptico. Los microorganismos gramnegativos han sido tradicionalmente los causantes de un mayor número de sepsis bacteriana (*Escherichia coli, Klebsiella, Enterobacter, Proteus y Pseudomonas*) y de cuadros más graves de sepsis y shock séptico hasta en un 40 % de los casos. En los últimos años ha cambiado la epidemiología, debido a la inducción de microorganismos resistentes, a la aparición de terapias inmunosupresoras y a la generalización de catéteres y dispositivos endovasculares, aumentando la incidencia de sepsis por microorganismos grampositivos (sobre todo, *estafilococos*) y, en menor medida, por hongos y micobacterias.

Los focos de infección más frecuentes en la sepsis son: respiratorio, urinario, digestivo y bacteriemia primaria, seguidos, más lejos, por piel/tejidos blandos, sistema nervioso y foco desconocido. Las cuatro primeras localizaciones son responsables del 85 % de los casos.

Tabla 76-1. Escalas predictoras de sepsis

ESCALA SIRS
Fiebre > 38°C o temperatura < 36°C (temperatura central)
FC (frecuencia cardiaca) > 90 lpm (latidos por minuto)
FR (frecuencia respiratoria) > 20 rpm (respiraciones por minuto) o $PaCO_2$ < 32 mmHg o necesidad de ventilación mecánica
Leucocitos > 12.000 o < 4.000 o más del 10 % de formas inmaduras

ESCALA NEWS 2

	3	2	1	0	1	2	3
FR	8 o menos		9-11	12-20		21-24	25 o más
SaO_2 (saturación de oxígeno)	91 o menos	92-93	94-95	96			
SaO_2 en EPOC	83 o menos	84-85	86-87	88-92	93-94 con O_2	95-96 con O_2	97 o más con O_2
O_2 suplementario		SÍ		AIRE AMBIENTE			
Tensión arterial sistólica	90 o menos	91-100	101-110	111-219			
FC	40 o menos		41-50	51-90	91-110	111-130	131 o más
Estado de conciencia				Alerta			Confusión, desorientación, delirio o disminución del estado de conciencia
Temperatura	35 o menos		35,1-36	36,1-38	38,1-39	39,1 o más	

Escala SIRS: sepsis posible si se cumplen dos o más ítems

Escala NEWS 2: sepsis posible si se alcanzan 5 o más puntos

EPOC: enfermedad pulmonar obstructiva crónica. FC: frecuencia cardiaca. FR: frecuencia respiratoria. lpm: latidos por minuto. rpm: respiraciones por minuto. SpO_2: saturación periférica de oxígeno.

Tabla 76-2. Escala SOFA					
CRITERIOS	0	1	2	3	4
Escala Glasgow	15	13-14	10-12	6-9	< 6
Creatinina(mg/dL) **Diuresis (ml/día)**	< 1,2	1,2-1,9	2-3,4	3,5-4,9 < 500	> 5 < 200
Bilirrubina(mg/dL)	< 1,2	1,2-1,9	2-5,9	6-11,9	> 12
Plaquetas	> 150.000	< 150.000	< 100.000	<50.000	< 20.000
PaO_2/FiO_2 (mmHg)	> 400	< 400	< 300	< 200 y soporte ventilatorio	< 100 y soporte ventilatorio
TAM (mmHg) **Aminas**	> 70	< 70	Dobutamina	Noradrenalina o adrenalina < 0,1	Noradrenalina o adrenalina > 0,1

Escala SOFA (*Sepsis-Related Organ Failure Assessment*). Fallo orgánico 2 o más puntos. A mayor puntuación, mayor gravedad de sepsis (mayor probabilidad de muerte). PaO_2/FiO_2: presión arterial de oxígeno/fracción inspirada de oxígeno. TAM: tensión arterial media.

MANIFESTACIONES CLÍNICAS

No existen síntomas ni biomarcadores específicos de sepsis que permitan su detección precoz:

- Inicialmente, se apreciarán **signos y síntomas comunes a cualquier proceso infeccioso** (hipo/hipertermia, taquicardia, taquipnea, piel caliente, alteraciones leves del estado de conciencia, leucocitosis con desviación a la izquierda y trombocitosis).
- **Síntomas y signos específicos según la localización de la infección:** cefalea, signos meníngeos, abscesos orofaríngeos, tos, expectoración purulenta, dolor torácico, soplo no existente previamente o factores de riesgo de endocarditis, dolor abdominal con irritación peritoneal, vómitos, diarrea con productos patológicos, síndrome miccional, dolor lumbar, heridas cutáneas, inflamaciones e impotencia funcional articular, celulitis, etc.).
- Si los mecanismos de compensación del organismo se ven superados y se desencadena una respuesta inflamatoria desregulada, aparecerán **signos y síntomas de fallo orgánico** (disminución del estado de conciencia, signos de hipoperfusión e hipotensión, ictericia colestásica e insuficiencia hepática aguda, insuficiencia respiratoria y distrés respiratorio agudo —SDRA—, neutropenia y trombopenia, fracaso renal agudo y coagulación intravascular diseminada-CID).

MANEJO EN URGENCIAS (ANEXO 76-2)

- Realizar historia clínica detallada con especial atención a la comorbilidad y tratamientos crónicos del paciente.

- Valorar antecedentes de infección reciente, contexto ambiental (comunidad habitual, medio hospitalario o sociosanitario, viajes al extranjero) y tratamientos recibidos.
- Investigar los resultados de los estudios microbiológicos disponibles en las semanas previas.
- Es recomendable conocer la política de antibióticos y las resistencias bacterianas del centro.

Evaluación inicial

- Exploración física exhaustiva, buscando el foco infeccioso. Incluir siempre constantes vitales (temperatura, frecuencia cardiaca, frecuencia respiratoria, tensión arterial, saturación periférica de oxígeno y escala de Glasgow).
- Aplicar escalas predictoras.
- Control de temperatura.

Sepsis posible (SIRS > 2 o NEWS > 5)

- Activar CÓDIGO SEPSIS.
- Revaluación del paciente con atención a la vía aérea, ventilación, perfusión periférica y nivel de conciencia.
- Monitorización continua de las constantes vitales.
- Obtener dos accesos venosos periféricos.
- Extraer muestras de sangre para hemograma, bioquímica (incluirá siempre creatinina y bilirrubina), coagulación, gasometría arterial y orina. Pedir lactato urgente y procalcitonina.
- Toma de hemocultivos y otras muestras microbiológicas en función del foco (esputo, líquido pleural, líquido sinovial, líquido cefalorraquídeo, orina, muestras cutáneas, etc.).
- Pruebas de imagen dirigidas al foco de sospecha.
- Administrar oxígeno suplementario si es preciso.
- Control de glucemia.
- Gastroprotección y profilaxis de trombosis venosa profunda.
- Cateterización vesical y control estricto de diuresis.
- Alertar a otros especialistas si se precisa y, en su caso, preparar quirófano.

Sepsis establecida (SOFA > 2 o lactato > 4)

- **Activar CÓDIGO SEPSIS si no se había hecho.**
- Exploración física orientada a la búsqueda del foco si no se conoce.
- Toma de hemocultivos y muestras biológicas específicas si no se había realizado.
- Administrar **antibiótico de amplio espectro *en la primera hora*** tras la confirmación de sepsis. Si no hay shock, descartar otros cuadros distin-

tos a un proceso infeccioso en el periodo máximo de 3 horas antes de iniciar la antibioterapia.

- Iniciar reanimación: bolo inicial de cristaloides (30 mL/kg de peso en las tres primeras horas) si hipoperfusión (TAS < 90 mmHg, diuresis < 0,5 mL/kg/hora o lactato mayor de 4).
- Considerar traslado a UCI si persiste la hipoperfusión, a pesar de la reanimación inicial, o si empeora el SOFA en controles sucesivos.

Shock séptico: Manejo en unidad de cuidados intensivos

- Si persiste la hipoperfusión a pesar de fluidoterapia adecuada.
- Iniciar aminas: de elección, noradrenalina en perfusión continua sin esperar a obtener un acceso venoso central (aunque debe obtenerse lo antes posible).
- Puede ser necesario asociar vasopresina o adrenalina si no se consigue objetivo de TAM 65-70 mmHg a pesar de la noradrenalina.
- No se debe emplear dopamina como vasopresor de primera elección.
- Traslado del paciente a Unidad de críticos antes de 6 horas desde el diagnóstico.

CONSIDERACIONES SOBRE EL MANEJO DE LÍQUIDOS

- Inicio precoz ante sospecha de sepsis o sepsis confirmada con hipoperfusión.
- Objetivo: alcanzar TAM de 65-70 mmHg o TAS > 90 mmHg, normalizar el lactato si está elevado (aclaramiento de lactato = lactato inicial - lactato final/lactato inicial x 100)* y conseguir una diuresis > 0,5 mL/kg/hora.
- De elección: cristaloides balanceados (Ringer Lactato/Plasmalyte®). Inicialmente, se puede usar suero salino al 0,9 %, si se consiguen los objetivos de forma precoz. El Ringer Lactato contiene potasio, por lo que debe usarse con prudencia si existe insuficiencia renal previa.
- Ritmo de infusión: 30 mL/kg de peso en las tres primeras horas. Se debe mantener el ritmo mientras la respuesta sea favorable y no aparezcan signos de sobrecarga (aumento de la FR o empeoramiento de la saturación de oxígeno).
- No se deben emplear coloides sintéticos (dextranos, gelatinas y, especialmente, almidones) en la reanimación de la sepsis.
- Considerar el uso de albúmina si se necesitan grandes cantidades de cristaloides (después de haber administrado 30 mL/kg de peso).

* El aclaramiento de lactato a las dos horas de iniciada la reanimación con líquidos es un factor de buen pronóstico.

ANTIBIOTERAPIA EMPÍRICA (TABLA 76-3)

Tabla 76-3. Antibioterapia empírica

FOCO RESPIRATORIO	1ª ELECCIÓN	ALERGIA A BETALACTÁMICOS
Sin factores de riesgo	Ceftriaxona + azitromicina Considerar oseltamivir durante la gripe	Levofloxacino
Riesgo de *P. aeruginosa* Bronquiectasias Tratamiento esteroideo Antibioterapia IV en los 60 días previos Diálisis Hospitalización de más de 5 días en los 2 meses previos en un centro sociosanitario	Piperacilina-tazobactam (o carbapenem si hay shock séptico) + levofloxacino	Levofloxacino + amikacina
Riesgo de SAMR Antibioterapia en los 60 días previos Hemodiálisis Colonización previa por SAMR	Añadir linezolid Solicitar frotis nasal para SAMR y, si es negativo, retirar linezolid	
FOCO UROLÓGICO	**1ª ELECCIÓN**	**ALERGIA A BETALACTÁMICOS**
Sin factores de riesgo y sin shock séptico	Ceftriaxona + amikacina	Ciprofloxacino + amikacina
Riesgo de BGN productores de BLEE Ingreso previo Portador de sonda Manipulación de vía urinaria Portador de BGN BLEE	Carbapenem	
FOCO ABDOMINAL	**1ª ELECCIÓN**	**ALERGIA A BETALACTÁMICOS**
Sin factores de riesgo	Piperacilina-tazobactam	Aztreonam + metronidazol
Riesgo de BGN BLEE	Carbapenem	Añadir tigeciclina
Riesgo de Enterococo spp Inmunodeprimido Valvulopatía u otro factor de riesgo de endocarditis Origen colónico o postoperatorio Rescate de infección intraabdominal	Añadir vancomicina a las pautas anteriores excepto si ya incluye tigeciclina	
Riesgo de levaduras Foco gastroduodenal	Añadir fluconazol o equinocandina a las pautas anteriores en caso de shock séptico	

FOCO PIEL/ PARTES BLANDAS	1ª ELECCIÓN	ALERGIA A BETALACTÁMICOS
Sin factores de riesgo	Piperacilina-tazobactam/ carbapenem si shock séptico + clindamicina	Tigeciclina + ciprofloxacino + clindamicina
Riesgo de SAMR	Sustituir clindamicina por linezolid hasta tener el resultado del frotis	

MENINGITIS AGUDA	1ª ELECCIÓN	ALERGIA A BETALACTÁMICOS
Sin factores de riesgo	Cefotaxima ± vancomicina	Aztreonam/levofloxacino + vancomicina
Riesgo de *Listeria* < 3 meses o > 50 años Embarazo Ataxia, nistagmo y alteración de pares craneales	Añadir ampicilina a la pauta anterior	Añadir cotrimoxazol a la pauta anterior

FOCO ACCESO VASCULAR	1ª ELECCIÓN	ALERGIA A BETALACTÁMICOS
Sin shock séptico	Betalactámico antipseudomónico + vancomicina	Aztreonam + vancomicina
Con shock séptico	Carbapenem + vancomicina + amikacina (si recibió tratamiento antibiótico en los 2 meses previos)	Añadir amikacina a la pauta anterior si recibió tratamiento tratamiento antibiótico en los 2 meses previos

FOCO DESCONOCIDO	1ª ELECCIÓN	ALERGIA A BETALACTÁMICOS
Sin shock séptico	Piperacilina-tazobactam	Aztreonam + vancomicina
Con shock séptico	Carbapenem + vancomicina + amikacina (si recibió tratamiento antibiótico en los dos meses previos)	Añadir amikacina a la pauta anterior si recibió tratamiento antibiótico en los dos meses previos

BGN: bacilo gramnegativo. BLEE: Betalactamasas de espectro extendido. SAMR: Staphylococcus aureus resistente a meticilina

RECUERDE

- Conocer el protocolo específico para el diagnóstico y tratamiento de la sepsis en su Centro. Conocer las recomendaciones del CODIGO SEPSIS promovido por el ministerio de Sanidad.
- Evaluar convenientemente a todo paciente con infección potencialmente grave para detectar precozmente la sepsis. Es recomendable utilizar **dos** escalas predictoras.
- Se debe iniciar precozmente la administración de líquidos y antibióticos.
- Monitorizar y revaluar periódicamente la respuesta a las medidas iniciadas.
- No hay que utilizar coloides en la reanimación inicial.
- No se debe retrasar la toma de decisiones por factores no clínicos: ubicación del paciente, ausencia de accesos venosos centrales.

BIBLIOGRAFÍA

- Evans L, Rhodes A, Alhazzani W, Antonelli M, Coopersmith C, French C, et al. Surviving Sepsis Campaign: International Guidelines for Management of Sepsis and Septic Shock. Crit Care Med. 2021;49(11):1063-1143.
- Muñoz F, Arratia L y Kattan E. Uso de cristaloides en la reanimación del paciente crítico. Rev Chil Anest. 2021;50:292-301.
- Redondo González A, Varela Patiño M, Alvarez Manzanares J, Oliva Ramos J, López Izquierdo R, Ramos Sánchez MC, et al. Valoración de escalas de gravedad en pacientes incluidos en un código sepsis en un servicio de urgencias hospitalario. Rev Esp Quim. 2018;31(4):316-22.

77. Vacunación y profilaxis postexposición a VIH, VHC y VHB en urgencias

I. T. Roca de Togores Cela, E. Porto Fernández, M. Servia Dopazo

PUNTOS CLAVE

- Si tras una exposición ocupacional no se puede conocer la situación serológica de la fuente, se la considerará de alto riesgo.
- Se recomienda iniciar la profilaxis postexposición, si es posible, en las primeras 24 horas y siempre dentro de las primeras 72 horas.
- Cuando el tratamiento profiláctico con antirretrovirales está indicado, debe iniciarse de forma ideal en las primeras 6 horas y siempre antes de las 72 horas siguientes a la exposición.
- En pacientes inmunodeprimidos se administrará una dosis de inmunoglobulina antitetánica en caso de herida tetanígena, independientemente del estado de vacunación.

CALENDARIO VACUNAL ESTATAL

La vacunación no es un proceso típico de la infancia que finaliza en la adolescencia, sino que este proceso continúa en la edad adulta, abarcando tanto a personas sanas como a personas pertenecientes a determinados grupos de riesgo.

Desde la Ponencia de Vacunas del Consejo Interterritorial del Sistema Nacional de Salud (CISNS) se ha propuesto un calendario común de Vacunaciones para toda la vida (**e-Figura 77-1**). Pero existen variaciones, pues cada Comunidad Autónoma ha elaborado su propio calendario, por lo que se recomienda consultar y conocer el calendario vacunal vigente en cada CCAA.

SEGURIDAD VACUNAL

Los beneficios de las vacunas son incalculables y los riesgos mínimos. La mayoría de los efectos adversos son leves y transitorios (reacciones locales o fiebre). Los efectos adversos más graves son muy poco frecuentes. Cualquier evento adverso posterior a la vacunación debe comunicarse a la Agencia Española del Medicamento y Productos Sanitarios.

Contraindicaciones generales de las vacunas

- Reacciones anafilácticas a la dosis previa de la vacuna.
- Reacción anafiláctica grave a alguno de los componentes de la vacuna.
- Encefalopatía aguda que aparece hasta siete días después de administrar la vacuna antipertusis.
- Como norma general, las vacunas vivas/atenuadas no deben utilizarse en caso de embarazo o inmunosupresión.

Falsas contraindicaciones (Anexo 77-1)

Situaciones urgentes en relación con la vacunación

- Signos precoces de sospecha de reacción anafiláctica posvacunal: signos cutáneos (eritema, exantema o angioedema, picor nasal y estornudos) o signos de obstrucción de vías respiratorias. Diagnostico diferencial con síncope vasovagal tras la vacunación. Tratamiento: **ver Capítulo 79: Reacciones alérgicas medicamentosas**.

PROFILAXIS ANTITETÁNICA DE LAS HERIDAS

La profilaxis antitetánica (**Tabla 77-1**) de la herida debe contemplar tres aspectos fundamentales:

- Las características de la herida (si tiene o no riesgo tetanígeno).
- El número de dosis de vacuna antitetánica recibidas con anterioridad.
- El tiempo transcurrido desde la última dosis de vacuna antitetánica recibida.

Tabla 77-1. Profilaxis antitetánica de las heridas

Situación de vacunación	HERIDA LIMPIA[1]	HERIDA TETÁNIGENA[2]	
	Vacuna Td	**Vacuna Td**	**IGT[3]**
No vacunado, menos de 3 dosis o situación desconocida	1 dosis (completar la pauta de vacunación)	1 dosis (completar la pauta de vacunación)	1 dosis en un lugar diferente de administración
3 o 4 dosis	No es necesaria (1 dosis si hace más de 10 años desde la última dosis)	No es necesaria (1 dosis si hace más de 5 años desde la última dosis)	Solo en heridas de alto riesgo[4]
5 o más dosis	No es necesaria	No es necesaria (si hace más de 10 años desde la última dosis, valorar la aplicación de 1 única dosis adicional en función del tipo de herida)	Solo en heridas de alto riesgo

1. **Herida limpia**: las no incluidas en el apartado siguiente. No precisan inmunoglobulina antitetánica (IGT).
2. **Herida tetanígena**: herida o quemadura con una cantidad importante de tejido desvitalizado, herida punzante (en particular, si ha habi-

do contacto con suelo o estiércol), herida contaminada con cuerpo extraño, fracturas con herida, mordeduras, congelación, heridas que requieran intervención quirúrgica y que esta se retrase más de 6 horas y heridas en pacientes con sepsis sistémica.

3. **Inmunoglobulina antitetánica IGT**: se administrará en un lugar separado de la vacuna. En general, se administra una sola dosis de 250 UI por vía intramuscular. Si han transcurrido más de 24 horas, en personas con más de 90 kg de peso, en heridas con alto riesgo de contaminación o en caso de quemaduras, fracturas o heridas infectadas, se administrará una dosis de 500 UI.
4. **Herida de alto riesgo**: herida tetanígena contaminada con gran cantidad de material que pueda contener esporas o que presenta grandes zonas de tejido desvitalizado. En inmunodeprimidos (incluidos portadores del VIH) y UDVP se administrará una dosis de IGT en caso de herida tetanígena, independientemente del estado de vacunación.

PROFILAXIS POSTEXPOSICIÓN OCUPACIONAL Y NO OCUPACIONAL EN RELACIÓN CON VIH, VHB Y VHC EN URGENCIAS

Transmisión ocupacional de VIH, VHB, VHC

- El trabajador debe recibir asistencia urgente y comunicar el incidente a su responsable inmediato.
- En heridas cutáneas (punciones, cortes) y salpicaduras a piel no íntegra se recomienda lavado con agua y jabón y desinfección.
- En salpicaduras a mucosas (conjuntiva, etc.) se recomienda lavado con agua abundante o suero fisiológico.
- No se recomienda presionar las heridas porque induce hiperemia, que puede aumentar el riesgo de adquirir la infección.

Evaluación del riesgo de trasmisión ocupacional del VIH

Se deben tener en cuenta

- Tipo de exposición, profundidad, material implicado y fluido al que se ha expuesto al trabajador.
- Tipo de fluido: el mayor riesgo de transmisión es por sangre o fluidos que contengan sangre visible. También se consideran potencialmente infectantes el semen y las secreciones vaginales. No se consideran infectantes la orina, heces, saliva, vómito, secreciones nasales, lágrimas, sudor ni esputo, si no contienen sangre visible.
- Características de la fuente: es fundamental conocer la situación serológica del paciente fuente. Solicitar serología, previo consentimiento verbal o por escrito, de antígeno de superficie del VHB, VHC y VIH. Lo recomendable es disponer de los resultados del VIH antes de que trans-

curran dos horas desde la exposición. **Si no se puede conocer la situación serológica de la fuente, se considerará de alto riesgo.**
- Características del trabajador: serología completa VIH, VHC y VHB (Anti-HBs, Anti-HBc, AgHBs) y analítica básica, que incluya hemograma, función renal y hepática (**Tabla 77-2**).

Consideraciones previas a la profilaxis postexposición: **si la PPE está indicada, se recomienda iniciarla lo antes posible tras la exposición, preferiblemente en las primeras 24 horas y siempre dentro de las primeras 72 horas. No se recomienda iniciar PPE si han pasado más de 72 horas (Anexo 77-2).**

Evaluación del riesgo de trasmisión ocupacional de VHB y/o VHC

- La evaluación de la exposición de riesgo es la misma que para el VIH en cuanto a la forma y al tipo de exposición.
- Se considera que es susceptible de infección por VHB cuando el trabajador no esté vacunado y cuando, estando vacunado, presente un título de anti-HBs < 10 mUI/mL.
- No existe una profilaxis efectiva frente al VHC (**e-Figura 77-2**).

Tabla 77-2. Profilaxis postexposición ocupacional y no ocupacional a VHB

		EXPUESTO			
		Actuación frente a persona expuesta			
FUENTE	**Serología VHB de la fuente**	No vacunados del VHB o vacunación incompleta	Vacunación completa		
			Determinar anti-HBs		
			Respuesta adecuada anti-HBs > 10 mUI/mL	Respuesta inadecuada anti-HBs < 10 mUI/mL	
	HBsAg+ o desconocida	Administrar 1 dosis de IG + serie completa de vacunación o completar vacunación VHB	Protegido: No precisa PPE	Con 2 series completas de vacuna frente a VHB	Con 1 serie completa de vacuna frente a VHB
				Administrar 2 dosis de IG separadas en 1 mes	Administrar 1 dosis de IG + completar una nueva serie de vacunación frente a VHB
	HbsAg negativa	Serie completa de vacunación o completar vacunación VHB	Protegido: no precisa PPE	No precisa ninguna intervención	Administrar una dosis + adicional de vacuna VHB

Transmisión no ocupacional de VIH, VHB y VHC

El riesgo y fundamentos de la transmisión percutánea no ocupacional (jeringas entre UDVP y la exposición percutánea con aguja) son similares a los de la transmisión ocupacional, siendo la trasmisión sexual el otro tipo de vía de contagio a considerar.

Evaluación del riesgo de trasmisión no ocupacional del VIH

La probabilidad de transmisión del VIH dependerá fundamentalmente del:

- Tipo de exposición: Solo se considera que la exposición sexual tiene algún tipo de riesgo en caso de que se haya practicado sin preservativo o con rotura o mal uso de este.
- Tipo de fluido: véase el apartado anterior.
- Estado serológico de la persona fuente: con frecuencia no es posible conocer el estado de la fuente respecto del VIH.
- Cantidad del virus en el inóculo: en la enfermedad avanzada o en la infección aguda y si el paciente fuente no recibe TAR, aumenta el riesgo de transmisión. El sangrado o la presencia de ITS en el paciente fuente también elevan el riesgo de transmisión sexual.
- Individuo expuesto: la presencia de lesiones o ITS en el individuo expuesto facilitan la infección.

***Consideraciones previas a la profilaxis postexposición:* si la PPE está indicada, se recomienda iniciarla lo antes posible después de la exposición, preferiblemente, en las primeras 24 horas y siempre dentro de las primeras 72 horas. No se recomienda iniciar PPE si han pasado más de 72 horas.**

Teniendo en cuenta todos estos factores se pueden establecer diversos grados de riesgo de transmisión no ocupacional del VIH que permiten decidir si precisa PPE (**Anexo 77-3** y **e-Figura 77-3**).

Evaluación del riesgo de trasmisión no ocupacional del VHB y/o VHC

Dado que el VIH comparte las vías de transmisión con el VHB y el VHC, en todas las situaciones comentadas previamente se debe valorar el riesgo de trasmisión de estas infecciones. En lo que respecta al VHB habrá que conocer el estado serológico del paciente fuente y el estado de inmunidad del sujeto expuesto (**Tabla 77-2**).

Evaluación del riesgo de otras infecciones

Tras la exposición por vía sexual hay que tener en cuenta la posibilidad de transmisión de otras ITS (como sífilis, infección gonocócica y clamidiasis).

Situaciones especiales

Gestación: se deben seguir las mismas recomendaciones de PPE que en las no gestantes.

Niños y adolescentes: es importante informar a los padres o tutores legales. En caso de sospecha o confirmación de abuso sexual, notificar a las autoridades judiciales correspondientes y asegurar un examen físico forense. En los niños, en caso de pinchazo accidental con aguja de origen desconocido, no se debe hacer profilaxis antirretroviral.

Agresiones sexuales: se deben tener en cuenta las connotaciones médico-legales de toda agresión sexual. El riesgo de trasmisión sexual de VIH puede ser mayor por laceraciones genitales y/o anales. En todos los casos en que esta exista violación se debe recomendar la PPE.

Las pautas y tiempos de inicio de la PPE deben seguir los mismos criterios que en otros contactos sexuales de riesgo. Se aconseja instaurar una pauta de tratamiento antibiótico empírico en dosis única para evitar otras ITS: ceftriaxona 250 mg IM en dosis única más metronidazol 2 g VO y azitromicina 1 g VO o doxiciclina 100 mg VO cada 12 horas durante 7 días.

Tratamiento farmacológico antiretroviral (ARV)

Se debe iniciar tratamiento profiláctico con ARV, si está indicado, de forma ideal en las primeras 6 horas y siempre antes de las 72 horas siguientes a la exposición.

Se recomienda utilizar tenofovir/emtricitabina 200 mg/245 mg (TDF/FTC) coformulados, 1 comprimido al día, con raltegravir 400 mg (RAL), 1 comprimido dos veces al día como pauta preferente, tanto en PPE ocupacional como no ocupacional. Se recomienda una pauta de 28 días de duración. Revaluación a las 72 horas por Unidad de Medicina Preventiva o de Patología Infecciosa.

PPE en adolescentes (> 12 años): se puede llevar a cabo una pauta idéntica a la de adultos.

PPE en niños menores de 12 años: emtricitabina (FTC) + zidovudina. (AZT) + lopinavir potenciado con ritonavir (LPV/r). En niños que no pueden ingerir pastillas se administrarán estos fármacos en suspensión pediátrica.

RECUERDE

- No se debe hacer profilaxis antirretroviral en niños que sufren un pinchazo accidental con aguja de origen desconocido.
- No se recomienda iniciar la PPE si han transcurrido más de 72 horas desde el contacto.

BIBLIOGRAFÍA

- Álvarez Pasquín MJ, Velasco Muñoz. C. (2018). Vacuna a vacuna: Manual de información sobre vacunas on line (3ª edición). Amazing Books, 2017.
- Calendario común de vacunación a lo largo de la vida. Calendario recomendado en 2022. Comisión de Salud Pública del Consejo Interterritorial del Sistema Nacional de Salud. Ministerio de Sanidad, Consumo y Bienestar Social (julio 2018).

- Documento de Consenso sobre Profilaxis postexposición ocupacional y no ocupacional en relación con el VIH, VHB y VHC en adultos y niños (marzo 2015). Panel de expertos GeSIDA. Enferm. Infecc Microbio Clin. 2016;34(2):121.e1–121.e1I
- Grupo de trabajo vacunación en población adulta y grupos de riesgo de la Ponencia de Programa y Registro de Vacunaciones. Vacunación en grupos de riesgo de todas las edades y en determinadas situaciones. Comisión de Salud Pública del Consejo Interterritorial del Sistema Nacional de Salud. Ministerio de Sanidad, Consumo y Bienestar Social (julio 2018).

PSIQUIATRÍA (P) 13

78. Exploración psiquiátrica en urgencias
79. Atención a la conducta suicida
80. Trastorno de ansiedad
81. Agitación psicomotriz
82. Urgencias por consumo de alcohol
83. Urgencias psiquiátricas en el adolescente

78. Exploración psiquiátrica en urgencias

M. E. García Llamas, F. J. Vicente Alba, C. Casal Codesido

PUNTOS CLAVE

- Las urgencias psiquiátricas tienen unas características particulares que hacen necesario incluir la exploración psicopatológica en la valoración del paciente.
- Es necesario evaluar siempre al paciente desde una perspectiva global, que incluya las diferentes comorbilidades y su contexto social (biopsicosocial).
- Las pruebas complementarias ayudan a descartar la presencia de patología orgánica.

DEFINICIÓN

Con el término "urgencias psiquiátricas", en realidad, se engloban diferentes alteraciones o trastornos conductuales, psicológicos y emocionales que tienen un impacto moderado-grave en el paciente y en su entorno.

El eje principal de nuestra valoración se basará en dos elementos: la anamnesis general, que es la recopilación de datos (datos socibiográficos, antecedentes personales de enfermedades físicas y mentales, consumo de tóxicos), y la exploración psicopatológica.

Añadiremos la exploración física y la realización de pruebas complementarias.

ANAMNESIS GENERAL

Es muy importante recoger siempre la siguiente información:

- Motivo de la atención en urgencias.
- Entorno y situación sociofamiliar. *Si es menor, si está incapacitado, convivencia...*
- Antecedentes del paciente (orgánicos y psiquiátricos) y antecedentes familiares.
- Sospecha de consumo/intoxicación/abstinencia.
- Consumo de fármacos y adherencia, inicio del tratamiento, cambios, pauta actual...

EXPLORACIÓN PSICOPATOLÓGICA

Para llevarla a cabo trataremos de proporcionar un ambiente que genere confianza y seguridad al paciente. En Urgencias *se recomienda que la exploración esté orientada al motivo de la consulta,* dando mayor importancia a lo relacionado con ello.

En general, la urgencia psiquiátrica se relaciona con alteraciones del comportamiento (por un cuadro psicótico, por consumo de tóxicos o por un cuadro orgánico), alteraciones emocionales (crisis de ansiedad, cuadros afectivos) y por ideación o intento autolítico.

En todos estos cuadros debemos evaluar:

- Estado general: actitud y grado de colaboración (*cómo llega el paciente, cómo se comporta con nosotros)*; nivel de consciencia y orientación en las tres esferas (tiempo, espacio y persona), *importante en el caso de la clínica confusional.*
- Grado de actividad psicomotriz. **Valorar siempre el riesgo de auto/heteroagresividad.**
- Discurso (fluidez, coherencia, tono, ritmo...) y lenguaje no verbal.
- Alteraciones en el contenido del pensamiento (ideas delirantes, obsesivas...), en la esfera sensoperceptiva (alucinaciones auditivas, visuales...) y alteraciones de la esfera afectiva y sintomatología de ansiedad.
- Valoración ideación/intento autolítico. *Explorar la existencia de ideas planificadas de suicidio y su grado de planificación. Si ha existido intento autolítico, valorar el grado de crítica del mismo y de intencionalidad persistente (evitar juicios de valor).*
- Estado de la memoria, atención y cognición. *Las alteraciones cognitivas son más frecuentes en pacientes con trastornos psicóticos, afectivos y patología neurodegenerativa. También se pueden producir ante intoxicación/abstinencia.*
- Alteraciones del apetito y del sueño. *Insomnio de conciliación/mantenimiento.*
- Estado de introspección y comprensión de su enfermedad y consecuencias.

EXPLORACIÓN FÍSICA Y PRUEBAS COMPLEMENTARIAS

Toma de contanstes y exploración física, incluida la exploración neurológica.

La realización de las pruebas complementarias será una herramienta importante a la hora de establecer una hipótesis diagnóstica. Se recomienda solicitar:

- Analítica básica (*hemograma, bioquímica, uroanálisis y tóxicos en orina*).
- ECG, Rx si precisa para descartar patología orgánica.
- TC craneal en caso de aparición de alucinaciones visuales, clínica aguda de desorientación o alteraciones cognitivas.
- Concentraciones de fármacos: si sospechamos intoxicación farmacológica.

INDICADORES PARA LA SOSPECHA DE TRASTORNO ORGÁNICO

Suelen tener una **aparición brusca, fluctuante y de duración de minutos u horas:**

- Sintomas psicóticos bruscos sin antecedentes en mayores de 45 años o cualquier tipo de síntoma en mayores de 65. Alucinaciones visuales o alucinaciones que presentan crítica por parte del paciente (alucinosis).
- Síntomas afectivos en combinación con clínica confusional. Sintomatología afectiva muy resistente a tratamiento farmacológico.
- Patología neurológica de base o existencia de cirugías previas o eventos médicos estresantes recientes. Deterioro cognitivo.
- Conducta de consumo de sustancias.

CRITERIOS DE INGRESO

El ingreso hospitalario en psiquiatría va a depender de múltiples factores que no sólo están relacionados con la gravedad de la patología psiquiátrica (*intento autolítico o ideación autolítica, episodio de descompensación psicótica, manía...*), sino también con factores relacionados con la persona (*grado de introspección, solicitud de ayuda motu proprio o no*) y con su entorno sociofamiliar (*si la persona vive sola o con familiares/amigos, si es posible el seguimiento ambulatorio o no*). Si no existen motivos que justifiquen el ingreso involuntario, por ejemplo, que el paciente esté incapacitado para tomar la decisión, tiene derecho a negarse a ser tratado.

RECUERDE

- Es importante analizar al paciente de una forma global, teniendo en cuenta el diagnóstico diferencial con otras patologías orgánicas.
- El trato debe ser empático para permitir al paciente relatar su sintomatología.
- No debemos ocultar preguntas directas como la de presencia de intención autolítica.

BIBLIOGRAFÍA

- Chinchilla A, Correas J, Quintero FJ, Vega M. Manual de urgencias psiquiátricas (2ª edición). Editorial Elsevier Masson, 2010: 437-448.
- Gutiérrez-Fraile M, Roca Bennasar M, Bernardo Arroyo M. Manual del Residente de Psiquiatría (3ª edición), 2017.
- Kaplan HI, Sadock BJ. Sinopsis de Psiquiatría. Ciencias de la Conducta. Psiquiatría clínica (11ª edición). Madrid: Wolters Kluwer, 2015.
- Lipson R, Zeller Scott L. Urgencias psiquiátricas principios y práctica (2ª edición). Madrid: Editorial Wolters Kluwer, 2015.
- Vallejo Ruiloba J. Introducción a la psicopatología y a la psiquiatría (8ª edición). Barcelona: Masson, 2015.
- Vazquez Lima MJ, Casal Codesido JR. Guía de actuación en urgencias (5ª edición). Madrid: Editorial Médica Panamericana, 2017: 477-479.

79. Atención a la conducta suicida

S. Vega García, M. Piñón García, E. Mariño Díaz

PUNTOS CLAVE

- La mayoría de los suicidios son previsibles (VALORACIÓN DEL RIESGO).
- Los intentos de suicidio previos son el predictor más importante.
- Todo intento suicida debe ser considerado como una urgencia psiquiátrica.

DEFINICIÓN

La Organización Mundial de la Salud (OMS) propone la definición de suicidio como "un acto con resultado letal, deliberadamente iniciado y realizado por el sujeto, sabiendo o esperando su resultado letal y a través del cual pretende obtener los cambios deseados". La conducta suicida es una **urgencia psiquiátrica.**

Ideas de suicidio (de menor a mayor gravedad)

- Ideas pasivas de muerte: deseo de morir sin clara intencionalidad de hacerse daño.
- Ideación suicida: pensamiento de acabar con la propia vida con alguna intencionalidad, con distintos grados de estructuración.
- Comunicación suicida: transmisión de la intención suicida a otras personas (amenaza o plan suicida).
- Gesto parasuicida: conducta potencialmente lesiva sin intención de acabar con la vida.
- Intento de suicidio: conducta lesiva no letal, con intención de acabar con la vida.
- Suicidio consumado: muerte por una autolesión donde se evidencia intencionalidad de acabar con la vida.

FACTORES DE RIESGO

- Intentos de suicidio previos: son los predictores de conducta suicida más importantes.
- Sexo. Varones: más suicidios consumados. Mujeres: más intentos de suicidio.
- Edad: adolescencia y edad avanzada.
- Etnia: caucásicos < raza negra < hispanos < asiáticos.
- Estado civil: solteros > separados/viudos > casados.
- Estado socioeducativo y situación laboral: jubilados y desempleados con bajo nivel educativo.

- Trastorno mental.
- Alcoholismo y/o abuso de drogas.
- Factores psicológicos.
- Enfermedad crónica o discapacitante.
- Historia familiar de suicidio (sobre todo, en familiares de primer grado).
- Falta de apoyo social y familiar.
- Historia de abusos sexuales o maltrato físico durante la infancia.

ACTUACIÓN EN URGENCIAS

Anamnesis e historia psiquiátrica dirigida (nunca son sustituibles por escalas)

- Características más relevantes del intento de suicidio: método empleado, previsión de rescate, motivación.
- Factores de riesgo de suicidio (**Tabla 79-1**).
- Valorar la historia psiquiátrica previa, la ideación suicida, los factores desencadenantes y la accesibilidad a métodos de gran letalidad (**Fig. 79-1**).
- Apoyo social y familiar del paciente.
- Explorar las características del intento de suicidio actual: planificación, método, factores desencadenantes, circunstancias que rodean el acto y actitud ante el resultado fallido.
- Escala Sad Person: https://qxmd.com/calculate/calculator_201/modified-sad-persons-scale (**Anexo 79-1**).

TRATAMIENTO

- Evaluación inicial del estado físico (lesiones, intoxicaciones, etc.).
- Es importante tomar medidas para evitar conductas auto o heteroagresivas del paciente.
- Decisión terapéutica: Derivación a un medio ambulatorio o ingreso voluntario o involuntario en un Servicio de Psiquiatría (según el riesgo).

Tabla 79-1. Riesgo en conducta suicida

Bajo riesgo	Riesgo intermedio	Alto riesgo
• Asintomáticos sin historia de ideación autolítica • Pacientes con estabilidad emocional con o sin pensamientos pasivos de muerte • Pacientes con pensamientos pasivos con buen soporte familiar	• Ideas suicidas poco estructuradas sin patología psiquiátrica • Paciente con síntomas ansiosos en la entrevista • Intento autolítico reciente con crítica activa	• Ideas suicidas y diagnóstico psiquiátrico o acontecimientos estresantes • Intentos previos con métodos de alta letalidad • Intento autolítico reciente sin crítica activa

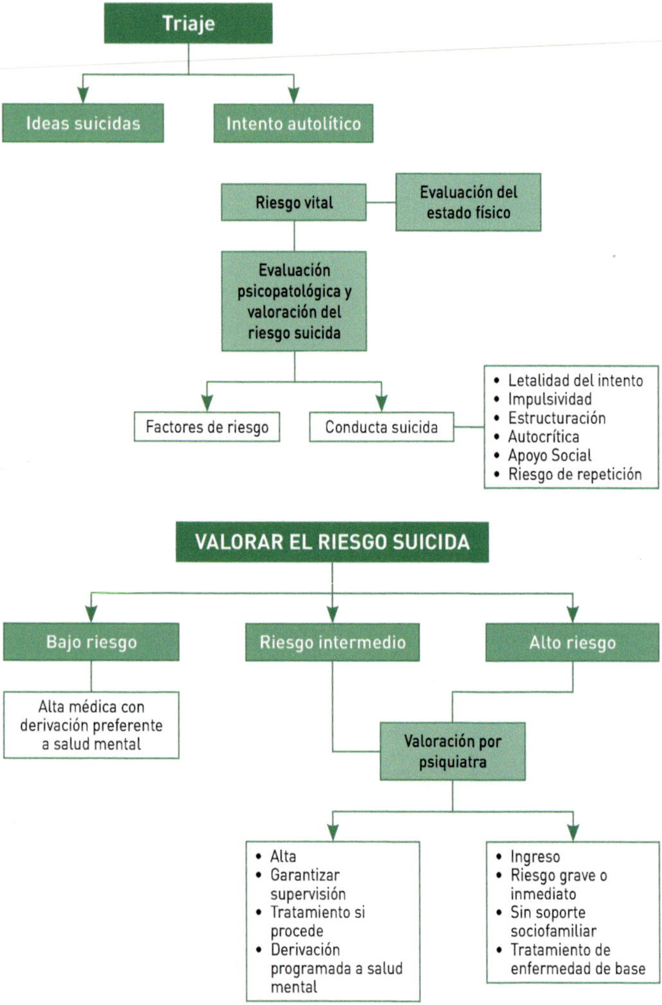

Figura 79-1. Algoritmo de actuación.

RECUERDE

- El número de suicidios está aumentando considerablemente en los últimos años.
- La exploración y pregunta directa de las ideas autolíticas no aumenta el riesgo de suicidio.
- La mayoría de los suicidios ocurren en pacientes con patología psiquiátrica previa, pero un tanto por ciento determinado de ellos suceden en población sin patología psiquiátrica.
- Una buena anamnesis es esencial y en ocasiones es necesario entrevistar a los familiares.

BIBLIOGRAFÍA

- Bertolín Guillén JM. Evaluación e intervención en las urgencias psiquiátricas, 2009.
- Bibiano Guillén C. Manual de urgencias (3ª edición), 2018.
- Proceso de prevención y atención a la conducta suicida de Castilla y León.
- SEDUP. Manual de urgencias en psiquiatría, 2018.
- Vázquez Lima MJ, Casal Codesido JR. Guía de Actuación en Urgencias. 5a ed. Madrid: Editorial médica Panamericana, 2017.

80. Trastorno de ansiedad

M. E. García Llamas, Y. Rodríguez Gallego, Y. Zapico Merayo

PUNTOS CLAVE

- Actuación en urgencias ante la ansiedad patológica: descartar causas orgánicas.
- Diferenciar la ***ansiedad situacional o reactiva*** de la ***crisis de pánico*** (principal urgencia psiquiátrica con una prevalencia del 1-3 % de la población).

DEFINICIÓN

El estrés habitual (ansiedad reactiva) se inicia ante un conjunto de demandas ambientales a las que se debe dar una respuesta adecuada, iniciando recursos de afrontamiento. Si aumenta hasta puntos de difícil manejo, se puede percibir como una tensión emocional (ansiedad) o física (angustia).

La ansiedad es una respuesta fisiológica del individuo cuando se expone a un estímulo estresante que le provoca temor, amenaza o tensión. Se considera patológica cuando es desproporcionada a la causa o muy intensa, o cuando se produce sin estrés previo.

Según el DMS-5, se define como **crisis de ansiedad o ataque de pánico** a una llegada repentina de miedo intenso que alcanza su máximo pico en pocos minutos. Si se produce más de una crisis inesperada es cuando hablamos de **trastorno de pánico.**

Hay dos patrones básicos de presentación de la ansiedad patológica: de forma continua y de forma paroxística. Ambos no son excluyentes.

CLÍNICA DE LA CRISIS DE ANSIEDAD/PÁNICO

Cursa con **al menos 4 de los siguientes** síntomas:

- Síntomas torácicos: sensación de palpitaciones, golpes del corazón o sacudidas. Disnea, dificultad para respirar.
- Dolor torácico.
- Síntomatología vasovagal, sensación de aturdimiento o embotamiento.
- Temblor principalmente distal.
- Parestesias.
- Sudoración fría.
- Escalofríos o sensación de calor.
- Náuseas, vómitos o dolor abdominal.
- Síntomas de alteración del estado mental: desrealización o despersonalización.
- Miedo a la pérdida de control o a volverse loco.
- Miedo a la muerte inmediata.

DIAGNÓSTICO

Realizar una anamnesis detallada, teniendo en cuenta el estado de angustia que presenta el paciente con la clínica previa mencionada, cronología y hacer una valoración psicopatológica, donde comprobemos si existen otras patologías psiquiátricas comórbidas, como depresión o esquizofrenia.

Valorar antecedentes del paciente, personales y familiares, situación socioeconómica.

Descartar consumo de tóxicos o presencia de otras enfermedades médicas.

Será necesario hacer una exploración física completa con exploración neurológica.

Diagnóstico diferencial

El diagnóstico de una crisis de pánico en ocasiones es complejo; es necesario conocer las patologías que pueden llegar a producir efectos similares y, por lo tanto, siempre descartar organicidad:

- **Síndromes de abstinencia** a fármacos (benzodiazepinas), deprivación alcohólica, consumo de cafeína, cocaína o cannabis.
- **Consumo de fármacos:** corticoides, insulina, tiroxina, isoniacida, antagonistas del calcio, L-Dopa, antidiabéticos orales.
- **Enfermedad psiquiátrica comórbida:** trastorno de ansiedad generalizada, síndromes depresivos.
- **Enfermedades cardiovasculares:** síndrome coronario agudo, arritmias.
- **Enfermedades respiratorias:** TEP, EPOC, neumonía, edema pulmonar agudo.
- **Enfermedades neurológicas:** TCE, hidrocefalia, tumores intraparenquimatosos, hemorragias agudas, síndrome confusional agudo, epilepsia, migraña.
- **Enfermedades endocrinológicas:** tirotoxicosis, hiper o hipotiroidismo, feocromocitoma.
- **Otras patologías:** anemias, deficit de vitamina B_{12}, pelagra.

PRUEBAS COMPLEMENTARIAS

Si es necesario, solicitar analítica de sangre, tóxicos en orina, ECG, TC craneal, etc., en función de los síntomas que presente para descartar enfermedad orgánica.

TRATAMIENTO

- Es importante generar un entorno en el que el paciente pueda estar tranquilo y sentirse cómodo. Se le debe recordar que sus síntomas, aunque desagradables, no entrañan un riesgo vital y repetirlo todas las veces necesarias. Tranquilizar al paciente y devolverlo a la funcionalidad sin otras medidas se denomina **intervención en crisis.**
- Si no es suficiente con las medidas no farmacológicas, se administrarán benzodiacepinas por VO (**Tabla 80-1**). Las benzodiacepinas no se absorben correctamente por vía IM.

- Inicialmente debe administrase alprazolam (a dosis de 0,25, 0,5 o 1 mg) o lorazepam (a dosis de 1 mg). También podemos utilizar como segunda línea diazepam (a dosis de 5-10 mg). Las dosis se seguirán administrando cada 15-20 min si no se controla.
- En caso de crisis grave, intentar evitar la hiperventilación y utilizar una mascarilla con reservorio para que el paciente inspire el aire exhalado y no tenga pérdida de CO_2; de esta forma disminuimos el riesgo de alcalosis respiratoria y tetania.

En caso de comorbilidades, crisis de repetición o crisis grave se puede derivar al centro de Salud Mental que corresponda para hacerle un seguimiento de su patología.

Las crisis pueden estar enmarcardas si son de repetición dentro de un trastorno de pánico; en estos casos, el tratamiento se suele hacer con combinaciones de benzodiacepinas e ISRS/ISRN (duloxetina-venlafaxina); no compete el inicio de tratamiento a urgencias.

Tabla 80-1. Dosis iniciales de benzodiacepinas en crisis de ansiedad

Principio activo	Dosis equivalente
Alprazolam	0,5 mg
Lorazepam	1 mg
Diazepam	5 mg
Bromazepam	3 mg
Clonazepam	1 mg
Midazolam	1,5 mg

RECUERDE

- Generar un entorno lo más confortable posible para el abordaje inicial de un trastorno de ansiedad.
- Si falla la intervención no farmacológica, el tratamiento de elección son las benzodiacepinas.

BIBLIOGRAFÍA

- Arias Fernandez A, Melendo Granados JJ. Trastornos de ansiedad en el paciente anciano. Medicine. 2015;11(84):5022-30.
- Bibiano Jaén C, García Jaén MT. Manual de Urgencias (3ª edición). Madrid: Grupo Saned, 2018.
- Chinchilla A, Correas J. Manual de Urgencias Psiquiátricas (2ª edición). Barcelona: Elsevier, 2010.
- De Matteis M, Basurte Villamor I. Protocolo y diagnóstico y terapéutica de la ansiedad aguda. Medicine. 2015;11(84):5036-40.
- Gracia San Roman FJ, Díaz del Campo Fontecha P (coordinadores). Guía de Práctica Clínica para el Manejo de Pacientes con Trastornos de Ansiedad en Atención Primaria (1ª edición). Madrid: Plan Nacional para el SNS del MSC, 2008.
- Manual Diagnóstico y Estadístico de los Trastornos Mentales (DSM-5R) (5ª edición). Madrid: Editorial Panamericana, 2014.
- Vázquez Lima MJ, Casal Codesido JR. Guía de Actuación en Urgencias. 5a ed. Madrid: Editorial médica Panamericana, 2017.

81. Agitación psicomotriz

S. Vega García, R. Vélez Silva, Mª. C. Fernández Borregán

PUNTOS CLAVE

- Es una urgencia médica y el abordaje debe realizarse de manera inmediata.
- Una buena anamnesis y exploración física son fundamentales.
- Es necesario preguntar y contrastar información con el familiar o acompañante.

DEFINICIÓN

La agitación psicomotriz es un estado de hiperactividad física y mental descontrolada e improductiva, asociada a tensión interna. Puede acompañarse de alteraciones afectivas, del pensamiento y, en ocasiones, del estado de conciencia, típicamente fluctuantes.

ETIOLOGÍA

Orgánica

- Enfermedades neurológicas: tumores, TCE y demencia.
- Trastornos endocrinometabólicos: trastornos iónicos, hipoxia, hipercapnia, acidosis, encefalopatía hepática.
- Fármacos.
- Tóxicos (intoxicación o abstinencia).
- Infecciones.

Psiquiátrica

- Psicótica:
  - Esquizofrenia y trastorno esquizoafectivo.
  - Episodio maniaco.
  - Episodio depresivo (ancianos y niños).
  - Trastorno por ideas delirantes.

- No psicótica:
  - Ansiedad.
  - Trastorno de personalidad (histriónico, límite y paranoide).
  - Trastorno adaptativo.
  - Trastorno disociativo.
  - Reacción de estrés agudo.

DIAGNÓSTICO

- Anamnesis y exploración física.
- Pruebas complementarias:
  - Constantes (con glucemia).
  - Analítica de sangre y tóxicos en orina.
  - TC craneal: si hay TCE, focalidad neurológica o fluctuación del estado de conciencia.
  - Punción lumbar: sospecha de Infección del SNC o hemorragia subaracnoidea.

Diagnóstico diferencial (Tabla 81-1)

Tabla 81-1. Diagnóstico diferencial de la agitación psicomotriz

Agitación orgánica	Agitación psicótica	Agitación psiquiátrica no psicótica	Agitación mixta (tóxicos)
• Fluctuación del estado de conciencia • Desorientación temporoespacial • Discurso incoherente • Alucinaciones visuales • Delirio ocupacional • Exploración física alterada	• Antecedentes psiquiátricos • Discurso verborreico o disgregado • Hostilidad o indiferencia • Alucinaciones auditivas • Delirio de perjuicio o megalomaniaco	• Antecedentes psiquiátricos • Angustia o miedo	• Puede estar todo alterado o todo normal • Delirios de infestación

TRATAMIENTO

Contención verbal

- Actitud no provocadora.
- Contacto visual.
- Empatizar (alianza terapéutica).
- Escuchar y entender al paciente.
- Buscar puntos de acuerdo.
- Tener en cuenta los límites legales.
- Valorar la situación a posteriori con el personal.

Contención farmacológica (Tablas 81-2 y 81-3)

- Benzodiacepinas: abstinencias, intoxicaciones o agitación en crisis comiciales.

- Deben evitarse las BDZ IM (excepto midazolam) por la mala absorción.
- No debemos usar BDZ IV sin monitorización del paciente.
- Neurolépticos: clínica confusional y psicótica.

Tabla 81-2. Ejemplos de fármacos para contención farmacológica	
Sospecha de agitación por alcohol	• Evitar BDZ • Haloperidol IM 1/2 o 1 ampolla de 5 mg
Sospecha de agitación por cocaína/otras sustancias sintéticas	• De elección BDZ VO (Lorazepam 1-5 mg) (Diazepam 5-10 mg) • Olanzapina VO 10 mg • Olanzapina IM 10 mg o Haloperidol IM 5 mg
Sospecha de agitación en cuadro confusional	• Tratamiento de la causa • Evitar BDZ • De elección: haloperidol (oral 10-20 gotas o IM 1/2-1 ampolla)
Sospecha de agitación por clínica psicótica	• Olanzapina VO 10-20 mg • Olanzapina IM 10 mg o haloperidol IM 5 mg o levomepromazina IM 25 mg
Sospecha de agitación por clínica ansiosa	• Alprazolam VO 0,5-1 mg • Lorazepam VO 1-5 mg

Tabla 81-3. Fármacos y dosis	
Antipsicótico	Dosis (VO)
Haloperidol en gotas	10-30 gotas
Levomepromacina (*Sinogan*®)	25-50 mg
Olanzapina (*Zyprexa*®)	5-20 mg
Risperidona (*Risperdal*®)	0-5-2 mg
Quetiapina	25-100 mg
Benzodiacepinas	Dosis (VO)
Clonazepam (*Rivotril*®)	2-4 mg
Diazepam (*Valium*®)	10-20 mg
Lorazepam (*Orfidal*®)	1-5 mg
Cloracepato dipotásico (*Tranxilium*®)	15-50 mg
Alprazolam (*Trankimazin*®)	0,5-2 mg

Antipsicótico IM	Dosis	Consideraciones
Haloperidol	2,5-5 mg	• De elección • Puede repetirse cada 30-60 minutos • Máximo 100 mg al día
Levomepromacina (*Sinogan®*)	12,5-25 mg/día	• Vigilancia de la tensión arterial por riesgo de hipotensión
Olanzapina (*Zyprexa®*)	5-10 mg	• Puede repetirse a las 2-4 h • Vigilar tensión arterial y pulso • No más de 20 mg en 24 h

Contención mecánica

- Es la última medida que se debe tomar tras el fracaso de todas las anteriores.
- No es una medida de castigo (explicárselo al paciente).
- Orden facultativa.
- Se indica si existe un riesgo para el paciente o para terceros.
- Es imprescindible tener un control visual del paciente.
- Medidas profilácticas: heparina de bajo peso molecular, control de constantes, asegurar una buena hidratación.

ETIOLÓGICO

El principal objetivo y tratamiento definitivo de la agitación psicomotriz es tratar su causa.

RECUERDE

- La causa más frecuente de agitación en urgencias es la intoxicación por tóxicos, lo que aumenta el riesgo de agresividad.
- El uso de contención mecánica debe ser lo más breve posible.
- Si hay alucinaciones visuales y fluctuación del grado de conciencia, sospechar causa orgánica.
- El tratamiento definitivo es el etiológico.

BIBLIOGRAFÍA

- Bertolín Guillén JM. Evaluación e intervención en las urgencias psiquiátricas, 2009.
- Bibiano Guillén C. Manual de Urgencias (3ª edición), 2018.
- SEDUP 2018. Manual de Urgencias en Psiquiatría.
- Vázquez Lima MJ, Casal Codesido JR. Guía de Actuación en Urgencias. 5a ed. Madrid: Editorial médica Panamericana, 2017.

82. Urgencias por consumo de alcohol

S. Vega García, S. de Castro Valentín, J. M. Pelayo Terán

PUNTOS CLAVE

- La Intoxicación etílica aguda y la abstinencia son la urgencia más frecuente relacionada con el alcohol. Ambas tienen un elevado riesgo de mortalidad.
- Debemos evaluar la glucemia por el riesgo de cetoacidosis.
- Antes de iniciar sueroterapia en sospecha de alcoholismo crónico debemos administrar tiamina para prevenir una encefalopatía de Wernicke.

INTRODUCCIÓN

El 20 % del alcohol se absorbe en el estómago y el 80 % en el intestino, y se metaboliza en el hígado. El pico máximo se produce 30-90 minutos después de la ingesta. Produce alteraciones en la conducta, la percepción y el pensamiento, así como efectos neurológicos centrales y periféricos, metabólicos, cardiovasculares, gastrointestinales y otros sistémicos.

El consumo crónico produce tolerancia y abstinencia (en 24-72 horas, pero puede aparecer desde las últimas 8 horas después de la ingesta hasta semanas después).

INTOXICACIÓN ETÍLICA AGUDA

Véase el capítulo específico: Intoxicación por sustancias de abuso.

SÍNDROME DE ABSTINENCIA

Estado de hiperactividad autónoma, debido a supresión o disminución de consumo de alcohol en pacientes habituados. Mortalidad debida a gravedad (delirium y convulsiones), retraso en la identificación o tratamiento y complicaciones (el 4-20 % padecen hipertermia, aspiración o fallo vascular).

Clínica. Criterios diagnósticos del DSM-5

Cese o reducción de un consumo de alcohol intenso y prolongado. Deben estar presentes dos o más de los siguientes síntomas en horas o días tras el cese o reducción del consumo:

- Hiperactividad del sistema nervioso autónomo (sudoración, taquicardia > 100 lpm, HTA).
- Temblor de manos (o su incremento).

- Insomnio.
- Náuseas o vómitos.
- Alucinaciones o ilusiones visuales, táctiles o auditivas transitorias.
- Agitación psicomotriz.
- Ansiedad.
- Convulsiones tónico-clónicas.

La intensidad de los síntomas debe suponer malestar clínicamente significativo o deterioro social, laborar o en otras áreas del funcionamiento. Los síntomas no pueden ser atribuidos a otra causa, incluidas **otras sustancias.**

Diagnóstico diferencial (Tabla 82-1)

- Alteraciones neurológicas (hemorragia subaracnoidea, hematoma subdural).
- Infecciones.
- Alteraciones hidroelectrolíticas.
- Alteraciones endocrinológicas (hipotiroidismo, crisis tirotóxica).
- Insuficiencia hepática, renal o respiratoria.
- Consumo de tóxicos (abstinencia de sedantes-hipnóticos; intoxicación por estimulantes).

Pruebas complementarias

- Hemograma, bioquímica (incluir enzimas hepáticas), ECG, gasometría arterial.
- Se pueden utilizar escalas para la evaluación de la gravedad de los síntomas y actuar en base a ello (nunca sustituyendo la anamnesis y exploración física): CIWA AR (Revised Clinical Institute Withdrawal Assessment for Alcohol Scale). (https://biadmin.cibersam.es/Intranet/Ficheros/GetFichero.aspx?FileName=ciwa_ar_cuestionario.pdf) (**Anexo 82-1**).

DELIRIUM TREMENS

Episodio confusional con predominio nocturno y alto riesgo vital. Requiere ingreso. **Tríada: disminución del grado de conciencia, alucinaciones visuales y temblor intenso.** Otros síntomas: hipertensión, sudoración, agitación, fiebre y convulsiones.

ENCEFALOPATÍA DE WERNICKE

Definición

Es la manifestación aguda del síndrome de Wernicke-Korsakoff, causado por el daño cerebral asociado al déficit de vitamina B1 (tiamina). Un diagnóstico y tratamiento precoz disminuye la mortalidad un 80 % y previene la evolución al síndrome de Korsakoff (alteración poco reversible de memoria retrógrada y **anterógrada**, dificultades de aprendizaje y fabulación).

Tabla 82-1. Tratamiento del síndrome de abstinencia

Síndrome	Síntomas	Tratamiento
Síndrome de abstinencia precoz	• Temblor • Ansiedad • Cefalea • Sudoración • Palpitaciones • Nivel de conciencia preservado	• Ambiente tranquilo • Dieta absoluta • *Benerva*® 100 mg IM/24 h durante 3 días • Benzodiacepinas t ½ larga (*Valium*® 10 mg VO/4-6 h, *Tranxilium*® 25-50 mg VO/6-8 h, *Orfidal*® 1 mg VO/4-6 h). Usar solo una de ellas • *Distraneurine*® 192 mg 1 o 2 comprimidos VO/6-8 h (riesgo de tolerancia cruzada) • *Tiaprizal*® 100 mg VO/8 h
Síndrome de abstinencia tardío	• Hipertensión arterial • Taquicardia • Convulsiones tónico-clónicas generalizadas (con periodo postcrítico corto)	
Alucinosis alcohólica	• Alucinaciones visuales, táctiles o auditivas con **conciencia de irrealidad**	• Haloperidol 2-5 mg VO/6 h • *Tiaprizal*®100 mg VO/8 h
Delirium tremens	• Disminución del grado de conciencia • Alucinaciones visuales • Temblor intenso • Empeoramiento nocturno	• Las mismas medidas que en el síndrome de abstinencia • Si no tolera *Valium*® VO, ampollas de 10 mL en 2 mL, 10-20 mg IV lentos • SG al 5 %, alternando con SSF al 0,9 % a razón de 3.000 mL/24 h • Corrección de alteraciones hidroelectrolíticas

Tríada clásica, solo en un tercio de los casos: alteraciones oculares, ataxia y encefalopatía. Otros síntomas característicos:

- Alteración del estado mental: síndrome confusional, alteración en la atención y en la memoria, delirium tremens, estupor o coma.
- Alteración oculomotora: nistagmo, parálisis de músculos rectos externos y mirada conjugada.
- Ataxia de la marcha.

Diagnóstico: de sospecha y clínico, sin pruebas complementarias de confirmación. Se usan los *Criterios de Caine* (se diagnostica si se cumplen > 2 criterios):

- Deficiencia dietética.
- Alteraciones oculomotoras.
- Ataxia (disfunción cerebelosa).
- Estado mental alterado.

Tratamiento

Tiamina (*Benerva*® 100 mg) intravenosa o intramuscular. Inicio con 500 mg IV/8 h en 30 minutos durante 2 días. Seguir con 250 mg IV o IM/24 h durante 5 días.

CETOACIDOSIS ALCOHÓLICA

Definición

Pacientes con consumo crónico de alcohol con interrupción aguda o subaguda por vómitos.

Síntomas: taquicardia, taquipnea, náuseas, vómitos y dolor abdominal.

Diagnóstico: concentraciones bajas de alcohol en sangre, acidosis metabólica con anión Gap aumentado, cetonemia elevada y cetonuria baja o ausente.

Tratamiento

- Si hay vómitos: dieta absoluta y metoclopramida (*Primperam*®) 10 mg IV o IM/8 h.
- Tiamina (*Benerva*®) 250 mg IM/24 h hasta la resolución del cuadro.
- Suero glucosado al 5 % y tratamiento de las alteraciones hidroelectrolíticas.
- Sulfato de magnesio (*Sultemin*®) 1,5 mg diluidos en 100 mL de SG al 5% IV en 15 minutos, después 4 ampollas diluidas en 250 mL de SG al 5 % IV en perfusión a 30 mL/h.

SHOCK ACETALDEHÍDICO

Definición

Cuadro vasovagal provocado por interacción del alcohol (atención a sustancias con alcohol no controlado: jarabes y otros) con fármacos interdictores usados para la deshabituación alcohólica, como disulfiram (*Antabús*®) o carbimida (*Colme*®). También otras sustancias con efecto disulfiram: la seta *Coprinus atramentarius* o algunos disolventes industriales.

Clínica: rubefacción facial, dolor de cabeza, sudoración profusa, taquicardia, náuseas, vómitos, vértigo, dolor torácico y abdominal, ansiedad, disnea, taquicardia, hipotensión arterial, confusión, arritmias, convulsiones y síncope.

Tratamiento

- Si el cuadro es leve: antihistamínicos (desclorfeniramina-*polaramine*® -5 mg IM/6-8 h).
- Si hay vómitos: metoclopramida (*Primperam*®) 10 mg IV o IM/8 h.

RECUERDE

- El objetivo del tratamiento del síndrome de abstinencia es evitar la progresión hacia un delirium tremens y evitar las convulsiones.
- El pilar del tratamiento del síndrome de abstinencia son las benzodiacepinas.
- Ante la sospecha de encefalopatía de Wernicke, administrar tiamina lo más rápido posible.
- Nunca debe administrarse SG antes de la tiamina si hay sospecha de etilismo crónico.

BIBLIOGRAFÍA

- American Psychiatric Association (2013). Diagnostic and Statistical Manual of Mental Disorders (5th edition, DSM-5).
- Bibiano Guillén C. Manual de Urgencias (3ª edición), 2018.
- SEDUP 2018. Manual de Urgencias en Psiquiatría.
- Vázquez Lima MJ, Casal Codesido JR. Guía de Actuación en Urgencias. 5ª ed. Madrid: Editorial médica Panamericana, 2017.

83. Urgencias psiquiátricas en el adolescente

M. E. García Llamas, E. García Riera, F. M. Vega Fernández

PUNTOS CLAVE

- Tenemos que crear un ambiente de confianza para el adolescente. Los adolescentes suelen preferir dar la información solos, sin la compañía de sus padres o tutores. Durante los primeros minutos es recomendable dar un espacio al paciente para que pueda contar lo sucedido y nos dé cómo profesionales una visión general del problema.
- El diagnóstico tiene que enmarcarse conjuntamente con otras patologías que pueda tener el menor y estén afectando al diagnóstico, acompañadas por un estudio de su situación social (económica, apoyo familiar y entorno, nivel y adaptación escolar).

DEFINICIÓN

A este tipo de urgencia se la entiende como el proceso que genera la suficiente tensión emocional como para que sea de difícil control por parte del propio adolescente (14 a 18 años) o su familia.

Los motivos principales de consulta a esta edad son los trastornos de conducta, las crisis de ansiedad y la ideación autolítica.

PRINCIPALES OBJETIVOS

- Conocer si existe ideación suicida, intentos previos y riesgo de heteroagresividad.
- Descartar la presencia de clínica psicótica.
- Evaluar la necesidad de un ingreso hospitalario y en caso contrario derivar si fuese necesario a consultas de Salud Mental, orientando el tratamiento.

PROBLEMÁTICA ACTUAL

Existe un aumento significativo de la patología psiquiátrica y psicológica en el adolescente hoy en día, sobre todo, a nivel de los trastornos de ánimo.

En el caso de la depresión, se trata de una de las principales causas de enfermedad en adolescentes y el suicidio se ha convertido en la tercera causa de fallecimiento entre los 15-18 años de edad. Un 2 % de los pacientes fallece tras la tentativa.

El 90 % de los intentos se deben a sobredosis farmacológicas.

Es importante tener presente que las autolesiones (de todo tipo), generalmente, cortes o laceraciones, no suelen tener un fin autolítico, por lo que suelen ser un síntoma de algún otro tipo de trastorno o problemática sin necesidad de cumplir criterios de enfermedad mental.

CLÍNICA PRINCIPAL Y DIAGNÓSTICO

Pueden aparecer diferentes síntomas, como agresividad, intentos autolíticos, cambios en el comportamiento de naturaleza orgánica o psicógena y situaciones relacionadas con intoxicaciones entre otros:

- **Trastornos de conducta:** son de las urgencias más comunes en adolescentes. TDAH (trastorno por déficit de atención e hiperactividad) en ocasiones con comportamientos disruptivos. Trastorno disocial con comportamiento desafiante y riesgo de auto o heteroagresividad. Adolescentes con TEA (trastorno del espectro autista) que pueden también tener comportamiento disruptivo, irritabilidad y agresividad, con agitación.
- **Trastorno de ansiedad:** es la patología psiquiátrica más frecuente a esta edad, en muchas ocasiones presentada por síntomas somáticos (dolor abdominal, náuseas, mareo, dolor torácico...).
- **Trastornos del ánimo:** se manifiestan con síntomas similares a los de los adultos. Es característico que tengan un mayor componente de conductas autolesivas y actitud heteroagresiva, con desinterés por sus actividades habituales y bajo rendimiento o absentismo escolar.
- **Episodios de manía:** suelen acudir con estados de euforia, expansividad y verborrea o incluso irritabilidad.
- **Psicosis:** las etiologías son múltiples, desde consumo de tóxicos a cuadros de manía. Suelen tener una clínica alucinatoria y abrupta semejante a la del adulto o tener una conducta más inhibida, con evolución tórpida y con tendencia al aislamiento progresivo con pérdida de intereses.

Se deberá realizar una prueba analítica y determinación de tóxicos en orina ante alteraciones conductuales abruptas de nueva aparición, clínica alucinatoria o intento autolítico. Otras pruebas complementarias junto con exploración física completa si el paciente muestra sintomatología somática sin claro foco puramente psiquiátrico.

TRATAMIENTO (TABLA 83-1)

Trastorno de conducta: proteger al paciente y a su entorno si aparece clínica de agitación. Véanse los tratamientos en la tabla 83-1. Valorar ingreso si existe riesgo de autolesiones o heteroagresividad.

Trastorno de ansiedad: Es necesario aplicar un tratamiento para el control de síntomas: lorazepam (0,5-2 mg) o alprazolam (0,25 mg-1 mg).

Trastorno del ánimo: habrá que descartar si existe riesgo autolítico elevado (Intento previo de suicidio con gran violencia, establecer un plan de forma detallada, escribir una carta de despedida, obtener las herramientas necesarias, como armas o píldoras, por ejemplo, y tomar precauciones

Tabla 83-1. Fármacos utilizados en urgencias para el control de la agitación psicomotriz		
Fármaco	Dosis en adolescentes	Presentación comercial
Lorazepam	1-5 mg	*Orfidal®*
Midazolam	2,5-15 mg	*Dormicum®*
Diazepam	5-10 mg	*Valium®*
Clorazepato dipotásico	2,5-15 mg	*Tranxilium®*
Haloperidol	5 mg IM	*Haloperidol®*
Levomepromazina	25-50 mg	*Sinogan®*
Clorpromazina	25 mg IM	*Largactil®*
Risperidona	2 mg VO	*Risperdal®*
Olanzapina	5 mg VO	*Zyprexa®*

para no ser descubierto, antecedentes familiares de suicidio o un trastorno mental). No es recomendable prescribir antidepresivos en la urgencia.

Si observamos o nos cuentan autolesiones lo más importante es preguntar si tienen o no un fin autolítico con el fin de valorar un ingreso para su tratamiento y prevención.

Psicosis. El tratamiento de elección son los antipsicóticos de segunda generación: risperidona, olanzapina, aripiprazol, paliperidona, quetiapina y ziprasidona (respetar indicaciones de uso y edad de inicio de la toma según recomendaciones FDA). Deben ir acompañados de una evaluación exhaustiva del menor e ingreso hospitalario para control de síntomas si es necesario.

CRITERIOS DE INGRESO

Se estima que del total de urgencias hospitalarias del adolescente solo un 25 % requerirán ingreso hospitalario.

Solo se hará un ingreso en caso de que no exista mejor alternativa posible extrahospitalaria.

Se realizará en caso de que el menor presente:

- Intento autolítico de alta lesividad o tentativa.
- Descompensación de un trastorno mental grave, psicosis, trastorno del ánimo, TEA.
- Primer episodio de manía franca.
- Trastorno de la conducta alimentaria con alteraciones somáticas graves, presencia de IMC < 16,5, negativa o imposibilidad de tolerancia oral, asociación a otras patologías o alteraciones psiquiátricas.
- Riesgo de heteroagresividad en patología mental grave.

CONSIDERACIONES LEGALES

Habrá que notificar cualquier tipo de sospecha de agresión o abandono de funciones a las autoridades competentes si somos observadores de ellas, según la ***ley 14/2002, de 25 de julio, de Promoción, Atención y Protección a la Infancia***. Puede ser necesario hacer un ingreso en caso de que haya sospecha de sus familiares para separarles temporalmente.

Siempre será necesario avisar al juzgado correspondiente en caso de ingreso hospitalario (art. 763 del CD) con un plazo máximo de 24 h y con la autorización conjunta de padres/tutores.

Los tutores legales o padres deberán ser informados en todo momento de las decisiones tomadas respecto al menor.

RECUERDE

- Inicialmente dejar un espacio de tiempo para que el paciente cuente lo sucedido.
- Descartar consumo de tóxicos.
- Consideraciones legales en el menor.

BIBLIOGRAFÍA

- American Psychiatric Association (2014). Manual Diagnóstico y Estadístico de los Trastornos Mentales (DSM-5) (5ª edición). Madrid: Editorial Médica Panamericana, 2014.
- Baren JM, Mace SE, Hendry PL. Special situations: child maltreatment, violence and response to disasters. Pediatr Emerg Care. 2008; 24(8): 569-577.
- Chinchilla A, Correas J, Quintero FJ, Vega M. Manual de Urgencias Psiquiátricas. (2ª edición). Editorial Elsevier Masson, 2010: 437-48.
- Imaz Roncero C, Arias Martínez B. Manual Básico de psiquiatría de la infancia y la adolescencia. Valladolid: Ediciones Universidad de Valladolid, 2020.
- Rubio Morell B, Moreno Pardillo D, Lázaro García L. Manual de psiquiatría de la infancia y la adolescencia. (1ª edición). Elsevier, 2021.

PEDIATRÍA Y NEONATOLOGÍA (P-N) 14

84. Patología frecuente del neonato en urgencias

E. Quintas Miranda, Mª J. Antequera Fernández, R. Velasco García

PUNTOS CLAVE

- Período neonatal: comprende los 28 primeros días de vida. Es fundamental la anamnesis detallada (AF, embarazo, parto y situación perinatal) y la exploración física completa.
- La atención en el periodo neonatal debe ser siempre consultada al pediatra de guardia, salvo que se trate de variantes de la normalidad.
- Objetivo: saber enfrentarse a las consultas más frecuentes en esta etapa de la vida y distinguir una patología de una variante de la normalidad.

LESIONES RELACIONADAS CON EL PARTO

Hemorragias extracraneales

- ***Caput sucedaneum*/tumor del parto:** tumefacción de contenido edematoso en la zona de presentación, de inicio en el parto. Desaparece en 24-48 h. La piel suprayacente puede ser equimótica. Son raras las complicaciones.
- **Cefalohematoma:** colección sanguínea entre periostio y hueso, que está circunscrita a un hueso craneal, sin desbordar las líneas de sutura. Se inicia varias horas después del parto. No suele precisar tratamiento; la resolución es espontánea en 1-2 meses. Están **contraindicados** la punción y el drenaje por riesgo de infección. Complicaciones: ictericia, anemia y fractura craneal.
- **Hemorragia subaponeurótica:** colección sanguínea por encima del periostio y debajo del cuero cabelludo (por fuerte tracción de este durante el parto). Puede extenderse por todo el cráneo, lo que implica elevada mortalidad. Importante: monitorizar constantes, hematocrito, coagulación y perímetro cefálico (1 cm = 40 mL acumulados).

Hematoma del ECM

Tumoración dura en ECM, unilateral, que se produce en la 2ª-3ª semana de vida. Cursa con tortícolis de dicho lado y, a veces, asimetría facial. El tratamiento es fisioterápico. Se reabsorve en 3-4 meses.

Fractura de clavícula

Es la fractura más frecuente: se produce tumefacción y crepitación (signo de la tecla), edema doloroso y disminución de la movilización activa de la extremidad afecta con asimetría del reflejo de Moro.

La curación es espontánea en 7-10 días. Tratamiento: férula o vendaje de Velpeau, limitar la movilización del brazo afecto y enseñar a los padres la forma de manipulación del niño (acostarlo en decúbito lateral sobre el brazo sano y empezar a vestir por el brazo enfermo). Analgesia si hay irritabilidad o dolor.

Hemorragias subconjuntivales

Por aumento brusco de la presión intratorácica al atravesar el canal del parto. Evolución favorable; no indican enfermedad hemorrágica del RN.

LESIONES DERMATOLÓGICAS Y DE LAS MUCOSAS

Dermatitis seborreica

Se produce en la 1ª-2ª semana de vida. Son placas no pruriginosas (costra láctea) en el cuero cabelludo y retroauricular en forma de descamación no pruriginosa, seca y eritematosa que progresa hasta frente, cejas y cara; placas descamativas y untuosas sobre base eritematosa. La resolución es espontánea en la mayoría de los casos. Si necesita tratamiento, lo pautará su pediatra.

Dermatitis del pañal

Inflamación e irritación de la piel cubierta por el pañal, por contacto prolongado de esta con la orina. Prevalencia máxima: 2° trimestre de vida. Diagnóstico clínico: deben buscarse manifestaciones típicas. Complicaciones: sobreinfección bacteriana, candidiasis (eritema rojizo brillante, con pápulas y pústulas que afecta a pliegues), intertrigo estreptocócico (grieta dolorosa en pliegue), granuloma glúteo infantil. **Prevención:** baño diario con agua y jabón neutro + cambio frecuente de pañales + evitar roces y maceración + airear la zona. Evitar pañales de plástico o goma, roces excesivos en el área del pañal y productos irritantes y aplicaciones con talco o pasta al agua en forma de solución concentrada (no en polvo).

Tratamiento

- Leve: medidas de prevención + 1 aplicación/día de pasta al agua con óxido de zinc (no usar si hay erosiones, ya que podrían producirse granulomas de cuerpo extraño).
- Moderada: lo anterior + crema o loción de corticoides de baja potencia (hidrocortisona al 0,5-1 %) 2 veces al día durante 5 días.
- Severa: asociar corticoides de potencia media y fomentos con borato de sodio al 2 %, cada 8 h sobre la lesión, durante 5 minutos, previo lavado con agua tibia y secar al aire.
- Candidiasis: aplicar asociación de hidrocortisona y miconazol (Brentan) 2 veces/día.
- Si hay sobreinfección bacteriana: asociar ATB tópico: mupirocina o ácido fusídico.

Muguet

Placas blancas de aspecto cremoso en lengua o mucosa bucal que no se desprenden con el raspado. **Tratamiento:** nistatina tópica en suspensión, 1 mL/4 veces al día tras las tomas, hasta 5 días después de la resolución.

Miliaria

Lesiones por calor, por exceso de ropa. Vesículas claras de 1-2 mm, asintomáticas, que se rompen (miliaria cristalina) o pápulas eritematosas pruriginosas de 1-2 mm o pústulas (miliaria rubra). **Tratamiento:** evitar sudoración + pasta al agua o sulfato de cobre al 1/1.000 una vez al día. Si hay pústulas: antiséptico (por ejemplo, clorhexidina).

Quistes de Milium

Quistes sebáceos, sobre todo, en alas nasales. No son patológicos.

Eritema tóxico

Vesicopústulas sobre base eritematosa. Respetan palmas y plantas. Fisiológico. Desaparecen en la primera semana.

Mancha mongólica o de Baltz

Mancha azulada en sacro y espalda. Palidece con el tiempo. Es fisiológica.

Acrocianosis/*cutis marmorata*/fenómeno de arlequín

Cambio de color de la piel, como respuesta orgánica ante el frío.

Ictericia

Coloración amarillenta de piel y mucosas, por aumento de bilirrubina plasmática > 7 mg/dL.

- **Fisiológica:** muy frecuente en el neonato a término. Es mono sintomática, fugaz (2º a 7º día) y de predominio indirecto. No necesita tratamiento.
- **Patológica:** descartarla si se inicia antes de las 24 h de vida, ante aumentos de B > 5 mg/dL diarios, no cumple criterios de ictericia fisiológica o dura > 14 días en niños a término (21 días en prematuros). Cifras patológicas: B directa > 1 mg/dL, B total de < 5 mg/dL o más del 20 % de la B total si esta es > 5 mg/dL al día (**Tabla 84-1.**).

Tratamiento: dirigido a evitar la neurotoxicidad de las cifras elevadas de bilirrubina.

Tabla 84-1. Clasificación de la ictericia en el neonato según el momento de aparición y características importantes

TIPO	DÍA DE APARICIÓN	CAUSA DESTACADA	CARACTERÍSTICAS IMPORTANTES
Muy precoz	1er día de vida (< 24 horas)	Anemia hemolítica por isoinmunización (incompatibilidad Rh-ABO)	↑ Bilirrubina INDIRECTA Madre Rh-, padre Rh+ y recién nacido Rh+
Fisiológica	> 24 horas	Ictericia fisiológica	↑ Bilirrubina INDIRECTA Es ictericia monosintomática, sin afectar el estado general. Dura menos de 1 semana en el RN a término y menos de 2 semanas en el prematuro
Precoz	2º-7º día	Anemia hemolítica NO isoinmune, lactancia materna, infección-sepsis, diabetes, poliglobulia	Importante: etiología y signos de alarma ***Ictericia por lactancia materna:** generalmente, al 4º día de vida, pudiendo alcanzar incluso 25 mg/dL a los 14 días. Disminuye a las 3-12 semanas lentamente. Valoración pediátrica
Tardía	Posterior al 8º día	Hipotiroidismo, hepatitis neonatal, atresia de vías biliares	**Atresia de vías biliares:** > 8º día, aumenta la bilirrubina DIRECTA. Obstrucción completa: acolia, coluria, hepatomegalia. **Hepatitis neonatal:** > 30 días, aumenta la bilirrubina DIRECTA. Pseudoobstrucción: hipocolia, coluria. Causa + frecuente: VHB.

PATOLOGÍA NEUROLÓGICA

BRUE: *Brief resolved unexplained event*/EBRI: Episodio breve resuelto inexplicable (antes: episodio aparentemente letal: EAL)

Evento en lactante < 1 año, en el que el observador refiere un episodio brusco, que dura < 1 min y se resuelve. Se caracteriza por al menos uno de los siguientes síntomas:

- Disminución de la frecuencia respiratoria o respiración irregular o ausente.
- Cianosis o palidez.
- Cambio de tono marcado (hipotonía o hipertonía).
- Nivel de consciencia alterado (respuesta alterada).
- Se puede diagnosticar BRUE cuando no hay explicación causal después de una anamnesis y exploración física exhaustivas.

Factores de riesgo y estratificación

- **Primeras 2 h de vida:** madres primíparas, durante el contacto piel con piel o lactancia. El RN en decúbito prono sobre la madre y durante periodos sin supervisión sanitaria.
- **Edad postconcepcional** (EPC): con < 44 semanas de EPC hay mayor riesgo de padecer estos episodios y de que sean más graves. Parece relacionado con inmadurez del centro respiratorio, de los mecanismos para despertar y de los reflejos de la vía aérea.
- **Factores de riesgo de episodios graves:** apneas centrales > 30 segundos de duración y bradicardia durante al menos 10 segundos (< 60 lpm en < 44 semanas de EPC y < 50 lpm en > 44 semanas), desaturación < 80 % durante más de diez segundos:
  - Edad: < 30 días o < 44 semanas de EPC.
  - Antecedentes de prematuridad.
  - Repetición de dos o más episodios en 24 horas.
  - Antecedentes médicos importantes: cardiopatía congénita, síndrome de Down y otras cromosomopatías, trastornos craneofaciales, neuromusculares etcétera.
  - Otros datos: cambio de color o el tono durante el episodio, tipo de reanimación aplicada, historia de fallecimiento de hermanos y coexistencia de infecciones de vías respiratorias altas.

Cuatro puntos clave en la anamnesis (la anamnesis es la base del diagnóstico)

- Es un episodio de EBRI sí o no. Respiración superficial o periódica del RN, episodio de apnea < 30 segundos sin repercusión cardiaca: no es EBRI.
- Cianosis: la acrocianosis o rubor no son propios del EBRI.

- Gravedad: episodio autolimitado o precisó reanimación de algún tipo.
- Antecedentes del RN (factores de riesgo).

Exploración física + pruebas complementarias

- EBRI de bajo riesgo: > 60 días, > 32 semanas EG, no necesitó RCP, es primer episodio de menos de 1 minuto → ECG+ PCR Bordetella.
- EBRI de alto riesgo: glucemia+ ECG+ Hemograma+ PCR y urocultivo de VRS y Bordetella+ estudio metabólico+ tóxicos en orina.

Si se sospecha epilepsia: EEG. Si es posible maltrato o focalidad NRL: neuroimagen.

Actitud ante BRUE

- Si hay factores de riesgo (repetición del episodio en > 24 h, hipoxia, prematuro con EBRI grave, RCP e inestabilidad hemodinámica, edad < 60 días, necesidad de ventilación mecánica, antiepilépticos o microbiología + para VRS o *Bordetella*: INGRESO.
- Si permanece estable: SEGUIMIENTO DOMICILIARIO. Uso de NEUMOCARDIOGRAMA (monitor de apneas). Es imprescindible la educación sobre estos episodios a los cuidadores principales. Siempre se debe hacer nueva valoración pediátrica a las 24 h del alta (**Figura 84-1.**).

APARATO RESPIRATORIO

Rinitis del RN

El neonato presenta un ruido nasal sin otra clínica acompañante. La rinitis persistente es idiopática y carece de tratamiento.

Estridor laríngeo congénito o laringomalacia

Malformación congénita de la laringe. Colapso de estructuras supraglóticas, al inspirar, por verse dificultado el paso de aire a su través, lo que ocasiona un ruido respiratorio característico (estridor). No suele ocurrir cianosis. Afecta a < 3 meses, más en primera semana de vida. Empeora con la alimentación, el decúbito supino, el llanto y las infecciones. Manejo expectante (95 % de casos).

Infección de vías respiratorias altas

Puede manifestarse con fiebre o febrícula o ser afebril, acompañarse de rinorrea mucosa o acuosa, tos, salvas de estornudos y dificultad respiratoria (aleteo nasal, tiraje, taquipnea), rechazo de las tomas o dificultad para las mismas, irritabilidad y sibilancias y/o crepitantes a la auscultación. Debe hacerse una buena exploración y vigilancia estrecha por posibilidad de evolución a cuadros más graves.

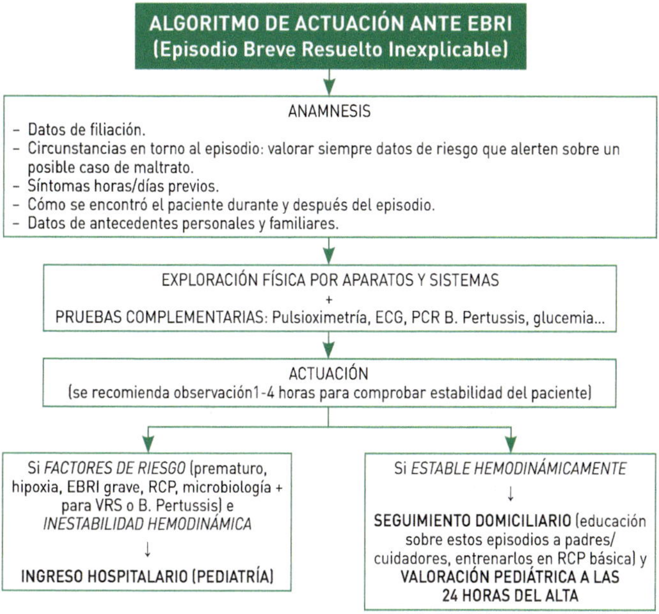

Figura 84-1. Algoritmo de acción ante EBRI.

Consejos de cara al abordaje terapéutico:

- Hidratación, lavados nasales con SF, elevación de la cabecera en la cuna.
- No usar mucolíticos, descongestionantes, antihistamínicos, antitusivos, expectorantes ni antibióticos. No están recomendados los aromáticos tópicos ni vaporizaciones.
- Manejo específico de cada infección e identificar síntomas de alarma (taquipnea, cianosis, uso de musculatura accesoria, alteraciones del sensorio, etc.).
- Control por su pediatra a las 24 h. Si la Tª rectal es ≥ 38°C° y/o hay algún problema social: INGRESO.

APARATO DIGESTIVO

Cólico del lactante

Episodios de llanto de un lactante sano, sin estancamiento pondoestatural. Duran > 3 h al día, > 3 días/semana y > 3 semanas/mes (**REGLA DEL 3**). Criterios de Roma IV, se clasifica como trastorno funcional desde el nacimiento hasta los 5 meses. Clínica: paroxismos: inicio y final repentinos, inexplicables, predominio vespertino-nocturno, sin causa desencadenante. Hipertonía: durante el episodio, puede incluir plétora facial, palidez cutánea, abdomen distendido o tenso, emisión de gases, encogimiento de piernas, dedos apretados o arqueamiento de espalda. Desarrollo psicomotor y pondoestatural: normal.

No diagnosticar cólico del lactante, sin descartar patología orgánica subyacente.

Tratamiento

- Calmar la ansiedad de los padres y explicar que es un cuadro benigno y común, que se resuelve espontáneamente.
- Mejorar la técnica de alimentación: procurar que la lactancia sea tranquila, flexibilizar las tomas y favorecer la aerofagia. No están indicados los cambios en el tipo de leche, salvo sospecha de intolerancia a proteínas de la leche de vaca (indicación por pediatra).
- Técnicas de consuelo.
- Fármacos: no recomendados en general. Puede usarse: dimeticona *Aerored gotas®* 100 mg/mL: 0,2-0,4 mL/8 h. Otros: probióticos tipo *Lactobacillus Reuteri®* 5 gotas/día.

Vómitos en el neonato

Pueden ser indicadores de patología grave. Etiología diversa: mala técnica o intolerancia alimentaria, RGE, enterocolitis necrotizante, infecciones (urinarias, meningitis, otitis, onfalitis, sepsis), enfermedades del SNC, renales y metabólicas.

Es importante conocer el tiempo de evolución, la forma de presentación, las características, la intensidad, los síntomas asociados o los procesos intercurrentes. Valorar si la técnica de alimentación es adecuada y su repercusión sobre el estado nutricional. Colocar bolsa de orina y avisar al pediatra.

Hematemesis

Es rara en neonatos. Por deglución de sangre materna por grietas en el pezón. Se confirma con prueba de Apt-Downey y/o exploración. Se aconseja a la madre cuidado de las mamas.

Reflujo gastroesofágico (RGE)

Suele ser fisiológico (desarrollo normal, buena alimentación, no irritabilidad). Exploración normal. Desaparece en torno al primer año. Clínica: vómitos y regurgitación en casi todas las tomas, incluso con episodios de apneas. La historia clínica y la exploración normal llevan al diagnóstico de sospecha y no se requieren estudios complementarios.

Se hablaría de enfermedad por RGE (ERGE) cuando hay complicaciones (malnutrición, fallo de medro y problemas respiratorios).

Tratamiento

Informar a los padres. Medidas dietéticas: tomas fraccionadas, de menor volumen. Medidas posturales tras las tomas. Seguimiento por su pediatra, que valorará, la necesidad de añadir fármacos.

Estreñimiento

En el 95 % de los casos es funcional. Es más frecuente con lactancia artificial. En lactancia materna, vigilar la hipogalactia. Valorar si hay alguna causa orgánica, relacionada con el retraso en la evacuación del meconio (> 48 h de vida) o con la E. de Hirschprung. Fijarse en el aspecto general, exploración abdominal e inspección anal (fisuras, celulitis, etc.) (**Tabla 84-2**).

Tabla 84-2. Síntomas y signos de alarma que orientan hacia la etiología orgánica del estreñimiento
• Emisión del meconio tardía, pasadas 48 horas
• Inicio de estreñimiento antes del primer mes de vida
• Fallo de medro
• Ampolla rectal vacía (pese a palpar masa en el tacto rectal)
• Antecedentes familiares/personales de enfermedad orgánica asociada a estreñimiento: Hirschprung, hipotiroidismo, fibrosis quística, alergia a proteínas de leche de vaca, enfermedad celíaca
• Anomalías en columna lumbosacra o periné: hoyuelo sacro, mechón de pelo. Cicatrices anales, desviación de pliegue glúteo
• Mala respuesta pese a tratamiento laxante bien pautado y a su cumplimiento
• Vómitos de contenido bilioso
• Abdomen distendido
• Diarrea sanguinolenta, heces acintadas
• Alteraciones neurológicas (disminución de tono, ausencia de reflejos cremastérico/anal)
• Indicios de enfermedad sistémica (fiebre, exantemas, visceromegalias, etc.)

Tratamiento

- Ofrecer los biberones más diluidos.
- Si la ampolla rectal está llena de heces duras: sonda rectal y masaje abdominal. No se recomienda usar frecuentemente supositorios de glicerina para lactantes.
- Si lo anterior no efectivo: 1 cucharadita de Eupeptina polvo® (sales de magnesio) con agua o en el biberón 2-3 veces al día (favorece el peristaltismo y la secreción colónica). Vigilar los efectos secundarios: diarrea o hipermagnesemia.

- Si hay FISURAS: higiene y cicatrizantes, 1 semana con *Positón pomada®*, *Neo Analsona®* o *Synalar rectal®* 3/día con tacto rectal en la aplicación. Continuamos 1 semana más con *Blastoestimulina®* 3/día, también con tacto rectal.
- Estreñimiento severo o recurrente, sobre todo, si lo tiene desde el nacimiento: seguimiento y estudio en consulta para descartar organicidad.

Hernia inguinal

La clínica y la exploración son diagnósticas (signo del dedo del guante: existencia de conducto peritoneo-vaginal permeable). Más frecuente en varones, prematuros y BPEG. La transiluminación nos permite ver el contenido opaco en escroto (contenido líquido).

Tratamiento

Reducción manual de la hernia (se coloca al paciente en decúbito supino y Trendelenburg, con rodete bajo los glúteos + manos calientes, empujando el contenido de la hernia hacia el abdomen). Explicar a los padres cómo se reduce y de no ser capaces, indicarles que acudan de nuevo. Se citarán en consulta de Pediatría para derivar a Cirugía.

APARATO GENITOURINARIO

Hidrocele

Masa quística indolora que surge por persistencia del conducto peritoneo-vaginal, pasando líquido peritoneal al escroto; no se consigue palpar el testículo. Transiluminación positiva. Suele resolverse espontáneamente el primer año de vida.

Hemorragia vaginal

La mayoría de los RN eliminan flujo vaginal espeso por el estímulo prenatal generado por las hormonas maternas.

Uratos amorfos

Cristales que se eliminan en orina de manera fisiológica en los primeros días de vida y tiñen de naranja la orina del pañal. Los padres pueden creer que es sangre. Hay que tranquilizarles y explicarles lo que ocurre.

PATOLOGÍA UMBILICAL

Desprendimiento del cordón

Suele ocurrir al final de la 2ª semana. El retraso en la caída del cordón suele asociarse a inmunodeficiencias (enfermedad de Anchor: disfunción de neutrófilos), infección o anormalidades del uraco. En ocasiones, al separarse, se produce un pequeño sangrado y la superficie del cordón parece purulenta y puede haber secreción sanguinolenta sin olor fétido. Esto es algo normal, no debe generar alarma.

Granuloma umbilical

Tumoración rojo-vinosa pequeña, que sobresale del ombligo y se acompaña de exudado seroso o sanguinolento. Se origina por persistencia del tejido de granulación en el sitio en que se separó el cordón. Es la causa más frecuente de secreción y masa umbilical en neonatos.

Tratamiento

Cauterizar con nitrato de plata en consulta, repitiendo la aplicación a la semana si precisa.

Sangrado Umbilical

Descartar la existencia de granuloma umbilical. Asegurarse que se le ha puesto vitamina K al nacimiento y preguntar por antecedentes familiares de coagulopatías. Si no hay signos de alarma y el sangrado es escaso, alta (explicárselo a los padres). Si precisase, hemostático (*Surgicel*®).

Onfalitis

Secreción purulenta y maloliente del cordón, asociada a edema y eritema de la piel circundante. Etiología infecciosa. Puede complicarse con septicemia. Precisa ingreso para tratamiento intravenoso con antibióticos (gentamicina, cloxacilina o vancomicina).

Hernia umbilical

Suele ser asintomática; protruye y aumenta al defecar o con el llanto; su incarceración es rara. Casi siempre desaparece espontáneamente en 1 o 2 años (si no, cirugía a partir de los 2 años).

Persistencia del uraco y conducto onfalomesentérico

Resto embrionario que comunica el intestino con la vesícula vitelina a través del cordón, propiciando el drenaje de orina o heces por el ombligo. Puede originar una fístula umbilical entérica. Avisar al Pediatra para consulta a Cirugía infantil.

PATOLOGÍA DE LA MAMA

Hipertrofia mamaria neonatal

Tejido mamario palpable. En ocasiones puede secretar leche. La mayor parte de las veces se resuelve en 4 semanas, pero a veces persiste meses. Informar de su carácter fisiológico y transitorio y evitar la manipulación mamaria, pues puede provocar una mastitis.

PATOLOGÍA OCULAR

Dacrioestenosis

Lagrimeo excesivo persistente y episodios recurrentes de conjuntivitis que reaparece al suspender el tratamiento tópico.

Tratamiento

Masaje digital del saco nasolagrimal varias veces al día. Se presiona hacia arriba y, posteriormente, hacia la nariz, para perforar la membrana que está obstruyendo la luz del conducto próximo al cornete inferior. Si hay conjuntivitis, muestra para cultivo y antibiótico tópico. Si no se resuelve, derivar a oftalmología para sondaje del conducto nasolagrimal.

Conjuntivitis

Se toma una muestra para cultivo (es importante filiar la etiología). Se recomiendan lavados con SF y si se sospecha infección bacteriana, pautar empíricamente antibiótico tópico de amplio espectro (2 gotas en cada ojo c/4 horas durante el día y en pomada antes de dormir durante 7 días). A todos los RN se realiza profilaxis en el momento del nacimiento.

RECUERDE

- Los motivos de consulta neonatológicos en el Servicio de Urgencias son muy variados.
- En muchos casos son patologías banales o variantes de la normalidad, por lo que conviene tranquilizar a los padres y explicarles lo que sucede.
- Una correcta anamnesis y exploración física son fundamentales para el tratamiento adecuado.

BIBLIOGRAFÍA

- Eichenwald EC, Hansen A R, Martin CR, Stark AR. Cloherty y Stark. Manual de Neonatología (8ª edición). Editorial Wolters Kluwer.
- Guerrero-Fernández J, Cartón Sánchez A, Barreda Bonis A, Menéndez Suso J, Ruíz Domínguez J. Manual de Diagnóstico y Terapéutica en Pediatría (6ª edición). Madrid: Editorial Médica Panamericana.

- Luaces Cubells C. Urgencias en Pediatría. Protocolos diagnóstico-terapéuticos Hospital Sant Joan de Déu Barcelona (6ª edición). Editorial Ergon.
- Martín Díaz MJ Servicio de Urgencias Hospital Infantil Universitario Niño Jesús, Madrid. Episodio aparentemente letal y muerte súbita. Disponible en: https://www.pediatriaintegral.es/publicacion-2019-01/episodio-aparentemente-letal-y-muerte-subita/
- Moro M, Vento M. De guardia en neonatología (3ª edición). Madrid: Editorial Médica Panamericana.
- Pellicer Martínez A, Moreno Sanz-Gadea B. Servicio de Neonatología. Hospital Universitario La Paz. Madrid. Disponible en: https://www.pediatriaintegral.es/publicacion-2019-05/vomitos-en-el-neonato-y-lactante/

85. Síndrome febril

E. M. Rodríguez Pérez, S. Macías García, A. González Acero, L. Rodríguez Díez

PUNTOS CLAVE

- El abordaje inicial se debe empezar por el triángulo de evaluación pediátrica (TEP) (véase el capítulo de Historia clínica pediátrica).
- Los lactantes tienen más riesgo de presentar una infección bacteriana potencialmente grave o invasiva.
- Se deben utilizar algoritmos específicos de la edad. En función de estos se realizarán unas pruebas complementarias u otras de manera escalonada.

Es uno de los motivos de consulta más frecuentes en Pediatría. Describimos el manejo en pacientes con fiebre y previamente sanos (no en pacientes oncológicos o con inmunodeficiencias).

CONCEPTOS

- **Fiebre:** temperatura ≥ 38°C. En los lactantes, el registro rectal es el más adecuado.
- **Fiebre sin focalidad aparente (FSF):** no se identifica un foco tras la realización de la historia clínica y la exploración física.
- **Infección bacteriana invasiva (IBI):** aislamiento de una bacteria patógena en un líquido estéril (sangre, líquido cefalorraquídeo, pleura o líquido articular).
- **Infección bacteriana potencialmente grave (IBPG):** además de las IBI, infección del tracto urinario (ITU) y GEA bacteriana < 3 meses. La ITU es la IBPG más frecuente.

ETIOLOGÍA

- Las infecciones virales son la causa más frecuente en todos los grupos de edad. La incidencia de IBI y IBPG es mayor cuanto menor es la edad del paciente.
- La IBPG es más prevalente en lactantes: infección del tracto urinario (ITU). El microorganismo más aislado es *Escherichia coli (E. coli)*. Las principales bacterias causantes de IBI son:
  - < 90 días: *E. coli* y *Streptococcus agalactiae* en lactantes.
  - 3 y 24 meses: *Streptococcus pneumoniae, E. coli* y *Neisseria meningitidis*.

Otra causa muy común es la vacunación en las 24 h previas. De todas formas, aunque un lactante < 3 meses haya sido vacunado en las 24 h previas debemos descartar infección bacteriana.

EVALUACIÓN DEL PACIENTE CON FIEBRE SIN FOCO

Actualmente, la técnica ***step-by-step*** se considera y se ha evidenciado que es la manera más útil para la valoración del niño con FSF. Deben valorarse por pediatría todos los niños < 3 meses y los niños en los que existan dudas diagnósticas o terapéuticas:

- **Triángulo de evaluación pediátrica (TEP):** realizar a la llegada.
- **Historia clínica y exploración:** una vez comprobemos que el TEP es estable.
- Pruebas complementarias: dependerán del TEP y de la edad del paciente.
  - < **90 días:** véase el Algoritmo (**Fig. 85-1**).

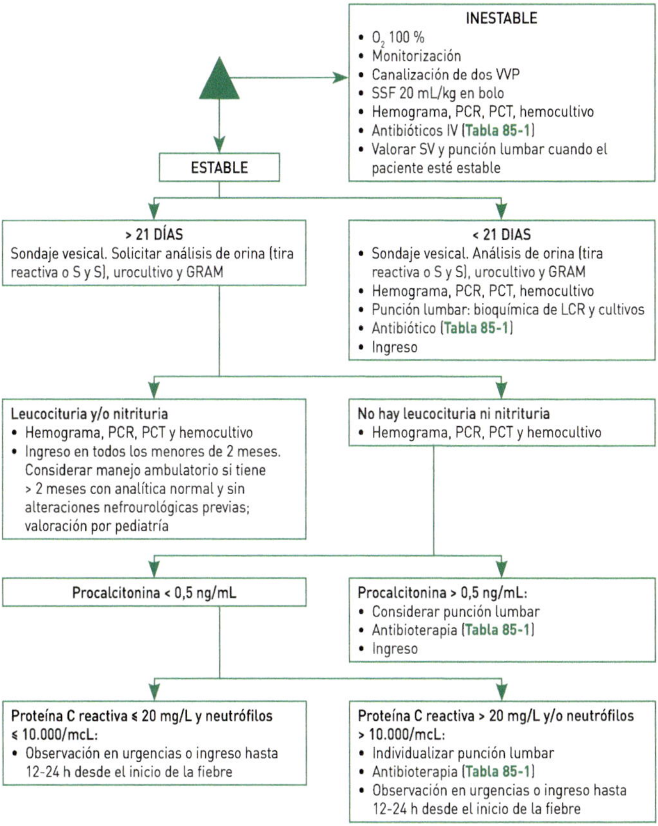

Figura 85-1. Pruebas complementarias en un paciente menor de 90 días.

- **90 días a 24 meses:** véase el Algoritmo (**Fig. 85-2**).
- **> 24 meses:**
  - TEP estable con exploración normal sin signos de alarma: es más frecuente la infección vírica. Tratamiento ambulatorio. Si hay fiebre diaria durante > 5-7 días, valorar la realización de pruebas complementarias según el estado general y el ambiente epidemiológico.

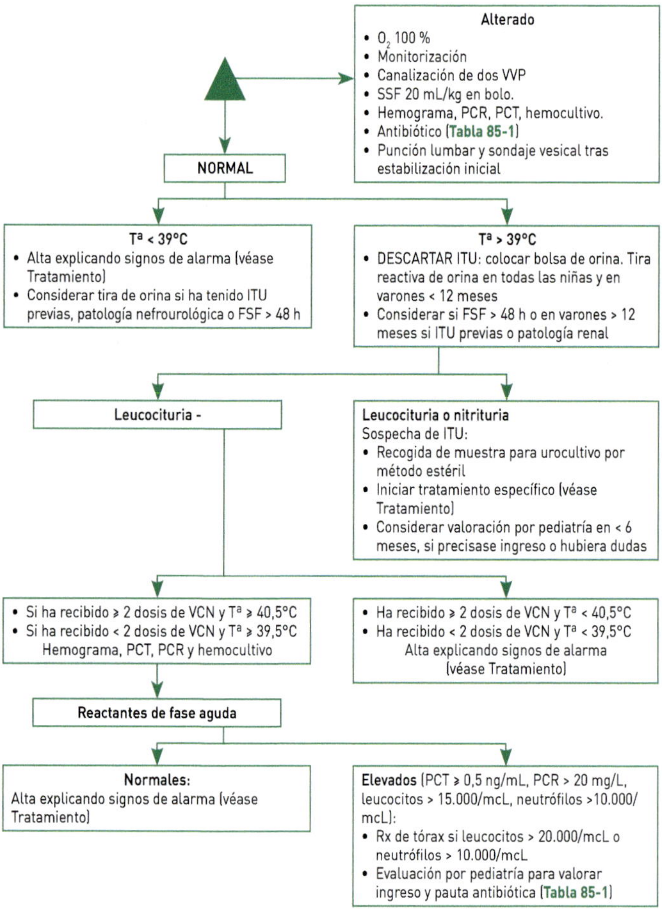

Figura 85-2. Pruebas complementarias en paciente de 90 días–24 meses.

- TEP alterado: oxigenoterapia 100 %, monitorización y canalizar dos vías venosas periféricas. Administrar SSF 20 mL/kg en bolo y antibioterapia IV (**Tabla 85-1**). Solicitar hemograma, PCR, PCT y hemocultivo.

Tabla 85-1. Pautas de antibiótico intravenoso empírico según la edad

	TEP estable	TEP inestable + pleocitosis de LCR
< 1 meses	Ampicilina (50 mg/kg/6 h en > 7 días o 100 mg/kg/12 h en ≤ 7 días) + gentamicina (4 mg/kg/24 h) o cefotaxima (50 mg/kg/6 h)	Ampicilina (75 mg/kg/6 h) + cefotaxima (50 mg/kg/6 h en > 7 días y /12 h en ≤ 7 días)
1-3 meses	Cefotaxima (50 mg/kg/6 h) + ampicilina (50 mg/kg/6 h)	Cefotaxima (75 mg/kg/6 h) + ampicilina (75 mg/kg/6 h) + vancomicina (15 mg/kg/6 h)
3- 24 meses	Ceftriaxona (50 mg/kg/día) o cefotaxima (50 mg/kg/6 h) IV	Cefotaxima (50 mg/kg/6 h) + vancomicina (15 mg/kg/6 h)
> 24 meses		Cefotaxima (75 mg/kg/6 h) + vancomicina (15 mg/kg/6 h)

Consideraciones sobre la recogida de muestras de orina

- < 3 meses: urocultivo y valoración de sistemático y sedimento (S y S) o tira reactiva de orina por método estéril (alta tasa de falsos negativos). Métodos estériles: sondaje vesical, micción al acecho tras lavado perineal y punción suprapúbica.
- > 3 meses: tira de orina o S y S obtenida de bolsa de orina. Las bolsas deben cambiarse cada 30 minutos. Si el resultado es +: confirmar con muestra estéril y urocultivo. Si el resultado es -: se puede descartar ITU.
- Todos los urocultivos deben recogerse por un método estéril.
- Se considera sugestivo de infección de orina:
  - Tira reactiva de orina: nitrituria o leucocituria.
  - Examen microscópico: bacteriuria o leucocituria (> 5 leucocitos/campo en orina centrifugada o > 10 leucocitos/campo en orina no centrifugada).

TRATAMIENTO

1. Si el paciente no tiene IBPG o IBI, tratamiento sintomático:
   - Medidas físicas: no abrigar en exceso, hidratar. No se recomiendan baños agua tibia.
   - Antitérmicos (no es recomendable alternarlos):
     - Paracetamol 10 mg/kg/4h o 15 mg/kg/6 h. Máximo: 60 mg/kg/día.
     - Ibuprofeno: 5-7 mg/kg/6-8 h. Máximo: 40 mg/kg/día o 2.400 mg/día. No en < 3 meses.

- Informar sobre los signos de alarma que deben vigilar en domicilio a los padres o acompañantes. Se puede entregar hoja de recomendaciones y normas de observación domiciliaria. (https://seup.org/pdf_public/pub/hojas_padres/fiebre.pdf)

2. Si tiene una ITU de manejo ambulatorio. Tratamiento antibiótico: cefixima 16 mg/kg/día el 1er día y, posteriormente, 8 mg/kg/día 7-10 días. Otra opción, amoxicilina-clavulánico 50 mg/kg/día cada 8 h 7-10 días. Valoración por pediatría en los lactantes < 6 meses o si hay dudas sobre su necesidad de ingreso.
3. Si consideramos que precisa ingreso y antibiótico: véase la **tabla 85-1**.

SIGNOS DE ALARMA

- Fiebre en lactantes < 3 meses de edad.
- Letargo, apatía o alteración del nivel de consciencia.
- Mal estado general, llanto continuo e inconsolable.
- Taquicardia, hipotensión, pulsos débiles, piel pálida y fría, alteración del relleno capilar. Lesiones petequiales o purpúricas.
- Dificultad respiratoria.

RECUERDE

- Todos los < 3 meses con fiebre precisan pruebas complementarias.
- El TEP es la herramienta inicial en pacientes que acuden a urgencias.

BIBLIOGRAFÍA

- Díaz Santarén H, Gómez Cortés B. Fiebre sin focalidad en el menor de tres meses. En: F. J. Benito Fernández y S. Mintegui Raso (directores). Urgencias pediátricas. Guía de actuación (2ª edición). Madrid: Editorial Médica Panamericana, 2019: 540-4.
- Fernández Arribas JL. Aproximación y estabilización inicial del niño enfermo o accidentado. Triángulo de evaluación pediátrica. ABCDE. Protocolos diagnósticos y terapéuticos en urgencias de pediatría. Sociedad Española de Urgencias de Pediatría (SEUP) (3ª edición), 2019.
- Gomez B, Mintegi S, Bressan S, Da Dalt L, Gervaix A, Lacroix L; European Group for Validation of the Step-by-Step Approach. Validation of the "Step-by-Step" Approach in the Management of Young Febrile Infants. Pediatrics. 2016;138(2):e20154381
- Mintegi S, Gomez B. Lactante febril. Protocolos diagnósticos y terapéuticos en urgencias de pediatría (3ª edición). Sociedad Española de Urgencias de Pediatría (SEUP), 2019.
- Rodríguez Merino E, Mintegui Raso S. Fiebre sin focalidad en el lactante de 3-24 meses. En: F. J. Benito Fernández y S. Mintegui Raso (directores). Urgencias pediátricas. Guía de actuación (2ª edición). Madrid: Editorial Médica Panamericana, 2019: 545-50.
- Tarabani-Castellani Ciordia BM, González Balenciaga M. Infección urinaria. En: F. J. Benito Fernández y S. Mintegui Raso (directores). Urgencias pediátricas. Guía de actuación (2ª edición). Madrid: Editorial Médica Panamericana, 2019: 904-9.

86. Convulsiones febriles

D. M. García Menéndez, M. González Merayo, Mª T. Prada Pereira

PUNTOS CLAVE

- Las convulsiones febriles son los trastornos convulsivos más frecuentes en la infancia.
- Las CF son benignas y, a pesar de su apariencia, tienen buen pronóstico y no dejan secuelas.

DEFINICIÓN

Crisis que se presentan coincidiendo con fiebre en ausencia de infección del SNC o desequilibrio hidroelectrolítico. Suelen darse en el periodo de 6 meses a 5 años, con un pico a los 18 meses.

CLASIFICACIÓN

- Convulsión febril simple o CFS (80 %):
  - Convulsión generalizada, tónico-clónica, tónica o atónica. Duración ≤ 15 min, con periodo postcrítico breve (< 60 min) y exploración posterior normal. No hay antecedentes personales de epilepsia ni enfermedad neurológica y puede recurrir en un episodio único en las siguientes 24 h.

- Compleja o CFC (20 %):
  - No cumple los criterios de CFS. Es focal. El estatus febril (4 %) es un grupo dentro de las crisis complejas con duración > 30 min o una serie de crisis cortas sin recuperación de conciencia entre ellas.

DIAGNÓSTICO

Anamnesis

- Antecedentes personales y familiares: trastornos neurológicos, convulsiones y epilepsia, desarrollo psicomotor y enfermedades crónicas.
- Características de la crisis: duración, tipo y estado postcrítico.
- Síntomas acompañantes: rigidez de nuca, cefalea e irritabilidad, vómitos, alteraciones visuales, antecedentes de TCE, consumo de fármacos e inmunizaciones.

Exploración física

Constantes vitales (temperatura y saturación de oxígeno). Exploración general en busca del foco de la fiebre y evaluación neurológica completa.

Exploraciones complementarias

No están indicadas en la primera crisis febril típica las pruebas de neuroimagen ni el registro de EEG. Están indicadas para determinar el origen de la fiebre:

- Analítica completa (hemograma, bioquímica, hemocultivo).
- Punción lumbar si se sospecha infección del SNC, pacientes ≤ 6 meses, crisis o estado postcrítico prolongado, tratamiento antibiótico previo, letargia y obnubilación.
- Pruebas de neuroimagen (TC o RM) para estatus febril o convulsiones complejas.

DIAGNÓSTICO DIFERENCIAL

- Crisis anóxica febril o síncope febril: disminución o pérdida breve de consciencia en el contexto de cuadro infeccioso, con cianosis, hipotonía y bradicardia. NO hay estupor postcrítico.
- Infecciones del SNC.
- Convulsiones sintomáticas acaecidas en intoxicaciones medicamentosas o trastornos metabólicos.
- Convulsiones epilépticas coincidiendo con fiebre.
- Otros: ataques de pánico o crisis psicógenas, distonías, tics, mioclonías del sueño, pesadillas y terrores nocturnos.

TRATAMIENTO

Fase crítica

- Estabilización. Posición en decúbito lateral. Permeabilidad de vía aérea: oxigenoterapia.
- Antitérmicos: vía rectal de elección.
- Benzodiacepinas: midazolam oral 2,5 mg (3 m-1 año); 5 mg (1-5 años); 7,5 mg (5-10 años); 10 mg (10-18 años). Diazepam rectal 0,5 mg/kg (máximo 20 mg). Midazolam IV 0,1-0,2 mg/kg (máximo 5 mg) a pasar en 2 min. Diazepam IV 0,15-0,25 mg/kg (máximo 10 mg) a pasar en 2 min.
- Si la crisis no cede en 5 minutos, puede administrarse una segunda dosis de BZD.

Fase postcrítica

Se mantendrá en observación durante 4 h con antitérmico. No se recomienda tratamiento profiláctico con antitérmicos ni antiepilépticos.

CRITERIOS DE ALTA

- Buen estado general con exploración neurológica normal.
- Familia competente.

- Acceso al hospital sin dificultades.
- No se han repetido las crisis en el mismo episodio febril.

CRITERIOS DE INGRESO

- Mal estado general.
- Sospecha de infección del SNC.
- Crisis prolongada que no cede al tratamiento (≥ 30 min).
- Convulsión compleja.
- Angustia familiar

RECUERDE

- El tratamiento inicial consiste en la estabilización del paciente, la administración de fármacos antitérmicos y tratamiento con BZD (midazolam o diazepam).

BIBLIOGRAFÍA

- Amigo Bello MC, Lombraña Álvarez E. Crisis Febriles. Pediatría Integral SEPEAP. Noviembre 2020; Volumen XXIV: 367-374.
- García García S. Decisiones en Urgencias Pediátricas (2ª edición). Elsevier España, 2020. IBSN 978-84-9113-444-2
- Luaces Cubells C. Urgencias en Pediatría (6ª edición). Protocolos diagnósticos-terapéuticos. Barcelona: HSJD. IBSN 978-84-17844-88-2
- Padilla Esteban ML, García Rebollar C, Foullerat Cañada S. Convulsión Febril. Pediatría Integral SEPEAP. Noviembre 2015;XIX: 600-8.

87. Dolor abdominal en pediatría

I. Cobos García, Mª J. Corullón Fernández, H. Expósito de Mena

PUNTOS CLAVE

- Valoración y estabilización inicial mediante TEP y secuencia ABCDE.
- Reconocer los signos de alarma. Distinguir dolor abdominal agudo y abdomen agudo.
- Conocer la patología más frecuente según el grupo de edad.
- Destacar por frecuencia apendicitis aguda (> 5 años) e invaginación intestinal (< 2 años).

CARACTERÍSTICAS

Es un motivo de consulta muy frecuente. Tiene múltiples causas, pero solo un pequeño porcentaje presenta patología orgánica subyacente. El dolor abdominal agudo es aquel con duración < 1 mes; dentro de él se engloba el abdomen agudo, de evolución < 48-72 h, que es intenso, constante y se puede acompañar de afectación del estado general (vómitos y exploración abdominal dolorosa).

ETIOLOGÍA

Anexo 87-1.

DIAGNÓSTICO

Es clínico, aunque pueden necesitarse pruebas complementarias. Se valora al paciente mediante el TEP. Si está inestable, secuencia ABCDE antes de hacer la historia y la exploración.

Anamnesis

- Antecedentes personales: episodios previos, cirugías abdominales, alimentos consumidos, traumatismos, enfermedades de base, alergias y medicación habitual.
- Características del dolor: localización, cólico o continuo, intensidad mediante escala adaptada a la edad, tiempo de evolución e irradiación.
- Síntomas y signos acompañantes: vómitos, fiebre, hábito intestinal, hematoquecia, síntomas miccionales, síntomas respiratorios, síntomas articulares, ictericia, acolia y coluria.
- Fecha de la última regla en niñas adolescentes (embarazo ectópico, himen imperforado).
- Ingestión de cuerpos extraños o tóxicos.

Exploración física

- Estado general, actitud (inquietos en cuadros cólicos, inmóviles en irritación peritoneal).
- Constantes vitales: Tª, peso, grado de hidratación. FC y TA si hay inestabilidad hemodinámica. Frecuencia respiratoria y saturación de oxígeno si se observa dificultad respiratoria. Glucemia si hay disfunción del SNC, factores de riesgo o respiración de Kussmaul.
- Inspección abdominal: cicatrices (cirugías previas), bultomas (hernia incarcerada, tumores), hematomas (traumatismo, maltrato), distensión.
- Auscultación abdominal: aumento de ruidos hidroaéreos (gastroenteritis, obstrucción previa al íleo) o disminución (obstrucción, peritonitis, íleo).
- Percusión abdominal: timpanismo (meteorismo, obstrucción, perforación intestinal) o matidez (visceromegalia).
- Palpación abdominal desde el punto menos doloroso: valorar signos irritación peritoneal, masas (invaginación intestinal, abscesos, tumores) y megalias (secuestro esplénico y crisis hemolítica).
- Inspección ORL (faringoamigdalitis aguda, otitis), pulmonar (neumonía), genital (escroto agudo, hernia inguinal incarcerada, secreción vaginal por abuso sexual) y cutánea (lesiones exantemáticas en infección vírica, anafilaxia, púrpura de Schönlein-Henoch, ictericia, palidez por sangrado, hematomas en localizaciones atípicas por maltrato, leucemia o hemofilia).
- Puño-percusión renal.
- Tacto rectal si procede: estenosis anal, tono, masas, heces en ampolla rectal (estreñimiento funcional) o vacía (enfermedad de Hirschsprung).

Pruebas complementarias

Si existen datos de alarma y/o sospecha de abdomen agudo (**Tabla 87-1**):

- Bioquímica, hemograma, coagulación, RFA, gasometría venosa (vómitos, diarrea intensa), pruebas de función hepática, marcadores serológicos de virus hepatotropos y enzimas pancreáticas según el caso.
- Análisis de orina y/o urocultivo: sospecha de infección del tracto urinario, fiebre sin foco, cólico nefrítico complicado, púrpura de Schönlein-Henoch, hepatitis y embarazo.
- Coprocultivo: sospecha de EII, gastroenteritis aguda con diarrea sanguinolenta.
- Rx de tórax: sospecha de neumonía.
- Rx abdominal: sospecha de obstrucción o perforación intestinal.
- Ecografía abdominal: sospecha de apendicitis aguda, invaginación intestinal, lesión intraabdominal por traumatismo, adenitis mesentérica, patología de la vía biliar, obstrucción de la vía urinaria en cólico complicado, malrotación o vólvulo de intestino medio.
- Eco-doppler: sospecha de patología de órganos genitales femeninos y masculinos.
- TC con contraste: sospecha de lesión intraabdominal por traumatismo, sospecha de apendicitis si la ecografía es negativa o ambigua.

Tabla 87-1. Signos de alarma en el dolor abdominal en pediatría
Afectación del estado general
Vómitos hemáticos o biliosos o incoercibles
Dolor alejado del ombligo
Dolor que despierta al niño por la noche
Deposiciones con sangre o nocturnas
Pérdida de peso
Disfagia
Fiebre sin causa que la justifique
En exploración física abdominal: masa/distensión/hepatoesplenomegalia/ signos de irritación peritoneal

Criterios de ingreso

- Afectación del estado general.
- Deshidratación e intolerancia oral.
- Mal control del dolor.
- Sospecha de patología quirúrgica.
- Masa abdominal para estudio.

Observación Domiciliaria

Si se descarta patología quirúrgica u orgánica grave.

Tratamiento

Según la causa. Es prioritario, en casos graves, la estabilización inicial (ABCDE). Deberá darse dieta absoluta hasta conocer la etiología. El dolor debe tratarse de forma precoz, ya que esto no retrasa el tratamiento ni enmascara la causa. Es fundamental discernir la necesidad de cirugía urgente; en este caso se iniciaría sueroterapia intravenosa.

El dolor abdominal funcional, los cólicos del lactante y la adenitis mesentérica solo precisan tratamiento de soporte.

APENDICITIS AGUDA

Es la primera causa de abdomen quirúrgico en los niños > 5 años. El dolor, en principio, es generalizado y continuo, y se va localizando progresivamente en fosa ilíaca derecha, con vómitos y febrícula/fiebre. Pueden presentar postura antiálgica, con inmovilidad y miembros inferiores semiflexionados.

Exploración física

- En la auscultación se observan ruidos hidroaéreos disminuidos, aunque esto es variable.

- Puede haber defensa abdominal con signos de irritación peritoneal (Blumberg, Rovsing o psoas).
- A la percusión suele aparecer dolor en fosa ilíaca derecha.

Diagnóstico

- Es clínico.
- Analítica de sangre: leucocitosis con desviación izquierda.
- Ecografía abdominal si existen dudas diagnósticas.
- **Es importante hacer un diagnóstico diferencial** con adenitis mesentérica en > 3 años tras infección previa de vías respiratorias altas o gastrointestinales.

Tratamiento

Prequirúrgico

- Dieta absoluta y sueroterapia intravenosa.
- Analgesia con paracetamol IV o metamizol IV. Si no se controla adecuadamente, podrá usarse cloruro mórfico IV en > 6 meses en bolos de 0,05-0,15 mg/kg/4 h en 20 minutos.
- Apendicitis no complicada: cefoxitina IV 40 mg/kg máximo 60 minutos antes. Gentamicina IV 5 mg/kg + metronidazol IV 10 mg/kg cada 8 h en alérgicos a betalactámicos.
- Apendicitis complicada: piperazilina-tazobactam IV < 40 kg 100 mg/kg cada 8 h y > 40 kg 4 g cada 8 h o meropenem IV 20 mg/kg cada 8 h.

INVAGINACIÓN INTESTINAL

Es la causa más frecuente de abdomen agudo que requiere tratamiento urgente en < 2 años. Consiste en la introducción de un segmento intestinal en la luz de la porción adyacente.

Clínica

- Crisis de dolor abdominal agudo rítmicas, palidez, llanto, agitación, flexión de miembros inferiores sobre el abdomen y deterioro progresivo del estado general.
- Vómitos.
- Heces en "jalea de grosellas" en casos de larga evolución.

Diagnóstico

- Masa en hipocondrio derecho más palpable durante las crisis dolorosas. Signo del vacío de Dance (ausencia de asas intestinales en fosa ilíaca derecha).
- Rx abdominal: puede ser normal, ausencia de aire en ciego o colon ascendente y signo de la media luna.
- Tacto rectal (siempre tras Rx): puede existir ligero manchado de sangre.
- La ecografía abdominal da el diagnóstico definitivo (imagen "en donut").

Tratamiento

- Estabilización hemodinámica.
- Dieta absoluta y fluidoterapia.
- Si hay invaginación íleo-ileal, valorar actitud expectante y control ecográfico en seis horas por alta tasa de resolución espontánea.
- Reducción con enema hidrostático de SSF bajo sedación o analgesia IV y control ecográfico.
- Si no se consigue la reducción, evolución > 24 h, signos de shock, peritonitis o neumoperitoneo: tratamiento quirúrgico.

RECUERDE

- El papel de una buena historia clínica es fundamental.
- En el dolor abdominal funcional, el dolor menstrual, el cólico del lactante y el estreñimiento funcional, el diagnóstico es clínico y no son necesarias pruebas complementarias.
- Identificar la necesidad de cirugía urgente es una prioridad.
- La analgesia no enmascara el diagnóstico ni retrasa el tratamiento.

BIBLIOGRAFÍA

- Alonso Cadenas JA, de la Torre Espi M. Diagnóstico y tratamiento del dolor abdominal agudo (abdomen agudo) en Urgencias. Protoc Diagn Ter Pediatr. 2020;1:197-213.
- Lipsett SC, Bachur RG. Current Approach to the Diagnosis and Emergency Department Management of Appendicitis in Children. Pediatr Emerg Care. 2017;33:198-205.
- Vázquez Lima MJ, Casal Codesido JR. Guía de Actuación en Urgencias (5ª edición). Madrid: Editorial Médica Panamericana, 2016.
- Villanova Sánchez A, de la Torre Ramos C. Dolor abdominal agudo. En: Manual de Diagnóstico y Terapéutica en Pediatría (6ª edición). Madrid: Editorial Médica Panamericana, 2018.
- Waseem M, Rosenberg HK. Intussuspection. Pediatr Emerg Care. 2008;24:793-800.

88. Diarrea aguda y vómitos

L. Villota Ferreiro, E. García Riera, S. I. Gautreaux Minaya

PUNTOS CLAVE

- El diagnóstico es clínico y su etiología es fundamentalmente vírica.
- La deshidratación es la principal complicación y condiciona la morbimortalidad (dato más objetivo: porcentaje de pérdida de peso).
- Para la hidratación se recomiendan bebidas hipotónicas, NO isotónicas.
- No están indicados antibióticos, antidiarreicos ni antieméticos, salvo en alguna ocasión.

DIARREA AGUDA

Características

Aumento de deposiciones acompañada de disminución de la consistencia. Pueden ir acompañadas de sangre, moco, pus y alimentos no digeridos. Son autolimitadas en un porcentaje alto. Duración < 7 días. Principal complicación y morbimortalidad secundaria: deshidratación y malnutrición. La principal causa es vírica, sobre todo en época estival y no olvidar parásitos. Es frecuente con pico entre enero y marzo.

Etiología

Agentes infecciosos enterales (más frecuentes):

- **Virus** en < 2 años. Rotavirus es el principal causante de diarrea grave, afectando casi al 100 % en los 4 primeros meses de vida. Produce diarrea acuosa, sin moco y sin sangre. Los vómitos son muy frecuentes y suelen acompañarse de febrícula y dolor abdominal. En el 20-40 % de los casos pueden coexistir infecciones respiratorias altas. Es más frecuente en meses fríos.
- **Bacterias:** producen diarreas acuosas, con sangre, fiebre elevada y vómitos menos intensos. Las más frecuentes son: *Salmonella*, *Campylobacter*, *Shigella*, *Yersinia* y *Escherichia coli*.

Agentes no infecciosos: colitis ulcerosa, enfermedad de Crohn, celiaquía, alergia o intolerancia alimentaria, inmunodeficiencias y patología quirúrgica (obstrucción intestinal, invaginación e isquemia intestinal). También existen las diarreas secundarias a medicamentos (antibióticos) o al contacto con plomo, mercurio, flúor y hierro.

Otros agentes infecciosos parenterales (muy raros): sobre todo, en < 18 meses, debidos a neumonías, otitis medias, infecciones de orina y síndrome del shock séptico.

Anamnesis

Fecha de inicio del cuadro, características de las deposiciones, factores que alivian o empeoran y otros síntomas asociados (fiebre, vómitos, oligoanuria, alteración del estado general). *Preguntar por el ambiente epidémico familiar y social (guarderías, cuidadores), ingesta de fármacos, inmunodeficiencias, nueva introducción de alimentos, cambios de leche o haber ingerido algo en mal estado.

Exploración física

Sistemática, general y con el niño desnudo. Constantes vitales. Registrar el peso en la consulta. Valoración TEP, aspecto general (signos de deshidratación, nivel de conciencia), alteración neurológica, abdomen y ano (el tacto rectal puede ser útil en la encopresis) (**Tabla 88-1**).

Tabla 88-1. Valoración del grado de deshidratación y gravedad

	LEVE	MODERADO	GRAVE
Mucosas	Algo secas	Secas	Muy secas
Ojos	Normales	Algo hundidos	Muy hundidos
Lágrimas	Presentes	Disminuidas	Ausentes
Fontanela anterior	Normal	Hundida	Muy hundida
Elasticidad de la piel	Normal	Disminuida	Muy disminuida
Extremidades	Calientes	Templadas	Frías, cianóticas
Relleno capilar	Normal	Prolongado	Muy prolongado
Estado mental	Normal	Decaído	Letárgico, comatoso
Frecuencia cardiaca	Normal	Aumentada	Aumentada
Respiración	Normal	Profunda	Rápida, profunda
Presión arterial	Normal	Normal/disminuida	Muy disminuida
Pulso	Normal	Normal/débil	Débil
Diuresis	Algo disminuido	< 1 mL/kg/h	<< 1 mL/kg/h
Sed	Algo disminuida	Aumentada	Muy sediento
Pérdida de peso:			
Lactante	< 5 %	5-10 %	> 10 %
Niño mayor	< 3 %	3-7 %	> 7%
Déficit estimado	30-50 mL/kg	60-90 mL/kg	> 100 mL/kg

Pruebas complementarias

No son necesarias si no hay deshidratación. **Deben solicitarse en casos de deshidratación moderada/grave o en niños en los que se inicie la hidratación intravenosa (Tabla 88-2):**

Tabla 88-2. Score de Gorelick	
Ojos hundidos Mucosas secas Ausencia de lágrimas Pérdida de turgencia cutánea Deterioro del estado general	Relleno capilar > 2 segundos Pulso radial débil Taquicardia > 150 lpm Respiración anormal Oliguria
< 3 puntos: leve < 5 % 3-5 puntos: moderado 5-9 % 6-10 puntos: grave > 10 %	

- *Analítica*: hemograma, bioquímica con función renal, iones, glucemia, y gasometría venosa para descartar acidosis metabólica. EL BICARBONATO ES EL PARÁMETRO QUE MEJOR SE CORRELACIONA CON EL GRADO DE DESHIDRATACIÓN.
- *Coprocultivo:* no está indicado de rutina salvo diarreas persistentes o con riesgo de complicación, signos de toxemia o MEG, diarrea > 1 semana, pacientes con inmunodeficiencias o patología crónica grave, sangre en heces, fiebre elevada o menores de 6 meses.

Criterios de ingreso (Tabla 88-3)

Tabla 88-3. Criterios de ingreso
• Mal estado general • Deshidratación grave (> 9 %) • Deshidratación moderada con vómitos persistentes • Shock o preshock • Afectación neurológica • Vómitos coercitivos • Fallo de rehidratación oral • Íleo • Sospecha de síndrome hemolítico urémico (SHU): palidez, oliguria, ictericia • Sospecha de causa quirúrgica • No hay cuidador para realizar la hidratación oral • Valoración individualizada en pacientes inmunodeprimidos o patología crónica grave. • < 3 meses con cuadro febril o de carácter moderado. • Deshidratación: pH < 7,30, HCO_3 < 13, elevación de urea > 50 mg/dL, Na^+ > 150 mEq/L, Na^+ < 130 mEq/L

Tratamiento

Suero hipotónico. Hacer rehidratación oral rápida: 3-4 h. Mantener la lactancia materna. Realimentación precoz con dieta adecuada para su edad, sin restricciones, tan pronto como se corrija la deshidratación. Si toma biberón, no diluir las tomas ni utilizar fórmulas especiales sin lactosa o hidrolizados.

Fármacos: no están indicados los antibióticos, los antidiarreicos ni los antieméticos. Puntualizaciones:

- Si hay vómitos importantes: ondansetrón 0,2 mg/kg de peso del niño.
- Importante el analgésico (paracetamol).
- Cuidados, limpieza e hidratación de la zona anal.
- Recientemente se ha aprobado el racecadotrilo en > 3 meses como antidiarreico (solo se ha demostrado en niños hospitalizados, no a nivel ambulatorio).
- Se pueden usar probióticos.
- Suplementos de zinc: 10-20 mg/día durante 2 semanas reducen la duración si es por Rotavirus.
- Antibióticos en casos de inmunodepresión, enfermedad sistémica, *Giardia*, amebas, cólera. *Clostridium difficile*, *Shigella* y lactantes < 3 meses con coprocultivo bacteriano positivo.

Hidratación: son preferibles las bebidas hipotónicas con concentraciones de Na 40-60 mEq/L. Están contraindicadas las isotónicas (aquarius), ya que aumentan la osmolaridad (pocas sales y exceso de glucosa):

- ***Deshidratación leve:*** 50 mL/kg en 4 h. Fase de mantenimiento. Reiniciar la alimentación normal adecuada a su edad. Suplementar pérdidas de 5-10 mL/kg por cada deposición y 2 mL/kg en cada vómito. Se realizará en el domicilio.
- ***Deshidratación moderada:*** 75-100 mL/kg por vía oral o por sonda nasogástrica cuando persistan los vómitos y el niño se niegue a beber. Fase de mantenimiento: igual que en la leve, pero en el hospital.
- ***Deshidratación grave:*** tratamiento parenteral. En caso de shock, suero isotónico a 20 mL/kg/h en perfusión de 30-60′. En caso de ACIDOSIS METABÓLICA GRAVE (pH < 7,20 y HCO_3 < 8, poner bicarbonato sódico 1 M según la fórmula de Astrup:

Nº mEq = peso en **kg x exceso de base x 0,3/2**: cantidad de HCO_3 a pasar por vía IV en 6-8 h

Las **NECESIDADES BASALES** se calculan según la regla **de Holliday-Segar:**

- Hasta 10 kg: 100 mL/kg
- Entre 10 y 20 kg: 1.000 mL/kg + 50 mL por cada kg que sobrepase los 10
- > 20 kg: 1.500 mL/kg + 20 mL por cada kg que sobrepase los 20

VÓMITOS

Características

Expulsión forzada del contenido del estómago y porciones altas de duodeno a través de la boca. Es uno de los síntomas más frecuentes en la infancia y motivo habitual de consulta. Muchos lactantes después de las tomas echan pequeñas bocanadas de leche sin esfuerzo (***regurgitación fisiológica del lactante-RGE***). Si no se alteran los parámetros ponderales, se consideran normales.

En todo niño que llega a Urgencias por vómitos se debe intentar discriminar su etiología.

Etiología (Tabla 88-4 y Tabla 88-5)

Tabla 88-4. Causas del vómito	
Causas no graves de vómitos	**Causas graves de vómitos**
• **Infecciones** (diarreas, infecciones de orina, respiratorias, SN) • **Malformaciones del tubo digestivo** • **Intolerancias alimentarias** (leche de vaca) • **Técnicas inadecuadas de alimentación** (sobreingesta, mucha frecuencia, alimentos inapropiados para la edad, no respetar las preferencias del niño) • **Sobredosis de medicamentos** (eritromicina) • **Afectación renal** • **La "enfermedad del movimiento"** (coche o barco) • **Causas psicológicas**	• **Causa abdominal quirúrgica** (obstrucción intestinal*, apendicitis, peritonitis, torsión ovárica) • **Causa abdominal no quirúrgica** (colecistitis aguda, pancreatitis) • **Hipertensión intracraneal** (HTIC)** • **Sepsis** • **Trastornos metabólicos graves** ***Obstrucción intestinal**: dolor abdominal cólico intermitente, ausencia de expulsión de heces y gas por el recto. Distensión abdominal. Los vómitos aumentan con la intolerancia oral ****HTIC**: focalidad + bradicardia + HTA+ respiración irregular (tríada de Cushing)

Tabla 88-5. Causas del vómito en niños por edades		
3 semanas de vida	**3 semanas - 4 años**	**Mayores de 4 años**
Obstructivas: malformaciones congénitas, íleo meconial, Hirschprung, megacolon agangliónico, enterocolitis necrotizante	**Obstructivas:** invaginación intestinal, estenosis hipertrófica del píloro (EHP), cuerpo extraño, malformación congénita	**Obstructivas:** hernia incarcerada, cuerpo extraño, bridas postquirúrgicas, malformaciones congénitas
No obstructivas: alergia a las proteínas de leche de vaca, errores en la alimentación, RGE	**No obstructivas:** RGE, GEA, celiaquía, alergia a proteínas de leche de vaca, errores en la alimentación, apendicitis	**No obstructivas:** úlcera péptica, fibrosis quística, GEA, RGE, pancreatitis, colecistitis

Anamnesis

- **Inicio y cronología:** cuándo, cómo y forma de comportarse con relación a la toma de alimentos (vómitos inmediatos: funcionales, RGE), (vómitos durante la toma: atresia de esófago, aerofagia, vólvulo gástrico), (vómitos tardíos: EHP, estenosis duodenal).
- **Características del vómito. Contenido**: alimenticio, leche coagulada, leche no coagulada, sangre, moco, fecaloideo, cuerpo extraño. **Color**: blanco, rojo, verde amarillento, marrón. **Olor**: ácido-agrio, a manzana. **Fuerza**: a chorro (EHP, HTIC), atónitos (GEA, RGE).
- **Intensidad:** a mayor frecuencia, mayor posibilidad de deshidratación por ausencia de tolerancia y podrían ser de causa grave.
- **Factores que lo modifican:** mejora con el decúbito prono: aerofagia, RGE, hernia de hiato. Mejora en posición sentada y empeora con el decúbito: RGE.

Anamnesis dirigida: antecedentes personales, alimentación y si es correcta. Tratamientos farmacológicos recibidos sobre todo antibióticos. ¿Vacunación reciente? (Rotavirus) ¿Intoxicación? Hª alimenticia: cantidad y frecuencia de tomas, técnicas para preparar el alimento, posición para alimentarse, comportamiento durante la ingesta (tos, atragantamiento, rechazo o irritabilidad).

Exploración física

Sistemática: de cabeza a pie con el niño descubierto, constantes vitales e inspección general.

TEP: apariencia, respiración y circulación.

Estado de deshidratación.

Exploración cardiaca y respiratoria.

Palpación de abdomen. **Búsqueda de masas indicativo de EHP (oliva pilórica), hernia incarcerada e invaginación intestinal.**

Auscultación abdominal: ruidos aumentados: Borborigmos típicos de GEA. Peristaltismo de lucha: típico de obstrucciones. Ruidos disminuidos o abolidos en caso de íleo paralítico.

Tacto rectal y puño-percusión en zona lumbar.

Exploración neurológica y cutánea. En lactantes: exploración de fontanelas, que no deberán estar a tensión.

Pruebas complementarias

Individualizar las pruebas en función del estado general del niño. Si son necesarias, deben hacerse las siguientes:

- Análisis bioquímico: glucemia, cuerpos cetónicos, función renal, procalcitonina, iones.
- Gasometría venosa.
- Orina + tóxicos si se sospecha intoxicación.
- Rx y ecografía de abdomen en función de la historia clínica y de los hallazgos en la exploración física.

Tratamiento

Los dos pilares básicos del manejo de los vómitos son la rehidratación por vía oral y la reintroducción precoz de la alimentación.

Rehidratación oral (véase el capítulo de Diarrea aguda)

Tratamiento específico de los vómitos agudos

- Tratamiento de la causa subyacente, sobre todo, si es quirúrgica.
- Los antieméticos, en general, NO son necesarios (producen efectos adversos y extrapiramidalismos).
- Corrección de transgresiones dietéticas: fórmulas espesantes para RGE, leche hidrolizada para alérgicos a la proteína de la leche de vaca.
- Medidas posturales: semisentado en caso de RGE.
- **Sueroterapia IV:** glucosa al 5 % si hay vómitos cetogénicos seguida de SF de 20 mL/kg durante 30-60′, dependiendo de la necesidad de reposición hídrica. Prueba de tolerancia oral en Urgencias con bebidas azucaradas (si no hay diarrea). Dieta hídrica durante 3-12 h con soluciones de mantenimiento, seguida de dieta de protección, dieta blanda 1-3 días.
- **Tratamiento farmacológico:** debe descartarse hemorragia, perforación o infección. Si hay vómitos persistentes: ondansetrón (jarabe 4 mg/5 mL) en dosis de 0,2 mL/kg/dosis. Metoclopramida 0,5 mg/kg/día cada 8 h (máximo 10 mg/dosis): causa extrapiramidalismos. Domperidona 0,3 mg/kg/dosis cada 8 h, 20 minutos antes de comer.

Criterios de ingreso (Tabla 88-6)

Tabla 88-6. Criterios de ingreso
• Mal estado general
• Sospecha de enfermedad extradigestiva febril grave, del SNC o endocrinometabólica
• Deshidratación grave
• Deshidratación moderada con vómitos persistentes
• Shock o preshock
• Afectación neurológica
• Vómitos incoercibles
• Íleo
• Fallo en la hidratación oral
• Patología que requiera cirugía
• Nadie puede encargarse de la hidratación oral
• Valorar en pacientes de riesgo (ya descritos previamente)
• Todo neonato con vómitos para descartar malformaciones digestivas, errores innatos en el metabolismo, enfermedades neurológicas o renales
• < 3 meses con GEA febril o GEA moderada
• Deshidratación con acidosis y elevación de urea

RECUERDE

- Los vómitos no son siempre debidos a un proceso gastrointestinal; cualquier proceso agudo sistémico puede manifestarse así (enfermedades neurológicas, quirúrgicas e infecciosas, mala tolerancia a medicamentos).
- Es importante conocer la etiología de los vómitos.
- El objetivo principal del tratamiento es la hidratación.
- Es fundamental conocer última deposición, micción y peso.

BIBLIOGRAFÍA

- Cota JJ. Medicina de Urgencias. Fundamentos y enfoque práctico. SEMES (Sociedad Española de Medicina de Urgencias y Emergencias). Madrid: Editorial Médica Panamericana, 2019.
- Vázquez Lima MJ, Casal Codesido JR. Guía de Actuación en Urgencias (5ª edición). Semes (Sociedad Española de Medicina de Urgencias y Emergencias), 2016.

89. Patología otorrinolaringológica en el niño

E. M. Velásquez González, M. J. Corullon Fernández, Mª T. Prada Pereira

PUNTOS CLAVE

- No todas las faringoamigdalitis necesitan tratarse con antibióticos.
- Los cuadros de otitis media en lactantes presentan una clínica muy inespecífica.
- En niños mayores, la otalgia es el síntoma más común de los procesos otológicos.
- La rinusinusitis se debe sospechar ante cuadros catarrales persistentes.
- Sospechar presencia de cuerpo extraño intranasal si hay rinorrea unilateral fétida.

PATOLOGIA FARÍNGEA

Faringoamigdalitis

Definición

Proceso febril agudo, generalmente infeccioso, con inflamación de faringe o amígdalas. La causa es fundamentalmente vírica. El origen bacteriano aumenta con la edad.

Clínica

- Local: dolor, eritema o exudados, petequias en el paladar blando.
- General: fiebre, malestar, irritabilidad y cefalea.
- Digestiva: náuseas, vómitos y abdominalgia.
- Satélites: adenopatía laterocervical dolorosa > 1 cm.
- En mayores de 3 años es más frecuente que sea bacteriana, de inicio brusco, con fiebre alta, placas o exudados amigdalinos, odinofagia, petequias en el paladar blando y exantema escarlatiniforme (**Anexo 89-1**).

Etiología

- **Vírica:** es más frecuente (50 %) en menores de 3 años. No depende de la estacionalidad y puede producir fiebre baja, rinorrea, tos, disfonía y diarrea. Exploración: exudado fibrinoide, conjuntivitis, adenopatías laterocervicales.
- **Bacteriana:** debida a EBhGA y *Streptococcus pyogenes*. Produce fiebre alta, odinofagia intensa, náuseas, vómitos, abdominalgia, exudado purulento, exantema escarlatiniforme y petequias en el paladar.

- **Diagnóstico:** clínico. Realizar TDR, cultivo y aplicar escalas de valoración clínica (**Tabla 89-1**).

Tabla 89-1. Criterios de McIsaac

Hallazgos	Puntos
Fiebre > 38°C	1
Hipertrofia o exudado amigdalar	1
Adenopatía laterocervical anterior dolorosa	1
Ausencia de tos	1
Edad: 3-14 años > 15 años (no puntua).	1

0-1 puntos: no realizar estrepto-test (riesgo de infección por EbhGA: 2-6 %).
2-3 puntos: realizar estrepto-test y tratar solo si es positivo (riesgo 10-28 %).
4-5 puntos: realizar estrepto-test. Iniciar antiobiótico, incluso si es negativo, previa recogida de muestra para estudio microbiológico (riesgo 38-63 %) (**e-Fig. 89-1**).

Tratamiento

Víricas

- Analgésicos.
- Antitérmicos.
- Líquidos.
- Dieta blanda.

Bacterianas

- **Primera elección. Penicilina o amoxicilina:** fenoximetilpenicilina benzatina o potásica durante 10 días VO < 12 años y < 27 kg: 250 mg/12 h. > 12 años y > 27 kg: 500 mg/12 h. Amoxicilina durante 10 días VO: 50 mg/kg/día/12 o 24 h (máx. 500 mg c/12 h o 1 g c/24 h).
- **En caso de mal cumplimiento por VO, vómitos, antecedentes personales de fiebre reumática o por proceder el niño de países en desarrollo:** penicilina G benzatina, dosis única IM profunda. < 12 años y < 27 kg: 600.000 U. > 12 años y > 27 kg: 1.200.000 U.
- **Alergia a betalactámicos.** Reacción retardada no anafiláctica: cefadroxilo 30 mg/kg/día cada 12 h durante 10 días VO (máx. 1 g c/24 h). Reacción inmediata anafiláctica: azitromicina 12 mg /kg/día durante 5 días o 20 mg/kg/día durante 3 días VO (máx. 500 mg dosis).
- **Si existe resistencia a macrólidos (eritromicina, claritromicina y azitromicina):**
  - Clindamicina: 20-30 mg/kg/día cada 8-12 h, 10 días VO (máx. 900 mg/día).
  - Josamicina: 30-50 mg /kg/día cada12 h, 10 días VO (máx. 1 g/día).

- Diacetilmidecamicina: 40 mg/kg/día cada 12 h durante 10 días VO (máx. 1,5 g/día).

PATOLOGÍA OTOLÓGICA

Otitis media aguda

Diagnóstico: inflamación aguda y exudado mucopurolento o seroso en oído medio.

Tratamiento. Lactantes: inespecífica: llanto intenso, rechazo de la ingesta, vómitos, fiebre y otorrea aguda. Niño mayor: otalgia con/sin exudado, cuadro catarral; a veces, fiebre e irritabilidad. Bacterias responsables más frecuentes: *S. pneumoniae*/*H. influenzae* tipo no b.

Diagnóstico

- Clínico.
- Etiológico en neonatos con otitis media aguda, graves, con complicaciones supurativas, inmunodeprimidos y sin respuesta al tratamiento.
- ***Otoscopia:*** tímpano abombado y opaco, sin cono luminoso y muy eritematosa.

Tratamiento

- Tratamiento analgésico con observación en 48-72 horas: mayores de 24 meses sin patología asociada, con síntomas moderados y sin otorrea.
- Tratamiento sintomático: paracetamol o ibuprofeno VO.
- Tratamiento antibiótico:
  - **De elección: amoxicilina 80-90 mg/kg/día (c/8 h) VO (máx. 3 g/día).**
  - **< 6 meses** con betalactámicos en los últimos 30 días, OMA recurrente o conjuntivitis asociada: **amoxicilina-ácido clavulánico 80-90 mg/kg/día (c/8 h) VO (máx. 3 g/día).**
  - **Alergia a la penicilina:**
    - No tipo I: cefuroxima 30 mg/kg/día (c/12 h) VO (máx. 1 g/día).
    - Tipo I: azitromicina 10 mg/kg/día (c/24 h), 1 día y 5 mg/kg/día c/24 h durante 4 días (máx. 500 mg/dosis el primer día y 250 mg/dosis los 4 días siguientes).
    - Claritromicina 15 mg/kg/día (c/12 h) VO (máximo 1 g/día).
  - **Intolerancia oral:** ceftriaxona 50 mg/kg/día (c/24 h) IM (máx. 3 g/día).

Fracaso terapéutico (falta de mejoría tras 48-72 h del inicio del antibiótico)

- Fallo de amoxicilina: dar amoxicilina/clavulánico 80-90 mg/kg/día (c/8 h) VO (máx. 3 g/día).
- Fallo de amoxicilina/clavulánico: dar cefuroxima 30 mg/kg/día c/12 horas VO (máx. 1 g/día) o ceftriaxona 50 mg/kg/día c/24 h IM (máx. 3 g/día).

- Fallo de ceftriaxona: realizar timpanocentesis y dar tratamiento según el antibiograma.
- Mayores de 2 años con OMA no grave, sin factores de riesgo de complicación (OMA recurrente y/o patología de base): pautas cortas de antibioterapia durante 5-7 días.

Complicaciones (e-Fig. 89-2)

- Perforación del tímpano si hay secreción purulenta en CAE y dolor intenso.
- Mastoiditis con desplazamiento del pabellón auricular, borramiento del surco retroauricular y dolor mastoideo: ingreso y tratamiento parenteral.
- Parálisis facial.
- Laberintitis.
- Meningitis.
- Absceso cerebral.
- Trombosis de senos venosos.

Otitis media con exudado

Definición: exudado del oído medio con síntomas leves, sintomática y precedida de OMA.

Clínica: otalgia, sensación de plenitud ótica o hipoacusia subjetiva; puede ser asintomática.

Otoscopia: tímpano deslustrado y retraído con nivel hidroáereo.

Tratamiento: la resolución suele ser espontánea (90 %). No deben darse antibióticos sistemáticamente.

Complicaciones: hipoacusia de conducción leve-moderada.

Otitis externa

Definición: Inflamación del CAE por traumatismo local o infección por *P. aeruginosa* o *S. aureus*. Prevalencia alta en niños de 7-12 años. Relación con entrada de agua en CAE.

Clínica: Signo del trago o al traccionar el pabellón auricular. Puede acompañarse de prurito, secreción purulenta fétida y sensación de plenitud ótica; es unilateral.

Otoscopia: CAE eritematoso o inflamado. Sensibilidad a otoscopia. Tímpano normal.

Tratamiento: Extremar la limpieza y evitar que entre agua en CAE. Analgésicos: paracetamol/ibuprofeno VO. Antibióticos: ciprofloxocino ótico + corticoide tópico 4-6 gotas 3 veces al día durante 5-7 días (si mejora, mantener 3-4 días más).

Complicaciones: Son poco frecuentes niños. Puede haber otitis necrotizante aguda, otitis externa maligna, pericondritis, celulitis. Si sospecha, interconsulta a otorrinolaringologo/pediatra de guardia.

Forúnculo en CAE

Se trata igual que la otitis externa.

Otitis media supurada crónica

Definición: Otitis exudativa con duración > 3 meses.
Tratamiento: Recoger muestra de cultivo de secreción y derivar a ORL.

PATOLOGIA RINOSINUSAL

Rinosinusitis

Definición

Inflamación mucosa de uno o más senos paranasales. La etiología vírica es la más frecuente. Predispone a sinusitis bacteriana, diferenciándose, sobre todo, por la duración de los síntomas. Si la causa es bacteriana, los patógenos más comunes son: *H. influenzae*, *S. pneumoniae* y *M. catarrhalis*. Algunas son polimicrobianas.

Clínica

Similar a la de los procesos víricos de la vía respiratoria superior. Fiebre y exudado nasal purulento asociado a proceso catarral > 7 días. La cefalea y el dolor facial son menos frecuentes. Sospechar etiología bacteriana en casos de fiebre > 39°C más de 3 días; la rinorrea, la obstrucción y congestión nasal pueden empeorar o no mejorar tras 3 días y puede haber afectación del estado general. Puede durar más de 10 días (si la etiología es vírica suele mejorar a los 3-6 días).

Diagnóstico

- Clínico (no precisa pruebas de imagen, salvo sospecha de complicaciones).
- Exploración: dolor con la palpación y percusión a nivel del seno que se explora. Sospechar celulitis orbitaria ante la presencia de edema periorbitario o exoftalmos.
- Rx de senos paranasales: no es adecuada en niños.
- Debe hacerse TC coronal si hay sospecha de complicaciones graves o sinusitis crónica que no se resuelvan con el tratamiento adecuado. Factores de riesgo o mala evolución: < 2 años, inmunodepresión, enfermedad de base, > 1 mes evolución, afectación frontal o esfenoidal y ausencia de respuesta previa a la amoxicilina.

Tratamiento

- Lavados nasales con suero fisiológico sin presión y humidificación ambiental.
- Antihistamínicos y glucocorticoides tópicos: no se deben utilizar.
- Antibióticos 10-15 días (si mejora a los 3-4 primeros días, administrar solo 10 días):
  - Sin factores de riesgo o complicaciones: amoxicilina VO 80-90 mg/kg/día en 3 dosis (máx. 4 g/24 horas).

  - Si hay riesgo de enfermedad grave o patógenos productores de betalactamasas: amoxicilina-ácido clavulánico VO: 80-90 mg/kg/día en 3 dosis (máx. 4 g/24 h).
- Cefuroxima 30 mg/kg /día en 2 dosis. Si hay alergia a penicilina, mácrolidos.
- Azitromicina 10 mg/kg/día en 1 dosis (máx. 500 mg/día) durante 3 días. Alternativa: 10 mg/kg/día el primer día y 5 mg/kg/día 4 días más.
- Claritromicina 15 mg /kg/día en 2 dosis.
- Si después de 5 días de tratamiento óptimo no mejora, valorar cambiar antibiótico y si hay mala evolución, valorar realizar cultivo y tratamiento según antibiograma.

Complicaciones

Absceso cerebral, celulitis preseptal y postseptal, trombosis de senos cavernosos, meningitis y osteomelitis de senos frontales.

Cuerpo extraño nasal

Clínica: Sospecha ante exudado nasal purulento unilateral, fétido y persistente. Puede haber epistaxis y dolor.

Tratamiento: Visualizar cuerpo extraño para extraerlo, inmovilizando al paciente; se puede utilizar anestesia tópica. Si la extracción falla, derivar a interconsulta de especialista para realizar procedimiento bajo sedación. A veces, es necesaria Rx para localizar el objeto.

Complicaciones: Laceración de mucosa y epistaxis. Perforación del septum nasal.

PATOLOGÍA LARÍNGEA

Laringitis aguda

Definición

Inflamación y obstrucción aguda de la laringe y zona subglótica.

Etiología

Vírica (6 meses-3 años), con incidencia máxima en torno a dos años; más común en otoño e invierno.

Generalidades

Sólo el 10-15 % de los afectados precisa tratamiento con necesidades mínimas de ingreso. Es la causa más frecuente de obstrucción de la vía áerea superior en la infancia.

Clínica

Tríada clásica: disfonía, estridor inspiratorio, tos perruna. Dificultad para respirar.

- **Laringitis vírica:** < 3 años. Evolución progesiva. Síntomas de infección viral de la vía superior.

- **Laringitis estenosante subglótica o crup:** aparición repentina, usualmente, durante la noche. Evolución corta y tendencia a repetirse.
- **Laringotraqueítis bacteriana:** 3-12 meses. Rx lateral de cuello: márgenes traqueales irregulares, aire difuso.

Diagnóstico

Clínico. Evitar decúbito supino y visualización directa de la laringe, más si se sospecha epiglotitis. Pruebas complementarias: poco útiles. Es fundamental el grado de dificultad respiratoria: estridor, retracción, entrada de aire, color y nivel de consciencia (**Tabla 89-2**).

Tabla 89-2. Escala de Westley de gravedad de la laringitis aguda

	0	1	2	3	4	5
Estridor inspiratorio	No	Con la agitación	En reposo			
Retracciones y tiraje	No	Leve	Moderado	Severo		
Ventilación	Normal	Hipoventilación leve	Hipoventilación moderada-severa			
Cianosis	No				Con la agitación	En reposo
Nivel de consciencia	Normal					Disminuida

≤ 2: leve; 3-7 moderada; ≥ 8 grave; ≥ 12 insuficiencia respiratoria.

Tratamiento

- **Laringitis leve:** Posición incorporada. Ambiente tranquilo. Sujeción paterna. Aire frío o ambiente húmedo. Dexametasona oral 0,15-0,3 mg/kg (dosis única).
- **Laringitis moderada:** Dexametasona: 0,6 mg/kg VO o IM. Adrenalina nebulizada 0,5 cc/kg (máx. 5 mL) + 5 mL de SSF con flujo 5 L/min para favorecer el depósito en la vía áerea superior. Contraindicada en Fallot y obstrucción al flujo de salida ventricular. Repetir cada 30 minutos hasta 3 dosis y mantener en observación 4-6 h. Alternativa: dexametasona oral + budesonida nebulizada 2 mg sin diluir con flujo a 5 L/min. Alta médica: con Westley < 2 y después de 2-3 h de observación, buen entorno familiar y medidas físicas. Si precisa, dexametasona 0,15-0,3 mg/kg/día VO 2-3 días o prednisolona 1 mg/kg/día.
- **Grave: ingreso.** Descartar epiglotitis. Seguir el tratamiento anterior y administrar oxigenoterapia. Valorar el ingreso en UCI pediátrica según la evolución obtenida. Los broncodilatadores son ineficaces. Si hay asma de base son beneficiosos.

Epiglotitis o laringitis supraglótica

Definición

Inflamación de la epiglotis y estructuras vecinas.

Etiología

H. influenzae tipo B es la causa más común. Ahora es menos frecuente por su incorporación al calendario vacunal.

Clínica

Inicio brusco. La edad más frecuente de presentación es 2-6 años. Generalmente, se produce tras infección respiratoria del tracto superior, con fiebre elevada, dolor faríngeo, disfagia, babeo y tos, y estado general con afectación importante que evoluciona a letargia. El paciente adopta una postura incorporada, con hiperextensión de la cabeza, boca entreabierta y dificultad respiratoria progresiva. No tolera decúbito. Se observa estridor inspiratorio intenso y taquipnea progesiva.

Diagnóstico y manejo

Ante la sospecha de epiglotitis, avisar al pediatra y preparar IOT.

- Vía áerea permeable y estable: posición supina.
- Evitar irritabilidad.
- Realizar exploraciones mínimas.
- Si es necesario, permitir la permanencia de los padres.
- Vía áerea inestable o parada respiratoria: IOT.
- Si hay una mínima sospecha de epiglotitis: Rx lateral de cuello. En ella se observa epiglotis inflamada de aspecto redondeado (signo pulgar). Supervisión médica y no manipular la vía oral ni la faringe.

Tratamiento

- Ingreso.
- INT.
- Cricotiroidectomía o traqueotomía de manera excepcional.
- **Antibioterapia:** ceftriaxona 75 mg/kg/día o cefotaxima 150-200 mg/kg/día. Profilaxis frente a *H. influenzae* con rifampicina.

RECUERDE

- Los procesos ORL son una causa frecuente de consulta en niños.
- No todos los procesos ORL precisan tratamiento con antibióticos ni pruebas complementarias.
- Si se sospecha epiglotitis, asegurar la vía áerea y evitar exploraciones innecesarias.
- Evitar dosis de antibiótico bajas o durante menos tiempo del indicado.

BIBLIOGRAFÍA

- Cubero Santos A, García Vera C, Lupiani Castellanos P. Guía de Algoritmos en Pediatría de Atención Primaria. Faringoamigdalitis. AEPap 2015 (en línea). Disponible en algoritmos. aepap.orgDOI: 10.1016/j.anpedi.2020.05.004
- De la Flor i Brú J. Infecciones de vías respiratorias altas-2: otitis media aguda, otitis media aguda de repetición y otitis media crónica; otitis externa. Pediatr Integral. 2017;21(6)339-417.
- García García S. Decisiones en Urgencias Pediatricas (2ª edición). Hospital Universitario La Paz (Madrid). Madrid: Elsevier, 2020.
- Luaces Cubells C. Protocolos diagnósticos-terapéuticos. Urgencias de Pediatría (6ª edicion). Hospital Sant Joan de Déu (Barcelona). Barcelona: Ergon, 2022: 179-223.
- Wald ER. Acute bacterial rhinosinusitis in children: clinical features and diagnosis. Post TW, editor. UpToDate. Waltham, MA: UpToDate Inc. https://www.uptodate.com.

90. Patología de vías respiratorias bajas

S. Mª. Campo Sánchez, Mª. J. Corullón Fernández, Á. F. Mateos Benito

PUNTOS CLAVE

- Generalmente, las infecciones víricas son la causa más frecuente de neumonía en la infancia.
- Ante neumonía típica, la trataremos como neumocócica independientemente de la edad.
- En bronquiolitis es imprescindible la aspiración de secreciones para desobstruir la vía aérea.
- En una crisis asmática se debe establecer tratamiento precoz y revaluar la respuesta al tratamiento.

NEUMONÍA AGUDA

Etiología

- Neonatos: *S. agalactiae, E. coli.* Niños de 1-3 meses: virus, S. *pneumoniae* y C. *trachomatis.*

Tabla 90-1. Diferencias entre neumonía típica y atípica

NEUMONÍA TÍPICA	NEUMONÍA ATÍPICA
Neumocócica	Virus y bacterias atípicas
Aguda, mal estado general, fiebre elevada	Subaguda, buen estado general, puede cursar sin fiebre
Disnea, tos productiva y taquipnea, dolor pleurítico	Cuadro catarral-pseudogripal (mialgia, tos y cefalea)
La auscultación puede ser normal al inicio y, posteriormente, puede haber crepitantes localizados, hipoventilación o soplo tubárico	Auscultación inespecífica con subcrepitantes bilaterales, roncus y sibilancias
Patrón radiológico: consolidación lobar o segmentaria, derrame pleural o atelectasia	Patrón radiológico: hiperinsuflación, densidades lineales o parcheadas o engrosamiento peribronquial
Hemograma: leucocitosis neutrofílica Bioquímica: PCR y PCT elevadas sugieren infección bacteriana	Hemograma: predominio linfomonocitario Test rápido VRS Valorar serología de neumonías atípicas
Sospecha de tuberculosis: Mantoux. Sospecha de legionelosis: detección del antígeno de *Legionella* en orina.	

- Niños < 5 años: virus (virus respiratorio sincitial [VRS], Parainfluenza, Influenza y Adenovirus) y S. *pneumoniae*.
- Niños ≥ 5 años: *M. pneumoniae*, S. *pneumoniae*.

Aproximación diagnóstica (Tabla 90-1)

- **Anamnesis y exploración física.**
- **Clínica:** inespecífica. Fiebre, tos y taquipnea (mayor predictor de neumonía y gravedad).
- **Rx de tórax:** no es obligatoria. Solo si hay dificultad respiratoria, ingreso, complicación o duda diagnóstica. No descartar neumonía ante radiografía normal al inicio del cuadro.
- **Analítica:** no se realiza de rutina. Nos orienta hacia el origen etiológico.
- **Gasometría:** en caso de enfermedad grave (insuficiencia respiratoria, shock).
- **Pulsioximetría:** si Sat.O_2 ≤ 92-94 %, pautar oxigenoterapia.
- **Hemocultivo:** no está indicado sistemáticamente. Se recomienda a pacientes con criterio de ingreso.

Tratamiento

Tablas 90-2 y 90-3.

BRONQUIOLITIS AGUDA

Definición

Es el primer episodio agudo de infección de las vías respiratorias bajas (VRB). Cursa con dificultad respiratoria y obstrucción al flujo aéreo, debido a la inflamación de la vía aérea distal (bronquiolos), todo ello en el contexto de una infección de vías respiratorias altas en niños < 2 años.

Tabla 90-2. Tratamiento ambulatorio y hospitalario en pacientes con neumonía

Medidas generales: antitérmicos, oxigenoterapia si SatO_2 < 94 %, sueroterapia y broncodilatadores si broncoespasmo		
TRATAMIENTO AMBULATORIO		
NEUMONÍA TÍPICA		**NEUMONÍA ATÍPICA**
Vacunado de *H. influenzae*	**No vacunado de *H. influenzae***	Valorar tratamiento sintomático sin antibiótico si se sospecha causa vírica y en < 3 años Si precisara antibiótico, se administrará uno de los siguientes: Claritromicina 15 mg/kg/día VO c/12 h 7 días Azitromicina 10 mg/kg/día VO c/24 h 3 días
Amoxicilina 80 mg/kg/día VO c/8h 7 días o cefuroxima-axetilo 15-30 mg/kg/día VO c/12 h 10 días	Amoxicilina-clavulánico 80 mg/kg/día VO c/8 h 10 días	
Si el niño es alérgico a la penicilina: azitromicina 10 mg/kg/día VO c/24 h 3 días		

TRATAMIENTO HOSPITALARIO		
NEUMONÍA TÍPICA EN < 3 MESES	NEUMONÍA TÍPICA EN > 3 MESES	
	Vacunado de *H. influenzae*	No vacunado de *H. influenzae*
Cefotaxima 200 mg/kg/día IV c/6-8 h +Ampicilina 200 mg/kg/día IV c/6-8 h	Ampicilina 200 mg/kg/día IV c/6-8 h	Amoxicilina-clavulánico 100 mg/kg/día IV c/8 h. En inmunodeprimidos: se podría añadir cefotaxima 200 mg/kg/día IV c/6-8 h + oseltamivir (si gripe)
Si el paciente tiene alergia a la penicilina: azitromicina 10 mg/kg/día IV c/24 h.		
NEUMONÍA CON DERRAME	Ampicilina 250-300 mg/kg/día IV c/6-8 h o cefotaxima 200 mg/kg/día IV c/6-8 h o amoxicilina-clavulánico 100 mg/kg/día IV c/8 h Si se sospecha posible *S. aureus*: cloxacilina 200 mg/kg/día IV c/6 h o clindamicina 40 mg/kg/día IV c/6 h	
NEUMONÍA ASPIRATIVA	Amoxicilina-clavulánico 100 mg/kg/día IV c/8 h	
NEUMONÍA NECROTIZANTE	Ampicilina 250-300 mg/kg/día IV c/6-8 h o cefotaxima 200 mg/kg/día IV c/6-8 h + clindamicina 40 mg/kg/día IV c/6 h	

Etiología

- Vírica: VRS (más frecuente), Rinovirus, Adenovirus, Metapneumovirus, Influenza, Parainfluenza, *Mycoplasma pneumoniae*. Son frecuentes las reinfecciones porque no crea inmunidad efectiva.

Clínica

- Inicialmente tos, con rinorrea serosa e hiporexia y, posteriormente, disnea y taquipnea. Otros síntomas: fiebre no constante, rechazo a la ingesta.
- Curso y gravedad variables.
- Puede producir apneas, sobre todo, en lactantes prematuros.

Diagnóstico

- **Anamnesis y exploración física:** TEP. En auscultación se escucha espiración alargada, estertores finos inspiratorios y sibilancias espiratorias.
- **Hemograma y reactantes de fase aguda:** si se sospecha sobreinfección bacteriana.
- **Rx de tórax:** no se realiza de rutina. Hiperinsuflación y áreas de condensación/atelectasia.
- **Pulsioximetría:** si la $SatO_2$ es ≤ 92 %, pautar oxigenoterapia.
- **Gasometría:** cuadros con mala evolución o graves.

Tabla 90-3. Criterios de ingreso en pacientes con neumonía			
PLANTA DE HOSPITALIZACIÓN			UCIP
CLÍNICOS	**RADIOLÓGICOS**	**FACTORES ASOCIADOS**	Ventilación mecánica Inestabilidad hemodinámica Insuficiencia respiratoria grave: letargia, trabajo respiratorio aumentado, hipercapnia, hipoxia mantenida Apneas recurrentes Acidosis metabólica inexplicada Alteración de conciencia
Aspecto séptico < 6 meses $SatO_2$ < 92-94 % Dificultad respiratoria Falta de respuesta al tratamiento Deshidratación Vómitos Convulsiones	Afectación multifocal Patrón intersticial importante Derrame Pioneumotórax Neumatocele Neumonía necrotizante Absceso pulmonar	Enfermedad cardiopulmonar previa Inmunodeficiencias Drepanocitosis Enf. metabólicas Problemática social Fracaso terapéutico Dificultad en la alimentación	

$Sat.O_2$: saturación de oxígeno. UCIP: unidad de cuidados intensivos pediátricos.

Valoración de la gravedad

En urgencias, realizar el TEP. Se debe desobstruir la vía aérea mediante lavados nasales con SSF antes de valorar la gravedad de forma objetiva mediante escalas (**Tablas 90-4** y **90-5**).

Tabla 90-4. Escala del Hospital Sant Joan de Déu para la bronquiolitis

	0	1	2	3
Sibilancias	No	Inspiratorias	Inspiratorias, espiratorias	
Tiraje	No	Subcostal, intercostal inferior	Aleteo y supraclavicular	Intercostal superior y supraesternal
Entrada de aire	Normal	Regular, simétrica	Asimétrica	Muy disminuida
$SatO_2$ **Sin O_2** **Con O_2**	≥ 95% Sin O_2	91-94 % > 94 FiO_2 < 40 %	< 91 % ≤ 94 FiO_2 > 40 %	
FR < 3 meses **3-12 meses** **12-24 meses**	< 40 rpm < 30 rpm < 30 rpm	40-59 rpm 30-49 rpm 30-39 rpm	60-70 rpm 50-60 rpm 40-50 rpm	> 70 rpm > 60 rpm > 50 rpm
FC <1 año **1-2 años**	< 130 lpm < 110 lpm	130-149 lpm 110-120 lpm	150-170 lpm 120-140 lpm	> 170 lpm > 140 lpm

Leve < 5. Moderada: 6-10. Grave: 11-16.

Tabla 90-5. Factores de riesgo de evolución a gravedad y criterios de ingreso	
FACTORES DE RIESGO DE EVOLUCIÓN A GRAVEDAD	
• Edad inferior a 6-12 semanas. Tabaquismo en el entorno. Enfermedades coexistentes (cardiopatía, prematuridad < 35 semanas, displasia broncopulmonar, malnutrición o inmunodeficiencia).	
CRITERIOS DE INGRESO	
Rechazo del alimento	$SatO_2$ < 92 % en aire ambiente
Edad inferior a 4-6 semanas	Comorbilidades
Letargia	Problemática social o geográfica
Deshidratación	Dificultad para el transporte
Apnea o cianosis	Incapacidad de los cuidadores para evaluar la gravedad del niño
Afectación moderada-grave (aleteo nasal, quejido, tiraje o cianosis) que no responde a tratamiento en urgencias.	Diagnóstico dudoso

Tratamiento

Figura 90-1.

CRISIS AGUDA DE ASMA

Definición

Episodio agudo de dificultad respiratoria, tos, opresión torácica y sibilancias, por aumento de resistencia al flujo aéreo crónico y reversible. Infecciones víricas como principal desencadenante. Otros: incumplimiento terapéutico, alérgenos, ejercicio, estrés y fármacos.

Diagnóstico y valoración de la gravedad (Tablas 90-6 y 90-7)

- **Anamnesis:** ingresos previos y si ha requerido UCIP, medicación administrada y su respuesta, desencadenantes, atopia y tratamiento de base.
- **Exploración física:** TEP. Signos de dificultad respiratoria, color de piel, estado de conciencia.
- **Rx de tórax:** no de rutina. Solo si hay sobreinfección, evolución tórpida o duda.
- **Pulsioximetría:** si la $SatO_2$ es ≤ 94 %, pautar oxigenoterapia.
- **Analítica con gasometría:** solo en crisis graves, que precisen ingreso o infección.
- **Valoración objetiva de la gravedad** mediante la *Pulmonary Score* (PS) y la $SatO_2$.

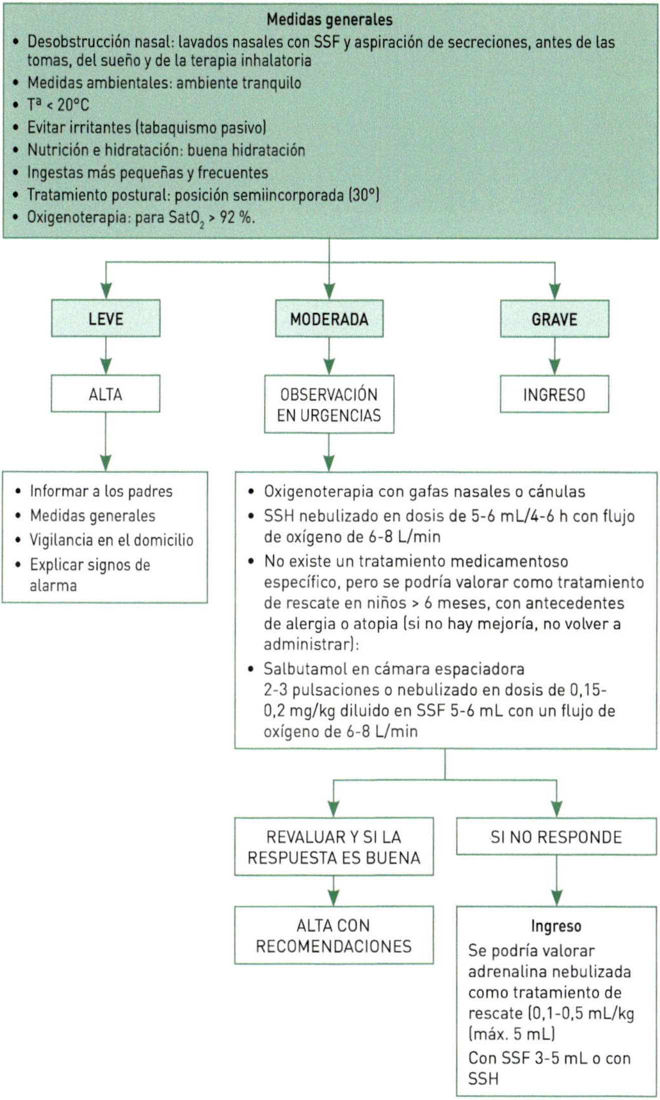

Figura 90-1. Algoritmo de tratamiento de la bronquiolitis en urgencias.

Tabla 90-6. *Pulmonary Score* para la valoración de la crisis de asma en niños				
Puntuación (*)	Frecuencia respiratoria		Sibilancias	Uso de músculos accesorios ECM (**)
	< 6 años	≥ 6 años		
0	< 30	< 20	No	No
1	31-45	21-35	Final de espiración (estetoscopio)	Incremento leve
2	46-60	36-50	Toda la espiración (estetoscopio)	Aumentado
3	> 60	> 50	Inspiración y espiración (sin estetoscopio) (**)	Actividad máxima

(*) Se puntúa de 0 a 3 en cada uno de los apartados (mínimo 0, máximo 9).
(**) Si no hay sibilancias y la actividad del ECM (esternocleidomastoideo) ha aumentado, puntuar con un 3.

Valoración de la gravedad de la crisis integrando la *Pulmonary Score* (PS) y la $SatO_2$		
	PS	$SatO_2$
Leve	0-3	> 94 %
Moderada	4-6	91-94 %
Grave	7-9	< 91 %

En caso de discordancia entre la puntuación clínica y la $SatO_2$ se utilizará la de mayor gravedad.

Tabla 90-7. Criterios de ingreso en crisis de asma	
CRITERIOS DE INGRESO	
Crisis grave o moderada sin mejoría Falta de respuesta al tratamiento (necesidad de broncodilatadores cada 2-3 horas, necesidad de oxígeno o no mejoría tras corticoterapia) Complicaciones	Enfermedades crónicas previas (cardiopulmonares) Antecedentes de crisis de alto riesgo Antecedente de incumplimiento de tratamiento con abuso de agonistas betaadrenérgicos Lactante

Tratamiento (Tabla 90-8)

Tabla 90-8. Tratamiento de una crisis aguda de asma		
EVALUACIÓN DE LA GRAVEDAD (TEP, ANAMNESIS, EXPLORACIÓN FÍSICA, PS, $SATO_2$ y MONITORIZACIÓN)		
CRISIS LEVE	CRISIS MODERADA	CRISIS GRAVE
Pulmonary Score 0-3 **$SatO_2$ > 94%**	**Pulmonary Score 4-6** **$SatO_2$ 91-94 %**	**Pulmonary Score 7-9** **$SatO_2$ < 91 %** **Cianosis o alt. de conciencia**
Salbutamol con cámara espaciadora 2-4 pulsaciones (máximo 12 pulsaciones) **Reevaluar tras cada inhalación.** **Máximo 3 veces en intervalos de 20 min**	Oxigenoterapia para $SatO_2$ > 94 % **Salbutamol:** Cámara espaciadora: nº de pulsaciones = peso/3 o nebulizado 0,15 mg/kg/dosis (máx. 1 mL, min. 0,25 mL) diluidos en SSF 5 mL, con flujo O_2 6-8 L/min **Asociar bromuro de ipratropio:** Cámara espaciadora: 40 µg (2 pulsaciones) si < 30 kg 80 µg (4 pulsaciones) si > 30 kg Nebulizado: Si < 30 kg: 250 µg Si > 30 kg: 500 µg diluido en SSF 5 mL, con flujo O_2 6-8 L/min **Reevaluar tras cada inhalación** **Máximo 3 veces en intervalos de 20 min** Prednisona/ prednisolona oral 1-2 mg/kg/día (máx. 60 mg) durante 3-5 días	**Estabilización inicial (ABCDE)** Oxígeno para $SatO_2$ > 94 %. Canalizar vía venosa periférica. **Salbutamol:** Cámara espaciadora: nº de pulsaciones = peso/3 o Nebulizado continuo a 0,3-0,5 mg/kg/h en 15 mL SSF. **Asociar bromuro de ipratropio:** Cámara espaciadora: 40 µg (2 pulsaciones) si < 30 kg 80 µg (4 pulsaciones) si >30 kg Nebulizado: Si < 30 kg: 250 µg Si > 30 kg: 500 µg diluido en SSF 5 mL, con flujo O_2 6-8 L/min. **Metilprednisolona**: 2 mg/kg/día IV.

REVALUAR CADA 20 MINUTOS DESPUÉS DE CADA DOSIS: mejoría subjetiva y clínica, PS y $SatO_2$. Además: monitorizar FC, FR y TA en crisis graves.					
Considerar para el alta: PS < 3, $SatO_2$ > 94 % sin necesidad de oxigenoterapia, no episodios previos de IOT y ventilación, no hospitalización reciente, no comorbilidades, posibilidad de cuidados en domicilio.					
MEJORÍA	**SIN MEJORÍA**	**MEJORÍA**	**SIN MEJORÍA**	**MEJORÍA**	**SIN MEJORÍA**
ALTA Y REVISIÓN EN 24-48 h Salbutamol en función de dosis/peso c/4-6-8 h	Iniciar tratamiento de la crisis moderada-grave	ALTA Y REVISIÓN EN 24 h Salbutamol en función de dosis/peso c/4-6-8 h Valorar prednisona/prednisolona oral 1-2 mg/kg/día c/24 h máximo 5 días	Pasar a área de observación e iniciar tratamiento de crisis grave previo a ingreso en planta	Ingreso en planta	UCIP Criterios de ingreso: Parada cardiorrespiratoria Deterioro de la consciencia No mejoría a pesar de tratamiento $SatO_2$ < 90 % a pesar de la oxigenoterapia Hipercapnia Necesidad de VMNI/VMI

Al alta, revisión con su pediatra de atención primaria, siempre comprobar técnica de inhalación adecuada y recordar signos de alarma para volver a consultar (aumento de dificultad respiratoria, letargo, rechazo a la ingesta)

Consideraciones: en general, para crisis leves y moderadas se recomienda utilizar cámara espaciadora. En crisis graves se prefiere el uso de sistema de nebulización con oxígeno.

RECUERDE

- Al alta es importante entrenar al paciente y la familia sobre el uso de la terapia inhalada.

BIBLIOGRAFÍA

- Benito FJ. Urgencias pediátricas. Diagnóstico y tratamiento (6ª edición). Madrid: Editorial Médica Panamericana, 2021.
- GEMA 5.0 (Guía española para el manejo del asma). Sociedad Española de Neumología y Cirugía Torácica, 2020.
- Guerrero-Fernández J. Manual de Diagnóstico y Terapéutica en Pediatría (6ª edición). Madrid: Editorial Médica Panamericana, 2017.
- Protocolos diagnósticos y terapéuticos en urgencias de pediatría (3ª edición). Diagnóstico y tratamiento de la crisis asmática en urgencias/bronquiolitis aguda en urgencias, 2019.

91. Diagnóstico diferencial de los exantemas

D. Barreiro López, N. Cubelos Fernández, S. Gautreaux Minaya

PUNTOS CLAVE

- Erupción cutánea eritematosa y difusa, de distribución y etiología variable. Se denomina enantema cuando la erupción afecta a las mucosas.
- Es importante realizar una correcta anamnesis y exploración física, ya que la mayoría de las enfermedades exantemáticas son de diagnóstico clínico.
- Para diferenciar una enfermedad exantemática de otra se debe tener en cuenta, además de las características del exantema, el estado general, la clínica acompañante y la edad del paciente.
- Si las lesiones son petequiales y con fiebre debe sospecharse sepsis meningocócica.

INTRODUCCIÓN

Es un motivo de consulta frecuente. Son erupciones cutáneas agudas que constituyen un signo de enfermedad general, de origen infeccioso en la mayoría de las ocasiones. Tienen carácter autolimitado, pero, a veces, pueden ser manifestaciones de enfermedades graves. Una anamnesis detallada junto a una exploración física minuciosa orientarán al diagnóstico, apoyándose en pruebas complementarias cuando exista la sospecha de una enfermedad subyacente.

ETIOLOGÍA

- **Infecciosa**
  - **Virus:** enterovirus, adenovirus, HHV 6 y 7, parvovivus B19, sarampión, rubeola.
  - **Bacterias:** *Neisseria meningitidis, Staphylococcus aureus,* estreptococos de grupo A, *Mycoplasma pneumoniae, Rickettsia conorii.*
  - **Hongos:** *Candida albicans, Malassezia furfur.*
  - **Parásitos:** *Sarcoptes scabiei.*
- **No infecciosa**
  - **Reacciones alérgicas.**
  - **Reacciones medicamentosas.**
- **Reumatológicas u otras enfermedades sistémicas.**
- **Desconocida**
  - **Enfermedad de Kawasaki.**
  - **Púrpura de Schonlein-Henoch.**

CLASIFICACIÓN

Exantemas maculopapulosos

Infecciosos

Sarampión (Paramixovirus)

- **Frecuencia:** se ven pocos casos gracias a la vacunación.
- **Periodo de incubación: 1-2 semanas.**
- **Edad:** < 15 meses, menos de 4 años (fallo de la primera dosis de vacuna).
- **Transmisión:** contagio directo desde 2 días antes hasta 4-6 días después de aparecer el exantema.
- **Pródromos:** fiebre alta, conjuntivitis, fotofobia, coriza, rinitis, tos seca, eritema orofaríngeo y enantema patognomónico: manchas de Koplik (punteado blanquecino sobre la mucosa yugal hiperémica).
- **Exantema:** 5-7 días. Es morbiliforme confluyente, maculopapuloso centrífugo y de color rojo intenso. Afectación palmo-plantar. Las máculas se desvanecen con descamación en el mismo sentido en que aparecen.
- **Diagnóstico:** clínico.
- **Tratamiento:** sintomático.

Rubeola (Rubivirus)

- **Frecuencia:** se ven pocos casos gracias a la vacunación.
- **Periodo de incubación: 12-23 días.**
- **Edad:** similar a la del sarampión.
- **Transmisión:** contagio directo desde 7 días antes hasta 5-7 días después de la desaparición del exantema. Deja inmunidad de por vida.
- **Síntomas:** 3 días. Fiebre alta, tos, mal estado general, linfadenopatías cervicales y/o retroauriculares, faringitis, dolor ocular y cefalea.
- **Exantema:** maculopapuloso, rosado. Se inicia en mejillas y área peribucal. Es centrífugo, no confluyente y con progresión cefalocaudal. Desaparece sin descamación. Se observa exantema de Forchheimer (petequias en paladar). El signo acompañante más característico son adenopatías generalizadas (occipitales, retroauriculares y cervicales).
- **Diagnóstico:** clínico.
- **Tratamiento:** sintomático. Vigilar a las embarazadas.

Exantema viral súbito o roseola infantil (HHV tipo 6 y 7)

- **Periodo de incubación: 9 a 10 días.**
- **Edad:** fundamentalmente, lactantes de 6 a 18 meses.
- **Transmisión:** contacto directo por vía respiratoria.
- **Pródromos:** fiebre alta durante 3 días. El cuarto día desaparece la fiebre y aparece el exantema.
- **Exantema:** maculopapuloso, granuloso, pruriginoso, de color rosado, no confluyente, en cuello, tronco y retroauricular. Desaparece en 24-48 h.

- **Diagnóstico:** clínico, serológico. En las primeras 24-36 h puede haber leucocitosis con neutrofilia.
- **Tratamiento:** sintomático.

Eritema infeccioso o megaloeritema o 5ª enfermedad (parvovirus B-19)

- **Periodo de incubación: 1-2 semanas.**
- **Edad:** 6-12 años.
- **Transmisión:** se contagia desde 5 días antes hasta la aparición del exantema, con predominio en primavera-verano. Hay pequeñas epidemias escolares.
- **Pródromos:** afebril, puede recrudecerse con el ejercicio.
- **Exantema:** inicialmente rojo intenso en una o ambas mejillas, en forma de bofetada. A los pocos días, eritema maculopapuloso en tronco y extremidades. Puede rebrotar varias semanas después.
- **Diagnóstico:** clínico.
- **Tratamiento:** sintomático.
- **Complicaciones:** artritis de grandes articulaciones, anemia, trombopenia.

Acrodermatitis papulosa infantil o síndrome de Gianotti-Crosti (hepatitis, VEB, Coxsackie A16)

- **Exantema:** pápulas o papulovesículas de pequeño tamaño, monomorfas, de superficie plana y color pardo o cobrizo, escasamente confluentes. Se observa en partes acras y respeta el tronco. La erupción es simétrica en cara, glúteos y extremidades con afectación de palmas y plantas.
- Resolución espontánea en 15-60 días.

Escarlatina (Estreptococo betahemolítico del grupo A)

- **Periodo de incubación:** 3-5 días. Invierno-primavera.
- **Edad:** 3-14 años.
- **Transmisión:** leve-moderada en convivientes. Se transmite por vía aérea.
- **Pródromos:** fiebre alta 1-2 días, faringoamigdalitis pultácea, adenopatías, dolor abdominal, vómitos y cefalea.
- **Exantema:** micropapuloso, áspero, rojo, con lesiones pruriginosas en tronco, palmo-plantares y lengua aframbuesada. Signos de Pastia (coloración roja y brillante en pliegues) y Filatow (palidez periorificial).
- **Diagnóstico:** clínico y frotis faríngeo positivo para estreptococo.
- **Tratamiento:** penicilina VO 25-50 mg/kg/día en 4 tomas durante 10 días. En alérgicos a penicilina, eritromicina 40 mg/kg/día en 4 tomas durante 10 días.

Mononucleosis infecciosa (virus de Epstein-Barr, Herpesvirus tipo V, CMV, VIH, Herpesvirus 6 y 7 o VHA. También puede deberse a Toxoplasma)

- **Periodo de incubación:** 30-50 días.
- **Edad:** < 5 años y adolescentes.
- **Transmisión:** baja transmisión, la eliminación del virus puede durar hasta dos meses.

- **Manifestaciones generales:** malestar general, fiebre alta, faringoamigdalitis, odinofagia con exudado amigdalar, linfadenopatías cervicales, edema periorbitario y hepatoesplenomegalia (menores de 4 años).
- **Exantema:** maculopapular (> 20 %), *rash*, aspecto escarlatiniforme, urticarial o incluso petequial. Zonas: tronco, hombros, cara, antebrazos y, con menos frecuencia, EEII.
- **Diagnóstico:** clínico, analítico y microbiológico: linfomonocitosis (> 10 % atípicos). Serología VEB o CMV (monotest Paul Bunnell).
- **Tratamiento:** sintomático, AINE, corticoides y reposo (no AAS, por peligro de síndrome de Reye). La administración de ATB (amoxicilina, penicilina, ampicilina) aumenta la incidencia de exantema. Ingresar si la afectación es importante.
- **Complicaciones:** convulsión febril, hemato/hepáticas.

Molluscum contagiosum (Molluscipoxvirus)

- **Transmisión:** por contacto directo.
- **Incubación: 2-8 semanas.**
- **Exantema:** pápulas perladas e indoloras con umbilicación central en cara, cuello, axilas y muslos. No precisa tratamiento urgente.

Síndrome de shock tóxico (toxinas de Staphylococcus aureus y Streptococcus pyogenes)

- **Exantema:** eritrodermia macular difusa o rash escarlatiniforme, posteriormente, exudativa y, finalmente, descamación palmo-plantar, enrojecimiento de la mucosa oral con lengua aframbuesada e inyección conjuntival. Asocia fiebre, vómitos, diarrea, cefalea y mialgias. Progresa a shock con fallo multiorgánico.
- **Actitud:** estabilización ABC. Restauración de alteraciones hidroelectrolíticas IV, antibioterapia IV (cloxacilina IV 100 mg/kg/día en 4 dosis). Analgesia. Ingreso en UCIP.

Causa desconocida

Enfermedad de Kawasaki

- **Causa desconocida.**
- **Exantema:** exantema polimorfo con eritema palmo-plantar, aparece dentro de los primeros 5 días de evolución. Inyección conjuntival bilateral. Labios fisurados, lengua aframbuesada e hiperemia faríngea. Fiebre y manifestaciones de inflamación aguda.
- **Tratamiento:** dosis única de gammaglobulina 2 g/kg IV a pasar en 8-12 horas antes del día 10. Ácido acetilsalicílico 20-25 mg/kg/6 h (máximo 4 g/24 h) hasta 48/72 h tras la fiebre.

Exantemas vesiculoampollosos

Infecciosos

Varicela (Virus varicela-zóster)

- **Periodo de incubación: 2-3 semanas (hasta 28 días si se ha administrado Ig).**

- **Edad:** 1-14 años.
- **Transmisión:** vía respiratoria y cutánea. Se contagia desde 1-2 días antes de aparición del exantema hasta la fase costrosa.
- **Pródromos:** 1-2 días. Catarro leve, fiebre y prurito intenso.
- **Exantema:** 3-5 días. Máculas-pápulas-vesículas-costras en diferentes fases (aspecto de "cielo estrellado"). Patrón cefalocaudal.
- **Diagnóstico:** clínico.
- **Tratamiento:** sintomático, NO administrar AAS (riesgo de síndrome de Reye). Prurito: dexfeniramina 0,35 mg/kg/día en 3-4 tomas. Higiene. En inmunodeprimidos y neonatos: aciclovir.
- **Complicaciones:** sobreinfección de las lesiones (Tratamiento: mupirocina tópica), neumonía, encefalitis y cerebelitis.

Herpes zóster (Virus varicela-zóster)

- **Fase inicial:** fiebre moderada y picor en el dermatoma afectado (3-5 días antes) y mal estado general.
- **Fase exantemática:** exantema máculo-pápulo-vesiculoso segmentario y pruriginoso, de aspecto micélico (diagnóstico del impétigo sin varicela previa).
- **Tratamiento:** sintomático y aciclovir 25 mg/kg/8 h 5 días.

Síndrome boca-mano-pie (Coxsackie A16 y Enterovirus 71)

- **Periodo de incubación: 3 a 6 días.**
- **Edad:** < 5 años.
- **Transmisión:** muy alta, contagio respiratorio y fecal-oral. Hay epidemias en guarderías con predominio en verano y otoño.
- **Pródromos:** 1 o 2 días. Fiebre, odinofagia y dolor abdominal o diarrea.
- **Exantema:** lesiones típicas en mucosa oral, perioral, manos y pies consistentes en pápulas con evolución a vesículas rodeadas de eritema. En la mucosa oral se rompen y dejan úlceras dolorosas. Exantema maculopapuloso en glúteos.
- **Diagnóstico:** clínico.
- **Tratamiento:** sintomático.

Impétigo ampolloso (S. aureus, más raramente S. pyogenes)

- **Exantema:** vesículas y ampollas de contenido turbio, sin eritema alrededor, sobre piel sana, que, al romperse, dejan una erosión húmeda; suele localizarse en zonas de intertrigo. No afecta a palmas ni plantas.
- **Tratamiento:** antibiótico tópico (ácido fusídico o mupirocina) si hay pocas lesiones o están agrupadas. Si tiene mayor extensión, se debe añadir antibioterapia oral (cefalosporinas de primera o segunda generación, cloxacilina o trimpetroprim-sulfametoxazol).

Eritema exudativo multiforme/síndrome de Steven-Johnson (infecciones, fármacos, idiopático)

- **EF:** lesiones eritematosas mapeadas, urticariformes y pruriginosas con imagen en diana en toda la superficie corporal con o sin fiebre.

- **EEM:** lesiones de diferente morfología con vesículas (exudativo).
- **Síndrome de Steven-Johnson:** lesiones cutáneas y mucosas (boca).
- **Actitud:** investigar los factores desencadenantes y suspender el agente etiológico.
- **Tratamiento:** antihistamínico oral/tópico.
- **Ingreso:** si las sesiones son extensas o se acompañan de afectación del estado general.

Exantemas petequiales-purpúricos

Afebriles

Púrpura de Schönlein-Henoch (vasculitis de pequeño vaso)

- **Lesiones:** púrpura palpable en MMII, es muy frecuente la afectación glútea y suele haber dolor abdominal, artralgias y nefropatía de modo variable.
- **Actitud:** reposo, analítica de sangre (cifra de plaquetas normal) y orina de control.
- **Tratamiento:** prednisona 1-2 mg/kg/día e ingreso si empeoran las lesiones.

Púrpura trombocitopénica idiopática (PTI)

- **Etiología:** desconocida.
- El paciente presenta buen estado general.
- **Exantema:** lesiones purpúricas sin predominio en MMII, con plaquetas bajas y resto de analítica normal.
- **Actitud:** si la cifra de plaquetas es < 50.000, estudio, ingreso y reposo.

Febriles

Sepsis meningocócica (Neisseria meningitidis)

- **Exantema:** Lesiones petequiales, purpúricas, de distribución regular en tronco y extremidades y rápidamente progresivas. No desaparecen a la presión. Es rara la afectación de mucosas.
- **Fiebre y afectación importante del estado general.**
- **Actitud:** sospechar siempre ante la presencia de lesiones purpúricas e ingreso urgente.

Exantemas urticariformes

- **Reacción alérgica.**
- **Reacción medicamentosa.**
- **Reacción alimentaria.**
- **Picaduras de insecto.**

Exantemas nodulares

Eritema nodoso (infeccioso y autoinmune)

- **Pródromos:** 1-3 semanas, malestar general, febrícula, tos y artralgias.

- **Exantema:** nódulos dolorosos, palpables en la cara anterior de piernas.
- **Tratamiento:** sintomático y etiológico.

Otras dermatosis

Dermatitis atópica

- Muy frecuente. Placas eritematoexudativas (eccema en zonas de pliegues).
- Debut en los primeros años de vida.
- Puede evolucionar a costras con prurito intenso.
- Etiología alérgica.
- **Tratamiento: tópico:** higiene, hidratación y corticoides. **Oral:** antihistamínico. En brotes graves en > 1 año primecrolimus tópico y corticoide oral.

Dermatitis del pañal

- Lesiones eritematosas en el área del pañal en lactantes asociado a diarreas o falta de higiene. Si se agrava aparecen pápulas (placas melicéricas), vesículas y úlceras exudativas (sobreinfección).
- **Tratamiento:** higiene de la zona. Si hay sobreinfección (por bacterias o *Candida*), antifúngico tópico (micostatin tópico/oral).

DIAGNÓSTICO

Anamnesis

- **Antecedentes:** edad, vacunaciones, enfermedades exantemáticas pasadas, ambiente epidémico escolar o familiar, contacto con enfermos/portadores, exposición ambiental y a animales, viajes a zonas de riesgo y tratamientos farmacológicos.
- **Características del exantema:** inicio, evolución, distribución y tipo de lesiones.
- **Síntomas acompañantes:** fiebre, prurito, afectación ocular y/o mucosas, síntomas ORL.

Exploración física

- Completa y sistemática.
- Toma de constantes.
- Exantema: tipo de lesión elemental (pápula, mácula, pústula, eritema, habones, vesículas, ampollas, petequias y equimosis), color, distribución, extensión y descamación. Patrón morfológico (morbiliforme, rubeoliforme, escarlatiniforme, reticular, urticarial, vesiculoso, ampolloso, purpúrico, polimorfo.
- Signos acompañantes: afectación ocular o de mucosas, faringoamigdalitis, signos meníngeos, adenopatías, parálisis facial, etcétera.

PRUEBAS COMPLEMENTARIAS

En la mayoría de los casos no será necesario realizar ninguna prueba complementaria; su realización dependerá de la sospecha clínica.

PAUTA GENERAL DE ACTUACIÓN

- Descartar que estamos ante un caso grave que requiere actuación urgente.
- Suprimir el factor que lo provoca (leche, medicamento, alimento).
- Tratar el origen infeccioso (*Mycoplasma*, TBC, estreptococo).
- Tratar la causa autoinmune (tratamiento específico).
- Tratamiento paliativo/etiológico (AINE, reposo, analgésicos, antipruriginosos, antialérgicos y otros).

RECUERDE

- Los exantemas son un signo de enfermedad general, la mayoría, víricos.
- En la mayoría de las enfermedades exantemáticas puede hacerse un diagnóstico clínico.
- La rubéola y el sarampión son muy poco frecuentes en la actualidad, gracias a los programas de vacunación.
- El tratamiento en muchos casos es sintomático.
- Ante la sospecha de una meningitis se debe ingresar al paciente inmediatamente.

BIBLIOGRAFÍA

- Aguilar Rodríguez F, Bisbal Pardo O, Gómez Cuervo C, De Lagarde Sebastián M, Maestro de la Calle G, Pérez-Jacoiste Asín MA, Pérez Ordoño L, Vila Santos J, editores. Hospital Universitario 12 de Octubre. Manual de Diagnóstico y Terapéutica Médica. Volumen 1 (7ª edición). Madrid: MSD, 2012.
- Albisu J. Atlas de dermatología pediátrica. Diagnóstico visual y clínico (3ª edición). Madrid: Editorial Ergon, 2015.
- Vázquez Lima MJ, Casal Codesido JR. Guía de Actuación en Urgencias. (5ª edición). Madrid: Editorial Médica Panamericana, 2016.

92. Minivademecum pediátrico

B. García Fernández, F. J. García García, L. Rodríguez Díez, M. A. Arias Consuegra

ANTITÉRMICOS, ANALGÉSICOS Y ANTIINFLAMATORIOS

Paracetamol y derivados (dosis tóxica 100-150 mg/kg)

Nombre	Dosis	Presentación	Nombre comercial
Paracetamol	10-15 mg/kg/dosis/4-6 h VO, rectal, IV	Solución 100 mg/mL Gotas: peso x 0,15 = mL/dosis 3 gotas/kg/dosis	*Apiretal®* *Dolocatil®*
		Jarabe de 150 mg/5 mL	*Efferalgan®*
		Supositorios de 150, 300 y 600 mg	*Febrectal®*
		Supositorios de 250 mg	*Apiretal®*
		Comprimidos bucodispersables de 250, 325 y 500 mg	*Apiretal®*
		Comprimidos de 500, 650 y 1.000 mg	*Termalgin®* *Efferalgan®* *Dolocatil®* *Gelocatil®*
		Sobres de 250 y 325 mg	*Gelocatil pediátrico®*

Ibuprofeno (mayores de 3 meses)

Nombre	Dosis	Presentación	Nombre comercial
Ibuprofeno	VO: 5-10 y 30-40 mg/kg/día/6-8 h (antiinflamatorio) Máximo 2.400 mg/día IV: 5-10 mg/kg/dosis/6-8 h 20-29 kg: 200 mg/8 h (máx. 600 mg) 30-39 kg: 200 mg/6-8 h (máx. 800 mg) > 40 kg: 200-400 mg/8 h (máx. 1.200 mg)	Jarabe de 100 mg/5 mL (20 mg/mL) Peso/3 = mL/dosis	*Dalsy®*
		Jarabe de 200 mg/5 mL (40 mg/mL) Peso/6 = mL/dosis	*Dalsy 4 %®*, *Junifen 4 %®*, *Apirofeno®*
		Comprimidos de 400 y 600 mg	*Neobrufen®*
		Sobres de 200 mg	*Algidrin®*
		Sobres de 400 y 600 mg	*Espidifen®*
		Solución inyectable de 200 mg (4 mg/mL), 400 mg (4 mg/mL) y 600 mg (6 mg/mL)	Ibuprofeno

Dexketoprofeno

No se ha estudiado en niños y adolescentes. No hay recomendaciones sobre la dosis en edad pediátrica.

Nombre	Dosis	Presentación	Nombre comercial
Dexketoprofeno *(OFF LABEL: > 2 años)*	0,5-1 mg/kg/ dosis/8-12 h IV, IM, VO	Comprimidos de 12,5 y 25 mg	*Enantyum®*
		Sobres de 12,5 y 25 mg	
		Ampollas de 50 mg/2 mL	

Naproxeno (mayores de 2 años)

Nombre	Dosis	Presentación	Nombre comercial
Naproxeno (200 mg de naproxeno equivalen a 220 mg de naproxeno sódico)	VO: > 2 años: 5-7 mg/kg/ dosis/8-12 h (analgesia); 10-15 mg/kg/día/12 h (antiinflamatorio). > 12 años: 200 mg/8-12 h Máximo 600 mg/día	Comprimidos de 25, 500 y 550 mg	*Lundiran®*, Naproxeno, *Antalgin®*
		Suspensión oral 50 mg/mL	Naproxeno

Diclofenaco (mayores de 6 años)

No se ha establecido la seguridad y eficacia de diclofenaco sistémico en edad pediátrica. No se recomienda su uso en menores de 14 años.

Nombre	Dosis	Presentación	Nombre comercial
Diclofenaco	0,5-3 mg/kg/día/6-12 h Máximo 150 mg/día VO, rectal	Comprimidos de 50 mg Comprimidos retard de 75 y 100 mg	*Voltaren®* *Dolotren®*
		Supositorios de 100 mg	

Metamizol (mayores de 3 meses)

No se deben emplear supositorios en menores de 1 año.

Nombre	Dosis	Presentación	Nombre comercial
Metamizol	10-40 mg/kg/ dosis/6-8 h VO, IM, IV	Solución de 500 mg/mL 0,5-1 gota/kg/dosis 1 mL = 20 gotas; 1 gota = 25 mg	*Metalgial®*
		Cápsulas de 575 mg	*Nolotil®*
		Ampollas de 2 g/5 mL Peso x 0,2/3 = mL/dosis	

Ácido acetilsalicílico (AAS) y derivados

Nombre	Dosis	Presentación	Nombre comercial
AAS	5 mg/kg/día en dosis única (antiagregante)	Comprimidos de 100 y 500 mg	*AAS®* *Aspirina®*

ANTIINFECCIOSOS

Antibióticos

Nombre	Dosis	Presentación	Nombre comercial
Amoxicilina	40-90 mg/kg/día/6-8 h < 40 kg: 25-50 mg/kg/día/8 h > 40 kg: 500 mg/8 h o 1 g/8-12 h	Suspensión de 125 mg/5 mL	Amoxicilina
		Suspensión de 250 mg/5 mL En FAA: peso/3 = mL/dosis	Amoxicilina *Clamoxyl®*
		Comprimidos y cápsulas de 500, 750 y 1.000 mg	
		Sobres de 250, 500 y 1.000 mg	
Amoxicilina-clavulánico	40-80 mg/kg/día/8 h	Suspensión de 10/12,5 mg/mL y 250/62,5 mg/5 mL	Amoxicilina/ácido clavulánico *Augmentine®*
		Comprimidos de 500/125 y 875/125 mg	
		Sobres de 500/125 y 875/125 mg	
Penicilina G Benzatina	50.000 UI/kg/día/24 h IM < 30 kg: 600.000 UI > 30 kg: 1.200.000 UI	Inyección IM de 600.000, 1.200.000 o 2.400.000 UI	*Benzetacil®*
Penicilina V	50 mg/kg/día/12 h < 27 kg: 250 mg/12 h > 27 kg: 500 mg/12 h	Sobres de 250 mg	*Penilevel®*
		Cápsulas de 375 mg	
	1 mL/kg/día/12 h < 27 kg: 8 mL/12 h (400.000 UI/12 h) > 27 kg: 16 mL/12 h (800.000 UI/12 h)	Suspensión de 50.000 UI/mL	*Benoral®*
Cloxacilina	50-100 mg/kg/día/6 h Máximo 4 g/día	Jarabe de 125 mg/5 mL	*Orbenin®*
		Cápsulas de 500 mg	*Orbenin®* *Anaclosil®*
Cefadroxilo	30 mg/kg/día/12 h Máximo 2 g/día	Suspensión de 25 mg/5 mL	*Duracef®*
		Cápsulas de 500 mg	

Nombre	Dosis	Presentación	Nombre comercial
Cefuroxima (> 3 meses)	15-30 mg/kg/día/12 h 3 meses-5 años: 15 mg/kg/día/12 h 5 a-12 años: 125 mg/12 h > 12 años: 250 mg/12 h	Suspensión de 250 mg/5 mL	*Zinnat®*
		Comprimidos de 250 y 500 mg	
Cefixima (> 6 meses)	8 mg/kg/día/12-24 h Máximo 12 mg/kg/día o 400 mg/día	Suspensión de 100 mg/5 mL	*Denvar®*
		Cápsulas de 200 y 400 mg	
Azitromicina	10 mg/kg/día/24 h	Suspensión de 200 mg/5 mL	Azitromicina *Zitromax®*
		Comprimidos y cápsulas de 250 y 500 mg	
		Sobres de 250, 500 y 1.000 mg	
Claritromicina	15 mg/kg/día/12 h	Suspensión de 125 mg/5 mL	*Klacid®*
		Comprimidos de 500 mg	
		Sobres de 500 mg	
Doxiciclina (> 8 años)	2-4 mg/kg/día/12-24 h Máximo 200 mg/día	Suspensión de 50 mg/5 mL	*Vibracina®*
		Cápsulas de 50, 100 y 200 mg	*Vibracina®* *Proderma®*
Cotrimoxazol (TMP-SMX)	6-12/40-60 mg/kg/día/12 h	Suspensión de 40/8 mg/mL	*Septrin pediátrico®*
		Comprimidos de 100/20 mg	
		Comprimidos de 400/80 mg	*Septrin®*
Fosfomicina	50-100 mg/kg/día/8 h Máximo 3 g/día	Suspensión de 250 mg/5 mL: Prematuros-lactantes: 3-6 mL (150-300 mg)/8 h > 1 año: 5-10 mL (250-500 mg)/8 h	*Fosfocina®*
		Cápsulas de 500 mg	

Antivirales

Nombre	Dosis	Presentación	Nombre comercial
Aciclovir	60-80 mg/kg/día/6 h	Suspensión de 400 mg/5 mL	*Zovirax®*
		Comprimidos de 200 y 800 mg	

Antiparasitarios

Nombre	Dosis	Presentación	Nombre comercial
Mebendazol (> 2 años)	Oxiuros: 100 mg (una toma); repetir a los 15 días Áscaris: 100 mg/12 h durante 3 días	Suspensión de 100 mg/5 mL Comprimidos de 100 mg	*Lomper®*
Metronidazol	15-50 mg/kg/día/8 h	Suspensión de 125 mg/5 mL Comprimidos de 250 mg	*Flagyl®*
Pamoato de pirantel (> 6 meses)	11 mg/kg/día, dosis única Máximo 1 g	Suspensión de 250 mg/5 mL Comprimidos de 250 mg	*Trilombrin®*

Antifúngicos

Nombre	Dosis	Presentación	Nombre comercial
Nistatina	2,5-7,5 mL/6 h Tópico bucal	Suspensión de 100.000 UI/mL	*Mycostatin®*
Miconazol	1 aplicación/6 h Tópico bucal	Gel	*Daktarin gel oral®*
Fluconazol	3-12 mg/kg/día/24 h VO	Suspensión de 50 y 200 mg/5 mL	*Diflucan®*
		Comprimidos de 50 mg	*Candifix®*
		Cápsulas de 50, 100, 150 y 200 mg	*Diflucan®* *Candifix®*

ANTIHISTAMÍNICOS

1ª Generación

Nombre	Dosis	Presentación	Nombre comercial
Dexclorfeniramina (> 2 años VO > 30 meses vía parenteral)	VO/6-8 h: 2-6 años: 0,5 mg (1,2 mL) 6-12 años: 1 mg (2,5 mL) > 12 años: 3 mg (5 mL) IV, IM: 0,1-0,15 mg/kg/6-8 h Máximo 20 mg	Suspensión de 0,4 mg/mL y 2 mg/5 mL Peso/6 = mL/dosis Comprimidos de 2 mg Ampollas de 5 mg/mL	*Polaramine®*
Hidroxizina (> 1 año)	1-2 mg/kg/día/8-12 h Suspensión: 0,5-1 mL/kg/día	Suspensión de 2 mg/mL Comprimidos de 25 mg	*Atarax®*
Ketotifeno (> 6 meses)	< 3 años: 0,05 mg/kg/día/12 h > 3 años: 1 mg (5 mL)/12 h	Suspensión de 1 mg/5 mL	*Zasten®*

2ª Generación

Nombre	Dosis	Presentación	Nombre comercial
Loratadina (> 2 años)	< 30 kg: 5 mg (5 mL)/24 h > 30 kg: 10 mg (10 mL)/24 h	Jarabe de 1 mg/mL	Loratadina
		Comprimidos y cápsulas de 10 mg	*Claritine®*
Desloratadina (> 1 año) *10 mg de loratadina equivalen a 5 mg de desloratadina	1-5 años: 1,25 mg (2,5 mL)/24 h 6-11 años: 2,5 mg (5 mL)/24 h > 12 años: 5 mg (10 mL)/24 h	Solución de 0, 5 mg/mL	*Aerius®*
		Comprimidos recubiertos y bucodispersables de 5 mg	
Ebastina (> 2 años)	2-6 años: 2,5 mg (2,5 mL)/24 h 6-11 años: 5 mg (5 mL)/24 h > 12 años: 10 mg (10 mL)/24 h *Se puede necesitar hasta 20 mg/día	Solución de 1 mg/mL	*Ebastel®*
		Comprimidos de 10 y 20 mg	*Ebastel®*, *Bactil®*, *Alastina®*
Cetirizina (> 2 años)	2-6 años: 2,5 mg/12 h 6-12 años: 5 mg/12 > 12 años: 10 mg/24 h	Solución de 1 mg/mL y 10 mg/mL (10 mg/mL: 1 mL=20 gotas)	*Zyrtec®* *Alerlisin®*
		Comprimidos de 10 mg	
Levocetirizina (> 2 años)	2-6 años: 1,25 mg/12 h > 6 años: 5 mg/24 h	Solución de 0,5 mg/mL y 5 mg/mL (5 mg/mL: 1 mL = 20 gotas)	*Xazal®*
		Comprimidos de 5 mg	
Rupatadina (> 2 años)	10-25 kg: 2,5 mL (2,5 mg)/24 h > 25 kg: 5 mL (5 mg)/24 h > 12 años: 10 mg /24 h	Solución de 1 mg/mL	*Rinialer®* *Alergoliber®* *Rupafin®*
		Comprimidos de 10 mg	

APARATO DIGESTIVO

Antieméticos y procinéticos

Nombre	Dosis	Presentación	Nombre comercial
Ondansetron (> 1 mes)	VO: 8-15 kg: 2 mg 15-30 kg: 4 mg > 30 kg: 8 mg **OFF LABEL*: vómitos cíclicos 0,3-0,4 mg/kg IV (Máximo 20 mg/4-6 h)	Comprimidos de 4 y 8 mg	*Zofran®*
		Ampollas de 2, 4 y 8 mg/mL	Ondansetron
Metoclopramida (> 1 año)	0,1-0,15 mg/kg/8 h	Solución 1 mg/mL	*Primperan®*
		Comprimidos de 10 mg	
		Ampollas de 10 mg/2 mL	

Laxantes

Nombre	Dosis	Presentación	Nombre comercial
Sales de magnesio	< 1 año: 1-2 cucharadas/12-24 h 1-5 años: 1-4 cucharadas/8-12 h > 6 años: 2-4 cucharadas/6 h	Polvo	*Eupeptina®*
Glicerol	1 aplicación/24 h	Enema	*Micralax®* *Verolax®* (no financiado)
Lactulosa	1 año: 5 mL o 3 g/día 1-6 años: dosis inicial 10 mL/día; mantenimiento 5-10 mL o 3-7 g/día 7-14 años: dosis inicial 20 mL o 10 g/día; mantenimiento 10-15 mL o 7-10 g/día	Solución de 3,33 g/5 mL y 667,5 mg/mL	Duphalac®
		Sobres de 10 g	
Macrogol + electrolitos (> 2 años)	1-6 años: 1 sobre/día 7-11 años: 2 sobres/día *Desimpactación: inicio 4 sobres/día, aumentar 2 sobres cada día hasta 12 sobres y 7 días	Sobres de 6,9 g Sobres de 13,8 g	*Movicol pediátrico®* *Movicol®*
Macrogol (> 6 meses)	0,3-0,8 g/kg/día *Desimpactación: 1-1,5 g/kg/día	Sobres de 4 g: 6 meses-1 año: 1 sobre/día 1-4 años: 1-2 sobres/día 4-8 años: 2-4 sobres/día	*Casenlax®*
		Sobres de 10 g: > 8 años: 1-2 sobres/día	
		Suspensión de 500 mg/mL: 6 meses-1 año: 8 mL/día 1-4 años: 8-16 mL/día > 4 años: 16-32 mL/día	

Antisecretores

Nombre	Dosis	Presentación	Nombre comercial
Omeprazol (> 1 mes)	5-10 kg: 5 mg/24 h 10-20 kg: 10 mg/24 h > 20 kg: 20 mg/24 h	Solución de 2 mg/mL	Fórmula magistral
		Comprimidos y cápsulas de 10, 20 y 40 mg	Omeprazol
Esomeprazol (> 1 año)	10-20 kg: 10 mg/24 h > 20 kg: 10-20 mg/24 h > 12 años: 20-40 mg/24 h	Solución de 2 y 4 mg/mL	Fórmula magistral
		Comprimidos y cápsulas de 10, 20 y 40 mg	*Nexium®*
		Sobres de 10 mg	
Lansoprazol *(OFF LABEL: > 1 año)*	< 30 kg: 15 mg/24 h > 30 kg: 30 mg/24 h > 12 años: 30-60 mg/24 h	Cápsulas y comprimidos bucodispersables de 15 y 30 mg	*Lanzol®* *Opiren®* *Pro-ulco®*

Antidiarreicos

Nombre	Dosis	Presentación	Nombre comercial
Racecadotrilo (> 3 años)	1,5 mg/kg/día/8 h < 9 kg: 1 sobre de 10 mg/8 h 9-13 kg: 2 sobres de 10 mg/8 h 13-27 kg: 1 sobre de 30 mg/8 h > 27 kg: 2 sobres de 20 mg/8 h	Sobres de 10 mg Sobres de 30 mg	*Tiorfan lactantes®* *Tiorfan niños®*
		Cápsulas de 100 mg	*Tiorfan®*

Probióticos (mayor nivel de evidencia con las cepas *Saccharomyces boulardii* y *Lactobacillus rhamnosus GG*, menor con la cepa *Lactobacillus reuteri*)

Contenido	Dosis	Nombre comercial
Lactobacillus rhamnosus GG	9 gotas/día o 1-2 sobres/día	*Bivos®*
Lactobacillus reuteri	5 gotas/día	*Reuteri®*
	1 comprimido o sobre/día	*Casenbiotic®*
Saccharomyces boulardii	2-8 cápsulas/día	*Ultralevura®*

APARATO RESPIRATORIO

Antitusígenos

Escasa evidencia científica. No se ha demostrado que su eficacia sea superior a la del placebo. Están contraindicados en menores de 2 años.

Nombre	Dosis	Presentación	Nombre comercial
Dextrometorfano (> 2 años)	2-6 años: 2,5-7,5 mg/ 4-8 h 7-12 años: 5-10 mg/ 4 h o 15 mg/6-8 h > 12 años: 10-30 mg/ 4-8 h	Solución de 15 mg/mL (1 mL = 20 gotas)	*Romilar®*
		Solución de 1 mg/mL	*Cinfatos®* *Tussidrill infantil®*
		Jarabe de 2 mg/mL, 3 mg/mL y 10 mg/5 mL	*Bisolvon antitusivo®* *Normotus®*
		Jarabe de 15 mg/5 mL	*Romilar®* *Tussidrill adultos®*
		Comprimidos y sobres de 10 mg	*Cinfatos®*
		Comprimidos y sobres de 15 mg	*Romilar®*
Cloperastina (> 2 años)	2-6 años: 2,5 mL (5 mg)/8 h 6-12 años: 5 mL (10 mg)/8 h > 12 años: 10 mL o 10-20 mg/8 h	Jarabe de 3, 54 mg/mL	*Flutox®*
		Comprimidos de 10 mg	

Mucolíticos

Eficacia controvertida. Se puede administrar *OFF-LABEL* en mayores de 1 mes.

Nombre	Dosis	Presentación	Nombre comercial
Acetilcisteína (> 2 años)	2-7 años: 100 mg/8 h > 7 años: 200 mg/8 h o 600 mg/24 h	Solución de 20 mg/mL y 40 mg/mL	Acetilcisteína *Flumil®* *Fluimucil pediátrico®*
		Sobres de 100, 200 y 600 mg	
Ambroxol (> 2 años)	2-5 años: 2,5 mL/8 h > 5 años: 5 mL/8 h	Jarabe de 3 mg/mL y 15 mg/5 mL	Ambroxol, *Mucosan pediátrico®*
Carbocisteína (> 2 años)	2-5 años: 100 mg/8 h 5-12 años: 200 mg/8 h > 12 años: 250 mg/8 h	Solución de 20 mg/mL	*Actithiol mucolítico infantil®*
		Solución de 50 mg/mL	*Pectox®*, *Arimuc®*, *Iniston mucolítico®*
		Solución de 100 mg/mL	*Pectox forte®*

Cámaras de inhalación universales

Optichamber®, *Prochamber®* y *Universal Chamber®*

Broncodilatadores

Nombre	Dosis	Presentación	Nombre comercial
Salbutamol	Inhalado: *Mantenimiento: 2-8 puff /4-8 h *Rescate: 6-8 puff /20 min	MDI 100 µg/ inhalación	*Ventolin®*
		Polvo seco 110 µg/ inhalación	*Salbutamol clickhaler®*
	Nebulizado 0,15 mg/kg/dosis (1,25-5 mg) + 3-4 mL SSF a 6-7 L/min)	Solución de 2,5 mg y 5 mg/2,5 mL	*Salbuair®*
		Solución de 5 mg/mL	*Ventolin®*
Terbutalina	Inhalado: *Crisis: 3-12 años: 500 µg/inhalación. Si es grave se puede duplicar. Máximo 4.000 µg/día > 12 años: 500 µg/inhalación. Si es grave se puede triplicar. Máximo 6.000 µg/día *Rescate: a demanda, según la gravedad	Polvo seco 500 µg/ inhalación	*Terbasmin turbuhaler®*
	0,05-0,075 mg/kg/8 h VO Máximo 5 mg/día en < 12 años y 7,5 mg/día en > 12 años	Solución de 1,5 mg/5 mL (0,25 mL/kg/8 h)	

Nombre	Dosis	Presentación	Nombre comercial
Bromuro de ipratropio (crisis moderada o grave)	Inhalado 2-4 inhalaciones/4-6-8 h	MDI 20 /inhalación	*Atrovent®*
	Nebulizado: Neonatos: 25 µg/4-6 h < 30 kg: 250 µg/4-6 h > 30 kg: 500 µg/4-6 h	Solución 250 µg/mL, 250 µg/2 mL y 500 µg/2 mL	
Budesonida	Inhalada MDI (*OFF LABEL:* menores de 2 años): 0-7 años: 200-400 µg/día > 7 años: 200-800 µg/día	50 y 200 µg/ inhalación	Budesonida, *Pulmicort®*
	Inhalada (polvo): 6-12 años: 200-800 µg/día > 12 años: 200-1.600 µg/día	100, 200 y 400 µg/ inhalación	
	Nebulizada (*OFF LABEL*: menores de 6 meses): 0-12 años: 0,25-1 mg/día/12 h > 12 años: 0,5-2 mg/día/12 h	Solución 0,25 y 0,5 mg/mL	

Corticoides

Nombre	Dosis	Presentación	Nombre comercial
Prednisolona	1-2 mg/kg/día/8-12-24 h Máximo 60 mg/día	Gotas 7 mg/mL (1 mg = 6 gotas = 0,15 mL)	*Estilsona®*
		Solución 3 mg/mL (peso/3)	*Paidocort®*
Deflazacort (> 2 meses)	0,5-2 mg/kg/día/24 h Máximo 90 mg/día	Gotas 22,75 mg/mL (1 gota/ kg/día)	*Zamene®*, *Dezacor®*
		Comprimidos de 6 y 30 mg	
Prednisona (> 2 años)	1-2 mg/kg/día/8-12 h Máximo 60 mg/día	Comprimidos de 2,5, 5, 10 y 30 mg	*Dacortin®*, Prednisona
		Solución 0,5 y 5 mg/mL	Fórmula magistral
Metilprednisolona	1-2 mg/kg/día/12-24 h VO, IM, IV (Máximo 60 mg/día)	Comprimidos de 4, 16 y 40 mg	*Urbasón®*
		Ampollas de 8, 20 y 40 mg	
Hidrocortisona	VO: 2,5-10 mg/kg/ día/8 h IM, IV: 1-5 mg/kg/día/12-24 h	Comprimidos de 2,5, 5 y 20 mg	*Actocortina®*
		Ampollas de 100 mg/mL y 500 mL/5 mL	
		Solución 1 y 2,5 mg/mL	Fórmula magistral
Dexametasona	0,15-0,6 mg/kg, dosis única Máximo 8 mg *Dosis de choque 0,3-0,5 mg/kg Mantenimiento: 0,15 mg/kg/día/6 h (máximo 16-20 mg/día)	Comprimidos de 1, 4, 8, 20 y 40 mg	*Fortecortin®*, Dexametasona
		Ampollas de 4 y 40 mg	Dexametasona
		Solución 1 mg/mL (VO)	Fórmula magistral

FÁRMACOS EMPLEADOS EN EMERGENCIAS PEDIÁTRICAS

Nombre	Dosis	Presentación	Nombre comercial
Adrenalina (epinefrina)	IM, IV (en estado grave, dilución) 0,01 mg/kg/dosis Máximo 5 mg/dosis	Ampollas de 1 mg/mL Dilución 1 mL + 9 mL SSF: 0,1 mL/kg/dosis	Adrenalina
	Nebulizada: 0,5 mg/kg/dosis Máximo 5 mg/dosis	Ampollas de 1 mg/mL Diluir con SSF hasta 5 mL, administrar con flujo de O_2 de 6-10 L/min	
Adrenalina precargada	IM: < 30 kg: 0,15 mg/dosis > 30 kg: 0,3 mg/dosis	Jeringa precargada con autoinyector de 0,15 mg/0,15-0,3 mL, 0,3-0,5 mg/0,3 mL, 1 mg/1mL, 1 mg/10 mL y 0,5 mg/0,5 mL	*Altellus®*, *Anapen®*
Atropina	0,02 mg/kg/dosis IV, IM, SC Mínimo 0,1 mg Máximo 1 mg	Ampollas de 0,5 y 1 mg/mL Jeringa precargada con 0,1 mg/mL	Atropina
Adenosina	IV rápido: 1ª dosis: 0,05-0,1 mg/kg, 2ª dosis: 0,2 mg/kg Aumentar hasta 0,5 mg/kg/dosis Máximo 12 mg/dosis o 30 mg total	Vial de 3 mg/mL, 6 mg/2 mL y 30 mg/10 mL	*Adenocor®*, Adenosina
Amiodarona	5 mg/kg/dosis, repetible cada 15 minutos IV Máximo 15 mg/kg/día	Ampollas de 150 mg/3 mL Diluir en 10-20 mL SG al 5 %	*Trangorex®*
Diazepam como antiepiléptico (> 6 meses)	Rectal: 10-15 kg: 5 mg > 15 kg: 10 mg	Microenema de 5 y 10 mg	*Stesolid®*
	IV: 0,04-0,3 mg/kg/dosis, repetible cada 5-10 minutos Máximo 10 mg/dosis	Ampollas de 10 mg/2 mL	*Valium®*
	VO: 0,12-0,8 mg/kg/día/6-8 h	Comprimidos de 2, 5 y 10 mg	
Midazolam como anticonvulsivo (*OFF LABEL* de 0-3 meses)	Bucal: 6-12 kg: 2,5 mg 13-25 kg: 5 mg 26-35 kg: 7,5 mg > 35 kg: 10 mg	Solución bucal de 2,5, 5, 7,5 y 10 mg	*Buccolam®*
	IV: 0,15-0,2 mg/kg/dosis Máximo 10 mg	Ampollas de 15 mg/3 mL	*Dormicum®*
	IN: 0,2-0,5 mg/kg/dosis Máximo 10 mg		
Carbón activado	1 g/kg	Diluir 1/5 en agua: 5 mL/kg	

RCP Pediátrica

Nombre	Dosis	Presentación	Nombre comercial
Adrenalina (epinefrina)	0,01 mg/kg IV, IO Máximo 1 mg	Diluidos en SSF (1 cc adrenalina + 9 cc SSF): 0,01 mL/kg	Adrenalina
Amiodarona	5 mg/kg IV, IO TVSP o FV: se puede repetir hasta un máximo diario de 15 mg/kg Taquiarritmias: se puede repetir hasta un máximo de 10 mg/kg	Ampollas de 150 mg/3 mL	*Trangorex®*
Bicarbonato	1 mEq/kg IV, IO Máximo 50 mEq	Diluido ½ con SSF: 2 mL/kg	
Calcio	0,2 mEq/kg IV, IO Máximo 10 mEq	Gluconato cálcico al 10 % (0,4 mL/kg)	Gluconato cálcico
		Cloruro cálcico al 10 % (0,2 mL/kg)	Cloruro cálcico
Lidocaína	1 mg/kg IV, IO Se puede administrar un 2º bolo de 0,5-1 mg/kg a los 15 minutos Máximo 100 mg	Ampollas de 10, 20 y 50 mg/mL	Lidocaína

Sedoanalgesia

No farmacológica

Nombre	Dosis	Presentación	Nombre comercial
Sacarosa/ glucosa	Inicio 0,012-0,12 g/kg (0,1-0,5 mL) Máximo 1-2 mL	Solución sacarosa/ glucosa al 24%	Sacarosa/glucosa al 24 %

Farmacológica

Nombre	Dosis	Presentación	Nombre comercial
Midazolam	IV: 0,05-0,2 mg/kg (dosis de carga), seguido de perfusión continua a 0,06-0,12 mg/kg/h (1-2 mg/kg/min)	Ampollas de 15 mg/3 mL	*Dormicum®*

Nombre	Dosis	Presentación	Nombre comercial
Diazepam	VO: > 6 meses: 0,2-0,3 mg/kg Adolescentes: 10 mg IV: > 6 meses: 0,05-0,1 mg/kg y titular dosis (no superar 0,25 mg/kg) Adolescentes: 5 mg (si es preciso, repetir 2,5 mg)	Ampollas de 150 mg/3 mL	*Valium®*
Ketamina	VO: 6-10 mg/kg IV: 5-20 µg/kg/min IN: 3-6 mg/kg	Ampolla de 50 mg/mL	*Ketolar®*
Propofol	IV (bolo lento): 6 meses-2 años: 1-2 mg/kg > 2 años: 0,5-1 mg/kg/dosis	Ampollas de 5, 10 y 20 mg/mL	Propofol
Fentanilo (> 2 años)	IV: bolo inicial de 1-2 µg/kg; luego pasar a 1-3 µg/kg/h Máximo 5 µg/kg/h	Ampollas de 0,05 mg/3 mL	*Fentanest®*
Óxido nitroso	Inhalado	30-70 % mezclado con O_2 a flujo continuo (6-9 L/min) o discontinuo	
Succinilcolina	IV: Neonatos: 3 mg/kg/dosis Lactantes: 2 mg/kg/dosis Niños/adolescentes: 1 mg/kg/dosis *Mantenimiento: 0,3-0,6 mg/kg/dosis cada 5-10 minutos, si es necesario IM: Lactantes: 4-5 mg/kg/dosis Niños/adolescentes: 4 mg/kg/dosis	Ampolla de 50 mg/mL	*Anectine®*
		Jeringa precargada de 10 mg/mL	*Zennux®*
Cisatracurio (> 1 mes)	0,15 mg/kg Mantenimiento: 0,02 mg/kg	Ampollas de 2 y 5 mg/mL	Cisatracurio
Rocuronio	0,9-1,2 mg/kg	Ampolla de 10 mg/mL	Rocuronio

Anestesia tópica

- Piel:
  - Intacta: crema EMLA.
  - Solución de continuidad: gel LAT (lidocaína al 4 %, adrenalina al 0,1 % y tetracaína al 0,5 %)

- Mucosas: tetracaína gel (7,5 mg/g) y lidocaína gel al 2,5 %.

BIBLIOGRAFÍA

- De Medicamentos y Productos Sanitarios AE. CIMA. Centro de información de medicamentos [Internet]. Aemps.es. Disponible en: https://cima.aemps.es/cima/publico/home.htmlmL
- Ministerio de Sanidad – Profesionales de la Salud – Buscador situación financiación medicamentos [Internet]. Gob.es. Disponible en: https://www.sanidad.gob.es/profesionales/medicamentos.do
- Pediamécum [Internet]. Aeped.es. Disponible en: https://www.aeped.es/comite-medicamentos/pediamecum.
- Protocolos diagnósticos y terapéuticos en Urgencias de Pediatría (3ª edición). Sociedad Española de Urgencias de Pediatría (SEUP), 2019.
- Vázquez Lima MJ, Casal Codesido JR. Guía de Actuación en Urgencias (5ª edición). Madrid: Editorial Médica Panamericana, 2016.

OFTALMOLOGÍA (OF) 15

93. Exploración oftalmológica básica

94. Enfermedades de los párpados y del sistema lagrimal

95. Ojo rojo

96. Traumatismos oculares

97. Pérdida brusca de visión

98. Otra sintomatología oftalmológica

93. Exploración oftalmológica básica

E. M. Pastenes Zhilin, M. T. Fernández Rivas, Z. Miguélez Llamera

PUNTOS CLAVE

- La exploración oftalmológica requiere una historia completa y un examen físico sistemático.
- Existen unas "constantes vitales" oftalmológicas que aportan una información muy rentable: agudeza visual, presión intraocular y motilidad ocular (intrínseca y extrínseca).
- El dolor suele ser confundido con otros síntomas como picor o sensación de cuerpo extraño.
- Es necesario familiarizarse con los colirios básicos, su aplicación y contraindicaciones.

HISTORIA CLÍNICA

- Debe consignar edad, sexo, datos demográficos y profesión, incluyendo posibles exposiciones (tóxicos, radiaciones, cuerpos extraños, etc.).
- **Antecedentes familiares.** Patología oftalmológica (glaucoma, distrofias corneales, enfermedades retinianas, etc.) y sistémica (enfermedades metabólicas, neurológicas, etc.).
- **Antecedentes personales.** *Oftalmológicos*: defectos refractivos, estrabismo, ambliopía, procesos infecciosos o inflamatorios, traumatismos, cirugías, tratamientos previos, etc. *Sistémicos:* DM, HTA, enfermedades reumatológicas, alergias, etc. Descartar alergia a sulfamidas antes de utilizar acetazolamida como hipotensor ocular.
- **Motivo de consulta y enfermedad actual.** Deben ser detallados, describiendo el síntoma o síntomas principales, de manera análoga a cualquier cuadro sistémico (síntoma, intensidad, tiempo de evolución, factores asociados, etc.).
- En el contexto de urgencias se debe establecer con claridad la presencia o ausencia de: **alteraciones subjetivas de la función visual** (siendo relevante el perfil temporal de presentación), **dolor** y **ojo rojo.**

ASPECTOS A VALORAR EN LA EXPLORACIÓN OFTALMOLÓGICA BÁSICA

- **Agudeza visual.** Realizar una medición de cada ojo por separado con optotipos estandarizados (*ejemplo* Snellen, Landolt, Pigassou), y utilizando la corrección que tenga indicada el paciente (gafa). Una mejoría al realizar la prueba con agujero estenopeico nos orienta a que un defecto visual se debe, al menos en parte, a un problema refractivo.
- **Motilidad ocular intrínseca.** Reflejos fotomotores directo, consensual y acomodativo.

- **Motilidad ocular extrínseca.** El test de Hirschberg es útil para establecer el paralelismo ocular en posición primaria (tras iluminar ambos ojos con una fuente de luz, es esperable que los reflejos corneales estén simétricamente centrados en la pupila). La motilidad ocular debe ser completa y coordinada, sin aparición de diplopía durante la exploración.
- **Presión intraocular.** Idealmente, debe cuantificarse con tonómetro (10-21 mmHg se consideran valores estadísticamente normales). Como alternativa, puede emplearse la técnica digital (está contraindicada ante la sospecha de perforación ocular): con el paciente mirando hacia abajo se presiona y deprime suavemente el globo ocular. Se comprueba individualmente la dureza de cada ojo y luego se compara con el ojo contralateral.
- **Campo visual por confrontación.** Se explora cada ojo por separado con el paciente a 1 metro de distancia. En los 4 cuadrantes periféricos se muestra un estímulo visual que el paciente debe reconocer (por ejemplo, los dedos del examinador). Para tener una referencia, el examinador cierra un ojo y compara su percepción con la del paciente. Puede revelar defectos groseros; es de especial utilidad en patología de origen neurológico.
- **Inspección del ojo y sus anexos.** Idealmente realizar con lámpara de hendidura o algún dispositivo de magnificación. La exploración debe incluir de manera sistemática:

    - Párpados. Examinar su apertura y cierre, el borde libre, las pestañas, los puntos lagrimales superior e inferior y la región del saco lagrimal.
    - Conjuntiva y esclera. Se deben evertir los párpados para explorar fondos de saco y conjuntivas tarsales, descartando lesiones o presencia de cuerpos extraños.
    - Córnea. Debe ser transparente y de aspecto uniforme. La fluoresceína (y otras tinciones) permite revelar posibles defectos epiteliales, soluciones de continuidad de espesor completo (signo de Seidel) y destacar la presencia de cuerpos extraños.
    - Cámara anterior. Se encuentra llena de líquido que debe ser transparente, sin depósitos de material anómalo (sangre, células inflamatorias, pus).
    - Iris y pupila. En el iris deben descartarse lesiones, neovasos o tumoraciones. Las pupilas deben tener una forma redondeada, regular, simétrica entre ambos ojos (isocoria o anisocoria) y localizarse aproximadamente al centro.

- **Fondo de ojo.** Con el oftalmoscopio directo e idealmente bajo midriasis farmacológica, se explora el reflejo rojo y los detalles del fondo (papila, mácula y árbol vascular).

COLIRIOS DE USO FRECUENTE EN LA EXPLORACIÓN OFTALMOLÓGICA

Se comercializan con un código de colores que facilita su identificación (**Tabla 93-1**).

- **Tinciones.** La más utilizada es la fluoresceína sódica (al iluminar con luz azul cobalto se revelan defectos epiteliales de color verde brillante).

En pacientes usuarios de lentes de contacto, estas deben ser retiradas antes de instilar la fluoresceína.

- **Anestésicos.** Facilitan una exploración y manipulación indolora del ojo (por ejemplo, extracción de cuerpos extraños). Su uso está contraindicado como medida terapéutica. Existen preparados combinados de anestésico con fluoresceína (*Colircusí fluotest*®).
- **Midriáticos.** Suelen utilizarse anticolinérgicos y/o agonistas adrenérgicos. Su uso para la exploración del fondo de ojo debe ser cauteloso en pacientes con antecedentes de glaucoma de ángulo cerrado o con cámaras anteriores estrechas.

Tabla 93-1 Fármacos oculares tópicos de uso frecuente en procedimientos diagnósticos

Categoría	Fármaco (preparado comercial)	Color
Tinciones	• Fluoresceína sódica (*Colircusí fluotest*®)	• Tapón amarillo • Bote blanco
Anestésicos	• Tetracaína + Oxibuprocaína (*Colircusí anestésico doble*®)	• Tapón rojo • Bote transparente
Midriáticos anticolinérgicos	• Tropicamida (*Colircusí tropicamida*®) • Cicloplentolato (*Colircusí ciclopléjico*®)	• Tapón rojo • Bote blanco
Midriáticos adrenérgicos	• Fenilefrina (*Colircusí fenilefrina*®)	• Tapón azul • Bote ámbar
Mióticos	• Pilocarpina (*Colircusí pilocarpina*®)	• Tapón verde • Bote transparente

RECUERDE

- Los procesos que revisten cierta gravedad suelen tener alterada alguna "constante vital" ocular: agudeza visual, presión intraocular y/o motilidad ocular (intrínseca o extrínseca).
- No se debe confundir el dolor con otros síntomas como prurito o sensación de cuerpo extraño.
- Está contraindicado el uso de anestésicos tópicos como medida terapéutica.
- Los corticoides tópicos pueden exacerbar o agravar ciertos procesos. Ante la duda, es mejor usar antinflamatorios no esteroideos tópicos (por ejemplo, diclofenaco en colirio).
- No indicar pomadas oftálmicas en heridas oculares abiertas.
- No manipular ni presionar el ojo si se sospecha herida abierta.

BIBLIOGRAFÍA

- Allen RC, Harper RA. Basic Ophthalmology. Essentials for Medical Students (10th edition). San Francisco: American Academy of Ophthalmology, 2016.
- Bagheri N, Wajda BN. The Wills Eye Manual. Office and Emergency Room Diagnosis and Treatment of Eye Disease (8th edition). Philadelphia: LWW, 2021.
- Salmon JF. Kanski's Clinical Ophthalmology. A Systematic Approach (7th edition). London: Elsevier, 2019.
- Vázquez Lima MJ, Casal Codesido JR. Guía de Actuación en Urgencias (5ª Edición). Madrid: Editorial Médica Panamericana, 2016.

94. Enfermedades de los párpados y del sistema lagrimal

E. M. Pastenes Zhilin, S. de Castro Valentín, G. Guerra Calleja

PUNTOS CLAVE

- La mayoría de los procesos inflamatorios palpebrales revisten poca gravedad y responden a medidas generales.
- El orzuelo es un proceso agudo y doloroso; el chalación es crónico y no doloroso.
- La celulitis orbitaria o retroseptal requiere ingreso hospitalario.
- En una dacriocistitis aguda están indicados los antibióticos sistémicos.

TRASTORNOS ALÉRGICOS

Dermatitis de contacto

- **Definición.** Respuesta inflamatoria tras reexposición a alérgenos (los más frecuentes son los fármacos tópicos y los cosméticos).
- **Clínica.** Picor, lagrimeo, edema palpebral, descamación y agrietamiento cutáneo, conjuntivitis papilar e hiperemia conjuntival, erosiones puntiformes del epitelio corneal.
- **Tratamiento.** Evitar la exposición al alérgeno. Manejo sintomático con compresas frías, toallitas de higiene palpebral y lágrimas artificiales sin conservantes 4-8 veces al día. Considerar un corticoide en caso de afectación cutánea significativa (hidrocortisona oftálmica 2-3 veces al día). Puede asociarse antihistamínico oral cada 24 horas (loratadina, cetirizina).

Edema palpebral alérgico

- **Definición.** Reacción inflamatoria que puede producirse por picaduras de insectos, urticaria, angioedema o fármacos.
- **Clínica.** Edema periorbitario bilateral, con fóvea.
- **Tratamiento.** Compresas frías, higiene palpebral con toallitas, lágrimas artificiales sin conservantes y antihistamínicos orales.

ORZUELO/CHALACIÓN

- **Definiciones:**
  - Orzuelo externo. Absceso agudo, doloroso, único o múltiple, localizado en el folículo de una pestaña y en su glándula de Zeis asociada. Suele ser de origen estafilocócico.
  - Chalación. Inflamación linfogranulomatosa crónica, estéril, no dolorosa, debida a retención sebácea en una glándula de Meibomio.

Puede sobreinfectarse por *S. aureus*, lo que se conoce como orzuelo interno.

- **Tratamiento.** Orzuelo y chalación tienden a resolverse espontáneamente, siendo útil el manejo con calor local, masaje palpebral e higiene con toallitas al menos 4 veces al día.

  - En sobreinfecciones, considerar antibiótico tópico asociado a corticoide (por ejemplo, prednisona-neomicina cada 8-12 horas durante 1-2 semanas).
  - En casos graves, recurrentes o asociados a rosácea puede añadirse doxiciclina oral (50-100 mg al día) por sus propiedades antibacterianas y antinflamatorias.
  - Si la lesión no se resuelve en 3-4 semanas, plantear el drenaje/curetaje.
  - La inyección de corticoide intralesional (Trigon depot®) puede resultar efectiva en casos persistentes. Sin embargo, es una indicación fuera de ficha técnica y existe riesgo de atrofia y despigmentación cutánea, especialmente, en personas de piel oscura, lo que debe ser adecuadamente informado al paciente.

BLEFARITIS

- **Definición.** Proceso inflamatorio crónico (con remisiones y reagudizaciones) de los bordes palpebrales, pudiendo asociar inflamación conjuntival y corneal. Existen blefaritis anteriores (estafilocócicas o seborreicas) y posteriores (disfunción de glándulas de Meibomio).
- **Clínica.** Quemazón, sensación de arenilla, fotofobia leve, escamas y costras en borde palpebral, ojo rojo. Tiende a empeorar por las mañanas.
- **Tratamiento.** Calor local, masaje palpebral e higiene con toallitas 2-4 veces al día. Pueden usarse lágrimas artificiales para el manejo de los síntomas de ojo seco. Los corticoides tópicos pueden aliviar los síntomas, pero deben emplearse con precaución. Es posible asociar un antibiótico tópico, como azitromicina (por ejemplo, 3 ciclos de 1 gota cada 12 horas durante 3 días, con descansos de 7 días). En pacientes con rosácea o disfunción de glándulas de Meibomio no controlada pueden añadirse antibióticos orales, como tetraciclinas (doxiciclina 100 mg cada 12 horas durante 1 semana y luego 100 mg cada 24 horas) o macrólidos (eritromicina 250 mg cada 24 horas). La duración de estos tratamientos debe individualizarse.

CELULITIS PERIORBITARIA (PRESEPTAL) Y CELULITIS ORBITARIA (RETROSEPTAL)

- **Definiciones.** Inflamación de partes blandas de origen infeccioso. Se deben distinguir:

  - **Celulitis preseptal o periorbitaria.** Afecta a estructuras delante del septo orbitario.

- **Celulitis retroseptal u orbitaria.** Afecta a estructuras detrás del septo orbitario.

- **Fisiopatología.** Puede deberse a la diseminación de una sinusitis, preferentemente etmoidal (sobre todo, en edad pediátrica). Otras posibilidades: inoculación directa (trauma, picadura de insecto), diseminación de otras infecciones cercanas (orzuelo, dentales) o diseminación a distancia por vía hematógena.
- **Clínica.** Es fundamental reconocer si hay compromiso retroseptal, por su mayor gravedad. Ambos procesos pueden cursar con dolor, ptosis, sensibilidad anormal a la palpación, edema y eritema palpebral y periorbitario. Si el dolor es intenso y asocia afectación del estado general, cefalea o fiebre, nos orienta a una celulitis retroseptal. El compromiso de estructuras orbitarias retroseptales puede inducir exoftalmos, neuropatía óptica con alteración de la función visual y/o oftalmoplejía (interna o externa, con motilidad ocular dolorosa).
- **Actitud:**
  - Analítica completa con hemocultivos.
  - Radiografía de senos paranasales (Caldwell, Waters) o TC de órbita y senos paranasales (en caso de exoftalmos, oftalmoplejía, pérdida de agudeza visual o mala respuesta al tratamiento).
  - En caso de celulitis traumática o sospecha de absceso orbitario, llamar al oftalmólogo de guardia.
- **Tratamiento.** En celulitis retroseptales, el ingreso hospitalario y la antibioterapia IV son mandatorios. El uso de corticoides sistémicos es controvertido (parece reducir el tiempo de antibioterapia endovenosa y la estancia hospitalaria) y se sugiere esperar 24-48 horas tras el inicio del antibiótico. En celulitis preseptales, el ingreso hospitalario se reserva para niños pequeños (riesgo de progresión a forma retroseptal), signos de sepsis, duda del cumplimiento terapéutico o mala respuesta al tratamiento ambulatorio tras 24-48 horas.

  La **tabla 94-1** muestra una posible aproximación inicial en urgencias, aunque existen varias pautas empíricas, teniendo en cuenta factores como la población local y el riesgo de estafilococos resistentes a meticilina.

Tabla 94-1. Antibioterapia inicial

	Celulitis preseptal	Celulitis retroseptal
Pauta	• Vía oral durante 10-14 días	• Vía endovenosa al menos 48-72 horas
Niños	• Amoxicilina/ácido clavulánico • 25-45 mg/kg/día cada 12 h • (Máximo: 90 mg/kg/día)	• Ampicilina-sulbactam 300 mg/kg/día en 4 dosis • (Máximo: 12 g de ampicilina-sulbactam/8 g del componente de ampicilina)
Adultos	• Amoxicilina/ácido clavulánico • 875/125 cada 12 h	• Ampicilina-sulbactam 3 g cada 6 horas

DACRIOCISTITIS AGUDA

- **Definición.** Proceso infeccioso del saco lagrimal, generalmente debido a la obstrucción del conducto nasolagrimal y a la proliferación consiguiente de gérmenes grampositivos.
- **Clínica.** Tumefacción tensa, eritematosa y muy sensible a la palpación, localizada bajo el tendón del canto interno del ojo. Al ejercer presión puede salir material mucoide o purulento por los puntos lagrimales. Puede acompañarse de fiebre y leucocitosis.
- **Complicaciones.** Fístula cutánea, absceso, celulitis. No se debe corroborar la permeabilidad de la vía lagrimal en presencia de un proceso agudo para evitar complicaciones.
- **Tratamiento.** Masaje con calor local e higiene palpebral con toallitas. Analgesia oral según necesidad. Antibioterapia oral con buena cobertura de grampositivos, por ejemplo, amoxicilina-clavulánico 875/125 cada 12 h (25-45 mg/kg/día cada 12 h en niños, con una dosis máxima de 90 mg/kg/día). Puede asociarse antibiótico tópico, por ejemplo, tobramicina en gotas cada 6-8 horas (no utilizar esta estrategia como monoterapia). Ante una mala respuesta o afectación del estado general está indicado el ingreso y la terapia endovenosa. Evaluar la necesidad de incisión y drenaje si se palpa una masa fluctuante.

RECUERDE

- Orzuelo y chalación son procesos frecuentes que tienden a resolverse de manera espontánea, siendo útil el manejo con medidas generales.
- Una celulitis con exoftalmos, quemosis, alteraciones de la función visual y/o afectación de la motilidad ocular (intrínseca o extrínseca) es orientativa de compromiso retroseptal, en cuyo caso, el ingreso hospitalario es mandatorio.
- Una dacriocistitis aguda requiere antibioterapia sistémica y no es adecuado el uso de antibióticos tópicos como monoterapia.

BIBLIOGRAFÍA

- Allen RC, Harper RA. Basic Ophthalmology. Essentials for Medical Students (10th edition). San Francisco: American Academy of Ophthalmology, 2016.
- Bagheri N, Wajda BN. The Wills Eye Manual. Office and Emergency Room Diagnosis and Treatment of Eye Disease (8th edition). Philadelphia: LWW, 2021.
- Salmon JF. Kanski's Clinical Ophthalmology. A Systematic Approach (7th Edition). London: Elsevier, 2019.
- Vázquez Lima MJ, Casal Codesido JR. Guía de Actuación en Urgencias (5ª Edición). Madrid: Editorial Médica Panamericana, 2016.

95. Ojo rojo

E. M. Pastenes Zhilin, F. J. García García, C. Bailez Fidalgo

PUNTOS CLAVE

- Para el diagnóstico diferencial del ojo rojo se debe establecer en primer lugar la presencia o ausencia de dolor.
- Las conjuntivitis no duelen ni alteran la función visual.
- La lesión corneal característica de los virus herpes es la úlcera dendrítica.
- En las uveítis anteriores es importante prevenir posibles sinequias iridianas.
- El glaucoma agudo requiere manejo hipotensor intensivo.
- La endoftalmitis es una verdadera urgencia oftalmológica.

APROXIMACIÓN AL DIAGNÓSTICO DIFERENCIAL DEL OJO ROJO

- Existen múltiples enfermedades o lesiones capaces de producir irritación, sangrado o dilatación vascular del segmento anterior ocular (**Tabla 95-1**), induciendo la aparición de un ojo rojo.
- Cualitativamente, la hiperemia ocular puede ser conjuntival (difusa y de mayor intensidad en fondos de saco; típica de conjuntivitis), ciliar o periquerática (mayor intensidad alrededor de la córnea; típica de queratitis, úlceras corneales, uveítis anteriores) o mixta (congestión de vasos superficiales y profundos; típica de glaucoma agudo y endoftalmitis).

Tabla 95-1. Causas frecuentes de ojo rojo

Anexiales	Conjuntivales	Corneales	Otras
• Triquiasis • Distiquiasis • Laxitud palpebral • Entropión • Ectropión • Lagoftalmos • Blefaritis • Rosácea • Dacriocistitis • Canaliculitis	• Oftalmia neonatorum • Conjuntivitis • Hiposfagma • Pingueculitis • Queratoconjuntivitis • Cuerpos extraños • Simbléfaron • Neoplasia conjuntival	• Queratitis • Uso/abuso de lentillas • Cuerpo extraño • Pterigión • Queratopatía neurotrópica • Queratopatía por fármacos • Quemadura ultravioleta	• Traumatismo • Síndrome de ojo seco • Endoftalmitis • Uveítis anterior • Epiescleritis/ Escleritis • Fármacos • Glaucoma agudo • Fístula carótido-cavernosa • Cefalea en racimos

- En el diagnóstico diferencial es útil establecer la presencia de dolor y la asociación con otros factores (características de la hiperemia, alteraciones de la función visual, presencia de secreciones y sus características, lesiones de la superficie ocular, estado pupilar, etc.).
- La **tabla 95-2** ofrece un resumen de los diagnósticos diferenciales más relevantes.

Tabla 95-2. Diagnóstico diferencial del ojo rojo

	Inyección conjuntival	Inyección ciliar	Dolor	Agudeza visual	Tinción con fluoresceína	Características
Hiposfagma	Hemorragia	No	-	Normal	-	Asintomática
Conjuntivitis alérgica	Sí	No	-	Normal	-	Papilas
Conjuntivitis vírica	Sí	No	-	Normal	-	Folículos Adenopatía preauricular
Conjuntivitis bacteriana	Sí	No	-	Normal	-	Secreción purulenta
Epiescleritis	Sí	No	++	Normal	-	Hiperemia sectorial
Escleritis	Sí	No	++/+++	Normal/↓	-	Esclerótica azulada
Queratitis Úlcera corneal	No	Sí	+++	↓	+	Lagrimeo Fotofobia
Herpes simple	No	Sí	++	↓	+	Úlcera dendrítica
Uveítis anterior	No	Sí	++	↓	-	Precipitados queráticos Tyndall Sinequias iridianas
Glaucoma agudo	Sí	Sí	++++	↓↓	-	Midriasis media Edema corneal Visión de halos
Endoftalmitis	Sí	Sí	++++	↓↓↓↓	-	Hipopión

HIPOSFAGMA O HEMORRAGIA SUBCONJUNTIVAL

- **Definición.** Presencia de sangre subconjuntival por rotura de un vaso.
- **Etiología.** Suelen ser espontáneas o inducidas por traumatismos (incluida la cirugía), hipertensión arterial, coagulopatías, cuadros catarrales o maniobras de Valsalva.

- **Clínica.** Asintomática, habitualmente, unilateral, con presencia de sangre bajo la conjuntiva (rojo intenso), extendiéndose de manera sectorial o en 360°.
- **Tratamiento.** Cuadro banal que resuelve sin tratamiento en 2-3 semanas. Si hay síntomas irritativos pueden usarse lágrimas artificiales. Solo en caso de antecedente traumático procede la valoración por oftalmólogo. Se recomienda descartar HTA asociada.

CONJUNTIVITIS AGUDAS

- **Definición.** Proceso inflamatorio de origen infeccioso (principalmente virus y bacterias) o alérgico.
- **Clínica.** Es típica la secreción ocular y la reacción celular conjuntival (papilar, folicular), y sus características permiten establecer el diagnóstico diferencial (**Tabla 95-3**). No asocia dolor, alteraciones pupilares ni disminución de la agudeza visual.

Tabla 95-3 Diagnóstico diferencial de las conjuntivitis agudas

	Alérgica	Vírica	Bacteriana
Historia	• Alergia persistente o estacional • Atopia en niños	• Infección previa de vía aérea alta (o contacto)	• Malas condiciones o hábitos de higiene • Transmisión sexual
Etiología	• Inmune	• Adenovirus	• *S. aureus* • *H. influenzae* • *N. gonorrhoeae*
Síntomas	• Prurito bilateral	• Prurito • Escozor • Sensación de cuerpo extraño • Lagrimeo • Inicio unilateral, afectando el segundo ojo en algunos días	• Escozor • Sensación de cuerpo extraño • Los procesos muy agudos y con secreción abundante orientan a gonococo
Signos	• Quemosis • Edema palpebral	• Reacción folicular • Adenopatía preauricular dolorosa • Punteado querático • Membranas/ pseudomembranas	• Hiperemia de intensidad variable • Quemosis • No asocia adenopatía preauricular
Reacción celular	• Papilar (empedrado), sobre todo, en tarso superior	• Folicular, sobre todo en párpado inferior	• Papilar
Secreción	Acuosa	Serosa	Purulenta

- **Tratamiento:**
  - **Conjuntivitis víricas.** Cuadro autolimitado (que puede prolongarse varias semanas). Reforzar las medidas de higiene para evitar contagio a terce-

ros. Compresas frías y lágrimas artificiales para alivio sintomático. Pueden asociarse antiinflamatorios no esteroideos tópicos (por ejemplo, diclofenaco). Si se sospecha sobreinfección bacteriana o hay riesgo de esta, puede agregarse un antibiótico tópico (por ejemplo, tobramicina).
- **Conjuntivitis alérgica.** Evitar exposición al alérgeno, si se conoce. Alivio sintomático con compresas frías, higiene palpebral con toallitas y lágrimas artificiales sin conservantes (uso frecuente: 4-8 veces al día). Antihistamínico tópico 2 veces al día durante 2 semanas (olopatadina, azelastina, levocabastina, emedastina, ketotifeno).
- **Conjuntivitis bacteriana:**
  - Lavado de secreciones conjuntivales y educación para evitar contagios.
  - Origen no gonocócico: puede utilizarse antibioterapia tópica con trimetoprim-polimixina B o fluoroquinolonas 4 veces al día durante 5-7 días.
  - En niños es más frecuente la infección por *H. influenzae*, en cuyo caso se debe indicar amoxicilina-ácido clavulánico 20-40 mg/kg/día dividido en 3 tomas VO, debido al riesgo de afectación extraocular (otitis media, neumonía, meningitis).
  - Origen gonocócico: ceftriaxona 1 g IM y fluoroquinolona tópica (ciprofloxacino cada 2 horas). En caso de afectación corneal, usar ceftriaxona 1 g IV. Se debe tratar la posible coinfección por *Chlamydia* (azitromicina 1 g VO) y manejar a los contactos sexuales.

EPIESCLERITIS

- **Clínica.** Hiperemia sectorial brusca de vasos epiesclerales, con dolor leve a moderado (basal y con la palpación) y posible nódulo epiescleral. No asocia secreciones ni alteraciones de la agudeza visual. Es más frecuente en jóvenes.
- **Etiología.** Idiopática (la más frecuente), infecciosa (herpes zóster) y otras (rosácea, atopia, enfermedades del colágeno, enfermedades tiroideas, gota).
- **Tratamiento.** Lágrimas artificiales. En casos moderados o graves añadir corticoide tópico (prednisolona o dexametasona 3-5 veces al día) y antiinflamatorios no esteroideos orales.

ESCLERITIS

- **Clínica.** Hiperemia sectorial o difusa, gradual o súbita, afectando vasos esclerales, epiesclerales y conjuntivales. Asocia dolor intenso que puede irradiarse hacia regiones frontal o mandibular y despertar al paciente por la noche. La esclerótica adquiere un tono azulado de manera característica, asociando nódulo escleral. Afecta a la agudeza visual.
- **Etiología.** Suele existir enfermedad sistémica asociada (del tejido conectivo, artritis reumatoide, Wegener o lupus eritematoso sistémico), que debe descartarse.

- **Tratamiento.** Lágrimas artificiales, corticoide tópico 5 veces al día (prednisolona, dexamentasona), antiinflamatorios no esteroideos orales y corticoides sistémicos (o inmunomoduladores, según la patología de base).

QUERATOPATÍA ULTRAVIOLETA

- **Etiología.** Exposición no protegida a radiaciones (esquiadores, soldadores, lámparas UV).
- **Clínica.** Dolor, fotofobia, lagrimeo, sensación de cuerpo extraño y leve disminución de la agudeza visual. Suele ser bilateral y empeorar 6-12 horas tras la exposición. La córnea presentará defectos punteados interpalpebrales (o úlceras en casos graves, con hiperemia ciliar y blefaroespasmo). Las pupilas suelen estar mióticas.
- **Tratamiento.** Ciclopentolato al 1 % y antiinflamatorios no esteroideos tópicos cada 8 horas. Cobertura antibiótica con pomada (eritromicina o tobramicina). Puede requerir analgesia oral. Puede plantearse oclusión ocular inicial y/o lentes de contacto blandas.

HERPES SIMPLE OFTÁLMICO

- **Clínica.** Dolor, fotofobia, lagrimeo y disminución de la visión; típicamente unilateral. Pueden observarse alteraciones palpebrales (erupción vesiculosa), conjuntivales (conjuntivitis folicular) y corneales (úlcera dendrítica de forma ramificada) (**e-Fig. 95-1**).
- **Tratamiento.** Alivio sintomático con compresas frías. Antivirales tópicos: pomada oftálmica de aciclovir o ganciclovir gel 5 veces al día durante 14-21 días. Dar ciclopentolato al 1 % en caso de afectación corneal o sospecha de uveítis herpética (1 gota cada 8 horas). Asociar antibiótico tópico, especialmente, si hay riesgo de sobreinfección (por ejemplo, tobramicina). El uso de corticoides favorece la extensión geográfica de la úlcera.

HERPES ZÓSTER OFTÁLMICO

- **Clínica.** Dolor y parestesia sobre el dermatoma correspondiente al nervio oftálmico. Puede asociar cefalea, fiebre, visión borrosa, dolor ocular y ojo rojo. Se observará una erupción vesiculosa unilateral, respetando línea media y párpado inferior. La presencia de lesiones en ala y punta nasal (signo de Hutchinson) sugieren afectación ocular, habitualmente, en forma de úlceras corneales dendriformes.
- **Tratamiento.** Antivirales orales: Aciclovir 800 mg 5 veces al día durante 14 días o brivudina 125 mg (*Nervinex*®) 1 vez al día durante 7 días, asociando analgesia oral según la necesidad. En caso de dolor neuropático puede agregarse pregabalina 75 mg cada 24 horas VO. El resto del manejo es igual al del herpes simple oftálmico.

UVEÍTIS ANTERIOR

- **Definición.** Proceso inflamatorio en la úvea anterior habitualmente idiopático. Otras causas: infecciones locales (por ejemplo, herpes), infecciones sistémicas (por ejemplo, TBC), procesos inflamatorios (por ejemplo, sarcoidosis, espondilitis anquilosante, artritis psoriásica, enfermedad inflamatoria intestinal, Behçet) y traumatismos.

- **Síntomas.** Dolor, fotofobia, disminución de agudeza visual y lagrimeo. Puede ser bilateral.
- **Signos.** Hiperemia ciliar, precipitados corneales, celularidad o turbidez en el humor acuoso por exudación de material inflamatorio (efecto Tyndall) y miosis.
- **Complicaciones.** Sinequias iridianas posteriores (adherencias entre iris y cristalino).
- **Tratamiento.** Corticoide tópico (prednisolona, dexametasona) 1 gota cada 4-6 horas, ciclopentolato al 1 % cada 8-12 horas (previene las sinequias) y remitir a oftalmología.

ATAQUE AGUDO DE GLAUCOMA

- **Definición.** Elevación brusca de la PIO debido a un cierre del sistema de drenaje del humor acuoso, localizado en el ángulo iridocorneal. Suele ocurrir por midriasis media en un ojo predispuesto, con bloqueo pupilar y cierre angular.
- **Clínica.** Dolor ocular intenso, síntomas vegetativos, visión borrosa, aparición de halos coloreados alrededor de puntos luminosos. La PIO estará muy elevada, asociando midriasis media arreactiva, edema corneal e hiperemia ciliar o mixta.
- **Tratamiento:**

  - Manejo sistémico con analgésicos y antieméticos, según necesidad.
  - **Hipotensores oculares sistémicos:** Manitol al 20 % IV (250 cc en 45 minutos). Acetazolamida 250 mg (*Edemox*®) 2 comprimidos VO (no emplearla en alérgicos a sulfamidas o en anemia de células falciformes).
  - **Hipotensores tópicos.** Iniciar betabloqueante (por ejemplo, timolol al 0,5 %; precaución en asma, EPOC y bradiarritmias), agonista α_2 tópico (por ejemplo, brimonidina al 2 %-*Alphagan*®-), agonista colinérgico (pilocarpina al 1 %) y un inhibidor de la anhidrasa carbónica (por ejemplo, dorzolamida al 2 %). Pueden darse 3 rondas separadas por 15 minutos.

- **Corticoides tópicos.** Pueden ser útiles para el edema corneal (dexametasona, prednisolona).
- En pacientes fáquicos con bloqueo pupilar existía la recomendación de aplicar dosis repetidas de pilocarpina tópica. Esta medida ha ido cayendo en desuso.
- En pacientes afáquicos o pseudofáquicos (operados de catarata) que tengan bloqueo pupilar, no se debe utilizar pilocarpina. Se puede considerar algún midriático (fenilefrina) junto a un ciclopléjico en 4 dosis cada 15 minutos, siempre y cuando no se prevea la realización pronta

de una iridotomía con láser YAG (en cuyo caso, la midriasis farmacológica dificulta el procedimiento).
- Avisar a oftalmología.

ENDOFTALMITIS (e-Fig. 95-2)

- **Definición.** Inflamación purulenta grave en los fluidos intraoculares (humor acuoso y vítreo), habitualmente de origen infeccioso.
- **Etiología.** Suele deberse a trauma o cirugía. También puede ser de origen endógeno.
- **Clínica.** Dolor ocular intenso, pérdida de visión, inyección mixta, hipopión, edema corneal.
- **Tratamiento.**
  - Urgencia oftalmológica: avisar al especialista y considerar ingreso hospitalario.
  - Antibióticos reforzados tópicos cada 1 hora (por ejemplo, ceftazidima y vancomicina en gotas alternas cada 30 minutos).
  - Antibióticos intravítreos (vancomicina y ceftazidima).
  - Antibióticos sistémicos: se agregan según la gravedad. Ejemplo:
    - IV: ceftazidima (2 g cada 8 horas) con linezolid (600 mg cada 12 horas) o moxifloxacino (400 mg cada 24 horas) en monoterapia.
    - Moxifloxacino: 400 mg cada 24 horas VO puede lograr concentraciones intravítreas adecuadas, siendo una alternativa a la vía IV.
  - Midriáticos/ciclopléjicos, como atropina al 1 % cada 12-24 horas.
  - Se puede asociar corticoterapia tópica intensiva para control del componente inflamatorio (prednisolona al 1 % cada hora).

RECUERDE

- El ojo rojo requiere un diagnóstico diferencial clínico adecuado.
- En una conjuntivitis gonocócica se debe tratar la posible coinfección por *Chlamydia* y manejar a los contactos sexuales.
- No se deben administrar corticoides tópicos en el contexto de infección herpética.
- La endoftalmitis es una urgencia oftalmológica que requiere tratamiento antibiótico intensivo y contactar con el oftalmólogo de guardia.

BIBLIOGRAFÍA

- Allen RC, Harper RA. Basic Ophthalmology. Essentials for Medical Students (10th edition). San Francisco: American Academy of Ophthalmology, 2016.
- Bagheri N, Wajda BN. The Wills Eye Manual. Office and Emergency Room Diagnosis and Treatment of Eye Disease (8th edition). Philadelphia: LWW, 2021.
- Salmon JF. Kanski's Clinical Ophthalmology. A Systematic Approach (7th edition). London: Elsevier, 2019.
- Vázquez Lima MJ, Casal Codesido JR. Guía de Actuación en Urgencias (5ª edición). Madrid: Editorial Médica Panamericana, 2016.

96. Traumatismos oculares

M. Rodríguez Andrés, S. de Castro Valentín, P. Soler Bartrina

PUNTOS CLAVE

- En todo traumatismo ocular se debe preguntar por el mecanismo lesional y la actividad que realizaba el paciente en ese momento, ya que nos orientará sobre la gravedad de la lesión.
- La primera actuación ante una causticación ocular deber ser siempre la irrigación con solución salina o solución de lactato Ringer, previa instilación de anestésico tópico, durante al menos 30 minutos. Se realizará en el lugar de la primera atención.
- Ante una abrasión corneal no se pautará tratamiento con corticoides tópicos, sin previa valoración por oftalmología.

TRAUMATISMOS CON GLOBO OCULAR CERRADO

LACERACIÓN PALPEBRAL

Síntomas y signos: dolor periorbitario, lagrimeo, hemorragia, defecto palpebral parcial o completo (afecta a piel y tejidos subcutáneos), posible lesión de la vía lagrimal o del globo ocular.

Manejo: una laceración simple y horizontal del párpado superior, que no afecta a borde palpebral, puede ser suturada con seda de 6-0 por el médico de urgencias. En caso de afectación del borde palpebral o laceraciones complicadas (afectación en el tercio nasal del párpado inferior, afectación de vía lagrimal, laceraciones de espesor completo o que exponen la grasa orbitaria), derivar a oftalmología.

LACERACIÓN CONJUNTIVAL

Síntomas y signos: sensación de cuerpo extraño, hemorragia subconjuntival, erosión conjuntival que se tiñe con fluoresceína, exposición escleral, antecedente de traumatismo.

Manejo: evaluar el mecanismo lesional y explorar exhaustivamente la conjuntiva y la esclera en busca de perforación ocular. Considerar TC orbitaria si se sospecha perforación o cuerpo extraño intraocular. Si no hay perforación pautar pomada antibiótica (eritromicina o tobramicina) 4 veces al día durante 1 semana. En caso de laceraciones mayores de 10 mm o complicadas, derivar a oftalmología.

QUEMADURAS Y CAUSTICACIONES OCULARES

Introducción: pueden producirse por ácidos o por álcalis (más agresivas). Son una verdadera urgencia, pues el pronóstico depende de una actuación inmediata.

Síntomas y signos: dolor, fotofobia, visión borrosa, edema palpebral, quemaduras cutáneas perioculares, quemosis, hiperemia conjuntival (**e-Fig. 96-1**), erosiones corneales, opacificación corneal, inflamación intraocular.

Manejo: lo primero es instilar anestesia tópica y realizar una irrigación con solución salina o solución de lactato de Ringer durante al menos 30 minutos, evertiendo los párpados y limpiando los fondos de saco. Se debe derivar a oftalmología. Se pautarán: antibioterapia tópica (colirio o pomada de tobramicina o eritromicina), colirio ciclopléjico al 1 % cada 8-12 h durante 24-72 h para la iritis traumática, lubricación ocular y analgesia oral.

EROSIONES CORNEALES TRAUMÁTICAS (ABRASIONES)

Definición: son defectos epiteliales de origen traumático: lesiones por abuso de lentes de contacto, traumatismos vegetales, arañazos.

Síntomas y signos: dolor agudo, sensación de cuerpo extraño, ojo rojo, lagrimeo, visión borrosa, edema palpebral, hiperemia ocular, defecto epitelial que se tiñe con fluoresceína. Hay que buscar cuerpos extraños corneales y conjuntivales, en fondos de saco y evertiendo los párpados superiores.

Manejo: pautar antibióticos tópicos (colirio o pomada) al menos 3 veces al día: tobramicina o eritromicina; pautar colirio ciclopléjico al 1 % cada 8-12 h durante 24-72 h.

No se deben pautar corticoides tópicos.

En traumatismos con material vegetal o por uñas hay que utilizar una fluoroquinolona (ciprofloxacino, moxifloxacino) y no realizar oclusión ocular. En portadores de lentes de contacto se deben cubrir las *Pseudomonas* (ciprofloxacino, ofloxacino) y no realizar oclusión ocular.

En caso de signos de infección o erosiones de gran tamaño, derivar a oftalmología.

CUERPOS EXTRAÑOS CORNEALES Y CONJUNTIVALES

Síntomas y signos: sensación de cuerpo extraño, lagrimeo, fotofobia, ojo rojo, queratitis, edema palpebral, antecedente traumático.

Manejo: hay que determinar el mecanismo lesional (actividad que se estaba realizando, fuerza, forma del objeto...), por la posibilidad de CEIO. Se debe determinar la agudeza visual y explorar buscando laceraciones, erosiones, signo de Seidel positivo (teñir con fluoresceína) (ver **vídeo 96-1**) o puertas de entrada. Descartada una perforación, se evierten los párpados y se inspeccionan los fondos de saco conjuntivales. Se instila anestésico tópico y se retira el CE, primero mediante lavado con suero fisiológico y, si no es posible, con un bastoncillo humedecido, con una lanceta para CE o con una aguja de 25 G, utilizando lámpara de hendidura. El tratamiento posterior será igual que en la abrasión corneal (**e-Fig. 96-2**). En caso de cuerpo extraño conjuntival pautar pomada antibiótica. Si la sospecha de CEIO es alta, solicitar TC orbitario. Si no se logra la extracción o hay complicaciones, derivar a oftalmología.

CONTUSIÓN OCULAR

Introducción: los traumatismos contusos pueden producir un mecanismo de compresión-descompresión brusco, que puede provocar varias alteraciones intraoculares: desprendimiento de vítreo, desprendimiento de retina, conmoción retiniana, agujeros maculares, roturas coroideas, hemorragias intraoculares, neuropatías traumáticas, etc.

Síntomas y signos: antecedente traumático, hematoma periocular, miodesopsias y fotopsias, visión borrosa, pérdida de visión y metamorfopsias.

Manejo: realizar exploración oftalmológica y derivar a oftalmología.

TRAUMATISMOS CON GLOBO OCULAR ABIERTO

Rotura de globo ocular y lesión ocular penetrante

Síntomas y signos: antecedente de traumatismo, dolor, disminución de la visión, laceración conjuntivo-escleral o corneal de espesor completo, hemorragia subconjuntival, hipema, hipotonía ocular, cámara anterior plana o muy profunda (roturas posteriores) en comparación al ojo contralateral, alteraciones pupilares y catarata traumática.

Manejo: una vez detectada perforación ocular, posponer nuevas exploraciones y proteger el ojo con un parche rígido no compresivo en todo momento. Derivar de forma urgente a oftalmología, pautar antibioterapia intravenosa y profilaxis antitetánica (si esta indicada), solicitar TC orbitario y craneal, ingresar al paciente y mantenerlo en reposo y ayunas.

Cuerpo extraño intraocular

Síntomas y signos: antecedente traumático de alto impacto (trabajos con metales, entrada de objeto afilado), dolor, disminución de la visión, punto de perforación corneal o conjuntivo-escleral, visión del cuerpo extraño intraocular, etc. Puede ser asintomático.

Manejo: tomar agudeza visual y solicitar TC orbitario para confirmar el diagnóstico. El manejo en urgencias será igual que en la rotura ocular.

Fracturas orbitarias

Introducción: un 30 % de las fracturas orbitarias producen compromiso ocular. Las fracturas más frecuentes son de suelo de la órbita o de la pared medial (lámina papirácea del etmoides).

Síntomas y signos: dolor local a la palpación, hipoestesia en el área de distribución del nervio infraorbitario (mejilla y labio superior), edema palpebral, enfisema subcutáneo con crepitación, enfisema conjuntival, lagrimeo, hiperemia ocular, dolor con los movimientos oculares y/o restricción (sobre todo, de las miradas superior y lateral) y diplopía binocular.

Pruebas complementarias: en todo traumatismo orbitario contuso se realizará una prueba de imagen, generalmente, TC orbitario.

Manejo: pautar medicación analgésica y antiemética si es necesaria; considerar antibióticos sistémicos de amplio espectro: amoxicilina/ácido clavulánico 875 mg/125 mg cada 8-12 h o trimetoprim/sulfametoxazol 80 mg/400 mg cada 12 h durante 7-10 días; hielo local en las primeras 24-48 h, no sonarse la nariz, evitar maniobras de Valsalva y poner el cabecero de la cama a 30°. Si no hay síntomas visuales, derivación a Oftalmología en las primeras 24-48 h. Si hay síntomas visuales, derivación urgente a Oftalmología. Solicitar interconsulta urgente a Cirugía Maxilofacial; y si la fractura afecta al techo orbitario, el seno frontal, la lámina cribosa, o en caso de hemorragia intracraneal, interconsulta a Neurocirugía.

RECUERDE

- Nunca se pautará anestésico doble como tratamiento, pues retrasa la reepitelización corneal.
- Si se sospecha una perforación ocular o un cuerpo extraño intraocular se debe derivar de forma urgente a oftalmología y proteger el ojo mediante oclusión no compresiva.
- En un traumatismo de acto impacto con sospecha de fractura orbitaria o CEIO, hay que solicitar una TC de órbita.

BIBLIOGRAFÍA

- Bagheri N, Wajda B.N, Calvo C, Durrani A. Manual de Oftalmología del Wills Eye Hospital: Diagnóstico y tratamiento de la enfermedad en la consulta y en urgencias (7ª edición). Barcelona: Wolters Kluwer, 2016.
- García Arumí J, Fernández-Vega Sanz A. Traumatología Ocular. 94 Ponencia de la Sociedad Española de Oftalmología. Sociedad Española de Oftalmología, 2018.
- Vázquez Lima MJ, Casal Codesido JR. Traumatismos Oculares. Guía de Actuación en Urgencias (5ª edición). Madrid: Editorial Médica Panamericana,2016: 586-9.

97. Pérdida brusca de visión

M. Rodríguez Andrés, S. De Castro Valentín, M. J. Bartolomé Astorgano

PUNTOS CLAVE

- Ante un paciente con pérdida súbita de agudeza visual hay que realizar una anamnesis y una exploración general detalladas, poniendo especial atención en el examen neurológico.
- Conocer la forma de aparición y duración de la pérdida de visión ayuda a orientar su origen neurológico u oftalmológico en la mayoría de los casos.

CAUSAS

En todos los casos se debe determinar la agudeza visual, explorar los reflejos pupilares, valorar si hay defecto pupilar aferente relativo (DPAR), explorar los movimientos oculares y comprobar si hay reflejo rojo de fondo de ojo (**Fig. 97-1**).

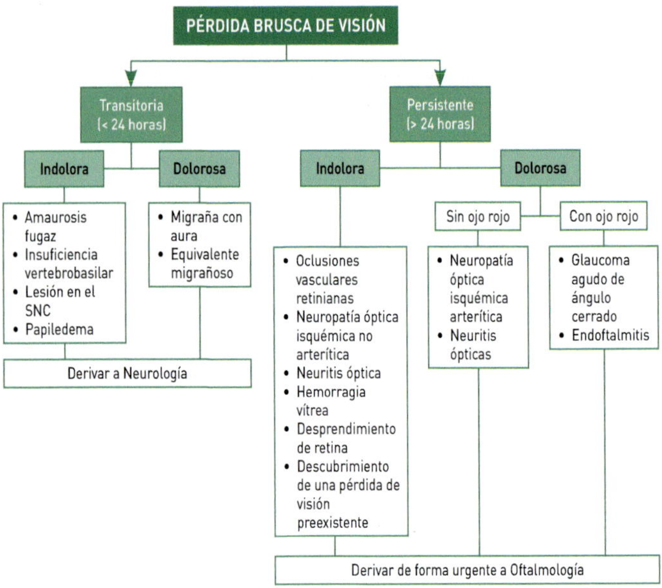

Figura 97-1. Etiología y manejo ante una disminución brusca de la visión.

NEUROPATÍA ÓPTICA ISQUÉMICA ANTERIOR AGUDA NO ARTERÍTICA

Definición: isquemia en la cabeza del nervio óptico. Suele ocurrir entre los 40 y los 60 años.

Síntomas y signos: pérdida de visión unilateral, súbita y no dolorosa, discromatopsia, defectos en el campo visual, DPAR, edema de papila, VSG y PCR normales.

Manejo: se debe derivar de forma urgente a oftalmología y solicitar analítica con hemograma, VSG y PCR. No existe tratamiento eficaz. Requiere control de los factores de riesgo cardiovascular.

NEUROPATÍA ÓPTICA ISQUÉMICA ANTERIOR AGUDA ARTERÍTICA

Definición: se produce en el contexto de una arteritis de células gigantes. Requiere diagnóstico precoz para evitar una ceguera bilateral. La edad de aparición suele ser en mayores de 55 años.

Síntomas y signos: pérdida de visión súbita, inicialmente unilateral, DPAR, edema de papila(**e-Fig. 97-1** y **e-Fig. 97-2**), VSG y PCR elevadas. Suele acompañarse de cefalea, claudicación mandibular, sensibilidad en el cuero cabelludo, dolores musculares y articulares, pérdida de peso y anorexia.

Manejo: derivar de forma urgente a oftalmología y solicitar una analítica con hemograma, VSG y PCR. En caso de alta sospecha se inicia tratamiento con corticosteroides sistémicos.

NEURITIS ÓPTICA

Definición: inflamación del nervio óptico de causa idiopática, desmielinizante, infecciosa o postvacunal. Es más frecuente en mujeres entre los 18 y los 45 años.

Síntomas y signos: pérdida de visión unilateral, que empeora en días. Dolor orbitario que empeora con los movimientos oculares, discromatopsia, DPAR, defectos en campo visual, edema de papila (1/3 de los casos). Puede acompañarse de otras alteraciones neurológicas (debilidad, parestesia).

Manejo: derivar de forma urgente a oftalmología y neurología. La recuperación es espontánea en la mayoría de los casos. Se puede realizar tratamiento con corticosteroides sistémicos que aceleran la recuperación, pero no influyen en el pronóstico visual final.

OCLUSIÓN ARTERIAL RETINIANA

Definición: puede ocluirse la arteria central de la retina o una de sus ramas. Se produce un infarto de la retina por un émbolo de colesterol, calcio o fibrina. Otra posible causa es la arteritis de células gigantes, que debe descartarse en mayores de 50 años. El pronóstico visual es malo.

Síntomas y signos: pérdida brusca unilateral e indolora de visión, pudiendo llegar a percepción de luz. Retina pálida y edematosa, mancha rojo cereza en el centro de la mácula en caso de obstrucción de arteria central de la retina. Puede haber DPAR.

Manejo: está asociada a alta morbimortalidad cardiovascular. Se debe derivar a oftalmología para su diagnóstico y, posteriormente, realizar: analítica sanguínea (hemograma, coagulación, VSG, PCR y hemoglobina glicosilada), ECG, TC craneal, y eco-doppler de las carótidas.

El manejo es multidisciplinar (médicos de Atención Primaria, Urgencias, Cardiólogos, Neurólogos y Oftalmólogos).

A nivel ocular no hay ningún tratamiento efectivo, pero si se diagnostica en los primeros 120 minutos puede intentarse hacer masaje ocular y disminuir la presión ocular con hipotensores oculares o realizando una paracentesis de cámara anterior.

OCLUSIÓN VENOSA RETINIANA

Definición: puede producirse en la vena central de la retina o en una de sus ramas. Es más frecuente que la oclusión arterial. Se relaciona con la HTA y otros factores de riesgo cardiovascular.

Síntomas y signos: pérdida de visión unilateral no dolorosa, hemorragias retinianas con venas retinianas tortuosas y dilatadas, edema macular. Puede haber DPAR.

Manejo: derivar de forma urgente a oftalmología. Se debe determinar la TA y solicitar una analítica urgente con glucemia basal, VSG, hemograma y coagulación. Además, se recomienda estudio y control de factores de riesgo cardiovascular desde Atención Primaria.

DESPRENDIMIENTO DE RETINA

Definición: es la separación de la retina neurosensorial del epitelio pigmentario de la retina. Es más frecuente en miopes y en pacientes operados de cirugía de cataratas.

Síntomas y signos: miodesopsias, fotopsias, visión de un "telón o cortina que se mueve" en el campo visual, pérdida de visión.

Manejo: derivar de forma urgente a oftalmología

HEMORRAGIA VÍTREA

Etiología: desprendimiento de vítreo, retinopatía diabética, desprendimiento de retina, degeneración macular y traumatismos.

Signos y síntomas: aparición súbita e indolora de miodesopsias y/o pérdida parcial o total de la visión. El reflejo de fondo puede estar ausente y puede haber DPAR si la hemorragia es densa.

Manejo: se debe derivar de forma urgente a oftalmología, solicitar estudio de coagulación y recomendar al paciente reposo relativo con el cabecero de la cama elevado.

AMAUROSIS FUGAZ

Definición: es una forma de accidente isquémico transitorio. Puede ocurrir en el contexto de una arteritis de células gigantes.

Signos y síntomas: pérdida de visión importante, monocular, de segundos o minutos de duración (hasta 12 horas), seguida de una recuperación completa. La exploración oftalmológica es normal.

Manejo: se debe realizar una exploración general completa y solicitar una analítica con hemograma, coagulación, VSG y PCR de forma urgente. Solicitar eco-doppler de troncos carotídeos y derivar a neurología y cardiología para estudio.

RECUERDE

- En un paciente de edad avanzada con pérdida brusca de visión debe descartarse siempre una arteritis de células gigantes por el riesgo de ceguera bilateral.
- Las obstrucciones arteriales retinianas están asociadas a alta morbimortalidad cardiovascular, por lo que requieren un manejo urgente y multidisciplinar.
- La sospecha de desprendimiento de retina requiere valoración urgente por oftalmología.

BIBLIOGRAFÍA

- American Academy of Ophthalmology Basic and Clinical Science Course-Section 12: Retina and Vitreous. Chapter 6. Retinal Vascular Diseases Associated with Cardiovascular Disease. American Academy of Ophthalmology. San Francisco, 2020: 121-48.
- Bagheri N, Wajda B.N, Calvo C, Durrani A. Manual de Oftalmología del Wills Eye Hospital: Diagnóstico y tratamiento de la enfermedad en la consulta y en urgencias (7ª edición). Barcelona: Wolters Kluwer, 2016.
- Vázquez Lima MJ, Casal Codesido JR. Pérdida Brusca de Visión. Guía de Actuación en Urgencias (5ª edición). Madrid: Editorial Médica Panamericana,2016: 590-2.

98. Otra sintomatología oftalmológica

M. Rodríguez Andrés, R. Cuadra San Miguel, A. V. Sánchez Ferreiro

PUNTOS CLAVE

- La diplopía es generalmente binocular (85 %) y su principal causa son las parálisis oculomotoras, especialmente, la del VI par craneal.
- La primera causa de diplopía monocular son las alteraciones refractivas, como el astigmatismo elevado.
- El desprendimiento posterior de vítreo es la causa más frecuente de miodesopsias.

DIPLOPÍA (VISIÓN DOBLE)

Etiología

Su etiología es muy variada. Para determinar manejo es fundamental determinar si es:

- Diplopía monocular: se mantiene la visión doble al ocluir el ojo sano y desaparece al ocluir el ojo patológico.
- Diplopía binocular: desaparece la visión doble al ocluir cualquier ojo. Es la más frecuente.

Manejo

Ante un paciente con diplopía, ptosis unilateral y desviación ocular inferior y lateral, sospechar una parálisis del III par craneal. Realizar valoración neurológica y solicitar estudio urgente de imagen (TC cerebral con contraste) para descartar una masa intracraneal o un aneurisma (**Fig. 98-1**).

Tratamiento

Es etiológico y suele ser de segundo nivel asistencial, pero se pueden tomar medidas sintomáticas, como la oclusión de uno de los ojos.

MIODESOPSIAS Y FOTOPSIAS

Miodesopsias: visión de moscas volantes, telas de araña o "manchas" móviles. Su causa más frecuente es el desprendimiento posterior de vítreo. Otras causas son hemorragias o condensaciones vítreas y uveítis posteriores o intermedias. Son más frecuentes en miopes y en personas operadas de cataratas.

Fotopsias: destellos luminosos por tracciones mecánicas de la retina, generalmente ejercidas por el vítreo. Sospechar roturas, desgarros retinianos o desprendimiento de retina.

Manejo

- Si la aparición de las miodesopsias y/o fotopsias es brusca o si se acompaña de disminución de agudeza visual o de defectos del campo visual, derivar de forma *urgente* al oftalmólogo.
- Si hace más de 3 semanas de la aparición de estos síntomas y no hay disminución de agudeza visual ni alteraciones del campo visual, derivar de forma *preferente* al oftalmólogo.

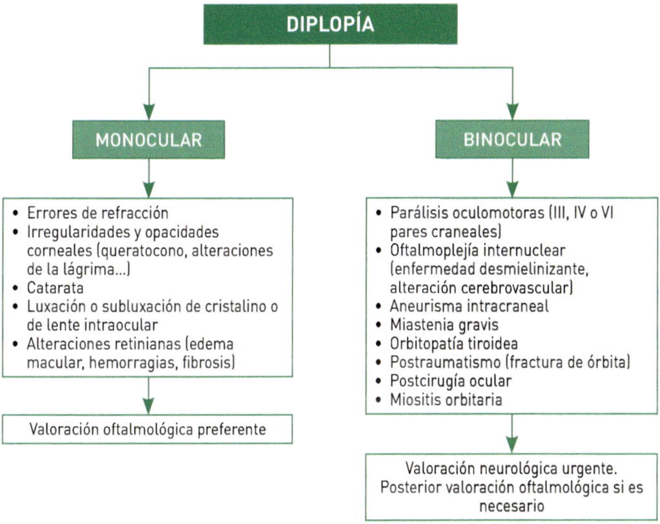

Figura 98-1. Algoritmo de manejo de la diplopía.

METAMORFOPSIAS

Distorsión de la imagen en la que se ven torcidas las líneas rectas. Su causa son alteraciones maculares: degeneración macular, membranas epirretinianas, agujeros maculares, miopía magna, coriorretinopatía serosa central. Requieren valoración urgente por oftalmología.

> RECUERDE
>
> - En un paciente con diplopía binocular se debe realizar una exploración neurológica exhaustiva.
> - Ante una parálisis del III par craneal hay que solicitar un TC craneal.
> - Un paciente con miodesopsias y/o fotopsias agudas debe ser derivado de forma urgente a oftalmología.

BIBLIOGRAFÍA

- American Academy of Ophthalmology Basic and Clinical Science Course-Section 5: Neuro-Ophthalmology. Chapter 7. The Patient with Abnormal Ocular Motility or Diplopia. American Academy of Ophthalmology. San Francisco, 2020: 183-209.
- Bagheri N, Wajda B.N, Calvo C, Durrani A. Manual de Oftalmología del Wills Eye Hospital: Diagnóstico y tratamiento de la enfermedad en la consulta y en urgencias (7ª edición). Barcelona: Wolters Kluwer, 2016.
- Suárez Pita D, Vargas Romero JC, Salas Jarque J, Losada Galván I, de Miguel Campo B, Catalán Martín PM, et al. Manual de Diagnóstico y Terapéutica Médica. Hospital Universitario 12 de Octubre (8ª edición). Madrid: Servicio de Medicina Interna Hospital Universitario 12 de Octubre, 2016.
- Vázquez Lima MJ, Casal Codesido JR. Otra Sintomatología Oftalmológica. Guía de actuación en urgencias (5ª edición). Madrid: Editorial Médica Panamericana, 2016: 593-4.

OTORRINOLARINGOLOGÍA (ORL) 16

99. Procesos infecciosos en ORL. Parálisis facial. Hipoacusia súbita

E. M. Velásquez González, M. J. Antequera Fernández, J. M. Tejeda Batista

PUNTOS CLAVE

- Los antibióticos deben usarse de manera racional y dirigida a evitar resistencias.
- Los analgésicos y antiinflamatorios desempeñan un papel fundamental en la patología infecciosa del área ORL.
- Los procesos infecciosos en ORL pueden dar complicaciones graves en el SNC.

PROCESOS RINOSINUSALES

Sinusitis aguda

Definición. Inflamación de las mucosas de las fosas nasales y de los senos paranasales, generalmente de origen vírico (es los más común), siendo los cuadros bacterianos consecuencia de sobreinfecciones. Puede ser aguda (< 12 semanas), crónica (> 12 semanas) o aguda recurrente (≥ 3 episodios agudos/año). La localización más frecuente en adultos es maxilar. Las bacterias que se aíslan con mayor frecuencia son *S. pneumoniae*, *H. influenzae* y *M. catarrhalis*. En la sinusitis crónica, los anaerobios tienen mayor relevancia.

Clínica. Obstrucción/congestión nasal o bien secreción nasal que puede ser purulenta. Según su localización:

- *Sinusitis maxilar*: dolor/sensación de presión facial, cefalea que aumenta con la inclinación o la tos, pérdida total o parcial del sentido del olfato.
- *Sinusitis etmoidal*: tensión y palpación dolorosa en la región interciliar, con rinorrea mucopurulenta, obstrucción nasal e hiposmia o anosmia.
- *Sinusitis frontal*: poco frecuente. Aparece durante una rinitis aguda y se acompaña de sinusitis maxilar o de pansinusitis. Su síntoma más frecuente es la cefalea púlsatil.

Exploración. Dolor con la palpación del seno afectado. Rinoscopia anterior: mucosa nasal inflamada, cornetes inferiores hipertróficos y rinorrea espesa. Orofaringe: rinorrea posterior purulenta en muchos casos.

Diagnóstico. Clínico. Debe existir obstrucción/congestión o secreción nasal (goteo nasal anterior o posterior) asociado a dolor con la presión facial y/o reducción o pérdida del olfato

La TC solo está indicada si se sospecha que hay complicaciones. La radiografía está en desuso.

Tratamiento:
- Corticoides tópicos intranasales a dosis altas (400 µg/día de mometasona) y AINE durante 15-21 días.

- Lavados nasales con SSF y nebulizaciones mucolíticas (Fluimucil®).
- **NO** están recomendados los corticoides por vía oral, los antibióticos, los antihistamínicos ni los descongestionantes nasales.
- Ante aumento de los síntomas, mala evolución después de 5 días o persistencia de los mismos después de 10 días se puede asociar antibioterapia. De primera elección amoxicilina/clavulánico 875 mg/8 h o cefuroxima 500 mg/12 h VO durante 10 días. De segunda elección o en alergia a penicilina, levofloxacino 500 mg/12 h, moxifloxacino 400 mg/24 h o ciprofloxacino 750 mg /12 h durante 7 días.

Complicaciones:

- *Orbitarias* (las más frecuentes): celulitis preseptal, celulitis orbitaria (riesgo de ceguera), absceso orbitario, absceso subperióstico y trombosis del seno cavernoso.
- *Intracraneales*: meningitis, absceso epidural, osteomielitis, absceso cerebral y empiema subdural.

PROCESOS FARÍNGEOS

Faringoamigdalitis

Definición. Inflamación difusa de la faringe y de sus estructuras: paladar blando, úvula y amígdalas (**Tabla 99-1**).

Etiología. Vírica en el 90 % de los casos. Segunda causa: estreptococo betahemolítico del grupo A (*S. pyogenes*).

Clínica. Odinofagia, disfagia y fiebre. Dependiendo de la etiología:

Tabla 99-1. Características clínico-analíticas de las amigdalitis

	VÍRICAS	BACTERIANAS
Etiología	Instauración brusca, muy contagiosa y epidémica Más frecuente en verano-primavera	Menos contagiosas y epidémicas Con mucha frecuencia se asocian a *Streptococcus pyogenes*
Estado general	Poco afectado	Muy afectado
Orofaringe	Congestión moderada sin placas ni exudados	Congestión intensa Amígdalas con placas blanquecinas Paladar con petequias
Cuello	Adenopatías inconstantes	Adenopatías frecuentes, dolorosas y submandibulares
Analítica	Linfocitosis Discreta leucopenia	Leucocitosis, neutrofilia Desviación a la izquierda

Exploración. Exudado amigdalar, eritema faríngeo, fiebre o febrícula y adenopatías cervicales

Diagnóstico. Clínico. Para la aproximación diagnóstica de la faringoamigdalitis bacteriana (**Tabla 99-2**):

Tabla 99-2. Criterios Centor

CRITERIO	PUNTUACIÓN
Fiebre > 38°C	1
Ausencia de tos	1
Adenopatías cervicales anteriores dolorosas	1
Exudado amigdalar	1

1-2 puntos: poca probabilidad de infección por *S. pyogenes*.
> 3 puntos: realizar un test rápido de detección del antígeno de *S. pyogenes*. Si es positivo, iniciar tratamiento antibiótico. Si es negativo, pero hay alta sospecha de infección por *S. pyogenes* en pacientes inmunodeprimidos, diabéticos y con uso crónico de corticoides, realizar cultivo de exudado faríngeo sin retrasar el inicio de la antibioterapia.

Tratamiento:

- Hidratación adecuada y tratamiento sintomático con analgésicos y antiinflamatorios.
- Antibiótico oral sólo ante sospecha de infección bacteriana: penicilina V (*penilevel®*) 500 mg 2-3 veces al día o amoxicilina 500 mg/12 h durante 10 días. Si alergia a penicilina: azitromicina 500 mg/24 h 5 días o claritromicina 250 mg/12 h durante 10 días.
- Si no mejoría o sospecha de complicaciones: amoxicilina-clavulánico 500-875 mg/8 h o 2 g/12 h durante 8 días. Alternativa cefditoren 200 mg/12 h durante 10 días. En alérgicos a penicilina: levofloxacino 500 mg /24 h 10 días o moxifloxacino 400 mg /24 h durante 7 días.

Otras faringoamigdalitis específicas (Tabla 99-3)

Valorar ingreso hospitalario si hay disfagia grave, mal estado general o comorbilidades.

Absceso periamigdalino

Definición. Complicación de las faringoamigdalitis agudas. Es más frecuente en personas de 20-30 años.

Clínica. Odinofagia unilateral intensa, otalgia refleja homolateral y trismus. Puede haber deshidratación por disfagia, fiebre alta y mal estado general en procesos avanzados.

Exploración. Edema e inflamación del pilar anterior y del paladar blando, desplazamiento de úvula al lado contralateral, voz gangosa (patata caliente), trismus y linfadenopatías cervicales.

Tabla 99-3. Otras faringoamigdalitis específicas	
Mononucleosis infecciosa	Infección por VEB Se asocia a adenopatías cervicales y, a veces, a hepatoesplenomegalia Riesgo de ruptura esplénica en la 2ª o 3ª semana de la enfermedad Linfomonocitosis atípica y aumento de GOT Tratamiento sintomático. Corticoides si hay obstrucción de la vía aérea por hipertrofia amigdalar (prednisona 1-2 mg/kg/día) No administrar ampicilina ni amoxicilina (exantema)
Candidiasis faríngea	Infección por *Candida albicans* Se asocia a tratamiento prolongado con antibióticos, inmunodepresión (diabéticos) y mala higiene bucodental Se observan placas blancas en orofaringe o eritema Tratamiento tópico: colutorios con nistatina (*Mycostatin*®) ,5-5 mL c/8 h
Angina de Vincent	Infección por espiroquetas y fusobacterias en bocas sépticas Úlcera amigdalar unilateral cubierta por membrana blanquecina, fiebre y adenopatías Tratamiento: penicilina o metronidazol 250 mg/8 h durante 7-10 días
Herpangina	Infección por virus Coxsackie Síntomas víricos generales asociados a pequeñas úlceras que afectan al paladar blando y a las amígdalas palatinas Cura en 4-5 días Tratamiento sintomático
Gingivoestomatitis herpética	Por herpes simple o zóster Úlceras de tamaño variable, dolorosas y friables en toda la mucosa oral Tratamiento: sintomático. Aciclovir 200 mg 5 veces al día o brivudina 125 mg/día durante 7 días. No se deben dar corticoides ni antibióticos salvo SOBREINFECCIÓN BACTERIANA
Difteria	Infección por *Clostridium diphteriae* Mal estado general, fiebre, pseudomembranas blanco-grisáceas que se desprenden con el raspado, sangrado fácil, disfonía y posible disnea Tratamiento: antitoxina 500 UI/kg antes de 72 h y penicilina G 4.000.000 UI/4 h IV

Tratamiento. Dieta absolta, AINE y antibióticos IV: penicilina G 4-6 millones UI/6 h, amoxicilina-clavulánico 1 g /8 h o 2 g /12 h o cefalosporina de 2ª o 3ª generación. Ampicilina-sulbactam (3 g/6 h) o clindamicina (600-900 mg/8 h) ante sospecha de gérmenes productores de betalactamasas. Asociar metilprednisolona (40-80 mg/12 h IV); proporciona mayor alivio sintomático en las primeras 24 horas. Drenaje quirúrgico.

Otros abscesos cervicales (Anexo 99-1 y e-Figura 99-1)

Cuándo derivar a ORL

- Ante signos de alarma: disfagia progresiva (con dificultad para la ingesta e hidratación adecuadas), odinofagia intensa, disnea, sialorrea o compromiso de la vía aérea.
- Si se precisa tratamiento quirúrgico.

PROCESOS OTOLÓGICOS (TABLA 99-4)

Otitis externa difusa

Definición. Inflamación del CAE, generalmente secundaria a infección por *P. aeruginosa o S. aureus*. Se asocia a humedad o traumatismo local, como el uso de bastoncillos y auriculares o tapones, entre otros.

Clínica. Otodinia de rápida instauración (aproximadamente 48 h), otorrea e hipoacusia.

Exploración. Otoscopia dolorosa y difícil por edema importante del CAE. Signo del trago positivo.

Tratamiento:

- Medidas higiénicas. Evitar la entrada de agua al CAE y la manipulación del conducto. Limpieza del CAE. Calor seco local.
- Analgésicos y antiinflamatorios VO.
- Antibiótico: ciprofloxacino + corticoide tópico (*Aceoto plus®, Cetraxal plus®*) 4-6 gotas/8 h durante 7 días o asociación de polimixina B + trimetroprim + corticoide (*Otix®*) 4-6 gotas/8 h durante 10 días.

Otitis externa circunscrita (forúnculo)

Definición. Infección de folículos pilosebáceos en la piel del CAE.

Clínica. Otodinia, otorrea. Hipoacusia si se obstruye el conducto.

Exploración. Signo del trago positivo. Exudado purulento.

Tratamiento. Cloxacilina 500 mg/6 h durante 7 días y gotas de ciprofloxacino y corticoide tópico. Pueden precisar drenaje quirúrgico.

Otitis externa maligna

Definición. Infección grave, común en diabéticos e inmudeprimidos, causada por *P. aeruginosa*. Puede extenderse a tejidos blandos y cartílago (otitis externa necrotizante) o a huesos de la base del cráneo (osteomielitis).

Clínica. Otodinia intensa, otorrea fétida y mal estado general.

Exploración. Tejido de granulación en suelo de CAE o necrosis de la piel del CAE con signos inflamatorios. Puede asociarse parotiditis y trismus, si hay compromiso del músculo masetero y ATM. Si progresa, podría haber afectación de pares craneales.

Tratamiento. Precisa ingreso hospitalario. Ciprofloxacino y corticoide tópico junto con antibióticos antipseudomonas IV: ciprofloxacino 400 mg/12 h, piperacilina/tazobactam 4 g/8 h o ceftazidima 1 g/8 h. Interconsulta a ORL de guardia.

Otitis externa fúngica (otomicosis)

Definición. Infección por hongos en la piel del CAE, frecuentemente, *Aspergillus niger y Candida albicans.*

Clínica. Otorrea crónica, sensación de taponamiento ótico, prurito y otalgia moderada.

Exploración. Según su etiología:

- ***Candida albicans***: otorrea cremosa y con hifas de color blanquecino.
- ***Aspergillus***: cepas aisladas de color amarillo o negruzco y aspecto algodonoso. Escaso edema.

Tratamiento. Antinfúngicos tópicos: ciclopirox (*Fungowas*®) 4-6 gotas/8 h 15-30 días. Otras opciones son bifonazol o clotrimazol tópico. En **inmunodeprimidos,** antinfúngico oral: itraconazol 200 mg/día durante 2 semanas. Seguimiento en ORL para limpieza exhaustiva del CAE.

Otitis externa bullosa (miringitis bullosa)

Definición. Infección del CAE y de la membrana timpánica de etiología múltiple.

Clínica. Otodinia intensa. En ocasiones hipoacusia reversible.

Exploración. Múltiples y pequeñas vesículas hemorrágicas en CAE y membrana timpánica. En ocasiones, otorragia o hemotímpano.

Tratamiento. Limpieza del CAE. Analgesia. Valorar antibiótico si hay OMA acompañante.

Otitis media

Definición. Infección aguda del oído medio por *S. pneumoniae, H. influenzae y M. catarrhalis.*

Clínica. Variable según el tiempo de evolución, desde otalgia leve con hiperemia timpánica hasta cuadro febril con afectación del estado general y otodinia intensa.

Exploración. Inicialmente aumento de vascularización del mango del martillo y periferia del tímpano. Posteriormente, tímpano hiperémico y opaco, con abombamiento de la *pars tensa.*

Tratamiento:

- Calor seco local, analgésico y antiinflamatorio sistémico.
- Antibiótico: amoxicilina-clavulánico 875 mg/8 h o 2 g/12 h durante 7-10 días, cefuroxima 500 mg/12 h durante 7-10 días o azitromicina 500 mg/24 h durante 3-5 días VO. Si el paciente padece alergia a penicilina: ciprofloxacino 500 mg/12 h 10 días.
- Puede presentar *complicaciones mastoideas (extracraneales)* o *intracraneales*. En estos casos, interconsultar a ORL para ingreso hospitalario, antibiótico IV con timpanocentesis y colocación de drenaje transtimpánico, y tratamiento según cultivo.

Herpes ótico (Síndrome de Ramsay Hunt)

Definición. Complicación otológica más frecuente de la reactivación del VVZ.

Clínica. Otalgia unilateral intensa. Después, vesículas herpéticas y parálisis facial homolateral muchas veces irreversible. En ocasiones puede haber alteración gustativa, vértigo, hiper o hipoacusia y tinnitus. Pueden afectarse otros pares craneales (V, IX y X).

Exploración. Edema y eritema de CAE asociado a vesículas en pabellón auricular y pared posterior del CAE. Clínica compatible con parálisis facial (más grave que la parálisis de Bell) e hipoacusia súbita neurosensorial *(Síndrome de Ramsay Hunt)*.

Tratamiento:

Analgesia. Antivirales VO: famciclovir 750 mg /24 h durante 7 días, aciclovir 200 mg 5 veces al día durante 7-10 días, brivudina 125 mg/24 h durante 7 días o valaciclovir 1 g/8 h durante 7 días. Si hay parálisis facial, asociar corticoides: prednisona 1 mg/kg/día en pauta descendente durante 10 días. Se debe de asociar a cuidados locales similares a los de la parálisis de Bell (véase más adelante).

Parálisis facial

Definición. Disfunción del nervio facial aguda y unilateral. La causa más frecuente es la idiopática o parálisis de Bell. Hay que descartar que sea una complicacion de una OMA o zóster ótico (vesículas en CAE). Es más frecuente entre los 15-45 años y en pacientes inmunodeprimidos, diabéticos y embarazadas.

Clínica. Cuadro de instauración súbita de parálisis facial periférica con o sin afectación del gusto en los dos tercios anteriores de la lengua y de la secreción lagrimal y salival. En ocasiones, va precedida de dolor delante o detrás del oído.

Exploración. Debe realizarse una exploración neurológica completa. Puede haber dificultad para cerrar el ojo, arrugar la frente, elevar la ceja, *signo de Bell* (desviación del globo ocular hacia arriba al intentar cerrar el párpado), desviación de la comisura bucal al lado sano, desaparición del surco nasogeniano e imposibilidad para hinchar el carrillo. Valorar CAE en busca de vesículas (zóster). Se debe explorar la parótida en busca de masas. Es importante diferenciar **parálisis facial periférica** (se afecta toda la hemicara) de **parálisis facial central** (se conserva la función de la musculatura frontal, es decir, *puede elevar las cejas y cerrar los ojos*).

Diagnóstico. Clínico fundamentalmente. Si el cuadro clínico es recidivante o la presentación es atípica, o persistencia o progresión de la paresia durante más de 4 semanas, está indicada una prueba de imagen del trayecto del nervio facial (RM) o su derivación a ORL, para descartar otras causas de parálisis facial central (como fractura de base de cráneo o tumores cerebrales).

Tratamiento:

- Lágrimas artificiales 2-3 gotas/8 h y oclusión nocturna del ojo afectado, para evitar la aparición de úlceras corneales. Asociar *Vita Pos®* o *Xilin Night®* pomada hasta que el paciente cierre voluntariamente el ojo.
- Analgésicos si hay dolor retroauricular intenso.
- Corticoides: deflazacort 30 mg/8 h (1 mg/kg/día) durante 3-5 días; luego, pauta descendente hasta los 9-10 días.
- Omeprazol o famotidina como protección gástrica.
- Antivirales si se sospecha síndrome de Ramsay Hunt.

Hipoacusia o sordera súbita

Definición. Pérdida de audición, generalmente unilateral, en un período menor de 72 horas. La mayoría son de causa idiopática, aunque pueden relacionarse con infecciones, traumatismos, causas vasculares, autoinmunes o medicamentosas.

Clínica. Hipoacusia de aparición brusca < 3 días, unilateral en el 60-70 % de los casos y profunda, que puede asociarse a vértigo periférico o acúfenos.

Exploración. Orientada a descartar otras causas, como cuerpos extraños, OMA, perforación timpánica, otitis externa y colesteatoma, entre otras.

Tabla 99-4 Complicaciones de patologías otorrinolaringológicas urgentes

Complicación	Clínica	Diagnóstico	Tratamiento
Laberintitis	Vértigo periférico e hipoacusia	Historia clínica y exploración neurológica completa (descartar afectación cerebelosa o de tallo) Prueba de imagen	Pauta descendente de metilprednisolona Sedantes vestibulares, antieméticos y ejercicios de reeducación vestibular Antibioterapia IV Ceftriaxona 2 g/24 h y metronidazol 500 mg/8 h

Complicación	Clínica	Diagnóstico	Tratamiento
Mastoiditis aguda	Fiebre, dolor y eritema a la altura de la región mastoidea y desplazamiento del pabellón auricular	TC o RM	Antibioterapia IV Ceftriaxona 2 g/24 h y metronidazol 500 mg/8 h
Petrositis	Síndrome de Gradenigo (diplopía por parálisis del VI par, otorrea y dolor retroocular por afectación de V par craneal)	TC RM	Antibioterapia IV Ceftriaxona 2 g/24 h y metronidazol 500 mg/8 h
Meningitis otógena. Supuración intracraneal	Cefalea (suele ser occipital) y rigidez de nuca (signo precoz) Fiebre, clínica neurológica (letargos, vómitos)	Otoscopia TC y RM	Antibioterapia IV con vancominicina o meropenem Realizar interconsulta con Neurocirugía
Trombosis del seno lateral	Cefalea, hipertensión intracraneal, encefalopatía	TC Angiografía y RM	Antibioterapia IV Penicilina, ceftriaxona y metronidazol

No olvidar que se debe realizar tratamiento de la OMA
Además, pueden precisar timpanocentesis o colocación de drenaje y, en algunos casos, pueden requerir asociar una mastoidectomía

Diagnóstico y tratamiento. Según historia y hallazgos clínicos: los pacientes con sordera brusca de etiología desconocida, vértigo de Meniére con intolerancia oral, fracturas de base de cráneo, ototoxicidad auditiva y/o vestibular y laberintitis por complicación de procesos inflamatorios, deben ingresar y avisar a ORL de guardia.

RECUERDE

- Evitar el uso indiscriminado de antibióticos, aunque no se debe retrasar su inicio en los casos que se requieran.

BIBLIOGRAFÍA

- Conrad DE, Parikh SR. Deep neck infections. Infect Disord Drug Targets. 2012;12(4):286-90. PubMed PMID: 22338590
- Libro virtual de formación en Otorrinolaringología, Sociedad Española de Otorrinolaringología y Patología Cervico-Facial (SEORL-PCF); capítulos 13-18; 52; 55-58; 77-78 y 125. Formación en ORL 2014. Acceso febrero 2022. ISBN: 978-84-692-5637-4
- Fokkens WJ, Lund VJ, Hopkings C, Hellings PW, Kern RN, Reitsma S, et al. European Position Paper on Rhinosinusitis and Nasal Polyps 2020. Rhinology. 2020 Feb 20;58(Suppl S29):1-464.

100. Traumatismos. Epistaxis

M. Voces Vega, P. Morán Arias, M. Granda Rosales

PUNTOS CLAVE

- Las fracturas de los huesos faciales pueden comprometer el estado hemodinámico y neurológico, además de la vía aérea del paciente.
- Una fractura del peñasco, que desgarra la duramadre, pone en comunicación los espacios aracnoideos con las cavidades del oído medio y el exterior, necesitando una vigilancia especial. Además de la valoración de la audición, el nervio facial y el equilibrio son susceptibles de daño.
- Los hematomas en pabellón auricular, septo y faringe, y las fracturas nasales, pueden comprometer estructural y funcionalmente al paciente si no se realiza un correcto drenaje y la reducción correspondiente.
- La epistaxis es una hemorragia que puede descompensar hemodinámicamente a un paciente, pudiéndose evitar con un manejo adecuado.

TRAUMATISMOS

Arrancamiento del pabellón auricular

- Administrar SIEMPRE antibiótico como profilaxis de la aparición de pericondritis.
- Intentar que el otorrino realice el reimplante antes de 1 h.
- Mantener la pieza en hielo.

Traumatismo del oído medio

Lesión con objeto penetrante o contuso

Barotrauma

- **Origen.** Cambios de presión no compensados por mala permeabilidad tubárica o excesivo gradiente de presión. Puede producirse en viajes aéreos, submarinismo o descensos rápidos de montañas.
- **Clínica.** Otalgia, hipoacusia y mareos.
- **Exploración.** Leve abultamiento del tímpano hacia afuera o retracción hacia adentro. Si es grave se produce hemotímpano y otorragia (si hay perforación timpánica).
- **Tratamiento:**
  - Analgésicos.

- Evitar cambios de presión. Si viaja en avión, ingerir descongestionantes, antihistamínicos y hacer ejercicios de rehabilitación tubárica, como masticar chicle.
- Evitar entrada de agua y perforación timpánica.

Fractura del hueso temporal (peñasco)

- **Origen.** TCE de alta energía. Ante un TCE con otorragia se debe descartar siempre fractura de la base del cráneo.
- **Tipos.** Longitudinal (70 %), transversal (20 %) o mixta.
- **Clínica** (**Tabla 100-1**).

Tabla 100-1. Clínica de la fractura del hueso temporal (peñasco)

	Longitudinal	Transversal
Frecuencia	70-80%	15-20%
Perforación del tímpano	Frecuente	Raro
Otorragia	Frecuente	Raro
Hemotímpano	Raro	Frecuente
Otolicuorrea	Frecuente	Raro (rinolicuorrea)
Hipoacusia	Conducción	Neurosensorial o cofosis
Parálisis facial	Transitoria en un 20 %	Frecuente y grave
Vértigo/nistagmo	Raro y leve	Frecuente y grave Nistagmo hacia el lado sano
Acúfenos	-	Sí
Signo de Battle	Sí	-
Radiología	Schüller	Stevens

- **Diagnóstico.** TC de urgencia. La radiología convencional solo identifica un 20-30 % de las fracturas temporales.
- **Tratamiento:**
  - Identificación y estabilización de lesiones vitales.
  - Estabilización cervical.
  - Ingreso y vigilancia neurológica sistemática y periódica (consciencia, pares craneales, fístula de LCR).
  - Analgesia y antibiótico.
  - Consultar con ORL.

Hematoma (ótico, nasal, faríngeo)

- Colecciones hemáticas secundarias a traumatismos.
- **Clínica.** Dolor.

- **Tratamiento.** Protección antibiótica (amoxicilina/clavulánico 875 mg/8h/7 días o 2.000 mg/12h/7 días). Valoración por ORL para drenaje quirúrgico y compresión local.
- **Complicaciones.** Recidiva del hematoma y pericondritis (oreja en coliflor).

Fractura Nasal

- **Origen.** Traumático.
- **Clínica.** Deformidad, dolor y crepitación a la palpación de la pirámide nasal. A veces, hematoma, herida y epistaxis.
- **Diagnóstico.** Rx de huesos propios y senos paranasales.
- **Tratamiento.**
  - *En urgencias*: frío, AINE y limpieza y sutura de la herida si es preciso. Derivar a ORL.
  - *En ORL*: reducción y tratamiento definitivo.

Otras fracturas

Fracturas de senos frontales y reborde supraorbitario

- **Etilología.** Son poco frecuentes. Se deben a impacto alta energía. Es más frecuente el hundimiento unilateral.
- **Clínica.** Crepitación supraorbitaria y equimosis.
- **Diagnóstico.** Descartar fístula de LCR y neumoencéfalo si hay afectación de pared posterior del seno frontal.

Fractura de suelo orbitario

- **Clínica.** Dolor, edema y epistaxis. Puede producir alteración de los movimientos oculares y diplopía si hay afectación de músculos del ojo. Puede haber herniación del contenido hacia el seno maxilar, produciéndose enoftalmos y ptosis palpebral.
- **Diagnóstico:**
  - TC orbitario.

Fractura del arco cigomático

- **Clínica.** Dolor, limitación de la apertura bucal y hematoma.

Fracturas maxilares

- **Clínica.** Dolor, mala oclusión bucal, epistaxis, edema, hematoma, asimetrías y posible obstrucción de la vía aérea.
- **Tipos (Fig. 100-1):**
  - *Le Fort I* (horizontal, maxilar flotante). Fractura bimaxilar superior por encima de los alvéolos (sujetar los incisivos centrales con los dedos índice y pulgar de una mano y con la otra, comprobar la movilidad). Se asocia con mala oclusión.

- *Le Fort II* (piramidal). Desprendimiento del maxilar superior (movilidad del maxilar en sutura nasofrontal con mordida abierta anterior). Si hay rinorrea o licuorrea, sospechar fractura de cráneo con eventual riesgo de meningitis postraumática.
- *Le Fort III* (transversal). Desprendimiento del macizo facial de la base del cráneo (movilidad de toda la mitad anterior con mordida abierta). Asocia frecuentemente fractura del arco cigomático.

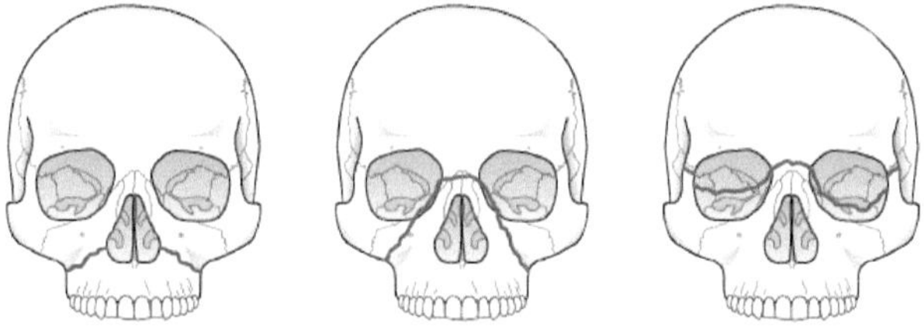

Figura 100-1. Clasificación de Le Fort. Fracturas maxilares.

Fracturas mandibulares

- **Características.** Son las segundas en frecuencia dentro de las fracturas faciales, después de las nasales. La ortopantomografía es la exploración fundamental.
- **Clínica.** Dolor, deformidad, mala oclusión bucal y/o limitación de la apertura bucal (trismus). Además, puede cursar con parestesias, anestesias o disestesias, sangrado en cavidad oral y, muy frecuentemente, afectación ótica.

Fracturas alveolares

- **Clínica.** Dolor, afectación dental y deformidad.

Diagnóstico

- Proyecciones Rx y confirmación con TC.

Tratamiento

- Soporte vital, tratamiento sintomático y valoración por cirugía maxilofacial y/o neurocirugía si es preciso.

Epistaxis

- **Definición.** Hemorragia originada en las fosas nasales, de etiología local (traumatismo, cuerpo extraño, lesión vascular, telangiectasias, tumores) o sistémica (coagulopatía). La HTA puede prolongar el sangrado.
- **Tipos:**
  - *Anterior.* El punto sangrante está en el tercio anterior del tabique (plexo de Kiesselbach). La hemorragia se visualiza a través del vestíbulo nasal.

- *Posterior*. La hemorragia se visualiza en la pared posterior de la faringe. Los síntomas dependen de la causa desencadenante.

- **Diagnóstico**
  - Determinación del estado hemodinámico: TA y FC.
  - Anamnesis. Valorar cuantía del sangrado y duración, enfermedades previas, tratamientos y traumatismos.
  - Localización del punto sangrante, realizando rinoscopia anterior, y valorar sangrado posterior por orofaringe.
  - Analítica. Especialmente, hemograma y coagulación, sobre todo, si sospechamos alteración por enfermedades o tratamientos.
  - Rx. Cuando exista antecedente traumático.

- **Tratamiento:**
  - ***General***
    - Tranquilizar al paciente, con sedantes si es necesario.
    - Colocar en la fosa nasal una gasa o algodón impregnados en agua oxigenada, oximetazolina, epinefrina o soluciones de ácido benzoico, tetracaína y epinefrina. Comprimir digitalmente las alas nasales durante 5-10 minutos de forma firme y constante (con el paciente sentado e inclinado hacia adelante).
    - Si tiene HTA, tratarla.
    - Si toma ACO, ajustar el tratamiento y, si fuera necesario, revertir su efecto.
    - Si hay una alteración hemodinámica importante, administrar Ringer lactato IV a alto flujo (más evidencia que SSF) y valorar transfusión de sangre total o concentrados específicos.
    - Medidas generales. Reposo relativo con el paciente sentado o semiincorporado, evitar manipulación nasal, aspirina y consumo de tabaco y alcohol. Dieta tibia o fría. Analgesia y antibioterapia profiláctica con amoxicilina-clavulánico 875 mg/8 h o cefuroxima 500 mg/12 h durante 7 días. Si es alérgico a penicilina: eritromicina 500 mg/6 h, claritromicina 250 mg/12 h o trimetropim-sulfametoxazol 860/160 mg cada 12 h durante 7 días. No precisa antibioterapia de rutina, individualizar en cada paciente.
    - Considerar el estudio diagnóstico en epistaxis de repetición.

  - ***Específico (taponamiento)***
    - **Anterior.** Se utiliza una gasa orillada impregnada en vaselina estéril o pomada antibiótica. Se introduce en la fosa nasal con pinza de bayoneta, del suelo al techo y de atrás hacia delante. Alternativa: *Merocel*® cubierto de terramicina tópica o *Rapid Rhino*® (hidrocoloide de carboximetilcelulosa). Retirar ambulatoriamente a las 48-72 h. Si el paciente presenta alguna discrasia sanguínea o está anticoagulado, se dejará 4-5 días.
    - **Posterior.** Sonda de Foley por fosa nasal hasta cavum rinofaríngeo, donde se hincha. Otra posibilidad es usar una sonda por fosa nasal, extrayéndola por cavidad oral y atándole a su porción distal un

rodillo de gasas que ocluirán el cavum. Completar con taponamiento anterior. Como alternativa, sondas de doble balón. El taponamiento posterior indica ingreso en ORL y cobertura antibiótica IV.

- ***Definitivo (cauterización)***
  - *Argenpal®* (nitrato de plata) aplicado directamente sobre el punto sangrante (útil en región anterior del septum).

RECUERDE

- En presencia de traumatismos craneofaciales de alta energía se debe sospechar y buscar específicamente lesiones que puedan comprometer la vida del paciente y sus funciones. El estudio de estas lesiones debe realizarse con TC.
- La otorragia es un signo indicativo de trauma ótico.
- El reimplante del pabellón auricular se debe realizar en la primera hora después del incidente, conservando la pieza en frío (hielo).
- Los hematomas del pabellón auricular, septo nasal y faringe deben drenarse tempranamente para evitar infecciones, deformidades del cartílago y/o compromiso de la vía aérea.
- En un paciente con epistaxis se debe controlar su estado hemodinámico y tratar la causa. Si requiere taponamiento, debe realizarse de manera sencilla para controlar el sangrado. La cobertura antibiótica sistémica debe ser individualizada en cada paciente.

BIBLIOGRAFÍA

- Evans AK, Handler SD. Evaluation and management of middle ear trauma. Uptodate. Sept 16, 2015.
- Aguilar Rodríguez O, Bisbal Pardo C, Gómez Cuervo M, de Lagarde Sebastián G, Maestro de la Calle MA, Pérez-Jacoiste Asín L, et al. Manual de Diagnóstico y Terapéutica Médica (7ª edición). Madrid: Hospital 12 de Octubre.
- Vázquez Lima MJ, Casal Codesido JR. Guía de Actuación en Urgencias (5ª edición). Madrid: Editorial Médica Panamericana, 2016.
- Vernick DM. Ear barotraumas. Uptodate. April 23, 2015.

101. Cuerpos extraños en ORL

A. Meabe Santos, F. J. García García, D. L. Lourido Piedrahita

PUNTOS CLAVE

- Es importante tener en cuenta posibles complicaciones, dependiendo de la localización del cuerpo extraño en ORL.
- Siempre evaluar compromiso de vía aérea ante un cuerpo extraño en cavidad ORL.

CUERPOS EXTRAÑOS EN EL OÍDO

Generalidades

- Pueden producirse de forma voluntaria o accidental.
- Son más frecuentes en niños.
- Suelen encontrarse en el CAE. Rara vez perforan el tímpano y se alojan en el oído medio.
- Asintomáticos o cursan con otorrea, otorragia, hipoacusia, acúfenos, otalgia o vértigo.

Diagnóstico

- Siempre debe realizarse otoscopia.

Actitud Inicial

Cuerpos extraños animados

- Insectos. Deben matarse o inmovilizarse, instilando alcohol, anestesia tópica o aceite y, después, extraer como objetos inanimados.

Cuerpos extraños inanimados

- Cerumen, vegetales, semillas (pueden hincharse con el agua). Instilar agua tibia (37°C) a presión con jeringa de lavado o con jeringa de 50 mL conectada a angiocatéter de 14-16 G, retirando el fiador. También se pueden usar pinzas acodadas con ayuda de otoscopio.

Tratamiento

- Lavado del oído mediante chorro con agua tibia o SSF para extracción de cuerpos extraños no impactados. **Evitar en el caso de perforaciones timpánicas.** Debe tenerse cuidado si son semillas (tenderán a hincharse) o sustancias químicas reactivas.

- Evitar el uso de pinzas: usar ganchos o aspiradores. Si la visualización del objeto y el conducto auditivo no son adecuadas, no se debe intentar la extracción instrumental.
- Puede ser precisa extracción bajo anestesia general en pacientes no colaboradores (niños), o si son cuerpos extraños impactados, punzantes o que han penetrado a través de heridas.

Manejo en urgencias

- Extracción atraumática → Alta.
- Extracción traumática → Recetar antibiótico tópico: *Aceoto Plus*® (fluocinolona y ciprofloxacino), *Otix*® (polimixina B, trimetoprim y dexametasona) o *Ciproxina*® (ciprofloxacino e hidrocortisona).
- Derivar a ORL → Si no ha sido posible extraer el CE, si hay otorrea u otalgia, si se han producido lesiones mayores y si hay antecedentes de perforación timpánica o de cirugía otológica previa.

CUERPOS EXTRAÑOS OROFARÍNGEOS Y ESOFÁGICOS

Generalidades

- Es la segunda causa de urgencia endoscópica.
- Es frecuente en niños y en adultos con retraso mental, con enfermedades psiquiátricas y reclusos.
- La mayoría atraviesan todo el tracto digestivo hasta ser expulsados por vía rectal sin producir problemas. Las monedas son más frecuentes en niños, mientras que en adultos son la impactación del bolo alimenticio, espinas de pescados o huesos.

Factores de riesgo

Dentición o masticación inadecuada, prótesis dentarias y mala visión.

Localizaciones más frecuentes

- Amígdalas, base de lengua, vallécula y esófago.
- El paciente lo localiza a punta de dedo (habitualmente más bajo de lo que está). Si el dolor se acentúa con la deglución o si es lateralizado, se sospecha localización alta.

Evaluación inicial

Revisar vía aérea (disnea, tiraje o estridor), descartar complicaciones (como perforación que contraindique la endoscopia) y confirmar la localización del CE.

Clínica

Generalmente, dolor que aumenta con la deglución, pero según la altura a la que se encuentren:

- Orofaringe → Odinofagia y sialorrea.
- Hipofaringe → Disfagia (lo más frecuente), odinofagia, sialorrea, sensación de disnea, dolor cervical.
- Laringe → Tos, disfonía y disnea aguda.
- Fiebre, dolor interescapular y crepitación cervical sugieren perforación y mediastinitis.

Antecedentes

Preguntar por episodios previos, enfermedades predisponentes, esofagitis eosinofílica, anillos esofágicos, acalasia, antecedente de cirugía digestiva y espasmo esofágico.

Diagnóstico

- Visualización directa previa aplicación de anestésico tópico. Las amígdalas son el sitio más frecuente de localización de espinas de pescado.
- Rx AP y lateral de cuello (ayuda con los CE radiopacos).
- Rx de abdomen si se sospecha que el CE está más allá del esófago.
- Rx de tórax para descartar perforación.
- TC cervical. Si la ingesta es de alto riesgo.
- Endoscopia. Confirma la presencia del CE.

Tratamiento

- Extracción con una pinza si el cuerpo extraño está visible.
- Si no se consigue, derivar al paciente al otorrino o al especialista de digestivo.

CUERPOS EXTRAÑOS NASALES

Generalidades

- Sobre todo, en la infancia y localizados en el meato inferior.
- Debe tenerse en cuenta que las semillas y vegetales se hinchan.

Exploración

- Rinoscopia anterior y Rx de senos paranasales si el CE es radiopaco.

Clínica

- Inicialmente son asintomáticos, pero si evolucionan puede haber complicaciones sépticas.
- Sospechar siempre un cuerpo extraño nasal ante rinorrea unilateral mucopurulenta o serosanguinolenta, fetidez, obstrucción unilateral, etc.

Tratamiento

- Extracción con gancho (puede usarse un clip) previa aplicación de anestesia tópica.

- No se aconseja el uso de pinzas por la posibilidad de empujarlo hacia atrás.
- Puede ser necesaria la extracción quirúrgica bajo anestesia general si hay mucho edema de mucosas o poca colaboración del paciente.

Manejo en urgencias

- Si la extracción es atraumática → Alta, recomendando lavados nasales.
- Si la extracción es traumática → Si el CE es reciente, antibiótico tópico 7 días; y si es de larga evolución, antibiótico oral (amoxicilina/clavulánico 40 mg/kg/día. Si el paciente es alérgico a penicilina: claritromicina 15 mg/kg/día).
- Derivar a ORL → Todo paciente al que no haya sido posible extraer el CE, ante miasis, antecedentes de neoformaciones nasales, atresia de coanas o epistaxis importante.

INGESTA DE SUSTANCIAS CÁUSTICAS

Generalidades

- Normalmente son accidentes domésticos relacionados con productos de limpieza del hogar. En los niños, las ingestiones son accidentales y en los adultos suelen ser intencionadas.
- **Álcalis (pH > 12)**. Se produce retención de agua que ocasiona quemaduras por hidratación, favoreciendo la penetración y produciendo lesiones graves e inmediatas (lejía, amoníaco, desatascadores, fijadores y alisadores de cabello, detergentes y sosa cáustica).
- **Ácidos (pH < 4).** Ocasionan pérdida de agua con formación de escaras que dificultan la penetración. Las lesiones menos graves y la ausencia de lesiones orofaríngeas no excluyen la ausencia de lesiones esofagogástricas o traqueales (ácido clorhídrico, líquido de baterías y ácido acético).

Clínica aguda

- Es variable.
- Dolor, odinofagia, náuseas y vómitos.
- Puede haber disnea, estridor y disfonía si hay lesión de epiglotis, hipofaringe y faringo-laringe.
- Si hay perforación, dolor torácico intenso, enfisema subcutáneo, signos de sepsis y shock.

Diagnóstico

- Anamnesis, muestra del producto ingerido.
- Rx simple de tórax y abdomen.
- Analítica sanguínea (leucocitosis, hemólisis, coagulopatía por consumo) y gasometría (acidosis metabólica).

- La laringoscopia directa y/o indirecta y la endoscopia digestiva son las exploraciones principales, que permiten diagnosticar la lesión, su extensión, el pronóstico y el tratamiento.
- Derivar a ORL y/o digestivo para la exploración.

Tratamiento

- Permeabilidad de la vía aérea, fluidoterapia, antibióticos durante 3 semanas (ampicilina 100-200 mg/kg/día, amoxicilina 30-50 mg/kg/día o cefazolina 80 mg/kg/día), corticoides (prednisolona 2-6 mg/kg/día o dexametasona 1 mg/kg/día), IBP o anti-H2.
- Valorar intubación o asistencia respiratoria.
- Evitar el lavado gástrico y la inducción al vómito.
- Dieta absoluta las primeras 48 horas.

> RECUERDE
> - Es importante la manipulación correcta de los cuerpos extraños en el proceso de extracción.
> - Debe solicitarse consulta especializada si es preciso.

BIBLIOGRAFÍA

- Bird JH, Kumar S, Paul C, Ramsden JD. Controversies in the management of caustic ingestion injury: an evidence- based review. Clin Otolaryngol. 2017;42(3):701-8.
- Elizegi L, González I. Extracción de cuerpos extraños del conducto auditivo en niños. Ocronos. 2021;4(3): 91.
- Pfaff JA, Moore GP. Otolaryngology. In: Walls RM, Hockberger RS, Gausche-Hill M, eds. Rosen´s Emergency Medicine: Concepts and Clinical Practice (9th edition). Philadelphia, PA: Elsevier, 2018.
- Vázquez Lima MJ, Casal Codesido JR. Guía de Actuación en Urgencias (5ª Edición). Madrid: Editorial Médica Panamericana, 2016.

102. Urgencias respiratorias agudas. Estridor en el adulto

C. Martínez López, E. García Noeda, S. Tanboura López

PUNTOS CLAVE

- Ante un paciente con estridor agudo se debe descartar siempre la presencia de cuerpo extraño.
- El tratamiento precoz del estridor de etiología infecciosa evita maniobras invasivas de duración indeterminada.

DEFINICIÓN

El estridor es un síntoma de obstrucción de la vía aérea que se genera por la dificultad que tiene el aire al pasar por la misma; puede ocurrir de forma crónica o aguda, pudiendo ser esta última una emergencia.

CLASIFICACIÓN SEGÚN EL NIVEL DE OBSTRUCCIÓN

- **Estridor inspiratorio:** origen extratorácico (supraglótico).
- **Estridor espiratorio:** origen intratorácico (tráquea baja y bronquios).
- **Estridor bifásico:** obstrucción a nivel glótico, subglótico o de tráquea alta.

DIAGNÓSTICO

- **Anamnesis:** descartar la posibilidad de ingesta de cuerpo extraño.
- **Examen físico:** abarca diferentes niveles de la vía aérea. Con la auscultación puede descartarse cualquier alteración en la ventilación.
- Inspección instrumental: no debe realizarse hasta comprobar la seguridad de la vía aérea, evitando así empeorar su compromiso.
- Radiografía de tórax: debe hacerse en inspiración, espiración y decúbito lateral, buscando cuerpos extraños radiopacos.
- Radiografía cervical lateral: sirve para valorar los cartílagos laríngeos.
- Si existe sospecha elevada de cuerpo extraño y no podemos visualizarlo con las técnicas anteriores estaría indicada TC y/o endoscopia.

CAUSAS DEL ESTRIDOR

Laringitis aguda

Inflamación de la mucosa laríngea que dura poco tiempo (< 3 semanas). Puede afectar a cualquier edad (18-40 años).

- **Etiología:** infecciosa (principalmente, vírica) y no infecciosa (por reflujo, irritantes inhalados, alérgica, traumática, causas mecánicas por abuso o mal uso de la voz).

- **Clínica:** disfonía de reciente comienzo, tos perruna, estridor inspiratorio, voz apagada, odinofagia, otalgia referida, disnea e incluso fiebre.
- **Diagnóstico:** clínico.
- **Tratamiento:**
  - En la mayoría de los casos se resuelve de forma espontánea en pocas semanas.
  - Pueden darse analgésicos y antiinflamatorios
  - Higiene vocal (hidratación y reposo de voz entre 2 y 7 días).
  - Los antibióticos no son eficaces.

Traumatismo laríngeo

- **Etiología:** accidentes, iatrogenia, quemaduras térmicas y radioterapia:
  - **Traumatismos laríngeos internos:** la mayoría son de causa iatrogénica (IOT). También puede haber lesiones por ingestión o inhalación de agentes químicos o de humo.
  - **Traumatismos laríngeos externos:** contusos o penetrantes. Se deben a accidentes de tráfico, deportivos, caídas, agresiones, estrangulación, armas blancas y de fuego.
- **Clínica:** dolor o sensibilidad en el área laríngea, cambios en la voz o disfonía, odinofagia, disfagia, sialorrea, disnea, hemoptisis, equimosis o laceraciones en la piel cervical, inflamación y edema cervical, enfisema subcutáneo, deformidad del esqueleto laríngeo ante la palpación, hematemesis y tos.
- **Diagnóstico:** TC cervicotorácico.
- **Tratamiento:** asegurar la permeabilidad de la vía aérea y proteger la columna cervical mediante fijación (un 10 % de los casos asocian fracturas cervicales). En ocasiones será necesaria IOT o traqueotomía de urgencia.

CUERPO EXTRAÑO LARÍNGEO

- **Características:** cuadro de inicio brusco, con sensación de asfixia inmediata y gran agitación psicomotriz.
- **Clínica:** disfonía, disnea alta, tos de expulsión, cianosis e incluso parada respiratoria.
- Es una **emergencia médica.** La Rx de tórax es útil en CE radiopacos.
- **Tratamiento:**
  - Extracción de cuerpo extraño.
  - Sin compromiso respiratorio: provocar la tos.
  - Compromiso respiratorio: maniobra de Heimlich.
  - Avisar ORL por si necesita extracción instrumental o si hay disnea aguda.

EPIGLOTITIS

- **Características:** es la forma más grave de laringitis aguda en el adulto.
- **Etiología:** el agente más frecuente es *Haemophilus influenzae B*.
- **Clínica:** odinofagia, fiebre elevada, aspecto tóxico, sialorrea, disnea, voz gangosa, estridor, rechazo para hablar y "*signo del trípode*".

- **Diagnóstico:** principalmente clínico.
- **Pruebas complementarias:**
  - Rx del cuello (*signo del pulgar*).
  - Hemograma y hemocultivo.
  - Laringoscopia contraindicada en consulta (realizar en UCI).
- **Actuación y tratamiento inicial:**
  - Asegurar la vía aérea con tubo endotraqueal. Si no es posible, traqueotomía.
  - Monitorización constante y observación clínica estrecha. Dieta absoluta.
  - Humidificación y oxigenoterapia.
  - Corticoides: metilprednisolona 4 mg/kg/día en bolo IV inicialmente e ir disminuyendo la dosis según la evolución, y antibióticos: ceftriaxona 1 g/12 h o amoxicilina-clavulánico 1g/8 h IV. Si alergia: claritromicina 500 mg/12 h o clindamicina 600 mg/8 h IV.

HEMATOMAS

- Cursan con disfonía, estridor, dolor cervical y hemoptisis.

EDEMA DE QUINCKE O EDEMA ANGIONEURÓTICO

Edema de instauración brusca en piel y mucosas, sobre todo en lengua y tracto respiratorio superior:

- **Tratamiento:** corticoides
- **Casos graves:** adrenalina y valorar IOT.

ESTRIDOR EN PACIENTE TRAQUEOSTOMIZADO

- **Actuación inicial:** exploración del traqueostoma. Podemos encontrar:
  - Tapón de moco: extracción mediante irrigación con suero y aspiración continua.
  - Descolocación de la cánula: retirarla, exploración del traquestoma y recolocar de nuevo, comprobando permeabilidad y funcionamiento correcto.
  - Estenosis del traqueostoma: dilataciones progresivas (fiadores de diámetros ascendentes), hasta conseguir introducir la cánula.

RECUERDE

- Ante un estridor agudo en el adulto siempre debemos descartar la presencia de un cuerpo extraño.

BIBLIOGRAFÍA

- Sociedad española de Otorrinolaringología y cirugía de Cabeza y Cuello. SEORL-CCC. Actualización en Otorrinolaringología y Cirugía de Cabeza y Cuello (Internet) (Consultado 14 Enero 2022). Disponible en: http://www.actualizacion.seorl.net.

- Til Pérez G, Arancibia Tagle DJ, Sarría Echegaray P, Carnevale C, Tomás Barberán MD. Protocolos en Otorrinolaringología y Cirugía de Cabeza y Cuello (2ª edición). Madrid: Ergon, 2019.
- Vázquez Lima MJ, Casal Codesido JR. Guía de Actuación en Urgencias (5ª Edición). Madrid: Editorial Médica Panamericana, 2017.

103. Patología urgente de la cavidad oral y maxilofacial

G. L. Ferreiro Gómez, R. Cuadra San Miguel, V. E. Sandoval Pacheco

PUNTOS CLAVE

- Importante realizar diagnóstico diferencial que permita reconocer qué patologías tenemos que tratar y cuáles debemos derivar al ORL o al odontólogo correspondiente.

INFECCIONES CERVICOFACIALES

Celulitis

- **Características:** diseminación de infecciones dentales, picaduras e infecciones cutáneas (erisipela). Su complicación más importante es la diseminación hacia mediastino.
- **Clínica:** inicialmente dolor agudo de la pieza dental afecta, que aumenta al percutir. En fase de absceso el dolor aumenta y en la fase de flemón disminuye. Cuando se alcanza la fase de celulitis se produce edema, calor y eritema en los tejidos cervicales anteriores, así como dolor continuo, fiebre y malestar general. El absceso puede fistulizar hacia el exterior.
- **Diagnóstico:** es clínico. Puede recurrirse a pruebas de imagen para descartar complicaciones. En casos complicados puede ser necesaria exploración quirúrgica.
- **Tratamiento:**
  - Médico: antipiréticos, analgésicos y AINE junto con antibióticos (de elección amoxicilina-clavulánico 875 mg c/8 h VO). En casos evolucionados: clindamicina 600/6 h IV + amoxicilina-clavulánico 1 g/8 h IV. Si no hay respuesta: vancomicina 500 mg/8 h IV.
  - Quirúrgico: si hay complicaciones localizadas.
  - Odontológico: al finalizar el cuadro.

Angina De Ludwig

- **Características:** complicación por propagación de una infección dentaria hacia los tejidos profundos del suelo de la boca, el espacio submaxilar y submentoniano.
- **Clínica:** inicialmente, tumefacción e induración del suelo de la boca que produce dificultad para hablar por imposibilidad para mover la lengua (no puede deprimirse la lengua), odinofagia y disfagia. Hay mal estado general y fiebre elevada. Puede afectarse la epiglotis y comprometerse la vía aérea (precisando IOT/traqueostomía).
- **Diagnóstico:** clínico. Hemograma, bioquímica, coagulación y TC.
- **Tratamiento:** precisa ingreso hospitalario para control de la vía aérea, antibioterapia IV (ampicilina-sulbactam 2 g/4 h o penicilina G sódica

4.000.000 UI c/4 h + metronidazol 500 mg c/8 h) y drenaje quirúrgico. En alérgicos a penicilina: clindamicina 600 mg/6 h IV y en inmunodeprimidos: cefotaxima 2 g/6 h, ceftazidima 3 g/8 h, imipenem 500 mg/6 h o piperacilina-tazobactam 4 g c/6 h IV.

Candidiasis bucal

- **Clínica:** depende de su forma de presentación:
  - *Pseudomembranosa:* placas costrosas blancas que, al rasparlas, dejan una mucosa eritematosa.
  - *Atrófica o eritematosa*: área rojiza de bordes mal definidos sin placas blanquecinas.
  - *Hiperplásica*: placas blancas elevadas que se eliminan solo parcialmente al rasparlas, debido a su infiltración profusa.
  - *Perioral*: queilitis o placas escarificadas en tejidos peribucales.
- **Diagnóstico:** clínico.
- **Tratamiento:** antimicóticos tópicos (suspensión de nistatina 500.000 UI/6 h) o sistémicos (fluconazol 100 mg/24 h 7 días). En inmunodeprimidos puede ser necesario doblar la dosis o usar antimicóticos alternativos, como ketoconazol.

PATOLOGÍA DE LA ARTICULACIÓN TEMPOROMANDIBULAR

Síndrome de disfunción de la ATM

- **Clínica:** dolor unilateral en la región de la ATM o irradiado por los músculos de la masticación. Ocasionalmente, imposibilidad para la apertura bucal. En procesos avanzados se oyen chasquidos articulares en la apertura.
- **Diagnóstico:** clínico (en la exploración hay dolor a la palpación de ATM, contractura cervical ipsilateral y limitación de movimientos mandibulares).
- **Tratamiento:** analgésicos y AINE. Calor local. Evitar alimentos duros y masticar chicle. Tratamiento a largo plazo con ansiolíticos, relajantes musculares y férulas de descarga.

Fractura de la ATM

- **Características:** suele afectar a ambos cóndilos y, a veces, asocia fractura del ángulo del cuerpo mandibular.
- **Clasificación** (Tabla 103-1).
- **Clínica:** mala oclusión, disoclusión, mordida abierta anterior o limitación del movimiento. Si la fractura es unilateral, mordida abierta posterior. La curación se produce en 2-4 semanas.
- **Diagnóstico:** es clínico y se apoya en pruebas de imagen.
- **Tratamiento:** analgésicos, AINE y frío local. Derivar a cirugía maxilofacial para tratamiento definitivo.

Luxación de la ATM

- **Clínica:** dolor en región de ATM que aumenta con el movimiento. Impotencia funcional que impide la oclusión de la cavidad oral, babeo y protrusión anterior.

- **Diagnóstico:** clínico.
- **Tratamiento:**
  - Reducción cerrada mediante la *maniobra de Nelaton*. Si después de 4 intentos no se consigue, se realizará bajo anestesia general.
  - Tras la reducción, dieta blanda, relajantes musculares, analgésicos y AINE durante 2 semanas.

Tabla 103-1. Clasificación de fracturas de la ATM	
TIPO I	Sin desplazamiento
TIPO II	Fractura baja con desplazamiento
TIPO III	Fractura alta con desplazamiento
TIPO IV	Fractura baja con luxación
TIPO V	Fractura alta con luxación
TIPO VI	Fractura condilar intracapsular

PATOLOGÍA DE GLÁNDULAS SALIVALES

Parotiditis

Vírica

- **Clínica:** inflamación de la glándula parótida que cursa con dolor que se incrementa al hablar, deglutir o masticar y que, a veces, se irradia a los oídos. Además, produce malestar general con anorexia, fiebre y mialgias. Puede haber borramiento del ángulo mandibular. Las submandibulares se afectan en un 10 % de los casos.
- **Diagnóstico:** es clínico y asocia leucocitosis con linfocitosis e hiperamilasemia.
- **Tratamiento:** sintomático. Suele progresar a la curación en 5 días.
- **Complicaciones:** orquitis (en el 25 % de los varones), anexitis, pancreatitis y meningitis. Tras el episodio puede aparecer poliartritis monoarticular o migratoria, que desaparece espontáneamente.

Supurativa o bacteriana (más grave que la vírica)

- **Clínica:** tiene los mismos síntomas que la vírica. La fiebre es más elevada y a la palpación puede salir contenido purulento por el conducto de Stenon (realizar cultivo previo al tratamiento).
- **Diagnóstico:** es clínico y asocia leucocitosis con neutrofilia e hiperamilasemia.
- **Tratamiento:** amoxicilina-clavulánico 500 mg/8 h VO. Si hay gran afectación del estado general, amoxicilina clavulánico 1 g/8 h IV.

Procesos obstructivos de las glándulas salivales

Obstrucción de los conductos de drenaje de las glándulas por litiasis o por tapones mucosos

- **Clínica:** cuadros de dolor y tumefacción en las glándulas salivales que se incrementan con la ingesta. Puede acompañarse de saliva espesa o de mal sabor.
- **Diagnóstico:** clínico.
- **Tratamiento:** medidas que aumentan la secreción de saliva (sialogogos), por ejemplo, ingesta de alimentos cítricos e hidratación. Durante la fase aguda, pautar buscapina o AINE. Si se sospecha infección o el paciente está inmunodeprimido, asociar amoxicilina-clavulánico 500 mg/8 h VO.

Tumores

- **Clínica:** masas palpables e indoloras que, si son malignas, presentan crecimiento rápido, consistencia pétrea y pueden asociar parálisis facial o úlcera cutánea. Siempre hay que buscar masas contralaterales y adenopatías.
- **Diagnóstico:** es de sospecha y hay que derivar al paciente al especialista correspondiente.

PATOLOGÍA DENTAL (FIG. 103-1)

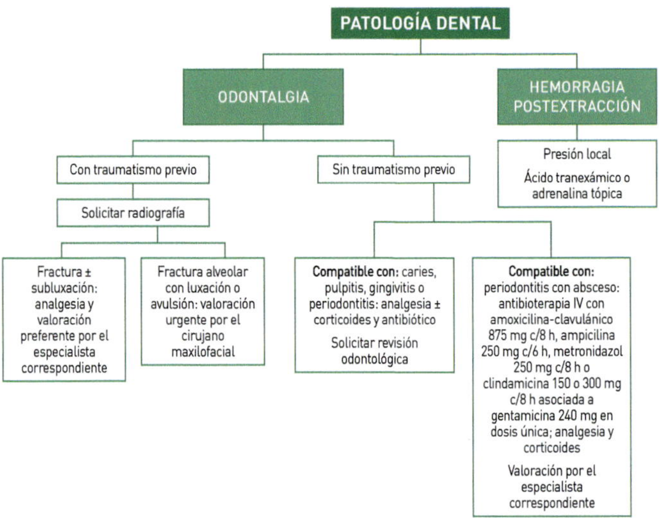

Figura 103-1. Algoritmo diagnóstico de patología dental.

RECUERDE

- El diagnóstico diferencial es fundamental para reconocer las patologías que debemos derivar al ORL/odontólogo.
- La analgesia es la base fundamental en urgencias, reservando la antibioterapia a aquellos casos que son estrictamente necesarios.

BIBLIOGRAFÍA

- E-larrialdiak.com. Urgencias maxilofaciales. Disponible en: https://www.e-larrialdiak.com/18-urgencias-maxilofaciales.
- Fisterra.com. Abscesos cervicales. Disponible en: https://www.fisterra.com/guias-clinicas/abscesos-cervicales/
- Murillo LJ. Compendio de Medicina de Urgencias. 2ª ed. Elsevier; 2005.
- Sialoadenitis obstructiva crónica. Fisterra.com. Disponible en: https://www.fisterra.com/guias-clinicas/sialoadenitis-cronica/
- Vázquez Lima MJ, Casal Codesido JR. Guía de Actuación en Urgencias (5ª edición). Madrid: Editorial Médica Panamericana, 2017.

104. Vértigo

A. Moreno Martín, P. Mimoso Bartolomé, X. I. Mota Rojas

PUNTOS CLAVE

- Importante diferenciar si la clínica corresponde a un vértigo central o a un vértigo periférico, ya que el vértigo central puede corresponder a patología tiempo-dependiente como el ictus.
- El vértigo es una patología muy invalidante que mejora con la administración de tratamiento médico sintomático o etiológico.
- Puede ser la manifestación clínica de un proceso grave.

DEFINICIONES

Vértigo: ilusión de giro del entorno del paciente o de su propio cuerpo con respecto al medio, generalmente rotatoria. Suele cursar con síntomas vegetativos (náuseas y sudoración, etc). Es consecuencia de una alteración del sistema vestibular, ya sea central (tronco del encéfalo, vías nerviosas o cerebelo) o periférica (sistema vestibular y VIII par craneal).

Mareo: impresión subjetiva de falta de estabilidad, desagradable, inespecífica y mal definida. Suele cursar con una percepción de desmayo inminente y acompañarse de sintomatología vegetativa. Carece de sensación de giro de objetos. Puede asociarse a patologías cardiacas, neurológicas, intoxicaciones, causas psicológicas o psiquiátricas, entre otras.

Desequilibrio o inestabilidad: imposibilidad para mantener la bipedestación por alteraciones en el centro de gravedad. Efectos más marcados con la marcha a oscuras o con escasa luz. Obliga a descartar un trastorno del SNC y musculoesquelético.

ANAMNESIS

Antecedentes patológicos: primer episodio de vértigo o episodios previos similares, infección vírica reciente, coexistencia de cuadro migrañoso, TCE, antecedentes de AIT, consumo de fármacos o drogas, FRCV, otitis o cirugía reciente de oído.

Características del cuadro: duración de la crisis, inicio del episodio (paroxístico o progresivo), desencadenantes del cuadro (posicional, postural o sobreesfuerzo físico), síntomas acompañantes, periodos intercrisis (si existen o no y cómo son).

La presencia de episodios de mareo o vértigo en los días o semanas previas, de escasa duración y autorresolutivos nos deben hacer pensar en un posible origen cerebrovascular.

EXPLORACIÓN FÍSICA

Valoración del paciente: constantes (TA, Tª, FC, $SatO_2$), actitud, deambulación, postura, coloración de piel y mucosas, auscultación cardiopulmonar, exploración neurológica, exploración vestibular (nistagmos, batidas, test de los índices de Barany, test de la marcha simulada o de Fukuda) y valoración de columna cervical. Realización del **protocolo HINTS:** técnicas de Head Impulse, Test of Skew y valoración del nistagmo para detectar el probable origen central de un vértigo (**Ver vídeo 104-1**).

Maniobra de Dix-Hallpike: se coloca al paciente en sedestación sobre la camilla con las piernas estiradas. Se rota la cabeza 45° hacia el lado que se pretende explorar y se tumba rápidamente al paciente, manteniendo la cabeza girada y sobresaliendo desde el borde de la camilla aproximadamente 30° con respecto al tronco. Un minuto después se recupera la posición inicial. Se debe explorar la existencia de nistagmo tanto en decúbito como en sedestación (**Ver vídeo 104-2**).

Exploración otológica: otoscopia para descartar fístulas laberínticas (si antecedentes de cirugía de oído medio u otitis media crónica), laberintitis (otitis media complicada) y tapones de cerumen o cuerpos extraños impactados en la membrana timpánica que pueden causar vértigos. Si es posible, realizar audiometría (valorar la existencia de pérdida de audición) y acumetría con diapasones (Rinne y Weber) para detectar hipoacusia neurosensorial (laberintitis) o de transmisión (cuerpo extraño en CAE o patología de oído medio).

PRUEBAS COMPLEMENTARIAS

ECG (se debe hacer siempre), **hemograma y bioquímica** básicos y **Rx de columna cervical** (si se sospecha origen cervical). **TC craneal** si hay focalidad neurológica o datos en la anamnesis y exploración física que orienten a un vértigo de origen central.

Signos clínicos de alarma: inicio brusco en paciente con FRCV, inestabilidad que impida la deambulación, nistagmo espontáneo de dirección cambiante, fiebre, otalgia intensa, alteración del nivel de consciencia, cefalea grave de reciente comienzo, signos de focalidad neurológica o HINTS patológico.

CLASIFICACIÓN

Síndrome vertiginoso periférico

- La fase aguda cursará con un cuadro vertiginoso completo y armónico, con nistagmo horizontal espontáneo hacia el lado sano, que se inhibe o disminuye al fijar la mirada, y desviación en el test de Romberg, en la maniobra de los índices y en la marcha hacia el lado contrario. Si el episodio es crónico o corresponde a una recurrencia de episodios previos, el cuadro clínico pondrá de manifiesto ciertos déficits en la exploración.

- Producen sintomatología intensa, acompañándose de sintomatología vagal. Los periodos intercríticos son asintomáticos o de escasa sintomatología.
- Puede existir sintomatología ótica (acúfenos, pérdida de audición, otorrea) de manera simultánea o no a la presencia del vértigo.
- Cuadros clínicos frecuentes:
  - *Enfermedad de Ménière:* tríada de vértigo periférico, hipoacusia neurosensorial y acúfenos. Hay episodios recurrentes y cada episodio agudo suele asociar sensación de plenitud en el oído enfermo. Tras la recuperación, prevalece un mareo vestigial.
  - Vértigo posicional paroxístico benigno (VPPB): generalmente es idiopático. Se desencadena por movimientos cefálicos bruscos. Tendencia a autorresolución espontánea del cuadro.
  - Neuritis vestibular: sospechar en pacientes con infección vírica reciente. Produce un episodio agudo de vértigo con síntomas vagales, sin otras alteraciones óticas.
  - Laberintitis aguda: historia previa de OMA u OMC con otoscopia patológica en la exploración. Se acompaña de hipoacusia y acúfenos. Hay riesgo de hipoacusia neurosensorial irreversible tras su resolución.
  - Vértigo psicógeno: suele cursar con ansiedad o agorafobia. Es un vértigo crónico y mal definido con exploración neurológica y vestibular normales. No hay nistagmo.

Síndrome vertiginoso central

- Se debe sospechar en un paciente con un síndrome vertiginoso que asocia cualquier sintomatología neurológica o con historia previa de AIT o ictus. Si es consecuencia de lesiones en el vermis cerebeloso, puede producirse un vértigo puro, sin alteraciones neurológicas.
- En la exploración física destacan un nistagmo que no se compensa al fijar la mirada, signo de Romberg muy marcado y oscilante y evidencia de desequilibrio. Frecuentemente son de larga duración y con mala respuesta al tratamiento sintomático.
- El protocolo HINTS tiene una sensibilidad muy elevada para la detección de ictus en fase aguda. Se recomienda su realización en todo paciente con vértigo (**Tabla 104-1**).

Tabla 104-1. Protocolo HINTS

	Head-Impulse Test	Nistagmo	Test de Skew
CENTRAL	Normal	Espontáneo y cambiante	Desviación ocular oblicua
PERIFÉRICO	Pérdida de fijación y posterior corrección	Espontáneo y de dirección única	Normal

Se recomienda prueba de imagen (TC/RM) en caso de que se sospeche un infarto cerebeloso en pacientes > 65 años que presenten alto riesgo cardiovascular.

- Síntomas clínicos más frecuentes:
  - Alteraciones en el territorio vertebrobasilar: episodios de vértigo muy sintomáticos y de larga duración con síntomas neurológicos que dependerán del territorio cerebral afectado. Sospechar en cuadros de AIT que duran pocos minutos y son reversibles, con déficits motores y sensitivos acompañantes.
  - Migraña vestibular: episodios repetitivos de sensación vertiginosa coincidente con cuadros migrañosos. Mejora con el tratamiento de la migraña (en ocasiones precisa tratamiento con triptanes).
  - Vértigo postraumático: vértigos de repetición que coinciden con movimientos rápidos de la cabeza, como consecuencia de fracturas o luxaciones vertebrales después de un TCE.
  - Ataxia cerebelosa: vértigo en el contexto clínico de déficits neurológicos progresivos.
  - Por esclerosis múltiple: el 50 % de los pacientes con esclerosis múltiple presentan vértigo, que puede manifestarse como un vértigo periférico, pero es consecuencia de la afectación del VII par craneal por la enfermedad.
  - Asociados a tumores cerebrales: suelen producir desequilibrio e hipoacusia asimétrica, dependiendo de su ubicación. Algunos tumores pueden provocar vértigos de desarrollo progresivo. Es preciso realizar TC o RM para su diagnóstico.
  - La epilepsia, dependiendo de la localización afectada, puede provocar crisis vertiginosas, breves e intensas con alteraciones de la consciencia y movimientos tónico-clónicos.

TRATAMIENTO

En el servicio de urgencias: tratamiento sintomático

Sedantes vestibulares

- **Dimenhidrato** (*Biodramina*®) 50 mg VO cada 6 u 8 h. Indicado en cinetosis.
- **Sulpirida** (*Dogmatil*®) 50 mg VO, IM o IV cada 8 h. Se recomienda limitar su uso. Puede producir extrapiramidalismo.
- **Betahistina** (*Serc*®) 24 mg cada 8 h VO. **Solo** está indicada en la enfermedad de Ménière.

Antieméticos

- **Metoclopramida** (*Primperan*®) 10 mg cada 8 h VO, IM o IV en caso de vómitos asociados.
- **Ondansetron** (*Zofran*®) 4 mg cada 8 h u 8 mg cada 12 h VO o IV. Sobre todo en niños y en pacientes operados recientemente.

- **Meclozina** 25 mg cada 6/8 horas VO. Indicado en cinetosis.

Ansiolíticos (benzodiazepinas)

Lorazepam (*Orfidal*®) 1 mg/ 8h SL. **Diazepam** (*Valium*®) 5 mg/8 h VO. **Midazolam** (*Dormicum*®) 0,1 mg/kg IM.

En el domicilio

- **Medidas generales:** Reposo en cama en decúbito lateral con habitación oscura. Control de la TA. Se recomienda bipedestación precoz para favorecer la compensación por parte del SNC.
- Si mejoría clínica con un fármaco antiemético, es preferible NO utilizar sedantes vestibulares.
- **Tratamiento farmacológico:** Sulpirida 50 mg/8 h 7-10 días en pauta descendente y suspender, y/o Betahistina 24 mg/8 h en síndrome de Ménière y control por su MAP. Podrá añadirse Diazepam 2,5-10 mg al día durante un máximo de 5 días.

Pueden producir extrapiramidalismo: **dimenhidrato, sulpirida y metoclopramida.** Evitar combinar fármacos que provocan extrapiramidalismo. Tratamiento del extrapiramidalismo con biperideno (*Akineton*®) 1 ampolla hasta un máximo de 8 mg/día (1 ampolla = 5 mg) e ir reduciendo según mejoría.

DIAGNÓSTICO DIFERENCIAL

Tabla 104-2.

CRITERIOS DE INGRESO EN OBSERVACIÓN

- Pacientes con focalidad neurológica o en los que se tenga duda de si el origen del vértigo es central o periférico después de la exploración inicial.
- Falta de mejoría o empeoramiento de la clínica a pesar de la administración de tratamiento en el servicio de urgencias.
- Necesidad de tratamiento IV por intolerancia de medicación oral.

RECUERDE

- El uso de sedantes vestibulares puede enmascarar el cuadro de vértigo, por lo que debemos realizar una exploración otoneurológica antes de iniciar el tratamiento.
- Se debe tener precaución con los fármacos que se han asociado a la aparición de un síndrome extrapiramidal y saber tratarlo en caso de que aparezca.
- Identificar las complicaciones y reconocer los criterios de ingreso o interconsulta.

Tabla 104-2 Diagnóstico diferencial del vértigo periférico comparado con el central		
	Vértigo periférico	Vértigo central
Inicio	Súbito	Progresivo
Duración	Breve	Mantenida
Giro de objetos	Rotatorio bien definido	Mal definido
Nistagmo	Horizonto-rotatorio Proporcionado Hacia el lado sano (armónico) Desaparece con la fijación de la mirada Fatigabilidad en segundos	Vertical, horizontal o cambiante Desproporcionado Disarmónico No desaparece con la fijación de la mirada No fatigable
Síntomas acompañantes	Síntomas vagales intensos Síntomas óticos (hipoacusia o acúfenos)	Síntomas vagales escasos e infrecuentes Síntomas neurológicos (diplopía, disartria, ataxia o paresia)
Influencia postural	Si	No

BIBLIOGRAFÍA

- Álvarez L, Manrique R, Pérez N. Vértigo. Guías de Actuación en Urgencias de la Universidad de Navarra, 2018.
- AMF-SEMFYC. Actualización en el manejo del vértigo. Disponible en: https://amf-semfyc.com/web/article/2417
- Vázquez Lima MJ, Casal Codesido JR. Guía de Actuación en Urgencias (5ª Edición). Madrid: Editorial Médica Panamericana, 2017.

DERMATOLOGÍA (D) 17

105. Urgencias dermatológicas

A. Otero Freiría, R. Barreiro Paz, E. Mayo Pampín

PUNTOS CLAVE

- Pocas enfermedades dermatológicas implican un riesgo vital inmediato para el paciente. Sin embargo, constituyen un importante porcentaje de las asistencias totales a urgencias.
- La piedra angular en el tratamiento de las urticarias son los antihistamínicos antiH1.
- El tratamiento precoz antivírico en el herpes, en las situaciones en las cuales esté indicado, disminuye la gravedad de los síntomas y previene la aparición de complicaciones.

INTRODUCCIÓN

Si consideramos una emergencia como una amenaza inmediata para la vida del paciente, pocas enfermedades dermatológicas pueden considerarse de esta forma. Sin embargo, es frecuente que el debut de muchos cuadros dermatológicos motive una asistencia a los servicios de urgencias hospitalarias.

ENFERMEDADES DERMATOLÓGICAS POTENCIALMENTE GRAVES

Consideramos aquellas patologías que implican una alteración de las funciones de la piel. Su gravedad dependerá del porcentaje de superficie corporal afectada. Destacaremos:

Quemaduras

Véase el capítulo específico.

Eritrodermia

Aparece como un eritema generalizado que evoluciona con descamación y prurito. Puede acompañarse de fiebre, enrojecimiento y descamación generalizada, que compromete a más del 70 % de la piel. Existen múltiples causas (dermatosis generalizada, micosis fungoide, neoplasias). Sin tratamiento derivan en complicaciones potencialmente mortales de índole cardiovascular o infeccioso.

Necrólisis epidérmica tóxica/síndrome de Stevens-Johnson

Son reacciones adversas frecuentemente provocadas por medicamentos (alopurinol, sulfonamidas, penicilina). Aparece una necrosis extensiva con despegamiento de la epidermis (signo de Nikolsky positivo). Suelen aparecer síntomas sistémicos (fiebre, malestar, infecciones). El tratamiento es sintomático y se aconseja retirar la medicación que se sospeche como responsable.

El índice SCORTEN es un predictor de mortalidad que puede ayudar en la toma de decisiones (**Tabla 105-1**).

Tabla 105-1. Índice de Scorten: predictor de mortalidad en necrólisis epidérmica tóxica

Factor pronóstico	Puntuación
Edad >40 años	1
Frecuencia cardiaca >120 latidos por minuto	1
Neoplasia asociada	1
Porcentaje inicial de despegamiento cutáneo>10%	1
Urea sérica >53 mg/dL	1
Bicarbonato sérico < 20mEq/L	1
Glucemia>252 mg/dL	1

Puntuación	Mortalidad
0-1	3%
2	12%
3	36%
4	58%
5 o más	90%

Síndrome de piel escaldada estafilocócica

Se trata de un eritema difuso y doloroso, de predominio en pliegues y asociado a fiebre. Está mediado por toxinas estafilocócicas, y suele aparecer 24-48 horas después de una infección localizada (generalmente, respiratoria, otorrinolaringológica u oftalmológica). No hay afectación de mucosas. Se debe proceder al ingreso hospitalario, iniciando antibioterapia intravenosa resistente a betalactamasas durante al menos 2 semanas.

En la valoración general se debe solicitar analítica para evaluar hematimetría, iones, función renal y lactato, y realizar monitorización del paciente, fluidoterapia y cuidados en condiciones de asepsia. No se aconseja iniciar antibioterapia profiláctica, pero se iniciará tratamiento con amoxicilina/clavulánico 1 g/200 mg cada 8 horas parenteral si existe sospecha o riesgo de sobreinfección. En Urgencias, lo prioritario es iniciar el tratamiento de soporte y se debe valorar el ingreso en Unidad de Quemados o en Unidad de cuidados intensivos.

Urticaria/angioedema

La *urticaria* se caracteriza por la aparición de lesiones dérmicas eritemato-edematosas y pruriginosas (habones) que desaparecen en menos de 24 horas sin dejar lesión residual. Se categoriza como aguda cuando tiene una duración inferior a las 6 semanas. La etiología no se suele poder identificar en la mayoría de los pacientes, especialmente, en casos agudos, pero se debe interrogar en búsqueda de posibles desencadenantes alérgicos.

El *angioedema* se caracteriza por la aparición repentina de edema en la dermis profunda y el tejido celular subcutáneo, que afecta frecuentemente a las mucosas, pero también puede localizarse en otras áreas, como la cara y las extremidades, puede ir acompañado de dolor o picor y se resuelve espontáneamente hasta en 72 horas. Si afecta a la vía aérea superior puede colapsar y se debe tratar con urgencia.

El tratamiento de elección son los **antagonistas H1 no sedativos** (Cetirizina 5-10 mg/24 h, Ebastina 10-20 mg/24 h, Desloratadina 5 mg /24 h).

Los corticoides no son necesarios en casos de urticaria aislada leve. En pacientes con angioedema o enfermedad extensa o persistente se puede añadir una pauta corta de 5-7 días de 0,5 mg/kg de peso/día de prednisona vía oral.

Celulitis

Se trata de una infección localizada de la piel, que se manifiesta como una placa eritematosa, caliente y dolorosa, bien delimitada. En ocasiones, se aprecia la puerta de entrada en la lesión. Se asocia frecuentemente con clínica sistémica en forma de fiebre, escalofríos y malestar general. Si afecta a la dermis se denomina erisipela y se caracteriza por estar sobreelevada y tener un límite más claro con la piel sana circundante. Los gérmenes patógenos más frecuentemente responsables son los estreptococos del grupo A. El diagnóstico es clínico. El tratamiento en casos leves se realizará con antibioterapia oral (Amoxicilina 1 g cada 8 horas oral/Clindamicina 600 mg cada 8 horas). **Valorar tratamiento intravenoso si existe clínica sistémica o progresión de las lesiones.**

Herpes zóster

Se trata de la manifestación de una reactivación del virus **varicela-zóster** latente en ganglios sensitivos. Clínicamente, se caracteriza por dolor, que puede ser muy intenso, descrito como lancinante y que puede preceder en varios días a la exteriorización de lesiones vesiculares en torno a una región metamérica que evolucionan a pústulas.

Se pueden aplicar soluciones antisépticas y secantes (sulfato de cobre, permanganato potásico).

Se recomienda **iniciar tratamiento antiviral si el curso de la enfermedad es inferior a las 72 horas.** Más allá de este periodo se recomienda iniciar tratamiento antiviral en caso de complicaciones, afectación ocular o aparición de nuevas lesiones (**Tabla 105-2**)

En el herpes zóster oftálmico se recomienda **valoración oftalmológica.**

Tabla 105-2. Fármacos antivirales en el tratamiento del herpes zóster		
FÁRMACOS ANTIVIRALES	POSOLOGÍA	CARACTERÍSTICAS
ACICLOVIR	VIA ORAL: 800 mg 5 veces / día, una semana VIA INTRAVENOSA:5-7,5 mg/kg (8-10 mg/Kg en inmunocomprometidos) cada 8 horas	Es el único que se puede administrar por vía intravenosa
VALACICLOVIR	1 gramo cada 8 horas, una semana	
FAMCICLOVIR	250 mg/8 h o 750 mg/24horas, una semana	
BRIVUDINA	125 mg una vez al día, una semana	Contraindicado en pediatría, inmunodeprimidos, tratamiento con 5-Fluoracilo o derivados

mg: milígramos; kg: kilogramos; h: horas

En el herpes zóster ótico se recomienda **valoración por ORL** y valorar tratamiento con corticoterapia

Enfermedades ampollosas

- Pénfigo vulgar: enfermedad autoinmune grave. Suele aparecer a los 40-60 años. Se localiza predominantemente en cuero cabelludo, extremidades, pliegues y áreas de presión. El signo de Nikolsky es positivo y se observa una ampolla intradérmica. Tratamiento: corticoides a altas dosis e inmunosupresores; ingreso.
- Penfigoide ampolloso: afecta generalmente a mayores de 75 años. Respeta las mucosas. El signo de Nikolsky es negativo. Tratamiento: corticoides tópicos de alta potencia y prednisona oral.

PRURITOS RELEVANTES EN URGENCIAS

Eczema

Respuesta inflamatoria superficial de la piel. Puede ser de causa irritativa, alérgica o atópica. Se caracteriza por la aparición de pápulas y vesículas eritematosas con exudación, intensamente pruriginosas. Con la evolución pueden presentar costras. El tratamiento se basa en retirar el agente causal si lo hubiera y el uso de cremas para la correcta hidratación de la piel. En casos graves se pueden administrar corticoides por vía tópica (Lexxema al 0,1 %, una aplicación diaria) y antihistamínicos por vía oral.

Liquen plano

Enfermedad de etiología desconocida, caracterizada por la aparición de pápulas poligonales de color violáceo. Es muy pruriginosa y se observan líneas de rascado con aparición de nuevas lesiones en su recorrido y en otras regiones afectadas por un trauma (fenómeno de Koebner). A la exploración pueden aparecer líneas blancas en la superficie de las placas, llamadas estrías de Wickham. Para su tratamiento se usan corticoides tópicos y, en casos más graves, una pauta corta de corticoterapia oral. Se pueden usar antihistamínicos para el control del prurito.

Sarna

Causada por *Sarcoptes scabiei*, se transmite por contacto. Clínicamente destaca prurito de predominio nocturno que no mejora con antihistamínicos. Aparecen lesiones de rascado y se pueden apreciar mediante dermatoscopia túneles formados por el recorrido del ácaro en la piel que son patognomónicos. El tratamiento se realiza con crema de Permetrina al 5 % aplicada en toda la superficie corporal y evitar el lavado entre 8 y 12 horas. Se puede realizar una segunda aplicación 7-10 días después. Se debe lavar la ropa a altas temperaturas para evitar recidivas.

RECUERDE

- Para prevenir complicaciones, el tratamiento antiviral en el caso de herpes zóster se debe instaurar en las primeras 72 horas.
- El tratamiento de la urticaria se basa en el uso de antiH1 selectivos ± corticoides al alta.
- Valorar tratamiento antibiótico intravenoso e ingreso en caso de clínica sistémica en pacientes con celulitis.
- No se debe retirar el tratamiento con antihistamínicos hasta haber finalizado la pauta de corticoides en pacientes con urticaria por riesgo de recidivas.

BIBLIOGRAFÍA

- National Institute for Health and Care excellence. Cellulitis and erysipelas: antimicrobial prescribing. NICE guideline [NG141] ISBN: 978-1-4731-3541-3 27 September 2019 © NICE 2022.Disponible en: https://www.nice.org.uk/guidance/ng141/resources/cellulitis-and-erysipelas-antimicrobial-prescribing-pdf-66141774778309
- Sunderkötter C, Wohlrab J, Hamm H. Scabies: Epidemiology, Diagnosis, and Treatment. Dtsch Arztebl Int. 2021;118(41):695-704. doi:10.3238/arztebl.m2021.0296
- Werner RN, Nikkels AF, Marinović B, Schäfer M, Czarnecka-Operacz M, Agius AM, et al. Guideline on the Management of Herpes Zoster -guided by the European Dermatology Forum (EDF) in cooperation with the European Academy of Dermatology and Venereology (EADV), Part 2: Treatment. J Eur Acad Dermatol Venereol. 2017 Jan;31(1):20-29. doi: 10.1111/jdv.13957. Epub 2016 Nov 2. PMID: 27579792. Disponible en: https://onlinelibrary-wiley-com.mergullador.sergas.es/doi/10.1111/jdv.13957

- Zuberbier T, Aberer W, Asero R, Abdul Latiff AH, Baker D, Ballmer-Weber B, et al. Guideline for the definition, classification, diagnosis and management of urticaria. Allergy. 2018 Jul;73(7):1393-1414. doi: 10.1111/all.13397. PMID: 29336054.

GINECOLOGÍA Y OBSTETRICIA (G-O) 18

106. Historia clínica ginecológica

E. Quintas Miranda, O. González López, L. A. Rodríguez Arroyo

PUNTOS CLAVE

- Una historia clínica ginecológica sistemática, estructurada y dirigida nos permitirá realizar una adecuada aproximación diagnóstica y priorizar el nivel de urgencia del que se trate.

ANAMNESIS

Motivo de consulta. Describir el síntoma o los síntomas, siguiendo un orden cronológico de evolución, intensidad y frecuencia, y reflejando síntomas o signos acompañantes.

Antecedentes familiares. Neoplasias: cáncer de mama (mutaciones del gen BRCA 1 y 2), ovario, colon (Lynch). Malformaciones y/o defectos congénitos o enfermedades hereditarias.

Antecedentes personales

- Alergias medicamentosas. Hábitos tóxicos: tabaco, alcohol y otras drogas.
- Médicos y quirúrgicos: grupo sanguíneo y factor Rh, enfermedades agudas y/o crónicas (incluir las psiquiátricas), cirugías ginecológicas, mama y abdminopélvicas.
- Medicación actual o reciente: interacciones con anticoncepción hormonal (AH) o con gestación (tamoxifeno, antidepresivos, isotretinoína, levotiroxina, antihiperprolactinémicos).

HISTORIA OBSTÉTRICA-GINECOLÓGICA

Menstruación: menarquia, ritmo menstrual (THR o Tm = número de días de sangrado/intervalo entre sangrados), ciclos irregulares, cantidad y FUR (fecha de la última regla), material higiénico (tampón, compresas, copa menstrual), síntomas (dismenorrea etc.).

Actividad sexual: práctica de relaciones sexuales de riesgo.

Anticoncepción: uso de métodos barrera (preservativo: único método que protege de las ETS); uso de AH (oral, transdérmico, implante subdérmico o anillo vaginal) (ojo en fumadoras y > 35 años: riesgo de trombosis), portadora de DIU (tipo: hormonal o cobre).

Fórmula de fertilidad. G/A/P/V: Gestaciones (Nº, gestación natural o por técnica de reproducción asistida), Abortos (espontáneos, embarazo ectópico, interrupción voluntaria), Partos (eutócico, instrumental o cesárea), nacidos Vivos; ligadura tubárica.

Menopausia: edad, tipo y si recibe tratamiento hormonal sustitutivo.

Seguimiento programas de cribado (citología y mamografía): fecha y resultado.

EXPLORACIÓN

Debe hacerse en un ambiente de privacidad, siempre en presencia de DUE o auxiliar. Explicarle a la paciente los pasos a seguir; si es menor de edad, efectuarlo delante de la persona que la acompaña. Toma de constantes vitales. Incluir IMC.

Exploración mamaria: inspección (cicatrices, úlceras, retracción del pezón, cambios de coloración o piel de naranja). Palpación por cuadrantes y pezón (masas, nódulos etc.).

Exploración abdominal: prestar especial atención a fosas ilíacas, hipogastrio y región infraumbilical.

Exploración ginecológica. Colocar a la paciente en posición ginecológica y valorar:

- **Genitales externos (vulva y periné):** anatomía, color, hidratación, presencia de lesiones cutáneo-mucosas (úlceras, verrugas, cicatrices, tumoraciones). Descartar abscesos (bartolinitis) y liquen escleroatrófico (mujeres de edad avanzada).
- **Vagina y cérvix (uso de espéculo):** valorar si hay secreción vaginal anormal –toma de muestra si procede-, úlceras, cuerpos extraños y prolapso. Ante hemorragia genital, valorar su intensidad y procedencia (pólipos, desgarros y/o lesiones premalignas o invasoras del cuello).
- **Tacto vaginal:** palpación bimanual del útero. Valorar forma, dimensiones, consistencia, posición, movilidad y dolor a la movilización. Evaluar anejos (trompas y ovarios) para descartar tumores (en condiciones normales lo más frecuente es no poder palparlos).
- **Tacto rectal:** esta exploración se realiza ante sospecha de patologías que afecten al tabique rectovaginal y, fundamentalmente, para descartar un origen digestivo del sangrado.

PRUEBAS COMPLEMENTARIAS (SI PROCEDE)

- Ecografía pélvica: es la prueba *gold standard* (de elección, si es posible, por la vía transvaginal).
- Analítica con coagulación: si hay hemorragia abundante, etc.
- Orina: sistemático y sedimento. Test de gestación en edad fértil.
- Serología: en caso de agresión sexual.

RECUERDE

- El examen ginecológico-obstétrico ha de realizarse en un ambiente de privacidad, siempre en presencia de DUE o auxiliar.
- Nunca debe solicitarse una prueba de imagen que irradie a una mujer en edad fértil sin haber descartado previamente embarazo.

BIBLIOGRAFÍA

- Alcázar Zambrano JL. Obstetricia y Ginecología. Madrid: Editorial Médica Panamericana, 2017.
- Argente y Álvarez. Semiología Médica, Fisiopatología, Semiotecnia y Propedéutica. Enseñanza basada en el paciente (parte XV). Aparato Reproductor. Madrid: Editorial Médica Panamericana, 2021.
- Hoffman BL, Schorge JO, Bradshaw KD, Halvorson LM, Schaffer JI, Corton MM. Ginecología (3ª edición). Editorial McGraw-Hill, 2018.
- SEGO. Protocolos asistenciales de la Sociedad Española de Ginecología y Obstetricia 2021.

107. Hemorragias genitales. Aborto

A. Moreno Martín, M. Piñón García, V. Fernández Martín

PUNTOS CLAVE

- Dependiendo de la edad de la paciente y de su historia ginecológica, debemos orientar las posibles causas de sangrado genital urgente.
- Es fundamental realizar un test de embarazo a toda paciente en edad fértil que acude a urgencias por sangrado genital.

ANAMNESIS

Historia ginecológica completa (véase el capítulo correspondiente)

EXPLORACIÓN FÍSICA

Toma de constantes y exploración física general, valoración del estado hemodinámico en grandes hemorragias y actuación ABC si procede.

Descartar sangrados extragenitales (perianales, sacro, uretra, heridas, prolapsos).

Exploración ginecológica: inspección de genitales externos, exploración vaginal (valorar la atrofia de la mucosa vaginal como posible causa de sangrado) y del cuello del útero (DIU, lesiones traumáticas o cuerpos extraños) y realización de tacto vaginal.

Las gestantes > 20 semanas deben de ser valoradas por ginecología y no debe realizarse tacto vaginal.

PRUEBAS COMPLEMENTARIAS

- Analítica de sangre y orina. Test de gestación a toda paciente en edad fértil.
- Valorar la necesidad de realizar ecografía vaginal o abdominal urgente.

Sangrado de origen uterino

El sangrado menstrual abundante es la pérdida de sangre excesiva que interfiere con una normal actividad física, social o emocional o empeora la calidad de vida. Hay que diferenciar entre **sangrado uterino anómalo no gestacional** (menstrual o intermenstrual) y **sangrado en gestante.**

Clasificación **palma-índice** del sangrado uterino anómalo.

Origen estructural: **P**ólipo, **A**denomiosis, **L**eiomioma y **Ma**lignidad.

Origen no estructural: **In**específico, **D**isovulación, **I**atrogénico, **C**oagulopatía y **E**ndometrial.

En los extremos de la edad reproductiva (postmenarquía y perimenopausia) son frecuentes los patrones de sangrado sospechosos de origen disovulatorio.

TRATAMIENTO

Mujer hemodinámicamente inestable

- Monitorizar constantes vitales, transfusión urgente de concentrados de hematíes si Hb < 7 g/dL o administración de cristaloides hasta reponer niveles de TA dentro de la normalidad.
- Valoración urgente por ginecología (legrado, histerectomía).

Mujer no embarazada premenopáusica hemodinámicamente estable

- Tratamiento médico no hormonal: AINES como el ácido mefenámico (*Coslan*®) 500 mg/8h, Ibuprofeno 600 mg/ 8 horas y Naproxeno 500 mg/8 horas en los días de mayor sangrado y/o Antifibrinolíticos como el ácido tranexámico (*Amchafibrin*®) 2 comprimidos juntos cada 8 horas durante un máximo de 4-5 días.
- Tratamiento hormonal: Anticonceptivos hormonales según las comorbilidades y preferencias de la paciente.

Se debe derivar a la paciente en todo caso a las consultas externas de ginecología para estudiar un posible origen orgánico del sangrado genital.

Mujer postmenopáusica

Debe sospecharse la posibilidad de cáncer de endometrio, en cuyo caso se recomienda valoración por ginecología (realización de ecografía transvaginal y biopsia uterina si procede).

Mujer embarazada

El **sangrado por implantación** es una hemorragia escasa e indolora que aparece entre las semanas 4 y 6 de gestación. Aparece en el 50 % de las embarazadas, aproximadamente (**Tabla 107-1**).

RECUERDE

- En una hemorragia vaginal en una gestante del primer trimestre se debe descartar un aborto, una amenaza de aborto y gestación ectópica.
- Es preciso estabilizar a la paciente que se encuentra hemodinámicamente inestable.
- Toda gestante > 20 semanas con sangrado vaginal deberá ser valorada por ginecología.

Tabla 107-1. Hemorragias en la mujer embarazada según el periodo de gestación				
TRIMESTRE	CAUSA DEL SANGRADO		CLÍNICA ACOMPAÑANTE	TRATAMIENTO
PRIMERO	ABORTO	SÉPTICO	Metrorragia, fiebre > 38°C, dolor pélvico intenso, dolor a la movilización del útero	Ingreso hospitalario. Tratamiento ATB urgente
		INCOMPLETO	Metrorragia variable, cérvix permeable, restos ovulares intravaginales y dolor coincidente con el sangrado	Interconsulta a Ginecología: valorar tratamiento médico o legrado
		DIFERIDO	Sangrado variable, cérvix cerrado, restos fetales intrauterinos. No suele doler	Interconsulta a Ginecología: valorar tratamiento médico o legrado
	AMENAZA DE ABORTO		Metrorragia, dolor abdómino/pélvico variable. Cérvix cerrado En la ecografía se evidencia latido fetal	Reposo y abstención de relaciones sexuales. Valorar tratamiento con progestágenos
	EMBARAZO ECTÓPICO		Amenorrea, seguida de sangrado vaginal escaso e intermitente Dolor abdominal o pélvico intenso	Interconsulta a Ginecología: valorar actitud expectante, tratamiento médico o cirugía
	ENFERMEDAD TROFOBLÁSTICA		Metrorragia, náuseas y vómitos Puede cursar con o sin dolor abdominal Elevación de ß-HCG muy superior a la correspondiente para la edad gestacional	Ingreso en Ginecología para realización de legrado evacuador
SEGUNDO Y TERCERO	PLACENTA PREVIA		Hemorragia abundante, roja, sin coágulos y proporcional al grado de shock Comienzo progresivo No hay dolor abdominal	Estabilización hemodinámica. Interconsulta urgente a Ginecología para valoración del estado materno/fetal y finalización de la gestación si procede
	DESPRENDIMIENTO PREMATURO DE PLACENTA		Hemorragia escasa, oscura y con coágulos. Comienzo brusco. Dolor abdominal.	Interconsulta urgente a Ginecología para valoración del estado materno/fetal y finalización de la gestación si procede

BIBLIOGRAFÍA

- Fernández Parra J, Álvarez López C, Martínez Morales S. Actualización del sangrado menstrual abundante. Prog Obstet Ginecol. 2020;63(2):68-80.
- Julián-Jiménez A. Manual de Protocolos y Actuación en Urgencias (5ª edición). Toledo: Sanofi y Viatris, 2021.
- Oyarzún E, Kusanovic JP. Urgencias en Obstetricia. Revista Médica Clínica Las Condes [Internet]. Mayo de 2011 [consultado el 16 de enero de 2022];22(3):316-31. Disponible en: https://doi.org/10.1016/s0716-8640(11)70432-1

108. Patología infecciosa vulvovaginal

M. Voces Vega, S. de Castro Valentín, A. S. Caballero Aguirre

PUNTOS CLAVE

- Ante la presencia de infección vulvovaginal se debe descartar la posibilidad de Enfermedad de Transmisión Sexual (ETS) y tratar a la pareja, si fuese necesario.
- En niñas con vulvovaginitis hay que sospechar abuso sexual en función del tipo de infección.
- La vulvovaginitis no siempre es infecciosa: puede tener origen irritativo o alérgico.

VULVOVAGINITIS INFECCIOSA

Inflamación de la mucosa vaginal y de la piel. Síntomas: prurito, ardor/escozor, disuria, dispareunia, dolor (vulvodinia) y aumento de secreción vaginal.

Exploración: eritema, edema inflamatorio de piel y mucosas con aumento de secreción vaginal, en ocasiones, maloliente, de color y características diferentes según el agente causante (**Tabla 108-1**).

Siempre que sea posible, el tratamiento de las vaginitis será por vía tópica.

ÚLCERAS VULVARES

Ante la presencia de úlceras genitales, descartar ETS y neoplasias (**Tabla 108-2**).

CONDILOMA ACUMINADO

- Infección de transmisión sexual debida al virus del papiloma humano (VPH). Son tumores carnosos pediculados verrucosos de la piel y mucosas genitales, aislados o coalescentes. Podemos encontrar lesiones anales o endocervicales aplanadas.
- Diagnóstico clínico. Se puede aplicar ácido acético al 5 % para hacer más evidentes las lesiones planas o incipientes.
- Tratamiento. Podofilotoxina (*Wartec*®): solución al 0,5 % o crema al 0,15 % 2 veces al día, 3 veces por semana durante 4 semanas o imiquimod (*Aldara*®) crema al 5 % 3 noches por semana, durante 16 semanas. Además, tratamientos quirúrgicos/ablación láser/crioterapia.
- Manejo. Descartar otras ETS. Estudiar a la pareja y tratarla si fuera necesario. Remitir a consulta de ginecología.

BARTOLINITIS Y OTROS ABSCESOS VULVOVAGINALES

- Infección y posterior abscesificación de la glándula de Bartolino, en los laterales del introito vaginal. Produce dolor intenso (espontáneo y

Tabla 108-1. Clasificación de la vulvovaginitis infecciosa
CANDIDIASIS (es la más frecuente 25 % de las vaginitis, el 90 % se debe a *Candida albicans*)
Predomina en diabéticas y gestantes, tras tratamiento antibiótico, terapia hormonal o inmunosupresión. Máximo de incidencia 20-40 años. Es la vulvovaginitis más sintomática (aunque en un 10 % es asintomática). • Síntomas: prurito vulvovaginal, disuria y dispareunia. • Exploración: Inflamación de genitales externos (eritema, edema) y/o periné. Flujo: escaso o moderado, blanco, grumoso, fácil de desprender, "yogur cortado" sin olor. • Tratamiento: - Tópico, de elección imidazoles: clotrimazol crema 2 % 5g/24h 7 días; óvulo 500 mg 1 día u óvulos 100 mg/24h 7 días (elección en embarazo) o fenticonazol óvulos 200 mg/24 h/3 días. - Vía oral: fluconazol 150 mg VO en monodosis o itraconazol 200 mg/12h 1día. Nunca deben darse imidazoles VO a embarazadas. Tratar a la pareja, si es sintomático (balanitis) y usar preservativo. En caso de vulvovaginitis candidiásica recurrente (4 o más episodios al año) se derivará a la paciente a ginecología.
VAGINOSIS BACTERIANA (polimicrobiana. Anaerobios gramnegativos: *Gardnerella*, *Mobiluncus*, etc.)
Es más frecuente en mujeres de raza negra, fumadoras, usuarias de duchas vaginales o productos de higiene intravaginal. Aumentan el riesgo: promiscuidad, ETS y portadoras de dispositivos intrauterinos (DIU). • Síntomas: flujo vaginal alterado (blanco-grisáceo), olor a pescado, prurito infrecuente. • Exploración: son raros los signos inflamatorios en la mucosa genital. • Diagnóstico: criterios de Amsel (3 de 4 ítems): - Leucorrea homogénea, hedor de aminas (característico olor a pescado), al añadir gotas de solución de hidróxido potásico (*whiff test*), *clue cells* al microscopio, pH vaginal > 4,5. • Tratamiento (solo en sintomáticas): - Antibiótico: metronidazol 500 mg VO/12h/7 días (elección en gestantes) o clindamicina tópica 2 % 5 g/24 h/7 días. - Alternativa: tinidazol 2 g VO/24 h/2 días, clindamicina óvulos 100/24 h/3 días o crema/24 h/7 días (en embarazo solo en primer trimestre) y clindamicina 300 mg VO/12 h/7 días (también en embarazo). - No antibiótico: cloruro de decualinio: óvulo 10 mg/24 h/6 días. • No ingesta de alcohol desde la última toma de metronidazol (24 h) y tinidazol (72 h). No es preciso tratar a la pareja.
TRICOMONIASIS
ETS. En niños debe sospecharse abuso sexual. Clínica: muy variable, prurito vaginal, dispareunia y, ocasionalmente, disuria, que suele empeorar durante la menstruación. Más de dos tercios son asintomáticas. Flujo abundante, amarillo-verdoso, espumoso, maloliente en ocasiones. La mucosa cervicovaginal está congestiva, suelen existir lesiones petequiales o hemorragias puntiformes ("colpitis en fresa"). Ocasionalmente, coitorragia. Tratamiento de elección: metronidazol 2 g VO en monodosis (también en embarazo) o tinidazol 2 g VO en monodosis. Tratamiento alternativo: metronidazol 500 mg/VO/12 h/7 días o clotrimazol óvulos 500 mg monodosis vaginal (recomendado en el primer trimestre de gestación). Alto porcentaje de reinfección. Siempre se debe tratar a la pareja. Abstinencia sexual durante el tratamiento.

Tabla 108-2 Diagnóstico diferencial de las úlceras vulvares

Herpes genital (más frecuente)	Sífilis	Chancroide	Linfogranuloma venéreo	Granuloma inguinal
VHS 1 y 2	***Treponema pallidum***	***Haemophilus ducreyi***	***Chlamydia trachomatis***	***Klebsiella granulomatis***
Vesículas/úlceras múltiples, pequeñas y agrupadas Muy dolorosas Edemas y eritema vulvar Leucorrea purulenta Síndrome vírico inespecífico	Úlcera única, indurada, con bordes elevados e indolora	Una o varias úlceras con exudado purulento Dolorosa	Única, en el lugar de la inoculación, a veces, ausente Dolor variable	Úlceras muy vascularizadas, fácilmente sangrantes e indoloras Comienzan como pápulas o nódulos
Adenopatías bilaterales dolorosas	Adenopatías bilaterales indoloras	Adenopatías uni o bilaterales supurativas Dolorosas	Adenopatía unilateral frecuentemente dolorosa Puede fistulizar	No se observan adenopatías
2-12 días desde el contacto	1-2 semanas	1 semana	1-4 semanas	Varias semanas
Aciclovir 400 mg VO/8 h/10 días en primoinfección o 500 mg/12 h/5 días en recurrencias (uso en gestantes) Famciclovir 250 mg/ 8 h/10 días en primoinfección y 125 mg/12 h/5 días en recurrencias	Penicilina G benzatina 2,4 millones de UI IM en dosis única En alérgicos, intentar desensibilización Azitromicina 2 g dosis única Doxiciclina 100 mg/12 h/14 días	Azitromicina VO 1 g dosis única Eritromicina 500 mg/6 h/7 días (gestantes) Drenar adenopatías fluctuantes	Doxiciclina 100 mg/12 h/7 días (no embarazo) Ceftriaxona 250 mg IM dosis única Azitromicina VO 1 g dosis única Eritromicina 500 mg/6h/7 días (gestantes)	Azitromicina VO 1 g dosis única Doxiciclina 100 mg/12 h/7 días Eritromicina 500 mg/6h/7 días (gestantes)

al tacto), calor, rubefacción y edema en labio mayor. Generalmente, es unilateral y puede acompañarse de fiebre. Son frecuentes las recidivas.

- Tratamiento. AINE y antibiótico (amoxicilina-clavulánico 500-875 mg/8h/7días o cloxacilina 500 mg/8h/7 días o ciprofloxacino 500mg/12h/7 días). En caso de existir absceso, el tratamiento es quirúrgico (drenaje, marsupialización).

VULVOVAGINITIS NO INFECCIOSA

- Definición y síntomas. La más frecuente es la atrófica, por disminución de estrógenos (propia de la peri y post-menopausia). Cursa con prurito vaginal o escozor genital, dispareunia, alteraciones miccionales, alteraciones de la piel genital con síntomas y molestias vulvares inespecíficas.
- Tratamiento, en función de la sintomatología: estrógenos vaginales (contraindicados en cánceres hormonodependientes), hidratante vaginal con ph ácido y osmolaridad < 380 mOsm/kg recomendado por la OMS, cada 1-3 días, hidratante vulvar, probióticos.

RECUERDE

- Realizar siempre una anamnesis completa, que incluya, al menos, circunstancias de aparición, posibilidad de embarazo y de ETS.
- En niños se debe tener presente la posibilidad de abuso sexual.
- Derivar a ginecología las vulvovaginitis recurrentes y las ETS.
- En tratamientos con imidazoles se debe recomendar evitar el alcohol por el efecto antabús.

BIBLIOGRAFÍA

- AEPCC-Guía: Infecciones del tracto genital inferior. Coordinador: Fusté P. Autores: Alsina M., Arencibia O., Centeno C., de la Cueva P., Fuertes I., Fusté P., Galiano S., Martínez Escoriza J.C., Nonell R., Sendagorta E., Serrano M., Vall M. Revisores-editores: Torné A., del Pino M. Publicaciones AEPCC 2016; pp:1-66.
- Baquedano L, Sánchez S, Aznar T, Cancelo MJ, Escribano JJ, González S, Iglesias E, Jaimes J, Mallafré A, Manubens M, Puy J, Mendoza N, Sánchez-Borrego R, Palacios S. Síndrome genitourinario de la menopausia, MenoGuía AEE. Primera edición 2020.
- Guías de asistencia práctica SEGO. Diagnóstico y tratamiento de las infecciones vulvovaginales, 2018.
- Jiménez Murillo L., Montero Pérez JF (editores). Medicina de Urgencias y Emergencias 6ª edición. Barcelona: Elsevier 2018.
- Murillo, J.L., & Pérez, F.M.J. (2021). Compendio de medicina de Urgencias, 5ª Ed.
- Vázquez Lima MJ, Casal Codesido JR. Guía de Actuación en Urgencias (5a edición). Madrid: Editorial Médica Panamericana, 2017.

109. Dolor abdominal de origen ginecológico

B. García Fernández, R. Cuadra San Miguel, L. Fernández Fernández

PUNTOS CLAVE

- Hay que realizar un test de gestación a todas las mujeres en edad fértil que consultan por dolor abdominal y/o sangrado vaginal.
- Las pacientes embarazadas con dolor abdominal deben valorarse en Ginecología.

INTRODUCCIÓN

El dolor abdominopélvico agudo es una de las causas más frecuentes de consulta ginecológica y el motivo más frecuente de hospitalización. A este nivel se pueden ver afectados distintos aparatos, como el genitourinario, gastrointestinal o musculoesquelético, con síntomas similares.

CAUSAS

En la mujer podemos agrupar las causas de dolor abdominal en tres categorías:

- Ginecológicas.
- No ginecológicas: gastrointestinales, urinarias, musculoesqueléticas o psicógenas.
- Relacionadas con el embarazo.

HISTORIA CLÍNICA

Algunos grupos de edad tienen mayor prevalencia de ciertas enfermedades; en mujeres en edad fértil es más frecuente que aparezca EIP, apendicitis o absceso tubulooovárico, mientras que en mujeres entre la séptima u octava década de la vida es más frecuente la diverticulosis.

Gineco-obstétrica

- Edad de la menarquia y/o menopausia.
- Historia obstétrica.
- Tipo menstrual: orienta sobre regularidad y duración del ciclo.
- Métodos anticonceptivos. Actividad sexual: investigar el número de parejas sexuales.
- Fecha de última menstruación: siempre preguntar sobre posibilidad de embarazo
- Antecedentes: embarazo ectópico, EIP, ETS o infertilidad.

Tipos de dolor

Agudo: inicio súbito de pocas horas de evolución. Puede definir una situación de urgencia.

Crónico: persistente, no necesariamente continuo. Puede asociar exacerbaciones.

Características del dolor

Dónde se localiza, irradiación, qué factores lo aumentan y disminuyen, relación con el ciclo menstrual y relación con síntomas gastrointestinales, urinarios o musculoesqueléticos; fiebre asociada o fármacos.

Síntomas asociados

- *Síntomas generales*: fiebre y escalofríos orientan a infección. Náuseas, edema o hipersensibilidad de mamas y/o amenorrea orientan a embarazo.
- *Síntomas urinarios*: clínica miccional (polaquiuria, tenesmo vesical o disuria).
- *Síntomas gastrointestinales*: cambios en hábito intestinal, náuseas o vómitos.
- *Irritación peritoneal*: junto con fiebre sugiere enfermedad inflamatoria (EIP, apendicitis, torsión anexial o perforación de víscera hueca)

Otros antecedentes personales

Antecedentes de cálculos urinarios, diverticulitis y cáncer genitourinario y digestivo, así como antecedentes de cirugía abdominal o pélvica (riesgo de adherencias u obstrucción intestinal).

Exploración física

- Evaluación de estado general. Toma de constantes (Tª, FC, TA).
- Palpación abdominal: iniciar lo más lejos posible del punto de máximo dolor e ir delimitándolo con la exploración.
  - **Palpación superficial:** identificar causas musculoesqueléticas (alteraciones de la pared abdominal), buscar contractura muscular (si el dolor permanece constante o aumenta, sospechar origen parietal, no visceral).
  - **Palpación profunda:** identificar masas y ascitis.
  - Comprobar si hay **defensa abdominal** y **signos de irritación peritoneal.**
- Inspección de genitales externos: alteraciones o lesiones cutáneas, prolapso de órganos pélvicos, presencia de cuerpos extraños, sangrado o flujo patológico.
- Tacto vaginal y bimanual.

Pruebas complementarias

- Analítica sanguínea: hemograma y bioquímica con procalcitonina y/o PCR si hay fiebre asociada, mal estado general o dolor que no cede con analgesia habitual. Coagulación si es posible que sea necesario tratamiento quirúrgico. Puede solicitarse, a criterio de ginecología, determinación de β-HCG sérica (test de gestación positivo con útero vacío).

- Sistemático y sedimento de orina (la presencia de piuria, hematuria y proteinuria es común e inespecífica). Test de gestación en orina a toda mujer en edad fértil.
- Ecografía transvaginal/transrectal: prueba de elección para valorar útero, cérvix, anejos y estructuras adyacentes.

SIGNOS DE ALARMA

- Signos clínicos de shock (taquicardia, hipotensión).
- Signos de irritación peritoneal.
- Sangrado vaginal postmenopáusico.
- Fiebre o sensación distérmica.
- Dolor intenso y súbito con náuseas, vómitos, sudoración profusa y/o agitación.

PATOLOGÍAS GINECO-OBSTÉTRICAS MÁS FRECUENTES

Dismenorrea

- **Clínica:** dolor cólico en hipogastrio, que puede irradiarse a la región lumbosacra y a la cara anterior o interna de ambos muslos. Sigue un patrón definido, asociado a la menstruación, iniciándose horas antes del sangrado o al inicio de este con posterior disminución gradual de intensidad en las siguientes 12-72 h. Test de gestación negativo.
- **Actitud:** diagnóstico clínico.
- **Tratamiento:** calor local, ejercicio físico, AINE y anticonceptivos hormonales.

Amenaza de aborto

- **Clínica:** test de gestación positivo en paciente con metrorragia y/o dolor abdominal.
- **Actitud:** avisar a Ginecología.

Embarazo ectópico

Gestación que no se localiza a nivel endocavitario, siendo el 95 % a nivel tubárico, concretamente, en región ampular (80 %):

- **Clínica:** inespecífica, suele manifestarse con amenorrea, sangrado vaginal y dolor abdominal en el primer trimestre. Puede aparecer como un cuadro complicado con distensión abdominal, irritación peritoneal, hemoperitoneo o shock hipovolémico.
- **Actitud:** avisar a Ginecología.
- **Tratamiento:** en función de situación hemodinámica (**e-Figs. 109-1, 109-2, 109-3 y 109-4**).

Rotura de quiste anexial o folículo hemorrágico

- **Clínica:** suele ser asintomático o levemente sintomático, aunque también puede presentarse como un dolor brusco unilateral en cuadrantes inferiores, que va precedido, normalmente, de actividad sexual o física intensa. Puede aparecer irritación peritoneal en casos de sangrado abundante. Puede confundirse con apendicitis.
- **Actitud:** avisar a Ginecología.

Torsión anexial

- **Clínica:** dolor brusco unilateral de tipo cólico, que empeora con el movimiento, asociando náuseas y vómitos. A la exploración física se puede objetivar una masa anexial dolorosa en el 70 % de los casos.
- **Actitud:** avisar a Ginecología.

Enfermedad Inflamatoria Pélvica (EIP)

Inflamación e infección del tracto genital superior en la mujer, suele afectar trompas de Falopio, ovarios y estructuras adyacentes.

- **Etiología:** habitualmente, polimicrobiana, que es responsable de la formación de abscesos.
- **Factores de riesgo:** edad inferior a 25 años, múltiples compañeros sexuales, ETS, ausencia de métodos de barrera, historia previa de EIP o manipulación ginecológica reciente.
- **Clínica:** varía desde el proceso asintomático hasta el compromiso vital. Lo más frecuente es dolor pélvico, subagudo, persistente, poco intenso junto con escasa afectación del estado general, con fiebre en el 50 % de los casos. En la práctica clínica hay que descartar EIP en toda mujer sexualmente activa con dolor pélvico, fiebre y leucorrea.
- **Diagnóstico.** Criterios diagnósticos de EIP (**Tabla 109-1**).

TABLA 109-1. CRITERIOS DIAGNÓSTICOS DE EIP (HAGER Y CDC MODIFICADOS 2010)
CRITERIOS MAYORES (sensibilidad del 95 %): suficiente con 1
Dolor a la palpación de fondo uterino
Dolor a la movilización cervical
Dolor a la palpación anexial
CRITERIOS MENORES (complementarios, mejoran la sensibilidad)
Flujo cervical anormal o descarga vaginal
Tª > 38,3°C
Leucocitosis > 10.000
Aumento de leucocitos en flujo vaginal
VHS y/o PCR elevadas
Complejo anexial al examen físico o ECO TV
Test + cervicovaginal para *Neisseria gonorrhoeae* o *Chlamydia trachomatis*

- **Tratamiento.** Los casos leves se tratan de forma ambulatoria (decisión por parte de Ginecología) con antibioterapia: ceftriaxona (*Rocefalin*®) 250 mg IM en dosis única + doxiciclina (*Vibracina*®) 100 mg/12h VO durante 14 días.

Síndrome de hiperestimulación ovárica

- **Características:** es la complicación más grave y potencialmente mortal de las terapias de reproducción asistida. Se trata de una respuesta excesiva del ovario a la administración exógena de HCG, lo que provoca aumento de permeabilidad vascular con pérdida de fluidos y proteínas hacia el tercer espacio (ascitis), hemoconcentración e hipovolemia, aumento de la coagulabilidad y disminución de la perfusión renal, pudiendo llegar a insuficiencia renal. En ausencia de embarazo, su curso clínico es autolimitado y rara vez tarda más de 1-2 semanas en remitir con la luteólisis y la menstruación.
- **Clínica:** distensión abdominal y dolor (por agrandamiento de los ovarios y acúmulo de líquido abdominal). Puede asociar diarrea, náuseas y vómitos. Si persisten los síntomas, puede existir aumento de peso, hipotensión ortostática, taquipnea o taquicardia y oliguria progresiva.
- **Actitud:** manejo en Ginecología.

RECUERDE

- Hay otros cuadros de dolor abdominal en la mujer, aparte de patología ginecológica, con los que debe hacerse el diagnóstico diferencial.
- Test de gestación a toda mujer en edad fértil con dolor abdominal.

BIBLIOGRAFÍA

- Baquedano Mainar L, Abad Rubio C, Adiego Calvo I, Colecha Morales M, De la Cueva Barrao P, Franco Serrano C, et al. Protocolo aragonés de enfermedad inflamatoria pélvica. Prog Obstet Ginecol. 2020;63:347-54.
- Cabero i Roura LI, Sánchez Durán MÁ. Protocolos de Medicina Materno-Fetal. Perinatología (5º edición). Madrid: Ergon, 2018.
- Centre de Medicina Fetal i Neonatal de Barcelona. Protocolo: Gestación ectópica tubárica y no tubárica. Disponible en: https://medicinafetalbarcelona.org/protocolos/es/patologia-materna-obstetrica/gestaci%C3%B3n%20ect%C3%B3pica.pdf
- Guía del Residente Complejo Hospitalario de Toledo: Mini manual Urgencias Gineco-Obstétricas. Barcelona: J&C Ediciones Médicas SL, 2021.
- Usandizaga Beguiristáin JA, De la Fuente Pérez P. Obstetricia y Ginecología (4ª edición). Madrid: Marbán, 2018.
- Vázquez Lima MJ, Casal Codesido JR. Guía de Actuación en Urgencias (5a edición). Madrid: Editorial Médica Panamericana, 2017.

110. Otras urgencias del embarazo y puerperio

S. M. Campo Sánchez, M. Piñón García, M. García Berlanga

PUNTOS CLAVE

- El diagnóstico de la hiperémesis gravídica es clínico y siempre será de exclusión.
- Es importante la valoración de la TA y posibles signos de alarma en gestantes.
- Tras una convulsión en una embarazada no conocida como hipertensa previamente, los dos diagnósticos más probables son crisis epiléptica o preeclampsia grave.

PATOLOGÍA RELACIONADA CON EL EMBARAZO

Náuseas y vómitos en el embarazo

Son muy frecuentes en el primer trimestre del embarazo. Por lo general, son leves (1-2 vómitos/día), de predominio matinal, con buena tolerancia a la ingesta (**Tablas 110-1** y **110-2**).

Hiperémesis gravídica (HG)

- Definición: náuseas y vómitos persistentes e incoercibles, sin causa orgánica, con intolerancia parcial o total a la ingesta. Pueden asociar epigastralgia, sialorrea, pérdida de peso, signos de deshidratación y alteraciones hidroelectrolíticas. En casos graves: síntomas neurológicos, hipertermia, ictericia, letargo y coma.
- Diagnóstico: es clínico y siempre será de exclusión.
- Exploración física con toma de constantes.
- Hemograma, bioquímica con amilasa, GOT, GPT, Bi, Mg, Ca y hormonas tiroideas, coagulación.
- Analítica de orina. Gasometría venosa.
- ECG.
- **En casos graves:** beta-HCG, ecografía gineco-obstétrica.

Estados hipertensivos del embarazo (EHE)

La hipertensión se clasifica en función del momento de su aparición a lo largo del embarazo (antes o después de la semana 20) y de la patología multiorgánica asociada (**Tabla 110-3**).

Síntomas

Hipertensión (HTA): TAS ≥ 140 mmHg o TAD ≥ 90 mmHg en dos tomas separadas al menos 6 horas después de 10 minutos de reposo o dos tomas de TAS > 160 o PAD > 110 separadas por 15 minutos.

Tabla 110-1. Escala de gravedad PUQE*				
1 punto	2 puntos	3 puntos	4 puntos	5 puntos
1. De media en un día, ¿durante cuánto tiempo se siente nauseosa?				
Nunca	≤ 1 hora	2-3 horas	4-6 horas	> 6 horas
2. De media en un día, ¿cuántas veces vomita?				
Ninguna	1-2 veces	3-4 veces	5-6 veces	≥ 7 veces
3. De media en un día, ¿cuántas veces tiene arcadas sin llegar al vómito?				
Ninguna	1-2 veces	3-4 veces	5-6 veces	≥ 7 veces
Leve ≤ 6 puntos. Moderado 7-12 puntos. Grave ≥ 13 puntos.				

* *Mother risk Pregnancy-Unique Quantification of Emesis and Nausea*

Proteinuria. Indica lesión de órganos diana: cociente proteína/creatinina ≥ 0,3 mg proteínas/mg o proteínas ≥ 300 mg en orina de 24 horas, en ausencia de infección de orina y/o contaminación.

Diagnóstico

Anamnesis y exploración física. Analítica: hemograma, coagulación, bioquímica con LDH, sistemático y sedimento de orina, hormonas tiroideas. Otras pruebas en función de síntomas. Binomio materno-fetal: registro cardiotocográfico y ecografía obstétrica.

Tratamiento

Avisar al ginecólogo de guardia o al intensivista: la finalización de la gestación es el único tratamiento definitivo para cualquier paciente con enfermedad no controlable.

PATOLOGÍA RELACIONADA CON EL PUERPERIO (TABLAS 110-4 Y 110-5)

Grietas y fisuras del pezón

Síntomas: dolor intenso en el pezón por la succión, que se irradia a mama, con hipogalactia reactiva y sangrado local ocasional.

Tratamiento. Higiene cuidadosa. Protección con gasa estéril. Aplicación tópica de leche materna, *Grietalgén*® pomada (1 vez por toma). Valorar suspensión temporal o definitiva de la lactancia (*Dostinex*® 0,50 mg; medio comprimido cada 12h/2 días).

Mastitis aguda

Síntomas: enrojecimiento, induración y dolor en mamas con fiebre, escalofríos y afectación del estado general.

Tabla 110-2. Abordaje de náuseas y vómitos en el embarazo

PRIMER ESCALÓN: anamnesis detallada y exploración física **(si presenta alguno de los siguientes criterios pasar al segundo escalón)**	
PUQE ≥ 7 Signos de deshidratación, glucemia capilar < 60 mg/dL, > 5 % de pérdida de peso, cetonuria > 2 Sospecha de patología de base diferente a la HG Reconsulta por misma sintomatología (HG)	
SEGUNDO ESCALÓN: realización de pruebas complementarias	
HIPERÉMESIS GRAVÍDICA LEVE-MODERADA	**HIPERÉMESIS GRAVÍDICA GRAVE**
PRESENTA TODOS LOS SIGUIENTES CRITERIOS: PUQE 3-12 Tolerancia oral a líquidos Sin signos de deshidratación < 5 % de pérdida de peso Iones y perfil renal normales	**PRESENTA ALGUNO DE LOS SIGUIENTES CRITERIOS:** PUQE ≥ 13 Intolerancia a sólidos y líquidos Signos de deshidratación > 5 % de pérdida de peso Alteración hidroelectrolítica y del perfil renal Fracaso del tratamiento ambulatorio a dosis plenas
MANEJO AMBULATORIO	**MANEJO HOSPITALARIO**
PRIMERA LÍNEA **Medidas higiénico-dietéticas** (*) Iniciar **doxilamina-piridoxina** 10 mg/10 mg (*Cariban©*) 2-4 cápsulas/24 h VO al menos 7 días Otros: suspender hierro, añadir Acfol 5 mg/24 h VO al menos 15 días, añadir jengibre 100 mg VO antes de cada comida	Interconsulta a Ginecología para ingreso Dieta absoluta y reposo relativo Monitorizar TA, FC, Tª y balance de líquidos **Tiamina** (si hay vómitos > 3 semanas): 100 mg/24 h IV (administrar antes de antiemético y suero glucosado) **Suero glucosado:** 10 % 500 mL/8 h alternando con Ringer lactato o SSF 500 mL/8-12 h **Si hay hipopotasemia:** añadir 1 mEq/kg/día de KCl repartido en sueros/8 h en infusión lenta **Metoclopramida:** 30 mg/día/8 h IV Si TP < 80 % iniciar **Vitamina K1** 10 mg/mL ampollas cada 48-72 h según deficiencia y hasta conseguir recuperación TP > 80 % Si no hay mejoría, añadir **Pantoprazol** 40 mg/día IV o **Ranitidina**50 mg/8-12 h IV (nunca VO) Si persisten los síntomas graves después de 48 h de tratamiento intensivo: valorar metilprednisolona e interconsulta con el servicio de nutrición
SI LA PACIENTE NO MEJORA EN 48-72 HORAS O EMPEORA: ACUDIR A URGENCIAS PARA VALORACIÓN	
SEGUNDA LÍNEA **Añadir dimenhidrinato** (*biodramina©*) 50-100 mg/4-6 h Dosis máxima diaria 400 mg (200 mg/día si se suma a doxilamina) o **añadir difenhidramina** 50 mg/6-8 h VO Valorar añadir **metoclopramida** 5-10 mg/día/8 h VO Máximo 5 días y máximo 30 mg/día Si asocia epigastralgia puede añadirse: **Almagato** (*almax©*) 1g/8 h (1 h después de las principales comidas) **Famotidina** 20 mg/12 h VO Si no hay mejoría, añadir **pantoprazol** 20 mg/24 h VO	

(*) Comidas sólidas, frías, ligeras, proteicas, pequeñas cantidades y frecuentes (6 comidas al día), evitar beber entre comidas.

Tabla 110-3. Categorías de HTA en el embarazo	
HTA CRÓNICA/ PREEXISTENTE	HTA presente antes del embarazo o antes de la semana 20 de gestación
HTA GESTACIONAL	HTA a partir de la semana 20 de gestación, en ausencia de lesión de órgano diana y con ratio sFlt-1/PlGF (*) < 38 pg/mL (su uso sólo si < 37 semanas)
PREECLAMPSIA (PE)	HTA a partir de la semana 20 de gestación, con signos/síntomas de afectación de órgano diana no atribuibles a otro diagnóstico más probable o ratio sFlt-1/PlGF ≥ 38 pg/mL (usar solo en < 37 semanas)
ECLAMPSIA	PE complicada con convulsiones o coma no atribuibles a otras causas
PE SOBREAÑADIDA A HTA CRÓNICA	Empeoramiento brusco de la HTA o aparición/empeoramiento de signos/síntomas de afectación de órgano diana, no atribuibles a otro diagnóstico más probable con sFlt-1/PlGF ≥ 38 pg/mL (su uso sólo si <37 semanas)
SÍNDROME DE HELLP	Forma grave de PE, que se diagnostica con los siguientes criterios: • Trombocitopenia < 100.000/µdL • Elevación de transaminasas por encima del doble del límite alto de normalidad • Elevación de LDH por encima del doble del límite alto de normalidad

(*) En gestaciones ≥ 37 semanas o gestaciones múltiples no existe evidencia sobre su uso. Puede utilizarse la determinación de ratio sFlt-1/PlGF < 38 pg/mL para descartar PE por su alto VPN.
La determinación de ratio sFlt-1/PIGF permite identificar gestantes con riesgo elevado de necesidad de finalización de la gestación y mal resultado materno-neonatal. Los valores elevados se relacionan con necesidad de parto inminente.

Tratamiento. Calor seco local, AINE, vaciamiento mamario tras las tomas y antibioterapia: cloxacilina (*Orbenin*® cp. 500 mg) 1 o 2 cp./6 h, amoxicilina-clavulánico 500 mg/8 h o cefazolina durante 10 días. Se puede continuar con la lactancia, salvo absceso, infección estafilocócica epidémica o supuración por el pezón.

Fiebre puerperal

Tª ≥ 38°C a los 2-10 días postparto en ≥2 ocasiones separadas al menos por 6 horas. Las principales causas son:

- **Endometritis puerperal:** fiebre > 38°C, dolor abdominal y leucocitosis. Antibioterapia: clindamicina 600 mg/6 h o 900 mg/8 h o metronidazol 500 mg/8 h + gentamicina 80 mg/8 h. Cefalosporinas de amplio espectro.

Tabla 110-4. Signos y síntomas de lesión de órgano diana	
CLÍNICOS	Pródromos de eclampsia: alteraciones visuales persistentes, estupor, cefalea intensa, hiperreflexia con clonus, epigastralgia, dolor en hipocondrio derecho, náuseas y vómitos
	Oliguria < 90 mL/3 h o ≤ 500 mL/24 h
	TAS ≥ 160 mmHg o TAD ≥ 110 mmHg en dos determinaciones separadas por 6 horas, en reposo
	Edema agudo de pulmón o cianosis
ANALÍTICOS	Elevación de transaminasas por encima del doble del límite alto de normalidad
	Proteinuria ≥ 2 g/24 h
	Trombocitopenia < 100.000/µdL
	LDH superior a dos veces el límite superior de referencia del laboratorio
	Insuficiencia renal (creatinina en sangre ≥ 1,2 mg/dL o urea > 40 mg/dL)
	Alteración de las pruebas de coagulación

- **Infección de la episiotomía:** si hay dolor, hielo local + AINE. Si hay hematoma o infección (el 0,1 % se infectan): antibióticos de amplio espectro. Si hay absceso: drenaje.
- **Dehiscencia:** dolor, secreción purulenta. Cura por segunda intención. Aplicación local de antisépticos (no usar *Betadine*® en caso de lactancia materna).
- **Otras:** infección urinaria, mastitis y tromboflebitis pélvica séptica.

Hemorragia puerperal tardía

Síntomas: sangrado vaginal > 500 mL tras parto vaginal o > 1.000 mL tras cesárea después de las primeras 24 horas del expulsivo. La mayoría de los casos es por retención de restos placentarios. Puede ocasionar inestabilidad hemodinámica.

Tratamiento ginecológico: contracción uterina de forma manual o con uterotónicos y extracción de los restos mediante un legrado.

Tratamiento general:

- Estabilizar constantes, establecer vía periférica, sondaje vesical y sueroterapia IV.
- Medidas físicas: contracción uterina de forma manual.
- Pedir hemograma, coagulación, bioquímica y pruebas cruzadas si es preciso.
- Medidas farmacológicas: oxitocina IV 10 UI en 500 cc de SSF.
- Tratamiento quirúrgico: legrado para eliminar restos placentarios.

Tabla 110-5. Tratamiento de EHE

TRATAMIENTO DE HIPERTENSIÓN GESTACIONAL Y PREECLAMPSIA LEVE

No es necesario el ingreso si hay buen control ambulatorio. Puede considerarse al inicio del cuadro, para filiación diagnóstica, valorar gravedad y control estrecho de TA, pacientes con problemática social y mala adherencia
Valorar antihipertensivos orales en casos de cifras de TA persistentemente altas (TAS > 140-155/TAD 90-105 mmHg)
Siempre informar sobre síntomas y signos de alarma (pródromos de eclampsia y preeclampsia)

ANTIHIPERTENSIVOS ORALES

Antihipertensivo	Dosis inicial	Dosis máxima al día	Contraindicaciones
Labetalol (Trandate®, 100, 200 mg)	50-100 mg/6 h VO	2.400 mg/día	Asma, ICC, bradicardia, BAV 2-3er grado
Hidralazina (Hidrapress®, 25, 50 mg)	25-200 mg/6-8-12 h VO	200 mg/día	Taquicardia, cardiopatía, IMAO
Nifedipino (Adalat® 10 mg) (Adalat retard® 20 mg) (Adalat Oros® 30 mg, 60 mg)	10-20 mg/6-8 h VO 20 mg/12 h VO 30 mg/12 o 60 mg c/24 h VO	60 mg/día	Shock cardiovascular, IAM reciente o angina inestable
Alfa-metildopa (Aldomet® 250 mg, forte® 500 mg)	250 mg/8 h VO	2-3 g/día	Hepatitis aguda, cirrosis activa, feocromocitoma

ANTIHIPERTENSIVOS ENDOVENOSOS

Antihipertensivo	Dosis de ataque y mantenimiento	Contraindicaciones
Labetalol (1 amp = 20 mL = 100 mg)	Bolo inicial lento 20 mg IV (1-2 min). Si no hay respuesta a los 20 minutos, bolo de 40 mg IV. No sobrepasar los 220 mg. Seguir con perfusión continua (50-400 mg/6 h). Si no se controla se puede doblar la perfusión cada 15 minutos o asociar nifedipino.	ICC Asma Bradicardia materna
Hidralazina (1 amp = 20 mL = 20 mg)	Bolo inicial lento 5 mg IV (1-2 min). Si no hay respuesta, 5 mg IV/20-30 min hasta alcanzar una dosis total de 20 mg. Continuar si es preciso con perfusión de 3-7 mg/h IV.	Taquicardia Cardiopatías
Nitroglicerina	5 µg/min con aumento gradual, doblando la dosis cada 5 min si precisa (dosis máxima 100 µg/kg/min). Buena opción en casos de EAP.	Encefalopatía hipertensiva
Nitroprusiato sódico	0,25 µg/kg/min aumentando la dosis 0,25 µg/kg/min cada 5 min si precisa (máx. 10 µg/kg/min). Utilizar en último recurso. Es fetotóxico con uso prolongado. Considerar en HTA grave > 200/130.	

TRATAMIENTO DE ECLAMPSIA Y PREECLAMPSIA GRAVE

Ingreso hospitalario
Medidas generales: reposo relativo, dieta absoluta y sueroterapia
1º Evitar traumatismos maternos, proteger la lengua y colocar en decúbito lateral izquierdo (evitar broncoaspiración)
2º Protocolo ABCD: asegurar vía aérea permeable, aspiración de secreciones, si precisa oxigenoterapia 6 L/min
3º Monitorización: TA, FC, FR, SatO$_2$ O$_2$, ECG, sondaje vesical permanente, sintomatología materna y bienestar fetal
4º Control de las convulsiones: sulfato de magnesio (Sulmetin©) en bolo inicial de 4,5 g IV (3 ampollas de 1, 5 g) a razón de 1 ampolla/5 min + perfusión continua (PC) a 2 g/h. Si no responde, repetir segundo bolo de 2 g a razón de 1 ampolla/3 min + PC a 2 g/h. Durante la administración, monitorizar: FR, SatO$_2$, reflejo rotuliano y diuresis. Si no hay respuesta se puede añadir Diazepam: 5-10 mg IV en 1-2 min, hasta una dosis máx. de 30 mg o Fenitoína: 15 mg/Kg IV en 1 h + 250-500 mg/12 h IV
Control de magnesemia cada 2-6 h, si se sospecha intoxicación, disponer de gluconato cálcico 1 g IV a pasar lento (3-4 min) (10 mL al 10 %). Niveles terapéuticos 4,8-9,6 mg/dL
5º Tratamiento hipotensor si PAS ≥ 160 y/o PAD ≥ 110: objetivo de control PAS 140-150 y PAD 90-100.
6º Comprobar el bienestar fetal

RECUERDE

- Las formas graves de hiperémesis gravídica requerirán ingreso hospitalario.
- El tratamiento de la preeclampsia se basa en fármacos hipotensores y profilaxis anticonvulsivante con sulfato de magnesio.

BIBLIOGRAFÍA

- Cabero L, Sánchez MA. Protocolos de Medicina Materno-fetal. Quinta edición. Hospital Universitario Materno Infantil Vall d´Hebron. Barcelona: Ergon, 2017.
- Centre de Medicina Fetal i Neonatal de Barcelona. Protocolo: hipertensión y gestación. Medicina Maternofetal Hospital Clínic. Hospital Sant Joan de Déu. Universitat de Barcelona, 2021.
- Guía de Asistencia Práctica. Trastornos hipertensivos en la gestación. SEGO. Prog Obstet Ginecol 2020;63:244-272.

111. Fármacos en el embarazo y puerperio

C. Martínez López, S. Macías García, P. Vega Martin

PUNTOS CLAVE

- Durante el embarazo (especialmente, en el primer trimestre) y el puerperio se administrarán solamente los fármacos que sean estrictamente necesarios.
- Si es necesario el uso de fármacos, se empleará la menor dosis durante el menor tiempo posible, tratando de evitar también la politerapia y valorando siempre la relación riesgo/beneficio en cada situación.

CLASIFICACIÓN

La *Food and Drug Administration* (FDA) clasifica los medicamentos en cinco grupos por su repercusión sobre el feto y los beneficios para la madre:

a. Sin riesgo o riesgo remoto de daño fetal.
b. No se han descrito riesgos en humanos; se acepta su uso.
c. No puede descartarse riesgo fetal; valorar riesgo/beneficio.
d. Indicios de riesgo fetal, usar solo si no existen alternativas.
x. Contraindicados.

FÁRMACOS CONTRAINDICADOS EN EL EMBARAZO

Están contraindicados los del grupo X de la FDA y los del grupo D si existen otras alternativas:

- Hormonas: andrógenos (masculinización de fetos femeninos), dietilestilbestrol (adenocarcinoma de células claras en ovario y cérvix y anomalías del tracto genital) y otros estrógenos, danazol.
- Anticoagulantes: dicumarínicos (acenocumarol/warfarina) (anomalías esqueléticas, hipoplasia nasal, atresia de coanas, retraso mental, etc.).
- Retinoides: isotretinoína, etretinato, tretinoína, acicretina (alteraciones del SNC, de los pabellones auriculares, cardiovasculares, de timo y extremidades).
- Anticonvulsivantes: ácido valproico, fenitoína (alteraciones de la coagulación, malformaciones craneofaciales, cardiacas, defectos del cierre del tubo neural, disminución del cociente intelectual, etc.).
- Antibióticos: aminoglucósidos (ototoxicidad y neurotoxicidad), tetraciclinas (alteración de la coloración de los dientes y de la osificación), cloranfenicol ("síndrome gris"), quinolonas (alteración de los cartílagos de crecimiento) y cotrimoxazol (ictericia neonatal y kernicterus).

- Antihipertensivos: IECA (captopril y enalapril producen displasia tubular renal congénita) y ARA II (losartán y valsartán afectan a la función renal y provocan anuria fetal), diuréticos (no es una contraindicación absoluta, pero se deben evitar, ya que disminuyen el flujo uteroplacentario), atenolol (favorece el retraso del crecimiento intrauterino) y diazóxido.
- Antineoplásicos: todos.
- Otros: litio (produce bocio, anomalías oculares y fisura palatina), penicilamina, talidomida (reducción de extremidades y otros defectos congénitos), misoprostol (provoca el "síndrome de Moebius") estatinas y, en general, se deben evitar principios activos de reciente aparición.

DESCRIPCIÓN POR GRUPOS TERAPÉUTICOS

Están indicados los del grupo B de la FDA, o los del grupo C, valorando riesgo/beneficio

Analgésicos y antiinflamatorios

- **Paracetamol**: analgésico de primera elección.
- **Pirazolonas (metamizol):** no se han demostrado sus efectos teratogénicos, pero deben emplearse con precaución, sobre todo, en el 1er trimestre.
- **AINE:** uso restringido. Nunca usar en el 3er trimestre (provocan cierre prematuro del ductus arterioso, hipertensión pulmonar).
- **Opioides:** uso restringido en el 3er trimestre (provocan síndrome de abstinencia y depresión respiratoria). Valorar meperidina.
- **Salicilatos (AAS):** uso a bajas dosis y limitado a indicaciones obstétricas (provocan síndrome antifosfolipídico, abortos de repetición, etc.).
- **Corticoides:** uso con indicación médica. Evitar en el 1er trimestre. La prednisona es el corticoide de elección por su escaso paso placentario. Los corticoides tópicos son seguros.

Antibióticos y antiinfecciosos

- **Penicilinas.** De elección durante el embarazo: cloxacilina, amoxicilina, amoxicilina-clavulánico, ampicilina y penicilina G.
- **Cefalosporinas:** cefazolina, cefaclor, cefuroxima, cefixima, cefotaxima y ceftriaxona. No están contraindicadas durante el embarazo.
- **Macrólidos:** eritromicina, azitromicina. Seguras, mínimo paso placentario. Evitar claritromicina en el 1er trimestre.
- **Otros antibióticos permitidos:** clindamicina (las formas farmacéuticas en gel se han asociado a parto prematuro), fosfomicina, metronidazol (evitar en el 1er trimestre) y carbapenem.
- **Tuberculostáticos:** etambutol, isoniacida y rifampicina (cuando se emplea este último es aconsejable administrar vitamina K a la madre y al recién nacido para evitar cuadros hemorrágicos). No usar estreptomicina (provoca lesión del VIII par craneal).
- **Antivíricos:** aciclovir tópico y oral, famciclovir y valaciclovir.
- **Antifúngicos.** Vía tópica: clotrimazol, miconazol, econazol, nistatina.
- **Antihelmínticos:** piperazina.

Aparato cardiovascular

- **Antihipertensivos:** de elección, labetalol. También se pueden usar: hidralazina (reservar para casos graves), metildopa, nifedipino (hipotensiones bruscas y tocolítico), solos o combinados con metildopa. Evitar betabloqueantes en el 1er trimestre, no usar atenolol. IECA y ARA II están contraindicados.
- **Diuréticos:** uso muy limitado en casos de insuficiencia ventricular izquierda, cuando se teme la aparición de edema agudo de pulmón o asociados con antihipertensivos que reduzcan la perfusión renal. Torasemida.
- **Antiarrítmicos:** valorar quinidina, digoxina (en arritmia fetal), adenosina, verapamilo, metoprolol y propanolol (riesgo de parto prematuro). Evitar amiodarona y atenolol.
- **Anticoagulantes:** de elección la heparina (no atraviesa la placenta). Los dicumarínicos están contraindicados. No se recomiendan los anticoagulantes de acción directa.
- **Antiagregantes:** clopidogrel.

Aparato digestivo

- **Antieméticos:** doxilamina es el de elección. Otros: metoclopramida y ondansetrón.
- **Antiácidos-antiulcerosos:** de elección, amalgato (evitar uso a altas dosis y uso crónico), algeldrato, hidróxido de aluminio y magnesio, ranitidina y famotidina. Evitar IBP. Si es necesario se debe usar pantoprazol.
- **Laxantes:** de elección macrogol 4000. Se pueden usar *Plantago ovata*, bisacodil y lactulosa.
- **Antidiarreicos:** loperamida.
- **Espasmolíticos:** butilescopolamina.
- **Antiinflamatorios intestinales (E. Crohn):** sulfasalazina.

Aparato respiratorio

- **Beta-2-agonistas selectivos:** salbutamol, terbutalina, formoterol, salmeterol.
- **Anticolinérgicos:** bromuro de ipatropio.
- **Corticoides por inhalación:** de elección budesonida. También pueden usarse: beclometasona, fluticasona y mometasona.
- **Mucolíticos:** acetilcisteína.
- **Antitusígenos:** si es posible, evitarlos. Puede usarse codeína (durante periodos limitados).

SNC y psicofármacos

- **Ansiolíticos:** buspirona y valeriana. Evitar benzodizepinas en el 1er trimestre. Valorar lorazepam.
- **Antidepresivos:** si es posible, evitarlos. ISRS: fluoxetina (más seguro y estudiado), sertralina, escitalopram. Evitar tricíclicos e IMAO, sobre todo, en el 1er trimestre.

- **Antipsicóticos:** clozapina, haloperidol (el uso en el 1er T se ha asociado a focomelia). Más precaución con fenotiacinas (clorpromacina, levopromacina). El litio está contraindicado.
- **Antiepilépticos:** intentar monoterapia y asociar siempre acido fólico. En crisis generalizadas: diazepam IM. Valorar levetiracetam.

Otros grupos terapéuticos

- **Antihistamínicos:** dexclorfeniramina, difenhidramina, cetirizina y loratadina.
- **Antidiabéticos:** insulina (no atraviesa la placenta).
- **Hipolipemiantes:** colestipol (no se absorbe), gemfibrocilo.
- **Hormonas:** levotiroxina, glucagón, progesterona natural.
- **Vitaminas:** a dosis recomendadas. Acido fólico, vitaminas D, C, B1, B2, B6, B12, E y A.
- **Vacunas:** valorar siempre el riesgo/beneficio:
  - **CONTRAINDICADAS**: todas las vacunas con bacterias/virus vivos o atenuados: sarampión, rubeola, parotiditis, varicela, fiebre amarilla, BCG, polio tipo Sabin.
  - **NO CONTRAINDICADAS:** tétanos, difteria, gripe, cólera, hepatitis B, rabia, polio tipo Salk, tifus y vacunas ARN del Covid.

FÁRMACOS CONTRAINDICADOS DURANTE LA LACTANCIA (TABLA 111-1)

Requisitos para que un fármaco no pueda usarse durante la lactancia

- Que esté presente en sangre materna, es decir, que haya sido absorbido, que pase de la sangre materna a la leche, que alcance cantidades suficientes en leche como para ocasionar daño en el bebé.
- No retirar la lactancia antes de asegurarnos de que esta medida es totalmente imprescindible. Casi todo lo que se suele prescribir es compatible con la lactancia.
- Los fármacos seguros en la infancia, por lo general, lo son también en la lactancia.
- Se deben usar, si es posible, fármacos de acción corta.
- Los neonatos y prematuros, en especial, suelen tener dificultades para eliminar los fármacos de acción prolongada (riesgo de acumulación).
- Se debe evitar la toma a las horas del pico de concentración del fármaco en la leche.
- La exposición del lactante puede disminuir si la madre toma el medicamento inmediatamente después de la toma.

PRECAUCIONES

- **ASS.** Una pauta corta en la dosis habitual es segura. La administración regular de dosis altas puede alterar la función plaquetaria y producir hipoprotrombinemia en el lactante si los depósitos de vitamina K neonatal bajan; posible riesgo de síndrome de Reye.

Tabla 111-1. Fármacos contraindicados durante la lactancia

Agonistas dopaminérgicos	Bromocriptina, cabergolina
Antiacneicos	Isotretinoína
Antibióticos	Cloranfenicol, metronidazol, quinolonas, sulfamidas, tetraciclinas
Anticoagulantes	Fenindiona
Antihistamínicos H1	Clemastina
Antipsicóticos	Litio
Cardiovasculares	Amiodarona (libera yodo)
Hormonas y antihormonas	Etinilestradiol, testosterona
Quimioterápicos anticancerosos	

- **Beclometasona, betametasona, dexametasona o hidrocortisona.** Los efectos sistémicos en el lactante son poco probables con dosis maternas inferiores al equivalente de 40 mg al día de prednisolona. Con dosis superiores hay que vigilar la función suprarrenal del lactante.
- **Anticonceptivos orales.** Los contraceptivos orales combinados pueden inhibir la lactancia. Se recomienda un método de contracepción alternativo hasta el destete o a los 6 meses del nacimiento.

Para más información consultar:

- Servicio de Información Telefónica sobre Teratógenos Español para profesionales sanitarios (SITTE): 918222435.
- Guía farmacoterapeútica de Fisterra: www.fisterra.com/medicamentos/embarazo y lactancia.
- Información sobre uso de medicamentos durante la lactancia: www.e-lactancia.org.

RECUERDE

- A la hora de prescribir un fármaco se debe considerar a toda mujer en edad fértil como gestante potencial, ya que el mayor riesgo se produce durante el primer trimestre.
- Para que un fármaco no se pueda usar durante la lactancia materna debe cumplir una serie de condiciones, que son presencia del fármaco en la sangre materna, que se elimine a través de la leche y que lo haga en cantidades suficientes como para producir efectos en el recién nacido.

BIBLIOGRAFÍA

- Orueta Sánchez R, López Gil MJ. Manejo de fármacos durante el embarazo. Inf Ter Sist Nac Salud. 2011;35(4):107-13.
- Sandoval Paredes J. Uso de fármacos durante el embarazo. Horiz. Méd. 2018;18(2):71–9.
- Vázquez Lima MJ, Casal Codesido JR. Guía de Actuación en Urgencias (5ª edición). Madrid: Editorial Médica Panamericana, 2017.

112. Otras enfermedades ginecológicas: agresión sexual

L. Villota Ferreiro, E. García Noeda, A. M. Bayón González

PUNTOS CLAVE

- Sí una paciente ha sufrido una agresión sexual, y la primera atención no se realiza en un Servicio de Urgencias Hospitalarias, debe derivarse de inmediato, evitando la contaminación de posibles pruebas, incluso exploraciones físicas, salvo lesiones vitales.
- Sí se trata de menores de 13-18 años, la anamnesis se realiza también a solas, tras escuchar la versión de padre, madre o tutor.

DEFINICIONES

Agresión sexual: atentado contra la libertad sexual de otra persona, utilizando violencia o intimidación (art. 178 Cód. Penal).

Violación: cuando la agresión sexual consiste en acceso por vagina, ano u oral o introducción de miembros corporales u objetos por alguna de las dos primeras vías (art. 179. Cód. Penal).

Abuso sexual: realización de actos que atentan contra la libertad o indemnidad sexual de otra persona sin violencia o intimidación (art. 181. Cód. Penal).

ACOGIDA DE LA PACIENTE

- Inicialmente, será atendida por profesionales de urgencias, en un espacio acogedor, respetando su intimidad y acompañada de la persona que ella decida. Se le explicarán las actuaciones a realizar y se firmarán los consentimientos informados necesarios (**Tabla 112-1**).
- Realizaremos primera valoración de su estado físico y psicológico.
- Nos pondremos en contacto con el Juzgado de Guardia para solicitar la presencia del médico forense para su evaluación médico-legal y la posible toma de muestras.
- Si no presenta denuncia, se le debe explicar la obligación del equipo sanitario de notificar los hechos al juzgado con un parte de lesiones.
- En menores de 18 años, siempre se debe avisar al Juez de Guardia, ya que para proceder penalmente por delito de agresión sexual será precisa denuncia de la persona afecta, representante legal o querella del Ministerio Fiscal.

ANAMNESIS DIRIGIDA

Para su realización, debemos proporcionar un trato comprensivo, ambiente que propicie confianza, confidencialidad y la mayor intimidad posible.

Tabla 112-1. Competencias del médico clínico y forense
Actuaciones de medicina clínica
• Realización de anamnesis y examen clínico • Colaborar con el médico forense • Toma de muestras del aparato genital para ETS • Tratamiento inmediato de las posibles lesiones físicas • Profilaxis de ETS y embarazo • Emisión del parte de lesiones
Actuaciones de medicina forense
• Toma de muestras de interés legal (kit de recogida; hisopos, cortauñas, peine, bolsas, etiquetas) • Señalar la localización e importancia de las lesiones • Protección de pruebas para la policía judicial • Realización de informe médico forense para el juzgado

La anamnesis irá dirigida preguntando historia clínica completa y ginecológica.

Preguntas encaminadas al motivo de consulta

Cuándo, dónde, quién y en qué circunstancias se produjo la supuesta agresión ¿Cuál fue la agresión? ¿Hubo relaciones sexuales consentidas con el supuesto agresor las 72 h previas? ¿Hubo penetración vaginal, anal, oral? ¿Usó preservativo? ¿Hubo consumo de alcohol y drogas? ¿Hubo circunstancias posteriores que pudieran afectar a la recogida de muestras, como cambo de ropa, aseo, lavado de manos, irrigación vaginal o uso de medicamentos?

Sí la paciente es mayor de edad, aunque haya sido consentido, habría que dar parte judicial porque es un delito de abuso sexual.

EXPLORACIÓN FÍSICA

Exploración física general y con el cuerpo descubierto. Detallar localización e importancia de lesiones de manera escrita o con un esquema anatómico (hematomas, mordeduras, quemaduras, erosiones), al igual que toma de constantes vitales y valoración del nivel de conciencia.

El Servicio de Ginecología realizará una valoración más exhaustiva.

PRUEBAS DE LABORATORIO

- Toma de las muestras. Analítica sanguínea con determinación de grupo sanguíneo, Rh, beta-HCG, serología para VHC, VHB, sífilis, VIH y estudio de orina, incluyendo el test de embarazo y de tóxicos. Todo ello debe hacerse con el consentimiento de la afectada.
- Otras muestras: ropa manchada, vello púbico, recorte de uñas. Todas las muestras deben etiquetarse y quedar bajo responsabilidad del médico forense para su protección hasta llegar al laboratorio del Ministerio de Justicia.

TRATAMIENTO

Se fundamenta en 4 aspectos; traumatismos/lesiones, ETS, prevención de embarazo y apoyo psicológico:

- **Profilaxis de gonococia**, clamidias, sífilis y tricomoniasis: 250 mg IM Ceftriaxona + 2 g VO de Metronizadol + 100 mg/12 h VO de Doxiciclina durante 7 días. Las personas alérgicas a betalactámicos pueden sustituir Ceftriaxona por Espectinomicina 2 g IM; el resto, igual.
- **Profilaxis de VHB y VIH**: para el VHB se utiliza una dosis vacunal en combinación con la gammaglobulina anti-Hb. Para el VIH no hay consenso a la hora de tratar, salvo que la penetración sea anal. Si hay lesiones sangrantes y múltiples penetraciones estaría indicado Zidovudina 250 mg: 1 comprimido cada 12 h durante 1 mes.
- **Profilaxis antitetánica**: heridas sospechosas, sucias y ausencia de correcta cartilla vacunal. Administrar vacunación + gammaglobulina 250 UI en menores y 500 UI en adultos. Si la herida es limpia, pero no sabe si está vacunada, administrar vacunación.
- **Apoyo psicológico**: valoración por el equipo de salud mental. En fase aguda puede sufrir estrés postraumático, precisando farmacoterapia.

AL ALTA

- Control a los 10 días en su Centro de Salud.
- Al mes, consulta en Ginecología.
- A los 6 meses, repetir serologías y nueva citología.

ANTICONCEPCIÓN DE EMERGENCIA

Profilaxis de embarazo: si han transcurrido < 72 h, lo más eficaz es levonorgestrel en dosis única 1-5 mg/0,75mg/12 h. **Si han transcurrido > 72 h y < 5 días** se puede colocar un DIU que mantendrá al menos hasta 2-3 semanas después de la menstruación. **DESDE LA ULTIMA REFORMA DE 2015**, la edad legal para el consentimiento de relaciones sexuales son 16 años cumplidos. Entre los 13-16 años: se debe considerar la madurez del menor. Si la menor no es madura, se puede dispensar anticoncepción de emergencia, pero habría que pedir autorización a padres/tutores legales. En menores de 13 años siempre hay que pedir autorización paterna.

> RECUERDE
>
> - La anticoncepción de emergencia NO evita las ETS.

BIBLIOGRAFÍA

- Cota Medina JJ. Medicina de Urgencias. Fundamentos y enfoque práctico. Avalada por la SEMES (Sociedad Española de Medicina de Urgencias y Emergencias). Edición revisada de 2019. Madrid: Editorial Médica Panamericana.

- Ibero Esparza C. Urgencias del Hospital García Orcoyen, Navarra. Malagón Caussade F. Urgencias del Hospital Universitario de Torrejón, Madrid. Mir Montero M y Pacheco Puig R, Urgencias del Hospital Universitario Infanta Leonor, Madrid. 2ª edición, octubre 2016.

GERIATRÍA (G) 19

113. Valoración del paciente geriátrico en urgencias

J. F. Rocha Sánchez, E. Brage Allegue, M. N. Gómez González

PUNTOS CLAVE

- El paciente geriátrico a menudo tiene una presentación atípica de las enfermedades, es pluripatológico y recibe polifarmacia, por lo que es complejo de evaluar, conlleva un retraso al inicio del tratamiento y, en consecuencia, presenta un peor pronóstico.
- El principal objetivo es evitar o retrasar el deterioro funcional, que es el principal predictor de la expectativa y calidad de vida.

[illegible]CCIÓN

[illegible]te geriátrico es un sujeto de edad avanzada con pluripatología, [illegible]y que, además, presenta cierto grado de dependencia para las [illegible]ásicas de la vida diaria (ABVD).

[illegible] INICIAL

[illegible]ción básica: situación basal funcional y cognitiva, medicación [illegible]al, situación clínica actual (motivo de traslado y tratamiento reci-[illegible]), preferencias del paciente y voluntades anticipadas. Disposición [illegible]ativa RCP/UCI. Alergias medicamentosas. Teléfono de un contacto.
[illegible] Valoración geriátrica integral (**Tabla 113-1**, **Figura 113-1** y **Tabla 113-2**):

Tabla 113-1. VALORACIÓN GERIÁTRICA INTEGRAL (VGI)	
Esfera clínica	• La anamnesis es más difícil. Es fundamental la información de un cuidador, de la residencia o del transporte extrahospitalario. • Se debe confirmar la medicación recibida, la dosis administrada y su inicio. • Presentaciones clínicas atípicas: cardiopatía isquémica indolora o dolor abdominal, debilidad o confusión (> 85 años). Asma bronquial con ausencia de típicos sibilantes. TEP mediante disnea no súbita, taquipnea, broncoespasmo o fiebre (solo una quinta parte de los ancianos presentan el cuadro clásico de TEP). Abdomen agudo con menor percepción del dolor o localización imprecisa (sobre todo, en isquemia mesentérica y obstrucción del intestino delgado). Enfermedad péptica con sd constitucional y ausencia de dolor (sobre todo, si toma AINE). Neumonía con anorexia, somnolencia, confusión, dolor y menos leucocitosis. ITU con sd confusional.
Esfera funcional	• Factor pronóstico, en ocasiones, más potente que la propia enfermedad. • Mediante escalas que valoran las ABVD (índice de Katz o índice de Barthel (**Anexo 113-1**).

Esfera mental	• Diagnóstico previo de demencia (tipo) u otro antecedente psiquiátrico. • DD entre demencia, delirium y depresión. • Deterioro cognitivo: valorar con el cuestionario de Pfeiffer: leve, moderado o grave (**Anexo 113-1**).
Esfera social	• Conocer la situación social de cara a establecer un plan de cuidados. • Tiene alto riesgo el paciente que vive sólo o sin cuidador principal, sin domicilio fijo o que presenta problemas económicos. • Es importante identificar al anciano maltratado o con alta sospecha.

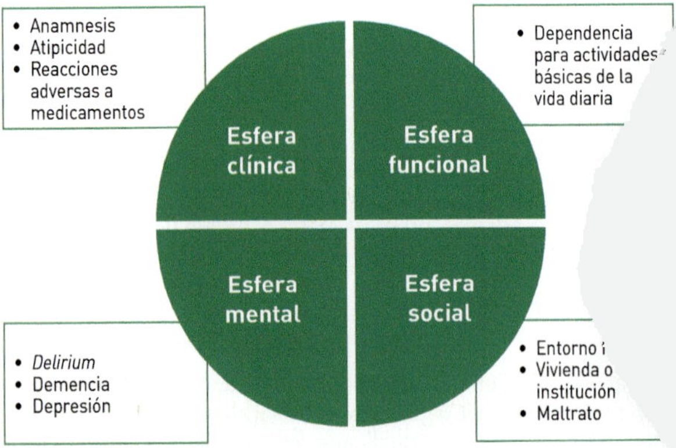

Figura 113-1. Valoración geriátrica Integral (VGI).

Tabla 113-2. Diagnóstico diferencial entre delirium y demencia		
	Delirium	**Demencia**
Inicio	Agudo	Insidioso
Curso	Nocturno	Progresivo
Duración	Horas-semanas	Meses-años
Estado de alerta	Alterada	Conservada
Atención	Fluctuante	Conservada
Orientación	Pérdida fluctuante	Pérdida progresiva
Memoria	Trastorno de memoria reciente	Trastorno de memoria reciente y de largo plazo
Pensamiento	Desorganizado	Deficiente

PRONÓSTICO

- Se debe identificar aquel que tiene alta probabilidad de sufrir un resultado adverso (visita recurrente a urgencias, hospitalización frecuente, patología de alta mortalidad y deterioro funcional o dependencia). Para detectarlos se usan los criterios de Fried (**Tabla 113-3**).

Tabla 113-3. Criterios de Fried (modificados)	
Fenotipo de fragilidad de Fried (modificada para el servicio de urgencias)	
Fuerza de la mano (prensión)	Disminución del apretón de la mano.
Velocidad al caminar	Distancia 4,5 m a paso habitual en > 6 segundos.
Pérdida de peso	Más de 4,5 kg en el último año o más del 5% del peso previo.
Actividad física	Respuesta positiva a «¿Ha sentido que todo lo que hacía durante la última semana suponía un gran esfuerzo?»

CLASIFICACIÓN:
Fragilidad: ≥ 3 criterios; Fragilidad intermedia: 1 o 2 criterios; Anciano no frágil: 0 criterios

Tabla 113-4. Síndromes geriátricos		
SÍNDROME	DIAGNÓSTICO	MANEJO
Delirium	Véase el capítulo dedicado al Síndrome confusional agudo.	
Estado depresivo	Apatía, irritabilidad, criterios de la Escala de Depresión Geriátrica (GDS) de Yesavage et al. (**Anexo 113-1**).	ISRS, inicio a dosis bajas (20 mg c/24 h VO), valorar comorbilidad, farmacocinética/ farmacodinamia e interacciones.
Incontinencia urinaria	De *urgencia* (cursa con urgencia súbita y residuo postmiccional), *transitoria* (por causas como infección urinaria, delirium o fármacos), por *rebosamiento* (evento último de una obstrucción urinaria baja), de *esfuerzo* (por aumento de la presión intraabdominal, clínicamente después de la tos o risa, más frecuente en mujeres) y *funcional* (incapaz de controlar la micción, con sistema urinario intacto, se asocia a demencia).	Reducción de excitantes, reducción de ingesta hídrica desde la merienda si es incontinencia de predominio nocturno, reentrenamiento vesical, ejercicios de musculatura pélvica o de Kegel (contracciones repetidas de suelo pélvico unas 3-4 tandas diarias con 20-25 contracciones). **Fármacos:** de urgencia (oxibutinina 5 mg c/8 h VO o tolterodina 4 mg/24 h VO). Por rebosamiento (bloqueadores alfa-adrenérgicos como tamsulosina 0,4 mg/24 h VO).

Inestabilidad y caídas	Accidentales, ortostatismo, enfermedad neurológica con alteración de la marcha (Parkinson), fármacos (sedantes, diuréticos, hipotensores) o con síncope (arritmias, IAM atípico).	Historia de cada caída. Evaluar riesgo. Descartar cuadro agudo intercurrente, explorar la marcha, descartar ortortatismo, ajustar medicación, actividad física dirigida, recursos.
Malnutrición	Alta prevalencia. Se determina mediante el IMC. El cribado se realiza mediante el cuestionario MNA (*Mini Nutritional Assesment*).	Analítica con parámetros bioquímicos nutricionales, alimentación básica adaptada, dietas trituradas, suplementación nutricional.
Úlceras por presión	En piel con prominencia ósea, por presión con cizallamiento y/o fricción. **Estadios**: **I.** Piel eritematosa pero intacta. **II.** Úlcera superficial con afectación de epidermis y dermis. **III.** Úlcera profunda con afectación de espesor de piel hasta fascia subyacente. **IV.** Alteraciones de músculos, huesos o estructuras de soporte.	Cambio de posición cada 2 h, no elevar el cabecero más de 30°, salvo para comer, camas de aire o espuma viscoelástica y desbridamiento. Curas en función del tipo de úlceras o cirugía.

Son un conjunto de cuadros clínicos prevalentes en el anciano (**Tabla 113-4**).

RECUERDE

- Siempre se debe tener en cuenta la atipicidad de los síntomas, las comorbilidades y la polifarmacia, además de la situación social y el pronóstico o fragilidad, hechos que condicionarán las futuras visitas a urgencias, hospitalizaciones y calidad de vida del paciente.
- Las maniobras diagnósticas y terapéuticas no deben estar condicionadas exclusivamente por la edad. Es muy importante considerar otros aspectos como la comorbilidad y la funcionalidad.
- El 40 % de los ingresos de personas institucionalizadas se produce después de una caída.

BIBLIOGRAFÍA

- Abizanda Soler P, Rodríguez Mañas L. Tratado de medicina geriátrica -Fundamentos de la atención sanitaria a los mayores. Elsevier, 2015.
- Brenes Bermúdez FJ. MedFam SEMERGEN. 2013;39(4);197-207.
- Gil Gregorio P, González García P, Gutiérrez Rodríguez J, Verdejo Bravo C. Manual del residente en geriatría. Sociedad española de geriatría y gerontología, 2011: 311-8.

- Martín-Sánchez FJ, Fernández Alonso C, Gil Gregorio P. Puntos clave en la asistencia al anciano frágil en urgencias. Revista Medicina Clínica. Elsevier, 2012.
- Suay Cantos AL, Ortega Roig M, Mendo Serrano O, Simó Falco MD. Anciano frágil -Guía de actuación clínica en A. P. Guías de actuación clínica. Conselleria de Sanitat Universal i Salut Pública. Disponible en: http://www.san.gva.es/documents/246911/251004/guiasap03ancianofragil.pdf

114. Síndrome confusional agudo (*delirium*)

M. R. Sánchez Jaén, E. Brage Allegue, J. Pérez-Jara Carrera

PUNTOS CLAVE

- El *delirium* es una urgencia médica.
- Debe realizarse un diagnóstico diferencial correcto con otros cuadros, por ejemplo, la demencia.
- Es necesario buscar la causa desencadenante del cuadro confusional.
- Es fundamental realizar un adecuado manejo farmacológico y no farmacológico en el anciano frágil.

INTRODUCCIÓN

El delirium es un síndrome neuropsiquiátrico de **causa orgánica,** caracterizado por un cambio brusco en la atención y conciencia que puede afectar a la cognición. Su curso es **fluctuante**, con empeoramiento nocturno y de **corta duración.** Suele ser multifactorial y es una entidad tratable y prevenible. Factores de riesgo: edad avanzada, deterioro cognitivo, comorbilidades asociadas y fragilidad del paciente.

Es una urgencia médica, que afecta, aproximadamente, al 30 % de los pacientes ingresados de edad avanzada y se asocia a mayor riesgo de demencia, institucionalización y muerte.

DIAGNÓSTICO (TABLA 114-1)

Tabla 114-1. Criterios diagnósticos (DSM-5)	
A	Alteración de la atención y de la conciencia
B	Aparición brusca. La gravedad fluctúa a lo largo del día
C	Alteración cognitiva adicional
D	Las alteraciones en A y C no se explican por la existencia de un trastorno cognitivo previo y no se producen con grado de excitación disminuido
E	Hay evidencia de causa orgánica identificada o posible

SUBTIPOS

Según la actividad psicomotriz: hipervigilante o hiperactivo (con insomnio, agitación, humor lábil o se niega a cooperar), hipersomnoliento o hipoactivo (lentitud psicomotriz e, incluso, aletargamiento o estupor) y mixto.

ETIOLOGÍA/FACTORES PRECIPITANTES (SUELE SER MULTIFACTORIAL)

- Enfermedades neurológicas: ictus, hematoma subdural, neoplasias, TCE y degenerativas (enfermedad de Alzheimer o de Parkinson).
- Trastornos metabólicos sistémicos: **infecciones** (es lo más frecuente), hipotermia, alteraciones cardiacas (IAM, arritmias, insuficiencia cardiaca, shock), alteraciones del equilibrio ácido-base o hidroelectrolíticas, deshidratación, insuficiencia renal, hipoxia o hipercapnia, anemia, insuficiencia hepática, alteraciones de la glucemia o de las hormonas tiroideas, avitaminosis, **ESTREÑIMIENTO, RETENCIÓN URINARIA**, estados postoperatorios o cáncer avanzado.
- Fármacos: medicación psicoactiva *(BZD, neurolépticos, antidepresivos), anticolinérgicos, anti-*H_2, corticoides, diuréticos, analgésicos, narcóticos, antiparkinsonianos, AINE, **retirada previa de alguna medicación**, intoxicaciones o alcohol.
- Cambios en el entorno/ubicación del anciano (cambios de domicilio, hospitalización, inmovilización, cirugía (cardiaca, cadera, oftálmica), deprivación o sobrecarga de estímulos sensoriales, deprivación del sueño o control inadecuado del dolor.

CLÍNICA

Comienzo agudo y curso fluctuante. *Síntoma cardinal:* **trastorno de la atención.** Se pueden alterar una o varias funciones cerebrales:

- Estado de conciencia.
- Atención: dificultad para centrar, mantener o dirigir la atención.
- Memoria: inmediata y reciente. La remota, generalmente, se conserva.
- Lenguaje: afasia.
- Orientación: 1° en el tiempo; después, en espacio e identidad.
- Percepción: alucinaciones, generalmente, visuales, ilusiones y delirio.
- Pensamiento: incoherente, discurso incomprensible.
- Comportamiento y actividad psicomotora: gritos o lamentos, trastornos alimentarios (negarse a comer), sexuales y agitación psicomotora.
- Ritmo sueño-vigilia: insomnio de noche y somnolencia diurna.
- Cambios de personalidad (desde agresividad a apatía).
- Alteración del humor (inhibición, estados de manía con verborrea y taquipsiquia, labilidad emocional o angustia desproporcionada).
- Capacidades básicas alteradas: alimentación, aseo y control de esfínteres.

DIAGNÓSTICO

- **Anamnesis**: antecedentes personales, *fármacos que toma* (incluir los dispensados sin receta) y *recientes modificaciones*, alcohol, estado cognitivo y funcional previo. Forma de instauración y curso. Síntomas o incidencias que precedieron a la aparición del cuadro (**Fig. 114-1**).

- **Exploración física:** constantes vitales. Signos y síntomas de infección: fiebre, taquipnea, consolidación pulmonar, soplo cardiaco o rigidez de nuca. Alteraciones abdominales: globo vesical, fecalomas o dolor abdominal. Estado hídrico. Aspecto de piel y mucosas. Existencia de trombosis venosa profunda, alteraciones de la visión y la audición. Neurológico: estado mental (asterixis, mioclonías).
- **Pruebas complementarias.** Estudio básico: hemograma, coagulación, bioquímica con glucosa, iones, calcio, función hepática y renal, y tiroidea (si es posible). ECG. Rx de tórax. GAB. Análisis de orina. TC craneal si hay signos de focalidad neurológica, antecedentes de TCE, signos meníngeos o hipertensión intracraneal. Punción lumbar si se sospecha meningitis o hemorragia subaracnoidea. Tóxicos en sangre (digoxina, litio, carboxihemoglobina) y en orina.

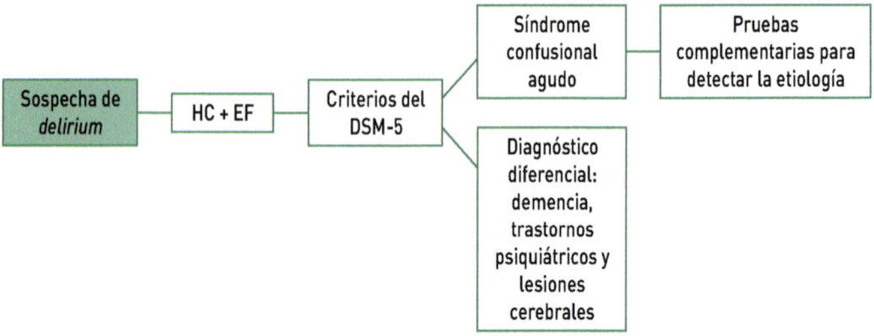

Figura 114-1. Algoritmo diagnóstico del *delirium*.

TRATAMIENTO

- **Tratamiento etiológico.** Identificar los **factores causales potencialmente mortales:** hipotensión, hipoxia, sobredosis o abstinencia de fármacos e hipoglucemia. *Suspender los fármacos o tóxicos sospechosos* de causar SCA. Si se sospecha intoxicación por opiáceos: **Naloxona®** (véase el capítulo de Intoxicaciones). Tiamina 100 mg/IV (**Benerva®**): antes de la infusión de suero glucosado, si se sospecha alcoholismo o déficits nutricionales. Si no es posible o suficiente, tratamiento sintomático.
- **Tratamiento no farmacológico:**
  - Control de constantes.
  - Mantenerle en un ambiente tranquilo y rodeado de gente conocida. Permitir la presencia continua de familiares. **EVITAR LAS RESTRICCIONES FÍSICAS Y EL ENCAMAMIENTO ABSOLUTO.** Evitar sueros y sondas si no son absolutamente imprescindibles. Intentar que mantenga la movilidad.
  - Estimulación y reorientación (iluminación nocturna, gafas, audífono, reloj, calendario). Higiene del sueño.
  - Rehidratar y restablecer el equilibrio hidroelectrolítico.
- **Tratamiento farmacológico:** dosis mínima suficiente para evitar delirio o alucinaciones. *Usar la mitad de la dosis*. Evaluar si precisa continuar el tratamiento:

- **SI TIENE DOLOR:** paracetamol o nolotil. Evitar los opioides.
- **SI ESTÁ AGITADO (Tabla 114-2 y Fig. 114-2)** (solo si peligra su seguridad):
  - **Neurolépticos típicos:**
    - **Haloperidol:** primera línea: comp 10 mg; amp 5 mg; gotas 2 mL/mg (10 gotas = 1mg). Dosis: 0,5-10 mg/día, que se pueden repetir e incrementar en intervalos de 1 hora hasta 10 mg/día, según la respuesta obtenida. Revaluar cada 30 min.
    - **Tiaprida** *(en delirium tremens)*: comp 100 mg; amp 100 mg; solución oral 2 mg/mL (10 gotas = 0,5mg).
  - **Neurolépticos atípicos:**
    - Risperidona (*Risperdal*®): solución y comp 0,5, 1 y 2 mg.
    - Olanzapina (*Zyprexa*®): comp 2,5-5-7,5-10 mg; comp bucodispersables 5-10 mg; vial de 10 mg. Poca respuesta en demencia, hipoxia o delirium hipoactivo.
    - Quetiapina (*Seroquel*®). Enfermedades extrapiramidales (enfermedad de Parkinson y demencia por VIH): comp 2,5-20 mg; amp 10 mg.
  - **BZD**: en cuadros de abstinencia a alcohol, a hipnóticos sedantes y a BZD, y para aumentar el umbral convulsivo. En monoterapia, las de *vida media corta (lorazepam o midazolam)*. Se pueden añadir al tratamiento con neurolépticos:
    - **Lorazepam** (*Orfidal*®): comp 1, 2 y 5 mg. Dosis 1-2 mg VO. Puede agravar el deterioro cognitivo en pacientes con demencia y producir agitación paradójica.
    - **Midazolam**: control de la agitación aguda en pacientes neurológicos. Precaución con la depresión respiratoria. Comp 7,5 mg, amp 1-100 mg; solución oral 5 mg/mL.
    - **Clorazepato dipotásico** (*Tranxilium*®): cap 5-15 mg, comp 50 mg, amp 20 y 50 mg.
  - Clometiazol (*Distraneurine*®): hipnótico de elección en ancianos.

Tabla 114-2. Dosis inicial de fármacos en ancianos

HALOPERIDOL	Agitación leve: 0,5-2,5 mg VO Agitación grave: 2,5-5 mg IV o IM
TIAPRIDA	100-200 mg
RISPERIDONA	0,25-1 mg
QUETIAPINA	12,5-25 mg
OLANZAPINA	2,5-5 mg
LORAZEPAM	1 mg
MIDAZOLAM	1-2,5 mg
CLORAZEPATO DIPOTÁSICO	5 mg
DIAZEPAM	5-10 mg
CLOMETIAZOL	1-2 comp

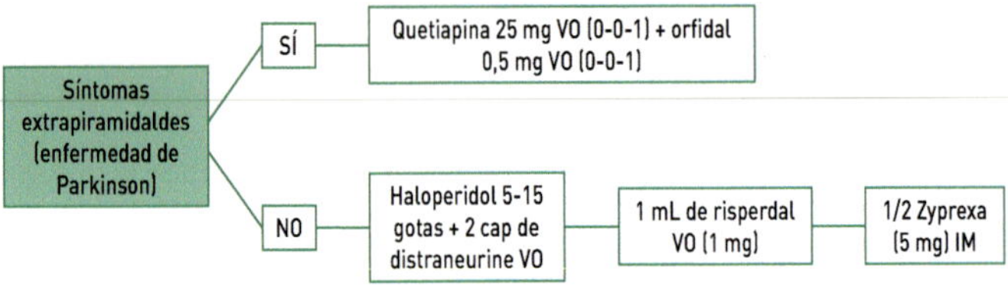

Figura 114-2. Manejo de la agitación en el paciente geriátrico.

RECUERDE

- Una vez diagnosticado el delirium, se deben detectar las causas subyacentes.
- Intentar tratamiento no farmacológico.
- Puede comprometer la vida del paciente, por lo que se considera urgencia médica.

BIBLIOGRAFÍA

- Bellelli G, Brathwaite JS, Mazzola P. Delirium: A Marker of Vulnerability in Older People. Front Aging Neurosci. 2021;13:626127. doi: 10.3389/fnagi.2021.626127
- Parra A, Barragán D, Tejeiro J. Protocolo diagnóstico y terapéutico del síndrome confusional agudo. Medicine. 2019;12(74):4371-5.
- Vázquez Lima MJ, Casal Codesido JR. Guía de Actuación en Urgencias (5ª edición). Madrid: Editorial Médica Panamericana, 2016.

115. Negativa a la ingesta en el paciente mayor. Estreñimiento

E. Hernández Martín, R. Vélez Silva, Mª N. Gómez González

PUNTOS CLAVE

- Estreñimiento: defecación infrecuente o esfuerzo defecatorio excesivo.
- Es importante identificar la etiología antes de prescribir un tratamiento.
- En cualquier paciente que consulta por estreñimiento se debe descartar: impactación fecal, tumor de colon o anorrectal, cuadros isquémicos o fisuras.

NEGATIVA A LA INGESTA EN EL PACIENTE MAYOR

- Es un motivo de consulta frecuente en Urgencias.
- Puede ser síntoma de una patología grave.
- Definimos a modo de esquema el algoritmo para llegar al diagnóstico (**Fig. 115-1**):

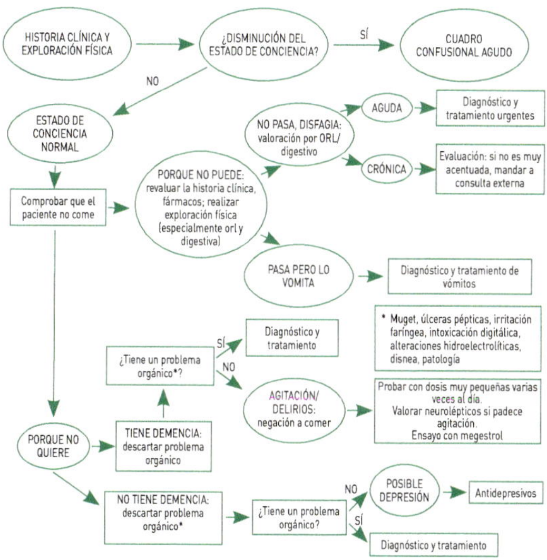

Figura 115-1. Algoritmo para el diagnóstico de la negativa a la ingesta en el paciente mayor.

Síntomas de alarma

- Aparición reciente.
- Síntomas nocturnos.
- Síndrome constitucional, pérdida de peso, anorexia.
- Hemorragia rectal.
- Estrechamiento del bolo fecal, cambio del ritmo.
- Palpación de masas abdominales o en recto, estenosis rectal, prolapso y rectocele.
- Historia familiar de cáncer de recto.
- Mandatorio colonoscopia (no en paciente terminal, individualizar casos).

Tratamiento

- **Identificar y tratar la causa subyacente:** descartar la causa obstructiva antes del uso de laxantes.
- **Medidas higiénico-dietéticas:** educación del paciente, aporte adecuado de líquidos, dieta rica en fibra (preferiblemente, insoluble), movilidad, establecer un horario defecatorio (mejor, después de las comidas), reducir alcohol y laxantes.
- **Fármacos** (Tabla 115-2. Fármacos para el tratamiento del estreñimiento).
- **Cirugía:** si hay patología orgánica estenosante, dolicocolon o enfermedad de Hirschprung.

Tabla 115-2. Fármacos para el tratamiento del estreñimiento

Casos leves o como prevención	**Aumentadores del volumen** (*Plantago*® o *Plantaben*®): 1-2 sobres con 1-2 vasos de agua en ayunas. Precaución en ancianos y contraindicación en pacientes con restricción salina, atonía colónica, obstrucción o tratamiento con digoxina.
Casos graves	**Laxantes osmóticos:** lactilol (*Emportal*® u *Oponaf*®) 10-20 g/día, lactulosa (*Duphalac*®) 15-30 mL/día (en dosis única o 2-3 dosis/día), **osmóticos salinos** (*Movicol*®) 1-3 sobre/día, máximo 2 semanas. En impactación fecal: 8 sobres/24 h, en periodos de 6 horas; no superar 3 días.
Casos muy graves	**Evacuadores rectales:** enema *Casen*® y supositorios de glicerina. Enemas aceitosos si hay heces duras y enemas de fosfato si hay heces pastosas para lograr un vaciado completo o para el tratamiento diario de formas refractarias.
Procinéticos	Domperidona (*Motilium*®)o eritromicina como última opción.

COMPLICACIONES (TABLA 115-3)

Tabla 115-3. Complicaciones del estreñimiento	
Impactación fecal (fecaloma)	**Definición:** incontinencia fecal o falsa diarrea, dolor abdominal, estreñimiento y posible cuadro confusional agudo. Puede causar úlceras estercoráceas e infección local o sistémica. **Diagnóstico:** tacto rectal y radiografía de abdomen. **Tratamiento:** extracción manual, uso de enemas (no > 500 mL), fragmentación mediante sigmoidoscopio si hay refractariedad a medidas previas. * Mantener enemas 1-2 semanas si la desobstrucción no se completa.
Megacolon	**Definición:** dilatación de > 5,5-6 cm del colon. Cursa con distensión abdominal y timpanismo. **Diagnóstico:** radiografía simple de abdomen. **Tratamiento:** SNG y rectal.
Vólvulo de colon	**Definición:** dolor abdominal cólico, distensión abdominal y afectación del estado general. **Diagnóstico:** radiografía simple de abdomen. **Tratamiento:** devolvulación mediante colonoscopia o cirugía.
Otras: hemorroides, prolapso rectal y fisura anal.	

RECUERDE

- Antes de tratar el estreñimiento siempre se debe descartar organicidad.
- Se debe estar atento a síntomas de alarma y consultar al especialista ante la presencia de estos.

BIBLIOGRAFÍA

- Rodríguez García JL. Diagnóstico y tratamiento médico. Marbán, 2015.
- Vázquez Lima MJ, Casal Codesino JR. Guía de Actuación en Urgencias (5ª edición). Madrid: Editorial Médica Panamericana, 2016.
- Verdejo Bravo C. Estreñimiento: decisiones claves (2ª edición). SEGG. IMC.

TRAUMATOLOGÍA (T) 20

116. Exploración de grandes articulaciones

T. del Castillo Sanz, A. Caballero García, A. Caballero del Castillo, L. García-Paíno Rollón

PUNTOS CLAVE

- Lugar y distribución de la alteración.
- Momento de comienzo.
- Factores desencadenantes.
- Factores que alivian o acentúan el dolor. Postura.
- Respuesta el dolor y otros síntomas a las manipulaciones de las articulaciones.

PASOS A SEGUIR DE FORMA GENERAL

- En primer lugar, inspección ocular, comparando con el lado contralateral para observar las posibles deformidades.
- Valoración del dolor (localización, calidad del dolor, localización en la articulación, tipo, palpación de puntos dolorosos, etc.), rigidez, hinchazón, deformidad y temperatura (derrames, signos inflamatorios), enfermedad sistémica, cambios tróficos, tumoraciones o alteraciones de la sensibilidad. Explorar movilidad tanto activa como pasiva, comparada con el lado contrario.
- Analizar la estabilidad articular.

HOMBRO

Inspección

Localizar las articulaciones esternocostoclavicular y acromioclavilar (deformidades).

Visión general de la escapulohumeral por delante, detrás y lateral.

Valorar asimetrías, prominencias o deformidades sugestivas de luxación y/o fracturas, atrofias musculares, signos inflamatorios locales, presencia de postura antiálgica (hombro en rotación interna y aducción y mano doblada sobre abdomen con el fin de disminuir la hipertensión articular).

Palpación

Localizar puntos dolorosos (**Fig. 116-1**):

- Articulación acromioclavicular (a).
- Bolsa subacromial (b).

- Corredera bicipital (tendinitis bicipital) (c).
- Articulación esternoclavicular (d).

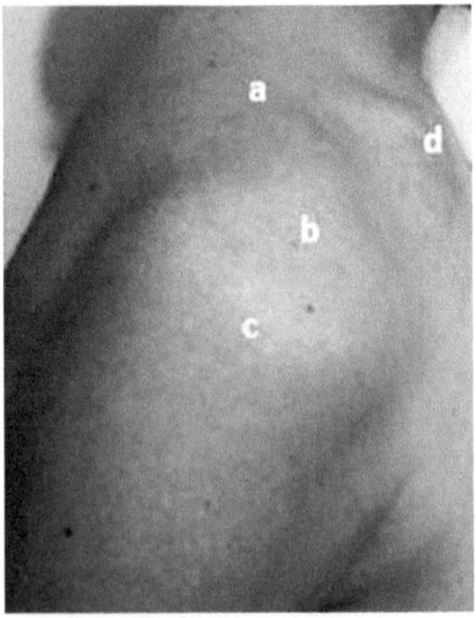

Figura 116-1. Exploración hombro y los puntos dolorosos.

Movilidad

Aducción (45°), abducción (180°), flexión (180°), extensión (50°), rotación externa (80°), rotación interna (30°). La rotación se explora con el codo flexionado a 90°:

- Movilidad activa: si es normal, podemos excluir afectación capsular o sinovial.
- Movilidad pasiva: dolor y limitación (patología sinovial). Dolor sin limitación (patología musculotendinosa). Limitación sin dolor (capsulitis retráctil).
- Movilidad resistida:
  - Si es dolorosa pero posible, pensar en patología musculotendinosa ("tendinitis del manguito rotador").
  - Si existe marcada impotencia funcional y el dolor es menos importante, descartar rotura del manguito.
  - En función de la movilidad resistida, valoraremos la estructura anatómica afectada: abducción (afectación de supraespinoso); adducción con dolor en cara posterior del tórax (afectación de dorsal ancho); adducción con dolor en cara anterior del tórax (afectación de pectoral mayor o redondo menor); rotación externa (afectación de infraespinoso); rotación interna (afectación de subescapular); flexión hombro (afectación de coracobraquial) y flexosupinación del codo (afectación de tendón bicipital).

Se pueden explorar uno a uno todos los movimientos escapulohumerales o glenohumerales, pero la forma más rápida de explorar los problemas articulares y de los rotadores es solicitar al paciente que realice movimientos compuestos:

- Colocar ambas manos detrás de la nuca (se explora la abducción, la rotación externa y la flexión. Por otra parte, se valora el manguito de los rotadores).
- Colocar ambas manos detrás de la espalda (se analiza la rotación interna, la abducción, la extensión y el músculo subescapular).

CODO

Inspección

Valorar deformidades (hinchazón de la cara posterior del olécranon en las bursistis olecranianas), nódulos reumatoides, signos inflamatorios en toda la articulación y atrofia muscular, derrames (se aprecia precozmente repleción de zonas huecas sobre el olécranon con el codo en flexión). La posición antiálgica de un codo edematoso es la semiflexión.

Palpación abordaje posterior

- Epicóndilo (zona lateral externa del codo): inserción de músculos supinadores del antebrazo y músculos extensores de la muñeca. Epitróclea (zona medial del codo): inserción de músculos pronadores del antebrazo y flexores de la muñeca. Olécranon y bursa olecraniana. Con el codo extendido, las tres eminencias forman una línea recta y con el codo en flexión de 90°, un triángulo equilátero.
- Dos surcos paraolecranianos: en el externo se palpa la cabeza del radio (haciendo pronosupinación) y en el interno va el nervio cubital (signo de Tinel por atrapamiento nervioso).
- Interlínea articular.

Movilidad

- Articulaciones húmero-cubital y húmero-radial: flexión (145°) y extensión (0°). Se pierde completamente la movilidad en artrosis, artritis y con fracturas.
- Articulaciones radio-cubital superior y humero-radial: pronación (85°) y supinación (90°). Movimientos limitados tras fracturas de codo, muñeca o antebrazo y en artritis y artrosis.

Diagnóstico diferencial del codo doloroso

- Dolor articular: movilidad pasiva limitada y activa dolorosa con todos los movimientos (artritis, artrosis y tumores).
- Dolor periarticular: movilidad pasiva normal; movilidad activa dolorosa con algunos de los movimientos.
- Dolor referido: cervical, hombros, muñeca y mano.

te la fase de apoyo de la cadera afectada, la pelvis contralateral cae y el cuerpo se inclina hacia el lado sano) por debilidad de los abductores.

RODILLA

Inspección

En bipedestación, mientras carga y en decúbito supino. Observar: dismetrías, alineación del eje (*genu varo* [piernas arqueadas], *genu valgo* [rodillas juntas] o *genu recurvatum*), posición rotuliana, volumen de rodillas, signos inflamatorios y atrofias musculares. Analizar la marcha antiálgica (pasos cortos y flexión fija con circunducción de la extremidad).

Palpación

- Valorar la temperatura (deslizando el dorso de la mano).
- Valorar derrames: **prerrotuliano** (rodilla globulosa, no se aprecian relieves, no se toca la rótula, peloteo negativo), **intraarticular** (fondos de saco rellenos, se aprecian bien los bordes de la rótula, peloteo rotuliano positivo). Valorar los signos de bombeo, de balón y golpeteo de la rótula.
- Localizar tumoraciones y puntos dolorosos, bloqueos, movilidad.
- Balance articular: la extensión 0° y la flexión activa 135° y la pasiva, cuando choca la pierna sobre el muslo.
- Valorar la estabilidad de la rodilla:
  - Maniobra de valguización forzada (L. lateral interno) (**Fig. 116-2**).
  - Varización forzada (L. lateral externo).
  - Cajón anterior (L. cruzado anterior).
  - Maniobra de Lachman (cajón anterior con flexión de 15°) (**Fig. 116-3**).
  - Cajón posterior (L. cruzado posterior).
- Exploración de meniscos:
  - Prueba de McMurray: dolor y/o chasquido en la interlínea articular con la flexoextensión de la rodilla.
  - Prueba de Apley: en posición prona con la rodilla en flexión de 90°, dolor en interlínea articular al traccionar o presionar el talón.

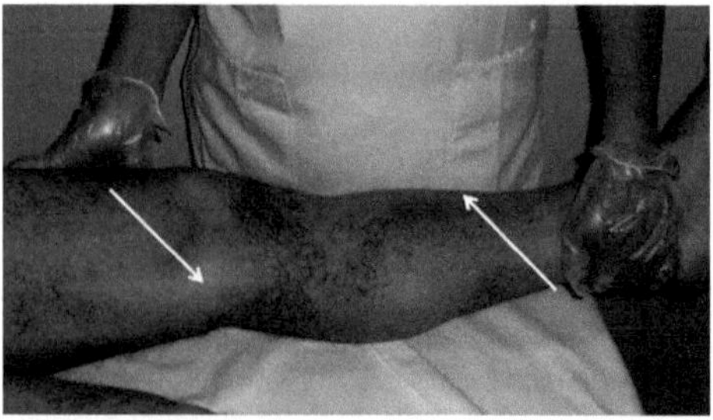

Figura 116-2. Maniobra de valguización forzada.

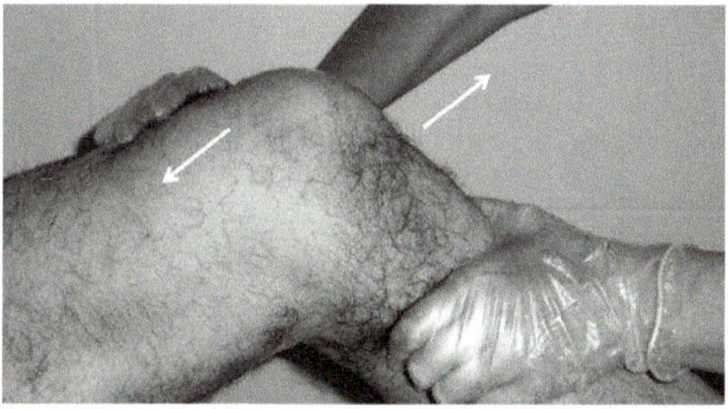

Figura 116-3. Maniobra de Lachman.

TOBILLO

Inspección

Observar: hay que proceder a la inspección de ambos pies y tobillos con el sujeto en bipedestación y durante la marcha, analizando la posición, deformidades, nódulos, edema, tumefacción y hematomas. La exploración detallada se hace en la camilla para observar la planta del pie y el tobillo.

Palpación

- Superficie ósea y articulaciones tibio-peroneo-astragalina, subastragalina (sujetando el cuello del astrágalo, movilizar el talón lateralmente). Si existe dolor a la palpación de los maléolos tras un traumatismo, realizar exploración radiológica.
- L. lateral interno, L. lateral externo (L. peroneoastragalino anterior, L. peroneocalcáneo y L. peroneoastragalino posterior). El dolor, al palpar el **seno del tarso,** indica lesión del L. astragalocalcáneo.
- Tendones y valorar movilidad.

Movilidad

- Tendones extensores: flexión dorsal de tobillo (15°) y dedos.
- Tendones flexores: flexión plantar de tobillo (55°) y dedos.
- Tendón aquíleo: flexión plantar de tobillo y deambulación de puntillas:
  - Prueba de Thomson (valora la integridad del tendón): en decúbito prono y con los pies colgando de la camilla se aprieta la pantorrilla. La flexión plantar del tobillo indica integridad del tendón aquíleo.
- Tendones peroneos: eversión.

RECUERDE

- Tener en cuenta las deformidades que sugieran fracturas agudas o antiguas y buscar siempre signos inflamatorios.
- Comparar siempre con el lado contralateral.

BIBLIOGRAFÍA

- Buckup K. Pruebas Clínicas para patología ósea, articular y muscular. Exploraciones-signos-síntomas. Barcelona: Masson, 1997:103.
- Kanpandji AI. Fisiología Articular (6ª edición). Madrid: Editorial Médica Panamericana, 2010.
- Ronald McRae R. Ortopedia y Fracturas, Exploración y Tratamiento. MARBÁN SL, 2000.
- Moore. Anatomía con orientación clínica (7ª edición). Moore, Agur, Dailey. Editorial Wolters Kluwer, 2013.
- Piñón García M, Vecino Trigo O, Caballero García A, García Paíno L. Exploración de Grandes articulaciones. En: Vázquez Lima MJ, Casal Codesido JR. Guía de Actuación en Urgencias (4ª edición). Coruña: Ofelmaga, 2015: 485-488.

117. Lesiones de muñeca y mano

S. Martínez Gestoso, N. Rodríguez Bouzada, L. García-Paíno Rollón

PUNTOS CLAVE

- Es fundamental que la anamnesis y la exploración física sean minuciosas para tener una sospecha diagnóstica que oriente la solicitud de pruebas complementarias.
- Si la sospecha clínica no se confirma con las proyecciones radiológicas convencionales, se valorarán proyecciones especiales.

LESIONES ÓSEAS

Fracturas del extremo distal del radio

Definición y diagnóstico

Es la fractura más frecuente de la región de la muñeca, afecta principalmente a personas de mayor edad con osteoporosis. El diagnóstico se consigue con Rx AP y lateral de muñeca.

- **Fractura de Colles**: se produce por caída sobre mano en extensión. Es una fractura transversal de la metáfisis del radio, extraarticular, en la que el fragmento distal del radio se desplaza en dirección dorsal y radial con respecto al proximal, provocando deformidad en *"dorso de tenedor"*. Existe dolor con la palpación del radio distal y también con la movilización. Puede asociarse a avulsión de la apófisis estiloides cubital.
- **Fractura de Goyrand-Smith o Colles invertido**: se produce por caída sobre la mano en flexión. Es una fractura transversal de la metáfisis del radio, extraarticular, en la que el fragmento distal se coloca palmar respecto al proximal, provocando deformidad en "vientre de tenedor".
- **Fractura de Rhea-Barton**: fractura intraarticular, en la que existe un fragmento articular marginal del radio (dorsal) que se subluxa conjuntamente con el carpo.
- **Fractura de Rhea-Barton invertida o Smith II**: fractura marginal palmar; el fragmento se coloca en posición volar.
- **Fractura de Hutchinson** (del Chófer): fractura intraarticular, que afecta de forma aislada a la estiloides radial.

Tratamiento

- Sin desplazamiento (estables): yeso antebraquial en ligera flexión y desviación cubital durante 4-6 semanas.
- Desplazadas:
  - Estables: reducción cerrada y yeso. Para la reducción se tracciona en sentido longitudinal a la vez que se presiona sobre el fragmento distal

y simultáneamente se realiza flexión (en fractura de Colles) o extensión (en Colles invertido) del carpo.

- Inestables, fracturas abiertas o irreductibles: cirugía.

Complicaciones

Las más frecuentes son desplazamiento de la fractura después de la reducción (20-50 %), distrofia simpática refleja de Südeck y afectación vascular por compresión excesiva del vendaje.

Fractura de los huesos del carpo

El carpo está formado por 8 huesos, de los cuales la fractura más habitual es la del escafoides, y la que con mayor frecuencia pasa desapercibida (**Figura 117-1**).

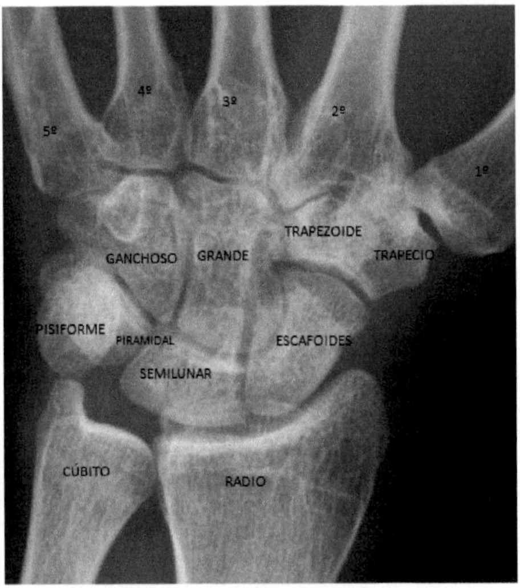

Figura 117-1. Huesos del carpo.

Fractura del escafoides

Definición y diagnóstico

Es la fractura más frecuente de la mano (70 %) y se produce por caída con la mano en extensión. Existe tumefacción y dolor a la palpación en la tabaquera anatómica, y en la cara dorsal o palmar del escafoides, y se intensifica con los movimientos de lateralización radial de la mano. El diagnóstico se consigue con Rx AP y lateral de muñeca y proyecciones de escafoides. Si no se visualiza fractura, puede ser necesario repetir la Rx en

10-15 días. Si se sospecha fractura y no se visualiza en la Rx, se debe inmovilizar y remitir a consultas de traumatología.

Tratamiento

- Ortopédico en fracturas estables: aplicación de férula posterior o inmovilización con yeso antebraquial, incluyendo articulación metacarpofalángica del pulgar durante 14-16 semanas.
- Quirúrgico en fracturas desplazadas que presentan diástasis marcada o si hay una secuela de pseudoartrosis después del tratamiento.

Complicaciones

Necrosis avascular del polo proximal, pseudoartrosis (muy frecuente) y distrofia de Südeck.

Fractura de los metacarpianos

Fracturas de la base del primer metacarpiano

Se producen por caída con el puño cerrado o por abducción forzada del pulgar. Existen dos fracturas específicas, ambas intraarticulares e inestables, que suelen requerir tratamiento quirúrgico:

- **Fractura-luxación de Bennet:** se produce una fractura de la base con luxación o subluxación proximal del 1er metacarpiano. Presentan dolor, tumefacción y dificultad para poner en contacto los pulpejos del primer y quinto dedos. Se debe realizar Rx AP, lateral y oblicua del primer dedo. Generalmente son fracturas inestables, por lo que necesitan tratamiento quirúrgico. Si no están desplazadas tratar con yeso antebraqueopalmar, incluyendo el pulgar hasta la articulación interfalángica.
- **Fractura de Rolando:** fractura transversal de la base del primer metacarpiano que se prolonga verticalmente a la articulación, convirtiéndose en una fractura en "T" o en "Y".

Fractura subcapital del 4º o 5º metacarpiano "fractura del boxeador"

Se produce tras dar un golpe con el puño cerrado sobre un plano duro. Se solicitan Rx AP y oblicua de la mano. Si no están desplazadas, se inmoviliza con una férula palmar de escayola, con flexión de 70º de la articulación metacarpofalángica durante 3 semanas. Las fracturas desplazadas precisan reducción urgente por traumatología.

Fracturas de los dedos de la mano

Fracturas interfalángicas

Tipos

- **Proximal:** suele ser desplazada. Es frecuente el arrancamiento óseo a la altura de la base.

- **Media:** traumatismo directo sobre los dedos, que provocan dolor y tumefacción.
- **Distal:** son las fracturas más comunes de las falanges. Se producen por traumatismos directos sobre el dedo, con lo que aparece dolor, tumefacción, herida cutánea y, en ocasiones, hematoma subungueal. Puede aparecer un *"dedo en martillo"* por avulsión de la inserción del tendón extensor.

Diagnóstico

Rx AP y lateral del dedo afectado.

Tratamiento

- Fracturas de falange proximal y medial: si no existe desplazamiento, inmovilización con férula de aluminio, incluyendo las articulaciones interfalángicas proximales y distales, durante 4 semanas. Los defectos de rotación conllevan una importante limitación funcional. El tratamiento debe ser quirúrgico si están desplazadas.
- Fracturas de falange distal: tratamiento ortopédico en fracturas de pequeños fragmentos o sin desplazamiento, inmovilización de la articulación en ligera hiperextensión de la falange distal (férulas de Stack) durante 4 semanas. Si hay *"dedo en martillo"*: férula en extensión 4-6 semanas. Precisan reparación quirúrgica si están desplazadas (osteosíntesis con agujas de Kirschner).

Luxaciones de muñeca y mano

Luxaciones del carpo

La más frecuente es la luxación del *semilunar.* Se produce por caída sobre la mano, siendo una lesión grave que puede pasar inadvertida por interpretación incorrecta de la Rx, con grave repercusión funcional. Existe tumefacción difusa y dolor sin deformidad de ningún tipo en la muñeca. Solicitar Rx AP y lateral de muñeca *(signo del semilunar en gota)*. Puede asociarse con compresión del nervio mediano, que precisará valoración urgente por traumatología para reducción en quirófano.

Luxación carpometacarpiana

Habitualmente es dorsal, y para objetivarla es imprescindible una Rx lateral. Tratamiento mediante reducción cerrada. Si es muy inestable, precisa tratamiento quirúrgico.

Luxación dorsal de la articulación interfalángica

Se produce por hiperextensión de los dedos, cursando con dolor y deformidad a la altura de la articulación. Diagnóstico: Rx AP y lateral del dedo afectado. Para reducirla se tracciona longitudinalmente bajo anestesia troncular y se inmoviliza con férula de aluminio con flexión de 10-20° de las articulaciones interfalángicas y de 70° de las metacarpofalángicas hasta que desaparezca el dolor, 3 semanas.

Lesiones tendinosas

Tendinitis de De Quervain: inflamación de los tendones del primer compartimento del retináculo extensor de la muñeca, abductor largo y extensor corto del pulgar. Es más común en mujeres y está relacionada con la actividad laboral y/o deportiva. El dolor se localiza a nivel de la estiloides radial y se irradia hacia el dorso de la articulación metacarpofalángica del pulgar. Para el diagnóstico se realiza la *maniobra de Finkelstein*, que genera dolor sobre la estiloides radial al realizar desviación cubital de la muñeca con el pulgar en flexión completa. Tratamiento conservador: inmovilización y AINE. Si fracasa lo anterior, infiltración con corticoide o incluso tratamiento quirúrgico.

Dedo en martillo: lesión del tendón extensor en la base de la falange distal, habitualmente secundaria a traumatismo cerrado. Existe dificultad para extender la articulación interfalángica distal. Diagnóstico: Rx AP y lateral de dedo. Tratamiento conservador, inmovilización con férula de Stack, manteniendo la articulación interfalángica distal en hiperextensión durante 6-8 semanas. Precisa reparación quirúrgica si existe arrancamiento óseo en el punto de inserción o si la causa de la lesión es una herida.

Dedo en *boutonnière* (en ojal): lesión del tendón extensor a la altura de la articulación interfalángica proximal. Solicitar Rx AP y lateral. El tratamiento es conservador: inmovilización con férula y mantener la articulación interfalángica proximal en extensión 6-8 semanas. Si hay herida o avulsión ósea, cirugía.

Rotura del ligamento colateral cubital de la articulación metacarpofalángica del pulgar *"dedo de esquiador"*, o *"lesión de guardabosques"*. Se produce tras la abducción forzada del pulgar y es típico de la práctica de esquí. El diagnóstico es clínico, existiendo a la altura de la primera articulación metacarpofalángica una laxitud > 30° o superior en 15° a la contralateral. Se puede acompañar de fractura-arrancamiento de la falange proximal del pulgar, por lo que debe solicitarse Rx AP y lateral del primer dedo. Se trata con férula de yeso, incluyendo el primer dedo, durante 4 semanas. Si hay mayor inestabilidad o arrancamiento óseo con desplazamiento, cirugía. La **lesión de Stener** es la rotura del ligamento colateral cubital con interposición de la aponeurosis del músculo abductor del pulgar que impide la reparación espontánea del ligamento, precisa tratamiento quirúrgico.

Sección tendinosa: son lesiones muy frecuentes por un mecanismo inciso contuso. Podría precisar profilaxis antitetánica y tratamiento antibiótico. Pueden asociarse lesiones neurovasculares. Tratamiento quirúrgico.

- Tendones flexores: imposibilidad para la flexión de las articulaciones interfalángicas. Proximal por lesión del tendón flexor superficial. Distal por lesión del tendón flexor profundo.
- Tendones extensores: pérdida de extensión activa y predominio flexor.

OTRAS PATOLOGÍAS FRECUENTES EN URGENCIAS

Gangliones

Son tumores benignos, formaciones quísticas de líquido sinovial, por degeneración mucoide capsuloligamentosa. Se localizan en el dorso de la muñeca, sobre todo en el espacio escafosemilunar y en el espacio radioescafoideo. El primer síntoma es una tumoración blanda, depresible, adherida a planos profundos. El tratamiento es quirúrgico.

Síndrome del túnel carpiano

Es una neuropatía debida al atrapamiento del nervio mediano a nivel de la muñeca. Signo de Tinel: con la muñeca en extensión, dolor neurálgico en el recorrido del nervio mediano, al percutirlo por el lado cubital del tendón del palmar largo. Signo de Phalen: parestesias con la flexión palmar completa de la muñeca, al enfrentar el dorso de ambas manos durante un minuto (Test de Durkan o Phalen inverso con flexión dorsal y palmas de las manos enfrentadas). Precisa confirmación de electromiografía antes del tratamiento quirúrgico.

RECUERDE

- Es imprescindible hacer una valoración neurovascular antes y después de la manipulación de las fracturas.
- No olvidar que las fracturas pueden pasar inadvertidas en la exploración radiológica.

BIBLIOGRAFÍA

- Buckup K. Articulaciones de la muñeca, la mano y los dedos. Pruebas Clínicas para patología ósea, articular y muscular. Exploraciones-signos y síntomas. Barcelona: Masson, 1997.
- Cáceres E, Majó J, Fernández JJ, Mir X, Miralles RC et al. Traumatismos de la extremidad superior. En: Proubasta I. Lecciones básicas en Cirugía Ortopédica y Traumatología (1ª edición). Barcelona: Permanyer, 2007.
- Rey Tasende JM, Barreiro Paz R, García-Paíno Rollón L. Lesiones de mano y muñeca. En: Vázquez Lima MJ, Casal Codesido JR. Guía de Actuación en Urgencias (5ª edición). Madrid: Editorial Médica Panamericana, 2017.

118. Lesiones del codo y del antebrazo

L. Louzao Abellás, I. Diz Tomé, L. García-Paíno Rollón

PUNTOS CLAVE

- Es importante tener en cuenta las estructuras vasculonerviosas que rodean a las articulaciones a la hora de sospechar las posibles lesiones asociadas a fracturas y luxaciones.
- La integridad del triángulo de Nelaton (formado por epicóndilo, epitróclea y olécranon) permite diferenciar fracturas supracondíleas de codo (donde se mantiene) de las luxaciones (donde está alterada).

FRACTURAS DEL EXTREMO DISTAL DEL HÚMERO

Fracturas supracondíleas

Se producen fracturas por impacto directo o caídas sobre la mano con el codo en extensión. Son más frecuentes en niños.

Clínica

Tumefacción, asimetría, deformidad, dolor e impotencia funcional para flexoextensión del codo. El triángulo de Nelaton se mantiene (diagnóstico diferencial con la luxación de codo).

Diagnóstico

Radiografía de codo anteroposterior y lateral.

Tratamiento

Conservador en fracturas no desplazadas o con un mínimo desplazamiento. Inmovilización con férula braquiopalmar durante 4 semanas.

Quirúrgico en fracturas desplazadas.

Complicaciones

Compresión de la arteria humeral por desplazamiento del fragmento proximal del húmero cuando la articulación queda en extensión. Afectación del nervio mediano.

Fracturas de epicóndilo

Se producen fracturas por impacto directo sobre el codo o caída sobre la mano. Son más frecuentes en la infancia.

Clínica

Deformidad, dolor e impotencia funcional para la flexoextensión del codo.

Diagnóstico

Radiografía anteroposterior en extensión y lateral de codo en flexión.

Tratamiento

Conservador en fracturas no desplazadas (férula dorsal) y quirúrgico en fracturas desplazadas.

Complicaciones

Vigilar el desplazamiento de las fracturas en el tratamiento conservador. Son potencialmente graves por ser intraarticulares. Es importante realizar controles radiológicos.

Fractura epitróclea

Se producen fracturas por caídas sobre la mano con abducción forzada del codo o impacto directo.

Clínica

Deformidad, equimosis y dolor en cara interna del codo e impotencia funcional. Explorar el nervio cubital.

Diagnóstico

Radiografía anteroposterior del codo en extensión y lateral en flexión.

Tratamiento

Conservador en fracturas no desplazadas (férula dorsal) y quirúrgico en fracturas desplazadas o si existe atrapamiento articular de la epitróclea.

Fracturas intercondíleas

Se producen fracturas por impacto directo o indirecto (en adultos) frecuentemente desplazadas y conminutas, con típico trazo en T o en Y.

Clínica

Edema importante, equimosis e impotencia funcional.

Diagnóstico

Radiografía anteroposterior en extensión y lateral de codo en flexión.

Tratamiento

Quirúrgico habitualmente.

Conservador en fracturas sin desplazamiento o en personas ancianas con malas condiciones generales. Estrecha vigilancia evolutiva.

FRACTURA-LUXACIÓN DE CODO

Caída sobre la mano con codo en extensión y en valgo. Son más frecuentes las posteriores (> 90 %). En un 30 % se observa avulsión de la epitróclea. Es más habitual en adolescentes.

Clínica

Deformidad, dolor e impotencia funcional. Alteración del triángulo de Nelaton. Puede ser:

- Posterior: codo en flexión a 45°, prominencia del olécranon.
- Anterior: codo en extensión, antebrazo en supinación y acortamiento de la extremidad.

Diagnóstico

Radiografía anteroposterior y lateral de codo. En ocasiones se necesita TC en tres dimensiones.

Tratamiento

Conservador: reducción cerrada por traumatólogo bajo anestesia e inmovilización con férula braquio-antibraquial con codo en flexión a 90° durante 3 semanas. Si la reducción es estable, se permite la movilización precoz.

Quirúrgico: en caso de inestabilidad articular o fracturas asociadas.

Complicaciones

Compromiso neurovascular, afectación de los nervios mediano y cubital y de la arteria radial.

FRACTURA DE OLÉCRANON

Se producen por impacto directo sobre el codo o contracción brusca del tríceps.

Clínica

Dolor, edema e impotencia funcional, con imposibilidad para la extensión del antebrazo. Suelen ser desplazadas por la tracción del tríceps.

Diagnóstico

Radiografía anteroposterior con codo en extensión y lateral de codo en flexión.

Tratamiento

Conservador: en fracturas extraarticulares no desplazadas con férula dorsal con codo en flexión a 90° durante 6-8 semanas.

Quirúrgico: en fracturas desplazadas.

Complicaciones

Pseudoartrosis y pérdida de movilidad (más frecuente en la extensión).

FRACTURA DE LA CABEZA RADIAL

Caída sobre la mano con el codo en extensión (más frecuente) o impacto directo sobre la parte externa del codo.

Clínica

Dolor a la palpación y pronosupinación que se conserva. Limitación para la extensión del codo.

Diagnóstico

Radiografía anteroposterior y lateral de codo. En ocasiones no se visualiza la fractura, pero pueden mostrar un desplazamiento de las almohadillas grasas anterior y posterior, signos de derrame articular o hemartrosis.

Tratamiento

Conservador en fracturas no desplazadas: férula posterior braquio-antebraquial con el codo a 90° durante 2-3 semanas. Movilización precoz.

Quirúrgico en fracturas desplazadas y/o conminutas.

FRACTURAS DE LAS DIÁFISIS DE RADIO Y CÚBITO

Fracturas aisladas de un solo hueso

Por impacto directo (fracturas transversas o conminutas) e indirecto (fracturas espiroideas de cúbito o en tallo verde de radio).

Clínica

Dolor e impotencia funcional en antebrazo y mano. En ocasiones, deformidad.

Diagnóstico

Radiografía anteroposterior y lateral de antebrazo. Es importante incluir codo y muñeca.

Tratamiento

Conservador: en fracturas de un solo hueso, poco desplazadas y en fracturas en tallo verde con férula braquipalmar con antebrazo en pronación (cúbito) o supinación (radio).

Quirúrgico: en fracturas de ambos huesos y/o desplazadas. Poco habitual en niños.

Complicaciones

Afectación de los nervios mediano y cubital. Riesgo de pseudoartrosis y consolidación viciosa.

Lesiones complejas de ambos huesos

Estas fracturas precisan siempre tratamiento quirúrgico.

- **Fractura-luxación de Essex-Lopresti:** fractura de cabeza o cuello radial con luxación radiocubital distal, por caída desde una altura apoyándose en la mano. Afectación de la membrana interósea y gran inestabilidad de la muñeca.
- **Fractura-luxación de Monteggia:** fractura del tercio proximal del cúbito con luxación de la cabeza radial, por caída con el antebrazo en pronación forzada o golpe directo en posiciones de defensa. Afectación del nervio radial. Dolor y edema en codo.
- **Fractura-luxación de Galeazzi:** fractura del tercio distal del radio con luxación radiocubital distal, por caída con el brazo y mano en hiperextensión. Dolor y edema en antebrazo distal y muñeca.
- **Tríada terrible de codo:** fractura de la cabeza radial con luxación de codo con fractura de coronoides. Mecanismo de lesión: caída con el codo en extensión sobre al antebrazo y con la mano en flexión.

RECUERDE

- Siempre que exista fractura de la diáfisis de radio o cúbito se deben buscar lesiones asociadas en el otro hueso.
- Es imprescindible la valoración neurovascular antes y después de la manipulación de las fracturas.

BIBLIOGRAFÍA

- Aboy Pardal P, Rodríguez Bouzada N, García-Paíno Rollón L. Lesiones de codo y antebrazo. En: Vázquez Lima MJ, Casal Codesido JR. Guía de Actuación en Urgencias (5ª edición). Madrid: Editorial Médica Panamericana, 2016.
- Crenshaw AH, Perez EA. Fracturas del hombro, brazo y antebrazo. En: Campbell. Tratado de cirugía Ortopédica (11ª edición). Madrid: Editorial Marbán, 2009.
- MacRae R. Tratamiento Práctico de Fracturas (3ª edición). Madrid: McGraw-Hill Interamericana, 2000.
- Proubasta I. Lesiones Básicas en Cirugía Ortopédica y Traumatología. Barcelona: Publicaciones Permanyer, 2007.

119. Lesiones de hombro y húmero

L. González González, G. Sánchez Sindín, L. García-Paíno Rollón

PUNTOS CLAVE

- En lesiones traumáticas del miembro superior, sobre todo, en luxaciones glenohumerales y fracturas de tercio inferior de húmero, es fundamental realizar una adecuada evaluación del estado neurovascular.
- La luxación de la articulación glenohumeral en pacientes con laxitud constitucional puede producirse con traumatismos mínimos o incluso con movimientos bruscos.

FRACTURA DE CLAVÍCULA

Es la fractura más frecuente en la infancia y habitual en jóvenes, generalmente menores de 25 años. El 70-80 % de las fracturas se localizan en el tercio medio clavicular.

Mecanismo de lesión

Se producen por traumatismo indirecto, con caída sobre el hombro o por caída con apoyo en el brazo con extensión forzada.

Clínica

Dolor, deformidad con fragmento proximal prominente, equimosis en fosa clavicular e impotencia funcional.

Actitud típica: brazo pegado al cuerpo en aducción y sujeto con el miembro contrario.

Pruebas complementarias

Radiografía AP de clavícula.

Tratamiento

Ortopédico: en fracturas no desplazadas, inmovilización durante 4-6 semanas con vendaje de anillas o "en ocho". Control por traumatólogo. Se debe revisar el vendaje cada pocos días para su ajuste. Se debe advertir al paciente que en caso de hormigueos en las manos debe elevar los brazos para aliviar la compresión de estructuras axilares.

Quirúrgico: en fracturas de tercio distal, grandes desplazamientos, sospecha de lesión neurovascular (arteria subclavia), fracturas abiertas o ante riesgo de lesión cutánea.

Complicaciones

Consolidación en mala posición, pseudoartrosis, lesión de la arteria subclavia y repercusión estética.

LUXACION ESTERNOCLAVICULAR

Es una entidad muy poco frecuente, cuyo diagnóstico es clínico fundamentalmente.

Mecanismo de lesión

Se produce por traumatismo indirecto, al empujar el hombro hacia delante (luxación posterior o retroesternal) o hacia atrás (luxación anterior, más frecuente), en accidentes de tráfico o deportivos.

Clínica

Dolor e impotencia funcional que aumenta con cualquier movimiento del hombro. Debe sospecharse si el paciente gira la cabeza hacia el lado lesionado. En las anteriores se evidencia la protrusión del extremo proximal de la clavícula sobre el esternón. En las posteriores, muy infrecuentes, no es tan evidente la depresión que produce la falta de relieve del extremo clavicular, además la exploración se interfiere por el importante hematoma que suele asociar.

Pruebas complementarias

TC torácica, de elección. La luxación posterior puede acompañarse de graves lesiones en estructuras cercanas, especialmente de los grandes vasos, tráquea y/o esófago.

Tratamiento

- Conservador: en luxación anterior.
- Quirúrgico: en luxación posterior; la reducción cerrada en quirófano es la primera elección.

LUXACIÓN ACROMIOCLAVICULAR

La articulación acromioclavicular, de localización subcutánea en la porción superior del hombro, frecuentemente se ve afectada por procesos traumáticos y/o degenerativos.

Etiología

Traumatismo directo sobre el hombro, generalmente por un golpe sobre el acromion estando el húmero en abducción o indirecto por caída sobre el codo. Se origina por rotura de los ligamentos acromioclaviculares y coracoclaviculares.

Clínica

Dolor localizado a la presión y "signo de la tecla de piano" (ascenso de la porción externa de la clavícula, depresible en caso de luxación).

Pruebas complementarias

Radiografía AP de hombro: confirmará el grado de lesión en función del grado de desplazamiento de la clavícula respecto al acromion. La anatomía de esta articulación puede ser difícil de interpretar con una sola proyección AP, por lo que si existen dudas debemos realizar otras proyecciones (proyección AP con el haz de Rx dirigido a 10° en sentido craneocaudal o axial). Si hay dudas podremos realizar Rx de estrés (Rx AP de ambos hombros con 3-5 kg colgando de ambas muñecas), en desuso.

Tratamiento

- Ortopédico: es el más frecuente. Se aplica un cabestrillo durante 2-3 semanas y se realiza movilización precoz.
- Quirúrgico: se realiza en luxaciones graves o moderadas, sobre todo en jóvenes que practiquen deportes de alta competición o que desarrollen trabajos manuales que requieran grandes esfuerzos o actividades habituales con la mano por encima de la altura del hombro.

LUXACIÓN DE LA ARTICULACIÓN GLENOHUMERAL

Los accidentes deportivos en pacientes jóvenes y las caídas casuales en las personas mayores son las causas más frecuentes de este tipo de lesiones.

Etiología

Traumatismo directo o indirecto, lo más frecuente. En pacientes con laxitud constitucional puede aparecer tras traumatismos mínimos o incluso con movimientos bruscos.

Clasificación y clínica

Anterior o anteroinferior: es la más frecuente. Se produce por mecanismo indirecto, al caer sobre la palma de la mano con el codo en extensión y el brazo con cierto grado de abducción y rotación externa. Produce dolor e impotencia funcional, siendo frecuente la visualización del "hombro en charretera" (pérdida del relieve normal del hombro con oquedad por debajo del acromion) (**Figura 119-1**).

Posterior: se produce por traumatismos de alto impacto, electrocuciones o crisis comiciales. Puede pasar desapercibida por falta de deformidad llamativa. Se observa una prominencia ósea en la cara posterior del hombro con un aplanamiento anterior, con la apófisis coracoides sobresaliendo respecto a la contralateral.

Inferior o *"luxatio erecta"*: se produce por hiperabducción violenta del húmero. Se asocia a lesión de partes blandas, fracturas proximales de húmero y lesiones de la arteria axilar y el plexo braquial.

Superior: muy infrecuente, asociada a traumatismos de alta energía y politraumatizados.

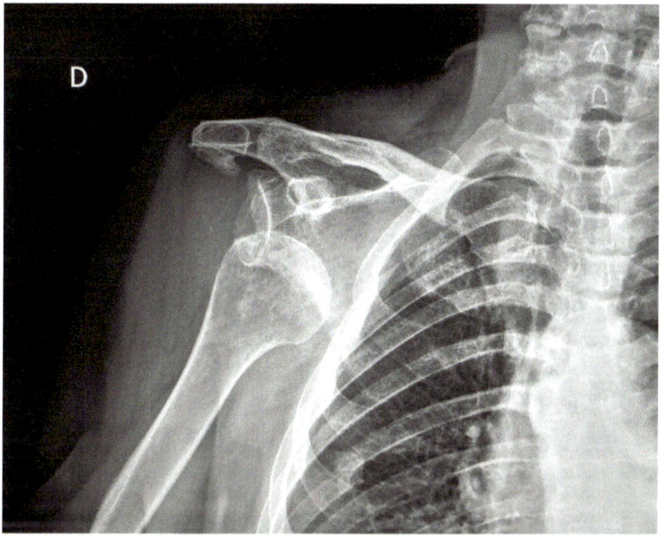

Figura 119-1. Luxación anterior de hombro.

Pruebas complementarias

Radiografías AP y transtorácica del hombro (veremos una superposición de la cabeza del húmero sobre la glenoides) y axial si quedan dudas.

Tratamiento:

- Ortopédico: reducción incruenta (**Tabla 119-1**), si no hay fractura e inmovilización con cabestrillo durante 3 semanas. Se debe analgesiar y/o sedar al paciente previamente y se debe realizar Rx de hombro de control tras la reducción.
- Quirúrgico: en fractura-luxación o en luxaciones irreductibles (más frecuente en las posteriores).

Complicaciones

La más importante es la parálisis del nervio circunflejo o del nervio axilar, que produce anestesia en la región deltoidea, acompañada a veces de abducción dolorosa o imposible del hombro.

Otras: lesión de la arteria axilar y del plexo braquial, luxación recidivante e inestabilidad articular (jóvenes), rotura del manguito rotador (ancianos) y fractura ósea (troquíter).

Tabla 119-1. Maniobras de reducción de las luxaciones de hombro		
Nombre	Posición del paciente	Técnica de reducción
Maniobra de Kocher	Tumbado en la camilla, analgesia iv +/- sedación suave.	Tracción del brazo flexionado y rotación externa del mismo hasta alcanzar 90º, si es posible. A continuación realizar aducción (el codo comienza a cruzar el tórax) y rotación interna rápidas, llevando la mano del paciente al hombro sano.
Maniobra de traccio-contratracción	Tumbado en la camilla, con una sábana doblada rodeando su cuerpo a nivel de la axila y analgesia iv +/-sedación suave.	El operador realiza tracción del miembro superior en extensión con rotación externa forzada y movimientos suaves de abducción y aducción, mientras el ayudante realiza la contratracción tirando de la sábana que rodea al paciente.
Maniobra de Davos	Sentando en la camilla, apoyando la espalda en el respaldo de la camilla, inclinado a 60º.	Se coloca al paciente con la rodilla del lado luxado flexionada y las muñecas atadas rodeando la rodilla. Al bajar progresivamente el respaldo el peso del paciente hace tracción y se reduce la luxación.
Método de Artl	Sentado en una silla con respaldo alto y almohadillado, coloca su brazo luxado al otro lado del respaldo de tal forma que su axila se sitúa en el ápex de la misma.	Tracción suave y continua de la extremidad con el codo flexionado a 90º. En ocasiones es necesario realizar ligeros movimientos de rotación externa.
Maniobra de Hipócrates	Técnica clásica: Tumbado en la camilla, el médico coloca su pie descalzo en la axila del paciente.	Sujetando al paciente por su mano se ejerce una tracción lenta y progresiva de la extremidad luxada.
Reducción luxaciones posteriores	Más dolorosas por lo que suelen requerir anestesia general. Tumbado en la camilla en decúbito supino.	Se aplica tracción sobre el brazo en aducción y ligera rotación interna. Resulta útil además ayudarse de una presión directa sobre la cabeza humeral.

FRACTURA DE ESCÁPULA

Es poco frecuente. El cuello y el cuerpo de la escápula son las áreas más habitualmente lesionadas.

Etiología

Traumatismos de alta energía, por lo que suelen asociarse a otras lesiones de hombro, tórax y cráneo.

Clínica

Dolor local, especialmente con la presión digital.

Pruebas complementarias

Radiografía AP y axial de escápula y Rx de parrilla costal. Rx PA de tórax si hay fractura escapular.

TC torácica: de elección en fracturas complejas o multifragmentadas.

Tratamiento

Las fracturas extraarticulares se tratan de forma conservadora, con inmovilización inicial del brazo en cabestrillo durante 3 semanas. En las fracturas intraarticulares y que asocian inestabilidad glenohumeral, el tratamiento es quirúrgico.

FRACTURA DE LA EXTREMIDAD PROXIMAL DEL HÚMERO

Lesión frecuente en ancianos y en pacientes con osteoporosis. Habitualmente es impactada en ancianos y puede afectar aisladamente al troquíter, al troquín o asociarse a luxación.

Etiología

Generalmente, traumatismo indirecto por caída sobre la mano con el brazo en extensión. Ocasionalmente, traumatismo directo.

Clínica

Dolor con la palpación, tumefacción e impotencia funcional.

Actitud de Dessault: el paciente acude con el brazo afectado sujeto con la otra mano y pegado al cuerpo, el hombro en aducción y el codo en flexión.

Transcurridas 48 h puede aparecer un hematoma en la cara interna del brazo y cara lateral del tórax, *hematoma de Hennequin*.

Se debe explorar la posible afectación de estructuras vasculares y nerviosas asociadas (sobre todo del nervio axilar).

El pronóstico funcional es bueno cuando son fracturas sin desplazamiento o con escaso desplazamiento.

Pruebas complementarias

Radiografía AP y transtorácica de hombro.

Tratamiento

- Ortopédico: es el más frecuente. Se aplica un cabestrillo durante 3-6 semanas y se realiza movilización precoz a las 2-3 semanas para evitar rigidez.

- Quirúrgico: se realiza en fracturas desplazadas más de 1 cm o más de 45° de angulación, por riesgo de necrosis cefálica, separación del troquíter o luxación.

FRACTURA DE LA DIÁFISIS DEL HÚMERO

Etiología

Traumatismo indirecto por caída con el brazo en extensión, movimiento de torsión o traumatismo directo de alto impacto. Es más frecuente en varones jóvenes y ancianos.

Clínica

Dolor, deformidad, impotencia funcional y tumefacción en el brazo. El brazo se encuentra inestable, por lo que el paciente lo sujeta con la otra mano. Es importante la exploración neurológica en busca de lesiones, especialmente del nervio radial, que se afecta en el 10-12 % de los casos.

Puede haber equimosis en axila, pared torácica y borde interno de antebrazo.

Las fracturas de Holstein-Lewis son fracturas espiroideas del tercio distal con desplazamiento de fragmentos óseos. Existe mayor riesgo de lesión del nervio radial.

Pruebas complementarias

Radiografía AP y lateral del húmero, debiéndose apreciar en ambas tanto la articulación del hombro como la del codo.

Tratamiento

Ortopédico: reducción (si es necesaria) para evitar la separación de fragmentos (tracción y alineación) y férula en "U" o yeso colgante durante 6 semanas en fracturas espiroideas largas del tercio medio (60 % de los casos) o del tercio proximal. Se almohadilla el codo y la región acromioclavicular y posteriormente se coloca una férula de yeso desde el hombro hasta la axila abarcando el codo y fijándola posteriormente con vendas de gasa.

Quirúrgico: se realiza en fracturas transversas del tercio distal, fracturas no reductibles, fracturas abiertas y fracturas con lesión vascular o nerviosa asociada.

Complicaciones

Las fracturas del tercio medio pueden provocar una lesión del nervio radial, que se caracteriza por "mano caída" con imposibilidad de extender la muñeca y trastornos sensitivos en el dorso de la mano (1er espacio interdigital). Con frecuencia puede haber pseudoartrosis.

ROTURA DEL TENDÓN LARGO DEL BÍCEPS

Es la lesión traumática tendinosa más frecuente del miembro superior. Predomina en mayores de 40 años con tendinitis previa y también en deportistas tras esfuerzos bruscos. Puede ser parcial o completa.

Clínica

Dolor agudo al romperse el tendón, chasquido y equimosis debajo del deltoides. Puede ser proximal (es la más frecuente) o distal. En la rotura del tendón a nivel del hombro se aprecia una deformidad sobre el codo por retracción del músculo, al perder su inserción proximal, *signo de la bola caída o de Popeye*. Disminuye la fuerza de supinación y de flexión.

Pruebas complementarias

El diagnóstico es clínico, fundamentalmente. La ecografía es útil si existen dudas diagnósticas.

Tratamiento:

Habitualmente es conservador, sobre todo en pacientes mayores que toleren la deformidad resultante. Reposo durante 3 semanas, antiinflamatorios y rehabilitación.

Quirúrgico: se realiza en pacientes jóvenes y activos para restaurar la potencia.

RECUERDE

- Las fracturas de escápula son poco frecuentes y se asocian con traumatismos de alta energía. Se deben descartar otras lesiones a nivel de hombro, tórax y cráneo.
- La lesión neurológica más frecuente en la luxación glenohumeral es la afectación del nervio circunflejo.
- En la lesión del nervio radial se produce mano en péndulo o muñeca caída, disminución de sensibilidad en la superficie dorsal del primer espacio interdigital, parálisis de los extensores metacarpofalángicos y alteración del reflejo tricipital.

BIBLIOGRAFÍA

- Cáceres E, Majó J, Fernández JJ, Mir X, Miralles RC. Traumatismos de la extremidad superior. En: Proubasta I. Lecciones Básicas en Cirugía ortopédica y Traumatología (1ª edición). Barcelona: Permanyer, 2007: 143-73.
- Mac Rae R. Tratamiento Práctico de Fracturas (3ª edición). Madrid: MacGraw-Hill Interamericana, 2000.
- Seoane Suárez C, Mayán Conesa P, García-Paíno Rollón L. Lesiones de hombro y húmero. En: Vázquez MJ, Casal JR. Guía de actuación en Urgencias (5ª Edición). Madrid: Editorial Médica Panamericana, 2017: 698-705.

120. Lesiones de pelvis, cadera y fémur

M. Iglesias Paraco, J. Grande Freire, L. García-Paíno Rollón

PUNTOS CLAVE

- Ante la sospecha de una fractura pélvica, se debe seguir el protocolo de actuación para el paciente politraumatizado.
- Las fracturas de pelvis y fémur producen hemorragias que inestabilizan hemodinámicamente al paciente y requieren reposición de volumen.

FRACTURAS DE PELVIS

La causa principal de las fracturas de pelvis son los accidentes de tráfico (44-66 %), sobre todo en los que se produce un impacto lateral. Otras causas importantes están relacionadas con los accidentes laborales, prácticas de deportes de riesgo y caídas en ancianos con osteopenia o artropatía.

Exploración física

- **Sistemática ABCDE del paciente politraumatizado** de forma rápida y precisa. En estas fracturas puede existir una afectación de órganos, vasos y estructuras neurológicas asociada, lo que determinará el pronóstico vital y funcional del paciente.
- **Búsqueda de puntos dolorosos.** Dolor a presión en sínfisis y ramas pubianas, crestas ilíacas, articulaciones sacroilíacas, sacro, tuberosidades isquiáticas y trocánteres.
- **Inspección de periné.** Es muy importante la identificación de hematomas, equimosis de escroto y vulva o sangre en meato urinario, en cuyo caso la colocación de sonda urinaria estaría contraindicada.
- La realización de **tacto rectal** tiene como objetivo la valoración prostática (descartar próstata alta o "flotante") y la presencia de sangrado intestinal.
- La **exploración vaginal** permite valorar fracturas y lesiones vaginales o uterinas.
- Valoración de **miembros inferiores.** Posición anormal, excesiva rotación o acortamiento.
- Examen **neurovascular.** Se debe descartar lesión o afectación en los territorios de **L5-S1** a consecuencia de tracción, compresión o avulsión de **plexo lumbosacro.**

Clasificación de Tile

Tipo A: fracturas estables, en las que no está comprometida la integridad del anillo pelviano posterior; fracturas mínimamente desplazadas de anillo anterior, pala ilíaca, sacro y coxis. Son excepcionalmente quirúrgicas.

Tipo B: fracturas en las que existe una interrupción parcial del anillo pelviano posterior. La más común es la fractura en **"libro abierto"**, que presenta disrupción de la sínfisis del pubis e inestabilidad parcial del anillo posterior.

Tipo C: fracturas inestables. Existe una interrupción completa de todas las estructuras óseas y ligamentosas en el anillo posterior. Requieren estabilización anterior y posterior; se asocian a mayor mortalidad.

Exploraciones complementarias

- Radiografía anteroposterior de pelvis.
- TC de pelvis o extensión necesaria en caso de politraumatizados. Es imprescindible para valorar el alcance y la repercusión de la fractura y de las posibles lesiones asociadas.
- Pruebas de laboratorio: hemograma, bioquímica, coagulación, orina y pruebas cruzadas si hay inestabilidad hemodinámica.

Traumatismo/Sospecha de fractura pélvica + Inestabilidad hemodinámica → Colocación inmediata de cinturón pélvico

Tratamiento

- Aplicar el protocolo de actuación en pacientes politraumatizados. Iniciar valoración y tratamiento con la regla **"ABCDE"**.
- En el **paciente hipotenso con antecedentes de traumatismo de alta energía hay que suponer una fractura pélvica hasta que se demuestre lo contrario.** Una pelvis inestable puede causar una hemorragia continua. La colocación de un cinturón pélvico proporciona la estabilidad ósea necesaria para la formación y la protección del coágulo retroperitoneal, que es fundamental para recuperar la estabilidad hemodinámica, hasta que no se proceda al tratamiento quirúrgico de fijación definitivo. Se aplica compresión circunferencial a nivel de los trocánteres (no en la cresta ilíaca) con un cinturón pélvico o con una simple sábana plegada que se coloca pasando los extremos alrededor de la pelvis, a nivel de los trocánteres y sujetándola con pinzas (**Fig. 120-1**).
- Administrar reposición de volumen, 1.000 mL de cristaloides y ajustar según la respuesta y el grado de shock.

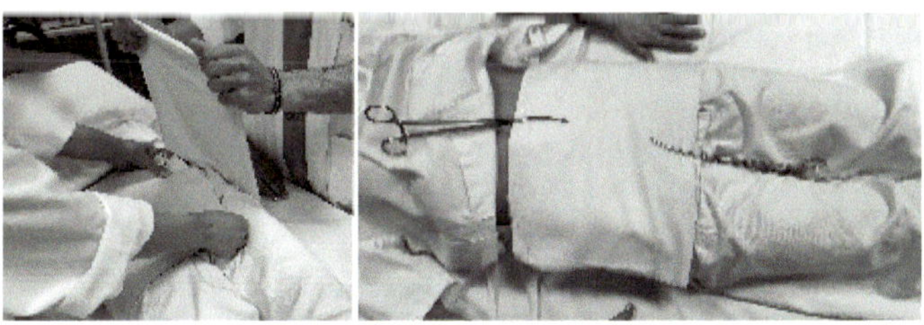

Figura 120-1. Cinturón pélvico con sábana.

- Fracturas estables (fracturas por avulsión, fracturas de ramas isquio o ileopubianas). Tratamiento analgésico, reposo y alta domiciliaria.
- **Analgesia** (analgésicos de 3er escalón y/o AINE), protección gástrica y prevención de trombosis venosa con heparinas de bajo peso molecular.

FRACTURAS DE CADERA

Fractura típica en ancianos, generalmente tras una caída, que afectan al extremo proximal del fémur (**Fig. 120-2**).

Clasificación (en función de su relación con la cápsula articular)

- Fracturas de cuello quirúrgico: subcapital, transcervical y basicervical.
- Extracapsulares: pertrocantérea, subtrocantérea y diafisaria.

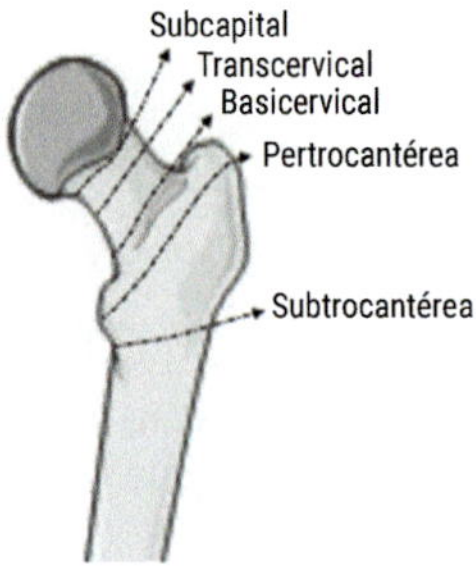

Figura 120-2. Clasificación de las fracturas de cadera.

Clínica y exploración física

Dolor con la palpación del pliegue inguinal, con rotación pasiva de la extremidad e impotencia funcional. **La extremidad inferior está acortada y en rotación externa si la fractura está desplazada** (en ocasiones no es tan evidente, si la fractura está impactada o no desplazada). Se debe realizar una exploración del estado neurovascular distal a la lesión.

Pruebas complementarias

- Rx AP de pelvis y axial de cadera lesionada.
- Puesto que requerirán tratamiento quirúrgico, se debe solicitar hemograma, bioquímica, coagulación, ECG y Rx de tórax.

Tratamiento

- **Analgesia** con AINE y/o analgésicos de tercer escalón, sin olvidar la protección gástrica.
- En las fracturas de cuello femoral está en discusión si es imprescindible la inmovilización y la tracción de la extremidad (sería suficiente con mantenerla apoyada en una posición cómoda). En las fracturas extracapsulares está indicada una **tracción blanda** (3-4 kg).

- **Valoración por Traumatología:** el tratamiento definitivo será quirúrgico en la mayoría de los casos. Se realizará tratamiento conservador en ancianos con mal estado general previo.

LUXACIÓN DE CADERA

Se produce desplazamiento de la cabeza femoral fuera del acetábulo, habitualmente debido a traumatismo de alta energía. Las fracturas de reborde acetabular, diáfisis femoral, meseta tibial o rótula ipsilateral están frecuentemente asociadas a esta lesión.

Clasificación y clínica

- **Anterior.** La cadera adopta la posición de flexión media, abducción y rotación externa (**posición de bañista impúdico**). Se han descrito lesiones asociadas de arteria, vena y nervio femoral.
- **Posterior.** Representa el 90 % de las luxaciones de cadera, generalmente por traumatismos de alta energía, como accidentes de tráfico. La extremidad está acortada, en abducción y rotación interna (**posición de bañista sorprendido**). Puede asociarse a afectación del nervio ciático. Un 10 % se asocia a fracturas de la cabeza femoral.
- **Central.** La cabeza femoral se introduce dentro de la cavidad pélvica. Debido a fractura del techo del acetábulo, la extremidad también está acortada, sin que exista postura específica de la misma.

Pruebas complementarias

Rx AP y oblicua de pelvis.

Rx de fémur (que incluya la rodilla) en dos proyecciones, para descartar las fracturas asociadas.

Tratamiento

Urgente. Es muy importante que la reducción sea temprana para evitar lesiones secundarias, fundamentalmente necrosis avascular.

FRACTURAS DE FÉMUR

Las fracturas de la diáfisis del fémur (hueso más largo y fuerte del cuerpo) requieren un mecanismo de alto impacto en pacientes jóvenes (los accidentes de tráfico son lo más frecuente), pero pueden producirse por mecanismos de baja energía en pacientes mayores. Pueden ser fracturas estables o inestables (desplazadas), cerradas o abiertas (alto riesgo de infección), transversales, oblicuas o espiroideas y conminutas.

Clínica

Dolor intenso e impotencia funcional absoluta y cierto grado de deformidad (bien por el propio hueso, bien por el hematoma producido). Se deben vigilar los pulsos distales. Hay que descartar el síndrome compartimental.

Exploraciones complementarias

- Rx AP de pelvis y Rx de fémur, incluyendo cadera y rodilla.
- Preoperatorio, hemograma (valorar la anemización causada por la fractura), bioquímica y coagulación, ECG y Rx de tórax.

Tratamiento

Analgesia IV, sueroterapia y reposición transfusional si es necesaria. Antibioterapia en fracturas abiertas.

Inmovilización, alineando el eje de la extremidad, comprobando pulsos antes y después de la manipulación.

Valoración urgente por traumatología para el tratamiento definitivo, que será quirúrgico (a excepción de algunos casos en niños) con clavo endomedular con tornillos o placas metálicas y en ocasiones con fijador externo temporal previo.

RECUERDE

- Cuando hay luxaciones de cadera y fracturas de fémur, se deben descartar otras lesiones en el resto del fémur y en la rodilla. Las luxaciones posteriores de cadera se asocian a lesión del nervio ciático.
- En fracturas de cadera es típica la actitud de acortamiento y rotación externa del miembro afectado.
- Nunca se debe colocar una sonda vesical si hay sangre en el meato urinario.
- No se debe olvidar la valoración del estado neurovascular en cualquier fractura, sobre todo si se realiza tracción o realineación de la extremidad.

BIBLIOGRAFÍA

- Doval Oubiña L, García-Paíno Rollón L. Lesiones de pelvis, cadera y fémur. En: Vázquez Lima MJ, Casal Codesido JR. Guía de Actuación en Urgencias (5ª edición). Madrid: Editorial Médica Panamericana, 2016.
- Konigsberg BS, Duwelius PJ. Fractura aguda del cuello femoral. En: Berry DJ, Liberman JR. Cirugía de cadera (2ª edición). Barcelona: Elsevier, 2021: 1016-23.
- White TO, Mackenzie SP, Gray AJ. McRae Traumatología. Tratamiento de las Fracturas en Urgencias (3ª edición). Barcelona: Elsevier, 2017.

121. Lesiones de rodilla

C. González González, A. Castro Otero, L. García-Paíno Rollón

PUNTOS CLAVE

- Ante una lesión o dolor en la rodilla es importante explorar y descartar otras patologías en columna, cadera y tobillo ipsilaterales.
- Es esencial la exploración neurovascular de la extremidad.

FRACTURAS DEL TERCIO DISTAL DEL FÉMUR

Son poco frecuentes. En jóvenes se originan por traumatismos de alta energía, frecuentemente asociadas a gran sufrimiento de partes blandas y conminución. En ancianos con osteoporosis pueden deberse a traumatismos leves. Suelen producirse por traumatismo directo combinado con movimientos forzados de la rodilla. Es importante no olvidar las relaciones anatómicas entre el fémur distal y la arteria y vena poplíteas y los nervios tibial y peroneo común. Si afectan a la superficie articular conllevan una elevada incidencia de artrosis postraumática.

Clínica

Es **fundamental realizar un examen neurovascular exhaustivo inicial** y una **exploración física cuidadosa** para no incrementar las posibles lesiones. El paciente presenta dolor, tumefacción, deformidad e impotencia funcional. Puede detectarse crepitación ósea. Debe valorarse la cadera ipsilateral y tener en cuenta que los ligamentos de la rodilla pueden estar afectados, aunque su exploración no es fácil por la presencia de la fractura.

Pruebas complementarias

Rx anteroposterior y lateral de rodilla. Si existe lesión vascular, solicitar angio-TC.

Tratamiento y actuación

Control de constantes vitales, inmovilización, vía venosa periférica, analítica sanguínea con hemograma, bioquímica y coagulación, electrocardiograma, analgesia adecuada y derivación urgente al traumatólogo para tratamiento quirúrgico.

LUXACIÓN DE RODILLA

Es una patología infrecuente, pero con importantes repercusiones funcionales. Se suelen producir por un mecanismo de alta energía o incluso de baja energía en personas con obesidad mórbida. Hasta dos tercios de las luxaciones completas de rodilla se reducen de manera espontánea. Debe hacerse un diagnóstico diferencial con la luxación de rótula, ya que los pacientes refieren que "la rodilla está descolocada" de manera indiferenciada.

Clínica

Dolor, impotencia funcional y deformidad (si no está reducida). Si hay deformidad evidente, se debe realizar la reducción sin esperar a la radiografía. Es preciso valorar todo el complejo ligamentario y la estabilidad de la rodilla una vez reducida. Lo habitual es que existan mútiples lesiones ligamentosas. Es imprescindible la exploración vascular y nerviosa exhaustiva **antes** y **después** de la reducción (arteria poplítea, nervio tibial y peroneo común), ya que en el 20-60 % de los pacientes existe afectación vascular. Las lesiones vasculares requieren exploración quirúrgica urgente.

Pruebas complementarias

Rx anteroposterior y lateral de rodilla.

Tratamiento

Interconsulta a Traumatología. Se debe intentar la reducción cerrada en urgencias e inmovilizar la extremidad con una férula inguinopédica con la rodilla en flexión de 30° (evitar la extensión). Los pacientes con una luxación de rodilla precisan ingreso hospitalario: se deben explorar los pulsos periféricos cada 4-6 h, ya que la presencia de pulsos distales no descarta la lesión vascular (lesiones en la íntima arterial de aparición tardía).

FRACTURAS DE RÓTULA

Las fracturas de rótula se pueden producir por traumatismo directo o indirecto (el más frecuente), debido a una contracción brusca del músculo cuádriceps con la rodilla en semiflexión. Pueden ser transversas, verticales, marginales y osteocondrales.

Clínica

Derrame articular, dolor a la palpación de la rótula, con posible defecto palpable. Es necesario valorar la integridad y funcionalidad del aparato extensor: verificar si el paciente puede mantener la pierna en extensión contra gravedad. Deben explorarse posibles lesiones en los ligamentos rotuliano y cuadricipital. Realizar un diagnóstico diferencial con rótula bipartita (frecuentemente bilateral, no dolorosa y localizada en margen superoexterno, con bordes redondeados) y osículos superolaterales.

Pruebas complementarias

Rx anteroposterior y lateral de rodilla. Puede ser necesaria una Rx axial a 30° si no hay desplazamiento y si el diagnóstico es dudoso. Las fracturas osteocondrales pueden precisar estudio mediante TC o RM si hay sospecha clínica o radiológica fundada, para su tipificación.

Tratamiento

Si las fracturas son desplazadas y con afectación del aparato extensor: inmovilizar y avisar a traumatología para su tratamiento quirúrgico. Si las fracturas no son desplazadas: calza de Böhler (4-6 semanas). Se permite el apoyo en carga parcial con muletas.

LUXACIÓN DE RÓTULA

Es más frecuente en mujeres y siempre es lateral. Se produce por traumatismo directo en la cara interna con la rodilla flexionada o por contracción brusca de cuádriceps. Es frecuente, sobre todo si se no se ha producido como consecuencia de un traumatismo importante, que asocie un grado variable de displasia femoropatelar.

Clínica

Rodilla en flexión, tumoración externa, dolor en cara medial de la rodilla e imposibilidad extensión activa. Puede reducirse espontáneamente, sobre todo en las luxaciones recidivantes.

Pruebas complementarias y diagnóstico diferencial

Rx anteroposterior y lateral de rodilla. Descartar fracturas osteocondrales (importante porque puede determinar tratamiento quirúrgico), rotura del aparato extensor o del ligamento cruzado anterior.

Tratamiento

Drenar hemartros si existe. Se reducen hiperextendiendo la pierna y con flexión de cadera, desplazando la rótula, pudiendo precisar analgesia y sedación superficial. Inmovilización con yeso isquiopédico con la rodilla en extensión durante 3-4 semanas y mover progresivamente con ortesis. Si son recidivantes remitir a Traumatología.

ROTURA DEL APARATO EXTENSOR

Se producen por caída sobre la rodilla parcialmente flexionada, con fuerte contracción del cuádriceps. Deben tenerse en cuenta posibles factores de riesgo, como tratamiento con quinolonas o infiltraciones previas con corticoides.

Clínica

Depresión por encima de la rótula en rotura del cuádriceps y por debajo en rotura del tendón rotuliano. Incapacidad para extender la rodilla contra gravedad o para elevar la pierna estirada.

Pruebas complementarias

Rx anteroposterior y lateral de rodilla. Se puede observar el desplazamiento inferior de la rótula (en roturas del cuádriceps) o superior (en roturas del tendón rotuliano).

Tratamiento

Se inmoviliza con la rodilla en extensión, permitiendo la carga. Las roturas completas requieren valoración por traumatología para su reparación quirúrgica. Las roturas parciales con integridad del aparato extensor pueden tratarse con rodillera articulada, permitiendo la flexión hasta un máximo de 30° durante 8 semanas.

LESIONES LIGAMENTOSAS DE RODILLA

La exploración física es la base para el diagnóstico.

Ligamento lateral interno (LLI): traumatismo en valgo (abducción).

Ligamento lateral externo (LLE): traumatismo en varo (aducción). Se puede asociar a lesión del nervio ciático poplíteo externo.

En las lesiones de LLI y LLE, los pacientes pueden deambular y presentan tumefacción localizada o rigidez y dolor medial o lateral. Un derrame significativo indica lesión intraarticular asociada (meniscal o ligamentosa).

Valorar la estabilidad de la articulación al aplicar estrés en varo y valgo con la rodilla en extensión completa y después en 25° de flexión (bostezos articulares). La laxitud en extensión completa indica lesión más extensa.

Ligamento cruzado anterior (LCA): hiperextensión forzada o, más frecuentemente, mecanismo de valgo con rotación externa. Puede asociarse a fractura de la espina tibial anterior o a lesión de LLI y menisco interno **(tríada de O´Donoghue)**, dolor agudo y sensación de rodilla inestable. Hay derrame, hemartros e impotencia funcional, prueba de Lachman + y cajón anterior +.

Ligamento cruzado posterior (LCP): traumatismo directo o desplazamiento de la tibia hacia atrás. Posible lesión del ciático poplíteo externo. Cajón posterior +.

Pruebas complementarias

Rx AP y lateral de rodilla; valorar proyecciones forzadas en varo y valgo.

Tratamiento

Si estabilidad o mínima inestabilidad manejo conservador, aplicando rodilleras u ortesis, analgesia y rehabilitación temprana con pauta de ejercicios isométricos del músculo cuádriceps.

LCA: derivar a traumatología para tratamiento quirúrgico.

LCP: conservador y rehabilitación temprana, salvo inestabilidad importante (derivar).

LLI: grado 1 y 2 tratamiento conservador, el grado 3 debe sugerir afectación de otros ligamentos y requiere derivación.

LLE: tratamiento conservador y rehabilitación, salvo inestabilidad importante o avulsión de la cabeza del peroné (derivar).

LESIONES MENISCALES

En jóvenes, traumatismo con rotación de rodilla en carga y flexión. Tiene relación con la actividad deportiva o laboral. En ancianos se debe a traumatismos leves o roturas degenerativas.

Clínica

Dolor en la interlínea articular externa o interna. Bloqueos con flexión parcial de rodilla e imposibilidad para la extensión completa. Impotencia funcional y derrame articular de aparición tardía (6 horas tras la lesión), en ocasiones de repetición. Signo de McMurray +, Apley + y Bragard meniscal +.

Pruebas complementarias

Rx AP y lateral de rodilla. Habitualmente no aportan datos de confirmación, pero pueden usarse para valorar cuerpos extraños intraarticulares o arrancamientos óseos.

Tratamiento

Depende de la edad, del grado de actividad, de la cronicidad de los síntomas, del tipo de rotura y de las lesiones ligamentosas asociadas:

- Diagnóstico incierto: reposo, frío local, compresión, ejercicios de cuádriceps y deambular con muletas y AINE. Reevaluación en tres semanas.
- Rotura traumática en jóvenes: interconsulta a traumatólogo.
- Bloqueo (impedimento físico para extensión): interconsulta y tratamiento urgentes.

LESIONES DE LA ESPINA TIBIAL

Pueden ser completas, asociadas a lesiones del ligamento cruzado anterior e incompletas.

Clínica

Hemartros, movilización dolorosa, bloqueo variable para extensión completa y Lachman +, si ha afectación del LCA. Debe valorarse el resto de los ligamentos de la rodilla para descartar lesiones asociadas.

Pruebas complementarias

Rx anteroposterior y lateral de rodilla.

Tratamiento

Valoración por Traumatología. Puede ser necesaria una artrocentesis. Reparación quirúrgica, excepto en la lesión incompleta que se inmoviliza con la rodilla en flexión de 20° con férula/yeso inguinopédico sin apoyo en carga, durante 6 semanas.

FRACTURA DE LA MESETA TIBIAL

Son lesiones **graves** intraarticulares. Se pueden producir por mecanismo directo (fractura del parachoques) o indirecto (caídas sobre los pies). Se debe registrar el mecanismo de lesión. En ocasiones, pueden ser abiertas. Pueden asociarse a rotura de ligamentos laterales y cruzados, meniscos y fractura de cabeza de peroné. Puede existir afectación de arteria poplítea y del nervio ciático poplíteo externo.

Clínica

Dolor de rodilla, edema e imposibilidad para apoyar. Es esencial valorar las lesiones ligamentosas.

Pruebas complementarias

Rx AP, lateral de rodilla y oblicua (si hay dudas diagnósticas). En la Rx normal debe verse con claridad la línea articular. Si en la lateral se observa lipohemartrosis (observación de un nivel grasa-sangre en el receso superior de la rótula), es muy sugestivo de fractura intraarticular, aunque esta no se objetive claramente.

Tratamiento

Requiere valoración por traumatología:

- No desplazada o en ancianos: inmovilizar durante 6-8 semanas.
- Tratamiento quirúrgico: si hay desplazamiento del platillo tibial o lesiones asociadas.

RECUERDE

- En las lesiones de la rodilla es importante tener en cuenta las relaciones anatómicas con la arteria y vena poplíteas, así como los nervios tibial y peroneo común.
- El hemartros no aparece en lesiones ligamentosas laterales de rodilla (LLI y LLE). Su existencia suele indicar lesión en LCA o fracturas osteocondrales. Se debe buscar la existencia o no de grasa sobrenadante: su presencia obliga a descartar lesión ósea.
- Las fracturas de la meseta tibial pueden asociarse a diversas lesiones: roturas de ligamentos laterales y cruzados, fractura de la cabeza de peroné y meniscos y afectación neurovascular.

BIBLIOGRAFÍA

- Egol K, Koval KJ, Zuckerman JD. Manual de Fracturas (5ª edición). Barcelona: Wolters Kluwer Health, 2015.
- Martínez Gestoso S, García-Paíno Rollón L. Lesiones de rodilla. En: Vázquez Lima MJ, Casal Codesido JR. Guía de actuación en Urgencias (5ª edición). España: Editorial Médica Panamericana, 2016.
- Sociedad Española de Cirugía Ortopédica y Traumatología. Manual de Cirugía Ortopédica y Traumatología. Tomo 2 (2ª edición). Madrid: Editorial Médica Panamericana, 2010.
- White TO, Mackenzie SP, Gray AJ. McRae's Orthopaedic Trauma and Emergency Fracture Management (3ª edición). España: Elsevier, 2017.

122. Lesiones de pierna y tobillo

C. González González, L. García-Paíno Rollón

PUNTOS CLAVE

- Se debe investigar siempre el mecanismo de la lesión y la cantidad de energía del traumatismo.
- La clínica y la exploración física dominan sobre la exploración radiológica en el diagnóstico y tratamiento de muchas lesiones.

FRACTURA DIAFISARIA DE TIBIA

Son las fracturas diafisarias más frecuentes de huesos largos. Habitualmente son abiertas y tienen mayor incidencia en varones jóvenes. Pueden asociarse a fractura de tobillo y rodilla.

Clínica

Tumefacción, deformidad, rotación de extremidad e impotencia funcional. Lesiones cutáneas y de partes blandas si son fracturas abiertas. Riesgo de síndrome compartimental. Requieren inmovilización con valoración previa y posterior del estado neurológico, vascular y de partes blandas.

Estudios radiológicos

Radiografía de tibia AP y lateral, incluyendo tobillo y rodilla.

Tratamiento

Interconsulta a traumatología. Yeso o férula inguinopédica durante 6 semanas si son fracturas cerradas y no desplazadas. En el resto, tratamiento quirúrgico. Si la fractura es abierta, además de realizar una limpieza exhaustiva de las lesiones de partes blandas, se administrará antibioterapia intravenosa (cefalosporinas y aminoglucósidos) y profilaxis antitetánica en función de su estado de vacunación.

FRACTURA DIAFISARIA DE PERONÉ

Son lesiones poco frecuentes de forma aislada, salvo que se trate de un traumatismo directo. Lo habitual es encontrarlas asociadas a fractura de tibia. Ante una fractura del tercio proximal es obligatorio descartar **fractura de Maissonneuve** (lesión del ligamento deltoideo o fractura del maléolo interno y lesión de la sindesmosis, asociadas a fractura proximal del peroné).

Tratamiento

Yeso o férula suropédica posterior durante 4-6 semanas.

FRACTURAS DE TOBILLO

Pueden producirse, al realizar movimientos del pie de inversión y flexión plantar forzados, contusiones directas por caída sobre los pies y por hiperextensión o dorsiflexiones forzadas.

Clínica

Dolor en los maléolos o ligamento tibioperoneo anterior, tumefacción e impotencia funcional. Se debe explorar siempre la base del quinto metatarsiano, dada la frecuente asociación de la avulsión de su estiloides con el esguince de tobillo y las estructuras ligamentosas. Se debe valorar el relleno capilar, el pulso tibial posterior y el pulso pedio. En las fracturas-luxación suelen producirse flictenas a las pocas horas de la lesión.

Estudios radiológicos

Radiografía de tobillo anteroposterior y lateral. En función de la localización de la fractura de peroné, la clasificación radiológica de Weber distingue:

- **Tipo A (infrasindesmal):** maléolo peroneo roto distalmente a la sindesmosis. El maléolo tibial puede presentar una fractura vertical.
- **Tipo B (transindesmal):** fractura de maléolo peroneo a la altura de la sindesmosis, que puede extenderse proximalmente. Pueden asociar rotura de ligamento deltoideo o de maléolo interno.
- **Tipo C (suprasindesmal):** fractura de maléolo peroneo proximal a la sindesmosis, que estará rota. Son inestables. Pueden asociar rotura del ligamento deltoideo o del maléolo interno.

También pueden clasificarse como unimaleolares (**Figs. 122-1A** y **122-1B**), bimaleolares y trimaleolares.

Ante alta sospecha de fractura con imagen radiológica normal, será necesario realizar una proyección que incluya toda la pierna para descartar fractura de Maisonneuve.

Tratamiento

- Interconsulta a Traumatología. Se debe valorar en Urgencias si la fractura de tobillo es congruente y estable (no se debe observar un desplazamiento del astrágalo en la mortaja tibio-peroneo-astragalina) para realizar un adecuado tratamiento ortopédico.
- Las fracturas-luxaciones requieren una reducción urgente. No obstante, salvo compromiso vascular, debe realizarse un estudio radiológico previo a su reducción para poder valorar adecuadamente las lesiones existentes.
- En las fracturas aisladas de peroné no desplazadas y sin lesión ligamentosa asociada se colocará férula suropédica posterior durante 6 semanas.
- En las fracturas inestables es necesario tratamiento quirúrgico. Por definición son fracturas inestables las bimaleolares, trimaleolares, suprasindesmales y de Maisonneuve, **aunque en la radiografía inicial la mortaja sea congruente.**

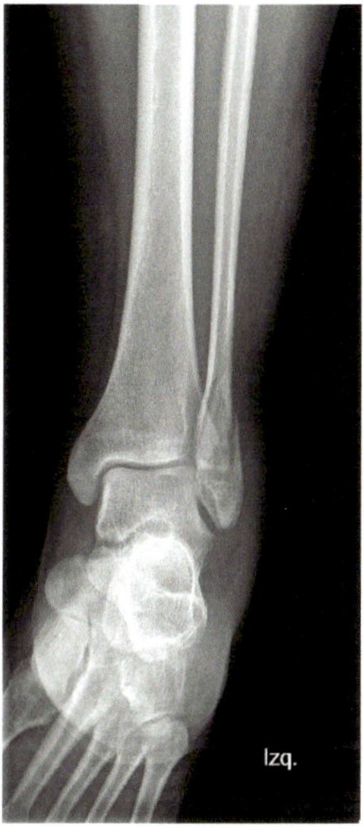

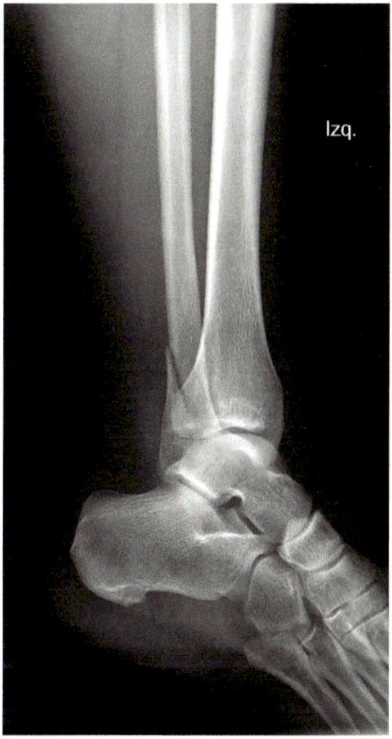

Figuras 122-1. A y B Fractura de maléolo peroneo.

FRACTURAS DEL PILÓN TIBIAL

Se denomina pilón tibial a la región epifisometafisaria distal de la tibia. Son lesiones graves con alta tasa de complicaciones, generalmente intraarticulares, que se producen por traumatismos de alta energía o por carga axial. Debido al mecanismo lesional es importante descartar patología asociada en raquis, miembro contralateral, etc. y realizar una valoración intensiva de las partes blandas y el estado neurovascular. Debe solicitarse una interconsulta a traumatología.

LUXACIONES DE TOBILLO

Las luxaciones puras sin afectación ósea son muy infrecuentes, requieren valoración por traumatología porque suelen asociar lesiones ligamentosas. En muchos casos son abiertas. Pueden ser tibio-peroneo-astragalinas, subastragalinas o luxaciones puras del astrágalo. Se deben valorar con radiografía AP y lateral para evaluar el sentido del desplazamiento; se reducen de manera urgente y se inmovilizan con yeso durante 6 semanas.

LESIONES LIGAMENTOSAS DE TOBILLO (ESGUINCES)

Se producen por movimientos de torsión del pie y de lateralización interna y externa forzadas. El mecanismo típico es flexión plantar con inversión y aducción del pie. Son muy frecuentes, afectando en la mayoría de los casos al ligamento lateral externo. Se debe descartar lesión ósea y valorar la estabilidad y congruencia de la articulación del tobillo.

Clínica

Dolor en dos fases (intenso en fase aguda con alivio parcial para volver a aumentar de forma paulatina posteriormente), edema (que puede dificultar la exploración física) e impotencia funcional.

- **Grado I:** distensión del ligamento afectado. Mínimo edema, dolor y escasa impotencia funcional. Palpación maleolar negativa. Puede apoyar el pie y caminar.
- **Grado II:** distensión con desgarro parcial que produce edema, dolor y equimosis moderados. Puede apoyar el pie, pero no puede deambular. Inestabilidad moderada.
- **Grado III:** rotura completa del ligamento. Equimosis, dolor e inestabilidad importantes. Incapacidad para la deambulación y el apoyo.

Estudios radiológicos

Radiografía de tobillo anteroposterior y lateral, solicitada de acuerdo con las **Reglas de Ottawa:** dolor en la región del tobillo y uno o más de los siguientes puntos:

- Imposibilidad de cargar y caminar (> 4 pasos): de forma aguda tras el traumatismo o en urgencias.
- Dolor óseo a la palpación de 6 cm distales del borde posterior de maléolo lateral o dolor en la punta del maléolo lateral.
- Dolor óseo a la palpación de 6 cm distales del borde posterior de maléolo medial o dolor en la punta del maléolo medial.

En caso de dolor en la región peronea proximal, solicitar radiografía de la rodilla.

Tratamiento

Valorar la administración de heparina de bajo peso molecular en dosis profilácticas por vía subcutánea mientras dura la inmovilización. El tratamiento, en función del grado, será:

- Grado I y II: reposo, elevación de la extremidad, hielo local y tratamiento antiinflamatorio. Si hay dolor intenso, valorar vendaje elástico o férula de yeso durante 3-5 días en el grado II. Puede deambular con muletas en función de tolerancia al dolor. No requiere derivación a traumatología.

- Grado III: férula de yeso durante 3-4 semanas. Reposo absoluto los 10 primeros días con analgesia y antiinflamatorios. Después deambulación con muletas. El tratamiento quirúrgico solo estará indicado en deportistas de alta competición o jóvenes activos con esguince grado III.

Posteriormente, es recomendable realizar rehabilitación propioceptiva para evitar recidivas.

LUXACIÓN DE TENDONES PERONEOS

Debe descartarse fractura de peroné o afectación del tendón de Aquiles. Los pacientes refieren dolor y chasquido en la cara posterior del maléolo externo. Los movimientos de flexión dorsal y plantar pueden poner de manifiesto la inestabilidad tendinosa.

Tratamiento

Conservador con inmovilización con férula o yeso durante 6 semanas o quirúrgico, si la lesión es muy importante.

ROTURA DEL TENDÓN DE AQUILES

La rotura del tendón de Aquiles suele producirse de manera espontánea durante un ejercicio moderado con el tobillo en dorsiflexión forzada o con traumatismos de escasa intensidad sobre tendones degenerados. Es muy importante preguntar por factores de riesgo, pues puede precipitarse por infiltraciones locales con corticoides o tratamientos con quinolonas.

Clínica

Signo del latigazo o de la pedrada (el paciente percibe como una pedrada en el momento de la lesión) y, en ocasiones, chasquido audible en el momento de la rotura y dolor progresivo. Se produce una pérdida de flexión plantar contra resistencia e incapacidad para sostenerse sobre la punta de los pies. Se aconseja realizar la exploración en decúbito prono. En ocasiones se puede palpar la ausencia de continuidad del tendón **(signo del hachazo). La prueba de Simmonds-Thompson** positiva es muy sugestiva de esta entidad: con el paciente en decúbito prono, la compresión de la pantorrilla no produce flexión plantar del pie.

Estudio radiológico

El diagnóstico es fundamentalmente clínico. En caso de duda, radiografía de tobillo anteroposterior y lateral para descartar arrancamientos, y/o ecografía.

Tratamiento

Habitualmente es quirúrgico en pacientes jóvenes y con lesiones agudas. Se debe colocar una férula suropédica posterior, **inmovilizando**

el pie en equino, 6-8 semanas. En lesiones crónicas o degenerativas, el tratamiento podría ser ortopédico, previa valoración por parte de traumatología.

RECUERDE

- Antes de realizar pruebas complementarias se debe hacer una valoración neurológica, vascular y de partes blandas del territorio afectado.
- En los esguinces de tobillo se debe localizar la zona de máximo dolor y comparar el tobillo afectado con el contralateral.
- Las fracturas diafisarias de tibia pueden asociarse a fracturas de rodilla y tobillo, por lo que deben explorarse también esas articulaciones.

BIBLIOGRAFÍA

- Egol K, Koval KJ, Zuckerman JD. Manual de Fracturas (5ª edición). Barcelona: Wolters Kluwer Health, 2015.
- Sociedad Española de Cirugía Ortopédica y Traumatología. Manual de Cirugía Ortopédica y Traumatología (2ª edición). Madrid: Editorial Médica Panamericana, 2010.
- González González L, Gayoso Couce M, García-Paíno Rollón L. Lesiones de pierna y tobillo. En: Vázquez Lima MJ, Casal Codesido JR. Guía de Actuación en Urgencias (5ª edición). España: Editorial Médica Panamericana, 2016.
- White TO, Mackenzie SP, Gray AJ. McRae's Orthopaedic Trauma and Emergency Fracture Management (3ª edición). Madrid (España): Elsevier, 2017.

123. Lesiones del pie

L. Doval Oubiña, I. Álvarez Moital, L. García-Paíno Rollón

PUNTOS CLAVE

- Solicitar radiografías, al menos, en dos proyecciones.
- Es importante valorar las lesiones asociadas.
- En el manejo conservador de casi todos los tipos de lesiones del pie está indicado frío local, antiinflamatorios y reposo total/relativo con el pie elevado.

FRACTURAS

Calcáneo

Es la fractura más frecuente del tarso. El mecanismo habitual es por caída de cierta altura o precipitación, por lo que es frecuente que sea bilateral. Debe valorarse siempre la asociación con otras lesiones, sobre todo, a nivel lumbar, por ejemplo, aplastamientos vertebrales (10 % de los casos) o afectación metatarsiana. La complicación aguda más frecuente es el síndrome compartimental y, a largo plazo, la distrofia simpático-refleja (SDRC tipo I) y la artrosis postraumática.

Produce dolor, tumefacción e incapacidad para el apoyo. Puede haber hundimiento de la bóveda del pie, aplanamiento del talón y equimosis plantar (tardía).

Se debe solicitar radiografía lateral del pie y axial del calcáneo y valorar el ángulo de Böhler y Gissane. Las fracturas impactadas pueden pasar desapercibidas o evidenciarse simplemente por una línea de esclerosis.

Las fracturas de la apófisis anterior del calcáneo pueden aparecer con torsiones forzadas y se ven en proyecciones laterales de tobillo u oblicuas del pie. Se puede producir una fractura por avulsión en roturas del tendón de Aquiles. Estas afectan, sobre todo, a pacientes con osteoporosis o de edad avanzada.

Tratamiento (interconsulta a Traumatología)

- Ortopédico: fracturas no desplazadas. Inmovilización con férula posterior durante 2 semanas. Luego, descarga con muletas hasta que se vaya obteniendo consolidación y pueda iniciarse el apoyo.
- Quirúrgico: fracturas desplazadas o que afecten a ligamentos por arrancamiento y/o aplanamiento o hundimiento del calcáneo.

Astrágalo

Fractura poco habitual. El mecanismo suele ser un traumatismo violento con hiperflexión dorsal. Puede tratarse de fracturas de cabeza, cuello o cuerpo (estas dos últimas son las más frecuentes). Las fracturas del cuello del astrágalo se pueden asociar a fracturas del maléolo interno. La complicación más frecuente es la necrosis avascular del cuerpo del astrágalo y la ausencia de consolidación

Producen dolor en tobillo e imposibilidad de deambulación. Puede haber crepitación.

Radiología: radiografía anteroposterior y lateral u oblicua del pie. Proyección de mortaja de tobillo para valorar la cúpula. Valorar proyección de Canale para ver el cuello del astrágalo. En ocasiones, es necesario estudio tomográfico para visualizar las fracturas.

Tratamiento (interconsulta a Traumatología)

- Ortopédico: está indicado en fracturas parciales del cuerpo del astrágalo y en fracturas de cuello no desplazadas. Se basa en Inmovilización con bota de yeso suropédico de 8-12 semanas.
- Quirúrgico: en el resto de las fracturas desplazadas o con luxaciones asociadas.

Escafoides

Su fractura aislada es poco habitual y debida a traumatismos directos o aplastamientos. Existen fracturas por estrés en atletas. Debe valorarse pormenorizadamente el tobillo y resto de estructuras óseas del pie.

Dolor e inflamación en región dorsal interna del pie.

Radiología: radiografía anteroposterior y oblicua del pie inicialmente. Se encuentra *os tibiale* en un 15 % de los pacientes.

Tratamiento (interconsulta a Traumatología)

- Conservador. Fracturas no desplazadas: yeso u ortesis suropédica durante 6-8 semanas.
- Quirúrgico. Lesión inestable o fracturas desplazadas ≥ 2 mm.

Cuboides

Puede presentarse como lesión aislada, pero suele asociarse a otras lesiones del mediopié o a lesiones de Lisfranc. Puede ser por traumatismo directo, pero es más habitual el indirecto por torsión o abducción forzadas del antepié. Produce dolor e inflamación en región dorso-externa del pie.

Tratamiento (interconsulta a Traumatología)

- Conservador: fracturas no desplazadas y aisladas. Inmovilización durante 4-6 semanas, evitando carga.

- Quirúrgico: fracturas desplazadas (≥ 2 mm) o signos de compresión longitudinal.

Metatarsianos

Fracturas muy frecuentes, sobre todo en el quinto. Mecanismo habitual por contusión directa (frecuente en 1° y 5° metatarsianos), torsión (en casos de los metatarsianos centrales), avulsión o fracturas por estrés (cuellos del 2° y 3er metatarsianos y diáfisis del 5°).

Producen edema, dolor y equimosis local. Valorar siempre lesiones asociadas.

Tratamiento (interconsulta a Traumatología)

- Ortopédico: reducción si se precisa. Las fracturas aisladas de metatarsianos se inmovilizan con férula o yeso suropédico de 4 a 6 semanas. Si hay un único metatarsiano central no desplazado cabe la posibilidad de tratarlo con suela rígida y carga. La fractura del cuello del 2° metatarsiano (**fractura del recluta**, por estrés) se trata con inmovilización de férula posterior, reposo, frío local y antiinflamatorios.
- Quirúrgico: desplazamiento o inestabilidad.

5º Metatarsiano

Avulsión de la base (pseudo-Jones): se asocian a esguinces de tobillo, por mecanismo de inversión del pie. El tratamiento es habitualmente sintomático; consolida sin problemas.

Fractura de Jones: por abducción del antepié. Se puede producir de forma aguda o por estrés. Fractura transversal. Tratamiento controvertido (opción de inmovilización con yeso o cirugía), consolidación problemática. Pseudoartrosis frecuente, especialmente, en las de estrés. En deportistas de élite puede requerir fijación con tornillo intramedular.

Fracturas de la diáfisis proximal: son poco frecuentes y se deben a estrés, sobre todo, en deportistas. Suelen presentar síntomas antes de que se produzca la fractura en sí. Es problemática (seudoartrosis frecuente). Tratamiento: inmovilización con yeso en descarga, como máximo, 12 semanas. Puede haber una opción de cirugía en algunos casos.

Las fracturas espiroideas no producidas por traumatismo directo, sino por torsión, se conocen como "fracturas del bailarín". Su tratamiento suele ser sintomático y con suela rígida.

Falanges

Son las fracturas más frecuentes del pie. La localización más frecuente es en el 1° y 5° dedos (en concreto, la falange proximal del 5° dedo). El mecanismo habitual es traumatismo directo. Produce edema, dolor e impotencia funcional. Suele acompañarse de lesiones en partes blandas.

Tratamiento

- Manejo conservador con sindactilia en la mayoría de las ocasiones, suela rígida y carga según tolerancia. Reducción cerrada en caso de deformidad o desplazamiento.
- Las fracturas inestables del 1er dedo requieren férula posterior durante 4-6 semanas e interconsulta a Traumatología.

LUXACIONES

Subastragalina

Luxación de las articulaciones distales del astrágalo (astrágalo-escafoidea y astrágalo-calcánea). Dolor y deformidad con desplazamiento del pie respecto al tobillo. Pueden ser mediales (85 %) o laterales (peor pronóstico). La exploración física es sugestiva.

Tratamiento. Es una emergencia traumatológica (interconsulta): reducción cerrada precoz de la luxación. Si es infructuosa, reducción abierta en quirófano.

Luxación de Chopart (mediotarsiana)

Infrecuente. Mecanismo habitual por abducción o aducción forzada (gran impacto).

Dolor, acortamiento y desaparición del arco interno en las luxaciones plantares o exageración en las dorsales.

Realizar interconsulta a Traumatología: se trata con reducción cerrada e inmovilización.

Luxación de Lisfranc (tarsometatarsiana)

Son poco frecuentes y pueden pasar desapercibidas en la valoración inicial. Se producen por torsión con abducción forzada del antepié sobre el tarso, sobrecarga del eje del pie, estando este en posición fija, o por aplastamiento, que es lo más frecuente.

Puede haber variables grados de dolor o deformidad (desde esguince hasta fractura-luxación). El pie se acorta en relación al contralateral. Es frecuente la tumefacción local. El hematoma plantar es patognomónico. Es preciso realizar una exploración neurovascular exhaustiva (compromiso de arteria dorsal del pie) y descartar síndrome compartimental.

Radiología. Radiografía anteroposterior, lateral y oblicua interna a 30°: en proyección AP debemos ver que el borde interno del 2° metatarsiano está bien alineado con la segunda cuña y en la oblicua, que el borde interno del 3° está bien alineado con la 3ª cuña. Pequeños arrancamientos óseos en la base del 2° metatarsiano son indicativos de lesión de Lisfranc y clínicamente relevantes. Las tres cuñas deben formar una mortaja alrededor del 2° metatarsiano. Es habitual la asociación con fracturas de las cuñas, cuboides o metatarsianos. En casos de duda y alta sospecha, hay que valorar la realización de tomografía.

Tratamiento (interconsulta a Traumatología)

- Ortopédico: ortesis o yeso suropédico en lesiones estables o no desplazadas.
- Quirúrgico: en lesiones desplazadas o inestables.

Metatarsofalángicas

Articulaciones cruciales para la movilidad del antepié y el apoyo. Son lesiones frecuentes. El mecanismo habitual es un traumatismo directo (tropiezo). Se pueden producir avulsiones de las bases de las falanges. El caso de mayor relevancia es el de la 1ª metatarsofalángica (por hiperextensión). Se puede generar un *hallux rigidus* como complicación.

Es una inflamación muy importante del antepié, con hiperextensión de los dedos luxados. La mayoría de las luxaciones son dorsales (deformidad dorsal y acortamiento del dedo). Existen diferentes grados de afectación: esguince, subluxación y luxación completa.

Tratamiento. Interconsulta a Traumatología en fracturas asociadas, imposibilidad de reducción con maniobras habituales o afectación de la 1ª metatarsofalángica:

- Conservador: en caso de esguinces, luxaciones reducidas (tracción longitudinal) está indicado reposo, frío local y antiinflamatorios; sindactilia 3-4 semanas, suela rígida y deambulación según la tolerancia. En luxación de la 1ª metatarsofalángica está indicada inmovilización con yeso con extensión para los dedos durante 3 a 4 semanas.
- Quirúrgico: raramente está indicado.

Interfalángicas

Mecanismo por traumatismo directo (carga axial). La más frecuente es en el primer dedo.

Dolor y deformidad local, normalmente, con desplazamiento dorsal.

Reducción cerrada mediante tracción longitudinal: tratamiento con sindactilia y deambulación según tolerancia.

Fascitis plantar

Es la causa más frecuente de dolor en el talón. Puede acompañarse de inflamación crónica y fibrosis. El mecanismo habitual es traumatismo repetido o fatiga de la fascia plantar.

Dolor en la cara inferior del talón o zona del arco plantar, que es más intenso con los primeros pasos de la mañana o al reiniciar la marcha. Suele mejorar con la deambulación.

En la radiografía puede observarse, a veces, un espolón calcáneo (calcificación de la fascia).

Tratamiento: antiinflamatorios, frío local, reposo relativo y uso de plantillas.

RECUERDE

- Suelen pasar desapercibidas la subluxación de Lisfranc, las fracturas por fatiga del 2º y 3er metatarsiano y las fracturas de la base del 5º metatarsiano (las avulsiones se pasan por alto en las proyecciones de tobillo).
- Explorar la base del 5º metatarsiano en esguinces de tobillo o en casos de inversión forzada del pie.
- Evitar errores de interpretación de la radiografía por centros de osificación sin fusionar u osículos accesorios.

BIBLIOGRAFÍA

- Egol KA, Koval KJ, Zuckerman JD. Manual de Fracturas (6ª edición). Editorial Wolters Kluwer, 2020.
- Raby N, Berman L, Morley S, de Lacey G. Radiología de Urgencias y Emergencias (3ª edición). Editorial Elsevier Saunders, 2015.

124. Lumbalgia y lumbociatalgia

C. Seoane Suárez, M. C. Cobelo López, L. García-Paíno Rollón

PUNTOS CLAVE

- La mayoría de las lumbalgias mejoran en 4-6 semanas.
- La lumbalgia inespecífica, aunque pueda cursar con dolor intenso, no se debe a ninguna patología grave subyacente ni a ninguna alteración estructural.
- Las pruebas radiológicas, sin signos de alarma, no cambian casi nunca la actitud terapéutica.

DEFINICIÓN

Dolor localizado en la región lumbar, irradiado o no a miembros inferiores.

CLASIFICACIÓN

En función del tiempo de evolución

Aguda (< 4 semanas), **subaguda** (4-12 semanas) o **crónica** (> 12 semanas).

Recidivante: episodios previos similares en localización y características del dolor, con períodos sin clínica de al menos 3 meses.

En función de las características del dolor

- **Mecánico:** mejora con el reposo. Empeora con el movimiento y con la bipedestación. No impide el descanso nocturno y no afecta el estado general. Causas frecuentes: contractura muscular, patología discal, síndrome facetario, embarazo.
- **Inflamatorio:** continuo. No mejora con el reposo ni se relaciona con los movimientos. Predominio nocturno. Puede asociar síntomas generales y obedecer a múltiples causas:
  - Inflamatorias: espondilitis anquilosante.
  - Infecciosas: sacroileítis, espondilodiscitis.
  - Tumorales: mieloma múltiple, metástasis.
  - Dolor visceral: páncreas, aorta, sistema urinario.
  - Metabolopatías: enfermedad de Paget.

APROXIMACIÓN DIAGNÓSTICA

El diagnóstico es fundamentalmente clínico.

Anamnesis: sexo, edad, ocupación, antecedentes personales, tiempo de evolución, características del dolor, factores desencadenantes, irradiación, síntomas acompañantes, antecedentes de sobreesfuerzo o traumatismo. Es fundamental diferenciar lumbalgia mecánica/atípica y valorar dolor irradiado de otras estructuras.

Datos de alarma (*RED FLAGS*): *inmunosupresión, historia de traumatismo, osteoporosis, uso de corticoides, fiebre, deterioro neurológico progresivo, pérdida de peso inexplicable, primer episodio en menores de 16 años o mayores de 65 y masa pélvica, rectal o abdominal.*

Exploración física: constantes (temperatura, frecuencia cardiaca, tensión arterial).

Exploración abdominal: puño-percusión renal, pulsos femorales, masas pulsátiles, región inguinal y testicular.

Inspección (en bipedestación): alineación de la columna, postura, buscar deformidades, lesiones cutáneas (herpes zóster) y tumoraciones.

Palpación: de apófisis espinosas y musculatura paravertebral, trayecto del nervio ciático, crestas ilíacas (maniobra de Erichsen -aproximación forzada de ambas espinas ilíacas anterosuperiores- para valorar las articulaciones sacroilíacas) y articulación coxofemoral.

Exploración de movilidad activa y pasiva: movimientos de flexoextensión de la columna. Normalmente, es más dolorosa la hiperextensión cuando la causa es articular (artrosis, síndrome facetario) y la flexión, cuando la causa es discal (discopatía).

Exploración neurológica: fuerza, tono y sensibilidad. Reflejos osteotendinosos en miembros inferiores. Maniobras radiculares (explorar en decúbito supino): **Lasègue** (si la elevación de la pierna 30-70° desencadena dolor por debajo de la rodilla), si el dolor sólo es lumbar o en el muslo es negativo para radiculopatía. Signo de **Bragard, si el Lasègue es positivo** (se estimula el dolor descendiendo la pierna hasta un punto no doloroso, al realizar flexión dorsal del pie).

Comprobar marcha normal, en talones y en puntillas.

PRUEBAS COMPLEMENTARIAS

Si no hay signos de alarma en anamnesis y exploración, no son necesarias.

Si hay signos de alarma, se debe solicitar: **radiografía de columna lumbar** en dos proyecciones (descarta fracturas y lesiones líticas) y **tomografía.** Si después de la radiografía sigue habiendo dudas, deben realizarse **pruebas de laboratorio** (si se sospecha dolor inflamatorio): hemograma, bioquímica, reactantes de fase aguda y sedimento urinario (si se sospecha infección urinaria o cólico renal).

TRATAMIENTO

Medidas generales (calor local, reposo relativo, fisioterapia y evitar sedentarismo).

Medidas farmacológicas:

- Analgésicos: el paracetamol no es eficaz. Puede utilizarse en mayores. Pueden ser necesarios opioides, si no hay respuesta a antiinflamatorios, en pautas cortas (Tramadol 50 mg cada 8 horas, 3-4 días).

- Antiinflamatorios: Ibuprofeno 400-600 mg /8 h, Naproxeno 500 mg/12 h, Diclofenaco 50 mg/8h (parece ser el más eficaz)
- Los corticoides no han demostrado efectividad.
- Relajantes musculares: Diazepam 5 mg cada 12-24 h, lorazepam 1 mg cada 12-24 horas (advertir sobre los posibles efectos secundarios).
- Gastroprotección, si está indicada: omeprazol 20 mg cada 24 horas.

PUNTUALIZACIONES SOBRE LA LUMBOCIATALGIA

Dolor lumbar que irradia al miembro inferior, siguiendo el trayecto del nervio ciático. La causa más frecuente es la hernia discal.

Anamnesis y exploración física similares a las realizadas en una lumbalgia, pero con alguna peculiaridad: signos de Bragard y Lasègue positivos, afectación de reflejos osteotendinosos, territorio sensitivo y motor en función de raíz afectada (**Tabla 124-1**), atrofias musculares si existe tiempo de evolución.

Síndrome de cola de caballo. La compresión medial de las últimas raíces (S2-S4) produce un cuadro caracterizado por: dolor no irradiado, vejiga neurógena, incontinencia de esfínteres (pérdida de tono y reflejo anal) e hipoestesia perianal ("en silla de montar"). Indicación de resonancia urgente.

El tratamiento conservador es similar al de lumbalgia. Se deben añadir coadyuvantes, como antidepresivos (duloxetina) o anticomiciales (pregabalina, gabapentina).

El tratamiento quirúrgico es necesario en un pequeño porcentaje de pacientes (fracaso del tratamiento conservador con déficit neurológico progresivo, hernia discal paralizante, síndrome de cola de caballo).

Tabla 124-1. Características de las Radiculopatías

Radiculopatías			
Raiz	**Sensitivo**	**Motor**	**Rot**
L2	Anterosuperior del muslo	Flexión y Abducción de cadera	Conservado
L3	Nalga, cara anterior muslo y rodilla	Extensión de la rodilla	Rotuliano disminuido
L4	Anteromedial muslo, cara interna de pierna hasta el maléolo	Extensión de la rodilla y dorsiflexión del pie	Rotuliano disminuido
L5	Anterolateral de pierna y dorso del pie hasta el primer dedo	Dorsiflexión 1ºdedo, marcha en talones	Conservado
S1	Posterior del gemelo, borde lateral y planta del pie	Flexión plantar y marcha en puntillas	Disminuido aquíleo

RECUERDE

- El dolor lumbar puede ser un síntoma secundario de procesos potencialmente graves.
- Son fundamentales la anamnesis y la exploración física exhaustiva para una buena aproximación diagnóstica del cuadro clínico.
- Es importante prestar especial atención a los Signos de alarma (*RED FLAGS*).
- No solicitar pruebas de imagen precozmente y por rutina.

BIBLIOGRAFÍA

- Baena ÁC, Martínez S, Ibatá L, Ibállá P. Recomendaciones basadas en evidencia para el manejo del dolor lumbar. Arch Med Fam. 2018;20(3):145-7.

125. Lesiones vertebrales

A. Otero Freiría, J. Quintela Martínez, L. García Paíno Rollón

PUNTOS CLAVE

- Las lesiones traumáticas vertebrales obedecen principalmente a accidentes de tráfico, laborales o deportivos. Su gravedad estará condicionada por la lesión neurológica que puedan provocar.
- Es importante conocer el mecanismo traumático.
- Se debe movilizar adecuadamente al paciente sin retirar el collarín cervical (si lo porta) hasta conocer el alcance de las lesiones.

MANEJO INICIAL DE LAS LESIONES VERTEBRALES

- **Valoración ABC**
- **Collarín cervical y estabilización manual de la columna cervical si hay:**
  - Traumatismo de alta energía.
  - Alteración del nivel de conciencia o intoxicación etílica.
  - Dolor a la palpación de la línea apofisaria.
  - Focalidad neurológica.
  - Deformidad anatómica.
- Movilizar en bloque hasta haber evaluado las lesiones (mínimo 4 personas).
- Interrogar sobre el mecanismo lesional.
- Interrogar sobre la posible ingesta de alcohol u otras drogas.
- Realizar exploración neurológica rigurosa y sistemática -de todos los grupos musculares y de todos los dermatomas- y registrarla por escrito para el control evolutivo y para clasificar la lesión según los criterios de la ASIA *(American Spinal Injury Association)* (**e-Figura 125-1**).

Exploración vertebral

Evaluar dolor espontáneo o a la movilización, dolor a la palpación, deformidades o presencia de heridas.

Evitar movimientos de flexoextensión, rotación y lateralización del cuello y tronco.

Valorar la columna cervical en decúbito supino con la cabeza en posición neutra y el eje cabeza-cuello-tronco alineado.

La exploración del resto de la columna puede precisar una mínima lateralización, que se realizará de manera sincronizada con la colaboración de al menos tres personas.

Retirar los dispositivos de inmovilización una vez descartada la existencia de traumatismo raquimedular, si el paciente está consciente y colaborador, sin síntomas ni signos neurológicos y con un estudio radiológico normal si estuviese indicado.

Determinar la estabilidad de la columna en la radiografía lateral: Clasificación de Denis. La lesión de dos columnas indica inestabilidad (**Tabla 125-1**).

Tabla 125-1. Las tres columnas de Denis

Columna	Estructuras
Anterior	Cuerpos vertebrales
Media	Cortical posterior de cuerpos vertebrales, base de los pedículos, anillos fibrosos posteriores, ligamento longitudinal posterior y médula espinal
Posterior	Complejos articulares y ligamentos interespinosos

Exploraciones complementarias

No está indicada la radiografía (criterios NEXUS: National Emergency X-Radiography Utilization Study)

- En ausencia de dolor en la línea media posterior cervical.
- En ausencia de evidencias de intoxicación por alcohol u otras drogas.
- Si el paciente tiene un nivel normal de conciencia.
- En ausencia de déficit neurológicos focales.

Está indicada la radiografía (Canadian-C Spinale Rule)

- En pacientes mayores de 65 años.
- Si el mecanismo lesional es peligroso (caídas de altura mayor 0,9 m o 5 escalones, zambullida, colisiones de vehículos a gran velocidad con vuelco o paciente despedido, accidentes de vehículos recreativos de motor, autocaravanas y bicicletas).
- Si hay parestesias en extremidades.
- Si el paciente no puede permanecer sentado en la sala de espera, no ha caminado tras el accidente o tiene dolor a la palpación en la línea media del cuello.

Está indicada una TC

- En pacientes intoxicados o con alteración del estado de consciencia.
- En pacientes despiertos con radiografías normales pero con síntomas sospechosos.
- En pacientes en los que es imposible obtener radiografía de buena calidad.
- En pacientes con radiografías anormales.
- En pacientes con trazos de fractura confusos que generen sospecha de una lesión más grave.
- Si hay que descartar fracturas en otras áreas del raquis
- Para evaluar los fragmentos retropulsados al canal raquídeo.
- Para evaluar el grado de conminución de la fractura.

FRACTURAS DE C1 (ATLAS)

Fractura de Jefferson: es frecuente en zambullidas de cabeza en el agua. Se produce por compresión transmitida desde los cóndilos occipitales a la masa lateral de la vértebra. Generalmente, están asociadas con fracturas a otros niveles cervicales. La clínica es variable. Puede ser incluso asintomática. Es rara la afectación medular que sería incompatible con la vida. Generalmente el tratamiento se realiza mediante inmovilización rígida con halo chaleco.

FRACTURAS DE C2 (AXIS)

Se deben a una hiperextensión o hiperflexión del cuello. Son características en ahorcamientos o accidentes de tráfico con traumatismo sobre el volante. Se produce dolor y rigidez cervical. Es infrecuente la afectación medular por el diámetro del canal a esta altura. El tratamiento se realiza con un collarín cervical Philadelphia.

FRACTURA DE LA APÓFISIS ODONTOIDES

Se produce por combinación de flexión máxima junto a extensión/rotación. Pueden ser asintomáticas, aunque, generalmente, se describe cervicalgia irradiada a zona retroauricular y sensación de inestabilidad (es característico que el paciente se sujete la cabeza con las manos). El tratamiento es ortopédico con ortesis cervical, salvo que haya inestabilidad, que indicaría cirugía.

FRACTURAS EN OTRAS VÉRTEBRAS CERVICALES

Se deben a mecanismos de compresión cervical, generalmente, en accidentes de tráfico con impacto por detrás. Son más frecuentes las luxaciones a este nivel. Se presentan con dolor y rigidez asociado a dolor en la palpación apofisaria y, en ocasiones, contracturas musculares. Se debe realizar una exploración neurológica exhaustiva para descartar el compromiso medular. El tratamiento puede ser ortopédico o quirúrgico mediante fusiones vertebrales.

FRACTURAS DE LA COLUMNA DORSOLUMBAR

Se producen por un mecanismo de flexión asociado a compresión. Se presentan con dolor de espalda en ocasiones asociado a lesiones superficiales y dolor a la palpación de las apófisis espinosas. Se debe explorar cuidando especialmente la movilización del paciente, evitando flexiones y rotaciones de la columna. En la radiografía se define como una lesión inestable la compresión de la altura de la columna anterior superior al 50 % o la cifosis angular superior a 25°. En caso de lesión en sacro o unión lumbosacra, solicitar proyección radiológica oblicua.

Tipos:

Fractura por compresión en cuña

Es la más frecuente, con un aplastamiento de la porción anterior. Prevalece en pacientes con osteoporosis asociada o en lesiones con mecanismo de alta energía.

Fractura-estallido

Aplastamiento vertebral con retropulsión de la porción posterior, que puede impactar en estructuras nerviosas. Está indicada la cirugía si el canal medular presenta una ocupación superior al 20 % y/o hay afectación neurológica. Es característica en la región dorsolumbar (T12-L1).

Fractura de Chance (flexión-distracción)

Se produce por un mecanismo de hiperflexión importante (cinturón de seguridad en accidentes de tráfico). Hay desgarramiento de los ligamentos posteriores asociado a fractura vertebral con desplazamiento anterior. Se producen, especialmente, en la unión dorsolumbar. Se acompaña de afectación neurológica y, en ocasiones, lesiones viscerales.

CONSIDERACIONES GENERALES DE TRATAMIENTO

Todo traumatismo vertebral con lesión radiológica requiere interconsulta a Traumatología y, si presenta clínica neurológica, también a Neurocirugía. El objetivo prioritario del tratamiento es prevenir la lesión medular secundaria. El tratamiento específico siempre será ortopédico o quirúrgico según la estabilidad de la lesión.

RECUERDE

- Evaluar convenientemente los distintos segmentos vertebrales.
- Determinar si una lesión es estable o inestable.
- Realizar un estudio radiológico adecuado a la situación del paciente.

BIBLIOGRAFÍA

- Durán Muñoz-Cruzado VM, Pareja Ciuró F, Peñuela Arredondo JD (Sevilla, 2018). Manual de Algoritmos para el manejo del paciente politraumatizado. ASAC-AEC. QU24 Publicitat Estratègica.
- Spinal Injury: Assessment and Initial Management National Clinical Guideline Centre (UK). London: National Institute for Health and Care Excellence (NICE), 2016.

126. Lesiones nerviosas periféricas

A. García-Bango Sosa, E. Porto, L. García-Paíno Rollón

PUNTOS CLAVE

- Mantener un alto nivel de sospecha diagnóstica, especialmente, en politraumatizados. Es imprescindible hacer una exploración detallada. Importante reevaluar y reexplorar al paciente.
- El tratamiento se basa en la inmovilización y valoración quirúrgica precoz.

GENERALIDADES

Las lesiones nerviosas postraumáticas ocurren por tracción/estiramiento, laceración, compresión o isquemia (generalmente, una combinación de estos mecanismos).

El diagnóstico es clínico y se basa en la exploración neurológica; es imprescindible la colaboración del paciente.

El tratamiento puede ser conservador en pacientes con heridas abiertas sin solución de continuidad en el nervio o en pacientes con traumatismos cerrados. Los pacientes con heridas abiertas y continuidad afectada requieren cirugía, aunque los tiempos dependerán del mecanismo lesional (en pacientes con sección/laceración incisa, sutura termino-terminal urgente) (**Tabla 126-1**).

Tabla 126-1. Lesiones nerviosas periféricas y daño neurológico asociado

LESIÓN	AFECTACIÓN MOTORA	AFECTACIÓN SENSITIVA	NERVIO AFECTADO
Lesión de codo	Abducción dedo índice y meñique	Meñique	N. Cubital
Fractura/luxación de muñeca	Contracción tenar con oposición	Extremo distal del dedo índice	N. Mediano
Fractura supracondílea de húmero (niños)	Flexión extremo índice	Ninguna	N. Mediano, interóseo
Luxación anterior de hombro	Flexión del codo	Antebrazo, borde radial	N. Musculocutáneo
Fracturas diáfisis humeral	Pulgar, extensión muñeca	Primer espacio dorsal de la mano	N. Radial
Luxación anterior hombro, fractura proximal húmero	Deltoides	Hombro lateral	N. Axilar
Fractura rama púbica	Extensión rodilla	Rodilla anterior	N. Femoral
Fractura anillo obturador	Aducción cadera	Muslo medial	N. Obturador
Luxación rodilla	Flexión pie	Planta pie	N. Tibial posterior
Fractura cuello peroné, luxación rodilla	Eversión tobillo	Dorso lateral pie	N. Peroneo superficial
Fractura cuello peroné, síndrome compartimental	Dorsiflexión tobillo/pie	Espacio 1º a 2º dorso pie	N. Peroneo profundo
Luxación posterior cadera	Flexión pie	Pie	N. Ciático

LESIÓN	AFECTACIÓN MOTORA	AFECTACIÓN SENSITIVA	NERVIO AFECTADO
Fractura acetábulo	Abducción cadera o Extensión cadera	Nalga	N. Glúteo

MONONEUROPATÍAS FOCALES FRECUENTES

- **Síndrome del túnel carpiano:** compresión del nervio mediano a nivel de la muñeca. Lesión por uso repetitivo. Clínica de dolor, parestesias y adormecimiento en 1°-4° dedo, atrofia de la eminencia tenar. Dolor con la flexoextensión de la muñeca. Signos de Tinnel y Phalen. Recomendar férula de muñeca y modificaciones ergonómicas. Antiinflamatorios no esteroideos (AINE) desaconsejados, remitir a consultas de Traumatología.
- **Síndrome del túnel cubital:** compresión del cubital a su paso por la muñeca a nivel del pisiforme. Lesión por uso repetitivo. Clínica de parestesias en 5° y 4° dedos, debilidad de interóseos y signo de Froment. Los AINE pueden mejorar la clínica y pueden realizarse medidas ergonómicas. Seguimiento en Traumatología.
- **Meralgia parestésica:** atrapamiento del femorocutáneo en el canal inguinal. El origen puede ser pélvico (embarazo, masa, aneurisma), extrapélvico (trauma, obesidad, cinturones/fajas) o sistémico (diabetes). Clínica de adormecimiento y dolor en la cara anterolateral del muslo. Signo de Tinnel al percutir en la espina ilíaca anterosuperior, test de compresión pélvica positivo (desaparece la clínica después 30 s de compresión). Los AINE están indicados. Seguimiento en Traumatología.

PLEXOPATÍAS

Se deben a traumatismos, cirugía, tumoraciones o radiación. La más frecuente es la braquial. Se producen por tracción intensa del brazo, dislocación del hombro y heridas penetrantes, entre otras. Pueden asociar daño vascular a nivel axilar. Clínica: dolor quemante en la extremidad superior asociado a parestesias y/o debilidad. Se deben descartar lesiones cervicales y torácicas. En pacientes sin antecedente traumático hay que descartar tumor de Pancoast. La valoración quirúrgica se hace según hallazgos.

RECUERDE

- En politraumatizados es muy importante la exploración seriada. La progresión de los signos neurológicos indica compresión continua del nervio.

BIBLIOGRAFÍA

- Gupta N, Andrus P. Acute Peripheral Neurologic Disorders. In: Tintinalli JE, Ma O, Yealy DM, Meckler GD, Stapczynski J, Cline DM, Thomas SH. eds. Tintinalli's Emergency Medicine: A Comprehensive Study Guide, 9e. McGraw Hill; 2020. Accessed February 24, 2022.

127. Tratamiento de las heridas

M. A. Jañez Álvarez, A. Suárez Casal

PUNTOS CLAVE

- La cicatrización de las heridas es un proceso complejo, no lineal y progresivo, que se ve influenciado en cada etapa por factores intrínsecos y extrínsecos que pueden retrasar o promover la cicatrización.
- Es de vital importancia la valoración de la herida y la anamnesis realizada. Hay que valorar la herida teniendo un conocimiento global del proceso de cicatrización y de los métodos para evaluar al paciente y sus heridas.
- Los signos de infección en las heridas crónicas son menos obvios que en las agudas e incluyen, entre otros, aumento del dolor de la herida, aumento del tamaño de la herida, mal olor y tejido de granulación friables.
- Dar apoyo e informar a los pacientes para que sigan una dieta equilibrada es fundamental para la cicatrización de las heridas y bienestar del paciente.
- Es importante conocer la pauta de antibioterapia y cuándo emplearla para prevenir una infección.
- No olvidar que la misma exploración puede causar dolor. Se debe anestesiar siempre que sea necesario.

CONCEPTO

Perdida de la continuidad de la piel o mucosa producida por algún agente físico o químico. Las heridas traumáticas suponen cerca de un 5 % de las visitas al Servicio de Urgencias Hospitalario.

Su etiología es múltiple, aunque la más frecuente es la originada por caídas o traumatismos. También nos encontramos heridas producidas por arma blanca o de fuego, accidentes de tráfico, laborales o deportivos.

Existen ciertos factores predisponentes para sufrir una herida traumática, como el consumo de algún medicamento, la dificultad auditiva, visual o motora o encontrarse bajo los efectos del alcohol y/u otras drogas.

La cicatrización de las heridas es una cadena compleja de eventos que pueden dividirse en cuatro fases: hemostasia, inflamación, proliferación y maduración. Todas ellas se superponen en algún momento y no todas suceden de manera secuencial.

CLASIFICACIÓN DE LA HERIDA

Según su profundidad y gravedad

- Simples o superficiales: presentan pérdida de sustancia sin sobrepasar el tejido celular subcutáneo.
- Complicadas o complejas y profundas: se ven implicados varios tejidos.
- Graves, penetrantes: dañan cavidades sin lesionar órganos o vísceras.
- Graves y perforantes: no solo afectan a cavidades, sino que también perforan órganos y/o vísceras.

Según el grado de contaminación

- Herida limpia: presenta menos de 6 horas de evolución, no presenta signos ni síntomas de infección ni se ven afectados sistemas ni órganos profundos.
- Herida sucia:
  - Tetanígena: presenta más de 6 horas de evolución y su profundidad supera 1 cm; contiene tejido desvitalizado y contaminado (tierra, excrementos, cuerpos extraños, etc.). Todas las heridas producidas por arma de fuego, animales, congelaciones, quemaduras, etc. se consideran heridas tetanígenas.
  - Heridas de alto riesgo: contaminadas que presenten tejido desvitalizado y una cantidad importante de material que pueda tener esporas.

Según el agente causante

- Incisas: provocadas por instrumentos cortantes.
- Contusas: ocasionadas por el golpe brusco con un objeto plano o de bordes redondeados.
- Penetrantes: con predominio de la profundidad frente a la longitud.
- Por arrancamiento: provocadas por una tracción violenta sobre el tejido. Dentro de este grupo podemos incluir las mordeduras.
- Por arma de fuego: con bordes irregulares y normalmente, con cuerpos extraños. Además, pueden presentar quemadura en el orificio de entrada.

Según la forma

Simples, estrelladas, avulsivas o angulares.

Según la dirección

Espiroideas, longitudinales, oblicuas y transversales.

VALORACIÓN DE LAS HERIDAS

Inicial

La atención de una herida en el servicio de urgencias debe empezar con una valoración inicial que medirá el nivel de gravedad, para ello se debe asegurar ausencia de posibles complicaciones a corto plazo y una estabilidad hemodinámica. La valoración secundaria de las heridas consiste en evaluar el tipo y causa, localización, dimensiones, tejido del lecho, bordes, presencia de cavitaciones/tunelizaciones, exudado, piel perilesional, dolor e infección.

Anamnesis

Información sobre el mecanismo de la lesión y el ambiente en el cual se produjo. Esto nos puede indicar el grado de contaminación sufrido. Se debe conocer el tiempo de evolución de la herida para clasificarla en herida limpia (< 6 h) o herida sucia (> 6 h). Se debe indagar sobre alergias conocidas o antecedentes de interés que puedan influir tanto en el proceso de cicatrización como en factores de riesgo de infección (diabetes mellitus, malnutrición, obesidad, etc.). Es importante conocer también el estado de vacunación antitetánica del paciente.

Valoración neurológica: imprescindible llevarla a cabo antes de la administración de cualquier medicamento.

Exploración física: examen completo de la herida, comprobar la existencia de cuerpos extraños, profundidad de la lesión e integridad de las estructuras articulares, vasculares, tendinosas o nerviosas. Para poder llevar a cabo dicha exploración es necesario conseguir una hemostasia adecuada, inicialmente con presión del punto sangrante de la herida y realizar un lavado con suero salino fisiológico.

Exploración neurovascular: valorar si existe algún grado de cianosis, relleno capilar y pulsos periféricos.

Pruebas complementarias: en ocasiones será necesario realizar una analítica sanguínea, si se precisa tratamiento quirúrgico o ante la evidencia de una gran pérdida de sangre o radiografía de la zona si se sospecha cuerpos extraños, fracturas o luxaciones.

TRATAMIENTO

Preparación de la herida

- No rasurar. En el caso de que el pelo interfiera se puede cortar con tijeras.
- Limpiar la piel que rodea la herida con una solución antiséptica. Generalmente, se usa povidona yodada al 10 % o clorhexidina. Las diferentes alternativas que tenemos en la actualidad como limpiadores son: suero salino, antisépticos tópicos y soluciones limpiadoras a base de polihexamida y betaína.
- El proceso de anestesia será necesario en ocasiones para realizar la exploración de la herida. El tipo de anestesia empleado en el servicio de urgencias será, en general, local o tópico.
- La irrigación es un paso fundamental para disminuir el grado de contaminación y prevenir así la infección. Se realiza generalmente con suero sa-

lino, aumentando el grado de presión de la irrigación en función del grado de contaminación. Con mayor contaminación se deberá emplear mayor presión. En el caso de heridas con un riesgo moderado o alto de infección, la irrigación podría realizarse con povidona yodada al 1 % (no confundir con povidona yodada al 10 %, ya que es tóxica para los tejidos).

- Debe llevarse a cabo el desbridamiento de las heridas contaminadas y con tejido no viable.

Cierre de la herida

La finalidad es la aproximación de los márgenes de la herida. El método de cierre será elegido dependiendo de sus características, su localización o su profundidad. Es importante tener en cuenta las líneas de Langer y colocar los puntos de forma perpendicular a éstas para que la cicatriz soporte una menor tensión. El tipo de herida nos indicará qué material se debe utilizar (**Tabla 127-1**).

Tabla 127-1. Tipo de herida y material que se debe emplear

	Tipo de herida	Dolor/Anestesia
Bandas adhesivas	Herida de pequeño tamaño, recta y superficial	Indoloro, sin necesidad de anestesia
Adhesivo tisular	Heridas con un tamaño < 5 cm, rectas	Indoloro, sin anestesia
Grapa	Heridas localizadas en cuero cabelludo y tórax	Dolor moderado, se emplea anestesia local
Sutura	Cualquier tipo de localización	Dolor moderado, se emplea anestesia local

El cierre de la herida puede llevarse a cabo mediante tres técnicas:

- Por primera intención: se produce de forma inmediata tras un cierre primario dentro de las primeras 6 h.
- Por segunda intención o diferida: se realiza mediante la curación espontánea con tejido de granulación encargado de rellenar el fondo de la herida.
- Por tercera intención: cuando en una herida se sospecha la presencia de una infección o de un cuerpo extraño, se puede dejar abierta para que empiece a cicatrizar por granulación hasta que el problema se haya resuelto. Después, se aproximan los bordes de la herida y se puede continuar la cicatrización por primera intención.

Cuidado de la herida

Una vez realizada la sutura (**Tabla 127-2**) se realiza lavado con suero fisiológico para retirar los restos hemáticos y se limpiará con un antiséptico.

Se debe cubrir la herida durante las primeras 24-48 horas y mantener en reposo de la zona tratada. Se recomienda realizar un control por la enfermería del centro de salud en las primeras 48 horas. Al alta en urgencias, el paciente deberá recibir las recomendaciones de higiene de la herida, mantenerla limpia y seca y emplear fotoprotección en la cicatriz durante los primeros 6-12 meses. La retirada de los puntos dependerá generalmente de la zona corporal en la que se ubiquen, así como del tipo de sutura que se emplee. En el caso de tener que suturar el tejido celular subcutáneo, emplearemos material reabsorbible de 3/0 o 4/0.

Tabla 127-2. Tipos de sutura y tiempo de mantenimiento

Localización	Mantenimiento	Tipo de sutura
Cara y cuello	3-7 días	Sedas de 4/0 a 6/0 o monofilamento de 4/0 a 6/0
Cuero cabelludo	7-10 días	Grapas o seda de 2/0
Tórax y miembro superior	8-12 días	Seda 3/0-4/0 o monofilamento 3/0 o 4/0
Espalda y miembro inferior	10-12 días	Monofilamento de 3/0 o 4/0

HERIDAS CRÓNICAS

La existencia de úlceras y heridas crónicas cutáneas infectadas es un problema sociosanitario de primer orden ya que su prevalencia es elevada (representa la segunda causa de infección nosocomial), deterioran la calidad de vida de los pacientes que las padecen y suponen una carga considerable para el sistema sanitario.

La infección es uno de los factores que más retrasa la curación de una herida, pudiendo provocar además la aparición de complicaciones (ostiomielitis, bacteriemia o celulitis).

Características clínicas de las heridas crónicas

- Presencia de tejido necrótico.
- Falta de aporte de oxígeno.
- Ausencia de tejido de granulación.
- Falta de reepitelizacion.
- Recidivas frecuentes.

Características microbiológicas de las heridas crónicas

- Concentraciones elevadas de bacterias.
- Presencia de más de una cepa.
- Presencia de biofilms.
- Presencia de microorganismos resistentes.

ANTIBIOTERAPIA

Se considerará el empleo de cobertura antibiótica si la herida cumple 1 o 2 de los siguientes criterios:

- Características de la herida: laceración extensa, compromiso de tejidos profundos o fractura abierta, cuerpos extraños, lesión postaplastamiento, diástasis de los bordes y mordeduras o heridas contaminadas con aceite, tierra, heces o suciedad.
- Localización: que la herida se encuentre en una zona con baja vascularización o con alta concentración de flora comensal.
- Características del paciente: presencia de enfermedades vasculares o diabetes mellitus, pacientes inmunodeprimidos o edad superior a 65 años.

Se usará de forma general como antibioterapia amoxicilina-clavulánico 500/125 mg ó 875/125 mg cada 8 h VO. Si alergia a la penicilina, clindamicina 300 mg/6-8 h vía oral de forma conjunta con ciprofloxacino 500-750 mg/12 h vía oral.

PROFILAXIS ANTITETÁNICA (TABLA 127-3)

Tabla 127-3. Profilaxis antitetánica

Estado vacunal	Herida limpia	Herida tetanígena	
	Vacuna antitetánica	**Vacuna antitetánica**	**Inmunoglobulina antitetánica**
No vacunado, menos de 3 dosis o calendario vacunal desconocido	1 dosis (completar la pauta de vacunación)	1 dosis (completar la pauta de vacunación)	1 dosis
3 o 4 dosis	No es necesaria (1 dosis si han pasado más de 10 años desde la última dosis)	No es necesaria (1 dosis si han pasado más de 5 años desde la última dosis)	Solo en heridas de alto riesgo
5 o más dosis	No es necesaria	No es necesaria (valorar 1 dosis si han pasado más de 10 años desde la última dosis, dependiendo del tipo de herida)	Solo en heridas de alto riesgo

Para tratar una herida debemos contemplar los siguientes aspectos sobre la profilaxis antitetánica:

- Características de la herida (riesgo de herida tetanígena).
- Calendario vacunal (dosis de la vacuna antitetánica recibidas).
- Tiempo transcurrido desde la última dosis de la vacuna antitetánica recibida.

Para hablar de profilaxis antitetánica hay que diferenciar entre (**Tabla 127-4**):

- Herida tetanígena
- Herida de alto riesgo: herida tetanígena contaminada con abundante material que puede presentar esporas o grandes zonas con tejido desvitalizado. También se conoce como heridas de alto riesgo las sufridas por pacientes inmunodeprimidos y usuarios de drogas por vía parenteral.

Tabla 127-4. Profilaxis antitetánica según heridas
Herida tetanígena
Herida o quemadura con abundante tejido desvitalizado
Herida punzante
Herida contaminada con cuerpo extraño
Fracturas con herida
Mordeduras
Heridas por congelación
Heridas que impliquen una intervención quirúrgica y esta se retrase más de 6 horas
Heridas en pacientes con sepsis sistémica

RECUERDE

- Es importante la preparación de la herida antes de la sutura.
- Es imprescindible conocer el estado de vacunación antitetánica que presenta el paciente.

BIBLIOGRAFÍA

- Ameniro-Romero L, Arantón-Areosa L, Sanmartín-Castrillón R. Actualización clínica en heridas traumáticas de partes blandas: [Clinic update on traumatic soft-tissue wounds]. Enferm Dermatol [Internet]. 30 de agosto de 2019 [citado 11 de febrero de 2022];13(37):11-4. Disponible en: https://enfermeriadermatologica.org/index.php/anedidic/article/view/10
- Ares Ares, MI, Benito Fernandez, FJ, Mintegui Raso, S, Yagüe Rodriguez, MJ. Técnicas y procedimientos para Enfermería en Urgencias Pediátricas. Madrid: Editorial Médica Panamericana, 2019 [Citado el 11 de febrero de 2022].
- Calero FE, Méndez GVM, Albán HJS, Pacheco JVR. Tratamiento en heridas de piel. RECIMUNDO: Revista Científica de la Investigación y el Conocimiento. 2017 [citado 09 de febrero de 2022];1(4):577-609.

- Julián Jiménez A, Juárez González RA, Rubio Díaz R, Nieto Rojas I. Manual de Protocolos y Actuación en Urgencias (5ª edición), 2021. [Internet]. Toledo: Grupo Saned [citado 11 de febrero de 2022] p. 1841. Disponible en: https://toledo.sanidad.castillalamancha.es/sites/toledo.sescam.castillalamancha.es/files/publicaciones/08/07/2021/manual_de_urgencias.pdf
- Profilaxis posexposición | Vacunas / Asociación Española de Vacunología [Internet]. [citado 11 de febrero de 2022]. Disponible en: https://www.vacunas.org/profilaxis-posexposicion-tetanos/
- Probst S. Cuidado de Heridas en Enfermería. Un Enfoque Centrado en la Persona (3a edición). Madrid: Elsevier, 2021 [Citado el 23 de febrero de 2022].
- Keith Harding. Consenso Internacional. La importancia del tratamiento de heridas eficiente. Wounds Internacional 2013 [Citado el 16 de febrero de 2022]. Disponible en: https://gneaupp.info/wp-content/uploads/2014/12/La-importancia-de-un-tratamiento-eficiente-de-heridas.pdf

128. Urgencias traumatológicas en Pediatría

N. Ramos González, A. Fiel Ozores, L. García-Paíno Rollón

PUNTOS CLAVE

- Conocer las fracturas óseas características de la infancia y su tratamiento.
- Reconocer el cuadro clínico típico del "codo de niñera" y las maniobras para corregirlo.
- Manejo y valoración del traumatismo craneoencefálico en la edad pediátrica.
- Conocer el diagnóstico diferencial de la cojera en la infancia.

FRACTURAS ÓSEAS EN LA INFANCIA

La composición y la estructura química del tejido óseo pediátrico, así como la ausencia del cierre de las "fisis", otorgan unas características especiales a las fracturas que podemos encontrarnos en la edad pediátrica, haciendo hincapié en las que afectan al cartílago de crecimiento.

Para su correcto diagnóstico es fundamental realizar una adecuada anamnesis (mecanismo de lesión, tiempo transcurrido, antecedentes personales del paciente), una minuciosa exploración física (actitud antiálgica, localización de la lesión, palpación del foco de fractura y de las articulaciones cercanas a nivel proximal y distal, y exploración neurovascular) y apoyarnos en pruebas de imagen. Como pruebas complementarias solicitaremos radiografías simples de la zona, siendo siempre necesaria la realización de dos proyecciones y, si es posible, que incluyan las articulaciones distales y proximales al foco de fractura.

En ocasiones, es difícil visualizar claramente las líneas de fractura, por lo que hay que fijarse en signos indirectos, por ejemplo, desplazamientos de las almohadillas grasas. En otros casos, la presencia de focos de osificación puede hacer que sospechemos lesiones radiográficas que no lo son, siendo necesaria la realización de radiografía del miembro contralateral. Dadas las características de los huesos infantiles, existen fracturas exclusivas de la edad pediátrica.

El tratamiento de las fracturas de los niños, por lo general, será conservador, tolerando angulaciones mucho mayores que en adultos.

Fracturas exclusivas de la edad pediátrica

Fracturas ocultas (Toddler o de los primeros pasos): fractura espiroidea de tibia no desplazada, que se produce en menores de 4 años por fuerzas de torsión. Es difícil de diagnosticar, al estar íntegro el periostio.

Fracturas en rodete, torus o caña de bambú: fractura por compresión axial del hueso cortical. Son frecuentes en metáfisis distal del radio. Clínicamente, se observa poca deformidad y dolor en el foco de fractura. Radiológicamente, se aprecia un engrosamiento anular similar a un rodete o a una caña de bambú Tratamiento: inmovilización.

Fracturas en tallo verde: se produce la rotura de una de las corticales y el abombamiento de la contralateral sin que llegue a romperse. Son típicas de la diáfisis de cúbito y radio. Tratamiento: reducción e inmovilización.

Deformación plástica: deformidad del tejido óseo sin fractura por probables microfracturas del periostio. Suelen ocurrir en cúbito, radio y peroné. Precisan ocasionalmente reducción y casi siempre inmovilización (excepto menores de 4 años y angulaciones menores de 20° que podrían corregirse solas).

Epifisiólisis: afectan de forma directa al cartílago de crecimiento, pudiendo alterar su desarrollo. Son frecuentes en radio distal. Se clasifican, según Salter y Harris, en función del trazo de fractura en cinco tipos (**Fig. 128-1**). Las tipo I y II tienen buen pronóstico y se tratan con inmovilización. Las demás, generalmente, precisan intervención quirúrgica.

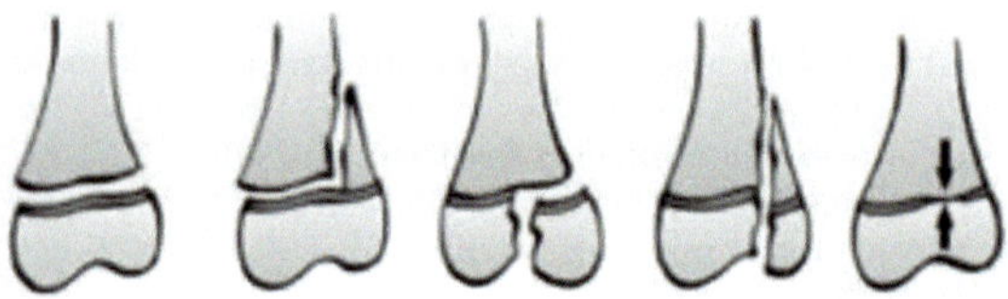

Figura 128-1. Clasificación de Salter y Harris de las epifisiólisis y su tratamiento.

LESIONES LIGAMENTO-ARTICULARES EN LA INFANCIA

Pronación dolorosa

Subluxación de la cabeza radial con interposición del ligamento anular entre la cabeza radial y el cóndilo humeral, como resultado de la tracción longitudinal brusca del antebrazo del niño ("codo de niñera"). Es típica en pacientes de 1 a 5 años.

Acuden por dolor e impotencia funcional. Se presentan con el miembro afectado pegado al cuerpo, en pronación y semiflexión del codo. No suele apreciarse deformidad.

El diagnóstico es clínico, no siendo necesaria la prueba de imagen, salvo antecedente traumático previo o incapacidad de reducción:

- Supinación: sostener el codo a 90° y luego colocar en supinación la muñeca y flexionar el antebrazo hacia el hombro ipsilateral.
- Hiperpronación: mantener el codo a 90° con una mano, mientras se realiza una hiperpronación de la muñeca.

Comprobar la movilización completa y no dolorosa tras la reducción.

Esguince de tobillo

Suele producirse por inversión forzada de pie. No será necesario solicitar radiografía salvo sospecha de lesión ósea asociada. El tratamiento depende del grado de inflamación e impotencia funcional. Generalmente, se inmovilizará el miembro con vendaje funcional y debe hacerse reposo con el miembro elevado, aplicar frío local y tomar AINE. En esguinces en los que haya tumefacción grave y dolor intenso se recomienda inmovilizar con férula de yeso y valoración por Traumatología (descartar epifisiólisis), sobre todo, en menores de 10 años.

TRAUMATISMO CRANEOENCEFÁLICO (TCE)

El TCE es un motivo de consulta frecuente en los servicios de urgencias. Aunque suele ser leve es la principal causa de muerte en pacientes mayores de 1 año.

Su incidencia es bimodal, con un primer pico en los primeros dos años de vida (principalmente TCE leve por caídas) y un segundo pico en la pubertad (en relación con accidente de tráfico y de mayor gravedad). En los niños menores de dos años, sobre todo, si la historia y el mecanismo causal no es concluyente debemos valorar la posibilidad de maltrato.

Los TCE se clasifican según la escala de Glasgow en graves (< 9), moderados (< 9-13) y leves (14-15). El reto consiste en saber identificar correctamente a los pacientes con riesgo de lesión traumática asociada, ya que necesitarán pruebas complementarias para un correcto diagnóstico.

La anamnesis debe registrar, al menos, edad del paciente, lugar del traumatismo y tiempo transcurrido desde el mismo, mecanismo del traumatismo y síntomas asociados, en especial, si hubo pérdida de conciencia y duración de esta.

Se establecen tres grupos de riesgo de lesión intracraneal en los TCE (**Anexo 128-1**):

- Riesgo alto: focalidad neurológica, Glasgow < 14 o alteración del estado mental, fractura craneal palpable, sospecha de fractura de base de cráneo, fontanela tensa, pérdida de conciencia superior a 1 minuto y convulsiones.

- Riesgo intermedio que se subdivide a su vez en:
  - Menores de dos años: cefalohematoma no frontal importante, pérdida de conocimiento inmediata inferior a 1 minuto, vómitos persistentes, mecanismo de riesgo (caída de más de 1 metro de altura, impacto con objeto contundente, accidente de moto sin casco, accidente de vehículo con fallecimiento de otro viajero o desplazamiento de pasajeros, TCE no presenciado) o actitud anormal referida por los padres.
  - Mayores de dos años: Pérdida de conocimiento inmediata inferior a un minuto, vómitos persistentes, cefalea intensa, mecanismo de riesgo (los mencionados previamente, pero en este caso caídas de más de 1,5metros de altura).
- Bajo riesgo.

Se solicitará una tomografía computarizada (TC) craneal en pacientes que presenten criterios de alto riesgo o en los que presenten varios factores de riesgo intermedio y factores que predispongan a sangrado, sospecha de maltrato y evolución tórpida durante el periodo de observación.

Serán observados en urgencias los niños con TCE leves de bajo riesgo e ingresados los pacientes que presenten Glasgow menor de 15, focalidad neurológica, intolerancia oral, lesiones extracraneales graves, lesiones intracraneales, sospecha de maltrato o cuidadores no confiables. Se deberá remitir a la UCI pediátrica si el Glasgow es menor de 13 o hay lesiones intracraneales. El resto pueden ser dados de alta con recomendaciones de vigilancia estrecha por escrito durante 24-48 horas (**Anexo 128-2**).

COJERA

La cojera debe considerarse un hallazgo patológico, por lo que es importante realizar un diagnóstico etiológico y un seguimiento estrecho hasta su resolución.

Para una correcta anamnesis debemos conocer la cronología, la sintomatología asociada, los desencadenantes, las características del paciente, los episodios previos, etc. En la exploración física es importante valorar primero las articulaciones no dolorosas y dejar la dolorosa para el final. La marcha siempre debe explorarse descalzo para valorar adecuadamente la pisada. Es necesario individualizar la necesidad de pruebas complementarias en función de la clínica asociada y la edad.

Su etiología suele ser trivial, por ejemplo, traumatismo, rozadura de un zapato o mala postura, pero en ocasiones, es el síntoma principal de patología grave, como artritis séptica, dolor óseo de una meningitis o leucemias. Las causas fundamentales de cojera en la infancia se recogen en la **Tabla 128-1**.

En la mayoría de los casos, una vez descartada la patología grave, el paciente podrá ser dado de alta con reposo relativo y analgesia (AINE) para ser revalorado de forma programada.

Tabla 128-1. Causas fundamentales de la cojera en la infancia

	Displasia de cadera	Artritis séptica	Sinovitis transitoria	Enfermedad de Perthes	Epifisiólisis femoral superficial
Edad	Neonatos	< 3 años	2-12 años	3-7 años	Adolescentes
Antecedentes	Antecedentes familiares		Infección de vías aéreas respiratorias 7-10 días antes		Obesidad Hiper/hipogonadismo Corticoterapia Hipotiroidismo
Clínica	Barlow y Ortolani + Abducción limitada Pliegues asimétricos	Inmovilidad articular (posición antiálgica en reposo) Dolor Frecuente en rodilla, cadera y tobillo Patógeno: *S. aureus*	Dolor súbito Irradiado a la rodilla Limitación, sobre todo, de flexión y abducción	Dolor insidioso. Irradiado a ingle/muslo. Abducción y rotación limitadas.	Traumatismo previo con dolor súbito (con frecuencia) o crónico sin traumatismo Signo de Drehnan: la flexión de cadera provoca rotación externa del miembro Limitación para rotación interna y flexión
Fiebre	No	Sí	Febrícula	No	No
Diagnóstico	Ecográfico (de elección) Radiografía a partir de los 4 meses	Hemograma Velocidad de sedimentación Ecográfico	Clínico de exclusión Si se sospecha, solicitar ecografía	Radiológico (ensanchamiento y alteración de la cabeza femoral) Esclerosis, fragmentación de la cabeza femoral	Radiológico (desplazamiento medial, inferior y posterior de la epífisis femoral).
Tratamiento	< 6 meses: arnés de Pavlik 6-24 meses: férula de yeso durante 8 semanas > 24 meses: quirúrgico	Artrotomía y antibioterapia empírica	Sintomático Suele recidivar con frecuencia	Férula de descarga, si hay mala evolución de la cirugía	Quirúrgico

DOLOR DE CRECIMIENTO (SÍNDROME DEL DOLOR NOCTURNO IDIOPÁTICO)

Afecta de forma predominante a las extremidades inferiores. Es de aparición brusca, simétrica, sin limitación del balance articular, autolimitado y episódico. Suele afectar a pacientes hasta los 13 años. Su origen es incierto, probablemente, miofascial, y su naturaleza, benigna. No precisan pruebas complementarias y para su tratamiento se puede administrar AINE. Es importante realizar un correcto diagnóstico diferencial.

OSTEOCONDROSIS

Grupo heterogéneo de enfermedades que se caracterizan por fragmentación y esclerosis de una epífisis o de un centro apofisario del esqueleto inmaduro.

Es un dolor a punta de dedo sobre el núcleo de osificación que en ocasiones se puede acompañar de tumefacción en dicha región. Curan de forma espontánea con el crecimiento, pero si el dolor es intenso se recomienda reposo y frío local. Destacan: Enfermedad de Osgood-Schlatter (tuberosidad anterior de la tibia, la más frecuente), Sinding- Larsen- Johansson (polo inferior rótula) y Sever (talón).

RECUERDE

- Los huesos de los niños presentan características especiales que nos permiten realizar un manejo conservador.
- Si el mecanismo de lesión es desconocido y hay lesiones múltiples o incongruentes es necesario sospechar maltrato.
- Debemos solicitar siempre dos proyecciones radiológicas al valorar una fractura.
- En pacientes en los que se decida observación domiciliaria, se debe entregar a los cuidadores principales instrucciones de vigilancia claras y por escrito.

BIBLIOGRAFÍA

- González Balenciaga M. Traumatismo craneal. Protoc Diagn Ter Pediatr. 2020(1):233-45.
- Hernández Rastrollo R. Traumatismo craneoencefálico. Pediatr Integral. 2019;23(1):6-14.
- López Olmedo J. Fracturas infantiles más frecuentes. Esguinces y epifisiolisis. Pediatr Integral. 2019;23(4):221.e1 – 221.e14.

129. Hombro doloroso

T. García Ferreiro, B. Peleteiro Cobo, L. García-Paíno Rollón

PUNTOS CLAVE

- Una adecuada historia clínica es fundamental para filiar el cuadro y orientar el tratamiento.
- No se debe olvidar que el hombro es asiento de dolor referido de otras estructuras, principalmente de patologías cervicales y peridiafragmáticas.

INTRODUCCIÓN

- Es motivo frecuente de consulta. Es la tercera causa de incapacidad de origen musculoesquelético, por detrás del dolor lumbar y cervical. Aumenta con la edad y con algunas profesiones y deportes en los que se realizan movimientos repetitivos.
- Está compuesto por cuatro articulaciones (glenohumeral, esternoclavicular, acromioclavicular y escapulotorácica), además de los tejidos periarticulares. En el dolor está implicado el espacio subacromial. Es necesaria la intervención del manguito de los rotadores (supraespinoso, infraespinoso, redondo menor y subescapular), así como de la porción larga del bíceps o el deltoides.

ETIOLOGÍA (TABLA 129-1)

Tabla 129-1. Etiología del dolor de hombro

Causas intrínsecas (capacidad funcional limitada)	Causas extrínsecas (capacidad funcional conservada)
PERIARTICULAR • Tendinitis y/o rotura del manguito rotador (con o sin calcificaciones asociadas) • Tendinitis y/o rotura del tendón largo del bíceps • Bursitis subacromial • Hombro congelado (capsulitis adhesiva)	**DOLOR REFERIDO** Origen visceral/somático: • Pulmón: tumor de Pancoast, neumotórax, pericarditis, pleuritis, embolismo pulmonar • Corazón: Disección aórtica, cardiopatía isquémica • Diafragma: mesotelioma, absceso subfrénico • Gastrointestinal: Pancreatitis, colecistitis • Rotura visceral abdominal Origen vascular: trombosis arteria axilar, aterosclerosis, vasculitis, aneurisma
ARTICULAR • Artrosis/artritis glenohumeral • Artrosis/artritis acromioclavicular • Necrosis avascular del húmero • Inestabilidad	**DOLOR IRRADIADO** • Cervicobraquialgias • Compresión de las raíces nerviosas C5, C6 • Síndrome del desfiladero torácico • Herpes Zóster

DIAGNÓSTICO

Historia clínica detallada

- Síntomas o signos de alarma: pérdida de peso relacionado con historia de cáncer, fiebre, déficit sensitivo/motor sin causa aparente o compromiso vascular o respiratorio.
- Características: inicio (brusco o insidioso), topografía, curso evolutivo (agudo, crónico, recidivante), perfil mecánico o inflamatorio, grado de impotencia funcional y factores desencadenantes o modificadores del dolor (postura, movimientos o respiración).
- Antecedentes de traumatismo previo.

Exploración

- Inspección: asimetrías, cicatrices, signos inflamatorios, prominencias o atrofias musculares y cambios en la coloración de la piel. Valoración de la posición antiálgica del hombro (rotación interna y aducción de la articulación).
- Palpación: articulaciones y tendones, valorando la presencia de dolor, inflamación, crepitación, deformidad y calor en los principales puntos dolorosos.
- Movilidad:
  - Pasiva: conservada en la patología periarticular, muy dolorosa en procesos inflamatorios (conflicto subacromial, síndrome subacromial y tendinitis del manguito rotador) y menos en procesos mecánicos (rotura de manguito rotador). Limitada en procesos con afectación articular glenohumeral (artrosis, capsulitis adhesiva).
  - Activa: puede estar limitada tanto en procesos periarticulares (conflicto subacromial, tendinitis o roturas del manguito rotador, bursitis subacromial), como en procesos articulares (artrosis glenohumeral y acromioclavicular o capsulitis adhesiva).
  - Contra resistencia (**Anexo 129-1**).

Pruebas complementarias

- Rx: para descartar patología osteoarticular, traumática, degenerativa o calcificaciones.
- Ecografía: ante sospecha de rotura del manguito rotador, bursitis subacromial o tendinitis calcificante.
- Resonancia magnética: sensibilidad y especificidad superior a la de la TC.
- TC: para evaluar estructuras óseas (fracturas complejas o neoplasias óseas).

PRINCIPALES CAUSAS DE DOLOR DE HOMBRO

- Tendinitis del manguito rotador: es la principal causa (sobrecarga del tendón en trabajadores entre 40-50 años, inestabilidad articular en < 35 años o degeneración del manguito de los rotadores en pacientes mayores). El tendón del supraespinoso es el más comprometido, pero puede progresar hasta afectarse el resto de los tendones del manguito rotador. Es un dolor sordo en la cara externa del hombro que se irradia lateralmente a la V deltoidea. Predominio nocturno. Las maniobras de Jobe, Patte o Gerber son positivas, en función del músculo afectado (**Fig. 129-1**).

- Rotura del manguito rotador: aguda (por traumatismo al sufrir caída con el brazo en abducción forzada) o degenerativo, donde la impotencia funcional va en ascenso.
- Bursitis subacromial: dolor en cara lateral del hombro, limitación de la abducción y en menor grado de la rotación (diagnóstico diferencial con tendinitis del manguito rotador, que suele presentar limitación de la abducción y rotación asociadas). Maniobra de Neer positiva.
- Tendinitis bicipital: dolor en cara anterior del hombro, que se exacerba con la palpación del bíceps en la corredera bicipital y con flexión y supinación del antebrazo. Maniobra de Yegarson positiva. Si hay rotura se produce equimosis y edema con deformidad por retracción del músculo (signo músculo de Popeye).
- Artrosis: limitación dolorosa de los movimientos activos y pasivos.
- Capsulitis adhesiva u hombro congelado: después de periodos de inmovilización del hombro. Fase inicial dolorosa, adhesiva (disminuye el dolor, pero la impotencia funcional va en aumento) y, finalmente, recuperación.

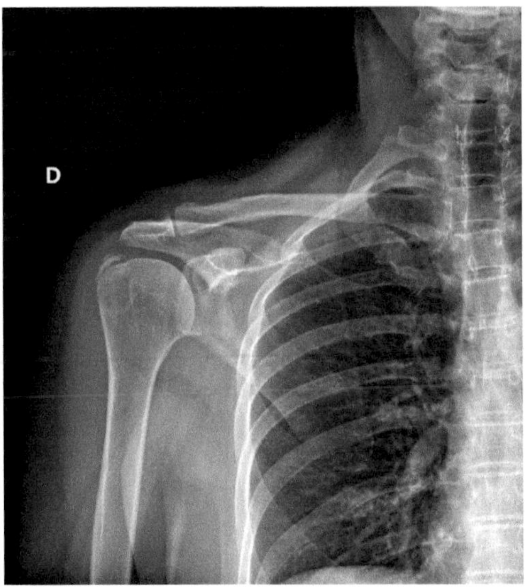

Figura 129-1. Calcificación a nivel del manguito de los rotadores.

TRATAMIENTO

- Reposo relativo de la articulación (3-5 días con el brazo en cabestrillo) con movilización temprana de la articulación si no existen fracturas, para evitar la capsulitis adhesiva.
- Crioterapia local intermitente, 3-5 veces al día durante 10 minutos.
- AINE o analgesia en fases iniciales. Se pueden asociar BZD para mejorar el dolor nocturno en los primeros días.
- Medidas posturales, posición sentada o semisentada o elevando el cabecero de la cama para disminuir la congestión que se produce con el decúbito.
- Si no mejora después de varias semanas o el dolor es muy agudo, valorar infiltración local:
  - Tendinitis del supraespinoso: cara lateral del hombro (1-1,5 cm por debajo del acromion, en dirección horizontal), 2-3 mL de anestésico local (mepivacaína 2 %) + 1 mL de corticoide (Trigón Depot). Si hay osteoporosis yuxtaarticular marcada o sospecha de infección, la infiltración con corticoides está contraindicada.
  - Capsulitis adhesiva: vía posterior del hombro, 1 cm por debajo del acromion en dirección perpendicular hacia la coracoides, hasta la articulación.
- Tratamiento rehabilitador para restablecer la movilidad de la articulación.
- Si se sospecha rotura tendinosa (sobre todo, en pacientes jóvenes activos) es necesaria valoración por traumatología.

CRITERIOS DE DERIVACIÓN

- Fractura.
- Sospecha de proceso neoplásico.
- Sospecha de etiología séptica.
- Presencia de compromiso neurológico.
- Inestabilidad repetitiva de la articulación.
- Presencia de desgarro del manguito de los rotadores.
- Capsulitis adhesiva refractaria al tratamiento conservador.

RECUERDE

- Es fundamental realizar una historia clínica y exploración física adecuadas.
- La tendinitis del manguito de los rotadores es la principal causa del hombro doloroso.
- Si sospecha de rotura tendinosa, valoración por traumatología.
- Si antecedentes traumáticos y sospecha de fractura o luxación, solicitar radiografía.

BIBLIOGRAFÍA

- Bakhsh W, Nicandri G. Anatomy and Physical Examination of the Shoulder. Sports Med Arthrosc Rev. 2018 Sep;26(3):e10-e22.
- Jiménez Murillo L, Montero Pérez FJ. Medicina de urgencias y emergencias. Guía diagnóstica y protocolos de actuación (6ª edición). Barcelona: Elsevier, 2018.
- Sociedad Española de Reumatología. Manual SER de Enfermedades Reumáticas (6ª edición). Madrid: Editorial Médica Panamericana, 2019.
- Vázquez Lima MJ, Casal Codesido JR. Guía de Atuación en Urgencias (5ª edición). Madrid: Editorial Médica Panamericana, 2017.

INTOXICACIONES (I) 21

130. Intoxicaciones agudas: manejo y tratamiento inicial

V. Bermúdez Alcalde, L. González González, B. Álvarez Martínez

PUNTOS CLAVE

- El diagnóstico del 90 % de las intoxicaciones se basa en una correcta anamnesis y exploración física.
- En ocasiones, los pacientes intoxicados presentan gran variabilidad sintomática, debido a la exposición a dos o más tóxicos.
- El carbón activado es el método de elección para la descontaminación digestiva.

INTRODUCCIÓN

La intoxicación aguda es un síndrome clínico secundario a la exposición del organismo a una sustancia química en cantidades tóxicas, ya sea de forma accidental (ámbito laboral o doméstico) o intencionada (autolítica, homicida, recreativa). El manejo inicial, ante una sospecha de intoxicación aguda, se basa en la estabilización del paciente e identificación del agente tóxico. Posteriormente se debe iniciar tratamiento específico.

MANEJO INICIAL

Estabilización

- Iniciar maniobras de soporte vital (ABC) en caso de que sea necesario.
- Obtener una vía IV y realizar monitorización cardiaca y pulsioximetría (administrar O_2 si es necesario).

Diagnóstico

Sospechar intoxicación ante: enfermedad grave súbita en niños, enfermedad súbita que debuta en coma en una persona previamente sana, coma en pacientes con antecedentes psiquiátricos, enfermedad súbita en personas que trabajan con tóxicos y enfermedad súbita tras ingesta de alimentos (setas, en particular).

Historia clínica

- Antecedentes personales: alergias, hábitos tóxicos, antecedentes médico-quirúrgicos, antecedentes psiquiátricos, intoxicaciones y/o intentos autolíticos previos, tratamiento habitual, prescripciones previas y productos de herbolario.
- Anamnesis: interrogar al paciente y/o familiares/acompañantes y al personal de servicios de emergencias extrahospitalarias. Indagar sobre el entorno de la exposición (frascos y blisters de fármacos vacíos, notas

de despedida, olores desconocidos, etc.) y circunstancias vitales previas del paciente.

- **Identificar tóxico o tóxicos** implicados, cantidades administradas, vía de exposición, hora de la administración, **tiempo** desde el inicio de la clínica y medidas terapéuticas previas a la llegada al Servicio de Urgencias.

Exploración física

Se realizará un **primer examen físico** que incluya:

- Constantes vitales: TA, FC, FR, Tª y $SatO_2$.
- Estado de alerta y de pupilas, focalidad neurológica, temperatura y humedad de la piel y mucosas, ruidos intestinales y tono motor. Los hallazgos indican la gravedad y apoyan u orientan hacia un diagnóstico de presunción.

Posteriormente se hará una **exploración física más exhaustiva:**

- Lesiones sugestivas de trauma, contusiones, olores y exploración de la cavidad bucal.

El resultado de la exploración ayuda a definir un síndrome **tóxico particular** o **toxíndrome:** conjunto de síntomas y signos que sugieren exposición a un tóxico o grupo toxicológico (**Tabla 130-1**).

Exploraciones complementarias

- **Glucemia capilar *in situ*.**
- **ECG:** duración del QRS e intervalo QTc y trastornos del ritmo. Siempre se debe realizar un ECG ante intoxicación por sustancias cardiotóxicas: anfetaminas, cocaína, antagonistas del calcio, antiarrítmicos, betabloqueantes, digoxina, antidepresivos, neurolépticos y CO.
- **Analítica:** hemograma, bioquímica (glucosa, urea, creatinina, Na, K, CPK, GOT, GPT), coagulación.
- **Gasometría arterial o venosa** en función de la $SatO_2$ (venosa ante $SatO_2$ > 94 %). Valorar si se debe solicitar carboxihemoglobina y metahemoglobina.
- Rx de tórax si se sospecha edema de pulmón no cardiogénico, broncoaspiración o SDRA. Rx de abdomen en tóxicos radiopacos o portadores de drogas (*body-packers*).
- Valorar también test de embarazo y punción lumbar (si hay coma asociado a fiebre).

Análisis toxicológico

- **Determinación cualitativa en orina:** cocaína, opioides, metadona, cannabis, anfetaminas, MDMA, benzodiacepinas y antidepresivos tricíclicos. Aportan **orientación diagnóstica, no confirmación.** Puede haber falsos positivos por fármacos habituales y falsos negativos al no identificar tóxicos con concentraciones por debajo del umbral de detección. No indican cantidad ni hora de consumo.

Tabla 130-1. Signos y síntomas de los diferentes toxíndromes

Toxíndrome	Constantes vitales	Clínica	Pupilas	Tóxicos
Colinérgico	Bradicardia Taquipnea Hipotermia	Diaforesis, diarrea, náuseas y vómitos. Sialorrea, lagrimeo. Broncoespasmo, broncorrea.	Miosis	Organofosforados Carbamatos Pilocarpina Amanita muscaria
Opiáceo	Hipotensión Shock Bradicardia Bradipnea Apnea Hipotermia	Coma profundo	Miosis	Opiáceos Dextrometorfano
Hipnótico o depresor del SNC	Hipotensión Bradipnea	Coma superficial	Miosis	Barbitúricos Benzodiazepinas Etanol Antiepilépticos
Anticolinérgico	Hipertensión Taquicardia Taquipnea Hipertermia	Confusión, agitación. Retención de orina. Sequedad de piel y mucosas. Disminución del peristaltismo. Delirio, rubor facial	Midriasis	Antidepresivos tricíclicos Atropina Antihistamínicos Antipsicóticos Bromuro de ipratropio Escopolamina
Alucinógenos	Hipertensión Taquicardia Taquipnea Hipertermia	Aumento del peristaltismo. Diaforesis, desorientación. Alucinaciones visuales. Ataques de pánico.	Midriasis	LSD Cocaína Cannabinoides Anfetaminas
Serotoninérgico	Hipertensión Taquicardia Hipertermia	Diaforesis, aumento del peristaltismo. Hiperreflexia, clonus. Temblor, agitación.	Midriasis	ISRS IMAO Antidepresivos tricíclicos LSD, cocaína, litio
Simpaticomimético	Hipertensión Taquicardia Hipertermia Taquipnea	Diaforesis, piloerección. Disminución del peristaltismo. Hiperreflexia. Agitación psicomotriz. Convulsiones.	Midriasis	Cocaína Anfetaminas IMAO Agonistas alfa y Beta-adrenérgicos

- **Determinación cuantitativa en sangre:** digoxina, paracetamol, litio, carboxihemoglobina, antiepilépticos y etanol. Es variable en función del nivel asistencial, lo que limita la utilidad clínica.
- Si el paciente es sospechoso de un delito y requiere análisis toxicológico con validez legal, debe aceptar y firmar un consentimiento informado para la extracción de las muestras o, de lo contrario, ser requerido judicialmente. Se deben extraer muestras dobles para garantizar un contraanálisis y en presencia de las fuerzas de seguridad, identificar a todos los actores adecuadamente y garantizar la cadena de custodia de las muestras.

Contactar con Centros de Información Toxicológica:

- Instituto Nacional de Toxicología (Madrid), teléfono para personal médico: **914 112 676.**

TRATAMIENTO

Medidas de sostén

Consisten en el soporte de las funciones vitales, que es la base del tratamiento:

- ***Protección de la vía aérea:*** intubación traqueal si Glasgow <8 o insuficiencia respiratoria (FR < 10 o > 30), descartando siempre una causa reversible:
  - Intoxicación por opioides: administrar naloxona (0,05 mg IV o 0,1 mg IM).
  - Hipoglucemia: administrar glucosa IV o glucagón IM.
- ***Ventilación y oxigenación:*** administrar oxigenoterapia ante hipoxemia.
- ***Circulación:*** control de TA y arritmias.

En caso de parada cardiaca, las maniobras de reanimación deben prolongarse más tiempo por la potencial reversibilidad del proceso (1 hora o más).

Medidas específicas

Antídotos (**Capítulo 137. Antídotos específicos**): pueden prevenir los efectos del tóxico, por lo que se deben administrar de forma precoz. **Revaluar** la necesidad de dosis extra, ya que su eliminación puede ser más rápida que la del tóxico.

Disminución de la absorción del tóxico

Lavado con suero fisiológico

- Vía cutánea: retirar la ropa y lavar con jabón suave. No utilizar neutralizantes.
- Vía ocular: irrigación con suero durante 20-30 min al menos. Derivar a Oftalmología.
- Vía inhaladora: administrar oxígeno a alto flujo (mascarilla tipo Venturi al 50 %).

Carbón activado

- Es el método de elección para la descontaminación de la vía digestiva, al tratarse de un compuesto muy absorbente.
- Se debe administrar rápidamente. Es más eficaz en la **1ª hora después de la ingestión,** aunque puede ser útil hasta las primeras 4-6 horas.
- Usar la vía oral o una sonda nasogástrica.
- Dosis de adultos: 25-50 g disueltos en 200 mL de agua. Se puede repetir la dosis de 50 g cada 4 h o, incluso, 25 g cada 2 h, hasta un máximo de 24 h en tóxicos con importante circulación enterohepática, vida media larga o fármacos de acción retardada.
- Indicación absoluta de multidosis en intoxicación por carbamazepina, dapsona, fenobarbital, quinina y teofilina. Indicaciones relativas: intoxicación por digoxina, salicilatos, fenitoína, benzodiazepinas, antidepresivos tricíclicos (amitriptilina), ciclosporina y amatoxinas.
- Dosis en niños hasta 12 años: 0,5 -1 g/kg.
- Contraindicaciones: obstrucción intestinal o disminución del peristaltismo, bajo nivel de alerta sin protección de vía aérea, más de 4-6 h desde la ingesta, probable necesidad de endoscopia.
- No es útil ante intoxicación por etanol, metanol, etilenglicol, ácido bórico, cianuro, arsénico, hierro, metotrexato, cáusticos, derivados del petróleo, litio y malatium.
- Se debe administrar un catártico para evitar el estreñimiento (sulfato sódico o sulfato de magnesio, de 30 g diluidos en 300 mL de agua, dosis única).
- Si hay vómitos: ondansetron 4-8 mg IV y repetir la dosis de carbón activado en 30 min.
- Complicaciones: sensación de plenitud, dolor abdominal, náuseas, vómitos, estreñimiento y diarrea. En caso de administración multidosis se describieron casos de obstrucción intestinal.

Lavado gástrico

- Está en desuso. No se recomienda de forma rutinaria. Debe considerarse con tóxicos potencialmente letales en la 1ª hora después de la ingestión, seguido de carbón activado.
- Consiste en lavados-aspirados con 250 mL SSF a través de sonda orogástrica.
- Contraindicaciones: bajo nivel de alerta sin protección de vía aérea. Ingesta de cáusticos, hidrocarburos u objetos cortantes. Riesgo de hemorragia o perforación gastrointestinal, neumonía por aspiración, perforación esofágica o gástrica y laringoespasmo.

Evacuación intestinal

- Administración de solución evacuante de Bohm (solución de propilenglicol y electrolitos), 1 sobre de 17,5 g en 250 mL por vía oral o incluso por sonda nasogástrica, cada 15 min durante 2-3 h. No debe hacerse de forma conjunta con carbón activado.

- Considerarse en intoxicación por hierro, litio, pilas de botón, comprimidos retard, paquetes de drogas ilícitas o situaciones en las que no se pueda administrar carbón activado.
- Contraindicaciones: íleo, obstrucción o perforación intestinal, hemorragia gastrointestinal, inestabilidad hemodinámica e hiperemesis intratable.

Endoscopia/cirugía

- Deben considerarse si fracasan las técnicas anteriores. La cirugía es el método de elección en los body-packers.

En desuso

- Inducción del vómito con jarabe de ipecacuana y administración de catárticos, como el sorbitol (contraindicados en niños; en adultos puede usarse de forma conjunta con el carbón activado).

Eliminación del tóxico

Depuración renal

- *Indicaciones:* intoxicaciones graves por tóxicos que se eliminan por vía renal.
- *Contraindicaciones:* insuficiencia renal, edema pulmonar y cerebral. Precaución en cardiópatas.
- ***Diuresis forzada neutra:*** está indicada en intoxicación por *Amanita phaloides*, paraquat, litio, bromo y talio. Vigilar posible hipopotasemia. Objetivo: diuresis > 2 mL/kg/hora:
  - 500 mL de SF al 0,9 % con 10 mEq de ClK en la 1ª h.
  - 500 mL de SG al 5 % con 10 mEq de ClK en la 2ª h.
  - 500 mL de SF al 0,9 % con 10 mEq de ClK en la 3ª h.
  - 500 mL de manitol al 10 % en la 4ª h.
- ***Diuresis alcalina:*** está indicada en intoxicación por aspirina, clorpropamida, diflunisal y flúor. Objetivos: mantener el pH urinario > 7,5. Diuresis > 1 mL/kg/hora. Vigilar posible hipopotasemia, hipernatremia y alcalosis metabólica:
  - 250 mL de bicarbonato sódico 1 M en 6 h.
  - 500 mL de SG al 5 % en 6 h.
- ***Diuresis forzada alcalina:*** está indicada en la intoxicación por fenobarbital, salicilatos, metotrexato e isoniacida. Vigilar posible hipopotasemia, hipernatremia y alcalosis metabólica. Objetivos: mantener el pH urinario > 7,5. Diuresis > 2 mL/kg/hora:
  - 100 mL de bicarbonato sódico 1 M en 3 h junto con:
  - 500 mL de SG al 5 % con 10 mEq de ClK en la 1ª h.
  - 500 mL de SF al 0,9 % con 10 mEq de ClK en la 2ª h.
  - 500 mL manitol 10 % con 10 mEq de ClK en la 3ª h.
- *Diuresis forzada ácida:* no está indicada.

Depuración extrarrenal

- Está indicada en intoxicaciones graves resistentes a las medidas anteriores, cuando se alcancen concentraciones séricas muy altas del tóxico y/o si hay insuficiencia hepática o renal que limiten la eliminación:

- Hemodiálisis: etanol, metanol, metformina, salicilatos, litio, fenitoína y fenobarbital.
- Hemoperfusión: barbitúricos, fenitoína, amanita y sedantes.
  - √ **Contraindicaciones para hemodiálisis y hemoperfusión:** hemorragia activa y coagulopatía.
- Hemofiltración (terapia de reemplazo renal continuo): alternativa a hemodiálisis, aunque con tasas de aclaramiento más bajas. Se utiliza en intoxicación por aminoglucósidos, vancomicina o procainamida.
- Plasmaféresis: amanita, paraquat y hormonas tiroideas.
- Exanguinotransfusión: metahemoglobinemia.

ACTUACIÓN ANTE UN COMA DE ORIGEN DESCONOCIDO

Manejo inicial de forma conjunta con:

- Determinación de la glucemia capilar, monitorización cardiaca y pulsioximetría.
- Obtener vía intravenosa y administración de O_2 al 50 %.
- Extraer muestra para analítica de sangre (hemograma, función renal, función hepática, Na, K, CPK, coagulación) y orina (elemental y tóxicos).
- Gasometría (valorar venosa o arterial en función de la pulsioximetría). Lactato.
- Administrar:
  - Naloxona: 0,4 mg IV inicialmente, escalando hasta 2 mg. Por vía IM serían 0,1 mg.
  - Dextrosa (D-glucosa): 50 mL al 50 % IV.
  - Tiamina 100 mg IM si se sospecha alcoholismo crónico (previo a glucosa, siempre que no retrase la administración de glucosa).
  - Valorar flumazenilo (0,25-0,5 mg, pudiendo repetirse hasta un total de 2 mg) solo ante sospecha de intoxicación/iatrogenia por benzodiazepinas (contraindicado si se sospechan intoxicaciones mixtas, antidepresivos tricíclicos y cocaína, epilepsia o convulsiones previas). No debe administrarse de rutina.

OBSERVACIÓN Y DESTINO DEL PACIENTE

- Mantener un **periodo de observación** en Box de Urgencias tras el manejo inicial y tratamiento específico de una intoxicación aguda leve, en función de la vida media del tóxico.
- Derivar para **evaluación psiquiátrica** siempre en caso de intento autolítico.
- Valorar el ingreso en **UCI** si no hay respuesta a estímulos verbales, $PaCO_2$ > 45 mmHg, intubación orotraqueal, presencia de convulsiones, alteraciones del ECG (arritmias, BAV 2° y 3°, QRS ≥ 0,12) o hipotensión refractaria (TAS < 80 mmHg).
- Realizar la parte judicial.

RECUERDE

- Tratar al paciente, no al tóxico.
- Reevalua el estado general y monitorizar las constantes durante el periodo de observación.
- No administrar de forma rutinaria flumazenilo en pacientes en coma de origen desconocido.
- No utilizar carbón activado o lavado gástrico en pacientes con bajo nivel de consciencia sin protección de la vía aérea.

BIBLIOGRAFÍA

- American Academy of Clinical Toxicology and European Association of Poisons and Clinical Toxicologists. Position Paper: Gastric Lavage. Clin Toxicol.2004; 42(7):933-43.
- Antídotos en intoxicaciones. Área Sanitaria de Ferrol. Sergas. Disponible en: https://www.sergas.es/Asistencia-sanitaria/Documents/316/GF-Anx1.pdf
- Lafuente N, Álvarez B. Intoxicaciones agudas: Manejo y tratamiento inicial. En: Vázquez Lima MJ, Casal Codesido JR. Guía de actuación en Urgencias (5ª edición). Madrid: Editorial Médica Panamericana, 2016: 755-60.
- Nogué Xarau S. Intoxicaciones agudas. Bases para el tratamiento en un servicio de urgencias. Editorial Novoprint, 2010.

131. Intoxicaciones por fármacos

F. J. Gónzalez de Oliveira, G. Sánchez Sindín

PUNTOS CLAVE

- Ante cualquier intoxicación se intentará identificar el fármaco, la cantidad ingerida y el tiempo transcurrido desde la última toma. Descartar intoxicaciones mixtas.
- La gravedad del cuadro vendrá determinada por el estado clínico del paciente, no por la concentración del tóxico en el organismo.
- No se deben retrasar las medidas terapéuticas hasta la obtención de las concentraciones en sangre del tóxico.

INTOXICACIÓN POR BENZODIACEPINAS (BZD)

Es la causa más frecuente de intoxicación medicamentosa en nuestro medio, habitualmente, se produce en intoxicaciones mixtas. Poseen un amplio margen de seguridad y rara vez producen un cuadro grave a menos que se asocien a otras sustancias (sobre todo etanol y otros psicofármacos).

Clínica

Variará en función del consumo de otros tóxicos, toma única o escalonada, cronicidad del consumo y patología de base.

La acción principal es depresora del SNC: deterioro del nivel de consciencia, ataxia, disartria, nistagmo y, ocasionalmente, excitación paradójica.

Casos más graves en intoxicaciones mixtas: depresión respiratoria que puede asociarse a broncoaspiración e inestabilidad hemodinámica.

Pruebas complementarias

Analítica general y tóxicos en orina: su cuantificación es irrelevante; es la clínica la que determina la actitud terapéutica.

Rx de tórax: si se sospecha broncoaspiración.

ECG: lo más frecuente es ECG normal.

Tratamiento

Medidas de soporte, ABC: priorizar permeabilidad y mantenimiento de la vía aérea.

Descontaminación digestiva: se recomienda la administración de 25 g de carbón activado en las 2 primeras horas después de la ingesta, si es posible por vía oral. Si han pasado más de 2 horas y el paciente está consciente, no realizar descontaminación. Si está en coma/shock y/o riesgo de convulsiones y han transcurrido menos de 6 horas: lavado gástrico y 25 g de carbón activado por SNG, con protección de vía aérea (IOT).

Antídoto: Flumazenilo (*Anexate*®) en ampollas de 0,5 y 1 mg. Provoca reversión del efecto de las benzodiacepinas en 1-5 minutos. Su vida media es corta (1 hora como máximo), por lo que es frecuente la reaparición de la sedación:

- Paciente con depresión respiratoria, Glasgow < 12 y/o ausencia de respuesta verbal: se comienza con bolos de 0,5 mg IV cada 60 segundos hasta un máximo de 2 mg.
- Si tras alcanzar la dosis máxima el paciente no responde o bien hay un retroceso, se inicia perfusión continua: 2,5 mg en 250 mL de suero glucosado al 5% a una velocidad de 18 mL/h (0,2 mg/h) hasta un máximo de 90 mL/h (1 mg/h) hasta 24 h.
- Coma de origen desconocido: su acción es tan específica que permite realizar un diagnóstico diferencial.
- **Contraindicación** absoluta en caso de aparición de convulsiones. Evitar en pacientes con epilepsia previa, consumo de proconvulsivantes (antidepresivos tricíclicos, cocaína, teofilina, isoniacida, IMAO y litio) o en dependientes de benzodiacepinas.

Se recomienda un **periodo de observación** mínimo de 6 horas una vez que el paciente haya recuperado el estado de consciencia y se mantenga estable sin necesidad de flumazenilo. Se debe tener en cuenta la vida media del fármaco responsable de la intoxicación.

La **intoxicación por hipnóticos no benzodiazepínicos** (**Zolpidem**, **Zaleplon** y **Zoplicona**) se trata de la misma manera que la intoxicación por benzodiacepinas.

INTOXICACIÓN POR ANTIDEPRESIVOS TRICÍCLICOS

Producen una de las intoxicaciones más frecuentes y potencialmente graves. Las dosis ingeridas < 5 mg/kg son de baja toxicidad, entre 5 y 10 mg/kg son de toxicidad intermedia y > 10 mg/kg son de toxicidad elevada. La gravedad de la intoxicación se determina por las manifestaciones clínicas, electrocardiográficas y hemodinámicas y no por la concentración en sangre.

Clínica (1-12 horas postingesta)

Afectación del sistema nervioso central: deterioro del nivel de consciencia, agitación y convulsiones.

Afectación del aparato cardiovascular: hipotensión y arritmias. La taquicardia sinusal indica absorción persistente del fármaco. Las alteraciones de la repolarización son lo más frecuente. También pueden producir fibrilación auricular, taquicardia ventricular, extrasístoles, bloqueos y prolongación de QTc, QRS y PR.

Efecto anticolinérgico y simpaticomimético: midriasis, visión borrosa, sequedad de mucosas, retención urinaria, hipertermia/hipotermia.

Pruebas complementarias

Laboratorio: hemograma, bioquímica, coagulación, gasometría arterial y tóxicos en orina. Su cuantificación no es relevante; la gravedad del cuadro no depende directamente de las concentraciones plasmáticas.

ECG: es la prueba complementaria de mayor valor pronóstico; repetir cada hora hasta la resolución completa del cuadro clínico. Los hallazgos predictivos de aparición de convulsiones y arritmias son la **onda R mayor de 3 mm en aVR** y la **duración del QRS** (signo más fiable de gravedad):

- **QRS > 0,10 s: riesgo de convulsiones.**
- **QRS > 0,16 s: riesgo de arritmias ventriculares.**

Tratamiento

Medidas generales. La hipotensión y las arritmias matan al paciente:

- Todos los pacientes, aunque estén asintomáticos, necesitan toma de constantes y ECG.
- Si presentan clínica neurológica, cardiovascular, afectación del ECG o han ingerido más de 1 g, monitorización continua al menos 12-24 horas. Iniciar la alcalinización de la orina mediante bicarbonato sódico 1 M (250 mL/6 h) y suero glucosado al 5 % con potasio (500 mL/6 h y CLK 10 mEq/6 h). Control estricto y vigilancia de alcalosis, hipoventilación e hipopotasemia (objetivo pH urinario 7,50-7,54).

Reducción de la absorción:

- **Carbón activado** por vía oral: inicialmente 25 g que se podrán repetir al cabo de 1 hora en casos graves y cada 4 horas durante las primeras 24 horas en caso de ingesta masiva.
- **Lavado gástrico** con protección de vía aérea: si hay convulsiones o disminución del nivel de conciencia. Período útil: hasta 6 horas (incluso 12 horas en los casos graves). Asociar carbón activado.

Convulsiones o agitación: Diazepam o Midazolam a dosis de 0,1 mg/kg que se podrán repetir cada 5 minutos si fuese necesario. Evitar el uso de Fenitoína por su efecto cardiotóxico. La alcalinización previene la aparición de convulsiones, por lo que se debe mantener el pH urinario entre 7,50 y 7,54.

Síndrome anticolinérgico: si se observan manifestaciones neurológicas graves se podrá administrar **Fisostigmina** (1 mg IV en 5 minutos que se podrá repetir cada 10 minutos con dosis máxima de 5 mg). Está contraindicado si el paciente presenta hipotensión, trastornos de la conducción o bradicardia.

Arritmias ventriculares: bicarbonato sódico 1 M, 100 mL (100 mEq) en 60 minutos e ir repitiendo hasta que se dé una de las condiciones para suspender el tratamiento alcalinizante (no sobrepasar los 250 mL/6 horas). Si no responde o hay inestabilidad hemodinámica: **Lidocaína** 100 mg IV lentos como dosis de inicio. Si es necesario, se podría continuar con perfusión (100 mg en 250 de SG 5% a 150 mL/h, sin sobrepasar los 300 mg totales) y/o cardioversión. Nunca debe tratarse con digoxina, betabloqueantes, difenilhidantoína o antiarrítmicos del grupo Ia o Ic.

Bradicardia sintomática: bicarbonato sódico 1M a las dosis antes descritas. Si no responde al bicarbonato o presenta inestabilidad hemodinámica, se debe administrar atropina, isoproterenol y/o colocar un **marcapasos temporal.**

Prolongación del QRS, del QT y bloqueo AV de segundo y tercer grado: bicarbonato sódico 1/6 M y, si no es eficaz, isoproterenol y/o marcapasos.

Hipotensión o shock: pueden ser causados por vasodilatación, hipovolemia o bajo gasto cardiaco. Iniciar bicarbonato sódico; si se sospecha como causa la hipovolemia, se podrán añadir cargas de cristaloides. Si la sospecha es vasodilatación, noradrenalina, y si se sospecha bajo gasto cardiaco, dobutamina.

Parada cardiorrespiratoria: prolongar maniobras RCP por la potencial reversibilidad de la cardiotoxicidad hasta 90 minutos. En casos refractarios se valorará la administración de emulsiones lipídicas intravenosas.

Flumazenilo está contraindicado en este tipo de intoxicación: induce crisis convulsivas en intoxicaciones conjuntas con benzodiacepinas y baja el umbral convulsivo en pacientes que toman habitualmente benzodiacepinas.

Destino del paciente

- **Observación en el Servicio de Urgencias:** los pacientes asintomáticos y que han ingerido menos de 1 g de antidepresivo, deberán observarse al menos durante 12 horas y para poder ser dados de alta deberán permanecer asintomáticos y con un ECG al alta normal. Si han ingerido más de 1 g, aunque estén asintomáticos, el período de observación se prolongará 24 horas.
- **UCI:** todo paciente con trastornos ECG graves, con inestabilidad hemodinámica o con clínica neurológica (coma, convulsiones).

INTOXICACIÓN POR INHIBIDORES SELECTIVOS DE LA RECAPTACIÓN DE SEROTONINA (ISRS) E INHIBIDORES DE LA RECAPTACIÓN DE SEROTONINA Y NORADRENALINA (IRSN)

Son fármacos con amplio margen de seguridad, por lo que las intoxicaciones son habitualmente de poca gravedad. Los fallecimientos se asocian a ingestas masivas o a la intoxicación asociada a alcohol u otros fármacos.

Clínica

Asintomática en la mayor parte de los casos.

Afectación cardiovascular: HTA leve, taquicardia/bradicardia, cambios inespecíficos en el ST y onda T. En intoxicaciones graves, sobre todo, por escitalopram y citalopram, ensanchamiento del QRS, prolongación del QTc y arritmias ventriculares.

Afectación neurológica: somnolencia, temblores y convulsiones (venlafaxina).

Afectación digestiva: náuseas y vómitos.

Síndrome serotoninérgico: es más frecuente si se asocian dos ISRS o a otros fármacos como litio o levodopa. Diagnóstico por exclusión. Los signos de alarma son el temblor y la hipotermia. Tipos:

- **Leve:** confusión, diaforesis, midriasis, febrícula, taquicardia, temblor e hiperreflexia.
- **Moderado:** agitación o somnolencia, nistagmo, HTA o hipotensión, ataxia y fiebre.
- **Grave:** alteraciones del ECG (alargamiento del QT), rigidez muscular (mandíbula y nuca), mioclonías, rabdomiólisis, convulsiones y coma.

Pruebas complementarias

Laboratorio: hemograma, bioquímica con CPK, coagulación y tóxicos en orina.

ECG.

Tratamiento

Medidas generales (ABC).

Monitorización cardiaca.

Hipertermia: medidas físicas de enfriamiento.

Carbón activado: dosis única en las 2 primeras horas. Es preferible al lavado gástrico.

Prolongación del QRS: bicarbonato sódico (igual que en la intoxicación por antidepresivos tricíclicos).

Arritmias ventriculares: bicarbonato sódico (igual que en la intoxicación por antidepresivos tricíclicos). Si no ceden, lidocaína.

Hipotensión: cristaloides y, si es necesario, noradrenalina.

Convulsiones: Diazepam o Midazolam IV.

Síndrome serotoninérgico: Ciproheptadina (*Periactin*® 4 mg). Dosis de inicio: 12 mg seguida de 2 mg/2 horas mientras permanezca sintomático el paciente. Posteriormente, 8 mg/6 horas durante 24 horas más (máximo 32 mg/día).

Destino del paciente

Observación mínima durante 12 horas (riesgo de convulsiones). Si la intoxicación se debe a escitalopram y citalopram, observación durante 24 horas (por el riesgo de aparición de arritmias ventriculares tardías).

INTOXICACIÓN POR NEUROLÉPTICOS

Clínica

Síntomas: es indistinguible de otras intoxicaciones como la intoxicación por benzodiacepinas o antidepresivos cíclicos. Tienen un índice terapéutico relativamente alto por lo que las intoxicaciones graves son raras:

Afectación cardiológica: hipotensión, arritmias (fibrilación y taquicardia ventricular), bloqueo AV de alto grado y en ECG puede observarse alargamiento del PR, QT y QRS.

Afectación neurológica: desde la sedación al coma, ataxia, delirio, crisis convulsivas, extrapiramidalismos y depresión respiratoria.

Síndrome neuroléptico maligno: fenómeno no dependiente de la dosis.

- **Clínica:** fiebre > 38°C, rigidez muscular, temblor, disartria, sialorrea, delirio, confusión, taquicardia, taquipnea, sudoración profusa, hipotensión o hipertensión y arritmias. El paciente puede progresar hasta el coma.

Pruebas complementarias

- **Laboratorio**: analítica general, gasometría arterial, iones y CPK. Orina con tóxicos.
- **ECG.**

Tratamiento

Medidas generales: toma de constantes y monitorización continua.

Carbón activado: 25 g por vía oral o por SNG en dosis única en las 6 primeras horas. Protección de la vía aérea si el nivel de consciencia es bajo.

Lavado gástrico: uso controvertido, ya que los neurolépticos al retrasar el vaciado gástrico aumentan el riesgo de broncoaspiración. Se realizaría en las 6 primeras horas en caso de bajo nivel de consciencia y siempre con vía aérea protegida.

Si hay **hipotensión refractaria:** expansión con cristaloides (suero fisiológico) y noradrenalina si fuese necesario el uso de drogas vasoactivas. Si shock refractario: contemplar como última opción la perfusión lipídica intravenosa.

Prolongación del QRS y QTc, bloqueos auriculoventriculares, arritmias ventriculares y parada cardiaca: igual tratamiento que en intoxicaciones por antidepresivos tricíclicos.

Si hay **crisis convulsivas/agitación: diazepam o midazolam.** Si con las dosis máximas persisten las convulsiones, valorar fenobarbital y UCI. Está contraindicada la fenitoína.

Síntomas extrapiramidales. Se tratarán con **biperideno**: dosis inicial de 5 mg (1 ampolla) IM/IV cada 30 minutos hasta un máximo de 20 mg diarios.

Síndrome neuroléptico maligno:

- Retirada del fármaco desencadenante.
- Oxigenoterapia y sueroterapia (volúmenes altos si la CPK está muy elevada).
- Control de temperatura: medidas de refrigeración externa, mantener al paciente desnudo, lavarle con agua fría y utilizar ventiladores. Pueden ser necesarias medidas físicas más agresivas: lavado gástrico con agua helada y hielo en las axilas.
- Si presenta agitación, convulsiones o rigidez: **benzodiacepinas**.
- El uso de **dantroleno** (dosis inicial 1-2,5 mg/kg IV (puede repetirse hasta una dosis máxima de 10 mg/kg/día IV) o **bromocriptina** (2,5-10 mg/6-8 horas a través de SNG) a día de hoy está en entredicho.

Destino del paciente

- Observación hasta 12 horas después de la ingesta del neuroléptico.
- La progresión del alargamiento del QTc y del QRS obliga a ampliar la observación en Urgencias.
- Ingreso en UCI si presencia de arritmias malignas, síndrome neuroléptico maligno o estatus convulsivo.

INTOXICACIÓN POR LITIO

El carbonato de litio tiene un índice terapéutico muy bajo, por lo que el riesgo de intoxicación crece en tratamientos crónicos. Su absorción es irregular y la distribución por los tejidos es lenta.

Clínica

Intoxicación aguda:

- **Síntomas gastrointestinales** (debut): náuseas, vómitos y diarrea.
- **Síntomas neuromusculares** (pueden tardar varias horas): distonías, hiperreflexia, hipertonía, ataxia, disartria, nistagmo, agitación, confusión y, en casos graves, convulsiones y coma. En pacientes tratados con litio de forma crónica son los síntomas más precoces y graves.
- **Síntomas cardiovasculares:** la bradicardia es frecuente. La hipotensión, shock, arritmias e insuficiencia renal son excepcionales.

Intoxicación crónica:

- Es la forma más frecuente y también la más grave. Es típica al subir la dosis de litio, al asociar otro fármaco (antidepresivos, neurolépticos, antiepilépticos, AINE, diuréticos), en insuficiencia renal aguda, depleción de sodio o deshidratación.
- **Síntomas neurológicos:** temblor, corea, atetosis, ataxia, convulsiones, coma.

- **Afectación renal**: IRA, diabetes insípida nefrogénica, acidosis tubular.
- **Afectación cardiovascular**: hipotensión, bradicardia, prolongación del QT, inversión de la onda T, asistolia.
- **Afectación endocrina**: hiperglucemia, hipercalcemia e hipotiroidismo.
- **Afectación hematológica**: leucocitosis y anemia aplásica.

Pruebas complementarias

Laboratorio:

Analítica básica.
Sistemático de orina.
Gasometría arterial (acidosis metabólica con anión GAP normal).

Litemia: en intoxicaciones agudas deben trascurrir 12 horas desde la ingesta para determinar la litemia. En las intoxicaciones crónicas es valorable desde el primer momento. No siempre existe correlación clínico-analítica. Rango terapéutico: 0,8-1,2 mEq/L. Intoxicación leve: 1,5-2,5 mEq/L. Intoxicación moderada: 2,5-4 mEq/L. Intoxicación grave/muy grave: > 4 mEq/L.

ECG.

Tratamiento

Medidas generales

Monitorización continua:

Descontaminación digestiva (hasta 12-24 horas después de la ingesta) en las intoxicaciones agudas. **El carbón activado es ineficaz.**

- Si han transcurrido menos de 2 horas desde la ingesta: jarabe de ipecacuana.
- Si han transcurrido 2-6 horas: lavado gástrico.
- Si han transcurrido 6-24 horas: lavado intestinal con polietilenglicol (1 sobre cada 20 minutos durante 3-4 horas por vía oral o por SNG. Las náuseas son frecuentes: asociar metoclopramida IV).

Diuresis forzada neutra: se aplica siempre, independientemente de la gravedad analítica y clínica. Está contraindicada con insuficiencia cardiaca o insuficiencia renal. Si no hay buena diuresis y se descarta la hipovolemia: pueden administrarse manitol (al 10 % 500 mL IV) o acetazolamida que aumentan la excreción renal del litio.

Síntomas extrapiramidales: biperideno IV. Si no es eficaz: betabloqueantes o benzodiacepinas.

Hemodiálisis: criterios clínico-analíticos conjuntos para su aplicación. La litemia se valorará siempre después de 12 horas de la última toma (**Anexo 131-1**).

Destino del paciente

- Intoxicaciones agudas: 24 horas en observación. Podrá ser dado de alta si es asintomático, si la litemia es < 2 mEq/L y las concentraciones de litio han dejado de subir.
- Intoxicaciones crónicas e indicación de hemodiálisis: ingreso.
- Patología cardiaca/neurológica significativa o intoxicación grave/muy grave: UCI.

INTOXICACIÓN POR SALICILATOS

Dosis atóxica < 100 mg/kg.
Toxicidad moderada 100-250 mg/kg.
Toxicidad alta > 250 mg/kg

Clínica (Tabla 131-1)

Tabla 131-1. Síntomas de intoxicación por salicilatos

Intoxicación leve	Intoxicación moderada	Intoxicación grave
Ingesta 150-200 mg/kg	**Ingesta 200-300 mg/kg**	**Ingesta 300-500 mg/kg**
Salicilemia 30-50 mg/dL	**Salicilemia 50-80 mg/dL**	**Salicilemia 80-100 mg/dL**
Náuseas	Vómitos	Insuficiencia renal-rabdomiólisis
Letargo	Excitabilidad	Convulsiones
Acúfenos	Hipertermia	Edema cerebral y pulmonar
Taquipnea	Taquipnea	Colapso cardiovascular
Sudoración	Alteraciones neurosensoriales	Coma
Alcalosis respiratoria	Acidosis metabólica	Acidosis metabólica
Alcaluria pH urinario > 6	Aciduria paradójica pH urinario < 6	Aciduria pH urinario < 6
Clínicamente pueden superponerse		**Dosis letal > 500 mg/kg**

Serán predictores de gravedad los siguientes factores: frecuencia respiratoria, lactato sérico inicial, edad avanzada y salicilemia.

Salicilismo (intoxicación crónica): clínica insidiosa y más leve que la de la intoxicación aguda; Acúfenos, hipoacusia, náuseas y vómitos, diaforesis, vértigos, taquicardia, hiperventilación, confusión, delirio, agitación, alteraciones ácido-base etc. Se asocia a una elevada mortalidad.

Pruebas complementarias

Laboratorio: hemograma, bioquímica (incluir calcio, CPK y transaminasas). Coagulación. Gasometría arterial (acidosis metabólica con anión GAP elevado). Orina con pH.

Salicilemia en plasma: solicitar valores a las 6 y 12 horas después de la ingesta para valorar la evolución. Hay poca concordancia entre las concentraciones plasmáticas y su toxicidad. Existen nomogramas orientativos de la gravedad de la intoxicación en función de la concentración en plasma y el tiempo transcurrido (válido si no son presentaciones retard, ha sido una ingesta única y han pasado 6 horas desde la misma) (**Anexo 131-2**).

Rx de tórax y **ECG.**

Tratamiento

Si se conoce la dosis de AAS ingerida:

<100 mg/kg: paciente asintomático. Observación 2-3 horas y alta con protección gástrica durante 2-3 días. No es necesario solicitar salicilemia ni descontaminación digestiva.

100-250 mg/kg:

- Descontaminación gástrica según las pautas generales.
- Si hay acidosis metabólica: corrección con bicarbonato sódico.
- Salicilemia: comprobar nomograma (**Anexo 131-2**). Si el resultado corresponde a la columna "leve", tras corregir acidosis y observación, cursa alta con protección gástrica durante 2-3 días. Si el resultado corresponde a las columnas "grave" o "muy grave", se actuará según el siguiente apartado.

> 250 mg/kg:

- Descontaminación gástrica según las pautas generales.
- Si hay acidosis metabólica: corrección con bicarbonato sódico y rehidratación (iniciar SG al 5 % o glucosalino, ajustando después en función de deshidratación, electrolitos y aparición de edema cerebral o pulmonar).
- Pacientes con estado mental alterado: administrar suero glucosado, aunque la glucemia sea normal.
- Diuresis forzada alcalina: si salicilemia > 50 mg/dL o empeoran las alteraciones ácido-base. Mantener el pH urinario en 7,5-8 y el pH sanguíneo en 7,4-7,5. Controles de electrolitos cada 1-2 horas. Suspender si hay alcalosis metabólica grave.
- Iniciar medidas de protección gástrica, omeprazol 40 mg IV.
- Hemodiálisis: si la salicilemia > 80-100 mg/dL o existe empeoramiento clínico o analítico.

Si se desconoce la cantidad de AAS ingerida: descontaminación digestiva según el algoritmo general y los resultados analíticos (glucemia, iones, equilibrio ácido-base y salicilemia).

Destino del paciente

- Alta: asintomático y con salicilemia menor de 50 mg/dL a las 12 horas (si ingestión única).
- Observación 24 horas: todos los pacientes con intoxicación aguda que no cumplan los anteriores criterios. Si a las 24 horas continúa sintomático o no ha descendido la salicilemia por debajo de 50 mg/dL, ingreso.
- UCI: acidosis metabólica, afectación del SNC, soporte cardiorrespiratorio.

INTOXICACIÓN POR PARACETAMOL (ACETAMINOFENO)

Fármaco con toxicidad dosis-dependiente. Se considera tóxica una dosis de 125 mg/kg en el adulto y 100 mg/kg en adulto con factores de riesgo (malnutrición, anorexia nerviosa, fibrosis quística, alcoholismo crónico, caquexia, síndrome de Gilbert, homocistinuria o consumo de fármacos como fenitoína, fenobarbital, carbamacepina, rifampicina o isoniazida).

Clínica

Intoxicación aguda: suele tener una finalidad autolítica en adultos. Se pueden diferenciar cuatro fases. Todas ellas podrán resolverse o dar paso a la siguiente etapa (**Tabla 131-2**).

Tabla 131-2. Intoxicación aguda por paracetamol

Etapa I	Etapa II	Etapa III	Etapa IV
Primeras 24 horas	**A las 24- 72 horas**	**A las 72-96 horas**	**De 4 días a 2 semanas**
Asintomático o malestar general, náuseas/vómitos y dolor en hipocondrio derecho o epigastrio	Asintomático o malestar general con dolor en hipocondrio derecho	Síntomas similares a los de la fase I. Periodo de mayor mortalidad y máxima hepatotoxicidad.	Periodo curativo
Sin afectación renal	Oliguria/ nefrotoxicidad en el 8 % de los casos	Insuficiencia renal aguda Afectación pancreática	Los cambios histológicos del hígado se recuperan en 2-3 meses sin secuelas
Laboratorio Suelen tener todos los parámetros normales	**Laboratorio** **Hepatotoxicidad** ↑Bilirrubina total ↑GOT y GPT Índice de Quick < 20 % y sin respuesta a vitamina K: mal pronóstico	**Laboratorio** Bilirrubina total > 4mg/dL GOT/GPT > 10.000 UI/L Hiperamonemia Índice de Quick ≤ 10 % ↑ INR	**Laboratorio** Desaparición de la insuficiencia hepática con marcadores normales en pocas semanas
		Insuficiencia hepática fulminante **Resolución o fallecimiento**	

Intoxicación subaguda: pacientes que han tomado un exceso de dosis, fraccionadas en el tiempo y con finalidad analgésica. No se debe infravalorar; puede desarrollarse un cuadro grave correspondiente a las fases 2 o 3 de la intoxicación aguda. Normalmente, los pacientes consultarán por náuseas, vómitos y/o dolor abdominal.

Pruebas complementarias

Laboratorio: hemograma, bioquímica (creatinina, iones, transaminasas, bilirrubina, amilasa), coagulación y análisis sistemático de orina. Gasometría venosa (el pH < 7,3 es un factor de mal pronóstico). Solicitar lactato. Repetir bioquímica y coagulación a las 12 y 24 h.

Concentración plasmática de paracetamol: solicitar entre las 4 horas y las 24 horas después de la ingesta (fuera de este periodo no son fiables). Permiten valorar el riesgo de hepatotoxicidad mediante el nomograma de Rumack-Matthew (aplicable en caso de ingesta única y momento de ingesta conocido en últimas 24 h). Solicitar una segunda paracetamolemia pasadas 2-12 h de la primera, para estimar semivida de eliminación.

Rx de tórax y **ECG.**

Tratamiento

Medidas generales

Valoración siguiendo protocolo ABC.

Monitorización multiparámetro.

Descontaminación digestiva: Reducir la absorción en las primeras 2 horas (hasta 6 h si presentación retard o intoxicación con fármacos que retrasan la absorción, como los opiáceos) según pauta general de descontaminación digestiva.

Antídoto específico: N-ACETILCISTEÍNA (*Flumil antídoto®*, ampollas de 10 mL al 20 %, 2 g):

- Se recomienda iniciar el tratamiento en las primeras 24 horas si se han ingerido dosis elevadas. Ante la duda sobre la administración del antídoto (por desconocimiento de la dosis ingerida o del tiempo transcurrido), aplicarlo siempre, ya que es relativamente inocuo.
- Previene la hepatotoxicidad en las 8 primeras horas, conservando su eficacia hasta las 12 primeras horas. Administración oral, por SNG o IV (riesgo de reacciones anafilácticas; sólo en casos de imposibilidad de uso de vía digestiva o pacientes con fallo hepático fulminante).
- Administración por vía oral o SNG (según protocolo de 72 horas, el más utilizado): dosis inicial de 140 mg/kg; posteriormente 70 mg/kg cada 4 horas durante 3 días hasta completar 17 dosis. Puede darse diluido en agua, en refresco de cola o en zumo. Si hay vómitos en la primera hora tras administración, debe repetirse la dosis.
- Administración IV (según el protocolo de 20 horas, el más utilizado): dosis inicial de 150 mg/kg en 250 mL de SG al 5 % en 30 minutos, continuando con una perfusión de 50 mg/kg en 500 mL de SG a pasar en 4 horas. Luego se perfunden 100 mg/kg en 1.000 mL de SG al 5 % a pasar en 16 horas.

- **Vitamina K** (10 mg IV): deben tomarla todos los pacientes que reciban N-acetilcisteína.
- Si se producen náuseas o vómitos, que son bastante frecuentes, se deben administrar antieméticos, como **metoclopramida u ondansetron**, incluso de manera profiláctica para evitar efectos secundarios del antídoto.

Hemodiálisis: alteración del estado de consciencia no atribuible a otro tóxico ni a otra causa, acidosis metabólica grave y concentraciones de paracetamol por encima de 700 µg/mL.

Destino del paciente

- Si se tiene la certeza de que la ingesta es inferior a las dosis tóxicas: alta. Ante mínima duda, solicitar concentraciones de paracetamol y función hepática.
- Si las dosis son tóxicas: se inicia tratamiento en Urgencias y después permanecerá ingresado hasta completar 21 horas de tratamiento y un total de 36 horas desde la ingesta, hasta confirmar que no hay alteración de la función hepática.
- UCI: fase 3 o fase 2 con mala evolución.

INTOXICACIÓN POR DIGITAL

La intoxicación aguda por digital suele tener intencionalidad autolítica, mientras que la crónica tiene lugar en pacientes con tratamiento habitual con digoxina. La insuficiencia renal es uno de los factores precipitantes más importantes, además de la hipopotasemia, la hipercalcemia y la hipernatremia. Rango terapéutico: 0,8-2 ng/mL.

Clínica

Extracardiaca: los síntomas más precoces son los digestivos (anorexia, náuseas, vómitos, diarrea y astenia), seguidos de síncope, confusión, escotomas y visión coloreada de verde o amarillo.

Cardiaca: retraso en la conducción en el nodo AV, generando **extrasístoles ventriculares** (lo más común), bigeminismo, bloqueo sinoauricular, bradicardia, acortamiento del QT, alteración de la onda T, descenso del ST en las derivaciones laterales "cubeta digitálica", bloqueo AV e ICC. Menos frecuente: FA, *flutter* y taquicardia paroxística. La onda U aparece en toxicidad crónica supraventricular.

Anamnesis y pruebas complementarias

Interrogar sobre:

- Dosificación de digoxina, hora de la última dosis (la máxima concentración en sangre se alcanza a las 6 horas). Consumo de preparados de herboristería con *Digitalis purpurea*.

- Causas de insuficiencia renal aguda: gastroenteritis aguda, exposición solar y disminución de la ingesta de líquidos.
- Medicación habitual que incrementa la digoxinemia: verapamilo (*Manidon®*), amiodarona (*Trangorex®*), eritromicina, diuréticos, corticoides y quinidina.

Solicitar:

- **Analítica general**: hemograma, bioquímica (gluocosa, urea, creatinina e iones). Gasometría arterial.
- **Digoxinemia:** tóxica a partir de 2 ng/dL. La extracción se realizará al menos 6 horas después de la última dosis del digitálico.
- **ECG** y **Rx de tórax** (si existen signos de insuficiencia cardiaca).

Tratamiento

Medidas generales

- Suspender la administración de digital y de cualquier otro antiarrítmico, diurético, antidepresivo o neuroléptico que esté tomando el paciente.
- Determinación de glucemia capilar.
- Toma de constantes, monitorización continua. No administrar suero glucosado sin potasio.
- Intoxicación aguda (< 6 horas): descontaminación gástrica siguiendo las pautas generales. Dosis inicial de 25 g de carbón activado que se repetirá a las 3, 6 y 9 horas (sin superar las cuatro dosis en 24 horas). Administrar antiemético previo al carbón activado.

Tratamiento de las complicaciones

- Alteraciones iónicas: la **hiperpotasemia** (K > 5,5) se relaciona con una tasa elevada de mortalidad, por lo que se debe tratar (no utilizar calcio). Tratar **hipomagnesemia** (sulfato de magnesio 3 g en 100 mL de suero glucosado al 5 % en 10 minutos; puede ser útil en arritmias ventriculares sostenidas . No administrar si hay bradiarritmias, bloqueo AV o IR).
- Si hay **hipopotasemia:** suplementar con ClK de 60-120 mEq/24 horas, sin sobrepasar los 20 mEq/h.
- **Bradiarritmias o bloqueos auriculoventriculares**: si son sintomáticas, atropina en dosis de 0,5 hasta 2 mg diluida en SSF o en bolo IV (0,02 mg/kg/min en niños). Valorar marcapasos transitorio si es preciso. El isoproterenol no está indicado.
- **Taquiarritmias:**
  - Ventriculares: Fenitoína (bolos de 50 mg cada minuto o 100 mg cada 5 minutos hasta controlar la arritmia o hasta un máximo de 1 g. Si se controla, continuar con perfusión continua de 2 mg/kg IV cada 12 horas). Como fármaco de segunda línea, lidocaína (1,5 mg/kg IV seguido de perfusión de 2,5-4 mg/min).

- Supraventriculares sostenidas y sintomáticas: Fenitoína (100 mg IV que se podrán repetir a los 5 minutos). Si hay fibrilación auricular o flutter auricular con respuesta ventricular muy rápida, tratar con esmolol (0,5 mg/kg IV en 1 minuto e infusión continua de 0,05 mg/kg/minuto).
- La cardioversión eléctrica supone un alto riesgo de asistolia en el contexto de intoxicaciones digitálicas. Debe ejecutarse con baja energía (25-50 J) si es necesario.

Tratamiento específico

Anticuerpos antidigital (**Anexo 131-3**)

Destino del paciente

- Monitorización continua mientras permanezca sintomático y/o la digoxinemia sea > 2 ng/mL. Se debe tener en cuenta que la eliminación de la digoxina es de 35-45 horas, tiempo que se prolongará en presencia de insuficiencia renal hasta 3-4 días.
- Los pacientes que han precisado atropina, vasopresores o antídoto tendrían que ingresar en UCI o unidad de cuidados intermedios.

INTOXICACIÓN POR BETABLOQUEANTES

La gravedad de esta intoxicación estará determinada por distintos factores, como el tipo de fármaco ingerido y la cantidad, y la edad y la patología previa del paciente.

Clínica

Las principales manifestaciones clínicas serán **hipotensión arterial y bradicardia** (si la ingesta es masiva, las manifestaciones graves pueden aparecer en menos de 1 hora).

Afectación cardiovascular: alteraciones en el ECG (prolongación del QT y del QRS, bloqueos auriculoventriculares), arritmias ventriculares, síncope, insuficiencia cardiaca, disociación electromecánica, asistolia, shock cardiogénico, hipotensión, dolor torácico.

Afectación respiratoria: broncoespasmo, edema pulmonar, depresión respiratoria.

SNC: psicosis, crisis comiciales, confusión, ansiedad, depresión del SNC, ataxia, amnesia, fiebre, vértigo y cefalea.

Endocrino-metabólica: hiperpotasemia, acidosis, hipoglucemia, hiperprolactinemia e hiperlipemia.

Renal: insuficiencia renal aguda.

Hepática: hepatotoxicidad (reversible), colestasis.

Otras: priapismo, diplopía, mialgias, parestesias, frialdad de extremidades y diaforesis.

Pruebas complementarias

Laboratorio: analítica general con perfil iónico, hepático y calcio. Gasometría arterial.

ECG y **Rx de tórax**, si se sospecha afectación pulmonar.

Tratamiento

Medidas de soporte. ABC.

Monitorización continua.

Glucemia cada 3 horas.

Vía periférica con infusión continua de suero glucosado por las posibles hipoglucemias.

Carbón activado: indicado sólo si el paciente se encuentra dentro de las 2 primeras horas después de la ingesta. Dosis: 25 g que se podrán repetir al cabo de una hora si se trata de un caso grave.

Lavado gástrico: puede considerarse en pacientes que se presentan dentro de las 2 primeras horas después de la ingesta de una dosis letal y con vía aérea protegida.

Hipoglucemia: *Glucosmón®* 33 % 10 mL (3,3 g de glucosa) y *Glucosmón®* R50 20 mL (10 g de glucosa).

Control de **magnesio y calcio iónico:** si descienden, reposición con gluconato cálcico/cloruro cálcico y/o sulfato magnésico.

Convulsiones: benzodiacepinas a dosis habituales.

Broncoespasmo: salbutamol inhalado.

Hipotensión moderada (90 mmHg) sin datos de mala perfusión: expansores plasmáticos.

Bradicardia moderada sin repercusión hemodinámica (40-60 lpm): observar.

Bradicardia grave o hipotensión con repercusión hemodinámica:

- Glucagón (aumenta el automatismo del nodo sinusal y auriculoventricular y la contractilidad cardiaca): bolo inicial de 0,05-0,15 mg/kg seguido de perfusión de 0,05-0,1 mg/kg/h (diluidos en suero glucosado) y titular según la necesidad. Se suele asociar a hiperglucemia y a náuseas/vómitos (pautar antiemético).
- De manera simultánea, si hay presencia de shock/hipotensión, estará indicada la expansión rápida de volumen (gelafundina) y la administración de fluidos IV (como mínimo: 1.000 mL de suero glucosado + 1.000 mL de suero fisiológico + CLK en función del ionograma, en 24 horas)
- Si hay bradicardia extrema refractaria a glucagón, se administra isoproterenol asociado a noradrenalina en perfusión y en casos resistentes, marcapasos externo.
- Si hay hipotensión refractaria: dobutamina + noradrenalina.
- Como última opción: emulsión lipídica.

QRS alargado: bicarbonato sódico (1-2 mEq/kg en bolo). Si es efectivo, comenzar la infusión con 132 mEq en 1.000 mL de SG al 5 % a pasar en 4 horas o finalizar cuando el QRS sea normal.

Disminución de la contractilidad cardiaca. Gluconato cálcico al 10 % o cloruro cálcico al 10 %:
- Gluconato cálcico: 60 mg/kg IV en 5-10 minutos, seguido de perfusión de 60-150 mg/kg/h.
- Cloruro cálcico: 20 mg/kg IV en 5-10 minutos, seguido de perfusión de 20 mg/kg/h.
- Variar la velocidad de infusión en función de las necesidades. Control periódico del calcio.

Destino del paciente

- **Paciente asintomático**: mantener en observación un mínimo de 12 horas después de la ingesta y si se trata de presentaciones retard o de ingestas masivas, hasta 24 horas.
- **Paciente sintomático (FC <50 lpm y/o hipotensión)**: se aconseja traslado a UCI.

RECUERDE

- El método de descontaminación digestiva prioritario es el carbón activado, quedando relegado el lavado gástrico para pacientes en coma/shock/riesgo de convulsiones y siempre que tengan la vía aérea protegida.
- No administrar flumazenilo de manera sistemática en todas las intoxicaciones (individualizar cada caso teniendo en cuenta el riesgo de convulsiones).
- No demorar la administración de los antídotos correspondientes y otras medidas terapéuticas por desconocer la cantidad ingerida del fármaco.

BIBLIOGRAFÍA

- Aetox.es. Asociación española de toxicología (sede Web). Sevilla: aetox.es, 1980. Disponible en: www.aetox.es.
- Nogué Xarau S (coordinador). Toxicología clínica: Bases para el diagnóstico y el tratamiento de las intoxicaciones en servicios de urgencias, áreas de vigilancia intensiva y unidades de toxicología (1ª edición). Editorial Elsevier, 2019.
- Pinillos MA (coordinador). Libro electrónico de toxicología (internet). Navarra, 2018. Disponible en: http://www.navarra.es/home_es/Temas/Portal+de+la+Salud/Profesionales/Documentacion+y+publicaciones/Otras+publicaciones/Libro+electronico+de+Toxicologia/

132. Intoxicaciones por sustancias de abuso

M. Serrano González, M. Iglesias Paraco, N. Lafuente Acuña

PUNTOS CLAVE

- Los pacientes pueden consumir varias sustancias de abuso simultáneamente, presentando cuadros clínicos muy abigarrados, por lo que el tratamiento se basará en los síntomas predominantes.
- El cuadro clínico de la intoxicación dependerá de los agentes ingeridos, de que la ingestión sea aguda o crónica, del tratamiento farmacológico habitual y del estado de salud inicial del paciente (por ejemplo, enfermedad hepática o renal).
- Todos los pacientes con intoxicación debida a intencionalidad autolítica requieren evaluación psiquiátrica previa al alta.

INTOXICACIÓN ETÍLICA AGUDA

Es la intoxicación más frecuente en los SUH. Se define como el conjunto de alteraciones psicofísicas que aparecen de forma aguda tras la ingesta excesiva de alcohol, acompañándose, en muchas ocasiones, de traumatismos y accidentes.

Clínica

- Las manifestaciones clínicas (**Tabla 132-1**) varían en función del grado de alcoholemia, del tipo de alcohol consumido, de la cantidad y rapidez de consumo, del tiempo transcurrido desde la ingesta y del hábito alcohólico del paciente.
- Las principales complicaciones que pueden aparecer en estos pacientes y que siempre se deben tener en cuenta son hipoglucemia, hipotermia, convulsiones, broncoaspiración, fibrilación auricular y alteración de conducta. Descartar la presencia de heridas o hematomas que indiquen traumatismos, sobre todo, traumatismo craneoencefálico (elevada incidencia de lesiones intracraneales).
- Ante una cetoacidosis alcohólica con anión GAP elevado, valorar siempre la posibilidad de consumo de otras sustancias tóxicas, por ejemplo, metanol o etilenglicol (cursan con acidosis metabólica grave y anión GAP elevado).

Pruebas complementarias

- La glucemia es el único parámetro, junto con las constantes vitales, que se determina a todos los pacientes. La solicitud de otras pruebas dependerá de las dudas diagnósticas o de la aparición de complicaciones.

- Intoxicaciones leves: no será necesaria ninguna prueba complementaria, salvo que se acompañe de otra situación clínica (traumatismos, sospecha de intoxicación por otras sustancias).
- Intoxicaciones moderadas-graves:
  - Analítica: hemograma, bioquímica con iones, glucosa, función renal, perfil hepático (GOT, GPT y bilirrubina, ante la sospecha de hepatitis aguda), coagulación, gasometría arterial (ante la sospecha de insuficiencia respiratoria secundaria a broncoaspiración o alteración del equilibrio ácido-base).
  - Tóxicos en orina: solicitar si se sospecha consumo de otras sustancias.
  - La determinación de la alcoholemia solo tiene fines clínicos; carece de valor como prueba pericial.
  - ECG: valorar posibles arritmias, como fibrilación auricular.
  - Rx de tórax: ante sospecha de broncoaspiración o traumatismo costal.
  - TC craneal: sospecha de TCE, focalidad neurológica o evolución atípica.

Tabla 132-1. Correlación clínica intoxicación etílica/alcoholemia

Síntomas en función de las concentraciones de alcohol en sangre			
Gravedad	**Etanolemia (g/L)**	**Bebedor esporádico**	**Bebedor crónico**
Leve	0,5-1	Fetor enólico, rubefacción facial, desinhibición, euforia, mareo, ataxia, vómitos y agitación	Escasos o leves
Moderada	1-2	Somnolencia, bradipsiquia, obnulación, nistagmo, diplopía y agitación mayor	Euforia, descoordinación
Grave	2-3	Letargia, agresividad e inestabilidad	Alteración emocional y motora
Muy grave	3-5	Coma, hipotermia, hipoglucemia, hipotensión, taquicardia, midriasis arreactiva y abolición de ROT profundos	Somnolencia, estupor
Excesivamente grave	> 5	Depresión respiratoria, PCR y riesgo de muerte	Estupor o coma con mayor riesgo de depresión respiratoria

Diagnóstico diferencial

Si la presentación es atípica o coexiste con otras lesiones, valorar procesos que pueden provocar un síndrome confusional agudo, como estados iniciales de *delirium tremens,* intoxicación por otras drogas depresoras del SNC, estados postictales, encefalopatías (hepática, urémica, síndrome de Wernicke-Korsakoff), meningitis/meningoencefalitis, cetoacidosis diabética e hipoglucemia.

Tratamiento

Intoxicación leve. No requiere ningún tratamiento específico:

- Control de constantes vitales y glucemia; vigilar el grado de consciencia.
- Medidas generales de prevención para evitar caídas, broncoaspiración y autolesiones.

Intoxicación moderada-grave:

- Medidas generales señaladas anteriormente.
- Monitorización multiparámetro no invasiva.
- ABC para asegurar la permeabilidad de la vía aérea y la estabilidad hemodinámica. Vigilancia neurológica. Si Glasgow > 9, valorar IOT.
- Oxigenoterapia si hay insuficiencia respiratoria.
- Vía venosa periférica: analítica, gasometría arterial y tóxicos, si procede.
- Dieta absoluta.
- Lavado gástrico y carbón activado: solo están indicados si se han ingerido otros tóxicos, después de aislar la vía aérea.
- Medidas farmacológicas:
  - **Tiamina** (Vitamina B_1): *Benerva*® 100 mg (1 ampolla) IM antes del suero glucosado para evitar la encefalopatía de Wernicke en alcohólicos crónicos, continuando con 100 mg IM o 300 mg VO durante 3 días.
  - **Suero glucosado al 5 %** (posterior a tiamina): 500 mL/h en las 2 primeras horas; posteriormente, ajuste de sueroterapia con SG al 5 % y SSF al 0,9 %.
  - Protección gástrica: omeprazol 40 mg IV.
  - Si se observa hipoglucemia: **glucosa hipertónica al 50 %** (*Glucosmón R50*®) 1 amp IV.
  - Si hay náuseas o vómitos: **metoclopramida** (*Primperan*®) 10 mg IV/8 h.
  - Si el paciente padece agitación o delirio: **tiaprida** 100 mg IV/12 h, **diazepam** 5 mg IV o **midazolam** 3 mg IV (vigilar la aparición de depresión respiratoria).
  - Si se sospecha intoxicación asociada con opiáceos o benzodiacepinas: **naloxona** (0,4 mg) o **flumazenilo** 1 amp (0,5 mg) IV. Se recomienda empezar con 0,20 mg y 0,25 mg, respectivamente.
  - Tratamiento habitual de posibles alteraciones iónicas.

Manejo

- Intoxicación leve: observación durante 4-6 h. Vigilancia domiciliaria.
- Intoxicación moderada: observación durante 12-24 h según los síntomas y la evolución.
- Intoxicación grave:
  - Ingreso en planta: si hay alteraciones iónicas y del ECG mantenidas.
  - Ingreso en UCI. Intoxicaciones graves: alcoholemia ≥ 5 g/L, Glasgow < 8, inestabilidad hemodinámica o insuficiencia respiratoria con criterios de IOT.

INTOXICACIÓN POR OPIÁCEOS

Se dividen en naturales (morfina, codeína), semisintéticas (heroína, dihidromorfina, dihidrocodeína, oxicodona, naloxona) y sintéticas (dextropropoxifeno, pentazocina, meperidina, metadona, tramadol y fentanilo). La causa más frecuente de intoxicación es la sobredosis de heroína (inyectada, fumada o inhalada), aunque está aumentando el consumo de fentanilo, oxicodona e hidromorfona con fines recreativos.

Clínica (Tabla 132-2)

Tríada clásica: disminución del nivel de consciencia, depresión respiratoria (frecuencia respiratoria <12 rpm) y miosis puntiforme (pupilas normales o dilatadas: no excluyen el estado de intoxicación).

Tabla 132-2. Clínica de la intoxicación por opiáceos

Síntomas de la intoxicación por opiáceos				
Respiratorios	**Cardiacos**	**Neurológicos**	**Digestivos**	**Otros**
Respiración superficial **Bradipnea** Cianosis Broncoespasmo Hipoxia Hipercapnia **Edema agudo de pulmón no cardiogénico** **PCR**	Hipotensión Arritmias **PCR**	Espasticidad muscular Somnolencia Desorientación Delirio **Coma**	Estreñimiento Íleo paralítico Dolor abdominal cólico	**Miosis** Boca seca **Retención de orina** Hipotermia **Rabdomiólisis** Insuficiencia renal Hipoglucemia Hipopotasemia Acidosis mixta

Pruebas complementarias

- Constantes vitales: Tª, TA, FC, FR, $SatO_2$ % y glucemia.
- Analítica: hemograma, coagulación, bioquímica (glucosa, urea, creatinina, iones y CPK [posibilidad de rabdomiólisis]), tóxicos en orina (la presencia de adulterantes en la droga puede dar resultados falsos negativos).
- Pulsioximetría y gasometría arterial, para valorar el grado de insuficiencia respiratoria.
- ECG.
- Rx de tórax: valorar broncoaspiración o EAP no cardiogénico.
- Rx de abdomen: ante sospecha de paquetes de droga en el tracto digestivo.

Tratamiento

- Medidas generales: valoración ABC, constantes vitales.
- Soporte ventilatorio:
  - Glasgow > 8: se aportará O_2 en mascarilla con reservorio o tipo Venturi si hay hipoxemia.

  - Glasgow < 8 o insuficiencia respiratoria que no responde a la administración de dosis máximas de naloxona o existe riesgo o confirmación de broncoaspiración: intubación orotraqueal y ventilación mecánica.
- Soporte circulatorio: canalizar vía venosa periférica y administrar suero glucosado al 5 % o SSF al 0,9 %.
- Con Glasgow < 12 y depresión respiratoria se debe administrar el antídoto **naloxona:**
  - Se inicia en bolo 0,4 mg IV, (0,1-0,2 mg en consumidores crónicos), pudiéndose repetir cada 2 minutos (máximo 10 mg) hasta conseguir mejoría de la clínica respiratoria. Aunque se prefiere la vía IV, también se puede administrar por vía nasal, subcutánea o IM. Si aparecen bruscamente convulsiones y/o agitación, taquicardia, hipertensión y vómitos, se debe sospechar **síndrome de abstinencia**, que se tratará con benzodiacepinas.
  - Si no se recupera el nivel de consciencia tras el tratamiento específico, debemos descartar consumo de otros depresores del SNC (benzodiacepinas), trastornos electrolíticos, hipoglucemia, traumatismo y lesión craneal o sepsis.
  - Si revierte la depresión respiratoria, se debe iniciar **una perfusión continua de naloxona 2 mg en 500 mL de SG al 5 % en 4 horas (0,4-0,8 mg/h), en general emplear 2/3 del bolo inicial exitoso, por hora.**
  - Si el paciente desarrolla signos o síntomas de abstinencia durante la infusión, esta debe detenerse. Si reaparece la depresión respiratoria, administrar la mitad de la dosis inicial de naloxona, seguida de perfusión (dos tercios de ese segundo bolo/hora).
- La descontaminación gastrointestinal no está indicada de entrada. Debe reservarse para pacientes que presentan ingestas tóxicas potencialmente mortales y se realizará solo si la vía respiratoria está asilada.
- Si hay edema de pulmón no cardiogénico: **ventilación mecánica invasiva** o **ventilación mecánica no invasiva (BIPAP).**
- Si hay agitación: **diazepam** 10-20 mg IV o **midazolam** 0,1-0,2 mg/kg IV.

Manejo

- Observación durante 6-12 horas en el SUH. Si hay hipoventilación e hipoxia graves, mantener en observación 24 horas.
- Ingreso en UCI: necesidad de ventilación mecánica invasiva, convulsiones, arritmias, edema agudo de pulmón no cardiogénico, intoxicaciones mixtas con evolución tórpida, *body-packer* con sospecha de impactación o rotura de bolsas y tras RCP.

INTOXICACIÓN POR CANNABIS

El cannabis es la droga ilegal más consumida en nuestro medio. Deriva del cáñamo y se conoce como "marihuana" a la preparación seca y triturada de la planta y como "hachís", a la resina producto del prensado del polen. Se consume fumada o se ingiere añadida a alimentos (mayor toxicidad).

Clínica

Síntomas frecuentes: euforia, desinhibición, relajación, hipo/hipertensión, taquicardia, inyección conjuntival, boca seca, alteración de la percepción, alucinaciones, ansiedad, pérdida de memoria, confusión y ataxia. Las consultas más frecuentes en el SUH suelen estar relacionadas con efectos secundarios adversos, como hiperemesis o problemas de comportamiento (por ejemplo, disforia o agitación) o, raramente, emergencias médicas (por ejemplo, broncoespasmo, neumotórax, arritmias, angina o infarto de miocardio) asociados al método de inhalación.

Los efectos fisiológicos graves son raros después del consumo de cannabis y su presencia debe llevar al médico a considerar la ingestión conjunta de otras drogas recreativas.

Pruebas complementarias

No son necesarias, en general. En función de la gravedad del cuadro, puede realizarse:

- Analítica general.
- Tóxicos en orina (ante la sospecha de consumo de otras drogas). Se debe tener en cuenta que el resultado puede ser positivo hasta varios días después del consumo en consumidores ocasionales y hasta varias semanas en consumidores habituales.
- Si hay complicaciones: ECG y Rx de tórax.

Tratamiento

No se dispone de antídoto, por lo que el tratamiento es sintomático, priorizando las medidas de soporte:

- Si hay ansiedad, agitación, convulsiones o ideación paranoide: benzodiacepinas, **diazepam 5-10 mg** IV.
- Si padece un cuadro psicótico: antipsicóticos.
- Si hay hiperemesis: recomendar el abandono del consumo, antieméticos (**metoclopramida 10 mg** IV u **ondansetron 4-8 mg** IV), sueroterapia y benzodiacepinas.

Manejo

La mayoría de los síntomas debidos al consumo agudo de marihuana se resuelven en pocas horas y no requerirán hospitalización.

INTOXICACIÓN POR COCAÍNA

Alcaloide extraído de la hoja del arbusto *Erythroxylum coca,* que puede consumirse esnifada/inhalada (clorhidrato de cocaína), por vía intravenosa (clorhidrato de cocaína con heroína), fumada (base libre o *crack*) o masticada (hoja de coca). Es una droga estimulante con efectos simpaticomiméticos.

Clínica

- **Intoxicación leve:** euforia, hiperactividad, ansiedad, hipertensión, taquicardia, náuseas, vómitos, midriasis y disminución de fatiga.
- **Intoxicación grave:** midriasis, convulsiones, arritmias ventriculares, hipertermia maligna, rabdomiólisis, síndrome coronario agudo, disección de aorta (raro), CID y PCR.
- **Complicaciones:** ACV hemorrágicos y trombóticos, cefalea, estatus convulsivo, neumotórax y neumomediastino, edema agudo de pulmón.
- El dolor torácico con alta sospecha de cardiopatía isquémica en un paciente joven sin factores de riesgo cardiovascular es la consulta más frecuente en estas intoxicaciones.
- El consumo conjunto con alcohol genera un metabolito, el cocaetileno, muy tóxico y relacionado con eventos cardiacos.
- Ante un estatus convulsivo, se debe sospechar que el paciente puede ser un body-packer.

Pruebas complementarias

- Analítica: hemograma, coagulación, bioquímica con CPK y troponina, orina con tóxicos y test de embarazo (ojo, un test de drogas "positivo para cocaína" no implica necesariamente consumo agudo, debido a la presencia prolongada de su metabolito, la benzoilecgonina). Gasometría arterial: si hay disnea o shock.
- ECG: siempre, al ser una sustancia cardiotóxica.
- Rx de tórax: si hay dolor o complicaciones torácicos.
- Rx o TC de abdomen: si hay clínica persistente o sospecha de *body packer/body stuffer.*
- TC craneal: si hay alteración de consciencia o focalidad neurológica.

Tratamiento

- No tiene antídoto.
- Medidas generales: control de constantes vitales, monitorización, valoración ABC, canalizar vía venosa periférica.
- Tratamiento sintomático:
  - Hipoxemia: oxigenoterapia con mascarilla Venturi (Ventimask 50 %).
  - Compromiso de la vía aérea: intubación orotraqueal (no utilizar succinilcolina).
  - Convulsiones, euforia, agitación o psicosis: **diazepam** (*Valium*®) 10-20 mg o **midazolam** (*Dormicum*®) 0,1-0,2 mg/kg IV.
  - Hipertensión grave o sintomática: **benzodiacepinas** (diazepam, midazolam IV lento). Si no hay respuesta: fentolamina 1-5 mg IV, nitroprusiato o nitroglicerina IV.
  - Taquicardia supraventricular: tras la adecuada hidratación y administración de benzodiacepinas, **verapamilo** (*Manidon*®) 5-10 mg IV.
  - Arritmias ventriculares: **bicarbonato sódico 1 M** 50-100 mEq (1-2 mL/kg) IV lento. Si no responde, **lidocaína** 1-1,5 mg/kg en bolo

IV. Si hay *torsade de pointes,* **sulfato magnésico** 1,5 g IV. Si hay compromiso hemodinámico, realizar cardioversión eléctrica.
- Síndrome coronario agudo: nitritos IV o sublinguales. Valorar fibrinolíticos. **NUNCA betabloqueantes.**
- Accidente cerebrovascular: antriagregantes plaquetarios y vasodilatadores.
- Hipertermia maligna: **benzodiacepinas** IV y medidas físicas, como refrigeración externa (baño con hielo). No emplear antitérmicos ni dantroleno. No son efectivos.
- Rabdomiólisis: **suero fisiológico al 0,9 %** (3.000-4.000 mL/24 h) hasta conseguir diuresis 3 mL/kg/h; bicarbonato sódico 1 M y furosemida IV.

No se deben administrar betabloqueantes (propranolol y análogos) ni neurolépticos (fenotiacidas y derivados).

Manejo

- Observación en Urgencias: los pacientes intoxicados sin complicaciones deben permanecer en observación hasta que los síntomas desaparezcan. Si padecen dolor torácico, deben hacerse determinaciones de troponina y ECG seriadas a las 6 y 12 horas.
- Ingreso en UCI: rabdomiólisis, hipertemia maligna, eventos coronarios o ACV.

BODY PACKERS Y BODY STUFFERS

Portadores de drogas (cocaína y heroína fundamentalmente) en el tracto digestivo para ocultar su presencia a la policía:

- *Body-packers:* "mulas"; transportan grandes cantidades de droga en su organismo.
- *Body-stuffers:* portadores accidentales, ingieren la droga para evitar su descubrimiento ante una detención policial.

Diagnóstico

- Rx simple abdominal, de elección. TC abdominal si alta sospecha clínica y Rx abdominal dudosa.
- Tóxicos en orina: si el resultado es negativo ayuda a excluir la ruptura de los paquetes.

Manejo

- Asintomáticos: lavado intestinal total (LIT) con solución evacuante de Bohm.
- Sintomáticos:
  - Heroína/opioides: naloxona en perfusión mientras se realiza el LIT.
  - Cocaína: no hay antídoto, el tratamiento es quirúrgico mediante laparotomía urgente.

INTOXICACIÓN POR DROGAS DE DISEÑO, EMERGENTES Y *SMART DRUGS* (TABLA 132-3)

Tabla 132-3. Drogas de diseño, emergentes y *"smart drugs"*

Grupo	Nombre/Argot	Efecto	Clínica	Pruebas complementarias	Tratamiento	Particularidades
Derivados de anfetamina	**Metanfetaminas** *(anfetas, meta, tiza)* **Sulfato de anfetamina** *(speed, pitxu)* **MDMA** *(éxtasis, cristal, pastis)* **MDEA** *(Eva, droga del amor)* **MDA** *(armonía)*	Efecto estimulante, simpatico-mimético y vasocons-trictor	Clínica similar a la de la intoxicación por cocaína: temblor, inquietud, **HTA**, midriasis, palpitaciones, **Agitación psicomotriz,** Trastorno de pánico **Hipertermia maligna** Convulsiones Arritmias **Insuficiencia renal aguda** Shock, PCR Hepatitis tóxica grave	Hemograma, bioquímica: función renal y hepática, CPK y troponina Coagulación Gasometría ECG Rx de tórax Tóxicos en orina	Evaluación inicial Monitorización multiparámetro Control de la diuresis Valorar carbón activado si han pasado < 2 h desde la ingesta Paracetamol y medidas externas de refrigeración Tratamiento sintomático (véase tratamiento de la intoxicación por cocaína)	Evitar los neurolépticos (haloperidol) Evitar la sujeción mecánica, ya que favorece la aparición de hipertermia y rabdomiólisis
Catinonas Sintéticas	**MDPV** *(sales de baño, droga caníbal)* **Mefedrona** (mefe, cat)	Efecto estimulante, alucinógeno y simpatico-mimético	Ansiedad, inquietud, HTA, midriasis, agitación Clínica grave: fracaso renal agudo, hemorragia intracraneal, CID, PCR	Hemograma Bioquímica: función renal, CPK y troponina Coagulación Gasometría ECG Rx de tórax Análisis toxicológico: no detectable en hospitales	Tratamiento similar al del grupo anterior	Sustituto de cocaína y éxtasis
Piperacinas	**1-Benzilpi-peracina (BZP)** *(party pills, herbal pills)*	Síndrome tóxico simpatico-mimético	**Agitación,** confusión, palpitaciones, vómitos Vértigo, cefalea Dolor torácico **Retención urinaria** Acidosis metabólica, hiponatremia **Convulsiones**	Hemograma Bioquímica: función renal y hepática, CPK, troponina Coagulación Gasometría Rx de tórax ECG Análisis toxicológico: no detectable en hospitales	Evaluación inicial Monitorización Glucemia Si se observan convulsiones: diazepam 10-20 mg IV Si hay retención de orina: sondaje vesical	La ingesta conjunta de alcohol disminuye las convulsiones, pero aumenta la agitación Sustituto de cocaína y éxtasis

Drogas alucinógenas	**LSD** *(tripi)* **LSA** *(LSD de la naturaleza)*	Derivados de hongos y plantas con elevado poder alucinógeno	**Cuadro psicótico** Accidentes Suicidio Exacerbación de la patología psiquiátrica previa Emergencia HTA Hipertermia Taquicardia Convulsiones	Hemograma Bioquímica: troponina Coagulación Gasometría Rx de tórax ECG Analítica toxicológica según la disponibilidad Pruebas radiológicas si hay traumatismos	Evaluación inicial Monitorización multiparámetro Glucemia Si se produce una emergencia HTA, convulsiones, arritmias o clínica psiquiátrica: **benzodiacepinas** Si se produce hipertermia: medidas físicas	Evitar estímulos externos intensos No administrar antipsicóticos, empeoran el cuadro
Anestésicos disociativos	**Ketamina** *(K o Vit K, Special K)* **PCP o fenciclidina** *(Píldora de la paz, polvo de ángel)*	Anestésicos disociativos	Hipertensión Hipertermia **Agitación, alucinaciones, brote psicótico** PCP: discinesias, **nistagmus,** hetero y autoagresividad Ketamina: cistitis hemorrágica, **laringoespasmo y sialorrea** "Mal viaje" y fenómenos de "flash back"	Hemograma Bioquímica: función renal, CPK, troponina Coagulación Orina Gasometría Rx de tórax ECG Analítica toxicológica según la disponibilidad	Evaluación inicial Monitorización multiparámetro Glucemia Si se producen discinesias: **biperideno** Si se observa agitación o patología psiquiátrica: **benzodiacepinas**	PCP es 10 veces más potente que ketamina
Cannabinoides Sintéticos	**Naftoilindol** y otros *(spice)*	Mucha mayor potencia que tetrahidro-cannabinol (THC)	**Similar a la intoxicación por cannabis:** Enrojecimiento conjuntival Taquicardia Alteración de la percepción Alteración del ánimo **Cuadros psicóticos**	Habitualmente no precisa No detectables en análisis toxicológicos	Evaluación inicial Monitorización multiparámetro Glucemia Si cuadro psicótico: **Benzodiazepinas**	Gran dependencia
GHB (ácido gamma-hidroxibutírico)	**GHB** *(éstaxis líquido, biberón)*	Depresión del SNC	Síntomas similares a la intoxicación etílica Posteriormente, clínica neurológica inespecífica: convulsiones, cefalea y desorientación **Coma súbito y profundo** Bradicardia e hipotensión Broncoaspiración PCR	Hemograma Bioquímica Gasometría Rx de tórax ECG Analítica toxicológica: no es urgente	Medidas generales Monitorización Control de la vía aérea **Posición lateral de seguridad** Si se produce depresión respiratoria, administrar **oxígeno** y **ventilación transitoria con ambú** Excepcionalmente, intubación y ventilación mecánica	No precisa tratamiento en muchas ocasiones Falsa percepción de droga segura por el consumidor Droga utilizada para fines delictivos, basada en la **sumisión química** La agresión sexual es el delito más común

Sumisión química

Propiciar el consumo involuntario de fármacos o drogas para cometer actos delictivos como robo o agresión sexual sobre la persona intoxicada. En ocasiones, se aprovechan del consumo voluntario que hace la víctima de esas sustancias. Afecta a todos los grupos etarios. La sustancias implicadas son depresores del SNC, de acción rápida y vida media corta: alcohol (75-90 %), BZD, GHB, y ketamina, entre otros. Excepto el alcohol, son sustancias indetectables en laboratorios de urgencias, sobre todo si han trascurrido más de 6 h. Sospechar SQ, si la víctima refiere desproporción entre las sustancias consumidas y sus recuerdos, sensación de haber mantenido relaciones sexuales sin consentimiento, despertarse en lugar extraño o con ropa mal colocada, lesiones genitales y traumatismos. No cuestionar al paciente, evitar juicios de valor y mantener privacidad. Se deben activar los protocolos vigentes en cada centro para SQ y agresión sexual en caso de sospecha de la misma. Contactar con Policía y Juzgado. Realizar anticoncepción de emergencia, profilaxis ETS, VIH, VHB y antitetánica. Extraer muestras de sangre y orina para examen toxicológico. Ante casos de pinchazos con aguja sin sumisión química, activar protocolos de profilaxis postexposición.

RECUERDE

- La intoxicación etílica aguda es la intoxicación más frecuente en el SUH y puede producir complicaciones graves, como depresión respiratoria o coma, resultando potencialmente mortal.
- No se deben administrar vitaminas del grupo B en la intoxicación etílica aguda en pacientes no alcohólicos crónicos.
- La mayoría de las drogas emergentes y *smart drugs* carecen de test cualitativos de detección rápida.
- En la intoxicación aguda por cocaína se deben evitar: betabloqueantes (propranolol y análogos) y neurolépticos (fenotiacidas y derivados).
- Evitar el tratamiento con neurolépticos (haloperidol) y la sujeción mecánica en las intoxicaciones por derivados anfetamínicos, ya que favorecen la aparición de hipertermia y rabdomiólisis.

BIBLIOGRAFÍA

- Gargantilla Madera P, Cabrejas BM, Pintor Holguín E. Acute rhabdomyolysis and acute cocaine intoxication. J Fam Med Dis Prev. 2016.
- Gaviño PN, López ÁP, Arce RC. Tratamiento de la intoxicación aguda por alcohol y otras drogas en urgencias. FMC-Form Medica Contin Aten Primaria, 2016.
- Hoffman RS, Howland M.A, Lewin NA Nelson LS, Goldfrank LR. Goldfrank´s toxicologic emergencies (10ª edición). MacGraw-Hill Education, 2015.
- Lafuente Acuña N, Seoane Suárez C, Campos Toimil J, Fernández Gómez P. Intoxicación por sustancias de abuso. En: Vázquez Lima MJ, Casal Codesido JR. Guía de Actuación en Urgencias (5ª edición). Madrid: Editorial Médica Panamericana, 2016.

133. Intoxicaciones por sustancias químicas de uso doméstico

C. Santos Novas, A. García-Bango Sosa, M. C. Cobelo López

PUNTOS CLAVE

- La ausencia de lesiones orofaríngeas o de dolor no descarta una lesión gastroesofágica grave tras la ingesta de productos cáusticos.
- Las intoxicaciones por metanol y etilenglicol son potencialmente fatales y asocian graves secuelas.

INTOXICACIÓN POR CAÚSTICOS: ÁCIDOS Y ÁLCALIS

Introducción

La mayoría de las lesiones secundarias a intoxicación por cáusticos se producen tras su ingesta, aunque puede existir exposición por vía cutánea, ocular o inhalatoria. La gravedad de la lesión dependerá de la capacidad corrosiva, la cantidad, la concentración, la presentación (líquida/sólida) y la duración del contacto. La mayoría de las ingestiones se producen en niños y son accidentales. En adultos pueden ser accidentales o tener finalidad autolítica. Se clasifican en:

- Ácidos con pH < 3: provocan necrosis por coagulación. Están presentes en líquidos de soldadura, baterías de automóviles, tintes, fertilizantes, productos químicos, etcétera.
- Álcalis con pH > 10: provocan lesión por licuefacción. Están presentes en lejías, detergentes, amoníacos, cemento, etcétera.

Clínica

- **Quemaduras:** el paciente puede presentar síntomas de quemaduras químicas a nivel cutáneo, ocular, cavidad oral y digestiva y síntomas respiratorios secundarios a inhalación de gases irritantes o broncoaspiración.
- **Afectación respiratoria:** tos seca irritativa, disnea, afonía o sibilancias por neumonitis química, traqueobronquitis, broncoespasmo o edema agudo de pulmón no cardiogénico, que pueden requerir medidas agresivas de control de la vía aérea (**Ver Capítulo 134. Intoxicaciones por humo y gases**).
- **Afectación digestiva:** sialorrea, disfagia, vómitos, dolor retroesternal y epigástrico, y hematemesis. El dolor retroesternal o dorsal intenso y persistente o la presencia de enfisema subcutáneo orienta a perforación esofágica y mediastinitis. La defensa abdominal con dolor a la palpación y la descompresión sugieren peritonitis secundaria a perforación gástri-

ca o esofágica. Puede existir disparidad entre las lesiones bucofaríngeas y las esofágicas. El desarrollo de estenosis esofágica es una complicación tardía grave, que puede aparecer incluso semanas después de la ingesta.

Diagnóstico

- TC/endoscopia: el objetivo será determinar la gravedad de la lesión (**Tabla 133-1**). Aunque tradicionalmente se considera que la endoscopia es la prueba de elección, las guías y protocolos recientes recomiendan realizar una TC a todos los pacientes que no presenten contraindicaciones. Si el paciente está asintomático, sin lesiones en la cavidad oral y la ingesta de cáusticos es escasa o de baja concentración, **no precisa** pruebas de imagen.
- Rx de tórax: debe hacerse a todos los pacientes con disnea, dolor torácico, náuseas y vómitos.
- Analítica: hemograma, bioquímica básica con perfil hepático, PCR y electrolitos (determinar anión GAP), coagulación y gasometría arterial con lactato. Grupo sanguíneo. Son predictores de necrosis transmural: acidosis grave, lactato elevado, alteración de las pruebas de función hepática, leucocitosis, PCR elevada, trombocitopenia e insuficiencia renal.

Tabla 133-1. Clasificación de las lesiones cáusticas en función de la TC y de la endoscopia

Clasificación	TC	Endoscopia
Bajo grado	**Grado 1.** Órganos normales	**Grado 0.** Normal **Grado 1.** Edema, hiperemia de mucosas **Grado 2A.** Úlceras superficiales localizadas, con sangrado y exudados
Alto grado	**Grado 2.** Inflamación y edema mural, aumento del realce de la pared posterior **Grado 3**. Necrosis transmural. Ausencia de realce de la pared posterior	**Grado 2B.** Úlceras focales múltiples con áreas de necrosis **Grado 3.** Necrosis extensa

Tratamiento general

Contactar con el Instituto Nacional de Toxicología y determinar la toxicidad sistémica del agente corrosivo. Anticipar posibles complicaciones: acidosis metabólica, hemólisis, coagulopatía, insuficiencia renal y edema pulmonar no cardiogénico.

Exposición cutánea

- Retirar la ropa y el agente cáustico de la superficie corporal, mediante irrigación con agua o suero salino durante 30 minutos.
- Analgesia y profilaxis antitetánica si precisara.

Exposición ocular

- Lavado ocular durante 30 minutos con suero fisiológico, previa administración de colirio anestésico.

Ingestión de cáusticos

- Control de la vía aérea: la IOT precoz es la técnica indicada si se precisa aislamiento de la vía aérea. Considerar la cricotiroidotomía en lesiones orofaríngeas extensas. La intubación nasotraqueal a ciegas está contraindicada.
- Iniciar reposición hidroelectrolítica tras aislar una o dos vías de grueso calibre.
- Prevenir vómitos: **metoclopramida** 10 mg/8 h u **ondansetron** 4-8 mg/8 h IV.
- Contraindicados: agentes emetizantes, terapia dilucional (ingestión de leche), carbón activado, neutralizantes (ácidos débiles) y catárticos. **No se debe realizar lavado gástrico.**
- Administrar **omeprazol** 40 mg/24 h IV.
- Analgesia, **paracetamol** 1 g /8 h IV o **metamizol** (*Nolotil*®) 2 g/ 8 h IV.
- No administrar corticoides hasta conocer la gravedad de la lesión. En lesiones graves podrían reducir el riesgo de estenosis a largo plazo, metilprednisolona (*Urbason*®) 1 mg/kg/24 h IV.
- Los antibióticos están indicados si existe sospecha de perforación. Valorar su uso profiláctico en lesiones graves.

Destino del paciente

Dependerá de la clasificación de la lesión, mediante TC o endoscopia directa. Todos los pacientes con dolor, lesiones orales o factores de riesgo deben ser hospitalizados para su estudio y vigilancia:

- Pacientes con lesiones de bajo grado: tratamiento de soporte y sintomático. En estos pacientes se puede iniciar dieta líquida y continuar con dieta normal en 24-48 h.
- Pacientes con lesiones de alto grado sin evidencia de necrosis ni perforación: monitorización y tratamiento en UCI.
- Pacientes con clínica sugestiva de perforación (mediastinitis o peritonitis) o evidencia de necrosis transmural: cirugía urgente.

INGESTIÓN DE PILAS DE BOTÓN O CILÍNDRICAS

Pilas de botón

La ingestión accidental de pilas de botón ocurre habitualmente en niños menores de 6 años, con un pico de incidencia al año de vida, que coincide con el mayor riesgo de complicaciones. Las lesiones se producen por una combinación de factores: necrosis por presión, daño corrosivo del contenido, daño eléctrico (precoz) y toxicidad por metales pesados.

Existe riesgo de la impactación esofágica con pilas de más de 20 mm. Las complicaciones pueden aparecer de forma temprana (2 h). Si el cuerpo extraño supera el esófago, no suelen aparecer complicaciones.

Clínica

Es imprescindible mantener un nivel elevado de sospecha diagnóstica. Determinar las características de la pila y el tiempo transcurrido desde la ingesta (la mayoría de las ingestiones son presenciadas). Las ingestiones no presenciadas suelen presentarse con complicaciones. Alerta ante la posible ingestión asociada de un imán.

La clínica puede ser variable. En ingestiones presenciadas aparecen vómitos, babeo, disfagia, odinofagia, irritabilidad, tos, estridor y disnea. En ingestiones no presenciadas: hematemesis, hemoptisis, melena, dolor abdominal, pérdida de peso o estancamiento ponderal, dolor torácico, tos, estridor, fiebre.

Pruebas complementarias

Se realizará Rx anteroposterior y lateral que abarque cuello, tórax, abdomen en < 12 años, pilas > 12 mm o de diámetro desconocido.

En pacientes con síntomas de gravedad o tiempo transcurrido desde la ingestión mayor de 12 h, realizar una TC.

Manejo

- En pilas de localización esofágica se realizará una endoscopia urgente en menos de 2 h. La impactación en la vía respiratoria también requiere retirada endoscópica urgente.
- En pilas localizadas más allá del esófago: actitud expectante. Vigilancia domiciliaria e inspección de heces. Reevaluación en 7-14 días. Si permanece en estómago, endoscopia.
- Se recomienda administrar miel pura y/o sucralfato (*Urbal*®) 1 g a todos los pacientes en que la sospecha de perforación no sea alta. No contraindica la endoscopia, pero no debe retrasarla. Se administrarán 10 mL cada 10 min hasta un máximo de 6 g para la miel (10 mL=2 cucharaditas=1g) o 3 dosis de sucralfato. Se debe tener precaución en menores de un año con la miel por el riesgo de botulismo.

Pilas cilíndricas

Su ingestión conlleva menos riesgo. La complicación principal es la impactación esofágica. Es necesaria la localización radiográfica. Se recomienda endoscopia y retirada urgente si las pilas están alojadas en el esófago o en el estómago después de 1-4 días.

INTOXICACIÓN AGUDA POR INSECTICIDAS ORGANOFOSFORADOS, CARBAMATOS Y ORGANOCLORADOS

Intoxicación por insecticidas organofosforados

Introducción

Estos compuestos se utilizan en la industria, en la agricultura y en el hogar como pesticidas. Su absorción se produce por vía inhalatoria, dérmica o digestiva. Las intoxicaciones tienen intencionalidad autolítica (es lo más frecuente) o accidental. Inactivan la enzima acetilcolinesterasa de forma **irreversible**, produciendo una crisis colinérgica. Los compuestos más representativos son malatión, paratión, dimetoato, fentión y diclorvos. Los gases tipo sarín y los fármacos anticolinesterásicos (fisostigmina, neostigmina) tienen un mecanismo de toxicidad similar.

Clínica

Depende del compuesto, la cantidad, la ruta de absorción y los aditivos. Son muy lipofílicos y producen un cuadro clínico muy variable, tanto en la presentación como en la respuesta al tratamiento. Se distinguen 4 síndromes: intoxicación aguda, síndrome intermedio, toxicidad crónica y neuropatía retardada inducida por organofosforados:

Intoxicación aguda

- La clínica puede aparecer en 3-4 h (compuesto inhalado) o > 24 h (absorción dérmica). Es variable y dinámica en el tiempo, en función del predominio de síntomas muscarínicos, nicotínicos o afectación del SNC.
- **Síndrome muscarínico o colinérgico**: náuseas, vómitos, miosis, visión borrosa, agitación, lagrimeo, broncoespasmo, hipotermia, bradicardia, sialorrea, broncorrea y diarrea.
- **Síndrome nicotínico** (4 h postexposición): fasciculaciones, calambres y debilidad muscular (**insuficiencia respiratoria**), taquicardia e hipertensión, midriasis y palidez.
- **Efectos sobre el SNC**: ansiedad, labilidad emocional, temblores, cefalea, mareos, confusión, alucinaciones, delirio, convulsiones y coma.
- Otros síntomas: dermatitis, sibilancias, dolor abdominal, etcétera.

Síndrome intermedio

Ocurre entre el 1° y 5° día en el 40 % de los pacientes después de la ingestión del compuesto. Produce parálisis de la musculatura flexora del cuello, facial, proximal de miembros y **respiratoria**. Síndrome colinérgico ausente.

Toxicidad crónica

Clínica similar a la del síndrome de Guillain-Barré.

Neuropatía retardada inducida por organofosforados

Atrofia muscular y signos piramidales.

Diagnóstico

- Diagnóstico clínico: en el contexto adecuado, el olor a hidrocarburos o a ajo debe orientar el diagnóstico. **Los pacientes graves suelen presentar alteración del estado de conciencia, pupilas puntiformes, sudoración y salivación profusas y dificultad respiratoria.**
- Determinación de las concentraciones de acetilcolinesterasa: si no están disponibles, no se debe retrasar el tratamiento.
- Se solicitarán determinaciones analíticas estándar, ECG y radiografías de tórax/abdomen para asistir al manejo y para excluir diagnósticos diferenciales.

Tratamiento

Las causas principales de muerte en estos pacientes son el fallo respiratorio y la hipoxemia. El tratamiento se basa en descontaminación adecuada, manejo de la vía aérea, atropinización y administración de una oxima. Se recomienda ingreso en UCI.

Medidas generales

- Descontaminación cutánea: protección del personal (¡guantes de nitrilo!, mascarillas, batas o buzos desechables y gafas). Retirar la vestimenta del paciente. Lavado profuso con agua y jabón 30 minutos.
- Monitorización cardiaca y soporte ventilatorio: oxigenoterapia al 100 % con mascarilla. Aspiración de secreciones. Considerar IOT precoz. Utilizar **rocuronio** (*Esmerón*®) 1 mg/kg o **cisatracurio** (*Nimbex*®) 0,15 mg/kg.
- La hipotensión se maneja inicialmente con fluidos (suero fisiológico o Ringer lactato).
- Lavado gástrico y carbón activado: No utilizar de forma rutinaria. El lavado gástrico útil en ingestiones voluminosas, valoradas en la primera hora, aislando la vía aérea. No se debe administrar carbón activado pasada una hora de la ingestión.
- Convulsiones/agitación: **diazepam** (*Valium*®) 10 mg IV. Administrar atropina también.

Manejo específico

- ***Atropina:*** administrar inmediatamente si el paciente tiene pupilas puntiformes, dificultad respiratoria, sudoración y secreciones abundantes. Dosis inicial: 1,2-3 mg. Doblar la dosis cada 5-10 minutos hasta que ceda la broncorrea y el brocoespasmo, la FC > 80 lpm y la TAS > 90 mmHg. Pueden ser necesarias altas dosis de atropina. La midriasis y la taquicardia no se consideran objetivos terapéuticos adecuados. No es necesario preoxigenar antes de administrar atropina. Considerar la administración IM (2-6 mg) en ausencia de vía venosa. Una vez conseguida la dosis terapéutica se debe mantener una perfusión con el 10-20 % de dicha dosis de forma horaria.

- *Oximas:* Pralidoxima (*Contrathion*®) es el fármaco más empleado. La dosis recomendada es 30 mg/kg en bolo, seguida de perfusión a 8 mg/kg/h IV. Es efectiva para evitar la parálisis respiratoria si se administra precozmente. Se debe administrar con atropina simultáneamente. No se debe administrar en pacientes asintomáticos o con ingesta conocida de carbamatos y escasa sintomatología.

Intoxicaciones por insecticidas carbamatos

Carbamatos más habituales: carbaril, metomilo, propoxur y ardicarb. La intoxicación por carbamatos produce un síndrome muscarínico y/o nicotínico que suele ser de menor intensidad y no asocia afectación del SNC. El manejo será similar, siendo necesaria la observación hospitalaria durante las primeras 24 h, aun en presencia de intoxicaciones leves, dada la fluctuación de la clínica. Se administrará atropina a todos los pacientes con síntomas colinérgicos, habitualmente a dosis menores (las oximas no suelen emplearse).

Intoxicaciones por insecticidas organoclorados

Introducción

Son compuestos utilizados como pesticidas en agricultura (DDT, endosulfan, diemcloro) o en el tratamiento de las pediculosis (lindano). Están en desuso y prohibidos en muchas regiones. Producen, fundamentalmente, toxicidad neurológica y se acumulan por su elevada liposolubilidad.

Clínica

- Intoxicaciones leves: malestar general, mareos, ataxia, cefalea, irritabilidad, mioclonías y parestesias faciales.
- Intoxicaciones graves: convulsiones, hipertermia, insuficiencia renal, coma y muerte.
- Los disolventes presentes como aditivos pueden producir sedación y depresión respiratoria con neumonitis aspirativa y arritmias.

Tratamiento

- Descontaminación cutánea, lavado gástrico y carbón activado, similar a la intoxicación por organofosforados.
- Las medidas de soporte estarán dirigidas a garantizar una adecuada ventilación, el tratamiento de las convulsiones y posibles complicaciones (rabdomiólisis, acidosis metabólica e insuficiencia renal).
- Colestiramina (*Resincolestiramina*®) 4 g/8 h VO, si se constata ingesta de clordano.
- En caso de arritmias no se debe administrar adrenalina. Precaución con la atropina.
- Los pacientes deben estar en observación durante un período mínimo de 6 h e ingresar si presentan síntomas de toxicidad o han ingerido un hidrocarburo.

INTOXICACIÓN POR METANOL

Introducción

Intoxicación de elevada morbimortalidad. Es un líquido incoloro, volátil, con un distintivo olor a "alcohol". Está presente en numerosos productos industriales, de laboratorio o domésticos, como alcohol de quemar, pinturas, barnices, disolventes, limpiaparabrisas, etc. La intoxicación se produce tanto de forma accidental como intencionada, en ocasiones, por bebidas alcohólicas adulteradas. Se consideran letales dosis de 1 g/kg o 100 mL, aproximadamente. El metanol se metaboliza en el hígado, inicialmente, a formaldehído y, posteriormente, a ácido fórmico, responsable de la toxicidad, ya que produce graves alteraciones metabólicas y daño orgánico.

Clínica

La intoxicación por metanol se caracteriza por depresión del SNC, acidosis metabólica y alteraciones visuales:

- SNC: cefalea, letargia, ataxia, embriaguez, convulsiones, isquemia, hemorragia cerebral, edema cerebral y coma.
- Oculares: visión borrosa, fotofobia, midriasis, escotoma central y ceguera por atrofia de nervio óptico.
- Otros: dolor abdominal, náuseas, vómitos, hepatitis, pancreatitis, bradicardia, hipotensión, disnea y olor a formaldehído en orina.

Diagnóstico

- El diagnóstico es clínico, con apoyo de pruebas de laboratorio. Es importante especificar el compuesto ingerido y el consumo simultáneo de alcohol etílico, ya que la enzima alcohol deshidrogenasa tiene mayor afinidad por este, retrasándose la formación de los metabolitos del alcohol metílico.
- Estudio de fondo de ojo: descartar edema de retina e hiperemia de disco óptico.
- Laboratorio:
  - Niveles de metanol (> 20 mg/dL) y etanol, si están disponibles.
  - Gasometría con lactato: acidosis metabólica importante (pH < 3, CO_3H_2 < 8). La brecha osmolar elevada (> 10) suele anteceder a la acidosis con anión GAP elevado.
  - Hemograma: aumento del hematocrito y VCM. Bioquímica: hipertransaminasemia leve, aumento de amilasa, hiperglucemia.
- TC craneal.
- Consultar con el Instituto Nacional de Toxicología.

Tratamiento

- Los objetivos son garantizar el soporte respiratorio y cardiocirculatorio, y corregir la acidosis y el aclaramiento del metabolito tóxico, el ácido fórmico.

- Los pacientes deben ingresar en la UCI.
- La descontaminación gástrica no es útil. Valorar carbón activado si se han ingerido simultáneamente otros tóxicos.
- Administrar **bicarbonato sódico 1M** a todos los pacientes con pH < 7,3. Iniciar con 1-2 mEq/kg IV en bolo.
- Administrar **tiamina** (*Benerva*®) 100 mg/12 h IM, **piridoxina** (*Benadon*®) 100 mg/6 h IV y **ácido folínico** (*Lederfolín*®) 50 mg/4-6 h IV (prevención de secuelas oculares).
- **Bloqueo metabólico** con fomepizol o etanol:
  - Indicaciones:
    - Concentraciones de metanol > 20 mg/dL.
    - Concentraciones desconocidas (niveles no disponibles) e ingestión comprobada de grandes cantidades y menos de 100 mg/dL de alcoholemia.
    - Concentraciones desconocidas (niveles no disponibles), estado mental alterado y alteraciones visuales en:
      - √ Pacientes con brecha osmolar > 10, sin causa aparente.
      - √ Acidosis metabólica no filiada con alcoholemia < 100 mg/dL.
  - Dosis:
    - **Fomepizol** (preferible): 15 mg/kg IV en 30 min. Después, 10 mg/kg/12 h IV en 30 min.
    - **Etanol**: fórmula magistral de etanol absoluto (ampollas de 10 mL). Se puede administrar por VO o IV (preferible):
      - √ Dosis inicial de 1 mL/kg en 50 mL de SG al 5 % en 60 min.
      - √ Dosis de mantenimiento: 0,1 y 0,2 mL/kg/h en SG al 5 % (alcoholemia de 100-150 mg/dL), en pacientes no alcohólicos y alcohólicos respectivamente.
- **Hemodiálisis.** Está indicada con:
  - Acidosis metabólica con pH < 7,3 independientemente de las concentraciones de metanol.
  - Concentraciones de metanol > 50 mg/dL, a menos que el pH > 7,3.
  - Afectación orgánica (alteraciones visuales, disminución conciencia e IRA).

INTOXICACIÓN POR ETILENGLICOL

Introducción

El etilenglicol es una sustancia incolora, inodora y de sabor dulce, que está presente en pinturas, detergentes, betunes, disolventes y anticongelantes (ingestión más frecuente junto a bebidas adulteradas). Se absorbe rápidamente por la vía digestiva y en mucha menor medida por la vía transcutánea. Su toxicidad depende de los metabolitos hepáticos, ácido glicólico y ácido oxálico, que generan una acidosis metabólica grave. Se consideran dosis letales 1,1-1,7 g/kg.

Clínica

Se caracteriza por **depresión del SNC, acidosis metabólica y fallo renal**, aunque muchos otros órganos y sistemas se pueden ver afectados. Tradicionalmente se ha dividido en tres fases:

- **Primera fase o "neurológica"**: 30 min-12 h después de la ingestión. Embriaguez, afectación neurológica (de estado confusional leve a convulsiones y coma). Dolor abdominal, náuseas y vómitos. Posteriormente acidosis metabólica y daño neurológico (edema cerebral citotóxico, hemorragia en ganglios basales, meningoencefalitis).
- **Segunda fase o "cardiopulmonar"**: 12-24 h después de la ingestión. Taquicardia e hipertensión y taquipnea debida a la acidosis. Fallo multiorgánico (fallo cardiaco, edema pulmonar y miositis). La hipocalcemia puede producir arritmias. La mayoría de las muertes se producen en esta fase.
- **Tercera fase o "renal"**: 24-72 h después de la ingesta. Fallo renal por necrosis tubular debido al depósito de oxalato.

Diagnóstico

Al igual que con la ingesta de metanol, el diagnóstico se basa en la sospecha clínica y se apoya en pruebas de laboratorio (concentraciones de etilenglicol, gasometría, osmolaridad, pruebas de función hepática y renal, calcio, etc.). Se determinará la presencia de cristales de oxalato cálcico en orina y fluorescencia en la boca o ropa del paciente al examinarlo con luz de Wood (muchos anticongelantes contienen fluoresceína).

Tratamiento

Los principios del tratamiento no difieren del tratamiento de la intoxicación por metanol. Iniciar las medidas correctoras de forma enérgica ante la sospecha de intoxicación, sin tener confirmado el diagnóstico.

Los criterios para iniciar bloqueo metabólico y hemodiálisis son los mismos. Se debe tener en cuenta lo siguiente:

- Precaución, el bicarbonato sódico disminuye las concentración de calcio sérico.
- Control de la hipocalcemia y la hipomagnesemia con **gluconato cálcico** (gluconato de calcio 45 mg/5 mL), 90 mg en 100 mL SF IV en 15 min y **sulfato de magnesio** (*Sulmetin*® 1,5 g/10 mL), especialmente ante la presencia de tetania o convulsiones.
- En cardiópatas es preferible la prescripción del fomepizol que la de etanol.

RECUERDE

- La TC se considera como primera elección para diagnosticar y clasificar las lesiones cáusticas digestivas y definir el manejo.
- La localización digestiva en la ingesta de pilas condiciona la actitud terapéutica. Mantener alto grado de sospecha de impactación esofágica en pacientes con rechazo de la ingesta oral. Administrar miel o sucralfato si no se tiene evidencia de perforación.

- No demorar la realización de la endoscopia en pacientes con ingesta de pilas cilíndricas y signos de alarma o localización esofágica.
- En la intoxicación por organofosforados pueden ser necesarias grandes cantidades de atropina. Garantice suministros.
- No realice lavado gástrico ni administre carbón activado de forma rutinaria en ingestiones de organofosforados, metanol y etilenglicol.

BIBLIOGRAFÍA

- Cohen JP, Quan D. Alcohols. In: Tintinalli JE, Ma O, Yealy DM, Meckler GD, Stapczynski J, Cline DM, Thomas SH (editors). Tintinalli´s Emergency Medicine: A Comprehensive Study Guide (9th edition). McGraw Hill, 2020.
- Greene S. Pesticides. In: Tintinalli JE, Ma O, Yealy DM, Meckler GD, Stapczynski J, Cline DM, Thomas SH. eds. Tintinalli´s Emergency Medicine: A Comprehensive Study Guide (9th edition). McGraw Hill, 2020.
- Hoffman RS, Howland M.A, Lewin NA Nelson LS, Goldfrank LR. Goldfrank´s toxicologic emergencies (10th edition). McGraw-Hill Education, 2015.
- Lobeiras Tuñon A. Ingesta-aspiración de cuerpo extraño. Protoc Diagn Ter Pediatr. 2020;1:339-355.
- Martínez Gestoso S, Díaz Míguez FJ, López-Rivadulla Lamas M. Intoxicación por sustancias químicas de uso doméstico. En: Vázquez Lima MJ, Casal Codesido JR. Guía de Actuación en Urgencias (5ª edición). Madrid: Editorial Médica Panamericana, 2016.
- Maubarak A, Benninga MA, Brekaert I, Dolinsek J, Homan M,Mas E, et al. Diagnosis, Management and Prevention of Button Battery Ingestion in Childhood: A European Society for Paediatric in Childhood: A European Society for Paediatric Gastroenterology Hepatology and Nutrition Position Paper. Society Paper. J Pediatr Gastroenterol Nutr. 2021;73(1):129-36.

134. Intoxicaciones por humo y gases

A. Pons Revuelta, J. Quintela Martínez, N. Lafuente Acuña

PUNTOS CLAVE

- El humo es la principal causa de morbimortalidad en un incendio.
- Las lesiones por inhalación incrementan la tasa de mortalidad de los pacientes quemados.
- El monóxido de carbono (CO) y el cianuro (CN) son los gases más letales que existen en el humo.

INTOXICACIÓN POR HUMO DE INCENDIOS

Generalidades

- El humo es una mezcla heterogénea de más de 50 componentes, que incluyen hollín (partículas carbonáceas sólidas en suspensión), aire muy caliente pobre en oxígeno, vapor de agua, gases asfixiantes (monóxido de carbono, dióxido de carbono, cianuro) y gases irritantes (benceno, amoníaco, acroleína, ácido clorhídrico y formaldehído, entre otros).
- Se denomina **síndrome de inhalación de humos (SIDH)** al conjunto de lesiones de origen multifactorial que padecen los individuos sometidos al humo de incendios: hipoxia tisular, debida a la disminución de la fracción inspiratoria de oxígeno, lesiones térmicas que pueden afectar a la vía aérea superior (si > 150 °C, eritema, ulceraciones orofaríngeas, edema laríngeo), afectación de vía aérea inferior y alvéolos por presencia de hollín y gases irritantes (tos con expectoración carbonácea, disnea, broncoespasmo y edema pulmonar no cardiogénico), intoxicación por monóxido de carbono y cianuro e inhalación de gases irritantes (**Tabla 134-1**), como los óxidos de nitrógeno, sulfuro de hidrógeno y amoníaco, entre otros. Las muertes en los incendios se deben principalmente a las quemaduras de la vía aérea y a la intoxicación por CO y CN, no a las quemaduras corporales ni a los politraumatismos.

Historia clínica

Anamnesis general y dirigida

- Víctimas de incendio: características del lugar del incendio (espacio abierto o cerrado), tiempo de exposición, material de combustión, localización del paciente respecto al núcleo de combustión, etcétera.
- Pérdida de conocimiento en el lugar del incendio.
- Lesiones asociadas.
- Medidas adoptadas durante el traslado al centro hospitalario.

Tabla 134-1. Principales gases asfixiantes y sus características

	Monóxido de carbono (CO)	Cianuro (CN)
Características	Gas incoloro, inodoro e insípido Penetra única y fácilmente por vía respiratoria Antídoto: O_2	Gas incoloro, menos denso que el aire, con olor a almendras amargas Es el tóxico más letal del humo Antídoto: hidroxicobalamina
Origen	Combustión incompleta de materiales con carbono (carbón mineral/vegetal, madera, gas natural, etc.) en ambientes con escaso O_2 (industria, maquinaria de combustión interna -motores de automóviles-, calentadores, cocinas, radiadores de butano, propano o gas natural, fuego, etc.)	Combustión de sustancias, como lana, seda, nylon, poliuretano y plásticos a alta temperatura. Otras fuentes: industria (minería, joyería -plata-, fotografía), tratamientos médicos (nitroprusiato sódico), ingesta de plantas (familia *Rosaceae*), etcétera
Fisiopatología	Atraviesa la membrana alveolocapilar, pasa a la sangre y se liga a la hemoglobina (Hb), formando COHb, ya que la Hb presenta una afinidad 240 veces superior por el CO que por el O_2 Bloquea las enzimas mitocondriales (bloquea la respiración celular): hipoxia tisular Activación de proteasas: daño tisular directo (SNC) Alta afinidad del CO por la mioglobina (mialgias, alteraciones cardiacas)	Se absorbe rápidamente por vía respiratoria (también gastrointestinal y cutánea) y la sintomatología se inicia pocos minutos después de su inhalación. Es una toxina mitocondrial que bloquea la respiración celular; provoca asfixia, dando lugar a la producción excesiva de ácido láctico

Clínica

- Los gases asfixiantes producen sintomatología neurológica (cefalea, mareo, convulsiones y coma), digestiva (náuseas y vómitos) y cardiovascular (taquicardia, hipotensión, arritmias, cardiopatía isquémica y síncopes).
- Las altas temperaturas provocan lesiones térmicas en la vía aérea superior con sintomatología respiratoria (disnea inspiratoria, estridor, edema de glotis y disfonía).
- El hollín y los gases irritantes son los responsables de los síntomas respiratorios bajos (esputos carbonáceos, disnea espiratoria y sibilancias).

Exploración física

- Constantes vitales: TA, FC, FR y Tª. **Saturación de O_2:** no es fiable en el caso de intoxicación por CO, ya que el pulsioxímetro convencional no discrimina entre la oxihemoglobina y la carboxihemoglobina (COHb), siendo de gran utilidad el cooxímetro, un dispositivo que define con claridad la concentración de COHb.
- Exploración física completa, con hincapié en cara, fosas nasales, labios, orofaringe y cuello: quemaduras, edema de partes blandas, hiperemia de mucosas y hollín en vía aérea.

Pruebas complementarias

- **Analítica:** hemograma, bioquímica (iones, urea, glucosa, creatinina, CPK y troponina), coagulación y orina (proteinuria).
- **Gasometría** venosa para medir **las concentraciones de COHb** (marcador de exposición, no necesariamente de gravedad y pronóstico). Si se sospecha intoxicación por CO, debe realizarse seriación de COHb cada 4 horas o monitorización con cooxímetro. Se observa acidosis metabólica con GAP aumentado en la intoxicación por CN. Gasometría arterial si se sospecha insuficiencia respiratoria.
- **Lactato** > 7,5 mmol/L: **se considera el marcador de intoxicación por CN en víctimas de inhalación humo de incendios.** Ante antecedente de incendio, COHb > 15 % y acidosis metabólica con lactato > 7,5 mmol/L, se considera que existen concentraciones tóxicas de CN.
- **ECG y monitorización cardiaca:** daño miocárdico agudo y arritmias cardiacas (es la causa de muerte precoz más frecuente en la intoxicación por CO).
- **Radiografía de tórax:** pueden aparecer infiltrados alveolares o edema pulmonar.
- **TC craneal:** si hay alteraciones neurológicas, puede correlacionarse con edema cerebral difuso (peor pronóstico).

En función de los factores de riesgo del paciente, del tipo de exposición al humo de incendio y de la clínica que presenta se puede realizar una categorización de riesgo, lo que conlleva la administración de un tratamiento determinado (**Tabla 134-2**).

Tratamiento

Inicial

- **ABC.**
- **Aislamiento precoz de la vía aérea** en pacientes con mucosas hiperémicas/quemadas, estridor laríngeo/cambio de voz, aumento de la epiglotis o Glasgow < 9. Se valorará también de forma preventiva si existe eritema facial, hollín en vía aérea y quemadura de vibrisas. Para la intubación (IOT) debemos usar el tubo de mayor número posible. La demora en el aislamiento de la vía aérea puede provocar mayores dificultades técnicas, al producirse edema de glotis (última opción, cricotiroidotomía).

- O_2 humidificado al 100 % con mascarilla con reservorio o a través de IOT.
- **Broncodilatadores** si hay broncoespasmo: salbutamol 2,5-5 mg nebulizados, pudiendo añadir bromuro de ipratropio 250-500 µg. No deben utilizarse corticoides, excepto que haya baja respuesta a broncodilatadores.
- **Soporte hemodinámico:** canalizar dos vías periféricas e iniciar administración de fluidos (suero fisiológico al 0,9 %) y fármacos vasoactivos (dopamina, dosis β de inicio).
- **Hidroxicobalamina:** administración precoz (antídoto de la intoxicación por cianuro).
- **Otras medidas:** descontaminación ocular, retirada de la ropa y lavado de piel y mucosas con agua y jabón, corrección de la acidosis metabólica y alteraciones hidroelectrolíticas, manejo de la rabdomiólisis, cefalea, quemaduras, traumatismos, etcétera.

Tabla 134-2. Estratificación del riesgo y tratamiento de los pacientes con SIDH

Grupo	Inhalación	Clínica	Tratamiento
I	Escasa, sin factores de riesgo	Asintomáticos Leve, respiratoria	O_2 durante la valoración Alta
II	Escasa, con factores de riesgo Moderada, sin factores de riesgo	Asintomáticos Leve, respiratoria Respiratoria y neurológica leve	O_2 a alto flujo Observación 4-6 horas
III	Alta	Respiratoria: taquipnea, disnea Neurológica: mareo, falta de concentración, irritabilidad Cardiovascular: alteraciones del ECG, síncope	Permeabilidad de la vía aérea O_2 alto flujo Corregir alteraciones hemodinámicas y metabólicas Hidroxicobalamina
IV	Grave	Vía aérea comprometida Arritmias, shock Disminución del nivel de conciencia Quemadura de la vía aérea	Aislamiento de la vía aérea Soporte hemodinámico Corrección del equilibrio ácido-base Hidroxicobalamina

INTOXICACIÓN POR MONÓXIDO DE CARBONO (CO)

Fisiopatología (Tabla 134-1)

Diagnóstico

Clínica

- Las intoxicaciones por CO son más habituales en invierno. Puede existir afectación individual y colectiva, y los episodios aparecen de forma aislada o recidivante (sospechar intoxicación por CO).
- Inespecífica. Más del 30 % no llegan a diagnosticarse. Precisa alto grado de sospecha ante cuadro gripal sin fiebre con convivientes afectos, sospecha de intoxicación alimentaria familiar o crisis comiciales de difícil explicación (**Tabla 134-3**).
- Pacientes de alto riesgo: gestantes, niños, ancianos, broncópatas y cardiópatas.

Exploración

- Constantes vitales: TA, FC, FR, Tª y $SatO_2$. Se debe recordar que la saturación de O_2 no es fiable, ya que no discrimina entre la longitud de onda de la hemoglobina y la de la carboxihemoglobina. Cooximetría de pulso si está disponible.
- Realizar exploración física completa. La coloración rojo cereza de mucosas está presente en fallecidos por esta intoxicación y es poco habitual en pacientes vivos (intoxicación muy grave).

Pruebas complementarias: véase "Intoxicación por humo de incendios".

Tabla 134-3. Correlación entre las concentraciones de COHb y la clínica

COHb (%)	Clínica
< 10	Ninguna, fumadores (5-10 %). Los niños pueden presentar síntomas leves (diarrea)
10-20	Ninguna, **cefalea**, alteraciones visuales
20-30	**Cefalea** Vértigo, náuseas, vómitos, disnea, ángor en cardiopatías
30-40	Desorientación, obnubilación, irritabilidad, cianosis, palidez y alteraciones del ECG
40-50	Hipertonía, hiperreflexia, síncope, disminución del nivel de conciencia, temblor, crisis comicial, rabdomiólisis e insuficiencia renal IAM Arritmias cardiacas
> 50	Coma, disfunción cardiopulmonar Exitus (> 60 %)

Tratamiento

- **Observación** durante 6 horas como mínimo, aunque el paciente se encuentre asintomático.
- **Oxigenoterapia** con mascarilla reservorio y válvula unidireccional a alto flujo con FiO_2 al 100 %, hasta que las concentraciones de COHb sean < 5 % y no haya síntomas.
- **Sintomático**: diazepam para las convulsiones.
- **Criterios de UCI**: Glasgow < 9, COHb > 40 %, arritmias o isquemia en ECG, deterioro neurológico y/o signos de hipertensión intracraneal.
- **Oxigenoterapia hiperbárica** (Centros con cámaras hiperbáricas en España. Contactar antes de trasladar: htt://www.sociedadespañolademedicinahiperbarica.org/centros-de-medicina-hiperbarica/):
  - Su uso es muy controvertido, por lo que se empleará en pacientes que cumplan los criterios, valorando el tiempo transcurrido desde la intoxicación y la distancia y disponibilidad de la cámara hiperbárica. Criterios:
    - Analíticos: COHb > 30-40 % o > 20 % en gestantes, acidosis metabólica con pH < 7,1.
    - Clínicos: pérdida de consciencia actual o pasada, exploración neurológica anormal e isquemia miocárdica.
- Exposición voluntaria: valoración en Psiquiatría.
- **Alta:** derivar a consultas externas de Medicina Interna o Toxicología Clínica por la posible aparición del síndrome neuropsiquiátrico diferido (déficit cognitivo con cambios de personalidad que aparece hasta en el 40 % de las intoxicaciones graves 3-240 días después de la intoxicación).

INTOXICACIÓN POR CIANURO (CN)

Fisiopatología (Tabla 134-1)

Diagnóstico

Clínica

Inespecífica: cefalea, vértigo, irritación ocular, disnea, taquicardia, taquipnea por hiperventilación refleja, que no se debe confundir con ansiedad, hipertensión, náuseas y vómitos. En intoxicaciones graves: disminución del nivel de conciencia, convulsiones, trismus, opistótonos, edema agudo de pulmón, arritmias, bradicardia e hipotensión. Puede provocar secuelas tardías. Sospechar la intoxicación dadas las circunstancias en las que se produce la misma.

Pruebas complementarias: véase "Intoxicación por humo de incendios".

Tratamiento

- **Hidroxicobalamina** (*Cyanokit*®): antídoto seguro y eficaz, con escasos efectos secundarios (tiñe la orina de rojo, eritema, coloración rosada de la piel). Administración precoz, incluso previa a traslado hospitalario. Una dosis de 70 mg/kg puede quelar prácticamente toda la masa de cianuro del organismo:

- **Indicaciones:** pacientes con alta sospecha de intoxicación por CN, en los grupos de riesgo III y IV (**Tabla 134-2**), acidosis metabólica, signos de inhalación, disminución del nivel de conciencia e inestabilidad hemodinámica.
- **Dosis:** 5 g IV (2 viales de *Cyanokit*® previamente reconstituidos con 100 mL de suero salino fisiológico) a pasar en 15 minutos. Repetir si persistencia de la clínica. Si hay parada cardiorrespiratoria, administrar el doble de la dosis de inicio.
- **Falta de respuesta a hidroxicobalamina: tiosulfato sódico** 12,5 g en 50 mL de suero fisiológico a pasar en 10 minutos, pudiendo administrar 6,25 g más si no hay mejoría después de 30 minutos, por vía central.

INTOXICACIÓN POR SULFURO DE HIDRÓGENO (ÁCIDO SULFHÍDRICO)

- Gas incoloro, más pesado que el aire, con olor a huevos podridos, rápidamente mortal. Provoca bloqueo de la respiración celular a nivel mitocondrial.
- Se origina por descomposición de materia orgánica que contiene azufre (cloacas, letrinas, pozos negros, fosas sépticas, etc.). Está presente en gases volcánicos y en industrias petroquímicas.
- Clínica variable, en función de la concentración. Oscila desde mareo, queratoconjuntivitis, sudoración, vómitos, diarrea y cefalea hasta letargia, vértigo, nistagmus, convulsiones, debilidad de extremidades inferiores y coma. La muerte es inmediata por afectación directa de los centros respiratorios cerebrales, si la concentración es de 1.000 ppm.
- Tratamiento: alejar al paciente de la fuente, aplicar maniobras de RCP y administrar oxígeno a altos flujos. No existe antídoto.

INTOXICACIÓN POR GASES IRRITANTES

Se clasifican en función de su **hidrosolubilidad.**

Alta: amoníaco, anhídrido sulfúrico, formaldehído, acetaldehído, etc. Alcanzan la vía aérea superior (traqueobronquitis) y los ojos.

Media: anhídrido sulfuroso, cloro y derivados, y el resto de los halógenos.

Baja: fosgeno, ozono, cloruro de metilo y bromuro. Alcanzan el parénquima pulmonar (neumonitis o edema agudo de pulmón no cardiogénico).

En ocasiones, el paciente refiere uso reciente de productos de limpieza (gas cloro, se libera al mezclar lejía con un ácido o un base débil como el amoníaco) o exposición laboral.

La clínica depende de la concentración y la hidrosolubilidad del gas y es muy variable: irritación de la mucosa de la vía aérea, tos, rinitis, conjuntivitis, traqueobronquitis, edema de glotis, broncoespasmo, insuficiencia respiratoria y edema pulmonar no cardiogénico. El gas cloro provoca arritmias y fibrilación auricular por aumento del tono simpático.

Tras inhalación de gas cloro, la nebulización con bicarbonato sódico 1M 3 mL, añadiendo 7 mL de agua destilada, sobre todo, en las 3 primeras horas podría ser útil (controvertido). La codeína 30 mg/6 h VO podría reducir la tos irritativa. Los pacientes deben permanecer un mínimo de 6 horas en observación ante el riesgo de desarrollar nuevos episodios de broncoespasmo y edema agudo de pulmón no cardiogénico.

En los cuadros más graves, el manejo irá encaminado a mantener permeable la vía aérea, pudiendo precisar oxigenoterapia, broncodilatadores nebulizados, corticoides IV y ventilación mecánica invasiva o no invasiva.

PUNTOS CLAVE

- En todo paciente que ha estado en contacto con el CO y ha sufrido un síncope, lipotimia o coma, aunque esté consciente en el momento de la exploración, debe considerarse que sufre una intoxicación grave.
- En víctimas de incendios en espacios cerrados, que presentan marcada acidosis metabólica, lactacidemia o concentraciones elevadas de COHb, debe sospecharse intoxicación conjunta por CO y CN e iniciar tratamiento precoz con O_2 a alto flujo e hidroxicobalamina.
- No se debe descartar una intoxicación por humo o gases aunque la exploración física sea normal.
- No se debe asumir como secundaria a ansiedad la hiperventilación en una víctima de incendio hasta descartar intoxicación por cianuro.

BIBLIOGRAFÍA

- Dueñas Laita A, Burillo Putze G, Alonso JR, Bajo A, Climent B, Corral E, et al. Base para el manejo clínico de la intoxicación por humo de incendios. Documento de consenso. Emergencias 2010;22:384-94.
- Felpete López F, Abuín Seoane M, Bajo Bajo A, Corral Torres E. Intoxicación por humos y gases. En: Vázquez Lima MJ, Casal Codesido JR. Guía de Actuación en Urgencias (5ª edición). Editorial Médica Panamericana, 2016.
- Kot Baixauli P, Morales Sarabia JE, Rovira Soriano L, De Andrés Ibáñez J. Propuesta de algoritmo para el manejo de la vía aérea del paciente tras inhalación de humo. Rev Esp Anestesiol Reanim. 2018;65(3):170–2.
- Suárez Pita D, Vargas Romero JC, Salas Jarque J, Losada Galván I, Miguel Campo B, Catalán Martín P, et al. Manual de diagnóstico y terapéutica médica. Hospital Universitario 12 de Octubre (8ª edición). MSD, 2016.

135. Intoxicaciones por setas

M. R. Lago Fernández, I. Álvarez Moital, J. Grande Freire

PUNTOS CLAVE

- Muchas de las intoxicaciones por setas son mixtas, por el consumo de varias especies. Un periodo de latencia corto no siempre descarta una intoxicación por amatoxinas.
- El diagnóstico y tratamiento temprano son la clave. Se debe iniciar el tratamiento ante cualquier sospecha de intoxicación por setas sin esperar a tener un diagnóstico de confirmación.

INTRODUCCIÓN

La intoxicación aguda por setas en los Servicios de Urgencias suele tener una incidencia estacional, asociada a un consumo grupal, aunque se observa también el consumo de setas buscando las propiedades psicotrópicas de algunas especies.

ANAMNESIS

Recoger información sobre la hora de recogida e ingesta de las setas, forma de preparación y tipo de especies consumidas (intoxicaciones mixtas). Investigar si se trata de una única ingesta o sucesivas y si hubo consumo de alcohol asociado. Determinar el número de comensales afectados. Intentar identificar la especie y solicitar algún resto. Establecer el periodo de latencia (el tiempo que transcurre desde la ingesta de los hongos hasta la aparición de los síntomas).

DIAGNÓSTICO

El objetivo del diagnóstico temprano es iniciar el tratamiento lo más rápido posible, sin esperar a tener un diagnóstico de confirmación:

- **Diagnóstico clínico.** Periodo de latencia, sintomatología.
- **Diagnóstico botánico.** Estudio de las especies o restos no ingeridos. El estudio de los restos de las setas nos puede ayudar a confirmar el diagnóstico. Debe tenerse en cuenta que la ausencia de especies tóxicas en los restos aportados no excluye el diagnóstico.
- **Diagnóstico diferencial.** Descartar otro tipo de intoxicaciones (otras causas de gastroenteritis, intoxicaciones por paracetamol, intoxicación por tetracloruro de carbono y fósforo).
- **Diagnóstico de confirmación:**
  - Contacto con expertos micólogos si se dispone de fotografías o ejemplares de especies sospechosas (http://www.fgmicoloxia.org)

- Consultar con el Instituto Nacional de Toxicología: **915620420.**
- Medir amatoxina en suero y orina a través de técnicas inmunológicas y cromatográficas, si están disponibles.

MEDIDAS GENERALES

- Monitorización hemodinámica (TA, FC, FR, $SatO_2$ y Tª). Cuantificar la diuresis y el balance de líquidos (sudoración, vómitos, diarrea).
- Acceso venoso y analítica: gasometría venosa, hemograma, coagulación, bioquímica con iones, función renal y hepática.
- Electrocardiograma.
- Dieta absoluta. Reposición hidroelectrolítica con sueroterapia.
- Lavado gástrico en las dos primeras horas tras la ingesta y con protección de la vía aérea. Contraindicaciones del lavado gástrico: coma, cirugía reciente, pérdida de los reflejos protectores de la vía aérea y hemorragia gastrointestinal.
- Carbón activado si la ingesta se ha producido en las 6 últimas horas, 1 g/kg.
- Sulfato magnésico por su efecto purgante, 30 g en dosis única, si no hay diarrea.
- Diuresis forzada neutra una vez repuesta la volemia.
- Los pacientes se deben mantener en observación 12-18 horas. Si se sospecha que pueda haber una intoxicación por setas con periodo de latencia largo, se deberá ampliar el periodo de observación al menos a 36 horas.

TIPOS DE INTOXICACIÓN

Clásicamente, las intoxicaciones se dividen en función del periodo de latencia o de incubación (tiempo que transcurre desde la ingesta de las setas hasta la aparición de los síntomas).

Intoxicaciones con periodo de latencia corto

Síntomas en menos de seis horas desde la ingesta. Suelen cursar con cuadros clínicos más leves.

SÍNDROME GASTROINTESTINAL

- Causado por: *Entoloma lividum, Tricholoma pardinum, Tricholoma tigrinum, Agaricus xanthodermus, Lactarius torminosus y Clavaria formosa.*
- Clínica: se produce 30 minutos-4 horas tras la ingesta. Náuseas, vómitos, diarrea, hipotensión, dolor abdominal, mialgias y mareos. Duración de los síntomas: 24 h.
- Tratamiento: medidas generales y reposición hidroelectrolítica. Si es necesario se pueden administrar antieméticos (ondansetron 4-8 mg/8 h). Lavado gástrico y carbón activado. Los antiespasmódicos (loperamida) deben evitarse en pacientes con diarrea.

- No se puede excluir que no se trate de una intoxicación grave. Cabe la posibilidad de intoxicación mixta (solicitar las pruebas de laboratorio y mantener en observación hospitalaria).

SÍNDROME MUSCARÍNICO O COLINÉRGICO O SUDORIANO

- Causado por: *Clitocybe sp, Inocybe sp.*
- Clínica: se produce 30-120 minutos tras la ingesta. Bradicardia, miosis, sialorrea, sudoración, lagrimeo, diarrea, hipotensión y broncoespasmo.
- Tratamiento: medidas generales con antieméticos (ondansetron 4-8 mg/8 h) y reposición hidroelectrolítica. Si no se producen vómitos, puede realizarse lavado gástrico y administrar carbón activado. Si el paciente tiene hipotensión y bradicardia, administrar **atropina** 1-2 mg IV/2-3 minutos en bolo hasta el control de los síntomas.

SÍNDROME NEUROLÓGICO, MICOATROPÍNICO O ANTICOLINÉRGICO

- Causado por: *Amanita muscaria, Amanita pantherina* y *Amanita gemmata.*
- Clínica: se produce 30-180 minutos tras la ingesta. Sintomatología neurológica: alucinaciones, euforia, somnolencia, disartria y convulsiones. Xerostomía, midriasis y taquicardia.
- Tratamiento: medidas generales con lavado gástrico y carbón activado. Si hay agitación se pueden usar benzodiacepinas (diazepam). No debe administrarse atropina. Es importante la monitorización cardiaca por riesgo de taqui-bradicardias. Autolimitado (24 h).

SÍNDROME PSICÓTRÓPICO Y ALUCINÓGENO

- Causado por: *Psilocybe sp* y *Panaeolus sp. Se* consume con finalidad recreativa.
- Clínica: se produce 15-60 minutos tras la ingesta. Cuadro gastrointestinal con náuseas vómitos y diarrea, que se acompaña de síntomas neurológicos, cómo vértigo, midriasis, euforia y alucinaciones. Puede llegar a la agresividad y a crisis de pánico. También se observa taquicardia e hipertensión, midriasis, temblor y fiebre. Autolimitado (10 horas).
- Tratamiento. Control de los síntomas de agitación/alucinaciones: **benzodiacepinas** o **clorpromazin**a (25-50 mg IV/6 h, máximo 150 mg/24 h).

SÍNDROME COPRÍNICO O EFECTO ANTABÚS O DISULFIRAM-LIKE

- Causado por: *Coprinus sp. (Coprinus atramentarius)* y *Clitocybe clavipes.*
- Clínica: el consumo de alcohol junto con la ingesta de estos hongos provoca a los 15-120 minutos rubefacción (*flushing*), sudoración, taqui-

cardia, náuseas, vómitos e hipotensión. La coprina interfiere en el metabolismo del alcohol. La reacción es similar a la del disulfiram (efecto antabús). La gravedad es proporcional a la cantidad de alcohol consumido.

- Tratamiento: monitorización cardiaca por riesgo de arritmias. Medidas generales con antieméticos: ondansetron. Se debe evitar metoclopramida, que puede empeorar la hipotensión. Si la reposición hidroelectrolítica no es suficiente para la estabilización, puede ser necesaria la utilización de drogas vasoactivas. Las formas graves (alteraciones en ECG y dolor torácico, hipotensión refractaria, vómitos persistentes, shock) pueden tratarse como fomepizol: media ampolla/12 horas. Suspender el consumo de alcohol durante los 4-5 días siguientes, por riesgo de que reaparezca la sintomatología. Al cesar la ingesta de alcohol, los síntomas desaparecen en 2-3 horas.

SÍNDROME HEMOLÍTICO

- Causado por: *Paxillus involutus*. Puede aparecer clínica por consumo en mal estado o por déficit de cocción.
- Clínica: vómitos, diarrea, ictericia, dolor en flanco, daño renal, coluria e hipotensión 1-2 horas después de la ingesta. Autolimitado. Puede ocurrir fallo multiorgánico, especialmente después de ingestas repetidas a lo largo de los años.
- Tratamiento: descontaminación gástrica y carbón activado. Sintomático y de soporte con líquidos para evitar el fallo renal.

Intoxicaciones con periodo de latencia largo (> 6 horas)

Se inician los síntomas más de seis horas tras la ingesta. Suelen ser de mayor gravedad.

SÍNDROME FALOIDIANO, HEPATOTÓXICO (POR AMATOXINAS O AMANITINAS)

Es el síndrome por consumo de setas más grave, siendo el responsable del 90 % de las muertes. La dosis letal en adultos es de 0,1 mg/kg, un solo ejemplar maduro. Se produce por la ingesta de amatoxinas presentes en especies como *Amanita phalloides, Amanita verna, Amanita virosa, Lepiota brunneoincarnata, Lepiota subincarnata, Lepiota castanea, Galerina marginata* y *Pholiotina filaris)*. Las toxinas resisten la congelación, la cocción y el secado. Se eliminan por orina y bilis. La clínica se inicia a las seis horas de la ingesta, aunque un periodo de latencia inferior no excluye el cuadro.

Clínica. Estadios evolutivos de la sintomatología:

- Fase intestinal o coleriforme (de 6 a 24 horas de latencia). Se presenta como una gastroenteritis grave. Se produce diarrea intensa coleriforme, dolor epigástrico, náuseas y vómitos.

- Fase hepática (de 12 a 48 horas de latencia). Citólisis hepática con aumento de las enzimas hepáticas. Mejoría clínica aparente: suele coincidir con el 2° día (se debe a la rehidratación). No dar el alta médica.
- Fallo hepático y renal progresivo (de 24 a 72 horas de latencia). Coagulopatía, encefalopatía, nefropatía, convulsiones, coma hepático y edema cerebral.

Tratamiento:

Debe iniciarse de inmediato sin esperar a la confirmación diagnóstica (niveles de amatoxinas en orina) en pacientes con diarrea coleriforme con antecedentes de ingesta de setas no filiadas en las 6-10 h previas. El paciente debe ingresar en cuidados intensivos.

El **tratamiento** se apoya en 4 pilares:

1. Terapia de reemplazo de volumen (rehidratación):
   - Controlar los parámetros cardiocirculatorios (TA, FC, ECG), la diuresis y el balance hídrico (sudoración, diarrea y vómitos).
   - Solicitar analítica con gasometría venosa, iones en sangre y en orina, función renal y hepática, hemograma y coagulación. Seriación cada 8 horas.
   - Iniciar sueroterapia.

2. Eliminar toxinas:
   - Lavado gástrico. El lavado gástrico en la primera hora después de la ingesta es lo más efectivo. Sin embargo, como la sintomatología de las intoxicaciones graves no se establece hasta pasadas las horas y los pacientes acuden tarde a los Servicios de Urgencias, la eficacia del lavado se reduce en gran medida. Sonda nasogástrica con aspiración continua (pinzar una hora tras la administración del carbón activado).
   - Carbón activado: 50 g cada 4 horas o 25 g cada 2 horas. Si hay vómitos, reducir a 12,5 g cada hora. Ayuda a interrumpir la circulación enterohepática de las amatoxinas.
   - Diuresis neutra. Se considera suficiente una diuresis de 100-200 mL/h para eliminar las amatoxinas. Se recomienda en los dos primeros días después de la ingestión.
   - Plasmaféresis.
   - Hemodiálisis.

3. Tratamiento con antídotos:
   - Silibina: 20 mg/kg/día, repartida en 4 perfusiones IV de 2 horas de duración cada una.
   - Penicilina G sódica: 1 millón UI/kg/día, en perfusión continua.
   - N-acetilcisteína: 150 mg/kg/día, si hay insuficiencia hepática.

4. Tratamiento del fallo hepático: trasplante hepático.

SÍNDROME NEFROTÓXICO, ORELLÁNICO (POR ORELLANINA)

- Causado por: *Cortinarius orellanus* y *Cortinarius speciosissimus*.
- Clínica: aparece entre 36 horas y 17 días tras la ingesta; cursa con sed intensa, dolor en flanco y oliguria. Pueden desarrollar insuficiencia renal aguda o nefritis tubulointersticial. El fallo renal agudo puede ser irreversible. Vigilar la función renal.
- Tratamiento: rehidratación, hemodiálisis y trasplante renal.

SÍNDROME GIROMITRIANO (POR GIROMITRINA)

- Causado por: *Gyromitra gigas y Gyromitra esculenta*. Las giromitrinas contienen hidracinas, sustancias volátiles e hidrosolubles que se pierden al cocinarlas, siempre que se deseche el líquido de la cocción.
- Clínica: náuseas, vómitos y diarrea a las 8-12 horas de la ingesta. Daño hepático (principalmente), alteraciones neurológicas con convulsiones, metahemoglobinemia e insuficiencia renal.
- Tratamiento: reposición hidroelectrolítica. Si hay convulsiones, administrar piridoxina 25 mg/kg IV en 30 minutos, máximo 15 g/24 h. Si no ceden: levetiracetam.

RABDOMIÓLISIS POR *TRICOLOMA EQUESTRE*

- Clínica: entre 1 y 3 días tras ingesta aparecen mialgias, eritema facial, náuseas sin vómitos, sudoración profusa y a los 3-4 días orina colúrica. La rabdomiólisis es el síntoma más característico. Algunos pacientes desarrollan hipertermia, arritmias cardiacas y disfunción renal.
- Tratamiento: monitorización hemodinámica (riesgo de miocarditis tóxica). Reposición hidroelectrolítica. Alcalinizar la orina o utilización de manitol para aumentar la diuresis. Vigilar alteraciones electrolíticas (hiperpotasemia, hiperfosfatemia). La hipocalcemia suele ser transitoria y no se debe corregir (excepto en caso de tetania).

PUNTOS CLAVE

- Las intoxicaciones por amatoxinas deben ser consideradas auténticas emergencias médicas.
- En las intoxicaciones por amatoxinas se debe iniciar el tratamiento precozmente sin esperar al diagnóstico de confirmación.
- No subestimar la gravedad de las intoxicaciones por los síntomas iniciales.
- No dar altas precoces.

BIBLIOGRAFÍA

- Diaz JH. Amatoxin-Containing Mushroom Poisonings: Species, Toxidromes, Treatments, and Outcomes. Wilderness Environ Med. 2018 Mar;29(1):111-8.
- Diaz JH. Nephrotoxic Mushroom Poisoning: Global Epidemiology, Clinical Manifestations, and Management. Wilderness Environ Med. 2021 Dec;32(4):537-44.

- Govorushko S, Rezaee R, Dumanov J, Tsatsakis A. Poisoning associated with the use of mushrooms: A review of the global pattern and main characteristics. Food Chem Toxicol. 2019 Jun;128:267-79.
- Piqueras Carrasco J. Intoxicaciones por setas, una actualización. Rev Esp Med Legal 2014;40:19-29.
- Rey Tasende JM, Rodríguez Bouzada N, Fernández Gómez P. Intoxicación por setas. En: Vázquez Lima MJ, Casal Codesido JR. Guía de Actuación en Urgencias (5ª edición). Madrid: Editorial Médica Panamericana, 2016.
- Wennig R, Eyer F, Schaper A, Zilker T, Andresen-Streichert H. Dtsch Arztebl Int. Mushroom Poisoning. 2020 Oct 16; 117(42):701-8.
- Ye Y, Liu Z. Management of Amanita phalloides poisoning: A literature review and update. J Crit Care. 2018 Aug;46:17-22.

136. Intoxicaciones en la infancia

H. Abadín Carcedo, C. O. Vilas Vázquez, Y. Gónzalez Piñeiro

PUNTOS CLAVE

- Ante un niño con deterioro neurológico súbito o síndrome multiorgánico de inicio brusco se debería considerar como causa una intoxicación.

INTRODUCCIÓN

Las intoxicaciones en pediatría suelen ser procesos leves, pero en un 5-10 % de los casos pueden ser potencialmente graves, por implicar sustancias altamente tóxicas y tratarse de patología tiempo-dependiente.

Los tóxicos más frecuentemente implicados son: fármacos, productos del hogar, monóxido de carbono, etanol y drogas ilegales. Entre los fármacos más comunes destacan: **paracetamol**, **anticatarrales** y **psicofármacos** (benzodiacepinas y antidepresivos)

La **exposición tóxica oculta** debe considerarse ante un inicio agudo de disfunción multiorgánica, estado mental alterado, compromiso respiratorio o cardiaco, acidosis metabólica inexplicable, convulsiones o cualquier cuadro clínico desconcertante en el niño.

Se pueden diferenciar dos patrones de intoxicación en pediatría:

- Niños menores de 5 años: intoxicaciones no intencionales, en el domicilio, con un único tóxico implicado y rápida consulta con el Servicio de Urgencias. Aunque no es frecuente, se debe considerar el maltrato infantil, sobre todo, en niños menores de un año (Enfermedad generada por el cuidador).
- Niños mayores y adolescentes: exposiciones intencionales con fines recreativos o autolíticos, con más de un tóxico implicado. Retraso en la consulta.

MANEJO

Evaluación inicial y estabilización. ABCDE

- **A (vía aérea)**: examinar la permeabilidad de la vía aérea. Realizar maniobras de apertura y aspiración de secreciones si es necesario.
- **B (respiración):** monitorización continua con **pulsioximetría y/o capnografía** (**cooximetría** en intoxicación por monóxido de carbono). Valorar **gasometría.** Si se observa hipoventilación o hipoxia, administrar oxígeno para mantener $SatO_2 > 95$ % y, si es necesario, realizar intubación orotraqueal, especialmente en depresión neurológica o signos de afectación vía respiratoria alta por cáusticos o gases irritantes.

- **C (circulación):** TA, FC y si hay posibilidad de cardiotoxicidad, ECG de 12 derivaciones, valorando la monitorización cardiaca continua. Se debe evaluar al niño en busca de signos de shock o cardiotoxicidad, debido a la posibilidad de una rápida descompensación, canalizando una **vía intravenosa.** Si hay hipotensión, tratamiento inicial con carga de suero fisiológico 10 mL/kg, valorando, en función de la evolución, la administración de vasopresores.
- **D (neurológico):** exploración neurológica completa (pupilas). Múltiples tóxicos pueden alterar el estado mental. Si hay deterioro neurológico, valorar:
  - Hipoxemia: véase B.
  - Hipoglucemia: determinación rápida de la glucemia capilar. Si hay hipoglucemia, administrar suero glucosado al 10 % 2-5 mL/kg/h.
  - Intoxicación por opiáceos: deterioro neurológico, depresión respiratoria, pupilas mióticas u otra evidencia circunstancial de intoxicación por opiáceos. Valorar naloxona si la intoxicación se debe a opiáceos o a un tóxico desconocido, que provoque depresión neurológica y respiratoria.
  - Intoxicación por benzodiacepinas: deterioro neurológico. La depresión respiratoria es más frecuente con ingesta simultánea de alcohol u opiáceos. El uso de flumazenilo no se recomienda de rutina porque aumenta el riesgo de convulsión.
- **E (exposición):** se debe desnudar completamente al paciente, detectando y tratando la hiper/hipotermia. Iniciar la descontaminación externa. Tratamiento urgente de lesiones externas coexistentes y vigilancia de datos de trauma.

DIAGNÓSTICO

Anamnesis: identificar los agentes tóxicos involucrados, evaluar la gravedad y predecir la toxicidad. Es importante identificar los tóxicos de liberación retardada y los potencialmente letales con ingestas de escasa cuantía, sobre todo, en niños menores de 10 kg (**Tabla 136-1**):

- Es importante el escenario donde se ha encontrado al paciente y la hora de exposición.
- La cantidad y el momento de la ingestión es útil para decidir descontaminación/antídoto:
  - Un sorbo de un niño de 5 años = 5 mL, un bocado = 10 mL.
  - Un sorbo de un niño de 10 años = 10 mL.
- Conocer las intervenciones prehospitalarias y domiciliarias.

Exploración física: determinar las constantes vitales (Tª, FC, FR, $SatO_2$ y TA) y, en casos seleccionados, la glucemia:

- Se deben revaluar periódicamente los signos vitales y el estado mental, y examinar otros hallazgos físicos para definir mejor un síndrome tóxico particular (**Tabla 136-1**. Signos y síntomas de los diferentes toxíndromes).

- Examen con luz de Wood (ultravioleta) de la boca o ropa del paciente: si hay fluorescencia indica ingesta de anticongelante (etilenglicol).

Tabla 136-1. Fármacos y productos químicos potencialmente letales en niños con ingestas de pequeña cuantía	
Antidiabéticos orales. Sulfonilureas	**Alcoholes**. Etanol, metanol, etilenglicol
Psicofármacos. Antidepresivos tricíclicos, clorpromazina, clozapina, risperidona y ziprasidona	**Fármacos cardiovasculares**. Clonidina, betabloqueantes y calcioantagonistas
Opioides. Morfina, tramadol, codeína, metadona y oxicodona	**Pesticidas.** Organofosforados, paraquat
Antipalúdicos. Cloroquina, quinina y quinidina	**Productos químicos.** Cloruro de metilo y de zinc
Anestésicos tópicos. Benzocaína, lidocaína y salicilato de metilo	**Hidrocarburos**. Queroseno, aceite mineral
Otros fármacos. Isoniacida, teofilina, permetrina y rivastigmina	**Cáusticos**

Pruebas complementarias

Están indicadas en pacientes estables con riesgo e inestables o si el tóxico es desconocido. Se considera **paciente de riesgo** el que presenta signos o síntomas derivados de la intoxicación o de la ingesta de la sustancia potencialmente tóxica o el que ha ingerido una sustancia potencialmente tóxica a dosis tóxica o desconocida aún sin síntomas:

- **Analítica de sangre:** si la toxicidad es moderada-grave, si es preciso monitorizar algún parámetro o si se determina la concentración sérica del tóxico. Glucosa, urea y creatinina, iones, transaminasas y valorar CPK, gasometría y coagulación.
- **Análisis de orina:** tóxicos y test embarazo en mujeres con postmenarquia.
- **Electrocardiograma:** si se sospecha sustancia cardiotóxica o clínica cardiovascular.
- **Concentración de fármaco,** según disponibilidad y sospecha: paracetamol, salicilatos (alcalosis respiratoria y/o acidosis metabólica). Puede ser útil guardar muestras de 10 mL de sangre heparinizada o 100 mL de la primera orina.
- Evaluación radiológica:
  - **Rx tórax** si exposición por inhalación o síntomas respiratorios y en pacientes con depresión del nivel de consciencia y sospecha de aspiración de contenido gástrico.

- **TC cerebral:** si traumatismo craneoencefálico asociado (intoxicación etílica con focalidad neurológica) y complicaciones intracraneales de la intoxicación (hemorragia por cocaína o edema cerebral por hipoxia).
- **TC abdominal.** Si hay sustancias radiopacas, como hierro, plomo, mercurio, yoduros, potasio, bismuto y paquetes de drogas de abuso.

Si existen discrepancias entre historial de tóxicos implicados y los síntomas/signos y pruebas complementarias, estas pueden reflejar un historial inexacto de ingesta, un tiempo breve o muy prolongado desde la exposición, o un envenenamiento intencional.

TRATAMIENTO

El tratamiento depende de los tóxicos involucrados, la presentación y la gravedad prevista y el tiempo transcurrido desde la exposición:

- **Tratamiento de soporte**: aspecto más importante del tratamiento (véase Evaluación inicial y estabilización. ABCDE).
- **Descontaminación digestiva**: si no hay riesgo de aspiración y han transcurrido menos de 2 horas (preferiblemente, 1 hora) después de la ingesta. En situación de coma, tóxicos que enlentecen el tránsito digestivo, con circulación enterohepática o que formen conglomerados gástricos, el intervalo es hasta las 6 horas:
  - **Carbón activado (CA):** es el tratamiento **de elección. Si es posible, debe administrarse en la primera hora tras la ingesta.** Impide la absorción intestinal por adhesión directa. No se absorbe ni metaboliza y se elimina en heces. Las dosis se adapta a la tolerancia oral:
    - Vía oral o por sonda nasogástrica. Dosis habitual → 1 g/kg:
      - √ Menores de 14 años: máximo 25 g.
      - √ Mayores de 14 años: máximo 50 g.
    - Se puede administrar mezclado con agua, zumo de frutas, chocolate sin leche o bebidas de cola.
    - **Dosis múltiple** (0,25-0,5 g/kg cada 3-6 horas): carbamacepina, fenobarbital, dapsona, quinina y teofilina.
    - **Contraindicaciones:** acrónimo **PHAILS** (recordar las sustancias con nula/baja adsorción por el CA, es decir, intoxicaciones en las que "falla": Pesticidas, Hidrocarburos, Ácidos-Álcalis-Alcoholes, HIerro y otros metales pesados, Litio, disolventes) y disminución de nivel de conciencia con vía aérea no protegida, obstrucción intestinal, necesidad de endoscopia y hemorragia gastrointestinal.
  - **Lavado gástrico.** Excepcional. Si ha ingerido una cantidad peligrosa para la vida que no sea reabsorbible por carbón activado y se pueda realizar dentro de la primera hora.
  - **Lavado intestinal total.** No habitual, se puede utilizar en pacientes que han ingerido preparaciones de liberación sostenida y han transcurrido más de 2 horas o grandes cantidades de sustancias que no se unen bien al carbón activado.

- **Antídotos:** véanse los capítulos correspondientes a cada tóxico. Están indicados en casos muy seleccionados. El más frecuente N-acetilcisteína en la intoxicación por paracetamol.

CONTROL EVOLUTIVO

Cualquier niño intoxicado precisará control de su evolución en el hospital o en el domicilio, dependiendo del tipo de tóxico, sus efectos y la vida media del mismo.

PUNTOS CLAVE

- Las intoxicaciones son patologías tiempo-dependientes, por lo que se deben evitar demoras en la atención de los niños intoxicados, ya que favorecen la persistencia del contacto con el tóxico. Se debe tener en cuenta la existencia de sustancias altamente tóxicas, incluso en pequeñas dosis.
- El carbón activado es el método de descontaminación digestiva de elección.
- Los estudios complementarios se realizarán según la clínica presentada y/o la toxicidad esperable.

BIBLIOGRAFÍA

- Lafuente Acuña N, Aboy Pardal P, Sánchez Sindín MG, Fernández Gómez P. Intoxicaciones en la infancia. En: Vázquez Lima MJ, Casal Codesido JR. Guía de Actuación en Urgencias (5ª edición). Madrid: Editorial Médica Panamericana, 2017.
- Mintegi, S. Sociedad Española de Urgencias en Pediatría. Grupo de Trabajo de Intoxicaciones. Manual de Intoxicaciones en Pediatría (3ª edición). Madrid: Ergon DL, 2012.

137. Antídotos específicos

J. L. Prieto de la Rosa, B. López Prada, D. Patallo Diéguez

INTOXICACIÓN	TRATAMIENTO	VÍA DE ADMINISTRACIÓN	DOSIS	PERFUSIÓN	NOTAS
Benzodiacepinas	Medidas de soporte Antídoto: **flumazenilo** (*Anexate®*) Ampolla: 0,5 mg/5 mL	SC IM IV	0,5 mg en 15 s Repetir otra dosis de 0,1 mg cada minuto hasta un máximo de 2 mg	0,2-1 mg/h 2,5 mg en 250 mL de SG al 5 % Iniciar a 18 mL/h	Está contraindicado si el paciente padece convulsiones Evitar en pacientes con epilepsia o poliintoxicación con proconvulsivos (Li, tricíclicos, cocaína)
Cianuro	Medidas de soporte Lavado con jabón neutro Antídoto: **hidroxicobalamina:** 1 vial de 2,5 g	IV	Adultos: 5 g de *Cyanokit©* en 200 mL de SSF en 15 min (máximo 10 g) Niños: 70 mg/kg (máximo 5 g)	Repetir la dosis si persiste la clínica Si hay PCR: doble dosis de inicio	Vigilar las concentraciones de lactato
Digoxina	Hidratación y corregir la función renal Antídoto: **anticuerpos antidigoxina** (*Digibind®*): 1 vial de 38 mg	IV	Nº de viales: digoxinemia (ng/mL) x peso/100 Si hay PCR: 380 mg IV	Diluir la dosis en 100 de SSF y administrar en 30 minutos	Monitorizar la respuesta por ECG Efectivo en 1 hora
Heparina	Antídoto: **Sulfato de protamina** 1 vial: 50 mg/5 mL	IV	1 mg (0,1 mL) por 100 UI de heparina, si han pasado < 15 min desde la administración 0,5 mg si han pasado > 30 min (máximo 50 mg)		Se ajusta la dosis según el tiempo desde la administración
Dabigatrán (*Pradaxa®*)	Antídoto: **Idarucizumab** (*Praxbind®*) 1 vial: 2,5 g en 50 mL	IV	2 viales consecutivos en perfusiones de 5-10 min o en bolo IV		
Antagonistas de Vitamina K (acenocumarol y warfarina)	**Vitamina K** Ampollas de 10 mg/mL oral o inyectable	VO IV	Sin sangrado: 5 mg VO Hemorragia grave: 1 ampolla IV (10 mg). Se puede repetir a las 12 h		Añadir complejo protombínico en función de la gravedad (*Prothromplex®* 600 UI/vial)
Paracetamol	Medidas de soporte Antídoto: **N-acetilcisteína** (*Flumil Antídoto®*) Ampolla: 5 g/25 mL Vial: 300 mg/3 mL	VO IV	Pauta VO: 140 mg/kg inicialmente 70 mg/4 h, 17 dosis (72 h)	Pauta IV: 150 mg/kg en 200 mL de SG al 5 % en 30 min 50 mg/kg en 500 mL de SG al 5 % en 4 h 100 mg/kg en 1 L de SG al 5 % en 16 h	Monitorizar las concentraciones de paracetamol y enzimas hepáticas Dosis tóxica: 125 mg/kg (10-15 g) Entre 15-25 g es letal

INTOXICACIÓN	TRATAMIENTO	NOTAS
Anticolinérgicos	Medidas de soporte Diazepam o midazolam IV Considerar fisostigmina: 2 mg/5 mL 1-2 mg IV en 2-10 min. Repetir cada 10 min. Máximo 4 mg/30 min Si hay síntomas graves: carbón activado	
Antidepresivos tricíclicos	Medidas de soporte Carbón activado: hasta 12 h en pacientes en coma Si hay arritmias graves, QRS ancho o hipotensión grave: bicarbonato sódico 1 M 1-2 mEq/kg en bolo IV. Se puede repetir cada 3-5 min	Monitorización Están contraindicados los antiarrítmicos clase IA (procainamida), IC (flecainida) y flumazenilo
Barbitúricos	Medidas de soporte Lavado gástrico y carbón activado (incluso dosis repetidas) Diuresis forzada y alcalinización de la orina	Monitorización Los efectos se potencian con el alcohol Dosis tóxica > 50 mg/kg
Betabloqueantes y calcioantagonistas	Medidas de soporte Carbón activado Inicialmente: expansión de volumen con 500-1.000 mL de SSF + atropina 0,5 a 1 mg IV (máximo 3 mg). Gluconato cálcico al 10 %: 30-60 mL IV Glucagón 5 mg en bolo IV (puede repetirse cada 3-5 min) o en perfusión a 5 mg/h Insulina 0,1-0,2 UI/kg en bolo IV + perfusión 0,3 UI/kg/h + SG al 5 o 10 %	El tratamiento es escalonado, pasando al siguiente si no responde a los 15 min Considerar fármacos vasoactivos, marcapasos temporal y/o contactar con UCI si fracasan los tratamientos previos
CO (monóxido de carbono)	Alejar al paciente del lugar de exposición Oxigenoterapia con FiO_2 al 100 % (mascarilla reservorio) Cámara hiperbárica: si hay clínica neurológica grave, acidosis grave o COHb > 30-40 % (20 % en embarazadas)	Monitorizar las concentraciones de COHb Mantener la oxigenoterapia hasta que COHb < 3 % y hasta que el paciente esté asintomático
Litio	Corregir la volemia y las alteraciones electrolíticas Hemodiálisis si hay clínica grave o litemia > 3,5 mEq/L en intoxicaciones agudas	No está indicado el carbón activado, inefectivo Diálisis: sesiones de 4-6 h hasta que la litemia < 1 mEq/L Si hay inestabilidad: TRRC
Metanol y etilenglicol	Etanol 1 mL/kg en 500 mL de SG al 5 % en 60 min + perfusión de 0,1 mL/kg/h (0,2 en alcohólicos crónicos) Bicarbonato 1 M con pH > 7,20 Hemodiálisis si hay acidosis grave o clínica neurológica importante En alcohólicos crónicos: piridoxina 100 mg/6 h IV + tiamina 100 mg/12 h IM durante 24 h	Soporte circulatorio y ventilatorio Control del potasio, sin forzar diuresis ni hipervolemia En intoxicación por metanol, suplementos de ácido folínico para prevenir secuelas oculares (no usar ácido fólico)
Neurolépticos	Medidas de soporte, sueroterapia y corrección de alteraciones iónicas Lavado gástrico y carbón activado Diazepam si hay convulsiones Si hay extrapiramidalismos: biperideno (*Akinetón®*) 2 mg IV o IM. Máximo 20 mg/24 h Si hay hipertermia maligna: dantroleno 1-2,5 mg/kg IV máximo 10 mg/kg/día	Están contraindicados los antiarrítmicos del grupo Ia Si hay arritmias ventriculares: administrar sulfato de magnesio Vigilar la posible aparición del síndrome neuroléptico maligno: control de Tª, concentraciones de potasio y CK

INTOXICACIÓN	TRATAMIENTO	NOTAS
Organofos- forados	Retirar la ropa Lavar con hipoclorito sódico al 0,5 % o con agua y jabón Lavado gástrico y carbón activado Atropina: 2 mg IV seguido de bolos de 1 mg/3-5 min hasta la desaparición de la clínica muscarínica Si hay debilidad muscular, fasciculaciones o depresión respiratoria: pralidoxima 15-30 mg/kg en 250 mL de SSF en 30 minutos seguida de infusión continua a 0,5 g/h	Si hay necesidad de IOT, utilizar relajante muscular no despolarizante (rocuronio) Es importante la descontaminación dérmica precoz
Salicilatos	Medidas de soporte Carbón activado hasta 2 horas después de la ingesta Alcalinización de la orina: bicarbonato 1 M 1 mL/kg en bolo + 100 mL en 4 horas Hemodiálisis si la concentración de salicilatos es > 100 mg/dL y si el paciente sigue grave o no responde al tratamiento	La hipertermia se corrige con medidas físicas Mantener el pH urinario en 7,5-8 No corregir la alcalosis ni frenar la hiperventilación
Mordeduras de víboras	Monitorización Desinfectar y limpiar la herida Inmovilizar la extremidad en posición funcional y elevada Analgesia y control del prurito con antihistamínicos H1 **Suero antiofídico:** *Viperfav*®: viales de 4 mL. Diluir en 100 mL de SSF y administrar en 1 hora En casos graves, repetir a las 4 horas	No realizar incisión, torniquete o succión en ningún caso
Plomo y arsénico	**Dimercaprol** IM Arsénico: 3 mg/kg/4 h durante 2 días y 3 mg/kg/12 h durante 7 días Plomo: 5 mg/kg cada 4 h durante 2 días, 2,5 mg/kg/6 h durante 2 días y 2,5 mg/kg/12 h durante 7 días	

BIBLIOGRAFÍA

- Calderón Rodríguez A, Rodríguez Castaño R, Alonso Marín A, Ferrer López R, Martínez Escobar S. Intoxicaciones spor fármacos y drogas de abuso. En: A. Cárdenas Cruz, J. Roca Guiseris. Tratado de medicina intensiva. Barcelona: Elsevier, 2017: 646-751.
- Martínez Coronel JF, Martínez Escobar S, Sánchez Ortega D, Martín Rubí JC. Intoxicaciones por plaguicidas. En: A. Cárdenas Cruz, J. Roca Guiseris. Tratado de medicina intensiva. Barcelona: Elsevier, 2017: 756-60.
- Ministerio de Sanidad. Gobierno de España. Agencia Española del Medicamento [Internet]. [Consultado 22 Feb 2022]. Disponible en: https://www.aemps.gob.es
- Sánchez Morla A, Valdeolivas Hidalgo N, Jorge Huerta L, Moreno Fernández A. Intoxicaciones. En: D. Suarez Pita, J. C. Vargas Romero, J. Salas Jarque, I. Losada Galván, B. de Miguel Campo, P. M. Catalán Martín, B. Sánchez Moreno, M. A. Duarte Borges e I. Cabrera Rodrigo (editores). Manual de diagnóstico y terapéutica médica del hospital universitario 12 de octubre (8ª edición). Madrid: MSD, 2017: 1430-64.
- SEFH-SCFC. Red de Antídotos [Internet]. [Consultado 18 Feb 2022]. Disponible en: https://redantidotos.org

VASCULAR (V) 22

138. Insuficiencia arterial de extremidades

D. Ortiz del Olmo, J. C. López Pacios, M. C. Peláez Buján

PUNTOS CLAVE

- En la insuficiencia arterial aguda, la abolición de pulsos distales es un signo tardío.
- El tratamiento básico de la insuficiencia arterial aguda es la analgesia, la anticoagulación y la interconsulta a cirugía de manera precoz

DEFINICIÓN

- **Isquemia arterial aguda:** interrupción brusca del aporte sanguíneo a una extremidad como resultado de la obstrucción de la arteria que la irriga.
- **Isquemia arterial crónica:** perfusión deficiente de una extremidad como resultado de lesiones arterioscleróticas evolucionadas en dicho miembro.

CLASIFICACIÓN

Para estratificar la gravedad de la insuficiencia arterial se emplean la Escala de Fontaine (**Tabla 138-1**) y la Clasificación de Rutherford (**Tabla 138-2**).

Tabla 138-1. Escala de Fontaine

Estadio	Síntomas
I	Asintomático
II A	Claudicación intermitente < 200 m
II B	Claudicación intermitente > 200 m
III	Dolor isquémico en reposo
IV	Ulceración/gangrena

Tabla 138-2. Clasificación de Rutherford

Estadio	Síntomas
0	Asintomático (Fontaine I)
1	Claudicación ligera (Fontaine IIa)
2	Claudicación moderada (Fontaine IIb)
3	Claudicación grave (Fontaine IIb)
4	Dolor isquémico en reposo (Fontaine III)
5	Pérdida tisular menor (Fontaine IV)
6	Pérdida tisular mayor (Fontaine IV)

ISQUEMIA ARTERIAL AGUDA

Etiología

- Evento embólico (60 %):
  - Origen cardiaco (fibrilación auricular, mixoma).
  - Origen vascular (trombos murales, placas ateromatosas inestables).
- Evento trombótico (30 %).
- Otros (10 %): traumatismo arterial, yatrogenia, flegmasia cerúlea dolens, etc.

Clínica

- Dolor de aparición brusca, constante, difuso y de gran intensidad.
- Palidez cutánea.
- Parestesias: secundarias a la isquemia de nervios sensitivos.
- Parálisis: debida a isquemia de nervios motores.
- Abolición de pulsos distales: es el signo que más tarde aparece. Su presencia indica una situación crítica de la extremidad. No debemos esperar a que aparezca para realizar el diagnóstico.

Pruebas Complementarias

- Analítica básica (bioquímica, hemograma y coagulación).
- Electrocardiograma.
- Radiografía de tórax.
- Ecografía doppler de la extremidad afectada.

Tratamiento

- Interconsulta con el servicio de cirugía vascular para valoración y realización de una embolectomía/trombectomía urgente si procede.
- Reposo en cama.
- Vía venosa periférica + sueroterapia (suero glucosalino 2.000 mL/24 h).
- Tratamiento analgésico:
  - Primer escalón: metamizol 2 g/6 h, paracetamol 1 g/6 h, dexketoprofeno 50 mg/8 h IV.
  - Segundo escalón: tramadol 100 mg/8 h o meperidina 100 mg/8 h IV.
  - Tercer escalón: cloruro mórfico 3 mg/min hasta que desaparezca el dolor con una dosis máxima de 10 mg IV.
- En casos de insuficiencia arterial aguda refractaria al tratamiento médico convencional puede ser necesario que el servicio de anestesia coloque un catéter epidural.
- Tratamiento anticoagulante: enoxaparina 1 mg/kg/12 h SC.
- Tratamiento vasodilatador: pentoxifilina 1.200 mg/12 h VO.
- Tratamiento en función de la Escala de Fontaine:

Categorías I y IIa	Anticoagulación del paciente
Categoría IIb	Anticoagulación + revascularización quirúrgica (con/sin fibrinólisis intraarterial directa)
Categoría III	Amputación de la extremidad

ISQUEMIA ARTERIAL CRÓNICA

Es la disminución progresiva del aporte sanguíneo con el consiguiente déficit de oxigenación y perfusión del territorio afectado.

Etiología

La etiología principal de la isquemia arterial crónica es la aterosclerosis.

Clínica

- Claudicación intermitente (síntoma guía): dolor distal con la deambulación que cede con el reposo.
- Dolor en reposo en estadios avanzados.
- Cambios tróficos en forma de pérdida de vello en la zona afectada.

Diagnóstico

- Anamnesis exhaustiva. Reflejar la distancia que es capaz de recorrer el paciente antes de presentar clínica.
- Exploración física de la extremidad afectada, realizando una completa inspección y una correcta exploración vascular (pulsos, soplos, relleno capilar).
- Eco-doppler de miembros inferiores.
- Angiografía en casos seleccionados.

Tratamiento

- Recomendar la corrección de los factores de riesgo cardiovascular (tabaquismo, obesidad, sedentarismo).
- Interconsulta con el servicio de cirugía vascular a través del médico de atención primaria en casos leves o de manera preferente en el servicio de urgencias en casos avanzados (Estadios III y IV de la clasificación de Fontaine).

RECUERDE

- El síntoma más precoz de la insuficiencia arterial aguda es un dolor agudo, brusco e intenso.
- En la isquemia arterial crónica, la base del diagnóstico es la anamnesis y la exploración física.

BIBLIOGRAFÍA

- Michel T, Victor A, Jean BR, Marie LB, Martin B, Marianne B, et al. Guía ESC 2017 sobre el diagnóstico y tratamiento de la enfermedad arterial periférica, desarrollada en colaboración con la European Society for Vascular Surgery (ESVS). Rev Esp Cardiol. 2018;71:111.e1-e69.

139. Patología venosa en urgencias. Complicaciones agudas de las venas varicosas

S. Toranzo Nieto, M. de Paz Monteagudo

PUNTOS CLAVE

- La historia clínica, la exploración y la escala Wells para TVP determinan la probabilidad pretest.
- Debe pedirse el dímero D solo si la probabilidad pretest es baja (Wells < 2).

PATOLOGÍA VENOSA EN URGENCIAS

La trombosis venosa profunda (TVP) es una manifestación de la enfermedad tromboembólica venosa junto al tromboembolismo pulmonar (TEP). Tiene una incidencia anual de 50-100 casos por cada 100.000 habitantes.

Consiste en la formación de un coágulo en territorio venoso, predominantemente, en las extremidades inferiores, por aumento de la actividad procoagulante, daño en la pared venosa y alteración del flujo (Tríada de Virchow).

Clasificación

La TVP se puede clasificar de dos maneras:

- **Anatómica:** según el territorio afectado. Importante por el riesgo de TEP y de desarrollo de síndrome postrombótico:
  - Proximal (iliofemoral y poplítea).
  - Distal (venas perforantes de la pantorrilla).
- **Etiológica.** Según la presencia provocada o no de factores de riesgo. A su vez, la provocada se clasifica en:
  - Transitoria: si los factores de riesgo no persisten tras el evento.
    - Mayor: aumento > 10 veces del riesgo de TVP.
    - Menor: aumento de 3-10 veces del riesgo de TVP.
  - Persistente: si los factores de riesgo persisten tras el evento.

Factores de riesgo

Los factores de riesgo pueden ser hereditarios o adquiridos.

- Cáncer.
- TVP previa.
- Obesidad.
- Trauma.
- Inmovilización/hospitalización reciente.
- Viaje de larga distancia (Síndrome de la clase turista).

- Tratamiento hormonal (que incluya estrógenos).
- Hematológicos: sangre tipo no-0, factor V Leiden (heterocigoto u homocigoto), déficit de antitrombina, déficit de proteína C y/o S, síndrome antifosfolípido.

Clínica

La clínica principal es **edema, dolor y empastamiento.** El dolor en la pantorrilla a la dorsiflexión del pie (Signo de Homans) es sugestivo de TVP, aunque con sensibilidad y especificidad bajas.

Los síntomas son más graves cuanto más proximal es la obstrucción al flujo.

En la pantorrilla puede llegar a ser asintomática o manifestarse exclusivamente con dolor, según la circulación colateral presente.

En la región iliofemoral puede verse comprometida la movilidad y aparecer dolor lumbar como síntoma premonitorio.

Diagnóstico

- Historia clínica + exploración física (para establecer la probabilidad pretest) + escala Wells (**Tabla 139-1** y **Fig. 139-1**).

Tabla 139-1. Escala Wells para la predicción de trombosis venosa profunda en la extremidad inferior.

Características clínicas	Puntuación
Neoplasia activa (en tratamiento en los 6 meses previos o en cuidados paliativos)	1
Parálisis, paresia o inmovilización reciente de extremidad inferior	1
Estancia en cama más de 3 días o cirugía mayor en las últimas 4 semanas	1
Molestia en el sistema venoso profundo	1
Edema de toda la pierna	1
Aumento del perímetro de la pantorrilla mayor de 3 cm frente al contralateral (medido 10 cm por debajo de la tuberosidad tibial	1
Edema con fóvea en la pierna sintomática	1
Venas colaterales superficiales (no varicosas)	1
TVP previa	1
Otro diagnóstico alternativo al menos tan probable como la TVP	–2

Sistema de puntuación: –2 a 1: TVP improbable. 2 a 8 TVP pobable.

- Bioquímica, hemograma, coagulación (añadir dímero D si Wells < 2).
- ECG + radiografía de tórax (PA y lateral).

TVP poco probable (Wells -2 a 1)

- Pedir dímero D (Wells < 2).
  - Si es negativo: se descarta TVP.
  - Si es positivo: pedir Eco-doppler o realizar Eco-doppler POCUS:
    - Si es negativa: se descarta TVP.
    - Si es positiva: se confirma TVP.

TVP probable (Wells 2 a 8)

- Pedir Eco-doppler o realizar Eco-doppler POCUS:
  - Si es negativa: descarta TVP.
  - Si es positiva: confirma TVP.

Cuando la ecografía no determina la existencia de TVP, hay que recurrir a otras pruebas de imagen (venografía TC o venografía RM).

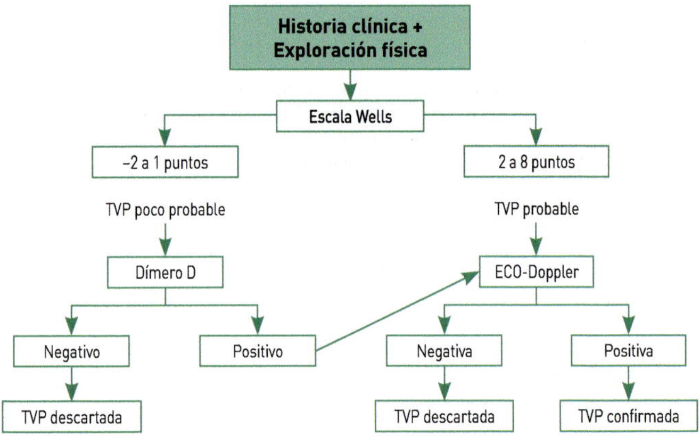

Figura 139-1. Diagnóstico de TVP.

TVP y TEP

Cuando se confirma la TVP y hay alteraciones en el ECG o en la Rx de tórax, aparición de trombo flotante o marcadores de daño cardiaco positivos, hay que investigar la probabilidad de la existencia de TEP silente (puede aparecer hasta en el 66 % de los pacientes).

TVP y neoplasia oculta

En urgencias no hay que investigar la posibilidad de neoplasia subyacente. Hay que remitir al paciente a la consulta externa correspondiente para que se haga un estudio con un cribado limitado a causas neoplásicas específicas de cada sexo. El cribado extensivo no disminuye la mortalidad.

Tratamiento

Seguir, si existe, la vía clínica del hospital.

El tratamiento de la TVP se divide en tres fases: inicial (hasta el día 10), principal (los primeros tres meses) y la fase extendida (más de 3 meses). Después de la fase principal, el tratamiento depende del riesgo de recurrencia.

Inicial

- **Anticoagulantes de acción directa (ACOD).** Es el tratamiento de elección cuando no hay neoplasia subyacente:
  - **Edoxaban** (*Lixiana*®): primero 5 días de HBPM; luego, 60 mg cada 24 h. Ajustar si FG < 30 mL/min a 30 mg cada 24 h.
  - **Apixaban** (*Eliquis*®): 10 mg cada 12 h 7 días; luego, 5 mg cada 12 h. No necesita ajustar en I. Renal (cuidado si FG < 15 mL/min).
  - **Rivaroxabán** (*Xarelto*®): 15 mg cada 12 h tres semanas, luego 20 mg cada 24 h.
  - **Dabigatrán** (*Pradaxa*®): primero, 5 días de HBPM y, luego, 150 mg cada 12 h. Ajustar a 110 mg cada 12 h en > 80 años o tratamiento con verapamilo. Está contraindicado si FG < 30 mL/min.
- **Heparinas de Bajo Peso Molecular (HBPM):** subcutáneas y con dosis ajustada a peso del paciente y a la función renal. De elección en embarazadas.
  - **Enoxaparina** (*Clexane*®): 1,5 mg/kg/24 h o 150 UI/kg/24 h durante 10 días (hasta valoración en consulta). Presentaciones de 20 mg, 40 mg, 60 mg, 80 mg, 100 mg, 120 mg y 150 mg.
  - **Bemiparina** (*Hibor*®): 115 UI/kg/24 horas. Presentaciones: 2.500 UI, 3.500 UI, 5.000 UI, 7.500 UI y 10.000 UI.
  - **Fondaparinux** (*Arixtra*®): 7,5 mg subcutáneos cada 24 h. Para < 50 kg: 5 mg cada 24 h. Para > 100 kg: 10 mg cada 24 h. No usar si FG < 30 mL/min.
- **Heparina no fraccionada:** solo si hay insuficiencia renal, hemodiálisis, pacientes pendientes de intervención o enfermos críticos. Objetivo: TTPA 1,5-2,5.
- **Antagonistas de la vitamina K:** (acenocumarol y warfarina). Dosis ajustada a INR y precedida de terapia puente con HBPM durante 3 días.
- **Medias de compresión:** deben usarse medias de compresión fuerte como tratamiento sintomático; también evitan el desarrollo del síndrome postrombótico.
- **Analgesia:** Uso del ascensor analgésico. AINE (dexketoprofeno 25 mg cada 8 horas), paracetamol (650 mg cada 8 h), metamizol (575 mg cada 8 horas), tramadol (50 mg cada 8 h).

Valorar tratamiento ambulatorio según el protocolo hospitalario. Algunas contraindicaciones para el tratamiento ambulatorio son: TEP, TVP en territorio ilíaco, enfermedad renal crónica descompensada, mal estado general, episodios previos de TEP, insuficiencia hepática, peso > 120 kg y pacientes que no puedan tener un buen control ambulatorio.

Solicitar consulta con el servicio clínico responsable (según hospital) en 10 días, donde se decidirá el tratamiento anticoagulante a seguir en las fases principal y extendida de tratamiento.

COMPLICACIONES AGUDAS DE LAS VENAS VARICOSAS

Trombosis venosa superficial (TVS)

La TVS es un proceso agudo que cursa con síntomas de inflamación venosa en cualquier localización, generalmente, en las extremidades inferiores. Puede coexistir o ser el origen de TVP o TEP por migración del trombo al sistema venoso profundo. Uno de cada 4 pacientes con TVS presentan TEP o TVP coexistente en el diagnóstico.

Clínica

Dolor local, eritema, calor, prurito y grados variables de edema. Suele palparse un cordón a tensión que se extiende a lo largo de la vena superficial afectada.

Diagnóstico

El diagnóstico es clínico, pero hay que **evaluar las características de la trombosis ecográficamente** (tamaño del coágulo, localización, distancia a los cayados, afectación de arterias perforantes, trombosis sobre vena sana o varicosa).

El riesgo de TEP o TVP es mayor cuando:

- La TVS está presente en el territorio proximal de la vena safena interna (por encima de la rodilla).
- TVS ≤ 5 cm de la unión safenofemoral o safenopoplítea.
- TVS de longitud (> 5 cm), que afecte a varias venas o segmentos venosos, o TVS sobre venas sanas (no varicosas).
- Afectación de la vena safena mayor.
- Síntomas graves.

Tratamiento

- Medidas generales: extremidades levantadas, movilización precoz, compresas frías o templadas y control del dolor (AINE: Ibuprofeno 400 mg/8 h, naproxeno 500 mg/12 h).
- Terapia compresiva: media que abarque la longitud completa de la vena afectada (si no existen contraindicaciones).
- Anticoagulantes:
  - **Fondaparinux** (*Arixtra®*) (de elección): 2,5 mg/día durante 45 días.

- Si la TVS está a < 3 cm del cayado safenofemoral o femoropoplíteo: fondaparinux (*Arixtra*®) en la misma pauta que en TVP.
- **Enoxaparina (*Clexane*®)**: 40-80 mg/día durante 45 días.

Varicorragia

Hemorragia externa a partir de la rotura de una vena varicosa, de forma espontánea o tras un traumatismo. Generalmente es indolora. Se produce en la parte distal de la pierna, por ser lugar de mayor afectación cutánea y de mayor presión venosa. Es frecuente sobre lesiones preulcerosas que tienen una capa epidérmica fina; es de color azulado.

Tratamiento (Tabla 139-2)

Tabla 139-2. Tratamiento de varicorragia

Varicorragia externa	Elevación postural. Aplicar en la zona sangrante un apósito estéril, protegido y sujeto con vendaje compresivo en espiga durante un mínimo de 48 horas y hasta comprobar la hemostasia. En ocasiones, precisa ligadura del vaso afectado.
Varicorragia subcutánea	Elevación de la extremidad afectada. Desbridamiento quirúrgico si hay colección serohemática fluctuante y antiinflamatorios VO. Si no se produce fluctuación de la colección serohemática, se aplica heparina sódica tópica en dosis de 3 a 10 cm de gel o pomada cada 8 horas, seguido de un masaje suave. Ejercicios de movilización activa.
Varicorragia subaponeurótica	Reposo en cama con la extremidad elevada. Vendaje compresivo durante 15 días como mínimo y, después, medias de compresión y medidas analgésicas.

Nota: esta complicación es por sí misma indicación de cirugía preferente de la patología venosa en un segundo tiempo.

Úlcera venosa

La insuficiencia venosa crónica (IVC) superficial o profunda es la causa más frecuente de úlceras en las extremidades inferiores. Se originan por trastornos de la microcirculación secundarios a un aumento de la presión venosa y en el 50 % de los casos hay una incompetencia valvular secundaria a una TVP previa. Existe mayor incidencia en el sexo femenino (3:1), alcanzando una prevalencia superior al 5 % en mayores de 65 años.

Clínica

Lesiones poco dolorosas, salvo que estén infectadas y sean exudativas, que suelen ser de localización supramaleolar interna, pero nunca están en el antepié o por encima de la rodilla. La extremidad está edematosa con la piel seca y descamada. Hay hiperpigmentación e induración periulcerosa. Puede existir sobreinfección, trastornos tróficos cutáneos (edema, cianosis, dermatitis, hipodermitis, pigmentación, eccema de estasis, induración supramaleolar y ulceración).

Habitualmente, hay pulsos distales. Su curso natural hacia la cronicidad y recidiva estará relacionado con la etiología de la IVC.

Diagnóstico

- Exploración física: úlceras únicas o múltiples blandas, poco profundas, exudativas, con tejido de granulación en su base y bordes bien delimitados.
- Eco-doppler venosa para descartar obstrucción aguda del sistema venoso profundo.

Diagnóstico diferencial

El diagnóstico diferencial debe realizarse con la úlcera isquémica, hipertensiva arterial, neuropática y vasculítica (**Tabla 139-3**). La transformación neoplásica hacia un carcinoma basocelular es rara, pero debe considerarse en un curso evolutivo prolongado o si hay tejido de granulación exuberante sin epitelización.

Tabla 139-3. Diagnóstico diferencial de las úlceras en la extremidad inferior

	Venosa	Isquémica	HTA	Neuropática	Arteritis
Localización prevalente	Lateral interna Tercio inferior	Variable	Lateral externa Tercio inferior	Plantar Digital	Variable
Morfología	Oval	Irregular	Irregular	Oval	Irregular
Bordes	Excavados bien delimitados	Planos necróticos	Planos irregulares	Excavados	Planos hiperémicos
Base	Tejido de fibrina	Tejido de fibrina	Tejido de fibrina	Tejido de granulación	Tejido de fibrina
Manifestación de dolor	Variable Elevada en presencia de infección	Importante	Importante	Ausente	Importante
Modificación del dolor con elevación de la extremidad	Alivia el dolor	Agrava el dolor	Agrava el dolor	No lo modifica	No lo modifica
Pulsos tibiales	Positivos	Ausentes	Positivos	Positivos	Positivos

NOTA: Es importante el diagnóstico diferencial porque el tratamiento puede ser muy diferente en cada caso.

Tratamiento

Medidas generales

- Elevación de la extremidad afectada.
- Facilitar la movilización activa.
- Tratamiento compresivo con vendajes multicapas.
- Medias de compresión normal o fuerte.
- Administración de pentoxifilina en dosis de 400 mg/8 h VO.
- Venotónicos.

Tratamiento específico

- Úlcera limpia: cura local y medidas generales.
- Úlcera infectada: cura local y tratamiento antibiótico ambulatorio (amoxicilina/clavulánico o clindamicina) o bien hospitalización si presenta celulitis importante asociada o se acompaña de un cultivo de microorganismos que precisan tratamiento antibiótico endovenoso.
- Úlcera recidivante: cura local y remitir a consulta de cirugía vascular.

RECUERDE

- En la TVP debe iniciarse el tratamiento sintomático y, una vez confirmado el diagnóstico, empezar tratamiento etiológico con anticoagulación (ideal los anticoagulantes de acción directa).
- La eco-doppler da el diagnóstico definitivo en la TVP.
- En las varicorragias se debe evitar suturar. Solo debe usarse vendaje compresivo.

BIBLIOGRAFÍA

- Beddar Chaib F, Jiménez Hernández S, Pedrajas Navas JM, Carriel Mancilla J, Castro Arias L, Merlo Loranca M, Peiró Gómez A, Álvarez Márquez Á, Lozano Polo L, Sánchez Garrido-Lestache Á, Lecumberri R, Ruiz Artacho P; Grupo de Enfermedad Tromboembólica Venosa de la Sociedad Española de Medicina de Urgencias y Emergencias (ETV-SEMES). Emergencias. 2021 Dec;33(6):433-40.
- Frías Vargas M, García Vallejo O, Vázquez Gómez N, Rial Horcajo R, Carrasco Carrasco E, Moñux Ducajú G, et al. Documento de consenso de la Sociedad Española de Médicos de Atención Primaria y Capítulo Español de Flebología y Linfología de la Sociedad Española de Angiología y Cirugía Vascular: trombosis venosa superficial de miembros inferiores en Atención Primaria. Medicina de Familia. SEMERGEN. 2029;45(3):187–96. DOI.org (Crossref). https://doi.org/10.1016/j.semerg.2018.08.006
- Kakkos SK, Gohel M, Baekgaard N, Bauersachs R, Bellmunt-Montoya S, Black SA, et al. Editor's Choice - European Society for Vascular Surgery (ESVS) 2021 Clinical Practice Guidelines on the Management of Venous Thrombosis. Eur J Vasc Endovasc Surg. 2021;61(1):9-82. https://doi.org/10.1016/j.ejvs.2020.09.023

- Linares González A, Seoane Vigo M, De Paz Monteagudo M. Patología Venosa en Urgencias. Complicaciones agudas de las venas varicosas. En: Vázquez Lima MJ, Casal Codesido JR. Guía de Actuación en Urgencias (5ª edición), 2016.
- Mazzolai L, Aboyans, V, Ageno, W, Agnelli, G, Alatri, A, Bauersachs, et al. Diagnosis and management of acute deep vein thrombosis: a joint consensus document from the European Society of Cardiology working groups of aorta and peripheral vascular diseases and pulmonary circulation and right ventricular function. European Heart Journal. 2018;39(47):4208–18. https://doi.org/10.1093/eurheartj/ehx003.

140. Síndrome aórtico agudo

T. Roca de Togores Cela, M. Iglesias Paraco, L. García- Mayor Fernández

PUNTOS CLAVE

- Alto índice de sospecha ante dolor torácico brusco en un paciente hipertenso.
- Contacto precoz con el servicio quirúrgico adecuado.

CONCEPTO

El síndrome aórtico agudo (SAA) es un proceso agudo de la pared aórtica que cursa con un debilitamiento de la capa media, lo que conlleva un riesgo de rotura y otras complicaciones. Constituye una emergencia médica que engloba tres entidades con presentación clínica similar: disección aórtica (el más frecuente), hematoma intramural agudo y úlcera penetrante (**e-Figura 140-1**).

TIPOS

Disección aórtica: desgarro de la capa íntima de la aorta, que origina que la sangre que circula en su interior diseque la íntima de la media y forme una falsa luz. Puede ser espontánea o iatrogénica/traumática. Suele producirse en pacientes de menos de 65 años con predisposición genética.

Hematoma intramural: hematoma contenido en la capa media sin lesiones aparentes en la íntima.

Úlcera penetrante aórtica: lesión en la íntima con afectación variable del resto de capas. Suele asociarse a arterioesclerosis.

Recientemente, se han añadido otras dos entidades: hematoma periaórtico y lesión de la íntima sin hematoma.

FACTORES DE RIESGO

Hipertensión arterial (factor predisponente más importante de la disección), arterioesclerosis, cirugía cardiaca u aórtica previa, componente genético en pacientes jóvenes, conectivopatías (Marfan, Ehlers-Danlos, Loeys-Dietz), válvula aórtica bicúspide, traumatismos (como los torácicos en accidentes de tráfico con desaceleración brusca), patologías inflamatorias (vasculitis) y consumo de cocaína.

CLASIFICACIÓN DE LA DISECCIÓN AÓRTICA

Según la localización

Stanford. El tipo A afecta a la aorta ascendente. El tipo B, a todas las demás.

De Bakey. Tipo I afecta a la aorta ascendente, cayado y aorta descendente. El tipo II afecta a la aorta ascendente y cayado. El tipo III, a la aorta descendente (IIIA torácica y IIIB abdominal).

Según el tiempo de evolución

Hiperagudo: menos de 24 horas, agudo: 1-14 días, subagudo: 15-90 días, crónico: más de 90 días.

CLÍNICA

El síndrome aórtico agudo presenta una gran variedad de manifestaciones clínicas, dependiendo de la velocidad de instauración, la localización del desgarro, la oclusión de arterias o la compresión de tejidos vecinos:

- Dolor torácico (disección tipo A) o de espalda (disección tipo B): es el síntoma más frecuente (80-90 %). Es un dolor intenso, punzante y desgarrador con irradiación a diferentes partes que surgieren la localización del desgarro. Región anterior de tórax: afectación de aorta ascendente; nuca y mandíbula: cayado; región interescapular: aorta descendente torácica; dolor abdomino-lumbar: aorta abdominal infradiagframática; ingle: disección de aorta ilíaca.
- Cortejo vegetativo (en formas agudas): sudoración, mareo, náuseas, vómitos y malestar general.
- El resto de los signos y síntomas son producto de la progresión de la disección o mala perfusión de órganos diana: síncope, disnea, shock, insuficiencia cardiaca, isquemia miocárdica, isquemia de miembros, isquemia mesentérica, síntomas neurológicos, etc.
- El hematoma intramural tiene una clínica indistinguible de la disección aguda.
- La úlcera penetrante se presenta como dolor torácico dorsal en pacientes de edad avanzada, con historia de hipertensión arterial y arterioesclerosis vascular.
- TRÍADA CLÁSICA de rotura aneurismática: dolor súbito, hipotensión y masa pulsátil (solo está presente en 50 % de los casos).

DIAGNÓSTICO

Anamnesis

Indagar la presencia de factores de riesgo personales o historia familiar de enfermedad aórtica.

Exploración física

- Alteraciones de la presión arterial.
- Signos de insuficiencia aórtica: soplo diastólico (por afectación de la válvula aórtica).

- Signos de insuficiencia cardiaca: se debe descartar taponamiento cardiaco (ingurgitación venosa yugular, tonos cardiacos apagados, taquicardia, hipotensión y pulso paradójico).
- Pulsos asimétricos: ausencia o debilidad de algún pulso arterial periférico.
- Palpación de masas pulsátiles abdominales.
- Signos neurológicos por obstrucción de la carótida (ICTUS, hemiplejía) o por isquemia medular (paraplejía). Pueden provocar errores diagnósticos.
- Compresión de estructuras vecinas: Horner (ganglio simpático cervical superior), ronquera (por parálisis de cuerda vocal secundaria a compresión del nervio laríngeo recurrente izquierdo).

Pruebas complementarias

Analítica

- Hemograma: cuando hay hipovolemia aparece anemia normocítica y normocrómica, leucocitos normales o discretamente elevados.
- Bioquímica: urea, creatinina e iones (suele ser normal, excepto cuando cursa con isquemia renal).
- Coagulación: ante una posible intervención quirúrgica.
- Dímero D: discrimina a los pacientes que NO tienen disección de aorta aguda con un rango menor de 500 ng/mL, en casos de baja probabilidad. Si existe alta probabilidad, no se recomienda realizarlo.

ECG: descarta el síndrome coronario agudo, salvo que se afecten las arterias coronarias.

Pruebas de imagen

- Radiografía de tórax posteroanterior y lateral: puede detectarse ensanchamiento del mediastino superior en la disección de la aorta ascendente y del cayado en el 60 % de los casos. Puede haber derrame pleural izquierdo y alteración de la silueta cardiaca o aórtica.
- TC con contraste: **es la prueba de elección.** Identifica las dos luces arteriales y permite desarrollar la planificación quirúrgica. Descarta otras patologías, como tromboembolismo pulmonar.
- Ecografía transtorácica si está disponible. Puede realizarse en pacientes con inestabilidad grave y/o necesidad de intubación orotraqueal, en la cabecera del paciente.

TRATAMIENTO

Disección aórtica tipo A

Es una verdadera urgencia con elevada mortalidad. El **tratamiento quirúrgico debe ser precoz.** Se debe contactar lo antes posible con los servicios de cirugía cardiaca o vascular:

- **Estabilización inicial** (ABCDE). Monitorizar al paciente. Administrar oxígeno si se precisa.

- Realizar pruebas cruzadas y reservar sangre.
- **Médico:**
  - Objetivo. Control de la tensión arterial, frecuencia cardiaca y dolor:
    - Tensión arterial: TAS 100-120 mmHg.
    - Frecuencia cardiaca: en torno a 60 lpm.
- **Farmacológico:**
  - Betabloqueantes. Son el tratamiento de elección. Labetalol IV: se puede administrar un bolo de 20 mg inicial seguido de 20-80 mg cada 10 minutos o una infusión a 0,5-2mg/min hasta un total de 200 mg.
  - Alternativas:
    - Esmolol IV: bolo de 250-500 µg/kg, infusión 25-50 µg/kg (máximo: 100 µg/kg/min).
    - Atenolol IV: bolo 2,5 mg en 2,5 minutos, se puede repetir a intervalos de 5 minutos hasta un máximo de 10 mg.
  - Si se requiere un control adicional de la presión arterial se puede asociar **nitroprusiato** (dosis inicial de 0,25-0,5 µg/kg/min con un máximo de 10 µg/kg/min), **nitratos** (nitroglicerina IV) y **antagonistas del calcio** (nimodipino o nicardipino IV).
  - No se deben usar los vasodilatadores, si se precisan, sin antes controlar la frecuencia cardiaca con betabloqueantes. La vasodilatación produce activación del sistema nervioso simpático (SNS), lo que mejora la contracción ventricular, aumentándose así el estrés en la pared aórtica.

En caso de hipotensión y/o insuficiencia cardiaca debe plantearse la necesidad de aportar volumen y/o iniciar un tratamiento vasoactivo. Si esta situación es secundaria a taponamiento asociado, la pericardiocentesis está contraindicada, debiendo proceder a cirugía urgente.

* Control del dolor: se recomiendan opioides (cloruro mórfico en bolos de 2,5 mg cada 5 minutos hasta un máximo de 20 mg).

Disección aórtica tipo B

El tratamiento de la disección aórtica tipo B no complicada es médico (principalmente, control de la presión arterial).

El tratamiento quirúrgico está indicado en caso de complicaciones que ponen en peligro la vida del paciente: inestabilidad hemodinámica, dolor intratable, expansión rápida del diámetro aórtico, hematoma mediastínico o periaórtico con signos de rotura inminente de la aorta o signos de mala perfusión de las ramas arteriales vitales. También está indicada la cirugía en el síndrome de Marfan.

HEMATOMA INTRAMURAL

En la aorta ascendente: cirugía urgente. En el resto, igual que en la disección aórtica tipo B.

ÚLCERA PENETRANTE

Si se acompaña de sintomatología y presenta signos de sangrado intramural activo o periaórtico, se indicará cirugía o endoprótesis si afecta a la aorta descendente. La localización en aorta ascendente es inusual, por lo que se individualizará la actitud terapéutica.

RECUERDE

- La disección aórtica es una complicación grave de diferentes tipos de afectación de la aorta, que compromete la vida del paciente.
- El tratamiento inicial consiste en el control del dolor (morfina), de la frecuencia cardiaca y la presión arterial (betabloqueantes).
- El tratamiento es quirúrgico en las disecciones tipo A y en las disecciones tipo B complicadas.
- No se debe descartar el síndrome aórtico agudo en un paciente con patología neurológica aguda y dolor torácico sin la adecuada valoración de éste.

BIBLIOGRAFÍA

- Erbel R, Aboyans V, Boileau C, Bossone E, Di Bartolomeo R, Eggebrecht H et al. Guía ESC 2014 sobre diagnóstico y tratamiento de la patología de sla aorta. Rev Esp Cardiol. 2015;68(3):242.e1-e69.
- Gil Alvarova O. Disección de aorta tipo A. Fisiopatología, clínica, estrategias diagnósticas y terapéuticas. Cirugía Cardiovascular. 2015;22(6):325-9.
- Vega J, Zamorano J, Pereira N, Galleguillos A. Síndrome aórtico agudo. Revisión de la literatura y actualización del tema. Rev Med Chile. 2014;142:344-52.

MANEJO DEL DOLOR EN URGENCIAS (MDU)

23

141. Manejo del dolor en urgencias

141. Manejo del dolor en urgencias

J. J. Faúndez Fernández, A. Vázquez Lima, J. R. Casal Codesido

PUNTOS CLAVE

- Para el tratamiento del dolor es necesaria una adecuada valoración de su intensidad (mediante escalas sistemáticas y validadas), localización y características.
- Se utiliza la escalera analgésica o ascensor terapéutico de la OMS, realizando un seguimiento de la eficacia del tratamiento y de la posible aparición de efectos secundarios.
- Siempre que sea posible se debe realizar analgesia multimodal.
- Es factible saltarse un escalón en función de la intensidad y causa del dolor (concepto de ascensor analgésico).
- El abordaje del dolor debe enfocarse de forma multidisciplinar.

DEFINICIÓN

El dolor es un síntoma que se define como una experiencia sensorial y emocional desagradable asociada a una lesión tisular real o potencial u ocasionado por esa lesión.

Pueden coexistir varios tipos de dolor. Identificarlos optimiza el manejo terapéutico.

EVALUACIÓN DEL DOLOR

- El carácter subjetivo del dolor dificulta el diagnóstico, por lo que será necesario realizar una historia clínica detallada.
- Es importante conocer localización, intensidad, inicio y duración, irradiación, factores desencadenantes, agravantes y de alivio, síntomas asociados, interferencia en las actividades de la vida diaria y el sueño, impacto psicológico y respuesta a los tratamientos (**Tabla 141-1**).
- Para una rápida evaluación y permitir el seguimiento del dolor se utilizan escalas validadas, siendo las escalas unidimensionales las más utilizadas en los servicios de Urgencias.

Escalas unidimensionales (valoran sólo la intensidad del dolor)

- Escala verbal simple (no dolor, leve, moderado, intenso, muy intenso, insoportable).
- Escala Visual Analógica (EVA) (0 = ningún dolor, hasta 10 = el peor dolor posible). Es el método cuantitativo más frecuentemente utilizado (**Fig. 141-1**).
- Escalas de expresión facial o de Wong-Baker: muy útiles en niños, pacientes con deterioro cognitivo y en aquellos con dificultades para el lenguaje.

Tabla 141-1. Clasificación del dolor	
Según la duración	
Agudo	• De reciente comienzo y limitado en el tiempo. • Se corrige al tratar la causa. • Escaso componente psicológico.
Crónico	• Prolongado en el tiempo (más de cinco días/semana durante más de 3 meses). • Puede persistir tras la desaparición de la causa. • Componente psicológico importante.
Según su etiopatogenia	
Nociceptivo	• Por la activación de nociceptores tras la lesión de estructuras sensibles al dolor.
	• Somático: bien localizado, constante y circunscrito a la zona dañada. Patologías musculares.
	• Visceral: dolor sordo, continuo, profundo, difuso y acompañado de síntomas vegetativos. - Suele ser referido a distancia de donde se origina. - Cólico renal, biliar, pancreatitis...
Neuropático	• Dolor iniciado o causado por una lesión o disfunción primaria del sistema nervioso. • Con frecuencia es prolongado e intenso.
Psicógeno	• No se objetiva ningún tipo de lesión orgánica que explique el dolor. • Abigarrado, sordo, persistente.
Mixto	• Combinación de los anteriores. • Lumbociatalgia, fibromialgia, migraña, etcétera.

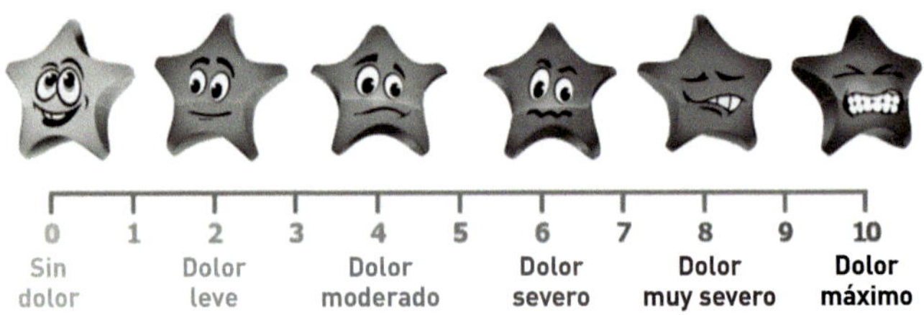

Figura 141-1. Escala visual analógica (EVA) y de expresión facial del GdT SEMES DOLOR.

PRINCIPIOS GENERALES DEL TRATAMIENTO DEL DOLOR

- El objetivo es mantener al paciente cómodo el mayor tiempo posible, asegurando el descanso nocturno y la calidad de vida.
- Debe individualizarse el tratamiento, según el tipo de dolor, intensidad, características y teniendo en cuenta las características del paciente. Para ello se utiliza el ascensor terapéutico de la OMS. Son útiles los coadyuvantes para reducir los efectos secundarios y aumentar la eficacia analgésica (**Fig. 141-2**).
- Siempre que sea posible, utilizar analgesia multimodal. El uso conjunto de dos o más fármacos y/o técnicas analgésicas que incidan en diferentes momentos de la transmisión del dolor, permiten potenciar su efecto y usar menos dosis que si se usan por separado (especialmente, en las asociaciones que se han demostrado que resultan sinérgicas).
- El dolor tiene una dimensión biopsicológica e incluso sociocultural, por lo que además de las técnicas farmacológicas, pueden estar indicadas técnicas no farmacológicas (psicológicas, cambio en estilo de vida, medidas higiénico-dietéticas) y un abordaje multidisciplinar (enfermería, fisioterapia, unidad de dolor).
- En caso de dolor crónico, el tratamiento debe ser pautado y no a demanda, utilizando la menor dosis eficaz de forma regular. Debe evitarse la administración de placebos.
- Es de elección la vía oral (sublingual o transdérmica como alternativas); la vía intravenosa e incluso la intramuscular pueden ser útiles en urgencias (inicio rápido de acción).
- Revaluar frecuente y periódicamente la eficacia del tratamiento instaurado y los posibles efectos secundarios.

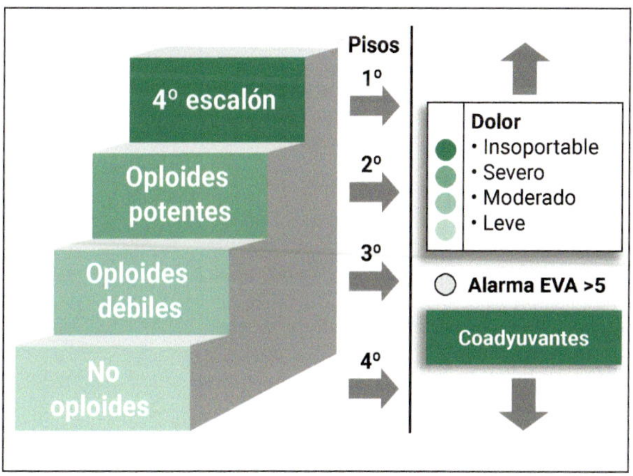

Figura 141-2. Escalera analgésica/ascensor terapéutico de la OMS.

La técnicas mínimamente invasivas/invasivas se pueden realizar en cualquier escalón si están indicadas.

ANALGÉSICOS ANTIPIRÉTICOS (AAP) Y AINE

Paracetamol

- Posee actividad analgésica y antipirética, pero carece de actividad antiinflamatoria y antiplaquetaria.
- Presenta sinergismo asociado a AINE y a opioides débiles, permitiendo reducir las dosis de estos y, en consecuencia, los efectos secundarios.
- Se puede usar en embarazo y lactancia.

Metamizol

- Tradicionalmente incluido dentro del grupo de AINE, pero carece de su mecanismo de acción.
- Posee actividad analgésica, antipirética y un efecto relajante de la musculatura lisa, resultando eficaz en dolores cólicos.
- Puede producir agranulocitosis.

AINE

- Comparten propiedades farmacológicas (analgésica, antitérmica, antiinflamatoria y antiagregante) y efectos adversos (gastrointestinales, trastornos de la función renal, estado confusional, trombocitopenia y reacciones de hipersensibilidad).
- Poseen un techo analgésico (dosis a partir de la cual no se produce un aumento del efecto analgésico, pero sí de su toxicidad). Por eso deben utilizarse el menor tiempo posible y con la menor dosis eficaz.
- La asociación de paracetamol y AINE, al igual que AINE con opioides débiles, ha demostrado sinergismo, pudiendo ser útil en determinados pacientes (**Tabla 141-2**).
- Existe gran variabilidad de respuesta individual, por lo que, cuando fracasa un AINE, puede cambiarse por otro. También pueden asociarse a otros analgésicos de diferente escalón. Evitar asociar dos AINE.
- Evitar el uso prolongado de AINE (no más de 10-14 días), teniendo en cuenta el aumento de su toxicidad en determinadas poblaciones de riesgo: pacientes con HTA, insuficiencia renal, edad avanzada y anticoagulados.
- Los COXIB (inhibidores selectivos de la COX-2) carecen de los efectos secundarios gastrointestinales y de efecto antiagregante plaquetario, pero no se deben emplear en pacientes con riesgo cardiovascular.

Tabla 141-2. Analgésicos antipiréticos (AAP) y AINE					
Fármaco	Vía	Dosis	Intervalo (h)	Dosis máxima	Consideraciones generales (grupo)
AAS *Aspirina®* *Inyesprin®*	Oral Oral IV	500-1.000 mg 150-300 mg 900-1.800 mg	6-8 24 6	6 g 9,7 g	Dolor abdominal Hemorragia digestiva Efecto antiagregante
Ibuprofeno *Espidifen®* *Neobrufen®*	Oral Rectal	400-600 mg 800 mg	6-8	2,4 g	Menos gastrolesivo Agranulocitosis Citopenias bajo RCV
Dexibuprofeno *Seractil®*	Oral	400 mg	8	1,2 g	
Diclofenaco *Voltaren®*	Oral IM Rectal	50 mg 75 mg 100 mg	8-12	150 mg 200 mg	Molestias gastrointestinales Precaución en RCV
Dexketoprofeno *Enantyum®*	Oral IM/IV	12,5-25 mg 50-100 mg	6-8 8-12	75 mg 150 mg	Muy gastrolesivo
Ketoprofeno *Fastum®*	Oral	50 mg 200 mg (retard)	6-8 h 24 h	200 mg	
Naproxeno *Antalgin®*	Oral Rectal	250-500 mg	12	1,5g	Menor RCV, mayor digestivo
Indometacina *Inacid®*	Oral Rectal	25-50 mg 100 mg	8-12 12-24	200 mg	Interfiere con AAS Alto RCV
Lornoxicam *Acabel®*	Oral	8 mg	12	16 mg	Citopenias Menos gastrolesivo
Piroxicam *Feldene®*	Oral IM/SL	20-40 mg	24	20 mg	Citopenias Dolor abdominal
Meloxicam *Movalis®*	Oral	7,5-15 mg	24h	15 mg	Riesgo cardiovascular
Ketorolaco *Toradol®*	IM/IV Oral	10-30 mg 10 mg	4-6 4-6	90 mg 40 mg	Citopenias Hemorragia digestiva
Paracetamol *Efferalgan®* *Perfalgan®*	Oral IV	500-1.000 mg 100 mL (1 g)	4-6 4	4 g 4 g	Sin efecto antiagregante ni antiinflamatorio Mínimo efecto TGI Toxicidad hepática
Metamizol *Nolotil®*	Oral IV/IM	575-1.150 mg 1-2 g	6-8 6-8	3 g 8 g	Efecto espasmolítico (útil en cólicos) Reacción anafiláctica Agranulocitosis
Celecoxib *Artilog®* *Celebrex®*	Oral	200 mg	24	400 mg	Inhibidor selectivo Cox-2 Alto RCV Mayor seguridad TGI
Etoricoxib *Acoxxel®* *Arcoxia®*	Oral	30-120 mg	24	120 mg	Inhibidor selectivo Cox-2 Mayor seguridad TGI
Parecoxib *Dynastat®*	IV/IM	40 mg	12	80 mg	Cox-2 Mayor seguridad TGI

ANALGÉSICOS OPIOIDES

- Están indicados en dolor moderado-intenso, solos o asociados a fármacos del primer escalón, como parte de una estrategia multimodal.
- No tienen techo analgésico (los opioides débiles, sí). Su uso está limitado por el balance analgesia versus efectos adversos (**Tablas 141-3** y **141-4**).
- Pueden encontrarse fórmulas de liberación inmediata, de liberación retardada o combinada con analgésicos o AINE. En el dolor agudo se usan los de liberación inmediata (cada 4-6 h). Para el dolor crónico se prefieren los de liberación retardada (cada 12-24 h) y rescate con opioides de liberación inmediata.
- Efectos adversos frecuentes: estreñimiento, náuseas y vómitos, sequedad de boca, prurito y somnolencia. Pueden producir depresión respiratoria (a veces, puede ser necesaria la reversión con naloxona), sedación, alucinaciones, íleo adinámico y retención urinaria según el fármaco y la dosis. Inducen tolerancia y dependencia.
- Hay que anticiparse a los efectos adversos al prescribir opioides potentes, por lo que está indicado asociar laxantes siempre y antieméticos al inicio del tratamiento. Los comprimidos de liberación sostenida no se deben masticar ni triturar.

Tabla 141-3. Opioides débiles

Fármaco	Vía	Dosis	Intervalo (h)	Dosis máxima	Consideraciones generales (grupo)
Codeína *Codeisan®*	Oral	15-60	6-8	180 mg	Efecto antitusígeno RCV Es treñimiento, Nefrotoxicidad
Paracetamol/codeína *Dolocatil-codeina®*	Oral	325/15 325-650/ 15-30	4-6		Es útil si hay intolerancia a tramadol
Ibuprofeno/codeína *Neobrufen-codeina®*	Oral	400/30	4-6	2,4/180	Escasa evidencia en dolor crónico
Tramadol *Adolonta®*	Oral IV	50-100 100	6-8	400 mg	Mejor tolerancia que codeína No se revierte totalmente con naloxona
Tramadol retard *Dolpar®, Tradonal®, Zytram®*	Oral	50-300	12	400 mg	Iniciar a dosis bajas Menor RCV y TGI
Tramadol/ paracetamol *Pontalsic®, Pazital®, Zaldiar®, Diliban®*	Oral	37,5/325 75/650	6-8	300 mg/2,6 g	Buena tolerancia. Útil en dolor moderado
Tramadol/ dexketoprofeno *Enanplus®*	Oral	75/25	8	225/75mg	Indicado en dolor moderado-severo No se recomienda tto > 5 días
Tapentadol *Yantil® Palexia®*	Forma retard 25, 50, 100, 150, 200 y 250 mg	Oral	12		Acción dual: agonista opioide + inhibidor de la recaptación de NA Es útil en el dolor neuropático

Tabla 141-4. Opioides potentes				
Fármaco	Presentación	Vía	Intervalo (h)	Consideraciones
Morfina de liberación sostenida *MST continus®*	5, 10, 15, 30, 60, 100, 200 mg	Oral	12	**Es el fármaco de elección en dolor intenso y disnea, dolor oncológico y en algunos casos de dolor crónico no oncológico** Precaución en insuficiencia renal Es el fármaco implicado más frecuentemente en la neurotoxicidad por opioides
Morfina de liberación inmediata *Sevredol® Oramorph®*	10, 20 mg, Solución 2 y 20 mg/mL	Oral	4	
	Unidosis 2, 6 y 20 mg/mL (5 mL). Amp. 10 mg/1 mL, 40 mg/mL (10 mL) Vial 20 mg/mL (20 mL)	IM/IV/SC	4	
Fentanilo, *Durogesic®, Fendivia®, Matrifen®*	Transdérmico 12, 25, 50, 75, 100 µg/h	TD	72	Es útil cuando no es posible la vía oral o existe insuficiencia renal **La fiebre aumenta la absorción transdérmica** Provoca menos estreñimiento que la morfina Precisa titulación lenta Las formas rápidas transmucosas (inicio de acción 5-15 min) se utilizan en el dolor irruptivo Precisan titulación y no son intercambiables entre sí
Fentanilo *Actiq®, Abfentiq®*	Transmucosa 200, 400, 800, 1.200, 1.600 µg	Oral	4	
Fentanilo *Abstral®, Avaric®*	Sublingual 100, 200, 300, 400, 600, 800 µg	Oral	Demanda (4 h)	
Fentanilo *Effentora®*	Comprimido bucal-encía 100, 200, 400, 600, 800 µg	Oral	Demanda (4 h)	
Fentanilo *Breakyl®*	Película bucal 200, 400, 600, 800, 1.200 µg	Mucosa oral	Demanda (4 h)	
Fentanilo *Pecfent®, Instanyl®*	Spray nasal 100, 400 hg 50, 100, 200 µg	Intranasal	Demanda (4 h)	
Fentanilo parenteral	Ampollas 0,15 mg/3 mL	IV SC	Demanda	
Meperidina *Dolantina®*	Ampollas 100 mg/2 mL	IV SC	Demanda (4 h)	Neurotoxicidad Uso en el dolor espástico
Buprenorfina *Transtec® Feliben® Gexana®*	Transdérmico 35, 52, 70 µg/h	TD	72-96	Mayor duración y potencia analgésica que la morfina Agonista parcial. Eficaz en insuficiencia renal o hepática. Opción en anciano frágil
Oxicodona liberación prolongada *Oxycontin®*	5, 10, 20, 40, 80 mg	Oral	12	Útil en el dolor neuropático Causa estreñimiento
Oxicodona de liberación inmediata *Oxynorm®*	5, 10, 20 mg Sol. de 10 mg/mL Ampollas de 10 mg/mL (1 y 2mL)	Oral IV/SC	4-6	
Oxicodona/naloxona *Targín®*	5/2,5; 10/5; 20/10 y 40/20 mg	Oral	12 h	Causa menos estreñimiento que oxicodona
Hidromorfona *Jurnista® Edunix®*	4, 8, 16, 32 mg	Oral	24 h	Buena tolerancia digestiva El dispositivo vacío se excreta con las heces
Dronabinol/cannabidiol *Sativex®*	Spray bucal 2,7-2,5 mg	Oral	Titular según respuesta	Sólo está indicado en el dolor asociado a espasticidad en pacientes con esclerosis múltiple
Metadona *Metasedin®*	30, 40 mg Amp. 10 mg/ mL	Oral, IV, SC	24 h	Útil en el dolor neuropático

ROTACIÓN DE OPIOIDES

- Esta maniobra se usa para optimizar el balance analgesia/efectos secundarios.
- Se debe considerar si el dolor no se controla adecuadamente, si hay tolerancia, efectos adversos importantes o toxicidad.
- Deben utilizarse como punto de partida las tablas de conversión y tener en cuenta los siguientes aspectos:
  - Calcular la dosis inicial diaria de opioide (teniendo en cuenta la dosis basal diaria y la dosis de rescate que ha precisado en las últimas 24 horas). Esta dosis se reducirá un 25-30 % para evitar tolerancia cruzada incompleta y variabilidad interindividual, ajustándolo más a la baja según las circunstancias (insuficiencia renal, efectos secundarios graves, presentaciones disponibles en el mercado, etc.). No es necesaria esta reducción si el motivo de la rotación es el cambio de vía de administración del mismo opioide o mal control del dolor sin efectos secundarios.
  - Establecer la dosis basal diaria del nuevo opioide, repartiendo la dosis total diaria según el número de dosis al día. Pautar rescates (mejor con el mismo opioide).
- Es muy importante tener en cuenta el decalaje temporal entre fármacos, según el tiempo de inicio de acción, para iniciar la administración correctamente, optimizar la analgesia y evitar un exceso de dosis extra que aumente los efectos secundarios. Tras la nueva dosis basal se debe reevaluar frecuentemente para hacer nuevas correcciones posológicas y controlar la evolución de los efectos secundarios.

La rotación de opioides por falta de control analgésico debe inclinar a considerar otras formas de tratamiento analgésico, como el uso de coadyuvantes.

- Si persiste el mal control del dolor o aparecen nuevos efectos secundarios, se debe intensificar el tratamiento sintomático, reducir la dosis de opioide y potenciar el tratamiento coadyuvante o valorar una nueva rotación de opioides.

DOSIS EQUIANALGÉSICAS DE OPIOIDES

La morfina es el opioide clásico estándar con el que se comparan los demás. Morfina oral = ½ subcutánea = 1/3 intravenosa = 1 rectal (**Tabla 141-5**).

FÁRMACOS COADYUVANTES O COANALGÉSICOS

- Son fármacos que, al asociarlos a analgésicos, pueden potenciar el efecto, permitir la disminución de la dosis y minimizar los efectos secundarios.

Tabla 141-5. Conversión de opiáceos					
Tramadol	~ 10/MFN	200 mg/día	400 mg/día	–	–
Morfina	–	40 mg/día	80 mg/día	120 mg/día	160 mg/día
Oxicodona	2 x MFN	20 mg/día	40 mg/día	60 mg/día	80 mg/día
Oxicodona/naloxona	2 x MFN	20/10 mg	40/20	60/30	80/40
Hidromorfona	5 x MFN	4 mg/día	8 mg/día	–	16 mg/día
Fentanilo	~ 100 x MFN	12,5 µg/h	25 µg/h	50 µg/h	75 µg/h
Buprenorfina	~ 70 x MFN	–	35 µg /h	52,5 µg/h	70 mg/h
Tapentadol	MFN/2,5	100 mg/día	200 mg/día	300 mg/día	400 mg/día
Metadona	2 x MFN	20 mg/día	40 mg/día	50 mg	80 mg

- Los coadyuvantes se deben pautar inicialmente en dosis bajas, aumentándolas progresivamente en función de la respuesta y los efectos secundarios.
- Existen varios tipos de fármacos coadyuvantes (**Tabla 141-6**):
  - Antidepresivos (AD). Los más utilizados son los tricíclicos. Si se produce intolerancia, recurrir a duales.
  - Antiepilépticos.
  - Ansiolíticos.
  - Corticoides.

ANALGÉSICOS POR VÍA TÓPICA

La administración tópica de determinados fármacos permite altas concentraciones locales con bajas concentraciones séricas, disminuyendo los efectos sistémicos.

Algunos fármacos que se emplean de forma tópica:

- **AINE:** son útiles en patología osteomuscular leve aguda; es más dudosa su eficacia en dolor musculoesquelético crónico asociado a patología reumática. Ejemplos: diclofenaco en parche (*Algipath*®): aplicar 2 v/día; geles de aceclofenaco (*Airtal diflucrem*®, *Voltadol*®), dexketoprofeno (*Enangel*®), piketoprofeno (*Calmatel*®), ibuprofeno (*Ibudol*®), ketoprofeno (*Fastum*®), piroxicam (*Feldegel*®): aplicar 3-4 v/día; *sprays*/soluciones tópicas de indometacina (*Reusín*®), piketoprofeno (*Calmatel*®): aplicar 3 veces/día.
- **Capsaicina tópica:** crema al 0,025 % o al 0,075 % (*Capsidol*®) o en parche (*Hansaterm*®). Es muy eficaz en el dolor neuropático periférico (neuralgia postherpética, polineuropatía diabética). Puede ser eficaz para tratar dolores musculares y articulares locales. Debe aplicarse 3-4 veces al día. Produce quemazón y calor local en la zona aplicada. Existen parches al 8 % (*Qutenza*®) para uso hospitalario.

Tabla 141-6. Fármacos coadyuvantes				
Grupo	Fármaco	Dosis	Indicación	Efectos adversos
Antidepresivos tricíclicos	Amitriptilina *Tryptizol®* Imipramina *Tofranil®* Clomipramina *Anafranil®*	10-25 mg/24 h 25-75 mg/24 h 50-100 mg/24 h	Dolor neuropático crónico	Sequedad de boca, temblor, estreñimiento, náuseas y vómitos Menos sedante y más euforizante Más efectos anticolinérgicos
Antidepresivos ISRS	Fluoxetina *Prozac®*	20-30 mg/24 h	Cefalea Depresión en dolor crónico	Náuseas, hipotensión ortostática
	Paroxetina *Seroxat®*	10-20 mg/24 h	Depresión en dolor crónico	Estreñimiento, náuseas
Antidepresivos duales (IRSN)	Venlafaxina *Dobupal®* *Vandral®*	37,5-150 mg/24 h	Depresión en dolor crónico, neuropático y fibromialgia	Estreñimiento, aumento de peso, temblor, hipotensión
	Duloxetina *Cymbalta®* *Xeristar®*	60-120 mg/24 h	Depresión en dolor crónico y neuropático periférico **Neuropatía diabética**	Hipertensión, estreñimiento, hiponatremia, mareos
Antiepilépticos	Gabapentina *Neurontin®*	300 mg/8 h	**Primera línea en el dolor neuropático**	Somnolencia, mareos, temblor
	Pregabalina *Lyrica®*	75 mg/12 h	Dolor neuropático (neuropatía diabética o postherpética)	Somnolencia, mareos, aumento de peso
	Carbamazepina *Tegretol®*	200 mg/24 h	De elección en neuralgias del trigémino y glosofaríngeo	Agranulocitosis, náuseas, diplopía
	Oxcarbazepina *Trileptal®*	600 mg/ 24 h	En dolor neuropático y neuralgias	Agranulocitosis, náuseas, somnolencia
Ansiolíticos	Clonazepam *Rivotril®*	0,25-0,5 mg/8 h	En neuralgias craneales y dolor regional complejo	Estreñimiento, citopenias, somnolencia, temblor.
	Diazepam *Valium®*	2-10 mg/6-8 h	Miorrelajante	Somnolencia, náuseas, dispepsia
Corticoides	Dexametasona *Fortecortin®* Prednidona *Dacortín®* Betametasona *Celestone®*, *Dacortin®*	1-8 mg/24 h 5-10 mg/24 h 3-6 mg/7 d	Dolor oncológico, inflamatorio, neuropatías y compresión medular Efecto antiemético	Hiperglucemia, aumento de peso, Cushing Valorar ciclos cortos en dolor agudo
Agonistas GABA	Baclofeno- *Lioresal®*		Dolor lancinante refractario, espasticidad, dolor central	Contraindicado en epilepsia

- **Anestésicos.** Lidocaína: parches al 5 % (*Versatis*®). Se aplica el parche sobre la zona dolorosa cada 12 h (máximo, 3 parches diarios). Está indicada en el dolor neuropático periférico tras infección por herpes zóster. Puede ser eficaz en otras neuropatías periféricas (muñón doloroso, neuropatía diabética, neuralgia intercostal y meralgia parestésica) e, incluso, en algunos dolores nociceptivos. Lidocaína en gel bucal (*Dynesan*®): tratamiento de dolor en mucosa oral, encía o labio). La forma parenteral se limita al uso hospitalario para cuadros de dolor neuropático refractario. Las fórmulas de lidocaína al 4 % en crema, aerosol al 10 % o en forma de preparados de gel anestésico, la crema *EMLA*® o el spray de cloruro de etilo (*Cloretilo*®) se emplean antes de la realización de procedimientos locales dolorosos diagnósticos o terapéuticos (punciones, drenajes, curas, suturas, sondaje).
- **Opioides tópicos:** la morfina y diamorfina en fórmula magistral al 0,1 % aplicada diariamente está indicada para el control del dolor de enfermedades cutáneas crónicas (como úlceras de presión); los enjuagues de morfina al 2 % se emplean en las mucositis por quimio/radioterapia.

ANALGÉSICOS POR VÍA INHALATORIA

Óxido nitroso (*Kalinox*®, *Entonox*®)

- **Propiedades:** anestésicas, analgésicas y ansiolíticas. Mezclado con oxígeno en concentraciones del 30-70 % (la más común es del 50 %), consigue sedación consciente, relajación y percepción atenuada del medio, conservando estabilidad hemodinámica, respiración espontánea y reflejos protectores de la vía aérea).
- **Indicaciones:** tratamiento a corto plazo (no > 60 minutos de intervención) de dolor leve-moderado cuando se necesite analgesia de acción y cese rápido (reducción de luxaciones o fracturas, limpieza y cura de heridas y quemaduras, punción lumbar, reducción de hernias). Puede utilizarse en adultos y niños > 1mes.
- **Contraindicaciones:** neumotórax, neumopericardio, enfisema grave, crisis asmática, embolia gaseosa, dilatación del tracto gastrointestinal, cuadros suboclusivos, traumatismo facial que impida la colocación de mascarilla, traumatismo craneal con hipertensión intracraneal, intervención quirúrgica oftalmológica en los 3 meses previos, etcétera.
- **Método de administración:** se administra a través de mascarilla nasal o facial, mediante un sistema con válvula a demanda o uno de flujo continuo. Se debe establecer monitorización continua con pulsioxímetro.
- **Efectos adversos:** leves y autolimitados; euforia, parestesias, sedación, vértigo, náuseas, agitación.

RECUERDE

- La morfina es el fármaco estándar con el que se comparan los demás opioides.
- Para la rotación de opioides es necesario el ajuste de dosis equianalgésicas mediante tablas de conversión.
- Los coadyuvantes de primera elección son amitriptilina (en ausencia de contraindicación) o gabapentina. En el dolor neuropático secundario a polineuropatía diabética se recomienda duloxetina o amitriptilina. El tratamiento de elección para el dolor neuropático secundario a neuralgia craneofacial (trigémino, glosofaríngeo) se usan carbamazepina u oxcarbazepina.
- Los fármacos coadyuvantes tienen un tiempo de latencia. Si es precisa analgesia precoz inicial en dolor neuropático, se recomienda clonazepam (IV en urgencias u oral) o amitriptilina (oral).

BIBLIOGRAFÍA

- Casal Codesido JR, Capilla Pueyo R, Fernández Testa A, Borobia Pérez A. Guía rápida del manejo del dolor agudo en Urgencias. (1ª edición). Mundi Pharma., 2019.
- Casal Codesido JR, Vázquez Lima MJ. Abordaje del dolor musculoesquelético en urgencias. Emergencias. 2012; 24: 59-65.
- González Barboteo J, Trelis Navarro J, Tuca Rodríguez A, Gómez Batiste X. Opioid rotation: A therapeutic choice in the management of refractory cancer pain. Medicina Clínica- Cuidados Paliativos. Elsevier, 2010.
- Guías Clínicas Fisterra: Dolor agudo, 2013. Medicamentos, 2014.
- Hospital Universitario 12 de Octubre (7ª edición). Manual de diagnóstico y terapéutica médica.
- Sánchez Jiménez J, Tejedor Varillas A, Carrascal Garrido R. Documento de consenso. La atención al paciente con dolor crónico no oncológico en atención primaria.

PACIENTE TERMINAL EN URGENCIAS (PTU)

24

142. Cuidados paliativos en urgencias

C. Seoane Suárez, M. T. García Sanz, D. Vaquerizo García

PUNTOS CLAVE

- El paciente paliativo se caracteriza por su fragilidad y su pérdida de autonomía, lo que hace necesaria una atención multidisciplinar y específica.
- La calidad, empatía y calidez marcará la percepción del trato recibido.
- Es importante planificar con el paciente el uso o no de ciertas herramientas terapéuticas para evitar sensaciones de fracaso por expectativas poco ajustadas.

DEFINICIÓN

Los cuidados paliativos proporcionan atención integral a los pacientes cuya enfermedad no responde a tratamiento curativo, en aquellos que se acercan al final de la vida, donde es primordial el control de síntomas, especialmente, del dolor, así como el abordaje de los problemas psicológicos, sociales y espirituales. El enfoque es interdisciplinario. Incluye al paciente, la familia y su entorno, ya sea en casa o en el hospital, mostrando apoyo emocional y mejorando la comunicación con el enfermo y su familia.

El objetivo no es la curación, sino el control de los síntomas, logrando la mejor calidad de vida posible y centrándose en el paciente, pero incluyendo a su familia y cuidadores.

SÍNTOMAS MÁS FRECUENTES EN LA ATENCIÓN EN URGENCIAS

Se debe individualizar el tratamiento en cada caso, diagnosticar nuevos síntomas y tratar la causa desencadenante si es posible, priorizando el mayor alivio.

Dolor

Es muy frecuente y de intensidad moderada-grave. No suele responder a analgésicos habituales. Es un síntoma subjetivo, pero siempre hay que creer al paciente. Si el paciente ya se encuentra con analgesia de tercer escalón, no tiene sentido dar rescates de escalones inferiores (Escala analgésica de la OMS) (**véase Dolor en Urgencias**). Los fármacos más usados son morfina y fentanilo. Tiene gran importancia el uso de coadyuvantes (**Tabla 142-1**).

Tabla 142-1. Fármacos y medidas coadyuvantes en cuidados paliativos	
Síntoma	Coadyuvante recomendado
Cólicos abdominales	Hioscina, escopolamina
Calambres musculares	Relajantes musculares, fisioterapia, calor local seco
Dolor neuropático	Anticonvulsivantes, antidepresivos
Compresión neurológica	Corticoides
Invasión ósea	AINE

Para el uso de opioides, en ocasiones, deben añadirse antieméticos (en los primeros días) y laxantes:

- **Morfina** (VO, SC, IV). Vida media 4 h. Dosis equianalgésicas de morfina: 1 oral = ½ SC = 1/3 IV = 1 rectal. VO: dosis inicial 2,5-5 mg/4 h en fórmula de liberación rápida/10-30 mg/12 h de morfina de liberación retardada.
- **Fentanilo:** amp 50 μg/mL (1 mL equivale a 5 mg de morfina). Dosis: IV cada 5-10 min, SC cada 15-30 min. Transmucosa: 100-1.200 μg. Intranasal: 50-400 μg. Transdérmica: 12-100 μg (Cambiar cada 48 h si se detecta efecto final de dosis).

Si el paciente ya tomaba opioides, usaremos 1/3 de la dosis total oral repartida cada 4 -6 h.

Síntomas respiratorios

Disnea: es un síntoma muy frecuente. Es subjetivo (en muchas ocasiones no guarda relación con taquipnea, gasometría ni pulsioximetría). Tiene un importante componente emocional:

- Medidas generales: humidificar el ambiente, oxígeno domiciliario, elevar la cabecera de la cama, favorecer la sensación de aire corriente (ventilador, abanico, ventana abierta).
- En crisis aguda de disnea, administrar morfina y/o BZD:
  - Morfina (disminuye la percepción de disnea del paciente): dosis inicial **2,5-5 mg/4 h** de morfina de liberación rápida; **10-30 mg/12 h** de morfina de liberación retardada.
  - Ansiolíticos. VO: alprazolam 0,5-1 mg/8 h, diazepam 5-10 mg/8-12 h. SL: alprazolam 0,5-1 mg, lorazepam 0,5-2 mg. SC/IV: midazolam 2,5-5 mg/4 h en bolos; 0,5-1 mg/h en infusión continua. IM: clorpromazina 25-100 mg/24 h.
  - Corticoides: (linfangitis carcinomatosa, neumonitis posradioterapia, síndrome de vena cava superior u obstrucción de vías respiratorias). Dexametasona 2-4 mg/6-8 h IV/VO. Prednisona 10-40 mg/24 h VO o IV.

Hemoptisis: sangrados que oscilan desde leves a graves. Antitusivos: codeína 30-60 mg/4 h, dextrometorfano 15-30 mg/6-8h. Fármacos antifibrinolíticos: ácido tranexámico, 500 mg-1 g/8 h. Nebulizaciones con adrenalina (1/1.000). Si es muy grave (> 200 mL/24 h) se planteará, si es posible, inicio de sedación paliativa.

Hipo: Haloperidol: dosis inicial: 0,5 mg/8 h, VO, SC o IM. Dosis máxima: 1,5 mg/8 h. Clorpromazina: dosis inicial: 25 mg/8 h VO o IM. Dosis máxima: 50 mg/6 h. Gabapentina: dosis inicial: 300 mg/8 h VO. Baclofeno: comprimidos de 10 y 25 mg. Dosis: 5-10 mg/6-8 h VO.

Tos: su etiología es multifactorial, pudiendo generar gran incomodidad y agravar otros síntomas, como hemoptisis, náuseas o vómitos, hematemesis e insomnio:

- Tos seca: antitusivos centrales (codeína 30-60 mg/4 h, morfina 5-20 mg/4 h, dextrometorfano 15-30 mg /6-8 h). Corticoides.
- Tos productiva:
  - *Paciente capaz de expectorar:* humidificar el ambiente. Mucolíticos (acetilcisteína). Antitusivos.
  - *Paciente incapaz de expectorar:* opioides (codeína, morfina). Butilescopolamina bromuro 10-20 mg/6-8 h, VO, IV, SC. Nebulizaciones con suero o acetilcisteína o broncodilatadores para lubrificar secreciones.

Estertores *premortem*: ruidos originados por la acumulación de secreciones en las vías respiratorias altas, que generan mucha angustia. Explicar que el paciente puede llegar a espumar por la boca; el ruido puede ser muy molesto, pero al paciente no le genera ningún malestar (si tiene un buen control sintomático, su cara permanecerá sin rictus de sufrimiento).

Medidas:

- Situar al paciente en decúbito lateral.
- Realizar *clapping* (si el paciente tiene capacidad de mover las secreciones).
- Una vez instaurados, las medidas farmacológicas no suelen ser demasiado efectivas:
  - Butilescopolamina bromuro. Bolos SC o IV de 20 mg/4-6 h o mediante infusión continua, 100 mg/24 h.
  - Atropina al 1 % (en colirio). Aplicar 1-2 gotas/8 h (VO).

Síntomas digestivos

Disfagia: en neoplasias de vías respiratorias y digestivas altas, enfermedades neurológicas, mucositis, compresión extrínseca. Dexametasona oral o parenteral 4-12 mg/24 h. Nutrición enteral o parenteral, en función de expectativas de supervivencia y/o confort, calidad de vida.

Sialorrea. Hioscina: 10-20 mg/6-8 h. Atropina al 1 % (en colirio). Aplicar 1-2 gotas/8 h (VO). Amitriptilina 25 mg /24 h (dosis nocturna).

Diarrea. Codeína: 30-60 mg/8 h. Loperamida: 4 mg/8 h. Octreotide:100-150 µg/8 h (SC).

Estreñimiento:

- Debe vigilarse y administrar **laxantes** de forma preventiva en pacientes en tratamiento con opioides, manteniéndolos mientras sea preciso.
- Se pueden añadir coadyuvantes procinéticos, domperidona y metoclopramida si es preciso.
- Polietilenglicol: administrar 1-2 sobres hasta cada 6-8 h durante períodos breves (1-2 semanas); si se precisan dosis de mantenimiento, procurar dar la menor dosis posible (mejor 1-2 al día).
- Supositorios de bisacodilo diarios hasta obtener respuesta._
- Antagonistas opioides mu (bromuro de metilnaltrexona).

Impactación fecal: Desimpactación manual. Enemas de aceite y fosfatados diarios. Desimpactación farmacológica: 8 sobres de macrogol en un litro de agua a tomar en 6 h.

Náuseas y vómitos: establecer una dieta adecuada para cada paciente. Corregir las causas desencadenantes que puedan ser reversibles. Usar sonda nasogástrica (solo si hay obstrucción intestinal o atonía gástrica):

- **Vómitos posquimioterapia:** ondansetron: 8-16 mg/24 h (VO, IV, SC). Dexametasona: 4-12 mg/24 h (VO, IV, SC).
- **Vómitos por hipertensión intracraneal:** dexametasona 4-12 mg/24 h (VO, IV, SC).
- **Vómitos por obstrucción intestinal:** haloperidol: 1,5-3 mg/8 h (VO, IV, SC). Dexametasona: 4-12 mg/24 h (VO, IV, SC). Octreotide 100-150 µg/8 h (regula las secreciones intestinales) (SC).
- **Vómitos por opioides:** haloperidol: 1,5-3 mg/8 h (VO, IV, SC). Metoclopramida: 5-20 mg/6-8 h (VO, IV, SC).

Anorexia/astenia: comidas adecuadas en raciones pequeñas. Corticoides (VO): aumentan el apetito. Megestrol: 160 mg/8-12 h (VO).

Cuidados de la boca: Uso de cepillos suaves, guantes o gasas para eliminación de placas. Humidificación oral correcta (zumos, fruta congelada, anestésicos locales, salivas artificiales que no se deben tragar). Enjuagues con clorhexidina al 0,2 %. **Úlceras dolorosas:** anestésicos locales: enjuagues con lidocaína al 2 %. **Micosis:** enjuagues con nistatina/6-8 h, fluconazol 50 mg/24 h durante 7 días. **Solución mucositis:** 15 cc nistatina + 50 cc SSF + 50 cc antiséptico oral + 1 amp lidocaína al 2 %

Síntomas neurológicos

Hipertensión intracraneal (HTIC): el objetivo es disminuir el edema cerebral. Dexametasona 2-8 mg/6-8 horas (VO, IV).

Convulsiones: véase el capítulo correspondiente.

Compresión medular: dexametasona 2-8 mg/6-8 h (VO, IV). Bolo inicial de 16 mg IV.

Síndrome confusional agudo: (hiperactivo/hipoactivo/mixto). Es importante llegar a la causa desencadenante. Es un **síntoma de mal pronóstico a corto plazo si** hay una neoplasia avanzada.

Manejo

- Iluminación adecuada de la habitación.
- Crear un ambiente tranquilo.
- Acompañamiento permanente, incorporando a los familiares al cuidado del paciente.
- Ayuda para orientación ambiental.
- Movilización precoz en la medida de lo posible.
- Mantener un ritmo vigilia-sueño adecuado.
- Fármacos: Haloperidol: 2,5-5 mg/12-8 h (VO, IV, SC). Levopromazina: 12,5-25 mg/4-6 h (IV, SC). Midazolam: 5-15 mg en bolo (IV, SC). Quetiapina: 25-50 mg/24 h (VO). Risperidona: 0,25-3 mg/12-24 h (VO). Olanzapina: 2,5-10 mg/12 h (VO).

Insomnio: higiene del sueño adecuada. Se recomienda el uso de hipnóticos, BZD o neurolépticos (en caso de insomnio asociado a síndrome confusional agudo).

Otra sintomatología

Fiebre tumoral: Descartar previamente otras causas. De elección: AINE (naproxeno 550 mg/12 h VO).

Diaforesis: AINE. Dexametasona 1-2 mg/24 h (VO). Anticolinérgicos (amitriptilina).

Hematuria (**véase el capítulo correspondiente**).

Sedacion paliativa (véase el capítulo correspondiente)

RECUERDE

- El objetivo de los cuidados paliativos es el adecuado control de los síntomas físicos y psicológicos, así como el máximo confort del paciente.
- Es fundamental la información adecuada y continua al paciente y su entorno.

BIBLIOGRAFÍA

- Guía de cuidados paliativos. SECPAL. Disponible en: https://www.secpal.com/biblioteca_guia-cuidados-paliativos-1
- IAHPC Global Consensus based palliative care definition. Houston, TX: The International Association for Hospice and Palliative Care, 2018.
- Lamelo Alfonsín F, Fernández Calvo O, Charlín Pato G. Guía clínica de control de síntomas de cuidados paliativos 2020. Disponible en: https://www.fisterra.com/guias-clinicas/control-sintomas-cuidados-paliativos/

143. Sedación en urgencias

S. Fernández Crespo, Mª C. Astorgano de la Puente, Mª J. Menéndez Colunga, A. Mª Tierra Rodríguez

PUNTOS CLAVE

- La **sedación paliativa** (SP) está indicada cuando el paciente presenta síntomas refractarios que no responden a tratamientos adecuados y en situación de agonía.
- La **conversión de opioides** se realiza rotando **siempre a morfina por vía VO** y posteriormente calculando su uso por vía SC/IV. Para ello se usan tablas de conversión y/o fórmulas.

INTRODUCCIÓN

Agonía: situación que precede a la muerte. Síntomas más frecuentes: somnolencia y confusión, inquietud o agitación, dolor, disnea y estertores. Los *signos de Menten* se utilizan para objetivar la proximidad a la muerte: nariz fría o pálida, extremidades frías, labios cianóticos, somnolencia (> 15 h/día), livideces, oligoanuria (< 300 mL/24 h), estertores y apneas. La presencia de 1-3 signos: fase preagónica y 4 o más: fase agónica. El objetivo es tratar los síntomas que causen sufrimiento, y suspender medidas y fármacos innecesarios o que provoquen malestar. Es imprescindible una buena información clínica, trato cercano e instrucciones claras y sencillas, en entorno adecuado y privado, debido a la repercusión psicoemocional que supone al enfermo y familiares (**Anexo 143-1**).

OBJETIVOS Y PASOS A SEGUIR EN LA SEDACIÓN PALIATIVA

Indicación: existencia de un sufrimiento intolerable causado por síntomas refractarios (no responden al tratamiento paliativo habitual, ni se pueden controlar bien con las medidas disponibles razonables y tolerables, indicación de **SP** como última maniobra terapéutica).

Obtención del consentimiento del paciente o de sus representantes según se establece en la normativa vigente. La familia debe estar informada de este procedimiento asistencial y procurar que el paciente haya satisfecho, si es posible, sus deseos y resuelto sus asuntos pendientes.

Prescripción. Fármacos adecuados y en dosis proporcionadas a las necesidades del paciente:

- ***Inducción***: bolos necesarios de **midazolam** (habitualmente, 2,5-5 mg IV, dosis dobles si hubo uso previo de BZD) o **levopromazina** (*Sinogan®*, primera opción ante delirium, 12,5 mg IV) que consigan el nivel deseado de sedación. **Propofol:** dosis de inducción: 0,5-1 mg/kg/h IV en bolo lento durante 3-5 min (**Anexo 143-2**).

- ***Mantenimiento y rescates.*** Infusión continua/24 h y combinación de fármacos: **BZD** (midazolam 45 mg/24 h o levopromazina 75 mg/24 h) + **morfina** (individualizar según la dosis de opioides previa) + *buscapina®* (generalmente, 60 mg/24 h) en 500 mL de SSF/24 h (volumen máximo IV). **Propofol:** 1-2 mg/kg/h (incrementar, si se precisa en ¼ el ritmo de infusión cada 10 min). **Si se utiliza la vía SC, no diluir en SSF** (usar directamente en bolos o en perfusión continua mediante bombas elastoméricas o electrónicas). Rescates previstos (dosis: 1/6 de la total prescrita con anterioridad) para controlar crisis o agudizaciones.
- ***Ejemplo práctico:*** *Si un paciente previamente recibió fentanilo (F) 50 µg/72 h y rescates con 20 mg de morfina (MFN) VO, debemos realizar la conversión de F a MFN VO, por tabla de conversión o utilizar fórmulas (50 F x 24/10 = 120 MFN VO) y sumar los 20 mg de MFN VO de los rescates = (120 mg + 20 mg=140 MFN VO =70 mg MFN SC = 40 mg MFN IV, esto es lo que utilizaba el paciente con anterioridad) + otros 20 mg MFN SC/IV que queremos dar para aliviar síntomas.* ***Cálculo total*** *= (70 + 20 = 90 mg MFN SC = 40 + 20 = 60 mg MFN IV) + midazolam (45 mg) + buscapina (60 mg) que se diluyen en 500 cc de SSF/24 h si lo pautamos IV o directamente sin diluir por vía SC.* **Consultar la tabla de conversión de opiáceos** en el tema "Manejo del dolor en Urgencias".

Evaluación continuada supervisada por el médico responsable

Vigilar periódicamente el grado de sedación con la **escala Ramsay (Tabla 143-1).** Dejar constancia en la historia de evolución y evaluación (temperatura, secreciones bronquiales, frecuencia respiratoria y control de síntomas). Subir si precisa la dosis de la perfusión en función de los rescates utilizados en las últimas 24 h. Registrar en la historia clínica la toma de decisiones y la información dada a la familia.

Tabla 143-1. Escala de Ramsay

Nivel I	Agitado, angustiado, ansioso, inquieto.
Nivel II	Tranquilo, orientado y colaborador.
Nivel III	Respuesta a estímulos verbales.
Nivel IV	Respuesta rápida a la presión glabelar o estímulos dolorosos intensos.
Nivel V	Respuesta perezosa a la presión glabelar o estímulos dolorosos intensos.
Nivel VI	No respuesta.

Es **importante** la comodidad del paciente, dándole los cuidados básicos imprescindibles, aliviando el sufrimiento anulando intervenciones, evitando movilizaciones innecesarias y adecuando el esfuerzo terapéutico. Esto último se basa en suspender la VO (fármacos, hidratación, nutrición...) y sustituirla preferentemente por SC (aunque en ámbito hospitalario se suele utilizar más la IV), prescribiendo únicamente los fármacos apropiados y necesarios a la dosis mínima eficaz para prevenir empeoramientos (por ejemplo, secreciones bronquiales) y en las combinaciones requeridas para aliviar los síntomas refractarios y disminuir la conciencia. **Se debe tener en cuenta el uso previo de opioides, BZD o neurolépticos,** pues este antecedente condiciona la necesidad de aumentar las dosis en sedación para un manejo óptimo.

RECUERDE

- La SP debe estar correctamente indicada, bien efectuada, evaluada y registrada.
- Si el paciente usaba previamente opioides, no deben retirarse. Utilizar tablas de conversión o fórmulas, pues la dosis mínima total de morfina parenteral requerida será la suma de la previa calculada más la que se desea prescribir para el control de síntomas.

BIBLIOGRAFÍA

- Gómez Sancho M, Ojeda Martín M. Cuidados paliativos. Control de síntomas (6ª edición), 2014.
- Guía de Sedación Paliativa. Observatorio de atención médica al final de la vida. OMC/SECPAL, 2021.
- Hernansanz de la Calle S. Cap 20: Alivio en la agonía. Sedación. López-Lara Martin S. Máster en Cuidados Paliativos. 14ª Edición. Universidad de Valladolid: Enclave, 2018: 703-17.
- Paredes Mogollo A. Protocolo de Sedación Paliativa para adultos con enfermedad terminal. Hospital El Bierzo. SACYL. Junta de Castilla y León, 2017.
- Porta Sales J, Gómez Batiste X, Tuca Rodríguez A. Control de Síntomas en pacientes con cáncer avanzado y terminal (3ª edición). Grünenthal Pharma S. A., 2013.
- Sánchez Correas MA y Cuervo Pinna MA. Guía de Sedación Paliativa del Programa Regional de Cuidados Paliativos de Extremadura (PRCPEx).

PATOLOGÍA MEDIOAMBIENTAL EN URGENCIAS (PMU) 25

144. Emergencias relacionadas con frío y calor

P. Trigo Millán, C. Valero Fernández, D. Ortiz del Olmo, A. J. Munayco Sánchez

PUNTOS CLAVE

- La detección precoz de la hipotermia grave y del golpe de calor son fundamentales.
- La primera medida a adoptar es alejar al paciente de la fuente de calor o frío que le está lesionando.
- Nuestra forma de actuar se adaptará al medio (prehospitalario/hospitalario) y a los instrumentos que estén a nuestro alcance.

LESIONES POR FRÍO

HIPOTERMIA

Definición: temperatura central (rectal, esofágica, timpánica) inferior a 35 °C, debida a la incapacidad de reemplazar/generar el calor perdido.

Clasificación

Estrés por frío *(cold-stress)*	Fase previa, síntomas similares a hipotermia leve, pero Tª > 35 °C
Leve (35-32 °C)	Temblor involuntario + vasoconstricción cutánea
Moderada (32-28 °C)	Desaparición progresiva de temblores involuntarios + descenso del nivel de consciencia + bradipnea + vasoconstricción cutánea
Grave (< 28 °C)	Pérdida de consciencia, poiquilotermia + arritmias cardiacas

Factores predisponentes

- Edades extremas.
- Lesiones del SNC.
- Trastornos endocrino-metabólicos: hipotiroidismo, insuficiencia suprarrenal, hipoglucemia, acidosis láctica, hipoxemia.
- Trastornos mentales: demencia senil.
- Intoxicaciones: etílica, GHB.

Pruebas complementarias

- Hemograma: hemoconcentración + leucopenia + trombocitopenia.
- Bioquímica: hipopotasemia (fases iniciales) → hiperpotasemia (fases avanzadas).

- Coagulación: tiempo de protrombina (TP alargado) + coagulación intravascular diseminada (fases avanzadas).
- ECG: bradicardia + descenso de la amplitud de QRS + onda J Osborn → Progresa a FV. El riesgo de que esto suceda es máximo ante movilizaciones poco cuidadosas del paciente.
- Gasometría arterial: alcalosis respiratoria (fases iniciales) → acidosis mixta (fases avanzadas).
- Rx de tórax.

Tratamiento

- Retirar la ropa húmeda (en función del contexto):
  - Ámbito prehospitalario: si no existe posibilidad de acceder a un refugio con una temperatura adecuada o el traslado se va a demorar más de 30 minutos, deberemos improvisar un vivac y retirar la ropa húmeda.
  - Ámbito hospitalario: se deberá retirar la ropa húmeda que porte el paciente, comenzando con medidas de calentamiento activo lo antes posible.
- En ambos ámbitos deberemos mantener al paciente en decúbito supino y evitar las movilizaciones bruscas, dado que estas favorecen la aparición de arritmias cardiacas (fibrilación ventricular).
- Monitorización de constantes (determinar la diuresis, Tª rectal/timpánica en hipotermias moderadas y esofágica en hipotermias graves.
- La SpO_2 es poco fiable, dada la vasoconstricción periférica. Si el paciente está intubado es mejor usar la $EtCO_2$ como indicador.
- Oxigenoterapia.
- Sueroterapia: suero glucosalino (evitar el Ringer lactato y/o fármacos vasoactivos).
- En caso de hipotermia grave (máxime en paciente en parada cardiorrespiratoria), valorar el traslado a centro hospitalario con ECMO.
- Recalentamiento:
  - Recalentamiento pasivo (1 °C/h): prevención de pérdidas de calor sobreañadidas.
  - Recalentamiento activo:
    - Activo externo (2 °C/h): manta térmica + ventilador de aire caliente.
    - Activo interno (2-2,5 °C/h): fluidoterapia a 40°C + aire humidificado calentado + lavado de cavidades corporales.
- Otras medidas:
  - Si hay necesidad de infundir volumen, se debe usar la vía periférica; la vía central puede inducir arritmias.
  - Si hay necesidad de marcapasos: marcapasos transcutáneo.

LESIONES LOCALES

Lesiones sin congelación

Pie de inmersión o de trinchera: se debe a la exposición crónica a la humedad y al frío (0-15 °C) (generalmente, a la inmersión). La extensión de la afectación depende de la profundidad de la inmersión. El tratamiento consiste en mantener la extremidad seca y tibia, administrar analgesia si existe dolor y vigilar que no haya sobreinfección. Se están investigando, actualmente, otras líneas de tratamiento, pero hasta ahora no hay ninguna con evidencia científica.

Pernio o sabañón: lesión local, de tipo inflamatorio y color azulado-violáceo, causada por una respuesta anormal al frío y a la humedad. Se debe secar y masajear suavemente la zona afectada. Hay que evitar el calentamiento activo. En casos graves puede darse nifedipino 20 mg c/8 h, ya que mejora los síntomas y disminuye el dolor.

Urticaria por frío o *"a frigore"*: se observa eritema, prurito y habones tras la exposición al frío, frecuentemente, por inmersión en agua fría. Es un cuadro autolimitado con duración aproximada de 30 minutos. El tratamiento es sintomático (antihistamínicos).

Lesiones por congelación

Definición: temperatura de una región del cuerpo < 0 °C.

Fisiopatología: formación de cristales de hielo intracelulares + oclusión microvascular, que provocan anoxia del tejido. Cuando se dan estos dos fenómenos, la lesión es irreversible. La hipotermia no es imprescindible, pero sí es un factor de riesgo y está implicada en la fisiopatología.

Tipos:

- FROSTNIP: fase previa a congelación. Es leve y reversible con medidas de recalentamiento. Se observa dolor inicial, palidez y entumecimiento de la zona afectada.
- FROSTBITE o congelación: congelación establecida. Se clasifica en superficial o profunda en función de la profundidad. Como en las quemaduras, podemos diferenciar varios grados, dependiendo de la zona afectada.

Clasificación de las congelaciones

- 1er Grado: hiperemia y edema.
- 2° Grado: vesículas, ampollas y úlceras.
- 3° Grado: ampollas hemorrágicas.
- 4° Grado: necrosis completa y gangrena.

Pruebas complementarias

Similares a las solicitadas en la hipotermia.

Tratamiento

- Prehospitalario: evitar recalentamiento si hay riesgo de recongelación. Priorizar siempre el tratamiento de la hipotermia antes que el de la congelación.
- Interconsulta con servicio quirúrgico de referencia en congelaciones.
- Buen control analgésico.

- Valorar la administración de la vacuna antitetánica.
- Recalentamiento activo:
  - Introducir la extremidad en un baño de agua caliente con flujo constante de agua a una temperatura de 37-39 °C hasta que se observe un cambio en la coloración (aspecto eritematoso en la parte distal). Este proceso puede durar 15-30 minutos. Después, dejar secar al aire (ambiente cálido) o secar a toques (no frotar).
- No debemos:
  - Frotar la zona lesionada.
  - Poner una fuente de calor directa sobre la zona lesionada.

LESIONES POR CALOR

Las lesiones por calor abarcan un amplio espectro de patologías, cuya fisiopatología es común y su gravedad, variable. Clásicamente, se hace una diferenciación entre síndromes menores y mayores.

Los síndromes mayores cursan con afectación de los sistemas de termorregulación y comprenden el golpe de calor, el síndrome neuroléptico maligno y la hipertermia maligna. Los síndromes menores cursan sin afectación de dichos sistemas.

Golpe de calor

Fisiopatología

- Incremento del calor transferido al organismo por alguno de los tres mecanismos básicos: conducción, convección o radiación (este es más raro que los dos anteriores).
- Fallo en los sistemas de termorregulación del organismo en el SNC (disfunción hipotalámica).
- Fallo en los sistemas de termorregulación periférica (disminución/abolición de la sudoración).

Clasificación

- Golpe de calor clásico: paciente anciano (comorbilidades) + ola de calor + ausencia de sudoración + hiperpirexia + alteración del estado de consciencia.
- Golpe de calor de esfuerzo: paciente joven + esfuerzo intenso + ambiente cálido y húmedo. Inicialmente, sudoración profusa. Todo deportista que sufre alteración de la consciencia sin antecedente traumático en este contexto debería ser tratado como si tuviera un golpe de calor hasta que se demuestre lo contrario.

Pruebas complementarias

- Hemograma + bioquímica (perfil renal, hepático, CPK y magnesio) + coagulación.
- ECG.

- Rx de tórax.
- Gasometría venosa/arterial.
- Análisis sistemático de orina.

Tratamiento

- Prehospitalario:
  - Valoración ABC y medidas de soporte vital.
  - Inmersión en agua fría (es la técnica más eficaz).
  - Alternativas: placas de hielo en cabeza, cuello, axilas e ingles. Si no están disponibles, mantener el cuerpo mojado con agua y flujo de aire con ventilador.
- Hospitalario:
  - Enfriamiento interno.
  - Monitorización: ECG, SpO_2, diuresis.
  - Fluidoterapia. No hay consenso sobre la cantidad y velocidad de administración de los fluidos. Puede usarse salino o Ringer y valorar glucosalino (determinando iones y glucemia).
  - Si hay convulsiones: diazepam 5-10 mg IV.

Sindrome neuroléptico maligno/hipertermia maligna

Se caracterizan por tener un claro desencadenante: fármacos neurolépticos (haloperidol, carbamacepina, metoclopiramida) y anestésicos halogenados.

Signos y síntomas

- Hiperpirexia.
- Fluctuación del estado de consciencia.
- Síndrome extrapiramidal.

Tratamiento

- Retirar el fármaco que ha originado el cuadro.
- Usar medios físicos para el descenso temperatura (similares a los descritos en el apartado de golpe de calor).
- Administrar bromocriptina/dantroleno.

SÍNDROMES MENORES

Insolación

Exposición prolongada de la cabeza a la radiación solar con un aumento local de la temperatura y afectación cerebral. Cursa con hipotensión brusca, cefalea, náuseas y vómitos.

Calambres por calor

Se producen en pacientes jóvenes tras ejercicio intenso y excesiva sudoración, debido a una mayor pérdida de electrolitos que de agua. Existen espasmos dolorosos de la musculatura. La temperatura es normal. No hay signos de deshidratación.

Colapso o agotamiento por calor

Es el síndrome por calor más frecuente, sobre todo, en pacientes ancianos con tratamiento diurético y patología cardiovascular asociada, aunque puede darse también en jóvenes y preceder al golpe de calor. Existe déficit de electrolitos y agua, lo que origina deshidratación e hipoperfusión tisular. La clínica es inespecífica: debilidad, ansiedad, cansancio, cefalea, náuseas y vómitos. La temperatura es normal o está ligeramente elevada.

Síncope por calor

Secundario a deshidratación, vasodilatación y ortostatismo prolongado. Afecta con mayor frecuencia a personas mayores. El cuadro es autolimitado. Se debe colocar al paciente en decúbito supino, con las extremidades inferiores elevadas para mejorar la perfusión cerebral. Si no se recupera o persiste la hipotensión, haya que administrar sueroterapia. Se deberá hacer un diagnóstico diferencial del síncope.

Pautas de tratamiento general

- Alejar a la persona de la fuente de calor (Grado de recomendación IA).
- Descartar la existencia de otra patología que pueda cursar con la misma sintomatología (cefalea en la insolación o calambres con normotermia en el paciente con calambre por calor o síncope).
- Rehidratación oral o IV con suero fisiológico en casos seleccionados (Grado de recomendación IC).
- Medidas de enfriamiento pasivo (Grado de recomendación IB).

PATOLOGÍA	POBLACIÓN	DESHIDRATACIÓN	PÉRDIDA DE IONES	TEMPERATURA
Calambre	Joven	No	Sí	Normal
Agotamiento por calor	Mayor/joven	Sí	Sí	Normal
Síncope por calor	Mayor	Sí	Sí	Normal/elevada

RECUERDE

- Todos los pacientes con patologías relacionadas con calor o frío deben manejarse siguiendo la norma ABCDE.
- En un paciente con hipotermia, el recalentamiento debe hacerse paulatinamente.

BIBLIOGRAFÍA

- Auerbach PS, Cushing TA, Stuart Harris N. Auerbach's Wilderness Medicine (7th edition). . Part 2. Chapter 6: Cold and Heat. Philadelphia: Elsevier, 2017
- Lipman GS, Gaudio FG, Eifling KP, Ellis MA, Otten EM, Grissom CK. Wilderness Medical Society Clinical Practice GuiSdelines for the Prevention and Treatment of Heat Illness: 2019 Update. Wilderness Environ Med. 2019;30(4):S33-46.
- McIntosh SE, Freer L, Grissom CK, Auerbach PS, Rodway GW, Cochran A, et al. Wilderness Medical Society Clinical Practice Guidelines for the Prevention and Treatment of Frostbite: 2019 Update. Wilderness Environ Med. 2019;30(4):S19-32.
- Wilderness Medical Society Clinical Practice Guidelines for the Out-of-Hospital Evaluation and Treatment of Accidental Hypothermia: 2019 Update - Wilderness & Environmental Medicine [Internet]. [citado 21 de junio de 2022]. Disponible en: https://www.wemjournal.org/article/S1080-6032(19)30173-5/fulltext.

145. Quemaduras. Lesiones por electricidad

N. I. Lafuente Acuña, C. Nodar Ron

PUNTOS CLAVE

- Todo gran quemado debe considerarse como paciente politraumatizado y su asistencia debe realizarse de forma protocolizada.
- La gravedad de las quemaduras depende de la extensión y de la profundidad, de su localización, de la edad del paciente, del agente causal de la quemadura, de la presencia de lesiones asociadas, como por ejemplo, las lesiones por inhalación, y de la comorbilidad del paciente.
- Las lesiones por inhalación incrementan las tasas de mortalidad de los pacientes quemados.

DEFINICIONES

- **Quemaduras.** Lesiones que afectan a la integridad de la piel y/o los tejidos subyacentes, producidas por exposición a fuente de calor o radiación, a agentes químicos o a electricidad, con elevado riesgo de repercusión sistémica.
- Se denomina **síndrome de inhalación de humos (SIDH)** al conjunto de lesiones de origen multifactorial que padecen los individuos sometidos al humo de incendios: **hipoxia tisular,** debida a la disminución de la fracción inspiratoria de oxígeno**, lesiones térmicas,** que pueden afectar a la vía aérea superior (> 150 °C, eritema, ulceraciones orofaríngeas, edema laríngeo), afectación de vía aérea inferior y alvéolos, por presencia de **hollín y gases irritantes** (tos, con expectoración carbonácea, disnea, broncoespasmo y edema pulmonar no cardiogénico) e **intoxicación por monóxido de carbono y cianuro.**

VALORACIÓN

Historia clínica

Debe realizarse una adecuada historia clínica, señalando las alergias medicamentosas, los antecedentes médico-quirúrgicos de interés y el tratamiento habitual. Hay que recabar información del paciente y/o testigos del tipo de agente lesivo, lugar del suceso, tiempo de exposición y medidas iniciales tomadas antes del traslado al centro hospitalario.

Clasificación de las quemaduras

La contabilización de la superficie corporal dañada y la clasificación de las lesiones son fundamentales para el manejo del paciente (**Tabla 145-1**), pues permiten determinar el grado de triaje, las necesidades de líquidos y la gravedad y el destino final del paciente. Los niños < 5 años y los ancianos padecen quemaduras más graves, ya que tienen menos espesor cutáneo. La estimación de la superficial total quemada se puede realizar aplicando la regla de los Nueve de Wallace (**Tabla 145-2** y **Fig. 145-1**). Se considera que la palma de la mano (incluidos dedos en extensión) del paciente representa el 1 % de la superficie corporal.

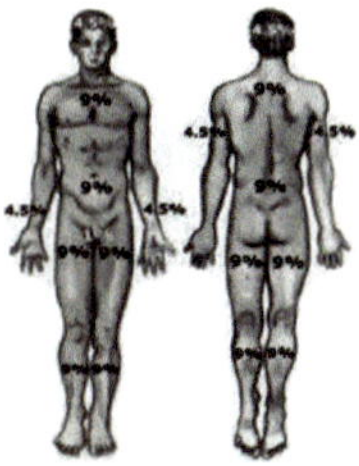

Figura 145-1. Regla de los nueve de Wallace.

Tabla 145-1. Clasificación de las quemaduras

Grado	Profundidad	Lesiones	Clínica	Curación
1º	Epidermis	Eritema	Hipersensibilidad Dolor	< 1 semana
2º superficial	Dermis superficial	Flictena friable y húmeda Fondo eritematoso	Dolor intenso Folículos pilosos indemnes	< 2 semanas
2º profundo	Dermis profunda	Flictena de pared más gruesa Fondo eritematoso-blanquecino	Dolor menos intenso Folículos pilosos dañados	3-4 semanas (cicatriz) o profundiza
3º	Subdérmica	Aspecto nacarado o carbonáceo	Anestesia	No hay curación

Tabla 145-2. Regla de los Nueve de Wallace

Zona quemada	% STQ
Cabeza y cuello	9 %
Miembro superior	9 %
Tronco anterior (de clavícula a pubis)	18 %
Tronco posterior (de base del cuello a base de nalgas)	18 %
Miembro inferior	18 %
Genitales	1 %

Las quemaduras de primer grado no se incluyen en esta clasificación.
En niños se debe considerar que la superficie total quemada (STQ) de la cabeza y cuello corresponde al 18 % y la de las extremidades inferiores, al 14 %.

Gravedad de las quemaduras

La gravedad de las quemaduras no solo depende de la extensión y la profundidad, sino también de otros factores, como la localización (mayor gravedad en cuello, pies, manos, genitales, periné y grandes articulaciones), la edad del paciente (menor de 14 o mayor de 55 años), el agente causal de la quemadura (quemaduras químicas por cáusticos o quemaduras eléctricas), la presencia de lesiones por inhalación de humo, la existencia de lesiones asociadas y la patología previa (**Tabla 145-3**).

Tabla 145-3. Gravedad de las quemaduras

Leves	Quemaduras de 1º grado Quemaduras de 2º grado con < 10 % de STQ en adultos Quemaduras de 2º grado con < 5 % de STQ en < 14 o > 55 años Quemaduras de 3º grado con < 2 % de STQ
Moderadas	Quemaduras de 2º grado con 10 a 20 % de STQ en adultos Quemaduras de 2º grado con 5 a 15 % en < 14 o > 55 años Quemaduras de 3º grado con 2 a 10 % de STQ
Graves	Quemaduras de 2º grado con >20 % de STQ en el adulto Quemaduras de 2º grado con >15 % de STQ en < 14 años o > 55 años Quemaduras de 3º grado con > 10 % de STQ Quemaduras de 3º grado circunferenciales en extremidades o tórax Síndrome por inhalación de humos Quemaduras eléctricas y químicas Quemaduras asociadas a politraumatismo Quemaduras en gestantes Comorbilidades: DM, EPOC, cardiopatía, inmunodepresión, neoplasias

TRATAMIENTO

Tratamiento de quemaduras leves

- Lavar las lesiones mediante irrigación con suero fisiológico a temperatura ambiente.
- Limpiar con material estéril, evitando frotar la zona quemada.
- Nunca se tratarán mediante irrigación quemaduras con STQ mayor del 10 %, por elevado riesgo de hipotermia.
- En caso de quemaduras muy sucias podría realizarse el lavado con clorhexidina al 0,5 %.

Quemaduras de 1º grado:

- Tras el enfriamiento y limpieza, hidratar adecuadamente la piel y recomendar protección solar.

Quemaduras de 2º y 3º grado:

- Retirada de flictenas (acción muy controvertida) y desbridamiento de material desnaturalizado (excepto si son pequeñas). Permite control de dolor, valoración adecuada de la quemadura y la recuperación de la movilidad y el confort que reducen las grandes flictenas.

- Están indicados apósitos de hidrocoloides en quemaduras de 2° grado superficiales, mientras que los apósitos hidrocelulares podrían utilizarse en la fase exudativa de las quemaduras de 2° grado superficiales. Los apósitos de silicona protegen la piel perilesional y la epitelizada, ya que son de baja adherencia.
- Aplicar antibiótico tópico, sulfadiazina argéntica al 1 % en quemaduras de 2° y 3° grado (asociadas a nitrato de cerio en las de 3° grado) únicamente si tienen riesgo de infección. Vendaje oclusivo no compresivo, recambio cada 12 horas, excepto en cara, cuello y periné con cura expositiva cada 8 horas.
- Administrar toxoide antitetánico, tras comprobar la cumplimentación de calendario vacunal.
- Pautar analgesia domiciliaria. No están indicados los antibióticos sistémicos preventivos.
- Seguimiento hospitalario en caso de infección o lesión con adecuada evolución, pero situada en zonas de valor estético o zonas de flexoextensión.

Tratamiento de quemaduras graves

Todo paciente que acude a Urgencias con quemaduras graves debe recibir una atención protocolizada, similar a la asistencia a un paciente politraumatizado, con valoración primaria y secundaria.

Valoración primaria

- **Vía aérea y control de la columna cervical:** valorar la intubación orotraqueal, si existe obstrucción de la vía aérea, sospecha de lesión térmica de la misma (quemadura de vibrisas nasales, cara, cuello o mucosa oral, tos con esputo carbonáceo, ronquera o estridor), pacientes con quemaduras extensas profundas (30-40 % STQ), insuficiencia respiratoria o trauma asociado que comprometa la vía aérea o la mecánica respiratoria.
- **Respiración:** administrar oxígeno a alto flujo, ante insuficiencia respiratoria y en pacientes en los que ha habido inhalación de humo (sospechar en incendios en lugares cerrados) y posible intoxicación por monóxido de carbono y cianuro.
- **Circulación:** se puede producir shock por paso de líquidos del espacio intravascular al intersticial. La sueroterapia está indicada cuando la STQ supera el 20 % en adultos y es > 10% en niños, por lo que se debe estimar la extensión y profundidad de las quemaduras. Canalizar una vía venosa periférica de grueso calibre en piel íntegra, si es posible. Cálculo de los líquidos a administrar:
  - Ringer lactato a administrar: 2 mL/kg/% STQ en adultos. En niños: 3 mL/kg/% STQ.
  - Administrar el 50 % de la cantidad calculada en las primeras 8 horas y el otro 50 % en las 16 horas siguientes. El segundo día debe administrarse la mitad del suero que en las primeras 24 horas.

  - El objetivo es mantener una diuresis de 0,5 mL/kg/h en adultos y 1 mL/kg/h en niños.
  - Evitar el exceso de resucitación, definida como flujo urinario >1 mL/kg/h, ya que puede provocar síndrome compartimental en extremidades y abdomen y distrés respiratorio. Si la reanimación es insuficiente, perpetúa el shock.
  - Se puede precisar más aporte de líquido en caso de quemaduras de 3er grado, lesión por inhalación de humos, niños, intoxicación etílica y retraso en el inicio de la resucitación.
- Monitorización multiparámetro no invasiva y continuada de saturación de oxígeno, tensión arterial, frecuencia cardiaca, frecuencia respiratoria, temperatura y diuresis horaria.

Valoración secundaria

- Revaluación continuada de las medidas tomadas inicialmente.
- Valoración neurológica. Valorar el déficit neurológico y la escala de coma de Glasgow.
- Inmovilización de fracturas y control de hemorragias.
- Evaluación inicial de las quemaduras.
- Retirar joyas, lentes de contacto, pañales y ropa, cuidadosamente. Aplicar compresas con suero fisiológico tibio si la STQ < 10 %. Si fuera mayor, aplicar paños estériles secos y abrigar al paciente.
- Aislamiento y protección de las quemaduras.
- Analgesia IV (nunca SC o IM): metamizol magnésico 2 g IV cada 8 h, tramadol 100 mg IV cada 8 h, morfina 0,10-0,15 mg/kg cada 3-4 h, fentanilo 0,10-0,15 mg IV cada 4 h.
- Asociar antieméticos si es preciso, metoclopramida 10 mg IV en 50 mL SF.
- Administrar ansiolíticos si es necesario, alprazolam 0,5 mg VO.
- Protección gástrica con omeprazol 40 mg IV cada 24 h.
- Profilaxis tromboembólica con heparinas de bajo peso molecular.
- Sonda vesical para control horario de la diuresis.
- Sonda nasogástrica en caso de intubación orotraqueal. Comprobar estado de vacunación antitetánica. Dieta absoluta.
- Solicitar pruebas complementarias:
  - Hemograma, bioquímica con función renal e iones. Añadir CPK y troponina en quemaduras eléctricas.
  - Analítica de orina: mioglobinuria en quemaduras eléctricas.
  - Gasometría arterial ante sospecha de insuficiencia respiratoria, con lactato si se sospecha intoxicación por cianuro y con concentraciones de carboxihemoglobina si se sospecha intoxicación por monóxido de carbono.
  - ECG. Test de gestación en mujeres en edad fértil.
  - Rx de tórax, otras pruebas de imagen en politraumatismos.
- Mantener posición semisentada con cabecera elevada 30-40º en pacientes con quemaduras de vía área no subsidiarias de intubación, para evitar edema. Elevar las extremidades afectadas sin tracción, para el control del edema.

- Escarotomía: está indicada en quemaduras torácicas extensas (producen insuficiencia respiratoria restrictiva), quemaduras circunferenciales de extremidades (síndrome compartimental distal a la lesión) y quemaduras eléctricas graves (destrucción tisular profunda y edema masivo secundario).
- Administración de hidroxicobalamina si se sospecha intoxicación por cianuro, con síndrome inhalación de humo y alteraciones neurológicas, parada cardiorrespiratoria, shock o acidosis respiratoria. Administrar 5 g (2 viales) en perfusión IV en 15 minutos, pudiendo repetir la misma dosis, de forma más lenta.

SEGUIMIENTO Y DESTINO DEL PACIENTE QUEMADO

- Seguimiento ambulatorio de las quemaduras leves no complicadas.
- Observación 24 h si existe sospecha de inhalación de gases.
- Ingreso hospitalario en quemaduras leves complicadas, quemaduras clasificadas como moderadas, si existe afectación de la vía aérea, inhalación de humos o quemaduras con grave patología asociada.
- Ingreso en Unidad de Quemados: quemaduras clasificadas como graves.

QUEMADURAS ELÉCTRICAS

- La valoración de los pacientes con quemaduras eléctricas varía en algunos aspectos respecto a la valoración de las quemaduras térmicas.
- La corriente alterna (doméstica) produce contracción muscular tetánica que prolonga el contacto de la víctima con la fuente, mientras que la corriente continua (baterías, rayos) produce una contracción muscular única, brusca e intensa que aleja al paciente de la fuente.
- Las lesiones eléctricas se producen por mecanismos directos, como el efecto que la corriente provoca sobre tejidos y órganos y la conversión de energía eléctrica en calor, y mecanismos indirectos, por contracción muscular grave o por la eyección del paciente con el consiguiente trauma mecánico.
- Clasificación de las lesiones eléctricas sobre tejidos y órganos:
  - Sistema cardiovascular: FV, TV y asistolia. Cambios inespecíficos ST y onda T, prolongación QT, bloqueos auriculoventriculares 1° y 2°, bloqueos de rama.
  - Piel: quemaduras de diferente profundidad en función de la intensidad de la corriente, superficie y del tiempo de exposición (lesiones de entrada y salida en corriente continua y quemadura por contacto en corriente alterna). La gravedad de las lesiones cutáneas no se corresponde con la de las lesiones internas en exposiciones a corrientes de bajo voltaje. En las exposiciones a corrientes de alto voltaje por rayos pueden aparecer patrones arborescentes superficiales.
  - Sistema nervioso: pérdida de conocimiento, confusión, alteraciones de memoria, neuropatía periférica, convulsiones, alteraciones visuales, lesiones medulares, hemorragias intracraneales e ictus.
  - Sistema respiratorio: puede producirse una parada respiratoria por afectación central o por contractura tetánica de la musculatura respiratoria.

- Sistema musculoesquelético: fracturas de huesos largos y fracturas vertebrales con posible afectación medular. Destrucción muscular con elevación de mioglobina y CPK; rabdomiólisis, que puede llegar a producir fallo renal.

- Manejo de pacientes con quemaduras eléctricas:
  - Recoger información: lugar del suceso, tipo de corriente, tiempo de exposición, sintomatología inicial, tratamiento extrahospitalario.
  - La valoración inicial del paciente con quemaduras eléctricas se realiza como en el caso de las quemaduras térmicas, siguiendo el protocolo de actuación de pacientes politraumatizados.
  - La fluidoterapia con Ringer lactato debe asegurar un flujo urinario de 0,5 mL/kg/h o 100 mL/h en adultos y 1,5 mL/kg/h en niños, para evitar fallo renal agudo. Vigilancia estricta de rabdomiólisis e hiperpotasemia.
- Alta a domicilio si descargas de bajo voltaje (220V), en pacientes asintomáticos y sin alteraciones electrocardiográficas ni analíticas.
- Mantener en observación con monitorización durante 24 horas, si la exposición a corriente de bajo voltaje no cumple criterios anteriores o exposición a alto voltaje asintomática pero con pérdida de conocimiento inicial, ECG anormal a su llegada a Urgencias o enfermedad cardiaca previa.
- Ingreso de pacientes con quemaduras eléctricas sintomáticas y/o descargas mayores de 1.000 V.
- Ingreso en UCI si presencia de arritmias graves, trastornos metabólicos, alteraciones renales y neurológicas.

RECUERDE

- No aplicar compresas de suero fisiológico tibio si STQ > 10 %.
- Evitar sueroterapia intensiva sin control.
- Las constantes vitales y la diuresis horaria son los indicadores más fiables de la adecuada perfusión.

BIBLIOGRAFÍA

- American College of Surgeons. ATLS® Soporte Vital Avanzado en Trauma (10ª edición). Manual del Curso para Estudiantes 2018.
- Casteleiro Roca MP, Castro Prado J. Guía práctica de lesiones por quemadura. [Guía Práctica nº 5]. En: Rumbo Prieto JM, Raña Lama CD, Cimadevila Álvarez MB, Calvo Pérez AI, Fernández Segade J, editores. Colección de guías prácticas de heridas del Servicio Gallego de Salud. Santiago de Compostela (A Coruña): Xunta de Galicia. Consellería de Sanidad. Servicio Gallego de Salud, 2016.
- Comité de Guías de Práctica Clínica de la ISBI. Guía de la Práctica Clínica de la ISBI para el Cuidado de las Quemaduras. Burns. 2016;42:1-76.
- Greenhalgh DG. Management of Burns. N Engl J Med. 2019;380:2349-59.
- Koumbourlis AC. Electrical Injuries. Crit Care Med 2002;30(11):424-30.

146. Mordeduras y picaduras

G. A. Barraza García, B. A. Altamirano Cava, C. Cebada Ramos

PUNTOS CLAVE

- Las agresiones por animales son frecuentes en nuestro medio y generan muchos problemas sanitarios médicos y veterinarios, además de crear alarma entre los pacientes.
- Las mordeduras de animales suelen deberse a animales domésticos.
- Generalmente, producen lesiones locales, no graves.

DEFINICIÓN

Mordedura: lesión de tejidos superficiales (piel) y tejidos profundos (muscular-vascular-tendinoso), producida por colmillos o dientes. Entre las más habituales están las mordeduras de perros, gatos, humanos, roedores, murciélagos y ofidios.

Picadura: lesión del tejido cutáneo producida por punción. Entre los responsables más habituales están los arácnidos, himenópteros, mosquitos, pulgas, garrapatas, escorpiones y aves.

Arañazo: lesión del tejido cutáneo, producida por anejos de la piel de ciertos animales; el más habitual es el arañazo de gato, el cual se caracteriza por la infección de *Bartonella henselae*.

Su importancia viene determinada por las consecuencias de este tipo de lesiones: transmisión de enfermedades (tétanos y rabia), infecciones locales, reacción inmunológica, secuelas físicas o psicológicas, y costes económicos y sociales.

MORDEDURAS HUMANAS Y DE ANIMALES

Las mordeduras humanas y de animales se consideran infectadas (infecciones polimicrobianas). Es más frecuente la mordedura de animales domésticos.

Las mordeduras pueden producir tres tipos de daño:

Lesión local complicada. Lavar con suero fisiológico al 0,9 % a presión, evitando soluciones yodadas o antibióticos tópicos. Desbridar los tejidos necróticos. Inmovilizar. El cierre primario actualmente solo se aconseja en heridas (< 8 h) sin signos de infección local, en cara (en sitios de significación estética es preferible que suture el cirujano plástico) o cuello. No se deben suturar heridas por punción y heridas de manos o pies. Deben administrarse antibióticos durante 7 días. Si existe compromiso articular o de tendones, se debe realizar interconsulta con el traumatólogo.

Infección local. Fascitis-celulitis. Puede complicarse con artritis u osteomielitis. Deben tomarse antibióticos durante 10 a 14 días.

Septicemia. Es rara, puede deberse a diseminación sistémica o a infección por *Capnocytophaga canimorsus*. Puede existir shock séptico y CID a los pocos días, sobre todo, en pacientes inmunodeprimidos. Precisa ingreso y antibioterapia intensiva.

Tratamiento antibiótico

Tratamiento de elección: amoxicilina-clavulánico (*Augmentine*®): 875/125 mg/8 h VO. Es el tratamiento de elección en mordeduras de humanos, perros, gatos, murciélagos y ratas.

Tratamiento alternativo:

- Humanos: clindamicina 300 mg/6-8 h VO o 600 mg/8 h IV + levofloxacino 500 mg/día IV.
- Gato: cefuroxima 500 mg/12 h VO o ceftriaxona 1 g/12 h IV o doxiciclina 100 mg/12 h VO.
- Ratas y murciélagos: doxiciclina 100 mg/12 h VO.
- En infecciones graves o sistémicas: piperacilina-tazobactam (*Tazocel*®) 4-0,5 g/6-8 h IV. Imipenem o meropenem 1 g/6-8 h IV.

Profilaxis antitetánica y antirrábica

Profilaxis antitetánica con gammaglobulina.

Profilaxis antirrábica en mordeduras de animales salvajes y no vacunados. Vacuna antirrábica postexposición: 5 dosis IM los días 0-3-7-14 y 30. El primer día, inmunoglobulina antirrábica (20 UI/kg, la mitad IM y el resto en torno a la herida). En mordeduras de ganado, conejos, ardillas, cobayas, ratas y hámster, de entrada, no está indicada.

MORDEDURAS DE SERPIENTE

En España solo hay cinco especies venenosas. Dos de ellas tienen los colmillos en posición muy posterior y no nos afectan. Las otras tres son víboras y se tratan todas igual. Como ninguna de ellas es neurotóxica, la muerte, de producirse, no lo haría hasta al menos 24 horas, lo que posibilita recibir asistencia médica. Mueren más personas por picaduras de avispas y abejas.

Las mordeduras en niños, ancianos, personas debilitadas y las que se producen en cara o cuello tienen mayor gravedad.

El veneno contiene proteasas (edema y dolor), quininogenasas (hipotensión) y procoagulantes (coagulopatía de consumo).

El 50 % son "mordeduras SECAS" sin inoculación de veneno. Un 80 % del otro 50 % no pasarán del grado G1 (véase más adelante) y remitirán espontáneamente entre 24 y 72 horas.

Manejo general

- Lavado con *Betadine*®.
- Vendaje suave del miembro en ligera elevación.

- Profilaxis antitetánica.
- Ansiolíticos en pacientes muy angustiados y tranquilizarles: no son mortales.
- Analgesia del tercer escalón (son muy dolorosas).

MANEJO SEGÚN EL GRADO DE ENVENENAMIENTO

Se establece en base a la clasificación de Audebert, que contempla tres ítems:

1. Extensión del edema (que es directamente proporcional al grado de envenenamiento).
2. Existencia o no de clínica sistémica (centinela o grave).
3. Analítica normal o alterada (hemograma, bioquímica, coagulación y sistemático de orina).

En base a ello tenemos los siguientes grados:

G0: mordedura seca (50 %)

Dolor local inmediato leve-moderado (descrito como "martillazo").
Marca de uno o dos colmillos:

- Edema: NO.
- Clínica sistémica: NO.
- Alteraciones analíticas: NO.
- Tratamiento: cura local y analgesia.
- Actitud: analítica, observación a las 6 h y repetir analítica. Si no hay alteraciones: ALTA con analgesia.

"Típicamente, el edema sigue al dolor en unos 10 minutos, 20 a lo sumo. Si a los 30 minutos no hay edema, se debe pensar que no era una víbora o que ha sido una mordedura seca".

"Si el dolor es moderado y se limita a la zona de la mordedura, se puede concluir con seguridad que no se inyectó veneno".

F. Audebert

G1: envenenamiento leve (40 %)

- Dolor inmediato, moderado-intenso desde el principio, con o sin vesículas serosas en la zona de la mordedura.
- Las marcas de los colmillos, separadas inicialmente por unos 6 mm, se van separando más.
- Edema: SÍ, solo local.
- Clínica sistémica: NO.
- Alteraciones analíticas: NO.
- Tratamiento: cura local.
- Actitud: observación durante 24 h con analítica a la llegada, a las 6 y a las 24 h (previa al alta). Si no hay alteraciones, ALTA con analgesia.

"Menos de un 10 % progresan más allá de un G1, pero todos los que lo hacen, requerirán inmunoterapia antiveneno e ingreso"

G2: envenenamiento moderado

- La clínica surge a las 6 h de la mordedura, aunque hay un G2 precoz, con hipotensión a los 30 minutos y un G2 tardío, que tarda en aparecer hasta 16 h.
- Dolor inmediato e intenso.
- Edema: SÍ, local extenso más edema regional de la extremidad, pero que no sobrepasa la raíz del miembro hacia el tronco.
- Clínica sistémica: SÍ, CLÍNICA CENTINELA:
  - Náuseas, vómitos, dolor abdominal y diarrea.
  - Mareo, taquicardia e hipotensión.

"Son síntomas muy vagos, que por error suelen atribuirse al estado de nerviosismo de la víctima, pero deben ponernos sobre aviso de que el envenenamiento es ya de cierta entidad".

- Alteraciones analíticas: Sí, aunque son asintomáticas:
  - Leucocitos > 15.000/mm^3
  - Plaquetas < 150.000/mm^3
  - Fibrinógeno < 200 mg/dL
  - Hematuria y/o proteinuria

"A las 12 horas:
- Piel moteada: flictenas hemorrágicas, equimosis violáceas, alternando con áreas pálidas.
- Linfangitis: petequias distribuidas según los trayectos linfáticos con o sin adenopatías".

Tratamiento: inmunoterapia antiofídica y analgesia.
Actitud: INGRESO.

G3: envenenamiento grave

- Se manifestará entre las 24 y las 48 h, dependiendo de la cantidad de veneno inoculado.
- Dolor inmediato y muy intenso.
- Edema: SI, muy importante. Rebasa la raíz del miembro e invade el tronco.
- Más alteraciones cutáneas que en G2 y mas precoces.
- Clínica sistémica. SÍ, grave:
  - Rabdomiólisis (las concentraciones de CPK pueden ser pronósticas).
  - Fracaso renal agudo.
  - Coagulación intravascular diseminada.
  - Diátesis hemorrágica digestiva y pulmonar.
  - Shock.
  - Anemia hemolítica (tardía).

- Alteraciones analíticas. SÍ, graves:
  - Trastornos electrolíticos.
  - Trastornos sintomáticos de la coagulación.
- **Tratamiento:** soporte ABC, si precisa, inmunoterapia antiofídica, analgesia y tratamiento de las complicaciones.
- **Actitud:** INGRESO, valorar UCI.

"En todos los casos, hacia las 48 horas, coincidiendo con la máxima actividad inflamatoria, se alcanza el acmé álgico; emplear analgésicos potentes".

Si el paciente es dado de alta, control por Atención Primaria hasta los 7-10 días; vigilar: analgesia adecuada, signos de infección de la herida y/o enfermedad del suero (muy raro, pero posible hasta pasados 21 días: fiebre, urticaria, adenopatías, artralgias, cefalea y vómitos).

INMUNOTERAPIA ANTIOFÍDICA

Viperfav®. Viales de 4 mL con fragmentos FAb de inmunoglobulinas equinas. Dado que son proteínas heterólogas, cabría la posibilidad de reacción anafiláctica, pero con los altos grados de purificación de los preparados actuales, se considera un fármaco bien tolerado y excelentemente efectivo. En niños y en mujeres embarazadas se estima que los beneficios superan a los riesgos. Para su administración, consultar la ficha técnica.

Es sumamente raro, pero posible, un cuadro anafiláctico precoz tras la mordedura y la aparición de un síndrome compartimental, que suele responder bien a Viperfav sin precisar fasciotomías.

NUNCA

- Incisión, succión (ni con aspirador) ni cauterización.
- Vendajes compresivos ni torniquetes.
- Frío local.
- Profilaxis antibiótica (si hay infección, cultivo y antibiograma).
- Corticoides (solamente, si están indicados por otra causa).
- Heparina, incluidas HBPM (solamente, si están indicadas por otra causa).

MORDEDURAS DE ARAÑA

En el Noroeste de España nos interesan solo 2 especies:

Araña de tubo

- Es una especie urbana, con cuerpo de 22 mm, de color negro y quelíceros verdes.
- Clínica: mordedura muy dolorosa desde el principio y, a veces, malestar general.
- Tratamiento: analgesia de 2° escalón y profilaxis antitetánica.

Viuda negra europea

- Es campestre, con cuerpo de 15 mm y color negro con manchas rojas.
- Su toxina tiene actividad **NEUROTÓXICA,** mediada por acetilcolina.
- **Clínica regional:**
  - La mordedura suele pasar desapercibida. Tras una latencia de 60 minutos (variable, oscila de 10 min a 2 horas) comienza: "Dolor en un miembro, con sudación asimétrica respecto al otro, con o sin adenopatía regional, SIN dolor y SIN edema a nivel de la mordedura (pequeña lesión eritematosa, con dos petequias puntiformes separadas entre si unos 2 mm)".
  - Estos pacientes deberán permanecer en observación.
- **Clínica sistémica:** comienza 1-2 horas después de la regional (es variable, pues depende incluso de la estación del año):
  - Contracción muscular e intenso dolor abdominal y/o dorso lumbar.
  - Contracciones muy dolorosas de la musculatura de miembros (en casos graves: rigidez).
  - Contracción de la musculatura lisa (en casos graves: broncoespasmo).
  - Taquicardia e HTA (casos graves: crisis de HTA).
  - Agitación, de causa orgánica, por liberación de acetilcolina central.
- **Analítica:** hiperglucemia, hiperamilasemia, leucocitosis y, a veces, elevación de CPK.
- **Diagnóstico diferencial:** con abdomen agudo y rara vez con síndrome coronario agudo.
- **Tratamiento:**
  - Soporte ABCD. Si es necesario: broncodilatadores, urapidilo.
  - Analgesia de 3er escalón.
  - Diazepam para sedación superficial y relajación muscular.
  - Gluconato cálcico al 10 %, ampollas de 10 mL: 1 a 3 ampollas (según la sintomatología) en suero glucosado al 5 %, a pasar en 15 minutos.
  - Alternativa: neostigmina 1 mg/8 horas.
  - Profilaxis antitetánica.

> RECUERDE
>
> - La administración de gluconato cálcico tiene valor diagnóstico. Si la clínica no mejora, hay que replantearse el diagnóstico.
> - Los corticoides no están indicados, salvo cuadro anafiláctico.
> - La profilaxis antibiótica, actualmente, está desaconsejada.

MORDEDURAS DE GARRAPATAS

Producen una pápula pruriginosa que puede desaparecer espontáneamente en 48 horas o evolucionar a una escara necrótica de evolución tórpida, que tiende a sobreinfectarse por rascado. Puede aparecer linfadenopatía regional. Se recomienda matar primero al insecto antes de extirparla con algodón empapado en alcohol, vaselina o aceite y extraerla, traccionando perpendicularmente con unas pinzas, luego limpiar y desinfectar. Valorar antibioterapia, según tiempo de contacto y endemicidad de la zona (Enfermedad de Lyme y fiebre botonosa mediterránea), profilaxis con doxiciclina 100 mg/12 h VO durante dos días.

PICADURAS DE INSECTOS

Las picaduras provocadas por insectos y otros artrópodos son un problema importante, tanto por su frecuencia como por las complicaciones asociadas. La gravedad del cuadro clínico depende de la naturaleza del insecto (y, por tanto, de la sustancia inoculada), del grado de sensibilización del paciente a los antígenos específicos, de la localización de la picadura, de la aparición de infecciones secundarias que podría transmitir el artrópodo, y con frecuencia, del tratamiento insuficiente o inadecuado.

Clínica

La gravedad del cuadro depende del grado de exposición previa, del número de picaduras y de la edad del paciente. Tipos:

- **Locales:** son las más frecuentes. Se desarrollan en menos de 24 horas. Producen dolor urente y edema en la zona de la picadura, pápula eritematosa menor de 10 cm y prurito.
- **Locales extensas:** igual que la reacción local, solo que la pápula es mayor de 10 cm y la duración de los síntomas es mayor de 24 horas.
- **Sistémicas** (varias picaduras): náuseas, vómitos, diarrea, cefalea, fiebre, espasmo muscular, CID, convulsiones, hemólisis e insuficiencia renal.
- **Reacciones de hipersensibilidad de tipo 1:**
  - Leves: urticaria y prurito.
  - Moderadas: angioedema, edema de glotis, broncoespasmo y edema facial.
  - Graves: Disnea, debilidad, hipotensión, pérdida de conciencia, shock anafiláctico y muerte.
- **Reacciones de hipersensibilidad tardía:** artralgias, fiebre, nefritis y síndrome de Guillain-Barré.

Tratamiento

- Identificación de la especie.
- Evaluar la vía aérea y la circulación.
- Extracción del aguijón (abejas).
- Realizar posterior lavado y aplicación de antiséptico local.
- Reacciones locales: antihistamínicos (dexclofeniramina 6 mg/8-12 h VO o 5 mg diluidos en 100 mL de SF al 0,9 % IM/IV). Corticoide tópico u oral en función de la clínica.
- Reacciones locales extensas. Igual que en reacciones locales, pero el corticoide puede administrarse por vía IM/IV (metilprednisolona 0,5-1 mg/kg).

- Analgésicos si es preciso.
- Reacción anafiláctica: se utiliza hidroclorhidrato de adrenalina al 1:1.000 si se emplea la vía subcutánea, a dosis de 0,2-0,5 mL. Esta dosis puede repetirse, si es necesario, a los 30 minutos. Si se utiliza la vía intravenosa, la dilución elegida será de 1:10.000.

RECUERDE

- En las mordeduras hay que hacer un parte judicial y si se trata de un animal no vacunado o salvaje, dar parte a las autoridades sanitarias competentes.
- La mordedura humana también requiere parte judicial.

BIBLIOGRAFÍA

- Amate Blanco, JM, Conde Espejo P (coordinadores) Intoxicaciones por mordeduras de ofidios venenosos (I Panel de expertos en España). IPE 2012/68. Agencia de Evaluación de Tecnologías Sanitarias (AETS). Instituto de Salud Carlos III. Madrid, 2012.
- Blasco Gil RM, Monzón Muñoz FJ. Aspectos clinicopatológicos del emponzoñamiento por artrópodos venenosos en la Península Ibérica. FMC. 1998;5:422-39.
- Dirección General de Salud Publica. Protocolo de actuación frente a mordeduras o agresiones animales. Red de Vigilancia Epidemiológica de Castilla y León. Consejería de Sanidad. Valladolid, 2018.
- Estefanía Díez M, Alonso Peña D, García Cano P, López Gamo A. Tratamiento de la mordedura por víbora en España. SEMERGEN. 2016; 42(5):320-6.
- Núñez Díaz S, Domínguez González A, Ruiz Benítez de Lugo Comyn G, Martín Martín A. Lactodentrismo, un envenenamiento poco común con repercusiones potencialmente graves. Emergencias. 1995;7(5):45-47.

147. Accidentes relacionados con el buceo

S. Vicioso Benítez, J. Burgos Jareño, J. Lacambra Escobedo

PUNTOS CLAVE

- Es muy importante conocer y manejar las diferentes patologías relacionadas con el buceo.
- En el accidente disbárico son relevantes la sospecha y el diagnóstico precoz.
- Deben establecerse las medidas iniciales e iniciar el tratamiento definitivo en el accidente disbárico.

INTRODUCCIÓN

Las actividades acuáticas son habituales en todo el territorio nacional, suponiendo una potencial causa de patología específica relacionada con dicha actividad. En general, esta actividad, ya sea profesional o deportiva, es una causa poco frecuente de accidentes, dada la formación y la regulación a la que están sometidas. Sin embargo, no está exenta de riesgos, que pueden llegar a ser muy graves e, incluso, fatales.

A nivel mundial, el ahogamiento supone más de 500.000 muertes al año y afecta, sobre todo, a pacientes pediátricos y adultos jóvenes sin comorbilidades.

CLASIFICACIÓN

La patología relacionada con las actividades acuáticas puede dividirse, en rasgos generales, en dos categorías: los accidentes disbáricos y los accidentes no disbáricos. Los accidentes *disbáricos* son aquellos en los que la variación de la presión es la principal causa etiológica, mientras que los *no disbáricos* son el conjunto de patologías en los que la presión no guarda relación directa, o su efecto es marginal, en cuanto a la causa etiológica de la lesión sufrida.

ACCIDENTES NO DISBÁRICOS

Definición

Los accidentes no disbáricos son, por tanto, los que, estando relacionados con el medio acuático, no guardan relación con la presión o la profundidad alcanzada.

Tipos

1. **Hipotermia.** El agua es mejor conductor térmico que el aire, motivo por el que la pérdida de calor se produce 25 veces más rápido. Debido a esto, en ausencia de la adecuada protección, la hipotermia puede esta-

blecerse en pocas horas. La principal herramienta para su tratamiento es la prevención, utilizando medidas de protección adecuadas y suspendiendo la inmersión de forma controlada cuando se identifiquen los primeros signos de frío (**Capítulo 144**).

2. **Lesiones traumáticas por impacto o por seres vivos marinos** (**Capítulo 146**).
3. **Hidrocución**. Síncope relacionado con el reflejo vasovagal producido tras la inmersión en el agua por la diferencia térmica existente entre el cuerpo y el agua. Comúnmente llamado *corte de digestión*, puede suponer el ahogamiento secundario a la pérdida de conciencia en el medio acuático. Debido a su potencial gravedad y la dificultad asociada del rescate, la principal herramienta para su tratamiento es la prevención, evitando el choque térmico mediante la introducción progresiva en el medio acuático, evitar inmersiones durante las horas de mayor calor y después de las comidas.
4. **Ahogamiento**. Es el proceso de asfixia tras una inmersión en un medio líquido. Puede ser parcial o completo, según si la totalidad del volumen pulmonar ha sido ocupado por agua (completo) o no (parcial). Los ahogamientos se diferencian en húmedos (80-90 %) y secos (10-20 %). La diferencia entre ambos radica en si hubo aspiración de líquido (húmedo) o si, por el contrario, fue debido a un laringoespasmo (seco).
   El principal mecanismo fisiopatológico del ahogamiento es la hipoxemia secundaria a hipoventilación. Esta hipoxemia se traduce en hipoxia, cuya manifestación clínica depende el órgano o sistema afecto:

   - Pulmonar: edema agudo de pulmón y síndrome de distrés respiratorio del adulto.
   - Neurológico: daño neuronal, edema cerebral, áreas de necrosis e hipertensión intracraneal. El 20 % de los pacientes tendrán secuelas neurológicas. La hipotermia tiene efecto protector sobre el sistema nervioso central, al disminuir el metabolismo neuronal, siempre que preceda a la hipoxia.
   - Cardiovascular: disfunción miocárdica con insuficiencia cardiaca congestiva, arritmia, shock y parada cardiaca.
   - Renal. Fracaso renal agudo secundario a necrosis tubular aguda, como consecuencia de rabdomiólisis, hemólisis o isquemia.
   - Hematológica (infrecuente): hemólisis por hemodilución, hemoconcentración, trombocitopenia, coagulación intravascular diseminada y coagulopatía de consumo.
   - Equilibrio ácido-base: acidosis metabólica.
   - Existe un ahogamiento secundario, producido por un síndrome de distrés respiratorio entre 15 min y 72 h después de la inmersión. Es secundario a la entrada de agua en el pulmón, bien por ahogamiento completo o ahogamiento parcial, con el lavado del surfactante pulmonar, y a la inflamación pulmonar secundaria a esta agresión.

   Una actuación inmediata aumenta la supervivencia y disminuye las complicaciones asociadas. Se estima que los daños irreversibles secundarios a la inmersión se desarrollan en 3-10 minutos.

ACCIDENTES DISBÁRICOS

Definición

Los accidentes disbáricos son aquellos en los que la principal causa etiológica es una variación de la presión. El ser humano está adaptado a la presión atmosférica de su zona, desencadenando una serie de respuestas fisiológicas adaptativas ante cualquier cambio de esta. La presión atmosférica a nivel del mar corresponde a 760 mmHg, una atmósfera. A diferencia de lo que sucede en la superficie, en el medio acuático, los cambios de presión se producen rápidamente, pues cada 10 metros de descenso, la presión aumenta una atmósfera. Los efectos producidos dependen de varios factores como la edad, la modalidad de buceo, el tiempo en el fondo y la temperatura.

Tipos

Disbarismos barotraumáticos (cambios de volumen)

- *Síndrome de hiperpresión intratorácica* (SHI). Un ascenso excesivamente rápido del buzo, sin eliminar el gas adecuadamente, independientemente de la duración de la inmersión, e, incluso, a profundidades mínimas, conlleva un aumento de la presión intratorácica. Al ser mayor esta presión que la presión ambiental, el aire penetrará por espacios virtuales del organismo, causando lesiones toracopulmonares, como neumotórax, neumomediastino, neumopericardio y enfisema subcutáneo. Si la expansión del volumen es muy grande, se puede producir un embolismo gaseoso arterial, cuadro consistente en la salida de burbujas desde los pulmones a la circulación venosa pulmonar y, de ahí, a la aurícula izquierda y a la circulación sistémica. Si el aire alcanza la circulación cerebral puede producir sintomatología neurológica: focalidad neurológica, agitación, convulsiones, disminución del nivel de conciencia, parálisis (hemiplejía), afasia, etcétera.
- *Adherencia de la máscara*. Por aumento de la presión disminuye el volumen interior de la máscara, pudiendo producir hemorragias conjuntivales, hematomas perioculares o epistaxis.
- *Barotraumatismos otorrinolaringológicos*. El incremento de presión puede producir dolor de oídos y vértigo, llegando a veces a lesionar el tímpano y, en raras ocasiones, parálisis facial. También afecta a los senos paranasales si están obstruidos.
- *Odontalgias barotraumáticas*. Por distensión del aire retenido en caries con el ascenso o en obturaciones defectuosas.
- *Cólicos del buceador*. Por distensión del gas retenido en el tracto gastrointestinal, pudiendo producir síncopes, disnea y angustia.

  La adherencia de la máscara, junto a las odontalgias barotraumáticas y los cólicos del buceador son los incidentes de buceo más frecuentes.

Enfermedad descompresiva (debidos a los cambios de fase de los gases disueltos en líquidos ante las variaciones de presión).

- El aire está compuesto de un 78 % de nitrógeno, un 21 % de oxígeno y el 1% restante de helio y dióxido de carbono, cuya relevancia es mínima en este tipo de enfermedad, por lo que para simplificar el entendimiento de esta patología vamos a obviarlos. El aire inspirado durante la práctica del buceo autónomo se encuentra a la misma presión que el buceador. Es decir, si el buceador se encuentra en la superficie, el aire inspirado estará a una atmósfera y si se encuentra a diez metros de profundidad, a dos atmósferas. Aunque el volumen inspirado sea prácticamente el mismo, la presión del gas es mayor cuanto mayor sea la profundidad a la que se encuentre. Al ser mayor la presión del gas total, y al estar respirando aire atmosférico con un 78 % de nitrógeno y un 21 % de oxígeno, podemos entender que la presión parcial de estos gases ha aumentado proporcionalmente al incremento de la presión total del aire. De este modo nos encontramos con que a diez metros de profundidad, la cantidad de nitrógeno inspirado es el doble que en la superficie.
- El nitrógeno, gas inerte que representa la mayor parte del aire inspirado, se distribuye por el sistema circulatorio disuelto en la sangre, llegando a un equilibrio entre el gas disuelto en los tejidos y el gas presente en la sangre, que a su vez establece un equilibrio con el nitrógeno en el gas inspirado.
- El oxígeno se consume por el metabolismo celular, pero el nitrógeno se acumula en el organismo, preferentemente, en los tejidos grasos, dada su liposolubilidad, para de ahí volver a la atmósfera. Al realizar una ascenso en el buceo hay que dar tiempo para que el gas inerte disuelto en los tejidos, ante este cambio brusco de presión, no forme microburbujas. A este tiempo se le denomina parada de descompresión.
- Las microburbujas pueden producir diversos signos y síntomas. Los más leves y más frecuentes son las manifestaciones musculoesqueléticas (dolor muscular errático, punzante, mal definido, más en hombros o región lumbar), las dermatológicas, de predominio en tronco y extremidades, en las que cabe diferenciar la afectación macular (elementos arrosariados violáceos, confluyentes y geográficos, no pruriginosos, con vitropresión positiva) y la infiltrativa (elementos puntiformes, rojizos, no confluyentes, pruriginosos con vitropresión positiva). Los más graves y menos frecuentes son afectación respiratoria, con disnea transitoria, afectación neurológica por compresión e irritación, que producen parestesias, infartos de metámeras medulares con déficit sensitivo-motor y pérdida de control de esfínteres (típicamente paraplejía) e incluso afectación hemodinámica por hemodilución, llegándose a producir shock disbárico.

Intoxicaciones gaseosas: están relacionadas con los cambios de propiedades farmacotóxicas que los gases adquieren cuando sus presiones parciales se alejan de los márgenes fisiológicos.

TRATAMIENTO

Ahogamiento

Atención prehospitalaria

- Iniciar el rescate y la resucitación por acompañantes hasta la llegada del equipo sanitario. Sacar a la víctima del agua. Las ventilaciones tempranas en el agua por un rescatador entrenado han demostrado aumentar la superviviencia. Evitar la maniobra de Heimlich/medidas posturales de drenaje (salvo que haya un cuerpo extraño). No retrasar el inicio de las respiraciones de rescate.
- RCP básica. La ventilación es la parte más importante. Se debe comenzar con dos respiraciones de rescate. Si no hay respuesta, hay que iniciar las compresiones torácicas, siguiendo las guías estándar de RCP. Dado el papel neuroprotector de la hipotermia, la reanimación debe prolongarse más en el tiempo (es más efectiva si el ahogamiento es en aguas frías o si hay evidencia de que la hipotermia precedió a la asfixia).
- La lesión cervical es infrecuente. Salvo evidencia clínica o sospecha fundada (bucear en aguas poco profundas), se debe evitar la inmovilización cervical si interfiere con una reanimación de calidad.
- Oxígeno a alto flujo en pacientes con respiración espontánea. Intubación si hay apnea. La descompresión gástrica con sonda disminuye el riesgo de vómitos y broncoaspiración.
- Para combatir la hipotermia se deben retirar las ropas húmedas y cubrir con mantas al paciente. Administrar suero salino isotónico intravenoso a 38 °C si la Tª < 33 °C.

Atención hospitalaria

- Observación de todo paciente ahogado que acuda al servicio de urgencias de un hospital. En el caso de los pacientes asintomáticos hemodinámicamente estables con Rx y ECG normales durante 6-8 horas, valorar el alta. Los pacientes sintomáticos deben mantenerse en observación monitorizados hasta la desaparición de los síntomas y las alteraciones fisiológicas.
- Oxigenoterapia para mantener la $SatO_2$ > 94 %. Utilizar la VMNI si fuera necesaria, teniendo presente que las altas presiones incrementan el riesgo de barotrauma. Intubar si hay deterioro neurológico o compromiso de la vía aérea (PaO_2 < 60 mm Hg o $SatO_2$ < 90 % pese al oxígeno a alto flujo, $PaCO_2$ > 50 mm Hg). El broncoespasmo es frecuente y debemos tratarlo de forma precoz como si de una crisis asmática se tratara.
- Corticoterapia: sistemática está contraindicada, puesto que no ha demostrado aumento de la supervivencia. No hay que realizar profilaxis antibiótica sistemática a todo paciente ahogado, se pautará antibioterapia en caso de clínica infecciosa o si hubiera inmersión en aguas contaminadas.
- Retirar las ropas húmedas. Recalentar pasiva y activamente si hay hipotermia, manteniendo la temperatura ambiente cálida, cubriendo al pa-

ciente con mantas, infundiendo líquidos por vía intravenosa a 36-44 °C, e incluso en casos de hipotermia grave, realizar lavados gástricos, vesicales y peritoneales tibios.

- En caso de hipotensión arterial, está recomendada la administración de fluidos, preferiblemente, soluciones cristaloides isotónicas. Si no responde a la administración de volumen, utilizar drogas vasoactivas (noradrenalina).
- Mantener un adecuado equilibrio ácido-base. La acidosis metabólica se resuelve tratando la causa etiológica (hipoxia), por lo que debemos asegurar una adecuada oxigenación y perfusión del paciente. En caso de pH < 7,20 está indicada la administración de bicarbonato 1 molar.
- Realizar controles de glucemia para evitar hiper e hipoglucemia. Si el paciente padece hipoglucemia, dar soluciones glucosadas hipertónicas en dosis de 0,5 g/kg peso.
- La prevención de la lesión neurológica secundaria es clave. Debemos prevenir daños secundarios por isquemia, edema, desequilibrio electrolítico, acidosis y convulsiones. Elevar la cabecera 30° si no hay lesión cervical ni hipotensión arterial. Si hay riesgo inmediato de herniación, la hiperventilación y el suero hipertónico son opciones a valorar hasta la resolución etiológica. Si el paciente presenta convulsiones es preferible el uso de anticonvulsivantes no sedantes, como la fenitoína. Evitar la hipertermia, la indicación de la hipotermia terapéutica no ha sido demostrada.
- Se recomienda descartar tóxicos (es frecuente el consumo de tóxicos en víctimas de ahogamientos). Si se sospecha accidente traumático, está indicada la realización de Rx cervical y TC craneal.

Disbarismos

Atención prehospitalaria

- Iniciar el rescate y soporte vital por compañeros de buceo y acompañantes hasta la llegada de equipo sanitario. Sacar a la víctima del agua.
- Realizar una anamnesis completa, incluyendo características de la inmersión y abuso de tóxicos. En caso de accidente disbárico, la atención urgente va dirigida a trasladar al paciente a un centro de medicina hiperbárica recompresión y oxigenoterapia hiperbárica.
- Iniciar el soporte vital avanzado por el personal médico de urgencias extrahospitalarias, quienes realizarán una valoración NRL y hemodinámica para definir y registrar el cuadro inicial para ver la evolución y agresividad del cuadro.
- La principal acción es la desnitrogenización del paciente. Esto se logra mediante la administración de FiO_2 lo más alta posible. Son mejores los sistemas de O_2 de alto flujo. Idealmente, se deberían emplear sistemas específicos que evitan la reinhalación del gas espirado o sistemas de alto flujo, pero si no están disponibles, emplearemos el sistema de oxigenoterapia convencional que mas FiO_2 nos pueda dar (mascarilla reservorio).

- Fluidoterapia. En accidentes leves, si está consciente, se puede usar la vía oral, no menos de 1 L de agua en la primera hora. Por vía IV es preferible Ringer lactato o dextrano 70.000. En casos graves, dextrano 40.000.
- Posición en decúbito supino o posición lateral de seguridad. Evitar la posición de Trendelemburg por el riesgo de edema cerebral. Protección térmica mediante aislamiento térmico con manta de aluminio, evitando el recalentamiento activo salvo hipotermia demostrada.
- Comunicación con el centro de medicina hiperbárica para informar de la situación y comprobar la disponibilidad. Evitar la recompresión *in situ*, salvo en zonas sin acceso a cámara hiperbárica. Debe usarse una cámara multiplaza transportable con control médico intensivo.
- Traslado del paciente al centro de medicina hiperbárica con cámara hiperbárica si no presenta riesgo vital. En caso de presentar riesgo vital, trasladar a centro de medicina hiperbárica si cuenta con personal médico de urgencias. En caso contrario, trasladar al centro hospitalario más cercano. El traslado debe ser medicalizado, evitando las aceleraciones bruscas y fuerzas centrífugas excesivas, por su influencia sobre la migración de émbolos gaseosos. En caso de traslado aéreo, realizarlo en condiciones barométricas lo más próximas posibles al nivel del mar (cabina presurizada o vuelo visual a baja cota) y rellenar los neumotaponamientos con SF. Debe llevarse protección acústica y visual del accidentado y los sanitarios si el transporte es en helicóptero.

Atención hospitalaria

- Soporte vital avanzado, si es preciso. Monitorización continua de la presión arterial, frecuencia cardiaca y respiratoria, y $SatO_2$. Control de la PVC, si es posible. Realizar sondaje vesical para control de diuresis y prevenir globo vesical (es frecuente la oligoanuria secundaria a hipovolemia y/o parálisis vesical medular). Optimizar la fluidoterapia (administrar bicarbonato 1 M si hay acidosis metabólica con $pH < 7{,}20$).
- Desnitrogenización. O_2 normobárico al 100 % con dispositivos específicos o, en su defecto, mascarilla tipo Monogham. Si continúa la hipoxemia y el paciente está consciente, se aplica presión continua positiva (CPAP). Si es necesario, intubación y ventilación asistida.
- La evidencia clínica actual desaconseja el uso generalizado de corticoides en la lesión medular aguda traumática, especialmente, en las lesiones traumáticas completas.
- Si hay datos clínicos de neumonía, antibioterapia empírica (piperazilina-tazobactam 4-0,5 g/8 h, meropenem 1 g/8 h, amikazina 500/8 h).
- Tras la estabilización del paciente, debe trasladarse al centro de medicina hiperbárica, previo contacto e informe de la situación clínica, circunstancias del accidente y medidas adoptadas. Demorar lo menos posible.
- Oxigenoterapia hiperbárica:
  - Es el único procedimiento eficaz para neutralizar un estado de embolismo gaseoso, que puede ser descompresivo o barotraumático. Dis-

minuye la formación de burbujas embolizantes y elimina las formadas o reduce su tamaño. Disminuye la sobresaturación tisular de gas inerte. Mejora la perfusión y oxigenación tisular, así como la encefalopatía hipóxico-isquémica.
- Contraindicaciones:
  - SHI con sintomatología toracopulmonar sin afectación neurológica.
  - Barotraumatismos otorrinolaringológicos.
  - Neumotórax no tratado (única contraindicación absoluta).

PRONÓSTICO

- Los accidentes de buceo sin tratamiento pueden llegar a ser mortales, pero superados los primeros minutos en el agua, y aplicadas las medidas adecuadas de soporte y reanimación, es rara la evolución fatal.
- A veces, parecen casos leves inicialmente, pero pueden agravarse, por lo que siempre requieren asistencia urgente.
- El inicio del tratamiento debe de ser lo más precoz posible. Sin embargo, está indicado, aunque hayan pasado muchas horas desde el accidente. En ocasiones, pueden quedar secuelas neurológicas invalidantes.

RECUERDE

- Aplique las medidas de soporte vital básicas y avanzadas según los recursos.
- En los disbarismos es muy importante la sueroterapia intensiva y la oxigenoterapia con la concentración más elevada.
- Contacte con el centro de medicina hiperbárica más próximo.

BIBLIOGRAFÍA

- Barreiro Paz R, Grande Freire JM, Díaz Míguez FJ. Guía de Actuación en Urgencias (5ª edición). Madrid: Editorial Médica Panamericana, 2016.
- Desola Alá J. Enfermedades disbáricas. Disbarismos. Rev Clin Esp. 1995;195:741.
- Fojón S, Herranz J, Montoto G. Accidentes y enfermedades en el medio acuático. Guía médica y de primeros auxilios, 2014.
- Salas Pardo E, García-Cubillana de la Cruz JM, Samalea Pérez F. Manual de Medicina Subacuática e Hiperbárica, 2007.
- Salomez F, Vincent JL. Drowning: a review of epidemiology, pathophysiology, treatment and prevention. Resucitation. 2004;63:261.

148. Medicina de urgencias en ambiente de montaña

P. Trigo Millán, C. E. Valero Fernández, D. Cuetos Suárez, A. J. Munayco Sánchez

PUNTOS CLAVE

- La consciencia situacional es fundamental. Se deben analizar los peligros y actuar acorde al protocolo: Proteger, Avisar y Socorrer (PAS).
- Seguir las instrucciones de los equipos de rescate.
- Evitar la deshidratación.
- Vigilar estrictamente los síntomas.

PARTICULARIDADES DE LA MONTAÑA

La montaña es, por definición, un medio hostil, en el que nos encontramos con gran cantidad de peligros objetivos. Además de los propios peligros de la actividad que se realiza, estamos expuestos a factores meteorológicos y debemos tener en cuenta los largos tiempos de evacuación y la dificultad de las comunicaciones.

Ante un accidente, además de aplicar el protocolo PAS, se deberá pedir ayuda lo antes posible. Para ello, si es necesario, se deberá dejar a la víctima protegida (en la medida de lo posible) y desplazarse a una zona con cobertura para llamar al teléfono de emergencias (112 en toda Europa, 911 en América). Además, es recomendable que los que hacen actividades en la montaña lleven en su equipo personal un pequeño botiquín para poder hacer una primera intervención.

Antes de llamar es conveniente pensar la información que vamos a dar, tanto de la víctima como de las condiciones de la montaña y meteorología. Hoy día, en gran cantidad de rescates se utilizan ubicaciones GPS a través de aplicaciones de mensajería móvil.

Es importante conocer las señales internacionales de necesidad de ayuda en caso de acudir equipos de rescate.

Cabe destacar que en España cada vez es más frecuente la sanitarización del rescate, incluyendo médico o enfermero en estos equipos, lo que aumenta enormemente la calidad asistencial.

FISIOLOGÍA DE LA ALTITUD

Según la ley de Dalton, la disminución de la presión barométrica provoca una disminución de la presión parcial de oxígeno, lo que conlleva una reducción de la presión parcial de oxígeno en el alvéolo, la sangre y los tejidos.

Ante la exposición a la altitud, existe inicialmente una respuesta del sistema simpático, consistente en taquicardia y taquipnea, para compensar la hipoxia. A su vez, se estimula el factor de transcripción *hypoxia-inducible factor* (HIF), que regula gran cantidad de genes en todo el organismo. No obstante, estos cambios del HIF pueden tardar semanas en ser efectivos y son muy variables en función del individuo. La tendencia a aclimatarse bien o mal parece variar poco en exposiciones repetidas, lo cual apoya la importancia de estos factores genéticos y de otros que se siguen estudiando.

Además de la hipoxia, existe una disminución de la humedad ambiental, que, añadida al aumento de diuresis y al ejercicio físico, facilitan la deshidratación.

PATOLOGÍAS DEBIDAS A LA ALTITUD

Comprenden un espectro de afectaciones derivadas de la exposición a la hipoxia y de la respuesta del organismo a la misma. Se destacan tres formas principales de presentación, que, a menudo, se solapan entre sí.

El diagnóstico y tratamiento precoz condicionan enormemente la evolución clínica, por lo que es fundamental prestar atención a los síntomas.

PREVENCIÓN DE PATOLOGÍAS DEBIDAS A LA ALTITUD

- **Ascenso gradual:** determinar el riesgo individual en función de las condiciones de cada miembro y el perfil de ascenso.
- **Vigilar la hidratación.**
- **Profilaxis farmacológica:** no es necesaria con riesgo bajo; se emplea con riesgo moderado-alto y se debe valorar de forma individual.

MAM/Edema cerebral de altura	De elección	Acetazolamida vía oral 125 mg cada 12 horas.
	Alternativas	Dexametasona 2 mg c/6 h o 4 mg c/12 h. Considerar dosis de 4 mg c/6 h en muy alto riesgo como rescates u operaciones militares. Puede emplearse como alternativa Ibuprofeno 600 mg, pero con menor nivel de evidencia.
Edema agudo de pulmón de altura	De elección	Nifedipino liberación retardada 30 mg c/12 h.
	Alternativas	Tadalafilo 10 mg c/12 h o dexametasona 8 mg c/12 h.

MAL AGUDO DE MONTAÑA

Características

El mal agudo de montaña (MAM) aparece tras pasar horas por encima de 2.000-2.500 metros, aunque altitudes inferiores no excluyen el diagnóstico. Los factores de riesgo más relevantes son el grado de altitud y la velocidad de la exposición. Una buena aclimatación inicial protege del mal agudo de montaña, mientras que una aclimatación a largo plazo mejora la capacidad aeróbica.

Los síntomas son muy inespecíficos y se recogen en la escala de Lake Louise, en la que, además, se define la gravedad dando una puntuación. Tradicionalmente, se ha hablado del dolor de cabeza de altura cuando no existe ningún otro síntoma, pero no deja de ser parte de este espectro de síntomas. Puede ser agudo, moderado y grave.

Tratamiento (Tabla 148-1)

- Leve (1-3 puntos): aclimatar a esa altitud, analgesia con AINE, ibuprofeno 600 mg y si hay náuseas, metoclopramida.
- Moderado/grave (4-6/> 6 puntos): oxigenoterapia de bajo flujo. Acetazolamida 125-250 mg c/12h y/o dexametasona 4 mg c/6h. Si persisten los síntomas usar cámara hiperbárica y/o descenso.

Cabe resaltar que el descenso es el tratamiento definitivo y es efectivo en cualquier grado de MAM.

Tabla 148-1. Escala de Lake Louise

Síntomas (escala de Lake Louise)	Puntos
CEFALEA	
Leve	1
Moderada	2
Grave	3
GASTROINTESTINALES	
Poco apetito o náuseas	1
Náuseas moderadas o vómitos	2
Náuseas o vómitos intensos	3
FATIGA Y/O DEBILIDAD	
Leve	1
Moderada	2
Grave o incapacitante	3
VÉRTIGO/MAREOS	
Ausentes	0
Leves	1
Moderados	2
Incapacitantes	3
ALTERACIONES DEL SUEÑO	
Se despierta muchas veces	1
Duerme poco	2
No puede dormir	3

EDEMA DE PULMÓN DE ALTURA

Tabla 148.2. Signos y síntomas del edema agudo de pulmón

Síntomas	Signos
Debilidad	Crepitantes/sibilancias
Tos húmeda	Cianosis
Disnea en reposo	Taquicardia
Opresión torácica	Taquipnea

Características

Es la causa de mortalidad más frecuente en la patología por altitud. En la radiografía de tórax se pueden observar infiltrados uni o bilaterales, parcheados de predominio en campo medio derecho y en periferia.

Suele debutar con cansancio extremo y disnea y son necesarios 2 síntomas y 2 signos para su diagnóstico (**Tabla 148-2**).

Tratamiento

Inicialmente se debe evitar el ejercicio y mantener caliente a la víctima. Primera línea:

- Aumentar la presión de O_2 en el alvéolo.
- Descenso urgente. Si no es posible, utilizar cámara hiperbárica.
- Oxigenoterapia: iniciar 4-6 lpm hasta observar mejoría. Luego, mantener $SpO_2 > 90$ %.

Segunda línea (si no es posible lo anterior o de forma adyuvante si se retrasa):

- Vasodilatadores: nifedipino de liberación retardada 30 mg c/12 h.
- Beta-agonista inhalado: se puede valorar su administración.

EDEMA CEREBRAL DE ALTURA

Características

Se produce, típicamente, a partir de 3.000 m; cuanto mayor es la altitud, más probable es su aparición. La prevalencia es menor del 4 %. El 15-20 % de los pacientes con edema pulmonar de altura debutan también con edema cerebral.

Se caracteriza por una encefalopatía que cursa con ataxia y alteración de la consciencia, que va desde obnubilación hasta el coma. El dolor de cabeza y los vómitos son frecuentes, pero no están siempre presentes. De forma más anecdótica pueden darse alucinaciones, crisis convulsivas y otros síntomas.

Es importante no atribuir la focalidad neurológica a esta patología y revalorar tras el tratamiento y hacer diagnóstico diferencial con el ictus u otras patologías.

Tratamiento

- DESCENSO URGENTE/Cámara hiperbárica
- Oxigenoterapia 2-4 L/min. Objetivo SpO_2 > 90 %.
- Dexametasona 8 mg al inicio. Después, 4 mg c/6 h. Vía oral, intramuscular o intravenosa.

SUEÑO EN ALTURA

La arquitectura del sueño se modifica, disminuyendo el tiempo de la fase REM y fragmentándose, por lo que su calidad disminuye. No se conoce el mecanismo causal, aunque se sabe que empeora cuanto mayor es la hipoxia.

Además, existe un patrón que consiste en hiperpnea seguida de apneas de forma cíclica. Esto se produce porque la hipoxia estimula el centro respiratorio hasta que la $PaCO_2$ disminuye por debajo del umbral de apnea, provocando esta. Cuando las concentraciones de CO_2 aumentan, se vuelve a producir la hiperpnea.

La acetazolamida 125 mg antes de dormir mejora el patrón respiratorio durante el sueño y ayuda a mantener una SpO_2 más estable.

TROMBOSIS

No existe evidencia de cambios en la coagulación. Los casos de trombosis se cree que son debidos al aumento de viscosidad producido por la deshidratación, la policitemia y la posible falta de actividad cuando existen malas condiciones.

EDEMAS PERIFÉRICOS

Es frecuente ver edemas en zonas distales de extremidades y en la cara, especialmente, en mujeres. Si no hay otros síntomas se puede tratar con diuréticos. Desaparece con el descenso.

PACIENTE SEPULTADO POR AVALANCHA

Características

Las avalanchas o aludes son masas de nieve que se desplazan pendiente abajo.

Según el tipo de nieve se puede hablar de 3 tipos:

- De placa: placas de viento o rehielo sobre una capa subyacente de débil cohesión. Suelen desencadenarse ante una sobrecarga natural o humana.

- De nieve reciente: se producen con clima muy frío. Cae nieve muy poco densa a gran alta velocidad.
- De nieve húmeda: por aumento de peso del manto nivoso, por ejemplo, con lluvias. Cae nieve muy densa a velocidades muy bajas.

La supervivencia en una avalancha depende del grado y duración, así como de los agentes causales que son asfixia (75 %), trauma (25 %) e hipotermia (escaso porcentaje). El tipo de nieve (fundamentalmente, su densidad y el tipo de alud) condiciona en gran medida el mecanismo lesional.

Las estadísticas de supervivencia indican que, a los 15 minutos, el 90 % sigue con vida, a los 30 minutos, el 50 % y a los 40 min, un 34 %. Entre los 90-120 min desciende al 20 %, aproximadamente, y más allá de las 2 horas, la supervivencia es cercana al 0 %.

Prevención: consultar el boletín de riesgo de aludes y conocer la escala europea de riesgo de aludes.

Rescate

Debe diferenciarse entre autorrescate y rescate:

- Autorrescate: se realizado por los integrantes del grupo que sufre el accidente. Es fundamental que tengan material necesario (detector, pala y sonda) y formación en su uso. Es el que condiciona la supervivencia de la víctima.
- Rescate: organizado por grupos de rescate; mayor tiempo de acceso por la aproximación y condiciones meteorológicas. Como la mortalidad es tiempo-dependiente, habitualmente, consiste en la recuperación del cuerpo. Es frecuente la utilización de perros de búsqueda en estos rescates.

Tratamiento: la ICAR MEDCOM diseñó un algoritmo para la resucitación de víctimas de avalancha, que se incorporó a las guías del ERC (**Figura 148-1**).

SÍNDROME DE SUSPENSIÓN

El síndrome de suspensión es una patología potencialmente mortal que puede ocurrir cuando un individuo se somete a suspensión pasiva de una cuerda.

Los mecanismos fisiopatológicos siguen en estudio, pero se ha demostrado en algunos ensayos clínicos que existe un atrapamiento vascular en las extremidades inferiores, derivado de la suspensión, pudiendo aparecer un síncope neuromediado. Esto puede provocar la muerte mientras se está suspendido o a los minutos de haber sido rescatado. Su aparición es más frecuente en pacientes inconscientes. Aunque también se ha descrito algún caso de rabdomiólisis, el mecanismo causal no está claro.

Se recomienda el movimiento voluntario de las piernas para evitar o al menos demorar esta respuesta neurocardiogénica.

Mitos

- "Muerte del rescate": se creía que era propiciada por el decúbito supino al rescatar al paciente, por sobrecarga del ventrículo derecho. Actualmente, se ha desmentido este mito y se recomienda tumbar a los pacientes al ser rescatados.
- Atrapamiento por las cintas del arnés: se ha comprobado mediante ecografía que no influye en la fisiopatología. Por esto, el término síndrome del arnés (utilizado tradicionalmente) no es el idóneo.

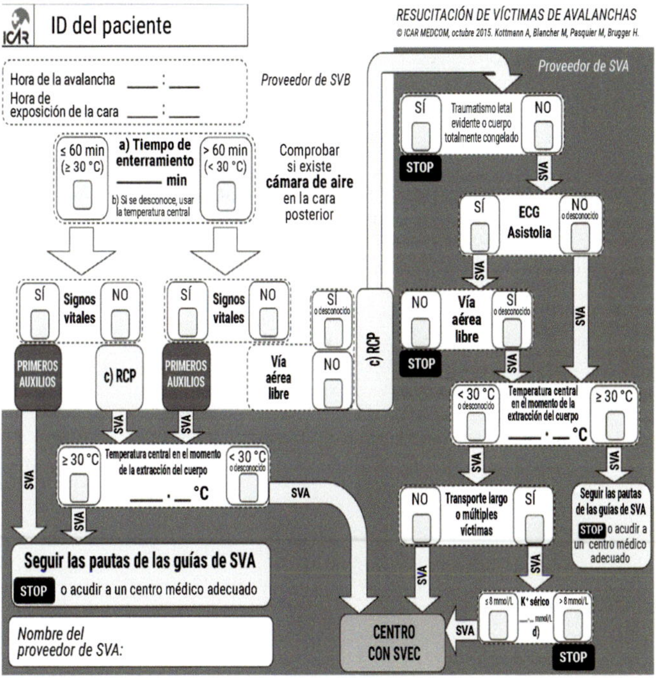

ECG: electrocardiograma. ID: identificación del paciente. RCP: reanimación cardiopulmonar. SVA: soporte vital avanzado. SVEC: soporte vital extracorpóreo. SVB: soporte vital básico.

Figura 148-1. Checklist de resucitación de víctimas de avalanchas (Modificado de ICAR MEDCOM).

RECUERDE

- La mejor medicina es la prevención y en la montaña, más.
- La planificación, el equipo y la experiencia adecuada a la actividad y los planes alternativos minimizan los accidentes y ayudan a resolverlos.

Nuestro agradecimiento a todos los rescatadores y sanitarios dedicados a la medicina de montaña.

BIBLIOGRAFÍA

- Auerbach PS, Cushing TA, Stuart Harris N. Auerbach's Wilderness Medicine (7th edition). Chapter 2: High-Altitude Medicine and Pathophysiology. Philadelphia: Elsevier, 2017.
- Kottmann A, Blancher M, Pasquier M, Brugger H. Avalanche Victim Resuscitation Checklist adaption to the 2015 ERC Resuscitation guidelines (Vol. 113). Resuscitation. Elsevier Ireland Ltd, 2017: e3–4.
- Luks AM, Auerbach PS, Freer L, Grissom CK, Keyes LE, McIntosh SE, et al. Wilderness Medical Society Clinical Practice Guidelines for the Prevention and Treatment of Acute Altitude Illness: 2019 Update. Vol. 30. Wilderness and Environmental Medicine. Elsevier Ltd, 2019: S3–18.
- Rauch S, Schenk K, Strapazzon G, Dal Cappello T, Gatterer H, Palma M, et al. Suspension syndrome: a potentially fatal vagally mediated circulatory collapse -an experimental randomized crossover trial. Eur J Appl Physiol. 2019;119(6):1353-65.

149. Actuación sanitaria en intervenciones con riesgo NRBQ

J. J. Giménez Mediavilla, C. Camacho Leis, F. Prados Roa

PUNTOS CLAVE

- Es importante garantizar la atención integral del afectado mediante estabilización y otros tratamientos necesarios hasta la curación de sus lesiones.
- También es imprescindible la realización de simulacros conjuntos, lo que posibilita el necesario entrenamiento y adquisición de habilidades ante un riesgo NRBQ.

GENERALIDADES

- Entre las emergencias a las que se tienen que enfrentar los servicios sanitarios hospitalarios y prehospitalarios figuran las intervenciones denominadas NRBQ. Estas siglas engloban intervenciones que conllevan un riesgo especial: radiación de elementos radiactivos (**R**), explosiones nucleares o problemas en las centrales nucleares (**N**), microorganismos y las enfermedades que producen (**B**) y productos químicos tóxicos o que pueden generar problemas para la salud (**Q**).
- El tiempo de respuesta de los Servicios de Emergencias (SE) es determinante porque influye en el pronóstico de los pacientes atendidos. La respuesta debe establecerse inmediatamente por dos motivos: asegurar la organización de la intervención (evitando la dispersión de un potencial agente agresivo) y eliminar precozmente dicho agente de las personas contaminadas, iniciando el tratamiento de las lesiones producidas. Por lo tanto, es una prioridad disponer de un procedimiento específico de actuación en este tipo de emergencias y prepararse regularmente.
- Las intervenciones NRBQ están sujetas a unas "premisas o normas" que son necesarias para poder afrontarlas, sin que aumentemos los daños que se han generado o sin que resulten afectados los componentes de los equipos asistenciales. Esas "premisas" son las siguientes: zonificación, detección, protección y descontaminación.

ZONIFICACIÓN

Definición

Con la zonificación se acota el riesgo, es decir, se delimita la zona donde se encuentra el agente puede producir lesiones a las personas.

Zona caliente o de exclusión

- Es la zona donde se encuentra el agresor (producto tóxico, elemento radiactivo o microorganismo). La permanencia en esta zona debe ser mínima.
- La zona caliente debe quedar definida, señalizada y controlada por los servicios encargados de la seguridad. Se debe marcar un **punto de entrada** y un **punto de salida** para las personas que intervienen en la zona caliente.
- En la zona caliente debe haber un equipo (**equipo SOS**) con la protección adecuada para poder entrar y apoyar a los intervinientes que allí se encuentran.
- La entrada de personal de los SE tiene que ser la estrictamente necesaria para desarrollar varias tareas concretas:
  - Controlar la dispersión del agresor.
  - Tomar de muestras para el análisis del agresor y su forma de dispersión.
  - Sacar a los afectados de la zona de riesgo:
    - Los afectados deben salir lo antes posible, alejándolos lo suficiente para que no sigan expuestos al foco del agente agresor.
    - Deben ser evacuados para su valoración y tratamiento. El tratamiento puede ser clínico y/o físico.
    - Existe una situación especial en cuanto a la definición de las zonas. Cuando manejamos pacientes infecciosos, la zona caliente es trasladada en ambulancias hasta los hospitales.

Zona templada o de reducción de la contaminación

- Esta zona está a continuación de la zona caliente. En ella se retira el agresor de la ropa y el cuerpo para evitar su extensión en el paciente y en otras personas. Con la retirada del agresor también impedimos que el contaminante, que se encuentra en la parte exterior del organismo, pase al interior.
- Los posibles heridos deben concentrarse en la zona templada, en un punto que llamamos **punto de reunión de víctimas**.
- En la zona templada se sitúan las **líneas para la descontaminación**. Por norma general, se instalaran dos tipos de líneas: las de los afectados y las de los intervinientes.
- A la entrada de estas líneas debemos situar la **mesa de seguridad**, en la que encontramos los **responsables** que participan en el proceso. El papel de la mesa de seguridad es garantizar el acceso a las zonas de trabajo del personal interviniente con los equipos de protección necesarios así como coordinar las tareas de descontaminación (**Fig. 149-1**).
- Es importante señalar que el agresor se encuentra concentrado (o en concentración peligrosa) en la zona caliente. La zona templada es de riesgo por la proximidad a la zona caliente y por realizarse en ella las tareas de descontaminación. El personal que realiza estas tareas se expone a la contaminación secundaria.

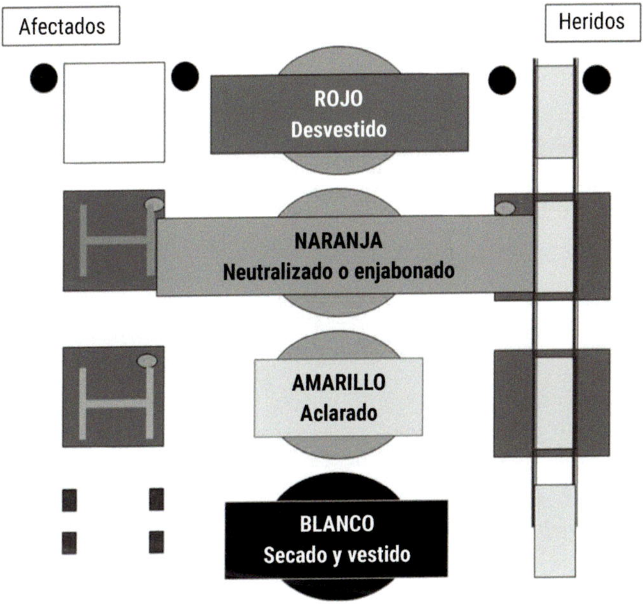

Figura 149-1. Línea de descontaminación.

Zona fría o de apoyo

- Está a continuación de la zona templada. En ella se sitúan los **equipos de apoyo**, la **logística** y el **puesto médico avanzado**.
- En ocasiones podemos tener afectados que no pueden esperar al proceso de descontaminación para ser tratados. Esto implica que debemos tener preparado personal asistencial en el punto donde se reúnen los afectados, una vez concentrados en el límite más alejado del foco en la zona caliente. Es indispensable dotar a este personal de la protección adecuada.

DETECCIÓN

Definición

La detección consiste en conocer la presencia del agresor. Para ello debemos utilizar equipos apropiados (**Fig. 149-2**) para poder localizar al agresor (que se encuentra en la zona caliente). Existen equipos que detectan las radiaciones de elementos radiactivos, productos químicos tóxicos para el organismo o la presencia de microorganismos o productos de su metabolismo (toxinas).

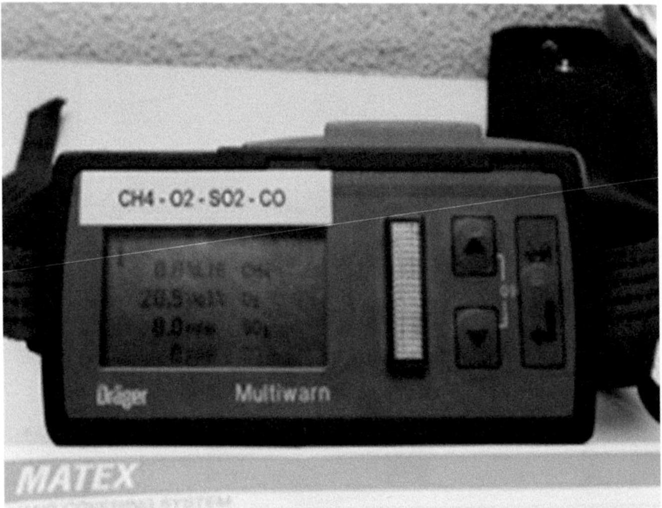

Figura 149-2. Detector productos químicos.

Precauciones

- Cuando se intentan detectar radiaciones, se debe tener en cuenta la dosis máxima a la que se puede estar expuesto. La exposición produce efectos sobre las células y los tejidos (efectos biológicos de las radiaciones ionizantes). Toda radiación produce lesiones que generalmente aumentan (en un grado muy pequeño) la probabilidad de padecer enfermedades relacionadas con mutaciones celulares, como el cáncer (efectos estocásticos). Cuando la dosis que recibimos es muy alta, los tejidos y células quedan dañados (efectos determinísticos). La dosis umbral es 500 mSv (mili Sievert) tras la cual se presentan lesiones con total seguridad.
- Cuando se buscan productos químicos tóxicos es necesario saber a qué concentración se encuentran para saber si es peligrosa para las personas. Si conocemos el tóxico, podremos aplicar un tratamiento específico.
- Cuando buscamos microorganismos patógenos, utilizamos detectores específicos, basados en reacciones específicas antígeno-anticuerpo. No debemos olvidar los ataques bioterroristas de los últimos años. La detección debe incluir esporas y toxinas.

PROTECCIÓN

Equipos de protección

Existen distintos elementos que nos protegen; para que sean considerados EPI deben cumplir unas características según normativa UN. Contamos también con elementos de protección clasificados como productos sanitarios (PS) si se trata de riesgo biológico con la normativa UN correspondiente. Siempre que sea posible, debemos utilizar material homologado.

Existen distintos equipos de protección. En primer lugar debemos diferenciar qué parte de nuestro cuerpo protegen los distintos equipos. Hay equipos de protección de la vía aérea, trajes de protección y elementos para completar la protección del cuerpo (guantes y botas).

Equipos de protección de la vía aérea

Según la tecnología que se utiliza se clasifican en:

- **Equipos de protección basados en elementos filtrantes.** Basan su eficacia en que hacen que el aire que se respira pase a través de un filtro que puede estar diseñado para uno o varios gases o ser apto para filtrar partículas. Como inconveniente, tiene la limitación de utilizar filtros en lugares con ausencia de O_2 (el filtro limpia lo que se respira, pero no genera O_2). Para favorecer la entrada de aire se puede acoplar un motor con un ventilador que genera presión +, impidiendo la entrada del agente dentro de la máscara que lleva conectado el filtro.
- **Equipos dotados de suministro con aire a presión (Equipos de Respiración Autónoma).** Tienen la ventaja de que pueden ser utilizados en cualquier tipo de situaciones y la seguridad de la presión + que se genera dentro de la máscara. Tienen un uso limitado en el tiempo.

Trajes de protección

La resistencia de los trajes (**Fig. 149-3**) frente a los productos químicos (ya que son mucho más agresivos para los tejidos que los radiológicos y los biológicos) se mide por dos valores: la permeación y la penetración:

- **Permeación.** Paso de un producto a través de un tejido debido a una reacción molecular lenta. Los tejidos más resistentes son los que resisten más de 480 minutos antes de que el producto traspase el tejido.
- **Penetración.** Mide el traspaso inmediato de un producto a través del tejido. El tejido puede ser impermeable a partículas, salpicaduras de líquidos, líquidos a baja presión, líquidos a presión y vapores de un líquido o gases. Los trajes con mayor grado de protección son los impermeables a gases (valor 1 para la penetración) y traspaso lento, superior a 480 minutos (valor 6 para la permeación).

Con los equipos de protección de la vía aérea y los trajes (además de los complementos), se definen los grados de protección. Estos elementos se deben combinar según la labor que se va a realizar. Si la labor va a estar centrada en el traslado de afectados ya descontaminados es absurdo llevar equipos de respiración autónoma y trajes impermeables a gases.

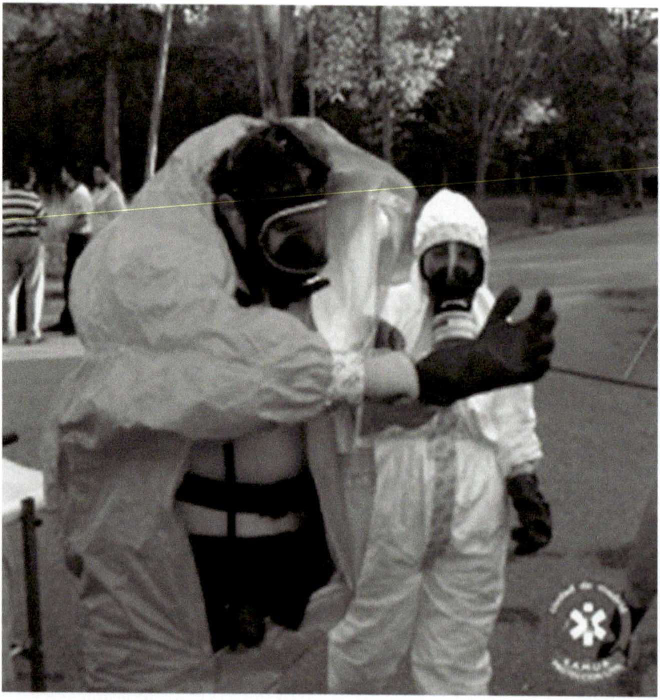

Figura 149-3. Trajes de protección.

DESCONTAMINACIÓN

- Consiste en una serie de pasos consecutivos, dirigidos a retirar la contaminación de la superficie de los afectados (**Fig. 149-4**).
- Los afectados se clasifican en dos grupos: los que se pueden trasladar por sus medios y los que necesitan traslado en camilla (afectados válidos y afectados inválidos).
- Para descontaminarse deben pasar por una estructura (línea de descontaminación), dentro de la cual se va retirando progresivamente el agresor. Hay una línea de afectados válidos y una línea de afectados inválidos.

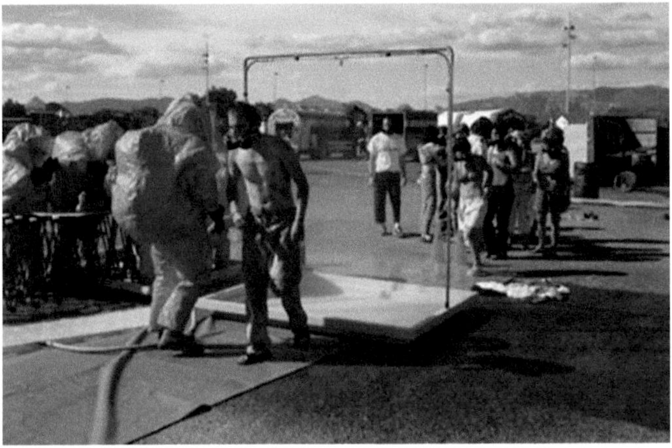

Figura 149-4. Descontaminación de urgencia de pacientes "válidos".

Pasos de la descontaminación

- **Desvestido.** Se debe retirar la ropa, intentando que no pase nunca la parte externa de la misma por la nariz y boca del afectado, ya que son las vías de entrada más importantes para la contaminación secundaria. Para ello, lo mejor es cortarla.
- **Neutralizado o enjabonado.** Es difícil utilizar neutralizante, ya que por lo general no hay productos que neutralicen un compuesto sobre la piel de un afectado. Si el producto es hidrosoluble, con el aclarado se elimina. Si es liposoluble, se realiza un enjabonado y con el aclarado se retira el producto emulsionado.
- **Aclarado.** Con él se retira el agresor. Se debe realizar con agua templada para evitar que se abran los poros de la piel. El agua utilizada se debe retirar como elemento contaminado.
- **Secado y vestido.** Antes de vestir, debemos comprobar la ausencia de tóxico mediante detección.

Características de la descontaminación

- La rapidez y minuciosidad de la descontaminación está relacionada directamente con el tipo de agresor.
- Si se trata de un agresor químico, seguramente estará lesionando mientras permanezca en contacto con la piel. En este caso, la descontaminación debe ser rápida para evitar el aumento de las lesiones.
- Si el agresor es biológico, la descontaminación no debe ser rápida, pero sí minuciosa, ya que nuestro problema es evitar la entrada en la boca y nariz del agresor.

- Si el agresor es radiológico es importante retirarlo de la piel, pero también evitar la contaminación interna.

Clasificación de los afectados

- Una consideración importante es la clasificación de las personas que han participado en este tipo de incidentes.
- No se puede utilizar una clasificación convencional (Rojo = Grave, Amarillo = Moderado, Verde = Leve).
- Se deben considerar la exposición al producto o agente agresor y las lesiones. Por ello, se debe diferenciar entre:
  - Expuesto. En contacto con el producto o agente pero SIN síntomas.
  - Afectado. En contacto con el producto o agente CON síntomas relacionados con el producto o agente.
  - Herido. Expuesto o afectado con lesiones NO relacionadas con el producto o agente (por ejemplo, un intoxicado con cloro, que además tiene una fractura de brazo por caída).

RECUERDE

- Todo SE debe disponer de un procedimiento de actuación ante riesgo NRBQ.
- Es imprescindible la coordinación con otros servicios de emergencia.
- Se debe ampliar el procedimiento a los hospitales donde se continuará la atención: el hospital tiene que saber continuar esta respuesta.
- En ocasiones, la presencia de un agente agresor es desconocida en los primeros momentos y muchos afectados pueden dirigirse por sus medios a su hospital. Un mal manejo de estos pacientes puede inutilizar no sólo un servicio de urgencias, sino todo el hospital.
- Los servicios de emergencias y de urgencia tienen que trabajar con los mismos conceptos y aplicar procedimientos conjuntos.

BIBLIOGRAFÍA

- Cique Moya, A. Zonificación Sanitaria en Incidentes NBQ. Emergencias 2007;19:211-221.
- Vázquez Lima MJ, Casal Codesido JR. Guía de actuación en urgencias (5ª edición). Ed Panamericana 2015.
- SAMUR-Protección Civil. Accidente de Múltiples Victimas (4ª edición). Disponible en: www.munimadrid.es/samur <http://munimadrid.es/samur>/procedimientos
- Álvarez Leiva C. Asistencia Sanitaria a múltisples víctimas y catástrofes. SAMU. Sevilla: Villena Artes Gráficas, 2012.

TÉCNICAS DE URGENCIAS (TU) 26

150. Técnicas médicas

T. García Ferreiro, B. López Prada, D. Rodríguez Álvarez, J. R. Casal Codesido

PUNTOS CLAVE

- Es importante tener clara la técnica a realizar ante un paciente que lo precise.
- Tener todo preparado antes de comenzar una técnica.

PUNCIÓN LUMBAR

Generalidades

- La punción lumbar (PL) es la técnica que se utiliza para la obtención de una muestra de líquido cefalorraquídeo (LCR).
- Debe practicarse después de realizar un examen de fondo de ojo para excluir la existencia de presión intracraneal elevada.
- Si hay alteración de la conciencia, papiledema, agitación, signos neurológicos focales o convulsiones, debe realizarse previamente una tomografía computarizada (TC).
- El paciente debe recibir información sobre el procedimiento y firmar el consentimiento antes de realizarlo.

Indicaciones

- Sospecha de infección del sistema nervioso central (a excepción de absceso cerebral o procesos parameníngeos).
- Sospecha de hemorragia subaracnoidea con TC normal.
- Otras: pseudotumor cerebral, hipertensión intracraneal benigna y síndrome de Guillain-Barré.

Contraindicaciones

- Sospecha de hipertensión intracraneal.
- Alteraciones de la coagulación (plaquetas < 50.000 o tiempo de Quick < 60 %).
- Infección de la zona de punción.
- Sospecha de compresión medular.

Técnica

- Flexión anterior de tronco del paciente para aumentar los espacios intervertebrales:
  - Decúbito lateral. Columna y extremidades inferiores flexionadas, intentando que estas contacten con el pecho, flexión de cabeza y

cuello anterior (posición fetal). Los hombros y las caderas deben estar alineados.
- Sentado. Piernas y brazos colgando, haciendo flexión anterior de tronco hacia delante.

- Palpar las apófisis espinosas e identificar los espacios interespinosos y las crestas ilíacas en su borde superior. La línea imaginaria que las une cruza el espacio L3-L4 y es donde debe realizarse la PL. También se puede puncionar el espacio inmediatamente superior o inferior (L2-L3 o L4-L5) (**Figs. 150-1** y **150-2**).

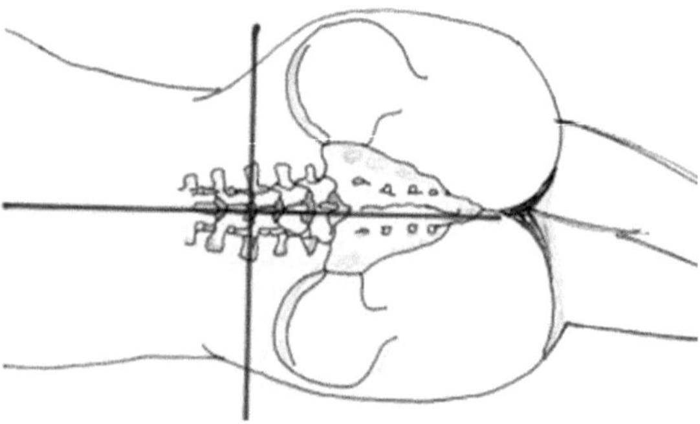

Figura 150-1. Localización del lugar de inserción de la punción lumbar.

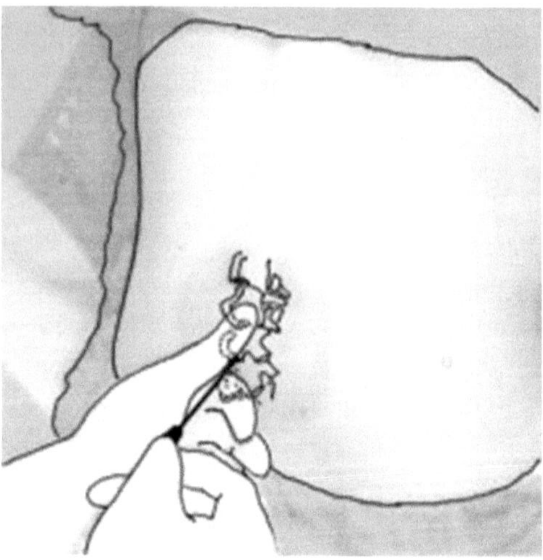

Figura 150-2. Introducción del trócar en la punción lumbar.

- La punción se llevará a cabo con total asepsia local, limpiando la zona de forma circular hacia fuera.
- Se infiltra la zona, por planos, con mepivacaína al 1 %.
- Se introduce el trócar (es estándar) con el bisel hacia arriba, perpendicular a la espalda, paralelo al eje de la cama y en dirección levemente craneal (hacia el ombligo).
- Se observa resistencia del ligamento longitudinal y de la duramadre.
- Se progresa un poco más y se retira la guía.
- Si no fluye líquido, se reintroduce la guía y se avanza un poco más con el trócar.
- Se repetirá la operación una o dos veces.
- Si sigue siendo negativo, se retira el trócar casi hasta la superficie y se reintroduce o intenta en los espacios L4-L5 o L2-L3.
- Se puede aumentar la presión de salida, pidiendo al enfermo que tosa (**Fig. 150-2**).
- Se valora el aspecto macroscópico del LCR (agua de roca, hemorrágico, claro, xantocrómico o turbio) y se mandan muestras para analizar (hematología, bioquímica, microbiología y anatomía patológica) (10 gotas).
- Retirar el trócar con el fiador puesto y aplicar un apósito.
- El enfermo debe reposar 2 horas, al menos, después de la punción. Los primeros 30 minutos en decúbito supino han demostrado disminuir la cefalea postpunción.

Complicaciones

- Cefalea postpunción: se puede producir entre varias horas y varias semanas después de la punción.
- Infección del sitio de punción.
- Hematomas y hemorragias locales.
- Lumbalgia, dolor radicular o parestesias en EEII.
- Herniación cerebral.

ARTROCENTESIS

Generalidades

Técnica para la punción-aspiración de líquido sinovial de una cavidad articular con fines diagnósticos y/o terapéuticos.

Indicaciones

- Diagnóstico diferencial del derrame articular: hemático, séptico, inflamatorio o reactivo por microcristales.
- Terapéutica del dolor o pérdida funcional en derrames articulares a tensión e infiltración de sustancias analgésicas y antiinflamatorias.

Contraindicaciones

- Infecciones y quemaduras en el sitio de punción.
- Bacteriemias.

- Fracturas próximas al sitio de punción.
- Coagulopatías (plaquetas < 50.000 o tiempo de Quick < 60 %) o anticoagulación oral.

Posición

- Rodilla. Decúbito supino con la rodilla extendida y relajada.
- Tobillo. Decúbito supino con el pie en ligera flexión plantar.
- Muñeca. Mano y muñeca relajadas en ligera flexión palmar.
- Codo. Sentado con el codo flexionado unos 90° y el antebrazo apoyado.
- Hombro. Mano colgando y músculos del hombro relajados, preferiblemente, sentado.

Punción

- Rodilla. El punto se encuentra hacia la mitad de la rótula y unos 2 cm (un través de dedo) por debajo de su reborde medial. La aguja se dirige paralela al plano horizontal, en sentido ligeramente proximal (**Fig. 150-3**).

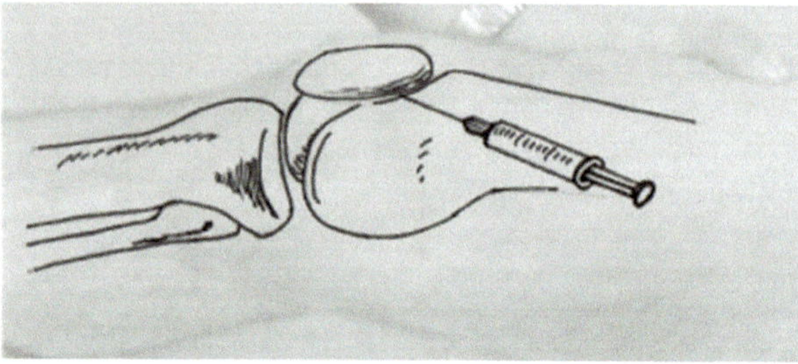

Figura 150-3. Lugar de punción para la artrocentesis de rodilla.

- Tobillo. Localizar la interlínea articular (la que une los maléolos), el astrágalo, el tendón flexor largo del primer dedo y el tibial anterior. La entrada se hará entre el tibial anterior y el flexor largo del primer dedo. La aguja se inserta con un ángulo de 45° y se dirige en sentido posterior (hacia el talón).
- Muñeca. La aguja se inserta perpendicularmente en la superficie dorsal, en un punto distal al reborde del radio e inmediatamente cubital al tendón del extensor largo del pulgar.
- Codo. La aguja se inserta en el punto medio del surco epicóndilo-olecraniano, con una inclinación de 45° respecto al plano horizontal y paralelo al eje largo del antebrazo (**Fig. 150-4**).
- Hombro. Se localiza un punto inmediatamente medial a la cabeza del húmero y ligeramente inferior y lateral al relieve de la apófisis coracoides. La aguja se inserta en dirección anteroposterior, ligeramente oblicua hacia fuera y hacia arriba.
- Se toman muestras para microbiología, hematología, bioquímica y anatomía patológica.

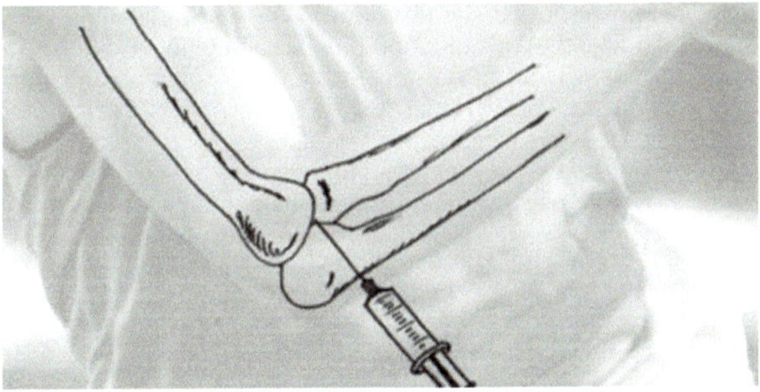

Figura 150-4. Lugar de punción para la artrocentesis de codo.

Complicaciones

- Infección o sangrado de la articulación.

PARACENTESIS

Generalidades

Técnica de punción abdominal para extracción de líquido ascítico (LA) de la cavidad peritoneal con fines diagnósticos o terapéuticos.

Indicaciones

- Primer episodio de ascitis.
- Sospecha de peritonitis bacteriana.
- Evacuación de ascitis a tensión.
- Ascitis por hipertensión portal refractaria a tratamiento médico.

Contraindicaciones

- Alteraciones de la coagulación sanguínea (plaquetas < 50.000 o tiempo de Quick < 60 %).
- Obstrucción intestinal.
- Infección de la pared abdominal.
- Embarazo.
- Abdomen agudo.

Técnica

- Colocar al paciente en decúbito supino, con el cabecero elevado (45°).
- El punto de inserción está en la línea imaginaria que une el ombligo y la espina ilíaca anterosuperior izquierda (en la unión de un tercio externo con los dos tercios internos) (**Fig. 150-5**).
- Preparar un campo estéril. Se puede infiltrar la zona con un anestésico local.

- Con un Abbocath de 16-18 G se punciona perpendicularmente a la pared abdominal. Se avanza y se aspira hasta obtener líquido.
- La aguja se conecta a una bolsa de orina o aspirador, permitiendo eliminar el líquido ascítico a razón de 150-200 mL/min (si es evacuadora). Si es diagnóstica, es suficiente con 50 mL.
- Una vez finalizada la paracentesis, los pacientes deben permanecer en decúbito lateral derecho durante 2 horas como mínimo.

Nota: cuando la paracentesis es evacuadora, simultáneamente o a continuación, se procederá a la reposición de albúmina, a razón de 6-8 g de albúmina por cada litro de LA extraído (albúmina humana Grifols 20 % en viales de 10 mL, 50 mL o 100 mL). Tras cada vial de albúmina se administrará una ampolla de furosemida.

Se tomarán muestras para anatomía patológica, bioquímica y en frascos de hemocultivos para anaerobios y aerobios.

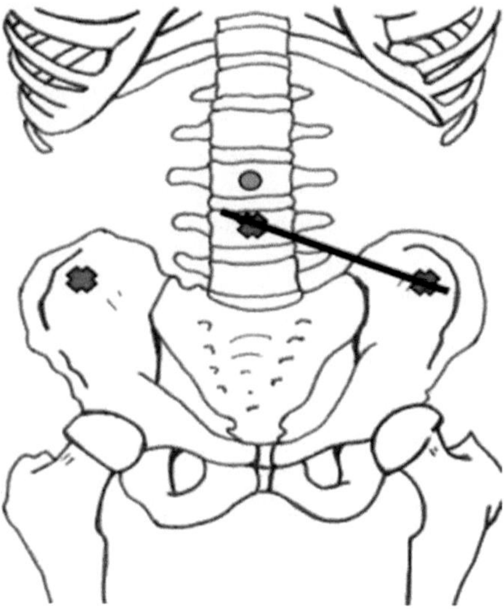

Figura 150-5. Punto de inserción de la paracentesis.

Complicaciones

- Hemorragia intraperitoneal.
- Neumoperitoneo.
- Perforación intestinal con o sin peritonitis.
- Hipotensión arterial/shock hipovolémico.
- Absceso, infección o hematoma en la pared abdominal.
- Dolor abdominal postpunción.
- Persistencia de salida de líquido por el sitio de la punción.

TORACOCENTESIS

Generalidades

Técnica por la que se introduce un catéter en la cavidad torácica hasta el espacio pleural para obtener líquido pleural (LP) con fines diagnósticos o terapéuticos.

Indicaciones

- Derrame pleural diagnosticado o confirmado después de Rx de tórax (≥ 10 mm):
  - Terapéutico: en caso de insuficiencia respiratoria.
  - Diagnóstico: no filiado y que requiera actitud terapéutica urgente: sospecha de empiema.

Contraindicaciones

- Alteraciones de la coagulación (plaquetas < 50.000 o tiempo de Quick < 50 %).
- Sospecha de rotura diafragmática.
- Infección en el sitio de punción.
- Pequeño volumen de derrame.

Técnica

- Posición: sedestación, apoyando la mano del hemitórax que se va a puncionar en el hombro contralateral.
- Se recomienda el uso de guía ecográfica, debido a la mayor tasa de éxito del procedimiento. Es necesaria la demostración de líquido pleural inmediatamente adyacente a la pleura parietal con una distancia suficiente al diafragma y al pulmón durante todo el ciclo respiratorio. Se recomienda una profundidad mínima de derrame pleural de 1,5 cm para realizar la toracocentesis de forma segura:
  - Es sugerente de derrame paraneumónico la presencia de escombros flotantes o burbujas de aire (signo de «plancton»), con múltiples ecos diminutos que se arremolinan dentro del fluido y de las loculaciones.
- Punción y localización: puncionar en el espacio intercostal, por debajo de la zona de comienzo de la matidez y disminución del murmullo vesicular, pegado al límite superior de la costilla inferior, delimitado en la parte lateral por la línea axilar posterior, medial por la vertical que pasa por el vértice de la escápula (no debería estar por debajo de la 9ª costilla).
- Se infiltra mepivacaína con aguja IM. Se introduce la aguja rozando el borde superior de la costilla más próxima al sitio de la punción. Se infiltra la piel y los tejidos blandos más profundos, aspirando siempre antes de inyectar.
- Se avanza hasta obtener líquido pleural. Mientras el paciente contiene la respiración, se retira.

- Se sustituye por jeringa de 50 mL, de la que se obtendrán las muestras de LP para bioquímica, anatomía patológica y microbiología, si el fin es diagnóstico. Si es terapéutico, se introduce un Abbocath del nº 18.
- Cuando sale el LP, se retira el fiador y se conecta a una llave de tres vías. Se debe detener la evacuación si aparece tos o dolor torácico. Hay que descansar cada 500 mL y extraer lo máximo que tolere el paciente, aunque se debe prevenir el edema pulmonar *ex vacuo*.
- Colocar un apósito estéril en el sitio de punción, una vez extraído el Abbocath.
- Realizar Rx de control en inspiración-espiración para descartar neumotórax.

Complicaciones

- Neumotórax.
- Síncope vasovagal.
- Hemotórax por punción del paquete vascular intercostal.
- Laceración pulmonar de órganos abdominales o lesión diafragmática.
- Edema pulmonar *ex vacuo*.
- Tos y dolor local.
- Infección del sitio de punción.

TUBO DE TÓRAX

Generalidades

Técnica para la extracción del espacio pleural del contenido anómalo del mismo, con el fin de que vuelva a expandirse el pulmón y conseguir una adecuada ventilación.

Indicaciones

- Empiema pleural.
- Hemotórax, quilotórax o neumotórax (espontáneo o a tensión).

Contraindicaciones

- No existen contraindicaciones absolutas y las relativas son las mismas que las de la toracocentesis.
- Se debe evitar la ventilación mecánica con presiones elevadas durante la técnica.
- El drenaje debe ser inmediato siempre que exista:
  - Dolor intenso.
  - Taquipnea.
  - Ventilación mecánica con presión positiva.
  - Neumotórax importante.

Posición

- Decúbito supino con el brazo sobre la cabeza.

Sitio de inserción

- Segundo espacio intercostal, en la línea medioclavicular, a 2 cm por encima de la costilla, en paralelo, previa inserción de anestésico local.
- 4º-5º espacio intercostal, en la línea axilar anterior (**Fig. 150-6**).

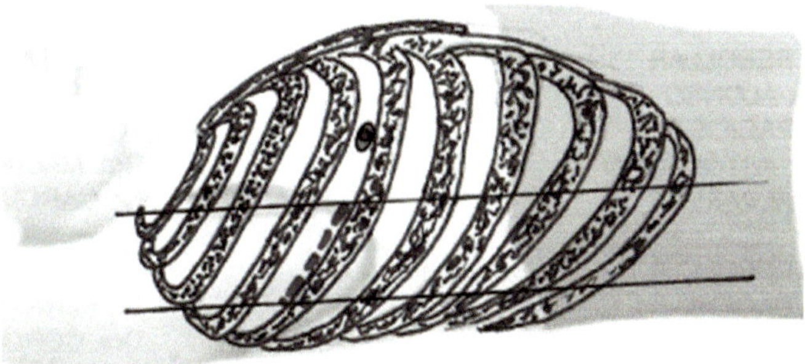

Figura 150-6. Lugar de inserción del tubo de tórax.

TÉCNICA

- Infiltrar el punto de inserción con anestésico local, en mayor profundidad (tejido subcutáneo y pleura parietal).
- Avanzar hasta llegar a la cavidad pleural (salida de aire).
- Disección en sentido caudal de distintos planos hasta llegar a la cavidad pleural.
- Insertar un dedo para verificar la posición y la ausencia de adherencias.
- Colocar el tubo en sentido cefálico.
- Conectar a un aspirador y fijar con seda.

Complicaciones

- Hematoma local y neumotórax iatrogénico.
- Laceración o punción de órganos toracoabdominales.
- Lesión del paquete neuromuscular.
- Enfisema subcutáneo.
- Fallo del sistema de drenaje.

VÍA CENTRAL

Generalidades

Técnica para la canalización de una vía venosa de grueso calibre.

Indicaciones

- Imposibilidad de acceso a vía venosa periférica.
- Necesidad de medir la presión venosa central (PVC).

- Necesidad de mantener vía venosa prolongada.
- Infusión rápida de fármacos, sueroterapia o fármacos irritantes de la pared vascular.

Contraindicaciones

Generales

- Infección local.
- Lesión vascular proximal.
- Alteraciones de la coagulación (plaquetas < 50.000 o tiempo de Quick < 50 %).
- Radioterapia de la zona de punción.

Específicas

- Subclavia
  - Lado contralateral al neumotórax.
  - EPOC o asma.
  - Trombosis de la vena subclavia.
- Yugular
  - Abuso de drogas por vía yugular.
  - Fractura de cervical o cifosis.
  - Hematoma cervical.
  - Síndrome de vena cava superior.
- Femoral:
  - Cirugía inguinal previa.
  - Injerto protésico femoral.

TÉCNICA DE LA T DE SELDINGER

Generalidades

- Se usa en venas de grueso calibre: subclavia, yugular interna, axilar y femoral.
- Es imprescindible realizar pruebas de coagulación y recuento plaquetario por la proximidad de estructuras potencialmente sangrantes.

Fases

- Identificar el punto de inserción.
- Anestesiar la piel y los tejidos más profundos.
- Insertar una aguja conectada a jeringuilla y aspirar.
- Una vez obtenido reflujo, se rota 180º para confirmar que estamos en la luz del vaso.
- Retirar la jeringa y taponar el extremo de salida de la aguja.
- Se introduce la mayor parte de la guía metálica a través de la aguja (15-20 cm). Se retira la aguja.
- Hacer una incisión en el punto de entrada de la guía. Pasar el dilatador y avanzar girando.

- Retirar el dilatador y pasar el catéter venoso por la guía hacia la luz del vaso. El catéter tendrá un grosor mínimo de 1,5-2 mm y una longitud de 10-15 cm para la subclavia y yugular interna, y de 40-50 cm para la femoral.
- Retirar la guía, conectar el catéter y fijarlo mediante puntos de sutura.
- Control radiográfico sistemático para verificar la posición exacta del extremo distal del catéter y la ausencia de complicaciones inmediatas: hemotórax, neumotórax, falsa rotura, etcétera.
- Los catéteres introducidos a través de la subclavia no deben sobrepasar el cuerpo vertebral T5 en la Rx PA de tórax para evitar introducirlo en cavidades cardiacas.

Abordajes

Subclavia

- Posición. Decúbito supino con el brazo pegado al tronco, ligero Trendelenbug y cabeza girada al lado contrario de la punción.
- Abordaje infraclavicular. Con el dedo índice de la mano libre sobre la horquilla esternal, se punciona 1 cm por debajo del borde inferior de la clavícula (unión tercio medio-interno), dirigiendo la aguja hacia adentro, arriba y atrás (unión esternoclavicular).

Yugular interna (de elección)

- Posición. Igual que la anterior.
- Abordaje posterior. Se realiza a lo largo del borde posterior del ECM a 5 cm o 2 traveses de dedo por encima de clavícula, dirigiendo la aguja hacia la horquilla esternal.

Femoral

- Posición. Decúbito supino con la extremidad inferior a puncionar en abducción y ligera rotación externa.
- Técnica. Con la mano libre se palpa la arteria femoral. La punción se realiza 1-2 cm por dentro de la arteria y unos 2 cm por debajo de la arcada crural. La aguja se mantiene, formando un ángulo de 30° con la piel. La vena se punciona a 5-30 mm de profundidad.

Complicaciones

- Punción de arteria coronaria, cavidades cardiacas o víscera hueca.
- Arritmias.
- Neumotórax.
- Hemorragia o hematoma.
- Mala posición del catéter.
- Infección local.
- Lesión del plexo braquial o del nervio frénico.

VÍA INTRAÓSEA

Generalidades

Se usa como alternativa a vía endovenosa. Es una técnica muy sencilla.

Indicaciones

Situaciones de urgencia, en las que el acceso IV es lento o imposible: politraumatizados, grandes quemados, PCR y shock.

Contraindicaciones

- Prácticamente, no existen.
- Evitar infecciones en el sitio de punción.

Sitio de inserción

< 6 años: extremidad proximal de la tibia, por debajo de la meseta tibial en su borde interno (Fig. 150-7).

> 6 años: maléolo tibial interno.

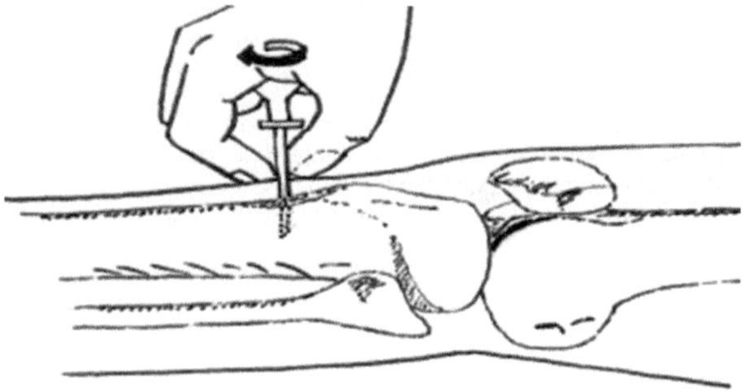

Figura 150-7. Lugar de inserción de la vía intraósea.

Técnica

- Anestesiar la zona.
- Insertar la aguja casi perpendicular al hueso.
- Avanzar con movimiento rotatorio hasta notar una pérdida de resistencia.
- Retirar el trócar, aspirar e irrigar con suero salino.
- Asegurar la aguja.

Complicaciones

- Son raras (si la técnica es correcta).
- Infecciones del sitio de punción e infecciones óseas.

PERICARDIOCENTESIS

Generalidades

Técnica para la extracción percutánea de líquido de la cavidad pericárdica. Se puede efectuar con control electrocardiográfico o ecográfico. Es preferible este último por ser más seguro.

Indicaciones

- Taponamiento cardiaco.
- Diagnóstico diferencial del derrame pericárdico.

Contraindicaciones

- No existen en situación de urgencia.
- Alteraciones graves de la coagulación.

Técnica

- Colocar al paciente en decúbito supino (30°).
- Administrar 1 mg de atropina IV para evitar reacciones vagales.
- Si responde al dolor, infiltrar con aguja intramuscular la piel y tejido subcutáneo de la región subxifoidea con lidocaína.
- Desde la región subxifoidea, pinchar dirigiendo la aguja de pericardiocentesis hacia el vértice de la escápula izquierda, con una inclinación de 20°.
- Aspirar hasta extraer líquido. Si se aprecian extrasístoles ventriculares o elevación del ST, se debe retirar la aguja hasta que desaparezcan (se producen por contacto con el epicardio).
- Introducir una guía por la aguja, retirar la aguja y pasar a través de la guía un dilatador.
- Retirar el dilatador y pasar un catéter por la guía, retirar la guía y fijar.
- Conectar el catéter a aspiración continua.
- Si el fin es diagnóstico, enviar muestras para hemograma, bioquímica, anatomía patológica y microbiología.

Complicaciones

- Punción de arteria coronaria, cavidades cardiacas o víscera hueca.
- Arritmias.
- Neumotórax.

CRICOTIROIDOTOMÍA

Es una técnica de emergencia cuando no es posible asegurar la vía aérea por medios convencionales.

Indicaciones

- Edema de glotis.
- Traumatismo facial.
- Tumores orofaríngeos.
- Intubación endotraqueal imposible.

Contraindicaciones

- No existen en situaciones de emergencia.

Tipos

- Punción. Es la menos invasiva. Se accede a la tráquea por la membrana cricotiroidea, por un Abbocath. En situaciones de emergencia.
- Clásica. Vía aérea quirúrgica (mediante bisturí).
- Percutánea: sistemas comercializados.

Técnica

- Se coloca al paciente en decúbito supino con el cuello y los hombros sobreelevados e hiperextensión del cuello.
- Unir el Abbocath (16 G) a una jeringa con suero.
- Punción perpendicular (90º) sobre la membrana cricotiroidea entre el cartílago tiroides y cricoides.
- Avanzar hasta la aparición de burbujas en la jeringa, lo que confirma que se está en la luz traqueal.
- Retirar la aguja, dirigir el catéter en dirección caudal y fijar.
- Conectar a la fuente de oxígeno.

Complicaciones

- Hemorragia.
- Infecciones.
- Broncoaspiración.
- Neumotórax y neumomediastino.
- Perforación esofágica.
- Lesión de las cuerdas vocales.

CARDIOVERSIÓN ELÉCTRICA

Técnica para recuperar el ritmo cardiaco normal mediante la aplicación de una descarga eléctrica sobre el corazón. Frena las vías de conducción eléctrica (normales y accesorias), retomando el ritmo el nódulo sinusal.

Indicaciones

Taquicardias con inestabilidad hemodinámica < 48 horas o anticoagulados, primer episodio o episodios previos que han revertido espontánea o farmacológicamente que se prolongan (siempre antes de 48 horas).

Contraindicaciones

Ninguna.

Técnica

- Paciente en decúbito supino monitorizado (saturación, PA y ECG).
- Sedar al paciente con propofol o midazolam y administrar analgesia.
- Ajustar en el monitor el modo ***sincronizado***.

- Colocar las palas aplicando gel previamente o pegar los electrodos adhesivos:
  - Anterior derecha y posterior izquierda: más eficaz pero compleja.
  - Anterior derecha, por debajo de la mitad de la clavícula, y en ápex.
- Si tiene marcapasos definitivo alejarse más de 12 cm de su implantación.
- Energía inicial si el desfibrilador es bifásico:
  - Flutter auricular y TSV: 70-120 J.
  - FA y TV con pulso: 120-150 J.
- ***Avisar la retirada*** antes de la descarga y comprobar que nadie está en contacto con el paciente.
- Si fracasa, administrar otra descarga de igual o mayor energía.
- Después de cada choque se debe sincronizar la descarga.
- No deben retirarse las palas hasta comprobar que ha sido efectivo.

Complicaciones

- No ajustar en modo sincronizado.
- Puede haber quemaduras en el sitio de presión de la pala si no se aplica gel.
- Dolor por sedación y/o analgesia deficiente.
- Descargas al personal que ayuda en la reanimación.

COLOCACIÓN DE MARCAPASOS EXTERNO

Generalidades

Es un procedimiento para conseguir iniciar o mantener un latido cardiaco adecuado en casos de bradicardias sintomáticas, mediante la aplicación de estímulos eléctricos.

Indicaciones

Todas las bradicardias sintomáticas.

Contraindicaciones

Ninguna.

Técnica

- Posición en decúbito supino, con el cabecero un poco elevado.
- Sedar y analgesiar al paciente para que no note el dolor de cada impulso.
- Colocar los electrodos adhesivos según se indica en el dorso.
- Activar la opción marcapasos. La frecuencia va de 40 a 180 lpm y la amplitud de la corriente, de 10 a 200 mA (se elegirá la menor efectiva).
- Seleccionar frecuencia (60-70 lpm) y modo fijo/demanda.
- Incrementar de manera progresiva la intensidad hasta conseguir la mínima eficaz para que "capture": cada espiga debe generar un QRS a continuación.
- Comprobar que la "captura eléctrica" genera "captura mecánica": cada espiga seguida de QRS en el monitor debe corresponderse con un latido registrado en el pulso periférico.

Complicaciones

- Que no se genere captura eléctrica y/o mecánica.
- Dolor por analgesia deficiente.

INTUBACIÓN OROTRAQUEAL

Es de elección la **intubación orotraqueal** (IOT). Debe tenerse cerca un dispositivo alternativo de vía aérea quirúrgica: mascarilla laríngea, combitubo, *airtrack, kit* de cricotiroidotomía, etcétera.

Material necesario

- Laringoscopio y palas de intubación.
- Tubo endotraqueal de varios tamaños.
- Fiador o guía semirrígida (opcional).
- Lubricante hidrosoluble.
- Pinzas de Magill y de Kocher.
- Jeringuilla de 10 mL.
- Sondas de aspiración. Preferiblemente, sonda rígida (Yankaguer).
- Cánulas orofaríngeas (tubo de Guedel).
- Dispositivos de fijación del tubo.
- Fonendoscopio para comprobación.

Técnica

- Extender el cuello del paciente para alinear tres puntos (boca, laringe y tráquea) y conseguir una buena visualización de la laringe.
- Extracción de cuerpos extraños (uso de pinzas de Magill) y prótesis dentalesm y aspiración de secreciones.
- Ventilar con bolsa-mascarilla. Preparar el material necesario y comprobar su correcto funcionamiento.
- Lubricar el tubo endotraqueal y colocar el fiador (optativo), vigilando siempre que no sobresalga del extremo distal del tubo. Comprobar el balón de neumotaponamiento.
- Sujetar el laringoscopio con la mano izquierda e introducirlo por la comisura bucal derecha, desplazando la lengua hacia la izquierda e ir avanzando lentamente hasta visualizar la epiglotis.
- Colocar la punta de la pala en el receso glosoepiglótico.
- Desplazar el laringoscopio hacia arriba (el mango del laringoscopio debe estar a 45° respecto al plano horizontal) hasta visualizar las cuerdas vocales. Si la visualización es mala, un ayudante puede presionar el cartílago cricoides (maniobra de Sellick).
- Sin quitar la vista de las cuerdas vocales, introducir el tubo endotraqueal a través de ellas hasta la desaparición del balón de neumotaponamiento. La colocación correcta del tubo corresponde normalmente con la marca de 23-25 cm en el varón y de 21-23 cm en la mujer.
- Retirar el laringoscopio, agarrando con firmeza el tubo, retirar el fiador e inflar el balón de neumotaponamiento con 10 mL de aire.

- Comprobar la correcta posición del tubo: ventilar con ambú. Se auscultan 5 puntos: ambas bases y ambos vértices pulmonares (ventilación simétrica) y epigastrio (no ruidos de borboteo).
- Comprobar la correcta posición del tubo mediante dispositivos creados para dicho fin: ***capnografía,*** detector esofágico y detector de CO_2 espirado (colorimétrico etc.).
- Colocar el tubo de Guedel, fijar ambos tubos a la boca del paciente y conectar al respirador.
- La IOT no debe demorarse más de 30 s. En caso de ser así, se ventilará al paciente con bolsa-mascarilla y se intentará de nuevo.

Tras la introducción del laringoscopio, debemos ver la imagen de la epiglotis que se observa en la figura 150-8.

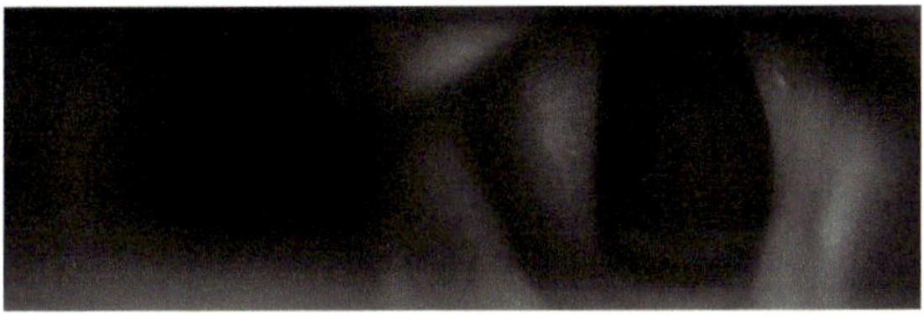

Figura 150-8. Imagen de la epiglotis.

Tubos

Para una IOT siempre se debe disponer de tubos superiores e inferiores:
- **Mujeres**: 7-7,5.
- **Hombres**: 8-8,5.

BIBLIOGRAFÍA

- Carneiro Pereda P, Márquez Alonso JA, Julián Jiménez A. Técnicas invasivas en urgencias. En: Julián Jiménez A (Coordinador). Manual de Protocolos y Actuación en Urgencias (4ª edición). Madrid: Edicomplet, 2014: 79-98.
- Palomo de los Reyes MJ, Casal Codesido JR, Nuñez Touceda A. Técnicas médicas. Vázquez Lima MJ, Casal Codesido JR. Guía de Actuación en Urgencias (5ª edición): Madrid: Editorial Médica Panamericana, 2017: 897-911.
- Técnicas y procedimientos instrumentales. En: Moya Mir MS, Piñera Salmerón P, Mariné Blanco M (editores). Tratado de Medicina de Urgencias (1ª edición). Madrid: Ergón, 2011:40-237.

151. Técnicas de enfermería

M. A. Jáñez Álvarez, C. Abellás Álvarez, E. Poses Sobral, C. Pol Balado

PUNTOS CLAVE

- Recordar las contraindicaciones absolutas y relativas del *sondaje nasogástrico* y su correcta colocación.
- En un *lavado gástrico* es importante recordar la posición del paciente y comprobar la ausencia de prótesis dentales móviles y/o piercings.
- En un *sondaje vesical* debemos de escoger una sonda adecuada al procedimiento y objetivo del mismo así como mantener la esterilidad de la técnica.

ACCESOS VASCULARES

La **terapia intravenosa** consiste en la administración de sustancias líquidas a través de un catéter que se inserta en la luz de una vena. Permite el acceso inmediato al torrente sanguíneo para suministrar líquidos y medicamentos.

El **capital venoso** se define como el conjunto de todos los vasos del sistema circulatorio venoso central y periférico que se pueden utilizar con fines terapéuticos y/o diagnósticos.

Se define el **acceso venoso** como el procedimiento dentro del ámbito sanitario que permite establecer una comunicación a través de un dispositivo tubular entre una estructura venosa superficial o profunda y el exterior del cuerpo, mediante punción percutánea o mediante procedimiento quirúrgico, con el fin de obtener muestras analíticas o administrar fármacos, soluciones parenterales o hemoderivados (**Tabla 151-1**).

La **circulación venosa** puede ser central o periférica anatómicamente. La central se compone de todas las venas de cuello, tórax y abdomen, incluyendo las venas subclavia y femoral. La circulación periférica abarca las venas distales de las extremidades superiores e inferiores.

Tabla 151-1. Tipos de catéteres

Catéteres venosos periféricos	Catéter periférico corto	
	Línea media	*Mini-midline* Línea medio-clavicular
Catéteres venosos centrales	Central de acceso periférico (PICC)	
	Central de acceso central (CICC)	No tunelizado Tunelizado
	Central de acceso femoral (FICC)	
	Reservorio venoso subcutáneo (RVS)	

Es de vital importancia el lavado de manos o la utilización de solución hidroalcohólica y el uso adecuado de guantes con el fin de prevenir infecciones relacionadas con la asistencia.

Recordar que el uso de guantes no exime del lavado de manos.

GENERALIDADES

Cambio del equipo de infusión

No debe hacerse antes de 96 horas, pero debe hacerse, al menos, una vez cada 7 días o cuando estén visiblemente manchados, excepto en los casos siguientes:

- Emulsión lipídica (propofol): cada 6-12 horas.
- Nutrición parenteral: cada 24 horas.
- Hemoderivados: cada 4 horas.

Cambio del bioconector

Siempre que se cambie el catéter o una vez cada 7 días.

Cambio del apósito:

- Apósito de poliuretano cada 7 días.
- Apósito de gasa/opaco cada 48 horas.

CUIDADOS DURANTE EL USO DEL CATÉTER

- Limpiar siempre el bioconector mediante fricción con clorhexidina alcohólica o alcohol isopropílico al 70 % antes de acceder a él para su uso.
- Comprobar que el catéter está bien colocado y sujeto, y que es permeable antes de utilizarlo.
- Evitar manipulaciones innecesarias para evitar contaminaciones.
- Desinfectar la piel preferentemente con clorhexidina alcohólica > 0,5 % o con alcohol isopropílico al 70 %.
- Si se sale el catéter, no reintroducir.
- Comprobar que la fluidoterapia y/o el fármaco son los correctos, la dosis es correcta, el momento es correcto y el paciente es correcto.
- Valorar las posibles interacciones entre fármacos.
- Observar el punto de punción, al menos, una vez por turno.
- Control de la limpieza e integridad del apósito.

CATÉTER VENOSO PERIFÉRICO

Corto

- Catéter sobre aguja de longitud corta (menor de 7 mm), que se inserta mediante venopunción percutánea en una vena periférica.
- Son los dispositivos más usados en terapia intravenosa y su inserción es sencilla tras una adecuada instrucción.

- El calibre oscila de 24 a 14 G, con una longitud variable siempre menor de 7 mm.
- Indicaciones generales:
  - Terapia inferior a 7 días.
  - Sustancias no vesicantes o irritantes con pH 5-9.
  - Osmolaridad inferior a 500 mOsm/L.
- Elección del catéter: debe elegirse el del calibre más pequeño y con la longitud mínima para garantizar el tratamiento. A menor grosor, menor daño en la íntima de la vena y, por tanto, menos riesgo de flebitis mecánica. A menor grosor, menor longitud y menor zona de resistencia tanto para entradas como para extracción de sangre. Siempre que se tenga canalizada una vena gruesa se obtendrán buenos resultados. Se puede prever que a menor grosor del catéter, más tiempo de permanencia y menor riesgo de extravasación.
- La elección del tamaño del catéter debe definirse por el profesional que va a realizar la punción, en función de su destreza, habilidad o necesidad real o potencial por la patología del paciente de que el calibre sea más o menos grueso. No todo paciente atendido en un servicio de urgencias necesita una o dos vías del número 14.
- Si es posible, elegir la vena de mayor diámetro posible, palpable y del mayor llenado capilar.
- El lugar de inserción debe ser preferentemente la extremidad superior, si es posible, en partes distales por encima de canalizaciones anteriores, evitando las zonas de flexión de la articulación. Evitar canalizar en zonas dañadas, tortuosas, inflamadas, esclerosadas o que estén en zonas de flebitis o infiltración.

Preparación del material

- Gasas estériles.
- Compresor.
- Guantes limpios no estériles.
- Clorhexidina alcohólica > 0,5 %.
- Jeringa de 5 o 10 mL.
- Suero fisiológico o jeringa precargada.
- Apósito transparente de poliuretano.
- Alargadera con bioconector. Evitar llaves de tres vías.
- Catéter.
- Contenedor de residuos punzantes.

Procedimiento

- Verificar la identidad del paciente e informarle sobre el procedimiento.
- Preguntar al paciente si padece alergias.
- No rasurar el pelo. Si es necesario, cortarlo.
- Colocar al paciente en una posición cómoda para él y para el profesional.

- Lavar las manos.
- Poner el compresor 10-15 cm por encima de la zona, con una presión suficiente para interrumpir la circulación venosa, pero garantizando la arterial.
- Limpiar la piel del paciente.
- Insertar el catéter con un ángulo de 35° y bisel hacia arriba, comprobando el reflujo de sangre y retirando el compresor antes de retirar el fiador completamente.
- Colocar el bioconector y, si se necesita, una alargadera, y salinizar el catéter.
- Fijarlo con apósito transparente, dejando el punto de punción visible (no colocar apósito a modo de corbata encima del punto de punción).
- Recoger el material y registrar en historia de enfermería.

Catéter venoso periférico de línea media (*Midline*)

- Catéter de 7 a 10 cm de longitud insertado en la fosa antecubital, situándose la punta del catéter en el paquete vascular que se encuentra debajo de la axila.
- Permanencia de dos a cuatro semanas si no hay complicaciones y para tratamientos poco irritantes que duren entre dos y cuatro semanas.
- Ventaja: mantienen el acceso intravascular sin repetidas venopunciones.
- Requieren venas de gran calibre, como la basílica o la cefálica.
- En la práctica enfermera, recientemente, se ha introducido la ecografía para la canulación de vías venosas periféricas. La utilización de la ecografía en el abordaje vascular puede ayudar a disminuir el número de punciones y complicaciones.

CATÉTER VENOSO CENTRAL

PICC

- Procedimiento enfermero que no necesita quirófano ni pruebas preoperatorias. Sí precisa formación exhaustiva y reglada.
- Su objetivo es instalar un catéter en la vena cava superior a través de una vía periférica, en condiciones de esterilidad, para la administración de medicamentos, nutrición parenteral, sustancias hiperosmolares y sustancias vesicantes. Se realiza en pacientes que necesiten este tratamiento más de seis días, evitando el sufrimiento por las continuas venopunciones.

Acceso venoso central interno tunelizado subcutáneo. Reservorio

- Es un sistema totalmente implantable y el personal encargado de su manipulación debe garantizar el óptimo mantenimiento y duración del catéter.
- Es muy importante que los profesionales enfermeros se formen en las necesidades de cuidados del reservorio y eviten toda clase de problemas potenciales, aplicando los protocolos basados en la evidencia.

- Aspectos importantes:
  - Acceder a él con la aguja especial para este dispositivo (aguja Gripper) y en condiciones de esterilidad.
  - Informar al paciente del procedimiento y colocarle en posición semi-Fowler.
  - Desinfectar la zona del portal, con movimientos circulares de dentro hacia fuera.
  - Localizar la membrana de acceso mediante palpación con la mano no dominante e inmovilizarla con los dedos índice y pulgar, buscando el punto central.
  - Insertar la aguja firme y perpendicular a la membrana del portal, en un ángulo de 90º.
  - Avanzar la aguja a través de la piel y la membrana hasta notar un tope metálico, la parte posterior del reservorio, donde no es posible avanzar más. No se debe mover la aguja, ya que se podría dañar la membrana auto sellante.
  - Aspirar suavemente hasta que salga la sangre, desechar 5 mL.
  - Siempre lavar con técnica de presión positiva, técnica *push-stop* y utilizando jeringas de 10 mL.
  - Fijar la aguja con apósito transparente.

EXTRACCIÓN DE SANGRE ARTERIAL. GASOMETRÍA ARTERIAL

Definición

Extraer una muestra de sangre arterial mediante punción de una arteria para valorar el intercambio de gases en sangre.

Es una técnica delicada y, por ello, requiere tener experiencia.

El procesamiento de la muestra tiene que ser lo más rápido posible para que los resultados sean más fiables.

Objetivos

Permite valorar los siguientes parámetros:

- Oxigenación: porcentaje de hemoglobina unida reversiblemente al oxígeno (saturación $SatO_2$).
- Ventilación: presión ejercida por el oxígeno disuelto en el plasma (Presión arterial de oxígeno: PaO_2).
- Equilibrio ácido-base: pH, CO_3H (bicarbonato), $PaCO_2$ (presión arterial de anhídrido carbónico).

Material

- Guantes limpios no estériles.
- Antiséptico.
- Gasas estériles.

- Jeringa y aguja específica de gasometrías (con autollenado para muestras arteriales con heparina sólida).
- Apósito para ocluir el punto de punción.
- Etiqueta para la identificación del paciente.
- Contenedor de residuos.

Extracción de la muestra

- Informar al paciente del procedimiento que vamos a realizar y preguntarle si recibe tratamiento anticoagulante.
- Lavado de manos y uso de guantes limpios no estériles.
- Localizar la zona de punción y desinfectar con antiséptico. La elección debe de hacerse en este orden: radial, humeral, y femoral:
  - **Radial:** realizar prueba de Allen para comprobar la circulación colateral (con los dedos índice y medio, ejercer compresión simultánea sobre las arterias radial y cubital durante unos segundos, permaneciendo el paciente con el puño cerrado. Sin reducir la presión, pedir al paciente que abra la mano. Se observará la palma de la mano blanca. Descomprimir o liberar la presión de la arteria cubital: en menos de 15 segundos deberá restablecerse la circulación y el color de la mano, siendo la prueba de Allen positiva.). Una vez realizada la prueba con la muñeca del paciente en extensión (se aconseja en la mano no dominante) y los dedos índice y corazón del profesional ligeramente separados, marcar la arteria radial (en el túnel carpiano). Al localizar el pulso, aflojar la presión, pero sin alejar los dedos y puncionar con un ángulo de 45° con respecto a la piel, atravesándola entre los dedos y con el bisel de la aguja hacia arriba en dirección craneal.
  - **Humeral o braquial:** colocar el brazo en extensión. Puncionar con un ángulo aproximadamente de 45°.
  - **Femoral:** la punción se realizará en línea perpendicular a la arteria (90°). Esta zona, debido al riesgo al que se expone al paciente, se reserva para casos de necesidad extrema.
- Etiquetado correcto de la muestra y envío de la muestra a laboratorio junto con una bolsa de hielo.

SONDAJE NASOGÁSTRICO ADULTO Y PEDIÁTRICO

Definición

El sondaje gástrico es la técnica mediante la cual se introduce una sonda a través de uno de los orificios nasales o de la boca, pasando por el esófago hasta el estómago.

El sondaje gástrico se realiza con fines diagnósticos, terapéuticos, preventivos o de alimentación.

Indicaciones

- Descompresión gastrointestinal, fluidos o secreciones.
- Vaciamiento gástrico.

- Lavado gástrico ante ingesta de tóxicos.
- Protección de la vía aérea en pacientes intubados.
- Administración de nutrición enteral y/o medicación.
- Prevención de broncoaspiración en enfermos con bajo nivel de conciencia o con problemas de deglución.
- Aspiración de secreciones gastroduodenales.
- Compresión esofágica en varices sangrantes.

Contraindicaciones

Absolutas

- Sospecha de fractura facial, de base de cráneo o traumatismo maxilofacial grave.
- Sospecha de perforación esofágica o cuerpo extraño esofágico.
- Ingesta de ácidos, álcalis, sustancias cáusticas o derivados del petróleo.
- Coagulopatías graves no controladas.
- Ingesta de cuerpos extraños de gran tamaño, afilados o paquetes de drogas.
- Inserción nasal en neonatos y lactantes por el tipo de respiración nasal.
- Obstrucción y/o estenosis nasofaríngea o esofágica.
- Cirugía nasal reciente.

Relativas

- Sospecha de esofagitis grave o varices esofágicas. Se debe valorar indicación.
- Bajo nivel de conciencia sin estar vía aérea asegurada.

Material

- Equipo de protección individual: guantes limpios no estériles, bata y gafas.
- Bolsa para residuos.
- Sonda nasogástrica según el número de luces (**Tabla 151-2**):

Tabla 151-2. Tipos de sondas nasogástrica

1 luz (Levin y Nelaton)	Para aspiración de contenido y descompresión de la cavidad gástrica
2 luces (Salem)	Eliminación de contenido gástrico y ventilación para evitar la adherencia de la sonda a la pared del estómago
3 y 4 luces (Sengstaken-Blakemore)	Hemorragias por varices

- Sonda nasogástrica según el material:
  - Polivinilo (Levin, Salem, Nelaton): succión de contenido gástrico o administración de medicamentos.
  - Poliuretano (Freka): alimentación gástrica e intestinal.
  - Silicona: alimentación.

- Lubricante hidrosoluble. No utilizar lubricante liposoluble (vaselina).
- Gasas estériles.
- Batea.
- Jeringa 50-60 tipo Gullon (cono ancho) en adultos.
- Depresor.
- Bolsa colectora, tapón o drenaje, según el objetivo.
- Pinza de Magill para introducción nasal.
- Esparadrapo antialérgico.
- Set de lavado gástrico, en caso de ser preciso el lavado.
- Tiras de medición de pH gástrico.
- Sistema de aspiración de pared o dispositivo móvil.

Técnica en adultos

- Identificación del paciente.
- Explicar el procedimiento al paciente, solicitando su consentimiento y colaboración.
- Preguntarle si padece alergias.
- Escoger el tipo de sonda según el objetivo.
- Hacer un lavado higiénico de manos y aplicar solución hidroalcohólica.
- Colocarse guantes limpios no estériles.
- Poner al paciente en posición de Fowler o semi-Fowler. Si no es posible esta posición, colocar en decúbito lateral izquierdo.
- Comprobar que las fosas nasales están permeables y escoger por la que respira mejor.
- Valorar el reflejo de deglución.
- Comprobar la presencia de prótesis dentales móviles o *piercings*.
- Medir la longitud necesaria de la sonda: desde la punta de la nariz al lóbulo de la oreja y hasta el apéndice xifoides. Señalar la marca con un rotulador. En el caso de sondaje orogástrico: se mide desde la comisura labial hasta el borde inferior del lóbulo de la oreja y luego hasta el apéndice xifoides.
- Aplicar lubricante hidrosoluble en el extremo distal de la sonda (10-15 cm).
- Introducir la sonda por la fosa nasal elegida hacia arriba y hacia la parte posterior de la nasofaringe. Una vez pasada la zona de los cornetes, el paciente inclinará la cabeza hacia adelante para favorecer la progresión de la sonda.
- Si el paciente tiene reflejo de deglución, indicarle que trague saliva o dar de beber entre 1 y 2 mL de agua con una jeringa para favorecer la progresión de la sonda.
- Si el paciente está inconsciente, se puede utilizar depresor y pinzas de Magill para facilitar la técnica.
- Progresar la sonda mediante movimiento rotatorio hasta la marca señalada.
- Si no sale líquido espontáneamente, aspirar con la jeringa de Gullon.
- Para comprobar la correcta colocación de la sonda, se debe aspirar el jugo gástrico después de insuflar 10-20 mL de aire para limpiarla de otras

sustancias y determinar el pH con las tiras de medición. Debe ser < 5. En caso de duda se debe confirmar mediante Rx.
- Retirar fiador si hubiese.
- Fijación: su coloca un apósito hidrocoloide sobre el labio superior o la mejilla y sobre él se fija la sonda con esparadrapo antialérgico a nariz o boca.
- Conectar la sonda a una bolsa de drenaje o poner tapón, según el objetivo.
- En caso de lavado gástrico, utilizar set de lavado y administrar carbón activado si está indicado.
- Retirar el equipo de protección personal y lavar las manos.
- Registrar la técnica, el tipo de sonda y su calibre en la hoja de enfermería.
- Registrar cualquier tipo de incidencia que se haya producido durante el procedimiento.

Técnica en pacientes pediátricos

- Identificación al paciente.
- Calibre de la sonda según la edad (**Tabla 151-3**):

Tabla 151-3. Catéter según la edad	
Neonatos y lactantes	5-8 Fr
18 meses-7 años	8-10 Fr
7-10 años	10-14 Fr
11-14 años	12-16 Fr

- Explicar el procedimiento al niño y al familiar o tutor legal. Solicitar el consentimiento informado y preguntar si padece alergias.
- Lavar las manos y aplicar solución hidroalcohólica.
- Ponerse guantes limpios no estériles.
- Colocar al paciente en posición de Fowler o semi-Fowler. Si no es posible esta posición, colocar en decúbito lateral izquierdo. En el caso de un lactante, mantenerlo en posición vertical con el mentón ligeramente elevado.
- Comprobar que las fosas nasales están permeables y escoger por la que respira mejor.
- Valorar la necesidad de colaboración para la sujeción del niño.
- Valorar el reflejo de deglución.
- Comprobar la presencia de prótesis dentales móviles y/o *piercings*.
- Medir la sonda desde la fosa nasal hasta la base del lóbulo de la oreja y luego hasta la parte inferior del esternón (más un dedo si se trata de un lactante o dos dedos si se trata de un niño) y marcar con rotulador.
- Aplicar lubricante hidrosoluble en el extremo distal de la sonda.
- Si no hay contraindicación, administrar anestésico local.
- Insertar el extremo de la sonda por la fosa nasal en dirección descendente y hacia la oreja de ese lado. No forzar la entrada.

- Si el niño está consciente y colabora, pedirle que trague saliva o darle de beber 1-2 mL de agua con una jeringa.
- En niño inconsciente, utilizar depresor y sonda de Magill para favorecer la técnica.
- Avanzar la sonda mediante movimiento rotatorio hasta la marca señalada.
- Si no sale líquido espontáneamente, aspirar con la jeringa de Gullon.
- Para comprobar la correcta colocación de la sonda se debe aspirar el jugo gástrico después de insuflar de 1 a 5 mL para limpiar la sonda de otras sustancias y determinar el pH con las tiras de medición. Debe ser < 5. En caso de duda se debe confirmar mediante Rx.
- Retirar fiador si hubiese.
- Colocar el tapón, la bolsa recolectora o la aspiración según la indicación del sondaje.
- Fijación: apósito hidrocoloide sobre labio superior o mejilla y fijar sobre él la sonda con esparadrapo hiopalergénico a nariz o boca.
- Retirar el equipo de protección personal y lavar las manos.
- Registrar la técnica, el tipo de sonda y su calibre en la hoja de enfermería.
- Registrar cualquier tipo de incidencia que se haya podido producir durante el procedimiento.

Complicaciones

Agudas

- Apnea.
- Bradicardia.
- Hipoxia.
- Náuseas y vómitos.
- Ubicación errónea de la sonda en la vía respiratoria: neumotórax, atelectasia, derrame o neumonitis.
- Ubicación errónea de la sonda en vía esofágica: aumenta el riesgo de aspiración.
- Lesión en mucosa nasal, oral y digestiva: esofagitis, perforación, sangrado.
- Perforación esofágica o gástrica.
- Colocación de la sonda en la zona intracraneal.
- Rotura de varices esofágicas.

Crónicas

- Desequilibrio hidroelectrolítico.
- Infección de las vías aéreas en sondas de larga duración.
- Otitis media.
- Úlceras nasales.
- Obstrucción de la sonda.
- Fístula traqueoesofágica.
- Estenosis esofágica.
- Úlceras gástricas o esofágicas.

Consideraciones especiales

- Presión de aspiración. Se debe usar la menor presión de aspiración que permita descomprimir el estómago de manera eficaz. Los límites de presión recomendados son:
  - Neonatos 10-40 mmHg.
  - Niños mayores 40-60 mmHg.
- Una vez retirado el fiador, no se debe introducir de nuevo para evitar la perforación de la sonda.
- Si el paciente acaba de comer o tomar tratamiento VO, se puede alterar la medida del pH gástrico.

LAVADO GÁSTRICO

Definición

Colocación de una sonda orogástrica con el objetivo introducir y aspirar pequeñas cantidades de líquido para extraer el tóxico ubicado en el estómago y evitar su absorción.

Indicaciones

Tiempo desde la ingesta del tóxico:

- Primera hora: máxima eficacia del lavado tras la ingesta de sustancias tóxicas en cantidades tóxicas.
- Cuatro horas: después de 4 horas de ineficacia del lavado gástrico, excepto:
  - 6-8 horas: fármacos que retrasan el vaciamiento gástrico (AAS, sales de Fe, etc.).
  - 12-24 horas. Anticolinérgicos: narcóticos, fármacos con cubierta entérica o de acción retardada.

Ingestión de tóxico en el que no es efectivo el tratamiento con carbón activado.

Otras indicaciones: exploraciones endoscópicas y preparación de intervenciones quirúrgicas.

Contraindicaciones

- Intoxicación por sustancias cáusticas, derivados del petróleo o hidrocarburos.
- Paciente con bajo nivel de conciencia o riesgo de convulsión (excepto que lleve intubación endotraqueal).
- Estenosis esofágica o lesiones en vía digestiva alta.
- Intoxicación etílica en adulto por la rápida absorción del etanol (excepto en niños y/o adolescentes en los primeros 30 minutos tras la ingesta).

- Cirugía gástrica reciente.
- Hematemesis.
- Ingesta de tóxicos junto con objetos punzantes.

Material

- Sonda orogástrica: Foucher (gran calibre y de elección), Levin (una luz) o Salem (dos luces). Calibres (**Tabla 151-4**):

Tabla 151-4. Catéter según la edad			
Adultos	Adolescentes	Niños	Lactantes
36-50 Fr	30-40 Fr	24-28 Fr	20 Fr

- Lubricante hidrosoluble. No utilizar lubricante liposoluble (vaselina).
- Jeringa de Gullon de 50-60 mL.
- Guantes limpios no estériles.
- Esparadrapo hipoalergénico.
- Gasas estériles.
- Toalla y/o salvacamas.
- Pinzas para clampar, tipo Kocher o similar.
- Recipiente con medida volumétrica.
- Batea.
- Solución líquida para el lavado (solución salina o agua a 37 °C). En niños, no administrar a 37 °C, por el riesgo de hiponatremia.
- Equipo de aspiración.
- Monitor multiparámetro.
- Fonendoscopio.

Procedimiento

- Identificar al paciente y explicarle el procedimiento.
- Lavar las manos y aplicar solución hidroalcohólica.
- Colocar toalla, salvacamas o similar.
- Retirar prótesis dentales móviles y/o *piercings*.
- Realizar monitorización cardiaca, pulsioximetría y acceso venoso.
- Colocar al paciente en posición decúbito lateral izquierdo (de seguridad), con la cabeza en declive de 10-20° (Trendelenburg).
- Medir la longitud de la sonda y marcar con rotulador.
- Lubricar el extremo distal de la sonda.
- Introducir la sonda y comprobar su ubicación en el estómago (con fonendoscopio, tras insuflar 30 mL de aire). La técnica de medida del pH puede verse alterada por la ingesta de fármacos o comida.
- Aspirar contenido gástrico y guardar en frío una muestra por si es preciso hacer un análisis toxicológico.
- Administrar 150 a 300 mL de la solución a temperatura ambiente. En niños, 10-15 mL/kg.

- Extraer el contenido administrado mediante declive o aspiración. Favorece esta acción el suave masaje en la zona abdominal antes de la extracción.
- Repetir la maniobra de administración y extracción hasta que el contenido salga limpio (hasta un máximo de 3 L) y, posteriormente, introducir un litro adicional.
- Administrar carbón activado:
  - Dosis: 50 g en adultos. Niños: 1 g/kg de peso.
  - Se puede repetir la administración de carbón activado con dosis de 1 g/kg de peso a las 2-4 horas en ciertas intoxicaciones (antidepresivos, digoxina…).
  - En caso de vómito, menos de 30 minutos después de la administración del carbón activado, administrar dosis de 0,5 g/kg de peso.
  - No administrar carbón activado si se dispone de antídoto del tóxico ingerido.
  - Efectos secundarios: estreñimiento, coloración negra de las heces.
  - Se diluye en agua, aunque también se puede mezclar con zumos o bebidas de cola.
- Clampar la sonda orogástrica previa retirada de la misma para evitar broncoaspiraciones.
- Retirar los guantes y hacer lavado higiénico de manos.
- Registrar la técnica.

Complicaciones

- Lesiones faríngeas y esofágicas.
- Problemas respiratorios: broncoaspiraciones, laringoespasmo.
- Arritmias.
- Hipotermia.
- Hipernatermia, hiponatemia.
- Espasmo del esfínter esofágico inferior que dificulta la retirada de la sonda. Emplear glucagón IV.
- Hemorragias conjuntivales.

Consideraciones especiales

- Valorar el riesgo-beneficio del lavado gástrico en pacientes agitados o agresivos.

SONDAJE VESICAL

Definición

Es la introducción de una sonda a través del meato urinario hasta alcanzar la vejiga. Técnica invasiva con fines diagnósticos o terapéuticos. El objetivo es el drenaje, que puede ser temporal, intermitente o permanente.

Material

- Sonda vesical estéril. Tipos (**Tabla 151-5**):

Tabla 151-5. Tipos de sonda vesical	
Nelaton	Pacientes prostáticos o dificultad de sondaje. Material de PVC.
Foley	Hematuria. Material de PVC, látex o silicona.
Tiemann	Pacientes prostáticos o dificultad de sondaje. Material de silicona.
Couvelaire	Hematuria. Material de PVC, látex o silicona.
Dufour	Lavados vesicales con presencia de coágulos. Material de goma rígida, látex.
Mercier	Resección de adenoma de próstata. Material de silicona.

- Guantes limpios no estériles para la higiene y guantes estériles para el sondaje.
- Gasas estériles.
- Lubricante hidrosoluble y estéril urológico.
- Jeringa de 10 o 20 mm (según la sonda vesical).
- Agua bidestilada estéril.
- Dos paños estériles o uno fenestrado.
- Gasas estériles.
- Solución antiséptica: clorhexidina acuosa al 2 % o povidona yodada.
- Bolsa de orina o tapón.

Método

Mujeres

- Identificación correcta de la paciente.
- Preguntarle si padece alergias.
- Explicarle el procedimiento y solicitar su consentimiento.
- Colocar a la paciente en posición ginecológica con las piernas flexionadas y separadas.
- Lavarse las manos, aplicar solución hidroalcohólica y ponerse los guantes desechables.
- Lavar los genitales externos, siempre de arriba hacia abajo. Usar una nueva gasa en cada pasada.
- Aclarar con agua y secar con gasas estériles la zona en el mismo sentido.
- Cubrir el meato con gasa estéril hasta el momento del sondaje.
- Ponerse guantes estériles para preparar el campo.
- Colocar el paño estéril para crear un campo estéril.
- Comprobar el balón de la sonda, inflando el balón con 10 mL de aire y desinflando a continuación.
- Desinfección de la zona con clorhexidina acuosa al 2 % o povidona yodada.
- Lubricar el extremo distal de la sonda (5-10 cm) con lubricante estéril.

- Separar los labios mayores, con ayuda de una gasa estéril, e introducir la sonda con la mano dominante hacia el meato uretral hasta que se observa la salida de la orina por la sonda e introducir 5 cm más para asegurar la ubicación en la vejiga. No se debe forzar la introducción del catéter.
- Conectar la sonda a la bolsa si no se ha hecho antes.
- Llenar el balón con el agua bidestilada y retirar la sonda hasta que haga tope.
- Colocar la sonda por encima del muslo y fijarla con esparadrapo hipoalergénico, si es necesario.

Hombres

- Identificación correcta del paciente.
- Preguntarle si padece alergias.
- Explicarle procedimiento y solicitar su consentimiento.
- Colocarle en decúbito supino con las piernas ligeramente flexionadas.
- Lavarse las manos, aplicar solución hidroalcohólica y ponerse los guantes desechables.
- Lavar el pene (retraer el prepucio y lavar el glande). Desinfectar el glande con clorhexidina acuosa al 2 % y hacer con la gasa un movimiento en espiral. Usar una gasa nueva para cada pasada. Secar en el mismo sentido que el lavado.
- Dejar la gasa estéril en el meato urinario hasta el momento del sondaje.
- Quitarse los guantes y ponerse unos estériles para preparar el campo estéril.
- En el campo estéril se irá colocando todo el material estéril ayudado de otra persona.
- Comprobar el balón de la sonda.
- Lubricar el extremo distal de la sonda y la uretra del paciente. Si el lubricante contiene anestésico, dejar actuar 2 minutos.
- Sujetar el pene con la mano no dominante y retirar el prepucio con gasa estéril hacia atrás. Se introduce la sonda con la mano dominante 7-8 cm con el pene en posición vertical y se cambia a continuación a posición horizontal hasta que haya reflujo de orina. Progresar otros 5 cm para asegurar la ubicación de la sonda en la vejiga.
- No forzar si no progresa.
- Conectar a la bolsa si no se ha hecho antes.
- Llenar el balón con la cantidad de agua bidestilada que indique en la sonda.
- Retirar la sonda hasta que haga tope.
- Colocar el prepucio en su posición inicial para evitar parafimosis.
- Colocar la sonda por encima del muslo y fijarla con esparadrapo hipoalergénico.

Observaciones

- El cambio de sonda de látex se hace cada 21 días y la de la silicona, en 45 días, como norma general, pero es necesario ver la ficha técnica comercial de la sonda.

- En caso de RAO se pinzará la sonda cada 300 mL de vaciado, esperando 15 minutos entre pinzado y despinzado de la sonda.
- El calibre de sonda vesical más usado en adultos es el de 14-16 CH en mujeres y el de 16-22 CH en hombres. En paciente pediátrico, el calibre de 6 a 22 CH.
- Como normal general, se escogerá el calibre más fino cuando la indicación clínica lo permita.

TAPONAMIENTO NASAL

Definición

Esta técnica consiste en la colocación de una gasa o tapón esponjoso (tipo Merocel o Espongostan) en la cavidad nasal anterior con el fin de ejercer una barrera/compresión que favorezca la hemostasia y ponga fin a una epistaxis.

Tipos de taponamientos nasales

Anterior: se aplica cuando el sangrado se origina a nivel de la zona nasal anterior (90 % de las epistaxis) irrigada por el plexo de Kiesselbach.

Posterior: se aplica cuando la epistaxis tiene su origen a nivel nasal posterior por detrás del meato medio.

Indicaciones

Sangrado nasal anterior cuando fracasa la hemostasia a través de compresión directa y medidas posturales o a través de la cauterización con nitrato de plata (si el punto de sangrado es claramente visible y no está contraindicada).

Contraindicaciones

- Traumatismo nasal o maxilofacial grave.
- Sospecha de fractura de base de cráneo.
- Inestabilidad hemodinámica o vía aérea no controlada.
- Importante desviación del tabique nasal (contraindicación relativa).

Complicaciones

- Desplazamiento accidental del tapón nasal a la región posterior con el consiguiente riesgo de broncoaspiración o enclavamiento en la vía aérea.
- Lesión de la mucosa nasal (necrosis por excesiva presión o perforación del tabique).
- Infecciones tipo sinusitis.

Material

- Lámpara frontal con haz estrecho ajustable.
- Silla con cabezal.

- Rinoscopio.
- Pinzas de bayoneta.
- Batea.
- Tapón nasal: Merocel, Espongostan o tira de gasa vaselinada.
- Guantes y mascarilla.
- Toalla/salvacamas.
- Torundas y compresas.
- Agua oxigenada.
- Anestésia tópica (con o sin vasocontrictor).
- Pomada antibiótica.
- Jeringuilla de 10 mL con suero fisiológico.
- Depresores.
- Fuente de aspiración y catéter de aspiración.
- Tijeras.

Procedimiento

- Explicar al paciente el procedimiento que se va a realizar.
- Poner guantes y mascarilla.
- Colocar al paciente en posición de Fowler sobre la silla con cabezal posterior, delante del haz de luz, con una toalla o salvacamas en la parte frontal a modo de "babero" y la batea bajo la barbilla.
- Pedir al paciente que se suene con una gasa para vaciar la fosa nasal de contenido sanguinolento y mucoso.
- Con el rinoscopio se abrirá el orificio nasal y con las pinzas de bayoneta se introducirá una tira de gasa o algodón impregnado en anestésico. Seguidamente, esperaremos unos minutos hasta que haga efecto.
- A continuación, colocaremos el tapón nasal:
  - En caso de taponar con gasa orillada, la introduciremos en forma de acordeón e impregnada en la sustancia escogida: pomada antibiótica/vaselina.
  - En caso de taponar con Merocel, lo impregnaremos de pomada antibiótica (o vaselina en caso de alergia) y tras introducirlo le inyectaremos a través de la fosa nasal afectada 10 cc de SSF para conseguir que se expanda aplicando compresión sobre las paredes de la fosa.
- Con la ayuda de un depresor lingual, visualizaremos la orofaringe para constatar que no existe sangrado posterior.
- El taponamiento puede sujetarse con una torunda de gasa a modo de bigotera fijada con esparadrapo al tabique nasal.
- La retirada del taponamiento, por norma general, debe realizarse en 48 horas.

VENDAJE FUNCIONAL

Definición

El vendaje funcional se define como aquel que implica una **inmovilización parcial** del complejo articular afectado, limitando o impidiendo el movimiento que provoca el dolor o que agrava la lesión, pero permitiendo la movilidad del resto de la articulación y, con ello, evitando los inconvenientes que supone una inmovilización total.

Se trata de modificar la mecánica manteniendo la funcionalidad.

Tipos

- Preventivo: sin lesión previa, con la finalidad de minimizar el riesgo de sufrirla.
- Terapéutico: como parte del proceso de curación/recuperación de una lesión ya establecida.

Beneficios

- Reducción de los inconvenientes resultantes de una inmovilización completa (fenómenos trombóticos, atrofia muscular, rigidez y problemas circulatorios).
- Alivio del dolor.
- Disminución de la inflamación/edema.
- Mejora de la propiocepción.
- Acortamiento del proceso curativo.

Indicaciones

- Distensiones ligamentosas de grado I (y algunas de grado II).
- Roturas fibrilares de grado I (y algunas de grado II).
- Laxitudes ligamentosas (prevención).
- Distensiones/elongaciones musculares.
- Tendinitis/fascitis plantares (descarga).
- Fisuras/neuralgias intercostales.
- Fisuras de huesos largos.
- Tras la retirada de yeso (para iniciar el proceso rehabilitador).

Contraindicaciones

- Fracturas.
- Roturas ligamentosas o tendinosas.
- Roturas/desgarros musculares de alto grado.
- Compromiso circulatorio (venoso o arterial).
- Edemas/tumefacciones importantes.
- Inestabilidad funcional.
- Heridas y/o irritaciones dérmicas importantes.
- Alergia a material adhesivo.

Tipos de vendas

- **Vendas pretape:** vendas de espuma que se utilizan para proteger la piel del paciente o para amortiguar zonas dolorosas.
- **Vendas de crepé:** elásticas. No son adhesivas. Efecto fundamentalmente compresor.

- **Vendas cohesivas:** elásticas y transpirables, poseen una fina capa adhesiva que hace que se adhiera sobre sí misma sin adherirse a la piel, lo que permite una compresión controlada.
- **Vendas adhesivas:** elásticas y transpirables. Presentan una potente capa adhesiva que sí se adhiere a la piel. Ofrece un vendaje más rígido e inmovilizador que el que se logra con las vendas cohesivas.
- **Tape:** inelástico. Es un tipo de esparadrapo inelástico que permite un vendaje rígido. Permite la limitación del movimiento y/o la corrección de la posición de una estructura o complejo articular determinado. Es el más utilizado en el ámbito deportivo.

Material necesario

- Placas de protección (*foam*): almohadillas para protección de prominencias óseas.
- Prevendaje (pretape).
- Espray adhesivo (tipo Nobecutan). El espray adhesivo mejora la fijación del vendaje, actúa como protección y evita o mitiga la posterior depilación.
- Vendas elásticas (adhesivas, cohesivas, crepé, ...).
- Tape.
- Tijeras (de punta roma).
- Rasuradoras.
- Vaselina/cremas hidratantes.

Pasos previos

- Informar al paciente del procedimiento.
- Inspección de la zona afectada e identificación de los movimientos articulares que necesitan soporte/modificación.
- Selección del material adecuado.
- Preparación de la piel (limpieza, protección de prominencias, espray adhesivo, prevendaje).

Indicaciones posteriores

- Tras la colocación, comprobar de forma activa y pasiva los movimientos articulares para asegurar que la limitación aplicada es la adecuada.
- Explicar los motivos de consulta posterior (dolor excesivo, extremidades frías, excesivo edema distal).
- Reposo, pie en alto y aplicación indirecta de hielo tres o cuatro veces/día.
- Descarga parcial, movilizando el complejo articular afectado en la medida que lo permita el dolor y la inflamación.
- Revisión ambulatoria en 5-7 días.

Vendaje funcional para la articulación del tobillo

Material

- Pretape (3,8 cm de ancho), protecciones acolchadas y venda elástica adhesiva (de 5 y 7, 5 cm de ancho).

Procedimiento

- Realizaremos un prevendaje con pretape del tercio anterior de pie a tercio distal de pierna.
- Con la venda elástica adhesiva de 7, 5 cm colocamos dos tiras de anclaje, una a nivel del tercio distal de pie y otra a nivel del tercio distal de pierna. El anclaje puede ser circular porque la venda es elástica.
- Colocamos una tira activa longitudinal (venda elástica de 5 cm) en forma de U, que, partiendo de la cara interna de la pierna desde el anclaje, pasa por encima del maléolo tibial y se dirige hacia el maléolo peroneo, pasando por debajo del talón para terminar en la cara externa del anclaje de la pierna. Al colocar esta tira sobre la cara externa, se tensa levemente con el fin de mantener el tobillo en ligera eversión.
- Colocamos dos nuevas tiras de anclaje que se superponen en un tercio a las anteriores con la finalidad de fijar la tira activa en U.
- Colocamos ahora con venda elástica adhesiva de 5 cm una tira activa transversal, que, partiendo de cara interna del empeine, rodea la planta del pie, cruza por la cara dorsal de empeine, pasa por la región aquílea y vuelve a la planta del pie, fijándose a nivel de la base del 1er metatarsiano. La colocación de esta tira debe realizarse siempre con una leve tracción para que el pie-tobillo quede en ligera eversión. Opcionalmente, podemos colocar una segunda tira superpuesta en un tercio a la anterior, de igual forma que la anterior.
- Realizamos con venda elástica de 7, 5 cm un cierre del vendaje, dando vueltas en espiral de distal a proximal.

Vendaje funcional para la articulación de la rodilla

Material

- Pretape (de 3, 8 cm de ancho), protecciones acolchadas y venda elástica adhesiva (de 7, 5 y 10 cm de ancho).

Procedimiento

- Realizaremos un prevendaje con pretape del tercio distal de pierna al tercio proximal del muslo. Previamente, se colocará protección acolchada en hueco poplíteo.
- Colocamos dos anclajes mediante la aplicación con venda elástica adhesiva de 10,5 cm de dos vendajes circulares sin tensión (para impedir complicaciones de retorno venoso), uno a nivel del tercio medio del cuádriceps y otro a nivel del tercio medio de la región gemelar.

- Fijamos con venda elástica adhesiva de 7,5 cm una primera tira activa a la altura de la cara externa del muslo, que, pasando por la zona del ligamento lateral interno (LLI), fijamos en cara interna de la pierna.
- Fijamos una segunda tira activa a nivel de cara interna del muslo, que, pasando por la zona del LLI, fijamos en la cara externa de la pierna.
- Estas tiras (tanto la primera como la segunda) se van multiplicando, cubriendo cada tira activa dos tercios de la anterior y procurando mantener la pierna en ángulo de 15° durante la aplicación de cada tira. Se colocarán tantas tiras activas como creamos necesario, según el grado de lesión (con dos de cada lado suele ser suficiente). Cada par de tiras se irá fijando, colocando sucesivas tiras de anclaje.
- Una vez colocadas las tiras activas se procede al cierre del vendaje, que se hará con venda elástica adhesiva de 7,5 cm colocada en espiral ascendente de distal a proximal (de pierna a muslo) en dos tramos (pierna y muslo), dejando libre la rótula y el hueco poplíteo.

BIBLIOGRAFÍA

- Bové Pérez T. El vendaje funcional (7ª edición). Elsevier, 2021.
- Guía para el cuidado del acceso vascular en adultos. Vitoria-Gasteiz: Osakidetza, 2021.
- Manual de Protocolos y Procedimientos de Actuación de Enfermería en Urgencias. Hospital Virgen de Las Nieves, 2014.
- Tabuenca Prat N, Viscasillas Salas L. Manejo de enfermería en el procedimiento de urgencia de lavado gástrico por intoxicación. Revista Sanitaria de Investigación. Asociación Cuidae, 2020.
- Vázquez Lima MJ, Casal Codesido JR. Guía de actuación en Urgencias (5ª edición). Madrid: Editorial Médica Panamericana, 2016.

OTROS TEMAS CLAVES EN URGENCIAS (TCU) 27

152. Radiografía de tórax

M. Pereira da Costa Carvalho, A. Castro Otero, I. Vázquez Lima

PUNTOS CLAVE

- La radiografía de tórax es una de las pruebas de imagen más utilizadas en el servicio de urgencias para la valoración de patología cardiorrespiratoria y traumatismos.
- Conocer la anatomía normal es fundamental para su interpretación.

DENSIDADES Y PROYECCIONES BÁSICAS

- Existen cinco densidades radiológicas básicas: aire (parénquima pulmonar), agua (silueta cardiaca y músculos), grasa (rodea a los músculos), calcio (huesos) y metal (material protésico y cuerpos extraños).
- El estudio básico de la radiografía de tórax debe incluir siempre una proyección posteroanterior (PA) (**e-Figura 152-1**) y una lateral (**e-Figura 152-2**), ambas en bipedestación. Cuando las características del paciente no lo permiten, se realiza una única proyección anteroposterior (AP) con el paciente sentado o en decúbito supino. En la AP hay una amplificación de la silueta cardiaca.
- Otras proyecciones complementarias:
  - Decúbito lateral con rayo horizontal: ayuda a detectar la presencia de líquido pleural libre.
  - Oblicuas: permiten valorar las costillas (sospecha de fractura) y localizar lesiones.
  - AP en inspiración y espiración: valora la presencia de neumotórax.
  - Lordótica: estudio de vértices pulmonares y lóbulo medio.

CRITERIOS PARA REALIZAR UNA TÉCNICA ADECUADA

Inspiración: se deben contar 9-10 espacios intercostales posteriores o 5-6 anteriores.

Penetración: se deben ver mínimamente los cuerpos vertebrales a través de la silueta cardiaca, pero no los elementos posteriores de la vértebra.

Centrado: la distancia entre el borde medial de las clavículas debe ser equidistante a la apófisis espinosa de la vértebra a ese nivel.

Angulación: las clavículas deben proyectarse sobre las terceras o cuartas costillas y deben conservar la forma de S.

LECTURA SISTEMÁTICA

No existe un orden de lectura establecido. Se deben revisar:

Partes blandas:

- Músculos y partes grasas: asimetría, enfisema, cuerpos extraños, etcétera.
- Diafragma: generalmente, el diafragma derecho se encuentra más alto que el izquierdo. En la proyección lateral, el seno costofrénico derecho se encuentra detrás del izquierdo.

Estructuras óseas: morfología, alteraciones de densidad, líneas de fractura, etcétera.

Pleura: en condiciones normales no es visible, excepto las cisuras.

Parénquima pulmonar: los pulmones se dividen en lóbulos (3 en el derecho y 2 en el izquierdo). La cisura mayor, visible apenas en proyección lateral, separa el lóbulo inferior del resto de lóbulos en el pulmón derecho y el inferior del superior, en el izquierdo. La cisura menor, visible en ambas proyecciones, separa el lóbulo superior del medio en el pulmón derecho.

Mediastino. Radiológicamente, se subdivide en tres compartimentos: anterior, medio y posterior (**Tabla 152-1**).

Hilios y vasos pulmonares: los hilios están formados por las arterias pulmonares y sus ramas, los bronquios principales y los ganglios linfáticos. Se localizan en el área central, conectando el mediastino con los pulmones. El izquierdo habitualmente se ubica ligeramente más alto que el derecho (la arteria pulmonar izquierda discurre sobre el bronquio). Los vasos pulmonares son más evidentes en las bases que en los vértices y disminuyen su calibre hacia la periferia.

Corazón: morfología e índice cardiotorácico.

Tabla 152-1. Estructuras anatómicas y patologías mediastínicas más frecuentes

	Mediastino anterior	Mediastino medio	Mediastino posterior
Estructuras anatómicas	Glándula tiroides Timo Aorta torácica ascendente Corazón Ganglios linfáticos	Tráquea Esófago Arco aórtico Aorta descendente Ganglios linfáticos	Cuerpos vertebrales Nervios espinales Vasos linfáticos
Patologías más frecuentes	Bocio Linfoma Teratoma Timoma	Adenopatías (más frecuente) Tumores primarios Lesiones vasculares Quistes de duplicación	Tumores neurogénicos

PATRONES PULMONARES

Patrón intersticial

Se subdivide en varios subpatrones que pueden estar presentes simultáneamente:

- Lineal (líneas de Kerley). Líneas finas que forman un ángulo recto con la superficie pleural (líneas B) o, en lóbulos superiores, de 2-6 cm con orientación hiliar (líneas A): linfangitis carcinomatosa, fallo cardiaco, edema agudo de pulmón y neumonías por microorganismos atípicos (*Mycoplasma, Chlamydia, Coxiella*).
- Reticular. Incontables opacidades lineales milimétricas, que forman una imagen de red: enfermedades pulmonares infiltrativas difusas.
- Nodular. Innumerables opacidades redondeadas de pequeño tamaño (2-10 mm): tuberculosis miliar, sarcodosis, metástasis, etcétera.
- Retículo-nodulillar. "Puntos y rayas": fibrosis pulmonar idiopática, sarcoidosis, linfangitis carcinomatosa, etcétera.

Patrón alveolar

Aparece cuando el aire del alvéolo se sustituye por materiales de mayor densidad: exudado purulento, trasudado (agua), sangre, proteínas o células.

Signos radiológicos

- Opacidades o condensaciones de contornos imprecisos, con aspecto de algodón, excepto si alcanza una cisura, que actúa como límite, lo que confiere un contorno nítido. Tienden a la coalescencia y contienen en su interior estructuras tubulares aéreas: *signo de broncograma aéreo.*
- Nódulo acinar: nódulo de bordes mal definidos de 5-10 mm.
- Si se ve bilateralmente a nivel perihiliar el *signo de "alas de mariposa":* podría ser un fallo cardiaco congestivo, aunque también podría corresponder a una proteinosis alveolar.

Clasificación según su distribución

Lesión focal (lobar o segmentaria): **neumonía** (es la más frecuente), tuberculosis en fase inicial (son frecuentes las adenopatías hiliares/mediastínicas y la cavitación), tromboembolismo pulmonar, neoplasias (carcinoma bronquioloalveolar, linfoma, neumonitis postobstructiva) y hemorragias (contusión pulmonar, infarto, sangrado de bronquiectasias).

Lesiones difusas: **edema agudo de pulmón cardiogénico** (es el más frecuente), edema agudo de pulmón no cardiogénico (ahogamiento, fármacos, CO_2 y otros gases, alteraciones cerebrales, obstrucción de vía aérea o membrana hialina), neumonías atípicas (por *Pneumocystis jiroveci, Legionella* y víricas) y hemorragias difusas (hemosiderosis pulmonar, síndrome de Goodpasture, lupus eritematoso sistémico, vasculitis y coagulopatías).

Lesiones multifocales: no se limitan a un solo segmento o lóbulo. Pueden obedecer a causas inflamatorias (bronconeumonía, hongos y neumonías aspirativas), vasculares (tromboembolismo pulmonar, embolismos sépticos y vasculitis), neoplasias (carcinoma bronquioloalveolar, linfoma y metástasis que sangran).

PATOLOGÍAS MÁS FRECUENTES

Pared torácica

- Las opacidades debidas a estructuras de la pared torácica presentan un borde liso, bien definido e incompleto.
- La destrucción de la costilla indica la existencia de un proceso agresivo o inflamatorio.
- **Signo de la embarazada:** lesión de bordes bien definidos y ángulos obtusos, en contacto con la pared torácica o el mediastino. Indica lesión extrapulmonar, de localización pleural o parietal.

Tipos

Lesiones traumáticas

- *Fracturas costales:* discontinuidad de la cortical ósea. Ante la sospecha de fracturas, lo más importante es descartar sus complicaciones (hemotórax, neumotórax y contusión pulmonar). Las fracturas de las primeras costillas implican traumatismo de alta intensidad y pueden asociar otras lesiones cervicotorácicas. Las de los últimos tres últimos arcos costales pueden asociar lesiones hepáticas, esplénicas y renales.
- *Volet costal:* fracturas de tres o más costillas, cada una en dos segmentos, con grave afectación de la caja torácica.
- *Fracturas-aplastamientos o acuñamientos vertebrales:* más evidentes en proyección lateral.

Tumores

Benignos: displasia fibrosa, osteocondromas y encondromas.
Malignos:

- Metástasis: las lesiones blásticas son típicas del cáncer de próstata o mama, mientras que las líticas son más frecuentes en el carcinoma de pulmón, renal o tiroides.
- Primarios (menos frecuentes): Ewing, osteosarcoma.

Enfisema subcutáneo

Densidad aire en partes blandas.
Valorar lesiones pleurales, pulmonares o mediastínicas.

Factores de confusión (pezones, costillas cervicales, callos de fractura y calcificación de cartílagos costales).

Parénquima pulmonar

Neumonía (**e-Figuras 152-3** y **152-4**)

Patrón alveolar generalmente focal, con límites mal definidos, excepto si contacta con cisura, con nódulos con tendencia a coalescencia y *signo de broncograma aéreo*. La causa más frecuente de neumonía bacteriana es *Streptocccus pneumoniae*. Si hay expansión y cavitación, pensar en *Klebsiella*.

Signo de la silueta: cuando dos estructuras de igual densidad radiológica están en contacto se borra la superficie de contacto entre ambas. La neumonía de lóbulo medio borra la silueta cardiaca derecha, la de la língula borra el borde cardiaco izquierdo y la del lóbulo inferior borra el diafragma.

Atelectasia

Pérdida de volumen pulmonar independientemente de la causa. Su mecanismo más frecuente es el obstructivo.

Signos radiológicos:

- Desplazamiento cisural hacia el lóbulo colapsado (más seguro).
- Agrupamiento de las estructuras vasculares y bronquiales (más precoz).
- Aumento de densidad del lóbulo afectado.
- Elevación del diafragma ipsilateral.
- Desviación ipsilateral traqueal/ cardiaca/ mediastínica.
- Hiperinsuflación compensatoria de otros lóbulos (signo de atelectasia crónica).

Edema agudo de pulmón (**e-Figura 152-5**)

Extravasación y acúmulo anormal de líquido en el parénquima pulmonar. Se presenta inicialmente como patrón intersticial y posteriormente como alveolar.

No siempre se identifican todos los hallazgos radiológicos ni en la misma secuencia:

- Fase de redistribución: aumento de número y tamaño de vasos en lóbulos superiores y silueta cardiaca agrandada.
- Fase de edema intersticial: líneas de Kerley, desdibujamiento hiliar bilateral y líquido en cisuras.
- Fase alveolar: opacidades algodonosas, signo de alas de mariposa, derrame pleural bilateral o si unilateral preferentemente derecho.

Tromboembolismo pulmonar

Habitualmente, la radiografía es normal. Ocasionalmente, se puede observar la "joroba de Hampton" (opacidad periférica de base pleural) que sugiere infarto pulmonar.

Nódulos pulmonares

Nódulo pulmonar solitario: densidad pulmonar redondeada, bien circunscrita, de menos de 3 cm (si > 3 cm: masa pulmonar). Es importante revisar las pruebas de imagen previas para comparación. Criterios de benignidad: nódulo redondeado con márgenes lisos, calcificaciones que ocupan más del 10 % del nódulo, dobla su tamaño en menos de una semana o no se modifica en dos años de seguimiento.

Nódulos pulmonares múltiples: La causa más frecuente son las metástasis, seguida de las enfermedades infecciosas e inflamatorias. Ante la sospecha de malignidad se debe ampliar estudio con otras pruebas de imagen, siendo la tomografía el método de elección.

Lesiones cavitadas

Valorar grosor de la pared: a mayor grosor, mayor probabilidad de malignidad.

Características de superficie interna: las lesiones nodulares/irregulares suelen corresponder a neoplasias, las mal definidas/vellosas a abscesos y las lisas a otras etiologías.

Contenido: aéreo, líquido o sólido.

Pueden corresponder a *neoplasias*. Una cavitación con paredes nodulares gruesas debe considerarse tumoral hasta que se demuestre lo contrario. Las lesiones cavitadas pulmonares únicas corresponden a un carcinoma broncogénico en la mayoría de las ocasiones, a *patología infecciosa* (neumonías bacterianas necrotizantes: *Staphylococcus aureus, gramnegativos o anaerobios,* infección tuberculosa postprimaria y hongos) o a *patología vascular* (granulomas de Wegener, artritis reumatoide, tromboembolismo pulmonar y embolismo séptico).

Contusión pulmonar

Hemorragia en tejido intersticial y espacios aéreos. Se presenta como una condensación pulmonar indistinguible de otras causas. La laceración pulmonar puede dar lugar a un neumatocele (lesión radicular ovoide), que si se rellena de sangre formará un hematoma que se verá como una masa bien definida de densidad partes blandas. Una combinación de ambas podría producir un nivel hidroaéreo en relación con un neumohematocele.

Hiperclaridad pulmonar

- *Uni o bilateral:* la bilateral se puede deber a una disminución de la vascularización pulmonar (TEP masivo, hipertensión arterial pulmonar), aumento de espacio aéreo pulmonar (enfermedad pulmonar obstructiva crónica) o ambas causas (enfisema pulmonar).
- *Enfisema:* puede ser centroacinar (mayor afectación de lóbulos superiores) y panacinar (más grave en las bases). Ningún signo es específico.
- *Bulla:* lesión solitaria enfisematosa en parénquima pulmonar > 1 cm.

Pleura

Derrame pleural ***(e-Figura 152-6)***

- En bipedestación se puede observar pinzamiento de senos costofrénicos, opacidades de las cisuras interlobares y *signo del menisco*.
- Si es masivo, hay una opacidad casi completa del hemitórax, con posible inversión diafragmática y desplazamiento del mediastino contralateral.
- En decúbito supino habrá un aumento difuso de la densidad del hemitórax que permite ver estructuras vasculares, pérdida de contorno nítido de diafragma ipsilateral y el "casquete apical".

Derrame cisural encapsulado/"pseudotumor"

- Colección de líquido intracisural, habitualmente, en la cisura menor, con forma biconvexa. Suele ser secundario a insuficiencia cardiaca y es evanescente.
- No cambia al cambiar de posición.
- **Factor de confusión:** pueden simular masa pulmonar.

Calcificaciones pleurales

Imágenes lineales periféricas frecuentemente asociadas a pérdida de volumen, patrón intersticial, engrosamiento pleural, etc. Suelen ser consecuencia de hemotórax previo, empiema crónico o exposición a asbesto.

Neumotórax ***(e-Figura 152-7)***

Presencia de aire en espacio pleural que provoca colapso pasivo del pulmón subyacente. Se observa la pleura visceral (línea fina radiodensa) y el espacio avascular (más radiotransparente que el pulmón). Si se sospecha, solicitar radiografía en inspiración y espiración forzada:

- **Neumotórax a tensión:** emergencia médica y diagnóstico clínico. Radiológicamente, hay desplazamiento contralateral del mediastino, muñón pulmonar y aplanamiento diafragmático.
- **Hidroneumotórax:** presencia de aire y líquido en espacio pleural que se visualiza como nivel hidroaéreo.

Mediastino

- La evaluación del mediastino es complicada por la superposición de estructuras.
- El signo más frecuente de afectación es el ensanchamiento mediastínico, que puede ser local o difuso.
- **Factor de confusión: elongación aórtica,** muy frecuente en ancianos.
- **Neumomediastino:** se puede presentar con imágenes lineales aéreas centrales a lo largo de la silueta cardiaca, aorta, vasos supraaórticos, vena cava, arteria pulmonar y corazón o como aire retroesternal.

Diafragma

- ***Rotura diafragmática traumática:*** 90% es izquierda. Sospecha radiológica cuando se identifican estructuras abdominales dentro de la cavidad torácica.
- **Factor de confusión: lobulaciones diafragmáticas, hernia hiatal y hernias diafragmáticas.**

> RECUERDE
>
> - Solicitar las proyecciones adecuadas, valorar los criterios de ejecución técnica correcta y hacer una lectura sistemática son los ejes fundamentales para evaluar una radiografía de tórax.

BIBLIOGRAFÍA

- Díaz Rojas CA, Juan Sierra I, Milanés Escobar SA, Velosa Moreno AF, Díaz Cujar RA. Anatomía básica en la radiografía de tórax. Revista Médica Sanitas. 2017;20(2):116-23.
- Duran Palacios IC, Martín Martínez L, Dinu LE, Garcés Redolat E, Perez Homs M, Eguizabal Subero C. Estructuras óseas en la radiografía de tórax: las grandes olvidadas. Congreso SERAM 2014: S0601.
- Giménez Palleito AM. Información básica de la RX de tórax. Medicina Respiratoria. 2017;10(3):25-39.
- Serrano Usaola N, Martin Egaña M, de Otalora Garcia SB, Sanchez Garcia A, Santos Corraliza E, Miner Pino F. Lesiones cavitadas pulmonares. Una aproximación al diagnóstico. Congreso SERAM 2012 (Granada): S1556.
- Tienda Flores MJ, Awad Breval F, Aguilar García JJ, Gonzalez Martin R, Iribarren Marín MA, Martinez Polanco C. Patrón Alveolar Pulmonar. Un reto diagnóstico para el Radiólogo General. Congreso SERAM 2012.S1273

153. Radiografía de abdomen

A. Castro Otero, I. Vázquez Lima, E. Yagüe Zapatero

PUNTOS CLAVE

- La radiografía simple de abdomen es una prueba muy limitada, con baja sensibilidad y especificidad.

DENSIDADES RADIOLÓGICAS

Son las mismas que las de la radiografía de tórax: calcio (hueso), tejidos blandos/agua (hígado, bazo, músculos, riñones, vejiga), grasa y aire (en el tubo digestivo) (**e-Figuras 153-1** y **153-2**).

PROYECCIONES RADIOLÓGICAS

Anteroposterior en decúbito supino: es la proyección básica y que aporta más información diagnóstica.

Proyecciones adicionales

Anteroposterior en bipedestación: está indicada, fundamentalmente, cuando se sospecha obstrucción intestinal, para detectar niveles hidroaéreos. Su utilización está en entredicho. Si la sospecha es alta, la indicación es tomografía computarizada (TC).

Decúbito lateral izquierdo con rayo horizontal: es útil en la sospecha de perforación (neumoperitoneo) u obstrucción intestinal y cuando las condiciones clínicas del paciente impiden la bipedestación.

Oblicuas izquierda y derecha: son útiles cuando se trata de precisar si una lesión se localiza en planos anteriores o posteriores.

Prono: puede ayudar a ver movilidad del aire distalmente hacia el recto.

Indicaciones

Sospecha de oclusión intestinal.

Seguimiento de íleo paralítico.

Sospecha de perforación (la prueba más sensible es radiografía de tórax en bipedestación).

Sospecha de cólico renal.

Detección de cuerpos extraños radiopacos.

Sospecha de abdomen agudo.

Sistemática de lectura

1. Dispositivo o instrumental médico y su posición (sonda nasogástrica, sonda vesical).

2. Marco óseo: buscar fracturas, luxaciones, enfermedad degenerativa y signos de enfermedades sistémicas, como el mieloma múltiple o las metástasis.
3. Calcificaciones abdominales: determinar su morfología, localización y movilidad en las diferentes radiografías.
4. Estudio de las líneas grasas: formadas por la interfase que se produce entre la densidad agua de las vísceras (y los músculos) y la densidad grasa que los rodea. Su alteración sugiere la presencia de ascitis, el aumento de tamaño de un órgano o la presencia de una masa abdominal.
5. Distribución del aire abdominal: en condiciones normales se debe visualizar aire únicamente en el interior del tubo digestivo.

Correlación con las alteraciones

Densidad aire

Intraluminal

Obstrucción de intestino delgado: dilatación de asas de intestino delgado (diámetro de asas > 3 cm), siendo característica la imagen en pilas de monedas. No hay dilatación de colon. En bipedestación o decúbito lateral: múltiples niveles hidroaéreos, signo del "collar de cuentas": muy específico. En bipedestación, asas distendidas con líquido y pequeñas burbujas de gas en la parte superior de la pared de las asas intestinales.

Obstrucción de intestino grueso: dilatación del colon: asas > 6 cm con haustras, dilatación del intestino delgado: solo si la válvula ileocecal no es competente, a medida que la oclusión progresa, las asas intestinales se llenan de líquido que sustituye al gas dificultando visualizar asas.

Vólvulo: dilatación de asa con imagen en "grano de café". Los más frecuentes son gástricos y colon sigmoide.

Megacolon tóxico: en la enfermedad inflamatoria intestinal (más frecuente, colitis ulcerosa). Dilatación del colon, sobre todo, transverso sin haustras.

Íleo paralítico generalizado: dilatación de intestino delgado y grueso con gas en recto. No realizar tacto rectal ni enemas antes de las radiografías.

Asa centinela. Dilatación de un asa intestinal proximal a la zona patológica: apendicitis, pancreatitis, urolitiasis y diverticulitis. Es un hallazgo poco específico; puede visualizarse en pacientes sin patología orgánica.

Extraluminal

La presencia de aire fuera del tracto intestinal es siempre patológica. En general, indica enfermedad grave. Puede estar libre en la cavidad peritoneal (neumoperitoneo) o localizada en una zona concreta del abdomen.

Aire libre o neumoperitoneo: suele ser secundario a perforación de víscera hueca, carece de significado patológico en el postoperatorio inmediato de cirugía abdominal y exploración laparoscópica reciente.

- En la radiografía de tórax en bipedestación se observa radiotransparencia en forma de media luna entre la cúpula hepática o el fondo gástrico y el hemidiafragma correspondiente.
- En la radiografía de abdomen en decúbito lateral izquierdo con rayo horizontal se aprecia presencia de aire en hígado y pared abdominal.
- En la radiografía de abdomen en decúbito supino: signo de doble pared o signo de Rigler (dos asas distendidas pegadas pueden dar falsa imagen).

Ante un dolor abdominal agudo, la radiografía de abdomen debe complementarse con radiografía posteroanterior de tórax en bipedestación. De este modo no pasará inadvertida la presencia de neumoperitoneo o de patología torácica.

Aire localizado. En el interior de cavidades o conductos: la presencia de aire en vísceras huecas, como vesícula biliar o vejiga, indica fenómenos inflamatorios productores de gas o fístula desde víscera hueca adyacente. En la proyección de bipedestación o decúbito lateral se aprecia un nivel hidroaéreo por la coexistencia con líquido inflamatorio purulento.

Aire en la pared de una víscera. Neumatosis intestinal: con frecuencia es un signo de infarto mesentérico en ancianos y puede aparecer de forma simultánea al gas en sistema portal.

Aire en vísceras sólidas: la causa más frecuente son los abscesos. En las primeras fases radiográficas se visualiza imagen de masas (densidad agua) con patrón moteado por presencia de gas en su interior (imagen de miga de pan o de esponja), que recuerda a heces, pero fuera del colon y, posteriormente, se transforma en típica cavidad con un nivel hidroaéreo en su interior.

Retroneumoperitoneo: por perforación del duodeno o de segmentos colónicos retroperitoneales. Se caracteriza por líneas hiperlucientes que dibujan la grasa perirrenal y disecan los planos interfasciales; no se moviliza con cambios de posición del paciente.

Densidad agua

Visceromegalia

Hepatomegalia: ángulo hepático por debajo de la cresta iliaca.
Esplenomegalia: polo inferior por debajo del ultimo arco costal.

Ascitis

Borramiento difuso del abdomen, signo de las "orejas de perro" en vejiga, borramiento del ángulo esplénico y agrupación central de asas.

Masas intraperitoneales

Desplazamiento de asas.

Heces

Aspecto de "miga de pan" en marco cólico.

Densidad calcio

Lesiones óseas: artropatías, metástasis, mieloma y enfermedad de Paget.
Riñones: litiasis sobre pelvis renal o en trayectos ureterales, nefrocalcinosis.
Vesícula biliar: litiasis, vesícula "en porcelana".
Calcificaciones pancreáticas: pancreatitis crónica.
Pelvis femenina: miomas uterinos calcificados, teratoma ovárico (dientes).
Vasculares: flebolitos, paredes arteriales (aorta, iliacas).
Otras: calcificaciones hepáticas (hidatidosis, granulomas), apendicolitos, calcificaciones prostáticas, seminales y conductos deferentes, masas o adenopatías calcificadas.

RECUERDE

- Utilice siempre una sistemática de lectura para evitar pasar por alto alteraciones relevantes.

BIBLIOGRAFÍA

- Begg J. Abdominal X-Rays Made easy (2nd edition).Toronto: Elsevier, 2006.

154. Ecografía clínica en urgencias

S. Toranzo Nieto, D. Rodríguez Álvarez, M. Ferreiro Gómez

PUNTOS CLAVE

- La ecografía clínica es útil en los servicios de urgencias para la reanimación, determinados procedimientos y monitorización.
- Ahorra pruebas y ayuda al diagnóstico.

La ecografía clínica (EC) se ha convertido en una realidad cada vez más palpable en nuestros Servicios de Urgencias y Emergencias: Se utiliza tanto para el diagnóstico como para la reanimación, la guía de procedimientos o la monitorización de diferentes tratamientos.

Es un herramienta de apoyo al diagnóstico clínico en la valoración *"in situ"* de nuestros pacientes, disminuyendo de manera notable un aspecto inherente a nuestros servicios: la incertidumbre. Su uso disminuye el tiempo de atención al paciente, mejora la seguridad, reduce los costes y la estancia en los servicios de urgencias.

CONCEPTOS BÁSICOS

Sondas

- **Cónvex:** baja frecuencia, poca definición y campo visual amplio. Profundiza hasta 30 cm. Es ideal para la **exploración abdominal y pulmonar.**
- **Sectorial:** baja frecuencia, poca definición, campo visual inicialmente estrecho y ancho en profundidad. Profundiza hasta 30 cm. Ideal para **exploración cardiológica.**
- **Lineal:** alta frecuencia, muy buena definición, no profundiza. Ideal para **exploraciones superficiales** (deslizamiento pleural, doppler de miembros inferiores...).

Modos ecográficos

- **Modo B:** representación bidimensional en escala de grises. Es el modo habitual.
- **Modo M:** se usa para la valoración de un punto en función del tiempo.
- **Doppler:** mide la velocidad de la sangre. Hay que conseguir que el ultrasonido penetre lo más paralelo posible, nunca con un ángulo mayor de 20°.
  - **Doppler pulsado:** valora la velocidad y dirección del flujo en un punto concreto.
  - **Doppler continuo:** valora velocidad y el flujo de forma global a lo largo del haz de exploración.

USO EN URGENCIAS

La ecografía clínica en los servicios de urgencias tiene múltiples aplicaciones en diferentes escenarios clínicos:

- Ecografía clínica de la vía aérea.
- Ecografía pulmonar.
- Ecografía clínica cardiaca y hemodinámica básica.
- Ecografía clínica en síndromes abdominales.
- Ecografía clínica en la patología de los grandes vasos.
- Ecografía en la trombosis venosa profunda.
- Procedimientos ecoguiados o ecofacilitados:
  - Acceso vascular central y periférico.
  - Confirmación de intubación endotraqueal.
  - Pericardiocentesis, paracentesis y toracocentesis.
  - Detección y retirada de cuerpos extraños.
- Ecografía clínica en el paciente politraumatizado.
- Ecografía clínica en el shock.
- Ecografía clínica en el paciente con disnea.
- Ecografía clínica en la parada cardiaca.

ECOGRAFÍA PULMONAR (TABLA 154-1)

Tabla 154-1. Ecografía pulmonar: sonda cónvex y sonda lineal	
Neumotórax **E-FAST**	• Ausencia de movimiento pleural • Correlación clínica • Identificar punto pulmón (patognomónico de neumotórax) • En politraumatizado, descartar neumotórax a tensión
Identificación del patrón artefactual bajo la pleura Analizar 6 campos por pulmón	• Líneas A • Líneas B (> 3 líneas B por campo. Síndrome intersticial uni o bilateral) • Consolidación • Correlación clínica
Derrame pleural (detecta desde 10 mL) Línea medioaxilar a la altura del diafragma	• Presencia de líquido (anecoico) entre el hígado/bazo y el parénquima pulmonar • Orienta sobre el tipo de derrame (exudado, trasudado, complicado) • Descartar neumotórax tras toracocentesis

***Bedside Lung Ultrasound in Emergency* (BLUE): orientativo para valoración del paciente con** disnea aguda (**Figura 154-1**) (https://www.coreultrasound.com/blue/).

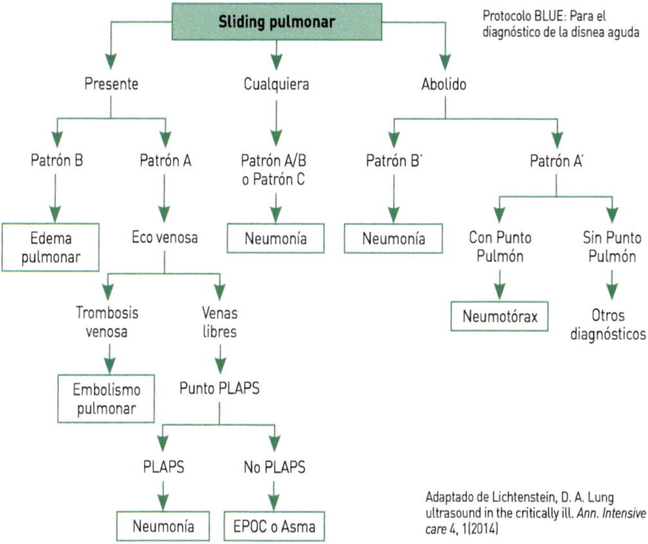

Figura 154-1. Protocolo BLUE Para el diagnóstico de la disnea aguda.

ECOGRAFÍA ABDOMINAL Y GRANDES VASOS (TABLA 154-2)

Tabla 154-2. Ecografía abdominal y grandes vasos: sonda cónvex	
Aneurisma de aorta abdominal (AAA)	• Identificación de AAA en cortes transversales proximal, medio y distal + 1 corte longitudinal • Aorta mayor de 3 cm y/o ilíaca mayor de 1,5 cm
Renal	• Valorar hidronefrosis (leve-moderada-grave)
Vesical	• Identificar globo vesical • Comprobar correcta colocación de sonda
Vesícula y vía biliar	• Reconocimiento de colelitiasis • Signos de colecistitis (pared engrosada, Murphy ecográfico, líquido perivesicular) • Identificación de dilatación de vía biliar intrahepática
Politraumatizado (FAST)	• Identificación de líquido libre

Focused Assessment with Sonography for Trauma (FAST) y Extended-FAST (eFAST):

Debe realizarse un eFAST a todo paciente politraumatizado (**Figs. 154-2**). Identificar líquido libre en receso hepatorrenal (fosa de Morrison), receso esplenorrenal, pelvis (fondo de saco de Douglas en mujeres) y en el saco pericárdico. El eFAST asocia la exploración torácica al FAST, buscando la presencia de neumotórax a tensión y/o hemotórax (**Fig. 154-3**) (https://www.coreultrasound.com/efast/).

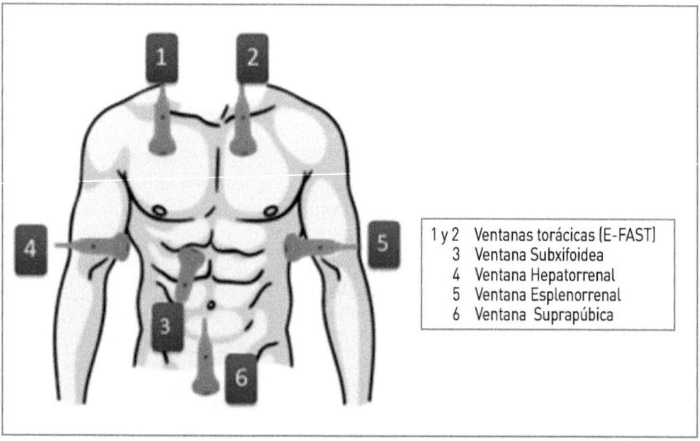

Figuras 154-2. Localizaciones para FAST (puntos 3, 4, 5, 6) y eFAST (1-2).

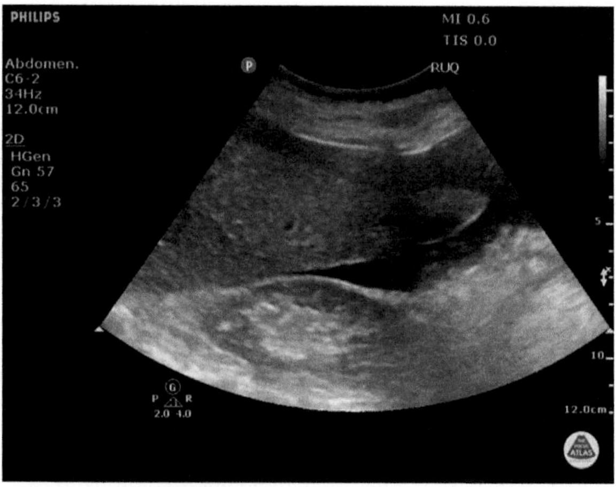

Figuras 154-3. FAST positivo en receso hepatorrenal.

ECOGRAFÍA CLÍNICA CARDIACA (TABLA 154-3)

Tabla 154-3. Ecografía clínica cardiaca: sonda sectorial	
Paraesternal eje largo	• Alteraciones de la contractilidad • Reconocimiento visual de la función sistólica del VI (hiperdinámica, normal, reducida y gravemente reducida) • Raíz aórtica (normal < 3,5-4 cm) y aorta torácica ascendente • Se puede valorar derrame pericárdico (mejor plano subxifoideo)
Paraesternal eje corto	• Valorar la contractilidad del VI • Sobrecarga del ventrículo derecho: VD con forma de "D"
Apical 4 cámaras	• Valorar alteraciones de la contractilidad • Sobrecarga del ventrículo derecho: (VD > VI / VD = VI), TAPSE < 16 mm
Subxifoideo	• Valorar derrame pericárdico (área anecoica entre el pericardio y el VD) • Leve < 10 mm, moderado 10-20 mm, grave > 20 mm (colapso de cavidades derechas, dilatación de vena cava inferior) • Valorar VCI: normal < 2,1 cm y compresibilidad > 50 % con la inspiración (limitaciones de uso)
En parada cardiorrespiratoria (PCR)	• Es útil para descartar causas tratables en la periparada (NTX a tensión, taponamiento cardiaco, TEP) • Uso en PCR con actividad eléctrica sin pulso (AESP) en la pausa de comprobación de pulso con mínima interrupción de compresiones

ECOGRAFÍA EN LA TROMBOSIS VENOSA PROFUNDA (TABLA 154-4)

TABLA 154-4. Ecografía de trombosis venosa profunda: sonda lineal	
Vena femoral	• Valorar la compresibilidad venosa en tres puntos desde el cayado de la safena en dirección caudal hasta la bifurcación de la vena femoral común y el recorrido de la vena femoral superficial • Si la vena no es compresible sugiere TVP
Vena poplítea	• Valorar compresibilidad de la vena poplítea • Si la vena no es compresible sugiere TVP

RECUERDE

- La ecografía clínica es una herramienta de apoyo al diagnóstico clínico básica en la especialidad de Medicina de Urgencias y Emergencias.
- Debe responder a preguntas dicotómicas con el apoyo de la mejor historia clínica y exploración física posible.

BIBLIOGRAFÍA

- Anjum O, Endres K, Syed S. Ottawa Handbook of Emergency Medicine (3rd edition).
- Kirkpatrick AW, Sirois M, Laupland KB, Liu D, Rowan K, Ball CG, Hameed SM, et al. Hand-held thoracic sonography for detecting post-traumatic pneumothoraces: the Extended Focused Assessment with Sonography for Trauma (EFAST). J Trauma. 2004;57:288-95.
- Lichtenstein DA. Lung ultrasound in the critically ill. Ann Intensive Care. 2014;4:1. https://doi.org/10.1186/2110-5820-4-1.
- Perkins GD. European Resuscitation Council Guidelines 2021: Executive summary, Resuscitation (2021). https://doi.org/10.1016/j.resuscitation.2021.02.003.
- Villén Villegas T, Campo Linares R, Alonso Viladot JR, Martínez Mas R, Luque Hernández MJ, Ruiz Durán M, et al. Descripción de competencias básicas de la ecografía clínica en los servicios de Urgencias y Emergencias. Emergencias. 2022;34(4).

Webs de interés:

- https://www.youtube.com/watch?v=JdxGVBKKIY4
- http://emergencias.portalsemes.org/descargar/descripcin-de-competencias-bsicas-de-la-ecografa-clnica-en-los-servicios-de-urgencias-y-emergencias/
- https://www.sonosite.com
- https://www.coreultrasound.com
- https://sm.stanford.edu/archive/sonodoc/#/
- Canal de ecografía a pie de cama en Youtube “EPICA PODCAST” https://youtube.com/c/EcoSemesEuskadi
- http://emergencias.portalsemes.org/descargar/descripcin-de-competencias-bsicas-de-la-ecografa-clnica-en-los-servicios-de-urgencias-y-emergencias/
- https://www.youtube.com/watch?v=JdxGVBKKIY4
- http://emergencias.portalsemes.org/descargar/descripcin-de-competencias-bsicas-de-la-ecografa-clnica-en-los-servicios-de-urgencias-y-emergencias/

155. Cirugía menor en urgencias

C. Santos Novas, L. Louzao Abellás, M. L. Carral Freire

PUNTOS CLAVE

- Antes de proceder al drenaje de un absceso conviene evaluar la presencia de patología crónica y la indicación de drenaje quirúrgico.
- En procedimientos de Cirugía Menor se debe escalar la sedoanalgesia hasta donde sea preciso, considerando inicialmente su manejo por vía intravenosa.

DEFINICIÓN DE CIRUGÍA MENOR

Procedimientos quirúrgicos sencillos y generalmente, de corta duración, realizados sobre tejidos superficiales fácilmente accesibles. Pueden realizarse con anestesia local o sin ella, tienen bajo riesgo y no suelen tener complicaciones postquirúrgicas significativas.

PREPARACIÓN DEL CAMPO QUIRÚRGICO

Material estéril: guantes, paño, gasas y compresas. Suero fisiológico, povidona yodada o clorhexidina (de preferencia). Pinzas (con dientes para piel o sin dientes para tejido subcutáneo), portaagujas, bisturí, tijeras, jeringas, mosquitos y suturas.

Fármacos: en función de la intervención que se vaya a realizar.

Agujas: la aguja de elección es la que vaya a producir el menor daño posible a los tejidos al ser introducida:

- Curvas: son las más utilizadas en Urgencias.
- Cilíndricas: se usan en tejidos blandos o fascias.
- Triangulares: se usan en piel.
- Rectas: se usan en heridas anfractuosas para aproximación de los bordes.

Preparación del paciente: exposición de la lesión a tratar, en una posición que sea cómoda y tolerable por el paciente.

Higiene: se realiza antes y después de entrar en contacto con el paciente. Se utilizan, normalmente, soluciones de base alcohólica, como la solución hidroalcohólica. Debemos conocer también la existencia de otros jabones antisépticos, como la solución jabonosa de clorhexidina y la povidona yodada.

ANESTÉSICOS

Anestésicos tópicos

Acción: disminuyen el dolor y la ansiedad asociados a la infiltración con aguja. Pueden utilizarse como complemento, antes de realizar un bloqueo nervioso con un anestésico local inyectable. Indicación preferente en población pediátrica.

Compuestos más usados: **crema de lidocaína al 2,5 % y prilocaína al 2,5%** (*Emla*®). Produce efecto anestésico en 45-90 minutos. Se aplica sobre piel intacta y superficies no mucosas (la oclusión mejora su absorción). Consigue la analgesia de forma muy efectiva con mínimos efectos secundarios, llegando hasta la dermis.

Anestésicos locales

Generalidades

- Descartar alergias antes de su administración.
- La administración con bicarbonato (1 mL por cada 10 mL de lidocaína o mepivacaína) reduce la sensación dolorosa y disminuye el tiempo de latencia.
- La mezcla de vasoconstrictor junto con anestésico local proporciona hemostasia, prolonga el efecto y reduce su toxicidad. La inyección subcutánea de esta combinación en áreas distales (como dedos de las manos y pies) es segura sin evidencia de necrosis con uso de dosis bajas de epinefrina, a una concentración de 1:100.000-400.000.
- Contraindicación absoluta para el uso de vasoconstrictores: tirotoxicosis.
- Precaución con el uso de vasoconstrictores: HTA, enfermedad coronaria, antidepresivos tricíclicos, feocromocitoma, esclerodermia, IMAO y gestación.

*Tipos de anestésicos locales (**Tabla 155-1**)*

Técnica de infiltración local

- Cantidad: depende de la superficie
- Procedimiento:
  - Emplear el menor número de punciones posibles, recolocando la aguja desde un mismo punto.
  - Infiltrar primero el tejido subcutáneo y posteriormente la dermis (que está más ricamente inervada).
  - Infiltrar lenta y progresivamente.
  - Aspirar siempre antes de infiltrar para evitar liberar anestésico al torrente sanguíneo.
  - Informar al paciente de cada paso del procedimiento.
- Abscesos (Bloqueo de campo): se infiltra la zona en torno al absceso y en profundidad, SIN infiltrar la cavidad abscesual (aumenta la presión y el dolor).

- Heridas: se pueden beneficiar de una infiltración "por dentro", desde el borde de la herida hacia fuera, previa limpieza con solución antiséptica. En heridas más extensas o que requieran una limpieza agresiva, bloqueo de campo.
- Bloqueo troncular digital: se infiltra 1 mL de anestésico local sobre los dos nervios digitales (ramas dorsal y palmar) en cada lado del dedo afectado. Acceso sobre la cara dorsal de la base del dedo: iniciarlo lo más próximo posible a la falange proximal, entrando en el plano subcutáneo y progresando hacia el plano palmar profundo.

Otros

Óxido nitroso: está indicado, especialmente, en adultos y niños, en procedimientos menores de corta duración que provoquen dolor y ansiedad. Produce sedación y analgesia eficaz y segura. Su inicio de acción es rápido (2-3 minutos) y desaparece al interrumpir el aporte de flujo. Durante su administración se debe monitorizar la saturación de oxígeno en sangre (pulsioximetría). Las principales contraindicaciones son patología pulmonar, sospecha de intoxicación e hipertensión intracraneal.

Tabla 155-1. Tipos de anestésicos inyectables

	Dosis	Dosis máxima (adulto de 70 kg)	Inicio	Duración	Consideraciones
Lidocaína **1 %,** 10 mg/mL **2 %,** 20 mg/mL	3-4 mg/kg	300 mg (3 amp. 1 % sin adrenalina) 500 mg (5 amp. 1 % con adrenalina)	Rápida (2-5 min)	Intermedia (40-60 min)	**5 %** es antiarrítmico Más rápida que mepivacaína Uso preferente
Mepivacaína **1 %,** 10 mg/mL **2 %,** 20 mg/mL	5 mg/kg en adultos 1,5-2,5 mg/kg en niños	300 mg (3 amp. 1 % sin adrenalina) 500 mg (5 amp. 1 % con adrenalina)	Rápida (2-5 min)	Intermedia (40-60 min)	Uso preferente Contraindicada en gestantes
Bupivacaína **0,25 %,** 2,5 mg/mL **0,50 %** **0,75 %**	2 mg/kg	150 mg (6 amp. 0,25 % sin adrenalina) 225 mg (9 amp. 0,25 % con adrenalina)	Intermedia (> 10 min)	Larga (4 h) Hasta 12 h en bloqueos periféricos	Elevada toxicidad en gestantes y a nivel cardiaco Mayor potencia (x 4) y duración que los anteriores

TIPOS DE SUTURAS

Técnicas de sutura (Tabla 155-2)

Punto simple

Sutura externa con puntos discontinuos; es la técnica de elección. Diseñar y trazar el cierre cutáneo de la herida de acuerdo a la técnica de las mitades (técnica de Halving), válida para heridas sin tensión ni pérdida de sustancia. En caso contrario es preciso hacer una aproximación progresiva desde los bordes hacia el centro de la herida, con un punto a continuación de otro. Los puntos de sutura deberán quedar equidistantes entre sí. Sosteniendo la aguja de la sutura con el portaagujas desde su tercio distal, se la hace penetrar de forma perpendicular a la piel, realizando un movimiento circular de pronosupinación a su entrada y salida, a través de la dermis. El anudado se realiza enrollando el extremo largo de la sutura alrededor del portaagujas mediante dos vueltas; con la punta del portaagujas se sujeta el cabo suelto y se estiran los extremos para tensar el nudo (con la mano no dominante).

Punto de colchonero vertical

Alta capacidad hemostática, enfrentando la piel proximal y distal a la incisión. Utilizar material no reabsorbible. Se realiza el trayecto profundo de la sutura con los puntos de entrada y salida a 8 mm de los bordes de la herida. Finaliza con el trayecto superficial (de vuelta) con los puntos de entrada y salida a 2-3 mm de dichos bordes y en la misma vertical del trayecto profundo. Los puntos más próximos a la incisión deben ser más superficiales.

Tabla 155-2. Tipos de suturas

	Indicaciones	Retirada (días)	Otras características
Suturas con hilo (cutáneas)	De elección en la mayoría de las heridas Según localización corporal de la lesión: **Región facial.** Cara/frente: Monofilamento/Seda 5-6/0 Mucosa oral, nasal, lingual: *Vicryl*® 3/0 **En el resto de las áreas** (mayoría): Monofilamento/Seda 4/0 **Áreas especiales.** Manos y dedos: Monofilamento/Seda 5/0 Pene: 4/0 Cuero cabelludo: grapas/seda 2-3/0	Cuero cabelludo: 7-9 Cara/Frente: 4-6 Región dorsal: 10-14 Tórax/abdomen: 7-10 Extremidades: 8-12 Heridas con alta tensión en bordes: 10-14	**Reabsorbibles sintéticas:** Ácido poliglicólico (Dexon®). Poliglactin 910 (*Vicryl*®) **No reabsorbibles:** Naturales: Seda Sintéticos: Poliéster multifilamento (*Dacron*®) Nylon monofilamento (*Ethilon*®), Polipropileno monofilamento (*Prolene*®)
Grapas	Primera elección en cuero cabelludo	7-9	Uso fácil, proporcionan gran resistencia Realizar suficiente presión para conseguir la adecuada hemostasia No utilizar en la cara
Pegamento sintético	Heridas lineales, con poca tensión en los bordes Especialmente, en heridas faciales de niños. Contraindicados: heridas infectadas, mucosas, pliegues o tejidos en tensión	No necesita retirada	Antes de aplicar, secar bien la herida
Tiras adhesivas Steri Strip™	Laceraciones lineales superficiales, sin tensión.	Mantener una semana aproximadamente	Son útiles en miembros inferiores con edema localizado, con riesgo de necrosis si se utiliza anestesia local

Punto de colchonero horizontal

Está indicado en heridas con mucha tensión. La sutura se compone de dos puntos simples. Se introduce la aguja en la piel de forma similar al punto simple, saliendo por el lado opuesto de la herida (respetar una distancia a los bordes de la herida de 3-5 mm). Finaliza introduciendo la aguja a unos 5 mm lateralmente al punto de salida inicial, saliendo por el lado opuesto a unos 5 mm del punto de entrada inicial.

Sutura continua

Los puntos se dan de forma continua, sin cortar el hilo. El resultado estético es bueno, pero está contraindicado en heridas infectadas porque dificulta su drenaje:

- Sutura continua simple.
- Sutura continua intradérmica: la sutura pasa por la dermis sin dejar marcas de entrada o salida. Utilizar monofilamento.

DRENAJE DE ABSCESOS CUTÁNEOS

Generalidades

Antes de proceder al drenaje de un absceso conviene evaluar la presencia de patología crónica y la indicación del drenaje quirúrgico.

Se debe realizar el drenaje de abscesos mayores de 5 mm de diámetro y accesibles. Antes de llegar a la fase de absceso, suelen pasar por una fase flemonosa, en la que el empleo de calor local puede ser útil para acelerar la formación de pus.

Los abscesos muy grandes o profundos, con celulitis circundante, afectación del estado general o en zonas complejas (palmas de manos y plantas de pies, pliegues nasolabiales) requieren derivación a Cirugía o Dermatología.

Manejo

- Sedoanalgesia si procede: considerar analgesia de 3er escalón IV (morfina, meperidina) y sedación (diazepam o midazolam).
- Localización y preparación del campo quirúrgico.
- Bloqueo del campo perilesional y subcutáneo, evitando la entrada de anestésico en la cavidad abscesual. La anestesia local en el absceso suele ser difícil, dado su bajo pH cavitario.
- Tomar muestra para cultivo.
- Realizar una incisión amplia y preferiblemente lineal a lo largo de la cavidad del absceso, siguiendo los pliegues de la piel para minimizar las cicatrices. Puede practicarse una incisión menor en áreas estéticamente importantes, pero es esencial el drenaje completo del absceso.
- Efectuar la maniobra de Hilton: introducir una tijera de Metzembaum o un mosquito inicialmente cerrado e ir abriéndolo una vez dentro de la

cavidad del absceso. Tras la salida espontánea del material acumulado, explorar toda la cavidad de forma metódica, desbridando cualquier resto necrótico y rompiendo los tabiques.
- Lavar la cavidad con suero salino y antiséptico a presión, colocar un drenaje si procede y remitir al paciente a su Centro de Salud para curas seriadas hasta el cierre por segunda intención.
- **Antibioterapia:** no está indicada, excepto en inmunodepresión, afectación general, profilaxis de endocarditis bacteriana o celulitis circundante.

HIDRADENITIS SUPURATIVA

Generalidades

Enfermedad crónica muy dolorosa, por afectación a la unidad pilosebácea de piel, en axilas y región perineal. Su curso clínico es variable con aparición recurrente de nódulos inflamatorios, formación de abscesos profundos y fluctuantes, fistulización y cicatrices graves en forma de acordeón.

Manejo

- Consideraciones generales: utilizar apósitos sobre las lesiones para minimizar el traumatismo cutáneo. Se sugieren antisépticos tópicos (Clorhexidina) para la higiene de las áreas afectas.
- Control de dolor: AINE; pueden necesitarse opioides en algunos casos.
- Clindamicina tópica en gel, aplicar cada 12 horas en áreas subjetivas de recurrencias. Considerar tratamiento oral con tetraciclinas (doxiciclina 100 mg cada 12 horas durante 4 meses), si no se consigue respuesta por esta vía. Derivación a Dermatología.
- No se recomienda la incisión y drenaje de rutina de las lesiones de hidradenitis supurativa, dado que aumentan la recurrencia de las mismas.
- Valorar el drenaje en casos de absceso subcutáneo a tensión y muy doloroso. Realizar una incisión profunda, con la zona adecuadamente anestesiada. Es importante el control evolutivo con el fin de evitar el cierre superficial prematuro de la herida.

UÑA INCARNATA

Generalidades

Crecimiento distal, engrosamiento de la lámina ungueal y enclavamiento lateral de la uña (onicocriptosis). Suele afectar al primer dedo del pie en adolescentes y adultos jóvenes. Se relaciona con hiperhidrosis, recorte de uñas inadecuado, microtraumatismos de repetición (deporte), zapatos mal ajustados y deformidades del pie.

La clínica es variable: desde inflamación leve en grado I a granulación e hipertrofia crónica ungueal (grado III), con dolor e impotencia funcional.

Manejo

- **Conservador. Medidas físicas:** recorte de la uña, aplicar antibiótico tópico en caso de infección y adecuada higiene.
- **Quirúrgico. Extirpación parcial de la uña:**
  - Preparación del campo quirúrgico, desinfección con antiséptico.
  - Inducir inicialmente un bloqueo troncular digital.
  - Separar el borde enclavado de la uña del lecho ungueal poco a poco, introduciendo una pinza de Adson por debajo.
  - Recortar el borde de la uña hasta la base.
  - Ejercer ligera tracción del recorte de la uña (con un portaagujas) y bascularla progresivamente hacia ambos lados hasta conseguir su exéresis total.
  - Limpieza superficial del tejido de granulación con un bisturí.
  - Puntos de sutura sobre lecho lesionado si es necesario.

HEMATOMA SUBUNGUEAL

Generalidades

Hemorragia entre el lecho ungueal y la uña. Su causa generalmente, es traumática. Considerar también tratamiento anticoagulante.

Manejo

- Drenaje por perforación ungueal para favorecer la salida de la sangre por los pequeños orificios.
- Puede precisar bloqueo digital.

PANADIZO

Generalidades

Infección del pulpejo del dedo, que debido a su anatomía, genera un absceso que puede producir presión y necrosis en tejidos adyacentes, llegando a infectar el hueso, la articulación o los tendones flexores, por lo que requiere un drenaje precoz.

Manejo

- Si el paciente presenta perforación visible con poca afectación compartimental, realizar una pequeña incisión sobre la herida y extraer el tejido necrótico.
- Si no se aprecia perforación, requiere manejo por Cirugía/Traumatología (incisión lateral profunda para la apertura del resto de compartimentos).
- Se contraindica el drenaje si las infecciones no son purulentas: herpes, carbunco o micobacterias atípicas.

PARONIQUIA

Generalidades

Cualquier infección purulenta en la región periungueal, de origen generalmente estafilocócico o estreptocócico, por defectos en la epidermis, panadizos, traumatismo en el pliegue ungueal, pérdida de cutícula o irritación crónica de la misma. Es más frecuente en personas que se muerden o chupan los dedos. Se debe realizar Rx del dedo, si se sospecha cuerpo extraño o afectación ósea.

Manejo

- Tratamiento conservador: calor húmedo en la zona afectada y ácido fusídico al 2 % o mupirocina al 2 % (1 aplicación/24 horas). Cloxacilina 500 mg/6 h durante 10 días en caso de afectación grave. La simple elevación del pliegue ungueal puede favorecer el drenaje.
- Tratamiento quirúrgico: incisión, drenaje y lavado de la bolsa ungueal con suero fisiológico. La sospecha de etiología herpética contraindica el drenaje.

RECUERDE

- Debe drenarse y desbridarse por completo la cavidad del absceso que se decida tratar quirúrgicamente.
- No se debe administrar antibioterapia de forma rutinaria en abscesos.
- No realizar sistemáticamente incisión y drenaje en la hidradenitis supurativa.

BIBLIOGRAFÍA

- Capapé S. Sedación en urgencias para técnicas y procedimientos con óxido nitroso. Anales de Pediatría Continuada. 2008;6(4):231-5.
- Quesada A, Rabanal JM. Procedimientos técnicos en Urgencias y Emergencias. Madrid: Ergon, 2003.
- Romero Márquez A, Fernández Hermoso I. Manual de cirugía menor en Atención Primaria. ECU, 2011.
- Shah K, Egan D, Quaas J. Fundamentos. Traumatismos en Urgencias. LWW SA, 2012.
- Vázquez Lima MJ, Casal Codesido JR. Guía de Actuación en Urgencias (5ª edición). Madrid: Editorial Médica Panamericana, 2016.
- Wofgang Stehr MD. The Mont Reid Surgical Handbook (6ª edición). Philadelphia: Sanders-Eselvier, 2008.

156. Reacciones alérgicas medicamentosas

E. Panedas Redondo, R. Cuadra San Miguel, E. Escudero Arias

PUNTOS CLAVE

- Durante el consumo de un fármaco pueden aparecer efectos no deseados, es decir, reacciones adversas. Las reacciones de hipersensibilidad (RH) pertenecen al grupo B de la clasificación de reacciones adversas (RAM) de la OMS.
- Denominaremos RH a cualquier RAM que presenta una clínica compatible con reacción alérgica.
- Es esencial revisar los antecedentes de reacciones adversas del paciente antes de iniciar cualquier tipo de tratamiento.
- Siempre que se detecte una reacción adversa a un medicamento, debe añadirse a los antecedentes personales del paciente y dejarla registrada en la historia clínica.

INTRODUCCIÓN

La aparición de urticaria al tiempo de tomar un nuevo medicamento se reconoce fácilmente como una posible hipersensibilidad al mismo. Sin embargo, muchas presentaciones son más complejas o tienen lugar en el contexto de una enfermedad o de polifarmacoterapia. Las principales preguntas que nos surgen ante estas situaciones son:

- ¿El evento adverso se relaciona con la toma de un medicamento?
- Si la respuesta es Sí: ¿qué fármaco puede ser el responsable?
- ¿La reacción se debe a una hipersensibilidad al fármaco (alergia) o a otro mecanismo diferente, como intolerancia o idiosincrasia?
- Si finalmente es alergia ¿cuál es el mecanismo implicado?

DEFINICIÓN Y CLASIFICACIÓN

Reacciones de hipersensibilidad. Reacción adversa con base inmunológica. Tradicionalmente se clasifican a su vez en cuatro categorías:

- Tipo I (de inicio inmediato): < 1 h. Mediada por IgE, mastocitos, basófilos y clínica urticaria/angioedema/anafilaxia.
- Tipo II (de inicio tardío): citotóxica, causada por anticuerpos, generalmente, mediada por IgG.
- Tipo III (de inicio tardío): causada por depósitos de inmunocomplejos y activación del complemento.
- Tipo IV (de inicio tardío): mediado por células T.

Las de tipo I suelen suceder con dosis bajas y/o exposiciones intermitentes, mientras que las de tipo II y III suelen tener lugar con dosis altas y tratamientos prolongados.

Las entidades de inicio tardío suelen ser exantemas maculopapulares, eritema multiforme, vasculitis, pustulosis exantemática aguda y dermatitis de contacto.

APROXIMACIÓN AL PACIENTE CON UNA REACCIÓN ALÉRGICA MEDICAMENTOSA

Un enfoque sistemático para la evaluación de una alergia a un medicamento en un paciente que recibe múltiples fármacos podría comenzar así:

Historia clínica

- Las RH son más frecuentes en personas de edades avanzadas, en mujeres, en personas con antecedentes RAM y con existencia de comorbilidades (fibrosis quística, VIH, reactivaciones de VEB, CMV, VHH 6 y 7).
- ¿Se ha introducido algún fármaco recientemente? ¿Suele causar RAM? ¿Cuál fue el motivo de la prescripción?
- Tiempo de latencia desde la introducción hasta el inicio de los síntomas.

Exploración física y pruebas complementarias

- Valorar la gravedad de la reacción y qué órganos están afectados. Esto se puede conseguir con un examen meticuloso de la piel, seguido de una evaluación adicional de cualquier otro sistema que pueda estar afectado.
- Determinar la temperatura, la tensión arterial y la frecuencia cardiaca.
- Obtener un hemograma (eosinofilia) y pruebas de función hepática y renal, especialmente, si el exantema es ampuloso y pustular, ocupa una importante superficie de la piel o hay síntomas generales.
- Administrar triptasa en el momento agudo si parece ser una reacción tipo I inmediata.
- Signos y síntomas que indican gravedad: existencia de vesículas/costras, coloración purpúrica, dolor, despegamiento de la piel (Nikolsky+), fiebre, eosinofilia y afectación hepática o renal.

Suspender o sustituir todos los fármacos o los más sospechosos de producir esa reacción.

El paciente requiere hospitalización o tratamiento médico por esta reacción.

Una vez estabilizado y dado de alta, el paciente se enviará para estudio a la consulta del servicio de Alergología, bien desde Urgencias o a través de su médico de Atención Primaria.

GRUPOS FARMACOLÓGICOS

Algunos de los grupos farmacológicos más utilizados en los servicios de urgencias se recogen en la **tabla 156-1**.

Tabla 156-1. Grupos farmacológicos más utilizados en los servicios de urgencias

ANTIBIÓTICOS	
BETALACTÁMICOS	
Penicilinas	
Cefalosporinas	
1ª generación	Cefadroxilo, cefalexina, cefalotina, cefapirina, cefazolina, cefprozilo, cefradina
2ª generación	Cefaclor, cefamandol, cefmetazol, cefminox, cefonicida, ceforanida, cefotetán, cefotiam, cefoxitina, cefprozil, cefuroxima, cefuroxima axetilo, loracarbacef
3ª generación	Cefdinir, cefditoreno, cefetamet pivoxilo, cefixima, cefodizima, cefoperazona, cefotaxima, cefpiramida, cefpodoxima proxetilo, cefsulodina, ceftazidima, ceftibuteno, ceftizoxima, ceftriaxona
4ª generación	Cefepima, cefetecol, cefluprenam, cefoselis, cefozopran, cefpirome, flomoxef
5ª generación	Ceftarolina, ceftobiprol
Carbapenémicos	Ertapenem, imipenem, meropenem
Monobactámicos	Aztreonam
AMINOGLUCÓSIDOS	
Amikazina, espectinomicina, gentamicina, tobramicina	
GLUCOPÉPTIDOS	
Teicoplanina, vancomicina	
QUINOLONAS	
1ª generación	Ácido nalidíxico, ácido oxolínico, ácido pipemídico, cinoxacino, flumequina, nitrofurantoína
2ª generación	Ciprofloxacino, enoxacino, fleroxacino, lomefloxacino, norfloxacino, ofloxacino, rufloxacino
3ª generación	Galifloxacino, grepafloxacino, levofloxacino, pazufloxacino, pefloxacino, sparfloxacino, tosufloxacino
4ª generación	Cinafloxacino, gemfloxacino, moxifloxacino, sitafloxacino, trovafloxacino
MACRÓLIDOS	
Azitromicina, claritromicina, diacetilmidecamicina, diritromicina, eritromicina, espiramicina, fluritromicina, josamicina, oleandromicina, rokitramicina, roxitromicina, telitromicina	
AINE	
ÁCIDOS ACÉTICOS	
Aceclofenaco, acemetacina, diclofenaco, etodolaco, fentizaco, indometacina, ketorolaco, proglumetacina, sulindaco, tolmetino	
ÁCIDOS ANTRALÍNICOS	
Flufenámico, meclofenámico, mefenámico, niflumídico	
ÁCIDOS CARBOXÍLICOS Y SALICILATOS	
Ácido acetilsalicílico, salicilato de lisina	
ÁCIDOS ENÓLICOS	
Lonorxicam, meloxicam, piroxicam, tenoxicam	

ÁCIDOS PIRAZOLÓNICOS	
Dipirona, fenilbutazona, propifenazonas	
ÁCIDOS PROPIÓNICOS	
(Dex) ibuprofeno, (dex) ketoprofeno, flurbiprofeno, naproxeno, pirprofeno	
NO ACÍDICOS	
Bufexamac, nabumetona	
GLUCOCORTICOIDES	
GRUPO 1	
Cortisona, hidrocortisona, metilprednisolona, prednisolona, prednisona, tixocortol pivalato	
GRUPO 2	
Amcinolona, budesonida, deflazacort, desonida, flucinolona acetónido, flucinónido, halcinónido, parametasona acetónido, triamcinolona	
GRUPO 3	
Betametasona, beclometasona, desoximetasona, dexametasona, fluocortolona, fluprednidene, fluticasona, mometasona	
ANESTÉSICOS LOCALES	
GRUPO ÉSTER - no tienen reacción cruzada con el grupo AMIDA	
Ácido benzoico	Amilocaína, cocaína, propanocaína
Ácido meta-aminobenzoico	Clormecaína, proximetacaína
Ácido para-aminobenzoico (grupo PARA)	Benzocaína, butacaína, butilaminobenzoato, butoxicaína, clorprocaína, oxibuprocaína, paratoxicaína, procaína, propoxicaína, tetracaína, tricaína
GRUPO AMIDA	
Articaína, bupivacaína, lidocaína, mepivacaína, prilocaína, ropivacaína	
ANTICONVULSIVANTES	
Acetazolamida	
Ácido valproico	
Análogo cíclico Gaba	Gabapentina
Barbitúricos	Fenobarbital, mefobarbital
Benzodiacepinas	Clobazam, clonacepam, cloracepato, diazepam, lorazepam, tetrazepam
Desoxibarbitúricos	Primidona
Felbamato	
Feniltriazona	Lamotrigina
Hidantoínas	Difenilhidantoínas, fosfenitoína, mefenilhidantoína
Iminoestilbenos	Carbamacepina, oxcarbacepina
Oxazolindionas	Trimetadiona
Succinimidas	Etoxumidas
Tiagabina	
Vigabatrina	

ANTIMICÓTICOS
Anfotericina B, caspofungina, flucitosina, fluconazol, itraconazol, ketoconazol, posaconazol, voriconazol
NITROIMIDAZOLES
Metronidazol, tinidazol
SULFAMIDAS
Sulfadiacina, sulfametoxazol/trimetoprim

Antibióticos

Dentro del grupo farmacológico de los antibióticos, la alergia más frecuente y la más documentada es a las **penicilinas**. En pacientes con sospecha de alergia a penicilina debe evitarse el uso de cefalosporinas (reactividad cruzada -RC- del 10 %) y carbapenémicos (RC 1 %) hasta que se realice el estudio alergológico. Solo podría utilizarse con seguridad aztreonam, excepto en pacientes con alergia a ceftazidima, que también deben evitarlo (comparten cadena lateral).

Con respecto al resto de grupos de antibióticos, cuando se detecte sensibilización frente a un macrólido, aunque la mayoría de los pacientes parecen tolerar otros, debe evitarse todo el grupo hasta poder realizar un estudio que confirme la tolerancia de una alternativa. Igual sucede con las quinolonas, en este caso debido a que los estudios sobre reactividad cruzada dan resultados contradictorios.

AINE

Dentro del grupo de los AINE debemos diferenciar las siguientes reacciones:

- **RH producidas por mecanismos inmunológicos**: selectivas para un AINE o un grupo de AINE relacionados estructuralmente. Buena tolerancia al resto de AINE.
- **RH producidas por un mecanismo no inmunológico:** las reacciones aparecen con AINE de familias estructuralmente diferentes, debido a su capacidad para inhibir la COX-1 y aumentar la producción de cisteinil leucotrienos.
- **Fármacos alternativos que se pueden utilizar en caso de intolerancia a AINE:** paracetamol 500 mg, corticoides y derivados opioides. Otros fármacos como -coxibs y -oxicams, así como dosis altas de paracetamol, deben comprobarse en la consulta de Alergología.

Glucocorticoides

Otra consideración importante es que la alergia a determinados glucocorticoides, con independencia de su vía de administración (tópica o sistémica), no implica reacción cruzada con el resto de los glucocorticoides, aunque sí podría existir alergia a otro glucocorticoide del mismo grupo (1, 2, 3). Por esto, ante alergia a un glucocorticoide se debe evitar la administración de todos los glucocorticoides del mismo grupo farmacológico por cualquier vía de administración hasta realizar estudio de alergología.

Anticonvulsivantes aromáticos (fenitoína, carbamacepina y fenobarbital)

Son los más frecuentemente implicados en RAM y los que más RC tienen entre sí, pudiendo utilizar como alternativas ácido valproico o benzodiacepinas.

Medios de contraste radiológicos (Fig. 156-1)

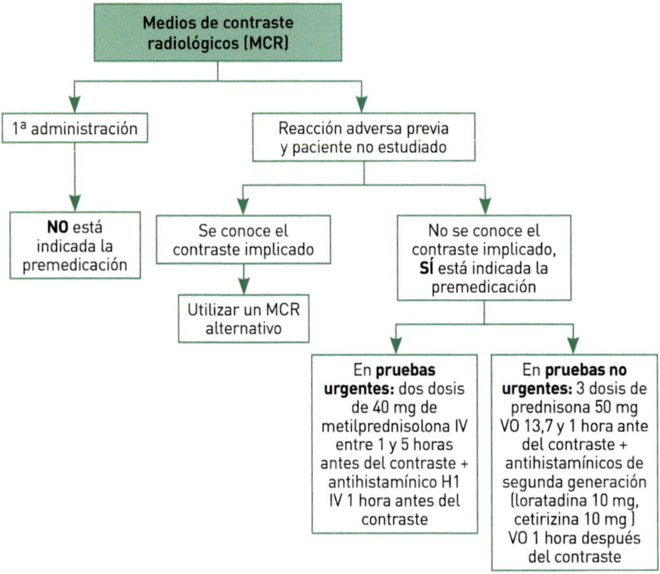

Figura 156-1. Medios de contraste radiológicos (MCR).

Aunque la premedicación disminuye la probabilidad de reacciones alérgicas, no las previene por completo.

RECUERDE

- Es fundamental conocer el grupo al que pertenece el fármaco implicado y sus posibles reacciones cruzadas.
- Si se conoce una alergia confirmada a un fármaco, siempre debe reflejarse en los antecedentes personales de la historia clínica.
- Cualquier medicamento puede producir una reacción alérgica.

BIBLIOGRAFÍA

- ACR Committee on Drugs and Contrast Media. ACR manual on contrast media. American College of Radiology, 2020.
- https://www.acr.org/-/media/ACR/Documents/PDF/QualitySafety/Resources/Contrast-Manual/Contrast_Media.pdf (Accessed on September 24, 2020).
- Pichler WJ, MD. An approach to the patient with drug allergy: UpToDate. Disponible en: https://uptodate.publicaciones.saludcastillayleon.es/contents/an-approach-to-the-patient-with-drug-allergy?search=reacciones%20alergicas%20medicamentosas&source=-search_result&selectedTitle=2-150&usage_type=default&display_rank=2#H43
- Tratado de Alergología SEAIC (2ª edición).
- Vázquez Lima MJ, Casal Codesido JR. Guía de Actuación en Urgencias (5ª edición). Madrid: Editorial Médica Panamericana, 2017.

157. Actuación ante un incidente con múltiples víctimas

G. W. Contreras, F. J. Terrón Marín, V. J. Casal Codesido, M. Gómez Rodríguez

PUNTOS CLAVE

- Es importante conocer el lenguaje común que debe usarse en un incidente con múltiples víctimas (IMV).
- Se debe saber actuar tanto en escenarios del propio incidente como en los hospitales.

CATÁSTROFE

Es cualquier suceso repentino e imprevisible, que acarrea graves destrozos materiales y humanos, y en el que se producen más problemas sanitarios de los que el sistema de salud está preparado para manejar.

Es un acontecimiento que exige la puesta en marcha de todos los recursos sanitarios fijos y móviles de un área determinada y que desestabiliza los servicios de emergencias, urgencias, cirugía, anestesia, trauma e intensivos de los hospitales colindantes.

En este capítulo se comenta una situación en la que aunque exista un elevado número de víctimas (accidente de transporte colectivo, accidente de tráfico múltiple, derrumbe de un edificio), no se desestabiliza la capacidad asistencial de la zona, pero sí la somete a presión y a pone prueba sus recursos durante un tiempo limitado. En nuestro medio y en la práctica diaria será más probable que se produzca una situación con un número elevado de víctimas que con una catástrofe en sí.

CARACTERÍSTICAS MÉDICAS DE UNA CATÁSTROFE/IMV

- Número elevado de víctimas en relación a los recursos disponibles.
- Urgencia de cada uno de los casos.
- Inespecificidad en los medios de actuación en primera línea.

ACTUACION PREHOSPITALARIA

Área de salvamento. Los grupos de rescate son los que actuarán en un primer momento en esta área. Se realizará un triaje rápido (sistema START, JUMPSTART para pacientes pediátricos, SALT o similares) y maniobras salvadoras (apertura de vía aérea, cohibición de hemorragias, etc.). Si se prevé que el tiempo de rescate se va a prolongar, los equipos de rescate podrán requerir la asistencia del personal sanitario. Estos deberán atender a las advertencias y las medidas de seguridad que les indiquen los responsables del área de salvamento (**Tablas 157-1** y **157-2**).

Tabla 157-1. Escenario de un IMV	
Área de Salvamento Punto cero Zona roja o zona caliente	Parte de la superficie ocupada por un siniestro donde tiene lugar el rescate. Primer contacto y transporte inicial de las víctimas a un lugar seguro. Medidas salvadoras
Área de Socorro Zona amarilla o zona templada	Primer área accesible a los medios avanzados de asistencia médica urgente. Zona libre de peligros reales y potenciales. Primera asistencia y triaje. Clasificación, estabilización y evacuación de las víctimas
Puesto Médico Avanzado (PMA)	Espacio asistencial fijo o eventual para prestar asistencia al nivel de SVA, inmovilización y, a veces, cirugía de urgencia vital. Se ubica en el área de socorro
Área de Base	Sector de concentración de recursos disponibles que intervienen en el salvamento y socorro
Norias de evacuación	Procedimientos que mantienen el flujo de pacientes dentro de las áreas de crisis y desde estas hasta los hospitales de referencia

Tabla 157-2. Norias clásicas de ambulancias o de evacuación		
1ª Noria	Moviliza las víctimas hacia fuera del área de salvamento. Es propia de los servicios de rescate	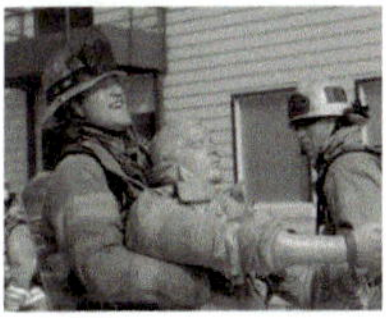
2ª Noria	Movimientos dentro del área de socorro hasta las ambulancias. Es puramente sanitaria	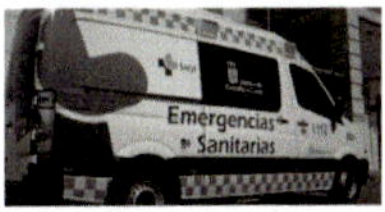
3ª Noria	Transporte hacia los hospitales receptores	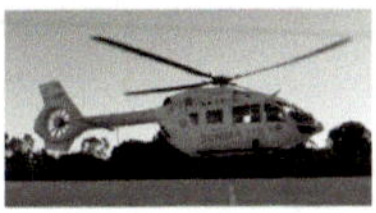
4ª Noria	De los hospitales receptores a otros centros de un nivel diferente	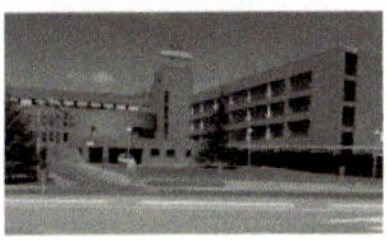

Área de socorro. Nuevo triaje, se inicia la asistencia sanitaria si no se inició en el área de salvamento. En esta zona se instalará el hospital de campaña, donde vamos a iniciar la asistencia sanitaria avanzada, incluso cirugía de urgencia vital, si se dispone de los medios necesarios. Se realiza una revaluación continua de las víctimas y espera para el traslado al centro de referencia.

Área de base. Es donde se concentran los recursos disponibles. Si se prevé que la evacuación hacia los hospitales de referencia se puede prolongar en el tiempo o que el número de víctimas es muy alto, se instalará un Puesto Médico de Evacuación, en el que las víctimas serán continuamente atendidas mientras esperan la llegada de un recurso útil para el traslado, según su gravedad. Esto mejorará la efectividad en el Puesto Médico Avanzado, pues se irá dejando espacio libre al pasar las víctimas ya triadas y atendidas, que no precisan asistencia continuada. No se debe dejar de revaluar a las víctimas. Un triaje continuado ayudará a optimizar los recursos de traslado.

ACTUACIÓN HOSPITALARIA

Las catástrofes y los IMV producen pacientes que terminan siempre en los hospitales.

El Hospital y los PAC deben

Estar preparados material y humanamente para una catástrofe.

Prestar apoyo con equipos (sencillos, en muchas ocasiones) que puedan desplazarse al lugar de la catástrofe, por ejemplo, cirugía de urgencia vital.

Disponer de un lugar adecuado para la recepción de heridos y ambulancias.

Tener áreas de expansión previstas para una primera atención a las víctimas que lleguen (*hall*, salas de espera, cafetería, gimnasios).

Contenedores preparados exclusivos para la utilización en caso de necesidad y con todo lo necesario (sueros, material fungible, dispositivos de señalización y chalecos identificativos).

Comité de catástrofes

- Es el máximo organismo del hospital frente a las catástrofes internas y externas.
- Personal imprescindible:
  - Gerente (o director médico).
  - Jefe/a de urgencias (o en su ausencia el jefe/a de la guardia).
  - Director/a de enfermería (o supervisor de guardia).
  - Jefe de personal subalterno (o jefe de turno).
  - Jefe del servicio técnico de mantenimiento (o jefe de turno).
- Personal complementario: telefonistas, administrativos.

Punto de reunión

- Debe de ser conocido por todo el personal del hospital ante una llamada de catástrofe.
- Debe estar ubicado en un lugar seguro (por ejemplo, salón de actos).

Localización del personal en caso de emergencia

Debe existir un listado de teléfonos actualizado del personal del centro. Únicamente tendrá acceso el comité de catástrofes.

La localización debe efectuarse por:

- Médicos: Director Médico.
- Enfermería: Directora de Enfermería.
- Jefe de Personal Subalterno.
- Jefe de Mantenimiento (personal a su cargo).
- Personal administrativo.

Acciones asistenciales

- Distribuir el personal y los medios en las áreas asistenciales provisionales.
- Activar los quirófanos y el servicio de medicina intensiva.
- Activar el banco de sangre.
  - Tener en cuenta que hay muchas posibilidades de que haya pacientes ingresados.
  - Asesorar a los pacientes ingresados (y en sala de urgencias) para revaluar a quienes pueden ser dados de alta para aumentar la capacidad del hospital.

Acciones de apoyo

Preparar un área y una persona para atender a las autoridades.

Preparar un área y una persona para atender a los medios de comunicación.

Disponer un área de apoyo a los familiares.

Cartelizar las áreas provisionales.

Controlar a los voluntarios.

Establecer un sólo equipo administrativo que filie todos los ingresos.

Organización

- Comprobar el correcto funcionamiento de todo el proceso.
- Capacitar el sistema de comando de incidente especializado para hospitales y clínicas.
- Identificar los puntos críticos.
- Potenciar los segmentos más debilitados.
- Buscar apoyo en otros hospitales y tener convenios con otros hospitales y clínicas para la colaboración durante las catástrofes.
- Disponer refrigerios para el personal.
- Evaluar el aspecto de salud mental de los pacientes y del personal durante la catástrofe.
- Establecer el plan de emergencia familiar para garantizar una respuesta eficiente del personal sanitario.
- Distribuir el plan y hacer simulacros de la respuesta para evaluar el plan.

Esquema de actuación ante un IMV (Fig. 157-1)

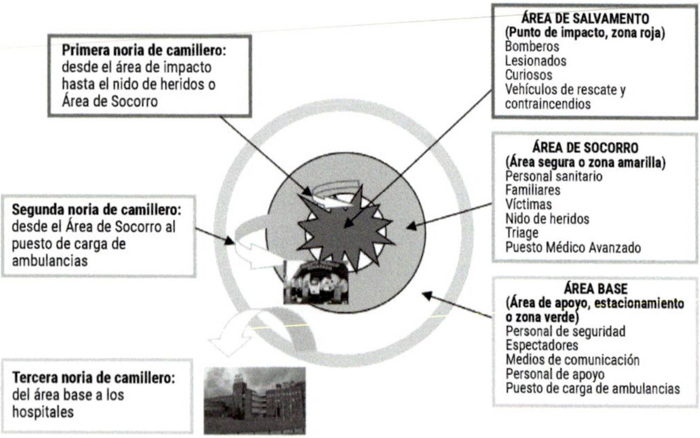

RECUERDE

- Los IMV producen pacientes que terminan siempre en los hospitales. Es imprescindible estar preparados y tener un plan de emergencia exterior contrastado por el Comité de crisis, la dirección y las autoridades.
- La primera asistencia sanitaria se realiza en los servicios de emergencia en el lugar de la catástrofe (la hora de oro).
- Es imprescindible hacer un análisis anual de las amenazas más probables, establecer un plan de emergencia, realizar simulacros para evaluar esos planes y extraer conclusiones para establecer planes de mejora.

BIBLIOGRAFÍA

- Álvarez Leiva C. Asistencia Sanitaria a múltiples víctimas y catástrofes. Sevilla: SAMU, 2012.
- SAMUR-Proteccion civil. Accidente de Múltiples Víctimas (4ª edición). Disponible en: www.munimadrid.es/samur <http://munimadrid.es/samur>/procedimientos
- Vázquez Lima MJ, Casal Codesido JR. Guía de Actuación en Urgencias (5ª edición). Madrid: Editorial Médica Panamericana, 2017.

158. Traslado del paciente crítico

D. C. Surco López, A. B Durán Rosende, R. García Álvarez

PUNTOS CLAVE

- Es esencial conocer los riesgos asociados al transporte interhospitalario de cada paciente individual para maximizar la seguridad durante el mismo.
- Es importante la máxima estabilización del paciente previa al traslado.
- El médico emisor y el receptor deben estar perfectamente identificados y deben intercambiar información completa y veraz.

INTRODUCCIÓN

El hospital emisor deberá tomar la decisión de trasladar a un paciente cuando los beneficios del traslado superen a los riesgos y los recursos del hospital receptor no estén disponibles en el hospital emisor.

La decisión del traslado corresponde al médico responsable de la asistencia. Una vez estabilizado el paciente en el área apropiada (reanimación, UCI, observación o planta), debe realizarse el traslado lo más rápido posible.

La asistencia del paciente requiere una perfecta coordinación entre todos los eslabones implicados en el proceso asistencial.

La comunicación debe ser siempre oral y escrita.

DEFINICIONES

Transporte secundario: es el que se lleva a cabo entre diferentes centros sanitarios.

Fases del transporte:

1. Activación: comunicación al servicio de Admisión por parte del facultativo emisor que se solicita el traslado.
2. Estabilización del paciente.
3. Traslado.
4. Regreso.

Centro emisor: centro hospitalario del que procede el paciente.

Centro receptor: centro hospitalario que recibe al paciente.

Traslado programado: traslado que no implica riesgo vital para el paciente y que se realiza en el momento que decide el hospital receptor, siendo susceptible de acuerdo entre los servicios de admisión de ambos hospitales.

Traslado urgente: el que se hace en pacientes con posible riesgo vital, cuya asistencia puede demorarse minutos u horas.

Traslado emergente: el tiempo de demora es decisivo para definir la evolución de la patología del paciente, bien porque el centro emisor no tiene medios para prestar los cuidados inmediatos o porque el paciente debe someterse a pruebas diagnósticas o de tratamiento en el centro de destino.

PROCEDIMIENTO GENERAL PARA EL TRASLADO

Indicación de traslado:

- Carencia de recursos diagnósticos/terapéuticos del centro emisor.
- Patologías que precisan evaluación y tratamiento por una especialidad no disponible.
- Continuación de tratamiento en otros centros propios o concertados.
- Establecimiento de diagnóstico o tratamiento de pacientes que se devuelven a su centro de origen una vez terminado el procedimiento.
- Razones sociofamiliares o geográficas.

Estabilización previa del paciente:

- Estabilización inicial con protección de la vía aérea (oxigenación, ventilación) y estabilización hemodinámica, realizando todos los procedimientos de soporte vital necesarios para minimizar los riesgos de deterioro de las funciones respiratoria, hemodinámica y neurológica durante el traslado.
- Orientación diagnóstica con pruebas complementarias adecuadas.

Evaluar los beneficios o riesgos del traslado: es una función del médico responsable.

Información y consentimiento informado al paciente o familia: el medico emisor debe informar al paciente o a un representante legal autorizado, de las intervenciones que le han realizado y los beneficios y riesgos del traslado, siendo esta información recogida en un consentimiento informado firmado por el médico y paciente (o representante). En caso de no poder realizarse este proceso, se debe hacer constar en historia clínica la indicación y motivos del traslado.

Seleccionar el centro receptor: considerar la distancia entre el centro emisor y el centro receptor, adecuación de recursos, disponibilidad de camas, preferencias del paciente y entorno.

El médico responsable emisor debe contactar con el médico del centro receptor, comunicar las características clínicas del paciente y asegurarse de que el paciente es aceptado en el centro receptor. En todos los casos estarán debidamente identificados el médico emisor, el receptor y el servicio de destino.

Elección del medio de transporte adecuado y activación de este:

Ambulancias Clase A1, ANA (ambulancia no asistencial): para realizar traslados de pacientes que no requieran cuidados sanitarios durante el traslado. El personal se compone de uno o dos Técnicos en Emergencias Sanitarias.

Ambulancias Clase B: permiten ofrecer al paciente cuidados de soporte vital básico (SVB) y de enfermería, que incluyen mantenimiento básico de la vía aérea (cánula de Guedel, postura, aspiración de secreciones), oxigenoterapia, vigilancia y toma de constantes, sueroterapia con o sin bomba de perfusión, medicación, control de sondas y drenajes. El personal se compone de Técnicos en Emergencias Sanitarias y/o enfermera.

Ambulancias Clase C: permiten ofrecer al paciente cuidados de soporte vital avanzado (SVA); se utilizan para los traslados de pacientes graves y críticos. El personal se compone de Técnico en Emergencias Sanitarias, médico y enfermera. El SVAE (Soporte Vital Avanzado Enfermero) permite ofrecer cuidados de SVA con enfermera, sin personal médico.

Helicóptero: permite ofrecer cuidados de soporte SVA con personal médico y de enfermería, ideal para grandes distancias.

El medio de transporte se eligen según la interpretación del médico responsable. Suelen servir de ayuda las escalas de riesgo que apoyan la decisión clínica. La escala más establecida y aceptada institucionalmente en Europa es "el Sistema de Valoración de Pacientes para el Transporte Secundario" (SVPTS) (**Tabla 158-1**).

El médico emisor debe preparar toda la documentación necesaria para salvaguardar la continuidad asistencial.

Contactar con el centro coordinador. El médico emisor deberá proporcionar la siguiente información al centro coordinador: nombre y teléfono del médico emisor que solicita el traslado, nombre y teléfono del médico receptor, ubicación del paciente, servicio de destino del paciente, datos del paciente, diagnósticos principales, medidas de soporte necesarias y recurso solicitado.

Realización del traslado. Durante el traslado, el paciente crítico debe recibir el mismo grado de monitorización y de soporte que estaba recibiendo en el hospital emisor.

Preparación del traslado

- Informar al paciente y/o familiares del traslado y su justificación. Verificar que el paciente lleva colocada la pulsera identificativa. Verificar la documentación necesaria para el traslado. Retirar los sistemas de monitorización y perfusión que no sean imprescindibles.
- Revisar las fijaciones de vías, tubo endotraqueal, drenajes, etc. En pacientes intubados, aspirar secreciones antes de iniciar el traslado.
- Intentar colocar todas las bombas de infusión y sueros en un mismo soporte; calcular las necesidades para evitar el cambio de perfusión durante el traslado.
- Proteger al paciente de los cambios de temperatura.
- Verificar el estado de la ambulancia.

Tabla 158-1. Sistema de Valoración de Pacientes para el Transporte Sanitario (SVPTS)	
Aspecto a valorar	Puntuación
Hemodinámica	
Estable	0
Moderadamente estable	1
Inestable (requiere > 15 mL/min y/o inotropos y/o sangre)	2
Monitorización electrocardiográfica	
No	0
Sí (deseable)	1
Sí (imprescindible)	2
Arritmias	
No	0
Sí, no graves	1
Sí, graves (o SCA en las 48 h anteriores)	2
Vía venosa	
No	0
Sí (periférica y única)	1
Sí (periférica múltiple o central)	2
Marcapasos	
No	0
Sí, no invasivo	1
Sí, endocavitario	2
Respiratorio	
FR: 10-24 rpm	0
FR: 25-35 rpm	1
FR: < 10 > 36, irregular o apnea	2
Vía aérea	
No asistida	0
Tubo de Guedel	1
Tubo endotraqueal	2
Soporte respiratorio	
No	0
Sí, oxigenoterapia con mascarilla	1
Sí, ventilación mecánica	2
Glasgow	
15	0
Entre 8 y 14	1
< 8 o focalidad neurológica postrauma	2
Soporte farmacológico	
Ninguno	0
GRUPO I: inotropos-aminas-antiarrítmicos-bicarbonato-analgésicos	1
GRUPO II: vasodilatadores-relajantes musculares-trombolíticos	2

Asignación propuesta en función de la puntuación obtenida en el SVPTS	
Puntuación	Vehículo recomendado/Personal asignado
0-3 puntos	No asistido
4-7 puntos	Soporte vital básico/Personal de enfermería
> 7 puntos	Soporte vital avanzado/Médico y personal de enfermería

Recomendaciones durante el traslado

- Tranquilizar e informar al paciente, si está consciente, sobre el procedimiento del traslado.
- Valorar la necesidad de sedación, relajación, analgesia, antieméticos y aspiración de secreciones durante el itinerario.
- Conectar las tomas de oxígeno al sistema de suministro de la ambulancia, y el monitor y respirador a la toma eléctrica para evitar el consumo de batería.
- Revisar la colocación del tubo endotraqueal, vías, drenajes, etcétera.
- Vigilar las constantes y el registro documental de las incidencias y medicación administrada durante el traslado.

Fase de recepción en la unidad de destino

Recepción del paciente por parte del personal de la unidad y toma de constantes. El equipo del traslado comunicará al equipo receptor del paciente las incidencias durante el traslado. Todo ello quedará reflejado en la hoja de registro.

CONSIDERACIONES ESPECIALES EN EL TRASLADO DE PACIENTES COVID

Deben estar correctamente indicados para evitar traslados innecesarios a fin de controlar la diseminación de la enfermedad. Se debe contar con un circuito independiente para estos pacientes a la salida y a la llegada. Todo el personal interviniente debe llevar equipo de protección individual adecuado. Se recomienda mascarilla FFP2/3.

RECUERDE

- Sólo se organizará un traslado si creemos que es realmente necesario y si se puede realizar de forma segura.
- Es fundamental una adecuada transferencia de información entre el médico responsable y el médico encargado del traslado y entre este y el médico receptor.
- Informar al paciente y a los familiares del traslado y del motivo de este.
- No se debe trasladar a un paciente sin que haya un médico receptor perfectamente identificado e informado del episodio.

BIBLIOGRAFÍA

- Cinesi Gómez C, Garnica Martínez B, Tomás Lizcano A. Transporte Interhospitalario de la región de Murcia (1ª edición), diciembre 2019.
- Procedimiento de traslados intercentros en la EOXI Pontevedra-Salnés. Setiembre, 2019.
- Recomendaciones de «hacer» y «no hacer» en el tratamiento de los pacientes críticos ante la pandemia por coronavirus causante de COVID-19 de los Grupos de Trabajo de la Sociedad Española de Medicina Intensiva, Crítica y Unidades Coronarias (SEMICYUC).
- Traslado interhospitalario de paciente crítico. Área de Xestión integrada de Ourense, Verín y Barco. Setembro, 2013.

159. Triaje

J. Fernández de Valderrama Benavides, C. Abellas Vázquez, G. Ibáñez Gallego

PUNTOS CLAVE

- Un sistema de triaje es útil cuando puede relacionar el grado de urgencia con la gravedad y complejidad real del paciente de una forma fácil y rápida.
- El Sistema Español de Triaje (SET) o el Sistema Manchester de Triaje (MTS) son sistemas de triaje de enfermería no excluyente, integrados en una dinámica de servicio, donde se prioriza la urgencia del paciente y dispone de excelentes índices de fiabilidad y validez.
- La implementación de sistemas de triaje estructurado, como el SET o el MTS, mejoran la utilización de los servicios de urgencias y sus efectos sobre los diferentes actores del sistema sanitario.

DEFINICIÓN

Son sistemas de triaje de 5 niveles de priorización, normalizados y dotados de un programa informático de gestión del triaje, que permiten:

- Registrar la clasificación.
- Controlar a todos los pacientes dentro y fuera del servicio.
- Controlar los tiempos de actuación.
- Analizar la complejidad, agrupando niveles de triaje.
- Detectar automáticamente probables pacientes susceptibles de activar los siguientes códigos de emergencia (TOX, PCR, IAM, SEPSIS, PPT, ICTUS, AGITACIÓN).
- Cuentan con un módulo de triaje pediátrico: TEP (triángulo de evaluación pediátrica).
- Permiten incorporar un triaje avanzado multidisciplinar con protocolos consensuados, gestión de salas rápidas, etcétera.

OBJETIVOS DE UN SITEMA DE TRIAJE

- Identificar rápidamente a los pacientes que padecen una enfermedad con riesgo vital, usando un sistema de clasificación fiable, relevante, útil y válido, que permita definir su grado de urgencia y priorizar su asistencia (disminuir su riesgo).
- Determinar el área más adecuada para tratar a un paciente que se presenta en un servicio de urgencias.
- Disminuir la congestión de las áreas de tratamiento de los servicios de urgencias.

- Evaluar de forma continua a los pacientes con revisiones periódicas que garanticen que sus necesidades de atención son satisfechas, asegurando también la evaluación periódica de los pacientes que no sufren enfermedades con riesgo vital.
- Optimizar la realización de pruebas diagnósticas y mejorar la calidad y seguridad de la atención a los pacientes.
- Informar de forma adecuada y clara a los pacientes y a sus familias sobre el tipo de servicio que necesita el paciente, explicándole cuáles son las exploraciones diagnósticas que van a realizarse, las medidas terapéuticas preliminares (triaje avanzado) y el tiempo de espera probable.
- Proporcionar información que permita conocer y comparar la casuística de los servicios de urgencias y emergencias (urgencia y complejidad de las patologías que se atienden) con la finalidad de optimizar los recursos y mejorar su gestión (incrementar la eficiencia).
- Crear un lenguaje común para todos los profesionales que atienden las urgencias y emergencias, independientemente del tamaño, estructura o ubicación de los centros asistenciales.

CARACTERÍSTICAS DEL PERSONAL DE TRIAJE

- El proceso de triaje debe ser realizado por **personal con experiencia** y juicio clínico, y con capacidad de tomar decisiones y gestionar situaciones difíciles.
- Entre las características que debe poseer el personal de triaje deben destacarse las siguientes:
  - Capacidad de *comunicación:* con el paciente, la familia y los profesionales.
  - Capacidad *empática*: debe poder ponerse en el lugar del enfermo, tener tacto y paciencia, y ser comprensivo y discreto.
  - Capacidades *organizadoras*: debe ser capaz de desarrollar listas de espera, según las quejas de los pacientes, la gravedad, etcétera.
  - Capacidad *resolutiva*: debe poder resolver problemas en situaciones difíciles.
  - Capacidad de reconocer al que está realmente enfermo. Para esto se necesita experiencia, formación y juicio clínico.

IMPLANTACIÓN DE UN SISTEMA DE TRIAJE

El principal usuario del sistema será el personal de enfermería. Para plantear esta solución en un servicio de urgencias son necesarios los siguientes requisitos:

- La creación de una comisión multidisciplinar en el Servicio, que incluya representantes de todos los estamentos profesionales implicados en el proyecto.
- La disponibilidad de protocolos, circuitos y órdenes médicas preestablecidas para procedimientos, tratamientos o intervenciones delegadas a enfermería.

- Un proceso formativo y de capacitación de enfermería que permita garantizar la correcta aplicación de protocolos, circuitos y órdenes médicas preestablecidas para procedimientos, tratamientos o intervenciones delegadas.

EL PLAN FUNCIONAL DE IMPLANTACIÓN DE UN SISTEMA DE TRIAJE INCLUIRÁ (TABLAS 159-1 Y 159-2)

- Circuito de entrada de pacientes.
- Número de salas de triaje necesarias.
- Adaptación estructural de las salas.
- Dotación de personal necesario para el triaje.
- Disponibilidad de mecanismos de descongestión de las salas de espera de los pacientes.
- Definición del sistema de gestión de pacientes fuera y dentro del servicio.
- Desarrollo de planes de formación y formación continuada de los profesionales.
- Planes de información a los usuarios internos y externos del servicio.

Tabla 159-1. Niveles de triaje según el SET

Nivel	Situación clínica	Tiempo de atención
I	Requieren resucitación. Su riesgo vital es inmediato	Inmediato
II	Emergencias de riesgo vital previsible cuya resolución está en función del tiempo	10 minutos
III	Urgencias con potencial riesgo vital	30 minutos
IV	Urgencias complejas pero sin riesgo vital previsible	60 minutos
V	Enfermedades no urgentes cuya demora no supone un riesgo para el paciente	120 minutos

Tabla 159-2. Niveles de triaje MTS. Niveles de clasificación MTS

Número	Nombre	Color	Tiempo de atención
1	Atención inmediata	Rojo	0
2	Muy urgente	Naranja	10
3	Urgente	Amarillo	60
4	Normal	Verde	120
5	No urgente	Azul	240

- Recomendaciones sobre el triaje, elaboradas por el Grupo de Triaje de SEMES: https://www.semes.org/tag/recomendaciones-triaje/

160. Donación en urgencias: detección y manejo del posible donante

G. de la Rosa Rodríguez, F. Martínez-Soba, M. Viguera Sarabia, J. Povar Marco

PUNTOS CLAVE

- La cooperación institucional ONT-SEMES y la colaboración entre los coordinadores de trasplantes y los profesionales de urgencias y emergencias son una de las líneas estratégicas para mejorar la donación de órganos en nuestro país.
- Los profesionales de urgencias desempeñan un papel relevante en el proceso de donación de órganos, al ser uno de los pilares fundamentales en la identificación y derivación de posibles donantes a las unidades de cuidados intensivos.

GENERALIDADES

España ocupa desde hace dos décadas una posición de liderazgo mundial en materia de donación y trasplante gracias a su estructura organizativa, el denominado "**Modelo Español de donación y trasplante**". En él se considera al coordinador hospitalario de trasplantes como responsable del proceso de donación, que se inicia con la detección del potencial donante y finaliza con el trasplante de órganos y tejidos y en el que destacan como puntos críticos la detección del donante y la entrevista familiar.

El Programa Nacional de Garantía de Calidad del proceso de donación lleva a cabo, desde hace más de una década, la evaluación continua del proceso de donación en las UCI, identificando áreas de mejora en las que es posible implementar acciones correctoras específicas y valorar posteriormente su impacto. Esta metodología ha permitido estimar la capacidad generadora de donación de los centros hospitalarios e identificar como principal factor condicionante la existencia de Servicio de Neurocirugía, ya que, en un hospital sin esta unidad, el 8,4 % de los *exitus* en UCI se deben muerte encefálica (ME) mientras que este porcentaje asciende al 16 % en hospitales con Neurocirugía.

Esta metodología de análisis se circunscribe a las UCI porque la detección del posible donante se ha realizado clásicamente en estas unidades (consideradas unidades generadoras por su capacidad de mantener el soporte ventilatorio mecánico más de 24 horas). No obstante, una vez consolidada, se ha visto la utilidad de complementarla, ampliando el ámbito de dicha detección a otras unidades hospitalarias, como los servicios de Neurología, las unidades de ictus o los Servicios de Urgencias (SU).

En este sentido, tanto el **Plan Estratégico-Donación 40** como la **Guía Benchmarking** —desarrollados en 2008 y 2011, respectivamente— identificaron como principal vía de incremento en las tasas de donación en ME la **detección de posibles donantes fuera de la UCI**, por lo que la integración de los SU en el proceso de donación se enmarca dentro de esta línea de mejora.

Por ser la principal puerta de entrada al hospital, los SU son fundamentales y determinantes como fuente de detección de posibles donantes, posibilitando una asistencia sanitaria ágil y adecuada.

Los SU atienden diariamente pacientes con patología neurológica grave que requieren atención urgente y toma de decisiones rápida. En ocasiones, estos pacientes, por la gravedad de la lesión y, sobre todo, por la irreversibilidad de la misma, no se consideran tributarios de tratamiento médico ni quirúrgico pero pueden ser considerados **posibles donantes**, esto es, pacientes neurocríticos con alta probabilidad, si se aplican las medidas adecuadas, de evolucionar a ME.

Distintos proyectos multicéntricos han permitido cuantificar la magnitud de esta realidad, estimando el elevado potencial de donación de los SU, dado que son posibles donantes el 8 % de los exitus de urgencias y una de cada 2.000 urgencias atendidas.

De lo expuesto se deduce que los SU desempeñan un papel clave en el proceso de donación, mediante la implementación de un protocolo de actuación orientado a la identificación de posibles donantes, y comunicando su existencia precozmente al equipo de coordinación de trasplantes y a los profesionales de la UCI para que valoren su idoneidad para la donación e informen a los familiares.

El paciente que identificamos como **posible donante** es aquel que, por su patología aguda neurológica y pronóstico vital infausto, no se considera tributario de ningún tipo de tratamiento porque sería fútil y puede llegar a progresar a muerte encefálica en un breve espacio de tiempo. Cuando este paciente evoluciona a muerte encefálica lo denominamos potencial donante.

Actualmente, la mayoría de los donantes (61 % de los casos) fallecen por ACVA, hecho condicionado por el progresivo descenso de la mortalidad por TCE secundarios a accidentes de tráfico, que ha pasado en la última década de ser la causa del fallecimiento del 16 % de los donantes al 5 % en 2021. Es este escenario es de vital importancia identificar lo antes posible a los pacientes con enfermedad cerebrovascular hemorrágica y deterioro neurológico grave.

Es necesario valorar la indicación y necesidad de tratamiento neuroquirúrgico, endovascular o médico y su pronóstico funcional y vital. Adecuar y optimizar estas medidas en todo paciente neurocrítico forma parte de la actividad asistencial de un SU y también deberá serlo si el paciente es un posible donante. A continuación se señalan las principales características de los procesos que engloba el ACVA hemorrágico.

HEMORRAGIA INTRACRANEAL O CEREBRAL ESPONTÁNEA NO ANEURISMÁTICA

Registra una incidencia anual de 15 casos/100.000 habitantes, de predominio en varones con edades superiores a 55 años, en los que la hipertensión mal controlada es un factor predisponente. Se trata de un proceso dinámico y expansivo que puede progresar en las primeras 72 h. La mortalidad estimada al mes es del 35-50 %, pero el 50 % de los fallecimientos se producen en las primeras 24 h. Entre los factores pronósticos a corto plazo se encuentran: edad, ECG, tamaño y localización de la hemorragia, antecedentes patológicos como HTA y diabetes, leucocitosis, hiperfibrinogenemia y tratamiento previo de antiagregación o anticoagulación. Se han publicado diferentes estudios al respecto, elaborándose escalas pronósticas de fácil manejo y elevada sensibilidad (ICH *score* y FUNC *score*) que cuantifican y puntúan las variables más relevantes (edad, puntuación escala Glasgow, localización supratentorial-infratentorial, afectación ventricular y volumen de la hemorragia).

HEMORRAGIA SUBARACNOIDEA

La incidencia anual en nuestro país es de 10 casos/100.000 habitantes, predominando en mujeres de 50 años y siendo la causa más frecuente la rotura de un aneurisma intracraneal. Tiene una elevada mortalidad, dado que el 12 % fallece antes de llegar al centro hospitalario y el 35-40 % en la primera semana de evolución. Para la valoración de esta patología neurológica existe una escala pronóstica funcional y vital específica (Hunt y Hess).

PAPEL DEL PROFESIONAL DE URGENCIAS EN EL PROCESO DE DONACIÓN

El SU debe plantearse como objetivo asistencial la detección de pacientes con patología neurológica grave y su adecuada evaluación pronóstica funcional y vital. En este sentido, el empleo de las escalas pronósticas mencionadas permite identificar a los pacientes con pronóstico ominoso y disponer de indicadores que faciliten la toma de decisiones a la hora de plantear las alternativas asistenciales, evitando la futilidad terapéutica y el consumo inadecuado de recursos.

Integrar la asistencia sanitaria en Urgencias de este subgrupo de pacientes neurocríticos considerados como posibles donantes como una parte relevante en la atención del paciente neurocrítico facilitará la toma de decisiones por parte del médico de urgencias.

La detección de posibles donantes implica la comunicación rápida al equipo de coordinación hospitalaria de trasplantes y a las UCI para que valoren su idoneidad para la donación e informen a los familiares de manera veraz, adecuada y comprensible. La derivación de estos pacientes (considerados ya posibles donantes) a las UCI evita la limitación de tratamientos de soporte vital y su ingreso en una planta de hospitalización como medida compasiva.

Es clave, por tanto, la elaboración multidisciplinar y la puesta en marcha de un protocolo hospitalario para la detección de posibles donantes en los SU que defina aspectos fundamentales del proceso y que ha de ser liderado por el equipo de coordinación de trasplantes.

Dado que la detección de posibles donantes en los SU es el punto iniciador del proceso de donación y, por tanto, el principal factor limitante del mismo ("sin detección no hay donación"), la implicación de los profesionales de los SUH resulta crucial y pivotar en los dos puntos fundamentales que describimos a continuación.

Información a la familia

Debe comunicarse de forma adecuada y veraz la situación clínica y el pronóstico vital y funcional del paciente a los familiares o representantes legales para, en una fase posterior, solicitar su consentimiento para que el paciente reciba los cuidados y medidas necesarios que hagan posible que, si fallece en ME, pueda ser donante. Este consentimiento será verbal, debiendo constar la decisión en la historia clínica.

Los familiares o representantes legales han de entender que la finalidad por la que se ingresará al paciente en una UCI no es mejorar su salud sino posibilitar que, si fallece en ME, pueda ser donante de órganos. Es recomendable que el urgenciólogo, médico responsable del paciente en el SU, participe en esta entrevista. En la entrevista clásica de solicitud de consentimiento a la donación, el médico responsable del paciente en la UCI colabora con el equipo de coordinación de trasplantes.

Consentimiento informado

El ingreso en la UCI del posible donante es posible gracias a la toma de decisiones compartida entre los facultativos y los familiares o representantes legales si el paciente había expresado su deseo de donación o si la familia da su consentimiento. A los familiares o representantes debe ofrecérseles tanto la opción de ingreso en UCI, como la alternativa de ingreso hospitalario fuera de dicha unidad, explicándoles que esta última opción no permitirá que pueda ser donante de órganos, ya que las medidas de soporte vital y mantenimiento que precisaría sólo pueden llevarse a cabo en la UCI.

Es aconsejable plantear a los familiares o a los representantes legales un tiempo de espera a la evolución a ME que se ajustará en cada caso y que, no obstante, podrá ser revocado en cualquier momento si éstos así lo deciden.

Las bases sobre las que se fundamenta esta actitud son:

- Obligación ética y moral de informar con veracidad y de solicitar el consentimiento familiar. La premura en el entorno del SU obliga en muchos casos a ingresar en la UCI al paciente, bien por la necesidad de una asistencia específica del área de pacientes críticos o por condicionantes familiares que demoran la toma de decisiones. En estos casos, ésta se debe posponer y condicionar a la evolución final del paciente.
- Optimización de los recursos asistenciales.
- Concordancia entre esfuerzo asistencial y posibilidad de éxito.
- Confianza de la sociedad con el programa de donación.

Según las experiencias previas, la comunicación de información adecuada y veraz a familiares o representantes facilita la toma de decisiones, aceptando en más del 95 % de los casos el ingreso en la UCI. Este ingreso "dirigido" tiene como único objetivo el mantenimiento de las constantes vitales a la espera de una evolución espontánea de su patología neurológica. Si el desenlace es muerte encefálica, el paciente podrá ser donante de órganos. El derecho de autonomía del paciente (regulado por la Ley 41/2002) exige la obligación de informar de un modo adecuado al paciente, familiares o responsables legales con la finalidad de obtener un consentimiento que permita ingresar al paciente en las UCI con el propósito de consumar la donación de órganos una vez se produzca el fallecimiento en muerte encefálica.

La dificultad para comunicar a la familia o responsables el pronóstico ominoso de su paciente, así como el probable fallecimiento por muerte encefálica en un entorno que precisa una decisión con premura, obliga en muchas ocasiones a posponer este procedimiento de comunicación y realizarlo después de ingresar al paciente en la UCI. Es recomendable registrar en la historia clínica del paciente las opciones que se han planteado así como las decisiones que la familia o representantes han tomado.

RECUERDE

- Como se detalla en la recientemente editada guía del Grupo Colaborativo ONT-SEMES: "EL PROFESIONAL DE URGENCIAS Y EL PROCESO DE DONACIÓN", su intervención ha de integrarse una estrategia global que incorpore a todo el hospital en el proceso de donación y ha de fundamentarse en los siguientes aspectos:
  - La detección de posibles donantes ha de formar parte de la labor asistencial de los profesionales de urgencias y emergencias.
  - La detección de un posible donante en urgencias exige que la comunicación con la familia o representantes legales se enmarque en una entrevista cuyo objetivo no es solicitar la donación sino informarles de la situación clínica, la falta de opciones terapéuticas y del pronóstico vital infausto y solicitar el consentimiento para que el paciente reciba los cuidados y tratamientos necesarios para que, si fallece en muerte encefálica, pueda ser donante.
  - Debe fomentarse la participación de los profesionales de urgencias en las actividades formativas y científicas en materia de donación que se llevan a cabo tanto en el ámbito hospitalario como en el autonómico y nacional.
  - La formación y designación de un profesional del SU como "referente en donación" facilitará la comunicación con la Coordinación de Trasplantes de su hospital y optimizará la detección de posibles donantes.

BIBLIOGRAFÍA

- Recomendaciones Grupo Colaborativo ONT-SEMES. El profesional de urgencias y el proceso de donación. Diciembre de 2015. Disponible en URL: http://www.ont.es
- De la Rosa G et al. Continuously evaluating performance in deceased donation: the Spanish quality assurance program. Am J Transplant 2012 Sep;12(9):2498-506.
- Matesanz R, Coll E, Domínguez-Gil B, de la Rosa G, Marazuela R, Arráez V et al. Benchmarking in the Process of Donation after Brain Death: A Methodology to Identify Best Performer Hospitals. Am J Transplant 2012.
- Matesanz R, Domínguez-Gil B, Coll E, de la Rosa G, Marazuela R. Spanish experience as a leading country: what kind of measures were taken? Transplant 2011;24(4):333-343.
- Miller LD, Gardiner SK, Gubler KD. Emergency department referral for organ donation: more organ donors and more organs per donor. Am J Surg 2014 May;207(5):728-33; discussion 733-4. doi: 10.1016/j.amjsurg.2013.12.017.
- Cuidados intensivos orientados a la donación de órganos. Recomendaciones del grupo de trabajo SEMICYUC-ONT. (consultado el 28 de marzo de 2022). Disponible en: http://www.ont.es/infesp/DocumentosDeConsenso/CIOD_Recomendaciones%20SEMICYUC-ONT_Septiembre2017.pdf
- Rady MY, Verheijde JL, McGregor JL. Scientific, legal, and ethical challenges of end-of-life organ procurement in emergency medicine. Resuscitation 2010 Sep;81(9):1069-78. doi: 10.1016/ Review.
- Martínez Soba F, Ruiz Aguilera A, Calvo Martínez A, et al. Detección y Manejo del posible donante en Urgencias hospitalarias. Actualizaciones en trasplantes 2008. Coordinador: Pérez Bernal J. Sevilla: Editorial Hospitales Universitarios Virgen del Rocío, 2009: 105-108.
- El intensivista fuera de la UCI: relación con la unidad de urgencias y la unidad de ictus. DONACIÓN DE ÓRGANOS Y TEJIDOS EN INTENSIVOS. Monografía Edikamed: 163-170. ISBN 978-84-7877-071-6; Barcelona 2013.
- Masnou Burralló N. Tratando con la familia del donante potencial. En: Arias Garrido JJ, Abizanda Campos R (editores). Información al paciente crítico.
- Committee on Bioethics of the Council of Europe. Guide on the decision-making process regarding medical treatment in end-of-life situations. Disponible en: http://www.coe.int/en/web/bioethics/guide-on-the-decision-making-process-regarding-medical-treatment-in-end-of-life-situations.

161. Algoritmo de comunicación en situaciones críticas. Proceso de donación

I. Martínez Alpuente, D. Uruñuela Olloqui, C. Segovia Gómez

Comunicación de una mala noticia

Objetivos:
- Establecer una interacción eficaz con el paciente y la familia
- Servir de ayuda en el inicio del duelo
- Aliviar la tensión del profesional
- Facilitar la donación (si es la familia de un potencial donante)

¿Cómo hacerlo?

Basar la interacción en la relación de ayuda
- Respeto
- Empatía
- Autenticidad

En el marco de la escucha activa

Comunicación verbal
- Saludar/presentarse
- Comenzar con una breve introducción
- Llamar al paciente por su nombre
- Dar mensajes cortos: frases estructuradas y breves
- No interrumpir
- Usar un lenguaje sencillo sin tecnicismos
- Adaptarse al ritmo de integración
- Constatar que se ha integrado
- Permitir que les hagan preguntas
- Facilitar la expresión de emociones: "llore, desahóguese, etcétera"
- No utilizar frases hechas: "tranquilo, no llore, etcétera"

Comunicación no verbal
- Expresión facial grave y serena
- Dar importancia a lo vocal y a lo visual (el cómo y de qué manera se dice)
- Mirada abierta
- Tono de voz suave, cálido
- Ritmo de lenguaje cadente
- Hacer pausas
- Contacto físico (excepto en situaciones de agresividad) y sin invadir el espacio de intimidad
- No poner barreras físicas ni corporales: no cruzar brazos ni piernas

Entorno: la comunicación de una mala noticia precisa serieda y protocolo

Si no se dispone de un lugar adecuado:
- Buscar una zona donde pueda haber intimidad, sin interferencias
- Facilitar el desahogo emocional
- Descolgar el teléfono. Poner el móvil en silencio
- Ofrecer bebidas calientes (tila, leche, etc.)
- Tener preparados pañuelos

Si se trata de una familia de un potencial donante, no plantear la donación si no han integrado la muerte de su ser querido

Figura 161-1. Algoritmo de comunicación en situaciones críticas. Proceso de donación.

BIBLIOGRAFÍA

- Bermejo JC. Iniciación al Counselling. Madrid: Sal Terrae, 2014.
- Bruno Giordani. La Relación de Ayuda: De Rogers a Carkhuff. Bilbao: Eitorial Desclée de Brouwer, 1997.
- Gómez Sancho M. Cómo dar las malas noticias en Medicina. Madrid: Editorial Arán, 2016.
- ONT. Manual de Referencia del Curso de Comunicación en Situaciones Críticas.
- Parada Torres E. Habilidades Psicológicas en las profesiones de socorro y emergencias. Bilbao: Desclée de Brouwer, 2008.

162. Seguridad del paciente en urgencias

N. Ramos González, M.J. González Estévez, S. Jiménez Hernández

INTRODUCCIÓN

La seguridad del paciente es un pilar esencial de la calidad asistencial de cualquier sistema sanitario. Dentro de este, en los Servicios de Urgencias se observa una tasa elevada de eventos adversos de los usuarios, debido a las características especiales de la actividad que se desarrolla en estos servicios (elevada presión asistencial, variabilidad de las patologías atendidas, trabajo a turnos, cambios de localización de los pacientes durante la asistencia, etc.). Al menos, un 12 % de los pacientes atendidos sufren un incidente relacionado con la atención recibida, siendo el 70 % de éstos evitables.

PRÁCTICAS SEGURAS

Se han desarrollado en las dos últimas décadas varias líneas estratégicas en materia de seguridad del paciente con el objetivo de evitar la aparición de eventos adversos. Se centran en dos áreas fundamentales: fomentar la cultura de seguridad entre profesionales e implementación de prácticas seguras (intervenciones destinadas a mejorar la seguridad del paciente mediante la prevención o disminución del daño ocasionado por la atención sanitaria). En los Servicios de Urgencias son de especial interés tres grupos fundamentales: uso seguro del medicamento, prevención de infecciones y prevención de errores en la identificación de los enfermos.

Uso seguro de fármacos

Los problemas derivados del uso de medicamentos constituyen un motivo frecuente de asistencia a Urgencias y también los eventos adversos relacionados, derivados de la actividad asistencial, debidos a la variabilidad en el perfil de pacientes atendidos (polimedicados, patologías crónicas, edad avanzada...) y a la carga asistencial.

En este sentido, dos prácticas son fundamentales para incrementar la seguridad:

- *Conciliación farmacológica:* comparación de la medicación actual con la prescrita después de una asistencia sanitaria para evitar incompatibilidades y duplicidad de dosis y prevenir efectos secundarios. Es fundamental hacer partícipes a todos los profesionales sanitarios responsables del paciente, así como al propio paciente y su familia. La prescripción electrónica optimiza la trazabilidad de un tratamiento y evita posibles errores de prescripción mediante alertas
- ***Prevención de errores de administración*** (dosis, vías de administración, etc.): debe documentarse de forma clara y concisa los fármacos,

su dosis y la frecuencia de administración, así como cambios realizados en la pauta habitual.

Control de infecciones

Las infecciones nosocomiales están asociadas a una elevada morbimortalidad y conllevan un aumento en los costes asistenciales. Para su reducción se han fomentado diferentes programas, que promueven prácticas sencillas:

- "Higiene de manos": pretende mejorar la adherencia de los profesionales sanitarios al lavado de manos antes y después de la atención, mediante la técnica adecuada.
- PROA (Programa de Optimización de Antibióticos): orientado a reducir las resistencias microbianas.
- Reducción de la bacteriemia asociada a la colocación de sondas vesicales, vías periféricas/centrales o al uso de dispositivos de VMNI: mediante la protocolización de procedimientos de asepsia y antisepsia.
- Fomento de campañas de vacunación entre profesionales y pacientes para el control de las infecciones epidémicas.

Otras medidas

Adecuada identificación de los pacientes: para evitar errores diagnósticos y en la administración de tratamientos de alto riesgo/hemoderivados o realización de pruebas innecesarias. Comprobar siempre los elementos identificativos (etiquetas, pulseras, etc.), verificando, al menos, dos elementos (nombre/apellidos/fecha de nacimiento).

Optimización de la comunicación interprofesional:

- *Adecuada prescripción de órdenes escritas*, minimizando las indicaciones verbales que, en caso de ser necesarias, deben transcribirse posteriormente.
- *Transferencia de información clara y concisa* en los cambios de turno.
- Implementar la *notificación de eventos adversos* mediante los sistemas de notificación disponibles, a fin de evitar su recurrencia y mejorar la cultura de seguridad.

RECUERDE

- Compruebe la medicación del paciente en cada asistencia con el propio paciente o con su cuidador.
- Lávese las manos antes y después de atender a un paciente.
- Compruebe la identidad del paciente antes de cada procedimiento.
- Prescriba de forma clara y por escrito todos los procedimientos, especialmente, la medicación.

BIBLIOGRAFÍA

- Chanovas M, Campodarve I, Tomás Vecina S. Eventos adversos en los servicios de urgencias: ¿El servicio de urgencias como sinónimo de inseguridad clínica para el paciente?. Monografías Emergencias 2007;2:1-6.
- Ministerio de Sanidad, Servicios Sociales e Igualdad. Estrategia de Seguridad del Paciente del Sistema Nacional de Salud, Período 2015-2020. Sanidad, 2016.
- Tomás S, Chanovas M, Roqueta F, Alcaraz J, Toranzo T, y EVADUR-SEMES. EVADUR: Eventos adversos ligados a la asistencia en los servicios de urgencias de hospitales españoles. Emergencias. 2010;22:415-28.
- Vázquez Lima MJ, Casal Codesido JR. Guía de Actuación en Urgencias (5ª edición). Madrid: Editorial Médica Panamericana, 2017.

163. Aspectos médico-legales de la medicina de urgencias

S. Camba Matos, P. Viaño Nogueira

PUNTOS CLAVE

- La historia clínica (HC) es un documento legal que recoge todos los datos relativos a la salud y a los servicios sanitarios prestados al paciente con el fin de proporcionar una adecuada asistencia sanitaria.
- Está regulada por la Ley 41/2002, de 14 de noviembre, básica reguladora de autonomía del paciente y de derechos y obligaciones en materia de información y documentación clínica y por la Ley Orgánica 3/2018 de 5 de diciembre de Protección de Datos Personales y Garantía de los Derechos Digitales.
- Todos los datos que contiene son confidenciales; el personal que accede a ellos queda sujeto al deber de secreto por imperativo legal (art 16.6, Ley 41/2002).
- Se debe registrar la información que se facilita al paciente.
- La ley orgánica 3/2021, de 24 de marzo, regula el derecho de toda persona que cumpla las condiciones exigidas a solicitar y recibir la ayuda necesaria para morir, el procedimiento que debe seguirse y las garantías que deben observarse. Asimismo, determina los deberes del personal sanitario que atienda a esas personas y reconoce el derecho de los profesionales sanitarios a no atender las demandas de actuación sanitaria reguladas en esta Ley que resulten incompatibles con sus convicciones.

HISTORIA CLÍNICA EN URGENCIAS

Es el conjunto de documentos relativos a los procesos asistenciales de cada paciente, con la identificación de los médicos y de los demás profesionales que han intervenido en ellos, con objeto de obtener la máxima integración posible de la documentación clínica de cada paciente, al menos, en el ámbito de cada centro. Es un registro de datos, valoraciones e informaciones de cualquier índole sobre la situación y la evolución clínica de un paciente a lo largo del proceso asistencial. Es un documento médico-legal.

En la actualidad, ya se ha implantado en todo el Sistema Nacional de Salud (SNS) la historia clínica electrónica (HCE), con el fin de garantizar a ciudadanos y profesionales sanitarios el acceso a la documentación clínica más relevante para la atención sanitaria de cada paciente. Los centros asistenciales y, en el ámbito de la medicina privada, los propios profesionales, son responsables de la custodia de esta información en condiciones adecuadas de seguridad, que garanticen la confidencialidad y autenticidad de los datos, a la vez que registren los accesos a los mismos y la identidad de los creadores en cada momento.

Acceso a la historia clínica

- El propio paciente o su representante, debidamente acreditado, tiene derecho de acceso a la HC, dirigiéndose al responsable del centro o servicio sanitario o al servicio de atención al paciente y especificando la información que se solicita y el episodio asistencial de que se trata. Este derecho no puede ejercitarse en perjuicio del derecho de terceras personas a la confidencialidad de los datos que constan en ella, recogidos en interés terapéutico del paciente ni en perjuicio del derecho de los profesionales participantes en su elaboración, los cuales pueden oponer al derecho de acceso la reserva de sus anotaciones subjetivas.
- El personal sanitario encargado de la asistencia del paciente, con carácter selectivo en consideración a la categoría profesional y el tipo de datos.
- Se podrá también acceder a la historia clínica, con sujeción a lo previsto en las leyes, con los siguientes fines: investigación, docencia, estudio epidemiológico o de salud pública, dirección, planificación o programación del sistema sanitario, facturación de servicios sanitarios y fines judiciales. En estos casos es obligado preservar los datos de identificación personal del paciente, separados de los de carácter clínico-asistencial.
- En caso de pacientes fallecidos se facilitará el acceso a la historia clínica a las personas vinculadas a él, por razones familiares o de hecho y siempre que lo acrediten, salvo que el fallecido lo hubiese prohibido expresamente.

Gestión de la documentación clínica

Los centros sanitarios tienen la obligación de conservar la documentación clínica en condiciones que garanticen su correcto mantenimiento y seguridad, aunque no necesariamente en el soporte original, para la debida asistencia al paciente durante el tiempo adecuado a cada caso y, como mínimo, cinco años contados desde la fecha del alta de cada proceso asistencial. Los profesionales sanitarios que desarrollen su actividad de manera individual son responsables de la gestión y de la custodia de la documentación asistencial que generen.

El archivo y custodia de la HC depende de los servicios de admisión y documentación clínica. Por otra parte, la obtención de copia de la documentación/información clínica suele depender de los servicios de atención al paciente.

Cada persona que accede a la historia clínica en ejercicio de sus funciones está sujeta al deber de secreto, con las excepciones siguientes: consentimiento del interesado, denunciar o evitar un delito y testificar o comunicar casos de enfermedades infectocontagiosas en defensa del interés público.

El deber de confidencialidad afecta no solo a «datos íntimos» (incluidos los relativos a ideas, valores, creencias, vivencias personales), sino también a datos biográficos del paciente y de su entorno (sean íntimos o no), cuyo conocimiento por terceros pueda afectar a los derechos de la persona objeto de tratamiento.

INFORMACIÓN EN URGENCIAS

El paciente tiene derecho a ser informado (y a que se respete su deseo de no serlo) en todo momento de cualquier actuación en el ámbito de su salud. El profesional que le atiende tiene el deber de informarle. La información, como regla general, se proporcionará verbalmente, dejando constancia en la historia clínica, y comprende, como mínimo, la finalidad y naturaleza de cada intervención (pruebas complementarias, tratamientos), sus riesgos y sus consecuencias si las hubiese. La información será veraz, comprensible y adecuada a la capacidad y necesidades del paciente, de modo que le ayude a tomar decisiones de acuerdo con su propia y libre voluntad. El proceso de información se llevará a cabo en las condiciones de máxima intimidad. Una vez informado adecuadamente, el paciente podrá otorgar, revocar o denegar su consentimiento para una determinada actuación, personalmente, o por representación (si es menor, si está incapacitado legalmente o si en la circunstancia concreta no está capacitado para decidir a criterio del profesional que le atiende). En cuanto a los menores, una vez informados, podrán decidir de forma autónoma a partir de los 16 años (mayoría de edad sanitaria) y se debe contar con su opinión entre los 12 y los 16 años, si se considera que tienen madurez suficiente, aunque el consentimiento sea por representación.

Se podrá informar a las personas vinculadas al paciente por razones familiares o de hecho, en la medida que este lo permita de manera expresa o tácita.

EUTANASIA

La Ley Orgánica 3/2021, de 24 de marzo, de regulación de la eutanasia (LORE), define eutanasia como la actuación que produce la muerte de una persona de forma directa e intencionada mediante una relación causa-efecto única e inmediata, a petición informada, expresa y reiterada en el tiempo por dicha persona, y que se lleva a cabo en un contexto de sufrimiento debido a una enfermedad o padecimiento incurable que la persona experimenta como inaceptable y que no ha podido ser mitigado por otros medios. La LORE regula este proceso y puede aplicarse a todas las personas físicas o jurídicas que actúen o se encuentren en territorio español y sean mayores de 18 años (**Fig. 163-1**).

La ley define el contexto de sufrimiento (contexto eutanásico), las figuras del médico responsable y médico consultor, y establece el procedimiento de prestación de ayuda para morir, así como la posibilidad de recurrir a una Comisión de Garantía y Evaluación establecida al efecto en caso de denegación de esta prestación. Finalmente, se define y articula la **objeción de conciencia** como derecho individual de los profesionales sanitarios de no atender aquellas demandas de actuación sanitaria reguladas por esta Ley que resulten incompatibles con sus convicciones (conciencia moral).

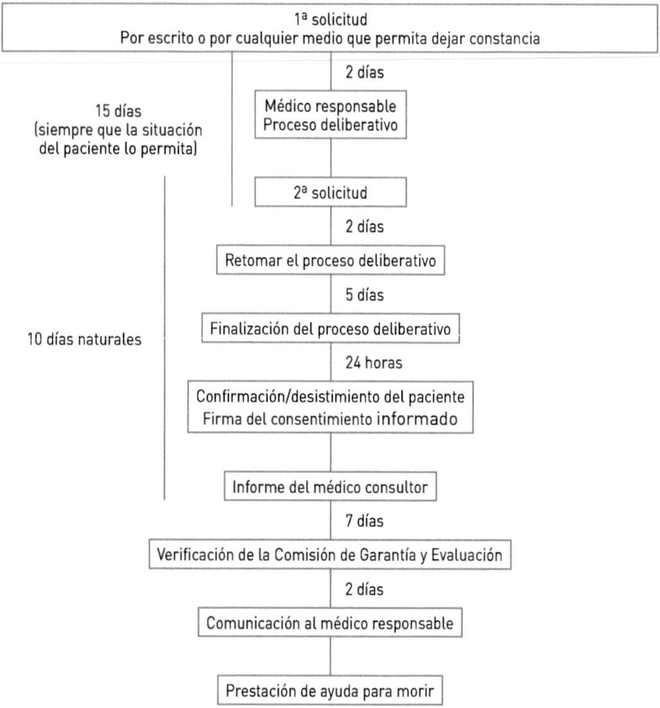

Figura 163-1. Procedimiento para solicitar la prestación de ayuda para morir.

La muerte, como consecuencia de la prestación de ayuda para morir, tendrá la consideración legal de muerte natural a todos los efectos. El/la médico/a responsable debe certificar el fallecimiento del paciente. El certificado médico de defunción (CMD) deberá expresar:

- Como causa inmediata: prestación de ayuda para morir (LO 3/2021).
- Como causa inicial o fundamental: la patología de base que genera una «enfermedad grave e incurable» o un «padecimiento grave, crónico e imposibilitante».

Consideraciones en torno a la LORE

La petición de ayuda para morir es una decisión autónoma. No se puede solicitar por representación.

El médico responsable será el elegido por el paciente y de su confianza, ya sea del ámbito de atención primaria u hospitalaria.

RECUERDE

- La historia clínica debe contener toda la información relativa a la asistencia de los pacientes. Es un documento médico-legal.
- La información contenida en la historia clínica es confidencial y, por tanto, está sometida al deber de secreto por parte de todos los profesionales que acceden a ella.
- La Ley Orgánica de regulación de eutanasia define las condiciones y regula el procedimiento de prestación de ayuda médica para morir. Incumbe a todos los profesionales que realizan labor asistencial, que tienen el deber de conocerla.

BIBLIOGRAFÍA

- El sistema de historia clínica digital del SNS. Instituto de información Sanitaria. Agencia de calidad del SNS.
- Ética en el acceso y en el uso de la documentación clínica. Reflexiones y recomendaciones. Xunta de Galicia. Consellería de Sanidade - Secretaría Xeral Técnica- Consello de Bioética de Galicia, 2017.
- Ley Orgánica 3/2021, de 24 de marzo de 2021, de regulación de la Eutanasia. Boletín Oficial del Estado, nuúmero 72 de 25 de marzo de 2021: 34037-34049.
- Ley Orgánica 3/2021, de 24 de marzo, de regulación de la Eutanasia. Manual de buenas prácticas en eutanasia. Ministerio de Sanidad.
- Ley Orgánica 41/2002, básica reguladora de la autonomía del paciente y de derechos y obligaciones en materia de información y documentación clínica. Boletín Oficial del Estado, núm. 274 de 15 de noviembre de 2002: 40126-40132.

164. Violencia y maltrato en urgencias

A. B. Durán Rosende, M. J. González Estévez, M. Míguez Campos

PUNTOS CLAVE

- Es importante detectar indicadores de riesgo en cualquier caso de agresión.
- Se deben redactar perfectamente los hechos en la historia clínica, pues cualquier detalle puede tener repercusión legal para la víctima.
- Ante duda de los hechos, ingresar al paciente en el hospital en espera de que se aclare la situación.

DEFINICIONES

Violencia de género: forma de discriminación hacia las mujeres, que implica daños o sufrimientos de naturaleza física, sexual, psicológica o económica, tanto si ocurren en la vida pública como en la vida privada.

Maltrato infantil: abusos y desatención de que son objeto los menores de 18 años. Incluye todos los tipos de maltrato físico o psicológico, abuso sexual, desatención, negligencia y explotación comercial o de otro tipo, no accidental, que amenazan o interfieren en su ordenado desarrollo físico, psíquico o social, en el contexto de una relación de responsabilidad, confianza o poder.

Agresión a profesionales sanitarios: cualquier forma de violencia (verbal, física o gestual) ejercida por pacientes o acompañantes contra un profesional sanitario, en el momento en que esté ejerciendo sus funciones o en otro momento, pero que esta sea el desencadenante.

Maltrato de ancianos: cualquier acto u omisión que produzca daño, intencionado o no, practicado sobre personas de 65 y más años, que ocurra en el medio familiar, comunitario o institucional, que vulnere o ponga en peligro la integridad física o psíquica, así como el principio de autonomía o el resto de los derechos fundamentales del individuo, constatable objetivamente o percibido subjetivamente.

Los tipos de agresión, maltrato o violencia ejercidos contra estos colectivos que pueden detectarse en urgencias son fundamentalmente dos: físicos y psicológicos. En el caso de las mujeres y los menores tienen también especial importancia las agresiones sexuales.

INDICADORES DE SOSPECHA (TABLA 164-1)

Tabla 164-1. Indicadores de sospecha en caso de maltrato
VIOLENCIA CONTRA LAS MUJERES
• Retraso en la demanda de asistencia de las lesiones físicas. • Incongruencia entre el tipo de lesión y la explicación de la causa. • Hematomas o contusiones en zonas sospechosas: cara/cabeza, brazos o muslos. • Lesiones por defensa (en antebrazos y región dorsal). • Lesiones en diferentes estadios de curación que indican violencia de largo tiempo de evolución. • Lesiones de genitales. Lesiones durante el embarazo en genitales, abdomen y mamas. • **Lesión típica: rotura de tímpano.** *Actitud de la mujer:* • Temerosa, evasiva, incómoda, nerviosa. Por ejemplo, se altera al abrirse la puerta. • Rasgos depresivos: triste, desmotivada, desilusionada, sin esperanza. • Autoestima baja. Sentimientos de culpa. Estado de ansiedad o angustia, irritabilidad. • Sentimientos de vergüenza: retraimiento, comunicación difícil, evita mirar a la cara. • Vestimenta que puede indicar la intención de ocultar lesiones. Falta de cuidado personal. • Justifica sus lesiones o les quita importancia. • Si está presente su pareja: temerosa en las respuestas. Busca contantemente su aprobación. *Actitud de la pareja:* • Solicita estar presente en toda la visita. • Muy controlador, siempre contesta él o, por el contrario, se muestra despreocupado, despectivo o intentando banalizar los hechos. • Excesivamente preocupado o solícito con ella. A veces, colérico u hostil con ella o con el profesional.
MALTRATO INFANTIL
En el NIÑO: • Señales físicas repetidas (moratones, magulladuras, quemaduras...). • Falta de higiene (suciedad, mal olor, ropa inadecuada, etc.). • Cansancio o apatía permanente (se suele dormir en el aula). • Cambio significativo en la conducta escolar sin motivo aparente. • Conductas agresivas y/o rabietas intensas y persistentes. • Relaciones hostiles y distantes. • Actitud hipervigilante (en estado de alerta, receloso). • Conducta sexual explícita, juego y conocimientos inapropiados para su edad.

- Conducta de masturbación en público.
- Evita ir a casa (permanece más tiempo de lo habitual en el colegio, patio o alrededores).
- Tiene pocos amigos en la escuela.
- Muestra poco interés y motivación por las tareas escolares.
- Después del fin de semana vuelve peor al colegio (triste, sucio, etc.).
- Presenta dolores frecuentes sin causa aparente.
- Problemas alimenticios (niño muy glotón o con pérdida de apetito).
- Falta a clase de forma reiterada sin justificación.
- Muestra retraso en el desarrollo físico, emocional e intelectual.
- Presenta conductas antisociales: fugas, vandalismo, pequeños hurtos, etcétera.
- Intento de suicidio y sintomatología depresiva.
- Regresiones conductuales (conductas muy infantiles para su edad).
- Relaciones entre niño y adulto secreta, reservada y excluyente.
- Falta de cuidados médicos básicos.

En los PADRES y/o CUIDADORES:
- Despreocupación y pasividad por el niño.
- No acuden nunca a las citas y reuniones del colegio.
- Desprecian y desvalorizan al niño en público.
- Los padres/tutores no proporcionan o buscan ayuda psicológica para resolver una alteración emocional.
- Sienten a su hijo como una "propiedad" ("puedo hacer con mi hijo lo que quiero porque es mío").
- Expresan dificultades en su matrimonio.
- Recogen y llevan al niño al colegio sin permitirle contactos sociales.
- Están siempre fuera de casa (nunca tienen tiempo para...).
- Compensan con bienes materiales la escasa relación personal afectiva que mantienen con sus hijos.
- Abusan de substancias tóxicas (alcohol y/o drogas).
- Trato desigual entre los hermanos.
- No justifican las ausencias de clase de sus hijos.
- Justifican la disciplina rígida y autoritaria.
- Ven al niño como malvado.

- Ofrecen explicaciones ilógicas, contradictorias o no convincentes o bien no dan ninguna explicación.
- Habitualmente, utilizan una disciplina inapropiada para la edad del niño.
- Son celosos y protegen desmesuradamente al niño.

PROFESIONALES SANITARIOS

- Indicadores físicos: mirada y actitud corporal desafiante, con contracción de musculatura y puños cerrados.
- Indicadores de comportamiento: personalidad muy demandante, con tono de voz alto, actitud despectiva, señalando continuamente con el dedo.

MALTRATO AL ANCIANO
• No concuerdan las lesiones físicas con el mecanismo lesional explicado. • Retraso en buscar asistencia médica. • Numerosas asistencias a diferentes servicios de urgencias. • No responde a los tratamientos adecuados. • Anciano desnutrido, deshidratado. • Depresión, ansiedad. • El cuidador quiere acompañar en todo momento al anciano. • Caídas continuas.

Manejo en urgencias

Violencia de género

Si hay indicadores de violencia, realizar entrevista clínica específica a la mujer.

Recomendaciones según la situación concreta.

Indicadores de sospecha, pero sin reconocimiento de malos tratos:

- Registro en historia clínica de la sospecha, actuación realizada y de la valoración del riesgo.
- Informar a la mujer de los riesgos futuros si se mantiene la situación actual y de los recursos disponibles para estas situaciones.
- Derivar a Atención Primaria para seguimiento.
- Con sospecha consistente + situación de riesgo extremo: comunicar a la fiscalía.

Reconocimiento de malos tratos sin situación de riesgo extremo:

- Registro en historia clínica de nuestra valoración de riesgo y vulnerabilidad.
- Informar a la mujer de lo importante que es la denuncia y de que nosotros remitiremos igualmente parte al juzgado.
- Ofrecer recursos (contacto con trabajador social previo consentimiento, informar de recursos sociales y sanitarios adecuados a su situación).
- Realizar parte de lesiones. Si éstas no existen (por tanto no se puede hacer parte de lesiones) y la mujer no quiere denunciar, comunicar la situación a la fiscalía.

Reconocimiento de malos tratos + situación de riesgo extremo:

- Registro en historia clínica de todos los datos de la situación y de las actuaciones realizadas.
- Valorar la situación familiar.
- Enviar parte de lesiones al Juzgado de Guardia de forma inmediata (fax o e-mail).
- Derivar urgentemente a la mujer al trabajador social o a los servicios de emergencias sociales para mujeres maltratadas (teléfono 112-116)

- Avisar a los cuerpos de seguridad.

Manejo en casos de agresión sexual:

- Avisar al servicio de ginecología y al médico forense para exploración ginecológica y toma de muestras de interés legal.

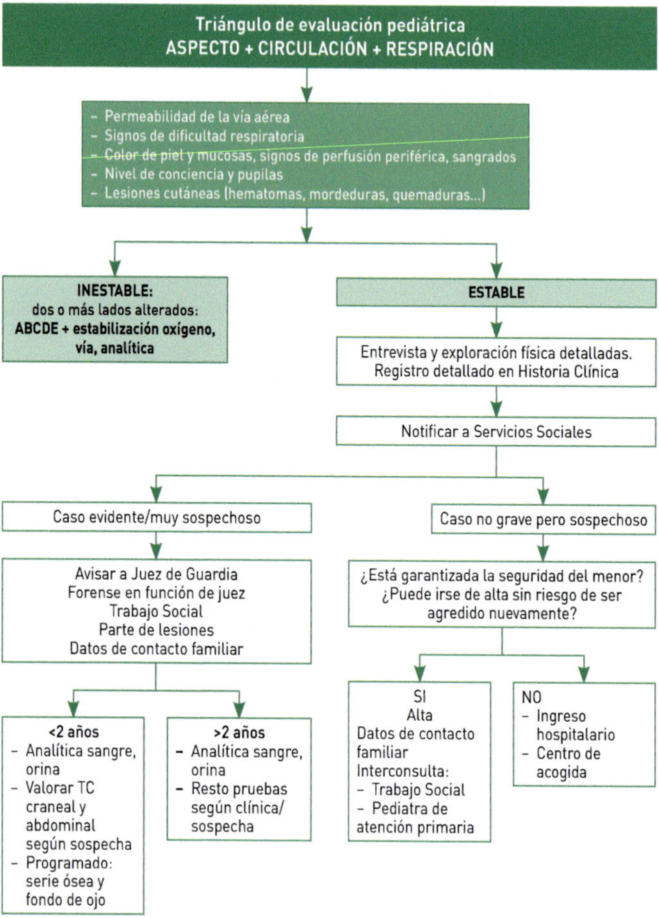

Figura 164-1. Manejo de la sospecha de maltrato infantil en urgencias.

- Reflejar en la historia clínica todos los datos posibles en relación con la agresión.
- Acciones que se hayan llevado a cabo tras la agresión que pudieran alterar pruebas (aseo personal, cambio de ropa, orinar/defecar y toma de medicación/drogas).
- Antecedentes médico-quirúrgicos (alergias, tratamiento habitual con anticonceptivos, estado vacunal, siendo de interés las hepatitis A y B [valorar individualmente la profilaxis de VHB], virus papiloma humano [VPH] y tétanos).
- Antecedentes gineco-obstétricos: fecha de la última regla (FUR), fórmula menstrual (FM), método anticonceptivo y antecedentes de enfermedades de transmisión sexual (ETS) para proporcionar prevención y posibilidad de gestación actual para hacer prevención de embarazo si es preciso.
- Antecedentes de agresiones previas.
- Analítica sanguínea que incluya grupo y Rh, prueba de tóxicos, test de gestación y serología de ETS.
- Tratar las lesiones físicas y psicológicas: derivar de forma preferente a la Unidad de Salud Mental (USM).
- Profilaxis de VIH.

Maltrato infantil **(Fig. 164-1)**

Si se sospecha abuso sexual se avisará a ginecólogo y al Juzgado de guardia. Es obligatorio el parte de lesiones.

Agresión a profesionales sanitarios

- Avisar al personal de seguridad del centro.
- Comunicar la agresión al superior jerárquico ese mismo día.
- Prestar asistencia médica al profesional agredido y realizar parte de lesiones que será remitido en las siguientes 72 horas al juzgado y al Servicio/Unidad responsable de poner en marcha las actuaciones oportunas.
- El agredido presentará una denuncia ante el órgano pertinente.
- El centro sanitario prestará asistencia psicológica, si se necesita, y asesoramiento jurídico.
- En cumplimiento del artículo 262 de la Ley de Enjuiciamiento Criminal, en caso de que el personal agredido no interponga denuncia, el responsable del centro donde ocurrió la agresión pondrá en conocimiento del Ministerio Fiscal los hechos ocurridos.
- Se hará una Notificación de lo ocurrido en el documento que cada Comunidad Autónoma habilite para dicho fin.
- Los profesionales que presenciaron el incidente deben comunicar su condición de testigos.
- El profesional puede negarse a seguir prestando asistencia sanitaria a su agresor, según recoge el artículo 5.1 apartado d de la Ley 44/2003, de 21 de noviembre, de Ordenación de las Profesiones Sanitarias, así como en el artículo 9 del Código de Ética y Deontología Médica.

Maltrato de ancianos **(Fig. 164-2)**

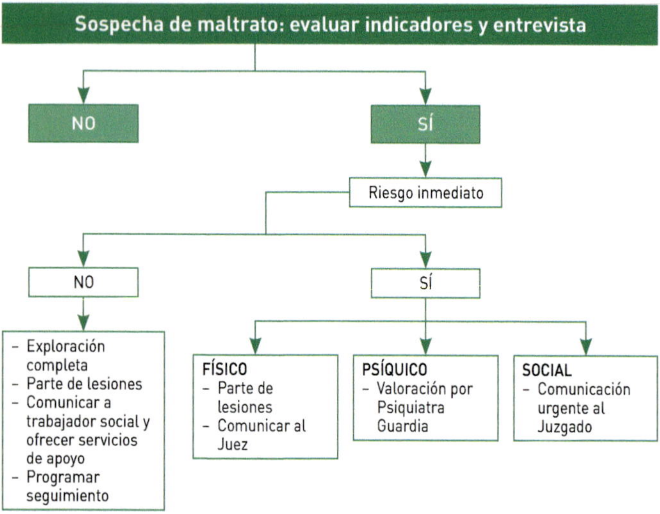

Figura 164-2. Actitud ante el maltrato de personas mayores en urgencias.

RECUERDE

- Ante agresión sexual, avisar siempre al forense y al ginecólogo de guardia.
- Describir las lesiones con exactitud pues conlleva importantes implicaciones legales.
- Hacer siempre parte de lesiones.

BIBLIOGRAFÍA

- Fernández Alonso MC. Malos tratos a los ancianos. Grupo de Salud Mental del PAPPS. Disponible en: https://www.semfyc.es/wp-content/uploads/2016/07/ancianos.pdf
- González I, Martin J. Sospecha de maltrato. En: Guerrero J. Manual de Diagnóstico y Terapéutica en Pediatría. (6ª edición). Madrid: Editorial Médica Panamericana, 2018: 307-312.
- Informe de agresiones a profesionales del Sistema Nacional de Salud. Ministerio de Sanidad, 2020.
- Manual de Indicadores de Violencia de Género para profesionales del ámbito sanitario. Comunidad Autónoma de la Región de Murcia. Consejería de Familia e Igualdad de Oportunidades (2017).

- Protocolo común para la actuación sanitaria ante la violencia de género. Ministerio de Sanidad y Consumo, 2007.
- Rodríguez Molinero L. El maltrato y el abuso sexual infantil en Atención Primaria de salud. Pediatría Integral 2018;XXII(4):187-99.

VALORES DE REFERENCIA (VR) 28

165. Valores de referencia

L. García Menéndez, M. Romero Fernández, G. Lombardo Gundín

SANGRE

HEMOGRAMA		
Hematíes	M: 3,8-4,9 H: 4,3-5,9	millones/µ L
Hemoglobina	M: 12-14,8 H: 13,3-17	g/dL
Hematocrito	M: 35-44 H: 39-53	%
VCM	80-98,3	fL
HCM	26,5-33,1	pg
CHCM	32-35,6	g/dL
RDW (ADE)	11-15,6	%
Leucocitos	3,9-10	mil/µL
Linfocitos	1,2-3,4 20-50	mil/µL %
Monocitos	0-1 2-13	mil/µL %
Neutrófilos	1,5-6,5 37-72	mil/µL %
Cayados	0	%
Eosinófilos	0-0,5 0-7	mil/ µL %
Basófilos	0-0,2 0-2	mil/µL %
Plaquetas	140-450	mil/ µL
Volumen plaquetario	7-11	fL
PDW	15,6-18,4	%
Plaquetocrito	0,15-0,4	%

COAGULACIÓN		
Tiempo de Quick	70-120	%
PTTA	26-37	Segundos
PTTA ratio	0,8-1,2	
INR (normal)	1	
Fibrinógeno	180-350	mg/dL

BIOQUÍMICA		
Glucosa	76-110	mg/dL
Urea	10-50	mg/dL
Creatinina	M: 0,5-0,9 H: 0,7-1,2	mg/dL
Bilirrubina total	0-1,1	mg/dL
LDH	135-250	UI/L
Amilasa	28-100	UI/L
AST(GOT)	M: 0-32 H: 0-40	UI/L
CPK	M: 0-167 H: 0-190	UI/L
Troponina I Alta Sensibilidad (TnIAS)	Percentil 99: M: 15,6 H: 34,2	ng/L
Na	135-145	mmol/L
K	3,5-5,1	mmol/L
Cl	98-107	mmol/L
Ca	8,6-10,2	mg/dL
Proteínas totales	6,0-7,8	g/dL
Proteína C Reactiva (PCR)	0-0,8	mg/dL
Procalcitonina (PCT)	0-0,5	ng/dL
Litio	0,6-1,2	mmol/L
NT-proBNP	0-300	pg/mL
Beta-HCG	M (no embarazadas): 0,5 H: < 1,2	mUI/mL

CONCENTRACIÓN DE FÁRMACOS		
Digoxina	0,8-2	ng/mL
Carbamacepina	4-10	μg/mL
Fenitoína	5-20	μg/mL
Fenobarbital	15-40	μg/mL
Ácido valproico	50-100	μg/mL

GASOMETRÍA ARTERIAL

GASOMETRÍA ARTERIAL		
pH	7,35-7,45	
PO_2	90-100	mm Hg
pCO_2	35-40	mm Hg
Bicarbonato real	21-27	mmol/L
CO_2 total	19-24	mmol/L
Exceso de bases	(-2)-(+2)	mmol/L
Saturación O_2	90-100	%
Carboxihemoglobina	0,0-1,5	%
Calcio iónico	4,6-5,4	mg/dL
Lactato	0,0-1,8	mmol/L

ORINA

SISTEMÁTICO		
Densidad	1000-1030	g/L
pH	5-9	
Leucoesterasa	Negativo	
Nitritos	Negativo	
Proteínas	Negativo	
Glucosa	Negativo	
Cuerpos cetónicos	Negativo	
Urobilinógeno	Normal	
Bilirrubina	Negativo	
Eritrocitos	Negativo	

BIOQUÍMICA ORINA		
Urea	847-2967	mg/dL
Creatinina	90-300	mg/dL
Amilasa	0-460	UI/L
Na	54-150	mmol/L
K	20-80	mmol/L
Cl	46-168	mmol/L
Ca	5,2-35,7	mg/dL
Cribado drogas de abuso	Indetectables	

LÍQUIDO CEFALORRAQUÍDEO

LCR EN ADULTOS	
Componente	Intervalo de referencia
Leucocitos	0-5 leucocitos/µL
Glucosa	≥ 60 % de la glucosa sangre
Proteínas	15-45 mg/dL
ADA	< 5 U/L

LCR EN PEDIATRÍA			
Edad	Leucocitos	Edad	Proteínas
< 2 meses	0-27	**Prematuro**	15-130
2 meses - 4 años	0-7	**RN a término**	40-120
5 - 16 años	0-7	**< 1 mes**	20-80

LÍQUIDO SINOVIAL

	No inflamatorio o mecánico	Inflamatorio leve-moderado	Purulento	Hemorrágico
Aspecto	Transparente	Translúcido	Opaco	Hemático
Viscosidad	Alta	Baja	Baja	Baja
Leucocitos/µL	< 2.000	2.000-50.000	> 50.000	
Glucosa (% de la sérica)	90-100 %	50-100 %	< 50 %	100 %

LÍQUIDO ASCÍTICO: EXAMEN BÁSICO PARA DESCARTAR PBE

	No PBE	Sospecha PBE
Leucocitos/µL	< 500	≥ 500
PMN/µL	< 250	≥ 250

ABREVIATURAS

Abreviaturas

A

AAS: ácido acetilsalicílico.
ABC: vía aérea, ventilación (*breathing*), circulación.
ABD: abducción.
ABVD: actividades básicas de la vida diaria.
ACG: arteritis de células gigantes.
ACO: anticoagulantes orales.
ACOD: anticoagulantes orales de acción directa.
ACR: Colegio Americano de Reumatología.
ACTH: hormona adrenocorticotrópica.
ACV: accidente cerebrovascular.
ACVA: Accidente cerebrovascular agudo.
ADA: adenosina desaminasa.
ADA: Asociación Americana de Diabetes (*American Diabetes Association*).
ADAN (Escala): acrónimo de alterado, desviación ocular, automatismos y número de crisis.
ADD: aducción.
ADE: amplitud de distribución eritrocitaria.
ADVP: adictos a drogas por vía parenteral.
AESP: actividad eléctrica sin pulso.
AF: antecedentes familiares.
AI: aurícula izquierda.
AINE: antiinflamatorio no esteroideo.
AIT: accidente isquémico transitorio.
Amp.: ampolla.
Angio-TC: angiotomografía computarizada.
Anión GAP: brecha aniónica.
Anti-H_2: antihistamínicos de segunda generación.
anti-HLA: anti-antígenos leucocitarios humanos.
APTT: tiempo parcial de tromboplastina activada.
AR: artritis reumatoide.
ARA II: antagonistas del receptor de la angiotensina II.
ASAP: *As Soon As Possible*.
ATB: antibiótico.
ATM: articulación temporomandibular.
ATS/IDSA: *American Thoracic Society/Infectious Diseases Society of America*.
AV: auriculoventricular.

B

B: bilirrubina.
BAV: bloqueo auriculoventricular.
BB: betabloqueante.
BGN: bacilos gramnegativos.
BLEES: betalactamasas de espectro extendido.
Bloqueos AV: bloqueos auriculoventriculares.
BMN: bocio multinodular.
BPEG: bajo peso para la edad gestacional.
BRI: bloqueo de rama izquierda.
BRUE: *Brief Resolved Unexplained Event*.
BZD: benzodiacepina.

C

C. albicans: *Candida albicans*.
c/h: cada/hora.
Ca: calcio.
Ca^{2+}: ión calcio.
CAD: cetoacidosis diabética.
CAE: conducto auditivo externo.
cap: cápsulas.
cc: centímetros cúbicos.
CE: cuerpo extraño.
CEIO: cuerpo extraño intraocular.
células/mm^3: recuento células por milímetro cúbico.
CF: convulsión febril.
CFC: convulsión febril compleja.
CGP: cocos grampositivos.
CH: concentrado de hematíes.
CHCM: concentración media de hemoglobina en los glóbulos rojos.
CI: colitis indeterminada.
CID: coagulación intravascular diseminada.
CK: creatina quinasa.

Cl: cloro.
ClCr: aclaramiento de creatinina.
ClK: cloruro potásico.
cm: centímetro.
CMV: citomegalovirus.
CO: monóxido de carbono.
CO_2: dióxido de carbono.
comp: comprimidos.
COX: ciclooxigenasa.
Cp/comp: comprimidos.
CPK: creatinfosfoquinasa.
Cpm: compresiones por minuto
CPPC: cristales de pirofosfato cálcico.
Cr: creatinina.
CU: colitis ulcerosa.
CV: capacidad vital.
CVE: cardioversión eléctrica.

D

DAI: desfibrilador automático implantable.
DD: diagnóstico diferencial.
DEA: desfibrilador externo automatizado.
DESA: desfibrilador externo semiautomático.
DHHNC: descompensación hiperglucémica hiperosmolar no cetósica.
DIU: dispositivo intrauterino.
DM: diabetes mellitus.
DM: dosis máxima.
DM2: diabetes mellitus tipo 2.
DPAR: defecto pupilar aferente relativo.
DPN: disnea paroxística nocturna.
DSM-5: *Diagnostic and Statistical Manual of Mental Disorders*-5.

E

EAL: episodio aparentemente letal.
EAP: edema agudo pulmonar.
EBhGA: estreptococo β-hemolítico del grupo A.
EBRI: episodio breve resuelto inexplicable.
EC: enfermedad de Crohn.
ECG: electrocardiograma.
ECM: esternocleidomastoideo.
EDTA: ácido etilenodiaminatetraacético.
EE: estatus epiléptico.
EEG: electroencefalograma.
EEII/MMII: miembros inferiores.
EEM: exantema exudativo multiforme.
EENC: estatus epiléptico no convulsivo.
EF: exploración física.
EG: edad gestacional.
EH: encefalopatía hepática.
EHP: estenosis hipertrófica del píloro.
EII: enfermedad inflamatoria intestinal.
EKG: electrocardiograma.
EM: esclerosis múltiple.
EN: exploración neurológica.
EPC: edad postconcepcional.
EPO: eritropoyetina.
EPOC: enfermedad pulmonar obstructiva crónica.
ERC: enfermedad renal crónica.
ERCP: colangiopancreatografía retrógrada endoscópica.
ERGE: enfermedad por reflujo gastroesofágico.
Etc.: etcétera.
$ETCO_2$: presión parcial de dióxido de carbono al final de la espiración.
ETS: enfermedades de transmisión sexual.
ETT: ecocardiograma transtorácico.
ETV: enfermedad tromboembólica venosa.
EULAR: Liga Europea contra las Enfermedades Reumáticas.

F

FA: fibrilación auricular.
FA: fosfatasa alcalina.
FAE: fármacos antiepilépticos.
FC: frecuencia cardiaca.
FEVI: fracción de eyección del ventrículo izquierdo.
FG: filtrado glomerular.
FID: fosa ilíaca derecha.
FiO_2: fracción inspiratoria de oxígeno.
FIV: fibrinólisis intravenosa.
FlA: *flutter* auricular.
FR: frecuencia respiratoria.
FRCV: factores de riesgo cardiovascular.
FSF: fiebre sin focalidad aparente.
FUR: fecha de la última regla.
FV: Fibrilación ventricular.

G

g/dL: gramo por decilitro.
g: gramos.
GAB: gasometría arterial basal.
G-CSF: factor estimulante de las colonias de granulocitos.

GDS: escala de depresión geriátrica *"Geriatric Depression Scale"*.
GEA: gastroenteritis aguda.
GI: gastrointestinales.
GOT: transaminasa glutámico-oxalacética.
GPT: transaminasa glutámico-pirúvica.
GSA: gasometría arterial.
GSAA: gradiente seroascítico de la albúmina.

H

H. influenzae: Haemophilus influenzae.
h: hora.
Hª: historia.
Hb: hemoglobina.
HBP: hiperplasia benigna de próstata.
HBPM: heparina de bajo peso molecular.
HC: historia clínica.
HCM: cantidad de hemoglobina por glóbulo rojo.
HCO_3^-: anión bicarbonato.
Hcto: hematocrito.
HDA: hemorragia digestiva alta.
HDB: hemorragia digestiva baja.
HDM: hemorragia digestiva media.
HHV: virus herpes humano.
HHV6: herpes virus humano 6.
HIC: hipertensión intracraneal.
HINTS: *Head Impulse, Nistagmus* y *Test of Skew*.
HIT: *Head Impulse Test*.
HNF: heparina no fraccionada.
HPA-1: antígeno plaquetario humano-1.
HSA: hemorragia subaracnoidea.
HTA: hipertensión arterial.
HTIC: hipertensión intracraneal.
HTIC: síndrome de hipertensión intracraneal.
Hto: hematocrito.
HTP: hipertensión portal.
Hz: herzios.

I

IAM: infarto agudo de miocardio.
IBI: infección bacteriana invasiva.
IBP: inhibidores de la bomba de protones.
IBPG: infección bacteriana potencialmente grave.
IC/IR: insuficiencia cardíaca/ insuficiencia respiratoria.
IC: insuficiencia cardiaca.
ICC: insuficiencia cardiaca congestiva.
ICP: intervención coronaria percutánea.
IECA: inhibidores de la enzima convertidora de la angiotensina.
IF: interfalágica.
Ig: inmunoglobulina.
IgA: inmunoglobulina A.
IGRA: *interferon gamma release assays*.
IH: insuficiencia hepática.
IHAG: insuficiencia hepática aguda.
IM: intramuscular
IMAO: inhibidores de la monoamino oxidasa.
IMC: índice de masa corporal.
IMV: Incidente de Múltiples Víctimas.
INR: índice internacional normalizado (International *Normalized Ratio*).
INT: intubación nasotraqueal.
IOT: intubación oro traqueal.
IR: insuficiencia renal.
IRSN: inhibidores de la recaptación de serotonina y norepinefrina.
ISR: insuficiencia suprarrenal.
ISRS: inhibidor selectivo de la recaptación de serotonina.
IST: índice de saturación de transferrina.
ITU: infección del tracto urinario.
IV: vía intra o endovenoso/a.
IVY: ingurgitación venosa yugular.

J

J: julios.

K

K: potasio.
KCl: cloruro potásico.
kg: kilogramo/s.

L

L/min: litros/minuto.
L: ligamento.
L: litro.
LA: líquido ascítico.
LCR: líquido cefalorraquídeo.
LDH: lactato deshidrogenasa.
LES: lupus eritematoso sistémico.
Li: litio.

LMA: leucemia mieloide aguda.
LOE/S: lesión/es ocupante/s de espacio.
lpm: latidos por minuto.
LS: líquido sinovial.

M

M. catarrhalis: Moraxella catarrhalis.
MA: monoartritis aguda.
MAP: médico de atención primaria.
MASCC: escala de la Asociación Multinacional de Tratamiento de Soporte en Cáncer.
máx.: máximo.
µg/s: microgramo/s.
MCR: medios de contraste radiológicos.
MEG: mal estado general.
mEq: miliequivalentes.
mg/dL: miligramos/decilitro.
mg/kg/d: miligramo/kilogramo/día.
mg/L: miligramos por litro.
mg: miligramos.
Mg: magnesio.
Min/s: minuto/s.
mL/h: mililitros por hora.
mL/kg: mililitro por kilogramo.
mL/min: mililitros por minuto.
mL/s: mililitro/s.
mm: milímetro.
mm^3: milímetros cúbicos.
mmHg: milímetros de mercurio
MMII: miembros inferiores.
mmol/L: milimoles por litro
mmol: milimol.
MN: mononucleares
MNA: *Mini nutritional assessment.*
MOE: Motilidad ocular extrínseca.
mOsm: miliosmoles.
MRC: *Medical Research Council.*
MTS: metástasis.

N

Na: sodio
NAAS: neumonía asociada a la asistencia sanitaria.
NAC: neumonía adquirida en la comunidad.
NaCl: cloruro sódico.
$NaHCO_3$: bicarbonato sódico.
NANDA: diagnósticos NANDA.
Na_u: sodio urinario.
NE: nutrición enteral.
NEWS: *National Early Warning Score.*
ng/mL: nanogramos por mililitro.
NIC: intervenciones NIC.
NN: neumonía nosocomial.
NOC: objetivos NOC.
NP: nutrición parenteral.
NRL: neurológica.
NTG: nitroglicerina.
NYHA: *New York-Heart Association.*

O

O_2: oxígeno.
OCD: oxígeno crónico domiciliario.
OFT: oftalmológica.
OMA: otitis media aguda.
OMC: otitis media crónica.
OMS: Organización Mundial de la Salud.
ORL: otorrinolaringología.
Osm: osmolaridad.

P

P. aeruginosa: *Pseudomonas aeruginosa.*
PA: pancreatitis aguda.
PA: presión arterial.
PAC: Punto de Atención Continuada.
PAD: presión arterial diastólica.
PAM: presión arterial media.
PAS/PAD: presión arterial sistólica/presión arterial diastólica.
PBE: peritonitis bacteriana espontánea.
PCO_2: presión parcial de dióxido de carbono.
PCR: Parada cardiorrespiratoria.
PCR: proteína C reactiva.
PCR: reacción en cadena de la polimerasa.
PCT: procalcitonina.
PFC: plasma fresco congelado.
pH: potencial hidrógeno.
PIC: presión intracraneal.
PL: punción lumbar.
PLED: descargas epileptiformes laterales.
PM: polimorfonucleares.
PMA: Puesto Médico Avanzado.
PMN: polimorfonucleares.
PMR: polimialgia reumática.
PO_2: presión de oxígeno.
PS: *Pulmonary Score.*
PSI: *Pneumonia Severity Index* o Índice de la gravedad de la neumonía.
PSIm: PSI modificado.
PTC: pérdida transitoria del conocimiento.
PTE: profilaxis tromboembólica.
PTH: hormona paratiroidea.

PTI: púrpura trombocitopénica idiopática.
PTT: púrpura trombocitopénica trombótica.
PVY: presión venosa yugular.

R

RA: riesgo ajustado.
RAM: reacciones adversas medicamentosas.
RAN: recuento absoluto de neutrófilos.
RAO: retención aguda de orina.
RC: reactividad cruzada.
RCP: Reanimación cardiopulmonar.
RCP: reflejo cutaneoplantar.
RE: rotación externa.
RFA: reactantes de fase aguda.
RGE: reflujo gastroesofágico.
RH: reacciones de hipersensibilidad.
RI: rotación interna.
RM: resonancia magnética.
RN: recién nacido.
ROT: reflejo osteotendinoso.
rpm: respiraciones por minuto.
Rx: radiografía.

S

S y S: sistemático y sedimento.
S. aureus: Staphylococcus aureus.
S. pneumoniae: Streptococcus pneumoniae.
S. pyogenes: Streptococcus pyogenes.
s.c.: subcutáneo.
s: segundo.
SAMR: *Staphylococcus aureus* resistente a meticilina.
SAMS: *Staphylococcus aureus* sensible a meticilina.
SaO_2: saturación de oxígeno.
SAOS: Síndrome de apnea obstructiva del sueño
SARM: S. aureus resistente a meticilina.
SARS-Cov-2: virus respiratorio de la familia coronavirus, causante de la enfermedad infecciosa COVID-19.
$SatO_2$: saturación arterial de oxígeno.
SC: vía subcutánea.
SCA: síndrome confusional agudo.
SCA: síndrome coronario agudo.
SCASEST: síndrome coronario agudo sin elevación de ST.
SCACEST: síndrome coronario agudo con elevación de ST.
sd: síndrome.
SF: suero fisiológico.
SG: suero glucosado.
SGB: síndrome de Guillain-Barré.
SHU: síndrome hemolítico urémico.
SIADH: síndrome de secreción inadecuada de ADH.
SIDA: síndrome de la inmunodeficiencia adquirida.
SIDH: síndrome de inhalación de humos.
Signos Rx: signos radiológicos.
SIRS: síndrome de respuesta inflamatoria sistémica.
SL: sublingual
SN: sistema nervioso.
SNC: sistema nervioso central.
SNG: sonda nasogástrica.
SNM: síndrome neuroléptico maligno.
SOFA: *Sepsis-related Organ Failure Assessment.*
SP: sedación paliativa.
SPS: *shunt* portosistémico.
SRIS: síndrome de respuesta inflamatoria sistémica.
SS: suero salino.
SSF: suero salino fisiológico.
SSH: suero salino hipertónico.
STQ: superficie total quemada.
SU: Servicio de Urgencias.
SUH: Servicio de Urgencias Hospitalarias.
SV: sonda vesical.
SVA: soporte vital avanzado.
SVB: soporte vital básico.
SVBI: Soporte Vital Básico Instrumentalizado.
SVPTS: Sistema de Valoración de Pacientes para el Transporte Secundario.

T

T1: tiempo 1. Momento en el que debe iniciarse el tratamiento con FAE de urgencia.
T2: tiempo 2. Momento a partir del cual se puede instaurar daño cerebral irreversible.
Tª: temperatura
TA: tensión arterial.
TACO: *transfusion-associated circulatory overload* (sobrecarga circulatoria asociada a la transfusión).
TAM: tensión arterial media.

TAS: tensión arterial sistólica.
TBC: tuberculosis.
TC: tomografía axial computarizada.
TCE: traumatismo craneoencefálico.
TDR: test de diagnóstico rápido.
TEP: triangulo de evaluación pediátrica.
TEP: tromboembolismo pulmonar.
TEV: tromboembolismo venoso.
TET: tubo endotraqueal.
TIN: taquicardia intranodal.
TIPS: derivación portosistémica intrahepática transyugular.
T-LOC: *transient loss of consciousness.*
TM: trombectomía mecánica.
Tn: troponina.
TnC: troponina convencional.
Tn-hs: troponina de alta sensibilidad.
TnI: troponina I
TP: tiempo de protombina.
TPH: trasplante alogénico de precursores hematopoyéticos.
TPSV: taquicardia paroxística supraventricular.
TRALI: *transfusion-related acute lung injury* (lesión pulmonar aguda producida por la transfusión).
TSA: troncos supraaórticos.
TTPa: tiempo de tromboplastina parcial activada.
TV: Taquicardia ventricular.
TVMS: taquicardia ventricular monomorfa sostenida.
TVP: trombosis venosa profunda.
TVSP: taquicardia ventricular sin pulso.

U
UCI: unidad de cuidados intensivos.
UCIP: unidad de cuidados intensivos pediátricos.
UDVP: usuario de drogas por vía parenteral.
UI/kg: unidades/kilogramo.
UI: unidades internacionales.
UMS: urato monosódico.

V
VCM: volumen corpuscular medio.
VCN: vacuna antineumocócica conjugada.
VCS: vena cava superior.
VD: ventrículo derecho.
VEB: virus de Epstein-Barr.
VEC: volumen extracelular.
VGI: valoración geriátrica integral.
VHA: virus de la hepatitis A.
VHB: virus de la hepatitis B.
VHC: virus de la hepatitis C.
VHD: virus de la hepatitis D.
VHE: virus de la hepatitis E.
VHH: virus herpes humano.
VHS: virus herpes simple.
VI: ventrículo izquierdo.
VIH: virus de inmunodeficiencia humana.
Vit.: vitamina.
VMI: ventilación mecánica invasiva.
VMNI: ventilación mecánica no invasiva.
VO: vía oral.
VPH: virus del papiloma humano.
VPPB: vértigo posicional paroxístico benigno.
VRB: vías respiratorias bajas.
VRS: virus respiratorio sincitial.
Vs: versus.
VSG: velocidad de sedimentación globular.
VVP: vía venosa periférica.
VVZ: virus varicela zóster.

W
WPW: *Wolff Parkinson White.*

ÍNDICE ANALÍTICO

Índice analítico